国家卫生和计划生育委员会"十三五"规划教材

全国高等学校教材

供本科护理学类专业用

U0276311

成人护理学（上册）

第**3**版

主　编　　郭爱敏　周兰姝

副主编　　王艳玲　陈　红　何朝珠　牟绍玉

编　者　　（按姓氏笔画排序）

王立平	▸ 哈尔滨医科大学护理学院	迟俊涛	▸ 烟台毓璜顶医院
王秀华	▸ 首都医科大学附属北京胸科医院	张香娟	▸ 北京医院
王艳玲	▸ 首都医科大学护理学院	陈　红	▸ 四川大学华西护理学院
尹　兵	▸ 大连医科大学护理学院	陈运香	▸ 桂林医学院护理学院
邓海波	▸ 北京协和医院	岳树锦	▸ 北京中医药大学护理学院
归纯漪	▸ 复旦大学附属眼耳鼻喉科医院	周　颖	▸ 中国人民解放军总医院
朱　秀	▸ 北京大学护理学院	周　薇	▸ 广州医科大学护理学院
乔莉娜	▸ 西安交通大学第一附属医院	周兰姝	▸ 第二军医大学护理学院
刘　庚	▸ 中国医学科学院阜外医院	周艳丽	▸ 大连医科大学附属第一医院
刘腊梅	▸ 郑州大学护理学院	郑　瑾	▸ 中国医科大学附属第一医院
闫贵明	▸ 天津医科大学护理学院	郎延梅	▸ 延边大学护理学院
许雅芳	▸ 复旦大学附属华山医院	赵　红	▸ 北京协和医学院护理学院
孙　珂	▸ 中山大学附属第三医院	赵慧杰	▸ 河南大学护理学院
孙龙凤	▸ 中国医科大学附属第一医院	徐　蓉	▸ 华中科技大学同济医学院附属
牟绍玉	▸ 重庆医科大学护理学院		同济医院
李　娟	▸ 第二军医大学护理学院	高　静	▸ 成都中医药大学护理学院
李　菀	▸ 泰康仙林鼓楼医院	郭爱敏	▸ 北京协和医学院护理学院
李　越	▸ 首都医科大学附属北京同仁医院	黄　静	▸ 首都医科大学附属北京朝阳医院
何朝珠	▸ 南昌大学护理学院	曹艳佩	▸ 复旦大学附属华山医院
吴建芳	▸ 复旦大学附属眼耳鼻喉科医院	商临萍	▸ 山西医科大学第一医院
邹艳波	▸ 中南大学湘雅医院	韩　晶	▸ 青岛大学护理学院

编写秘书　于明明　▸ 北京协和医学院护理学院　　张　薇　▸ 第二军医大学护理学院

人民卫生出版社

图书在版编目（CIP）数据

成人护理学：全2册/郭爱敏，周兰姝主编.—3版.—北京：
人民卫生出版社，2017

ISBN 978-7-117-23842-7

Ⅰ.①成… Ⅱ.①郭… ②周… Ⅲ.①护理学－医学院
校－教材 Ⅳ.①R47

中国版本图书馆CIP数据核字（2017）第090421号

人卫智网	**www.ipmph.com**	医学教育、学术、考试、健康，
		购书智慧智能综合服务平台
人卫官网	**www.pmph.com**	人卫官方资讯发布平台

成人护理学（上、下册）

第 3 版

主　　编：郭爱敏　　周兰姝
出版发行：人民卫生出版社（中继线 010-59780011）
地　　址：北京市朝阳区潘家园南里 19 号
邮　　编：100021
E－mail：pmph @ pmph.com
购书热线：010-59787592　010-59787584　010-65264830
印　　刷：保定市中画美凯印刷有限公司
经　　销：新华书店
开　　本：850×1168　1/16　总印张：105　总插页：7
总字数：2822 千字
版　　次：2005 年 9 月第 1 版　2017 年 7 月第 3 版
　　　　　2021 年 2 月第 3 版第 5 次印刷（总第 14 次印刷）
标准书号：ISBN 978-7-117-23842-7/R·23843
定价（上、下册）：198.00 元

打击盗版举报电话：010-59787491　E-mail：WQ @ pmph.com
（凡属印装质量问题请与本社市场营销中心联系退换）

第六轮修订说明

为了在"十三五"期间，持续深化医药卫生体制改革，贯彻落实《"健康中国 2030"规划纲要》，全面践行《全国护理事业发展规划（2016—2020 年）》，顺应全国高等护理学类专业教育发展与改革的需要，培养能够满足人民群众多样化、多层次健康需求的护理人才。在对第五轮教材进行全面、充分调研的基础上，在国家卫生和计划生育委员会领导下，经第三届全国高等学校护理学专业教材评审委员会的审议和规划，人民卫生出版社于 2016 年 1 月进行了全国高等学校护理学类专业教材评审委员会的换届工作，同时启动全国高等学校本科护理学类专业第六轮规划教材的修订工作。

本轮教材修订得到全国百余所本科院校的积极响应和大力支持，在结合调研结果和我国护理学高等教育的特点及发展趋势的基础上，第四届全国高等学校护理学类专业教材建设指导委员会确定第六轮教材修订的指导思想为：坚持"规范化、精品化、创新化、国际化、数字化"战略，紧扣培养目标，遵循教学规律，围绕提升学生能力，创新编写模式，体现专业特色；构筑学习平台，丰富教学资源，打造一流的、核心的、经典的具有国际影响力的护理学本科教材体系。

第六轮教材的编写原则为：

1. **明确目标性与系统性**　本套教材的编写要求定位准确，符合本科教育特点与规律，满足护理学类专业本科学生的培养目标。注重多学科内容的有机融合，减少内容交叉重复，避免某些内容疏漏。在保证单本教材知识完整性的基础上，兼顾各教材之间有序衔接，有机联系，使全套教材整体优化，具有良好的系统性。

2. **坚持科学性与专业性**　本套教材编写应坚持"三基五性"的原则，教材编写内容科学、准确，名称、术语规范，体例、体系具有逻辑性。教材须符合护理学专业思想，具有鲜明的护理学专业特色，满足护理学专业学生的教学要求。同时继续加强对学生人文素质的培养。

3. **兼具传承性与创新性**　本套教材主要是修订，是在传承上一轮教材优点的基础上，结合上一轮教材调研的反馈意见，进行修改及完善，而不是对原教材进行彻底推翻，以保证教材的生命力和教学活动的延续性。教材编写中根据本学科和相关学科的发展，补充更新学科理论与实践发展的新成果，以使经典教材的传统性和精品教材的时代性完美结合。

4. **体现多元性与统一性**　为适应全国二百余所开办本科护理教育院校的多样化教学需要，本套教材在遵循本科教育基本标准的基础上，既包括有经典的临床学科体系教材，也有生命周期体系教材、中医特色课程教材和双语教材，以供各院校根据自身教学模式的特点选用。本套教材在编写过程中，一方面，扩大了参编院校范围，使教材编写团队更具多元性的特点；另一方面，明确要求，审慎把关，力求各章内容详略一致，整书编写风格统一。

5. **注重理论性与实践性**　本套教材在强化理论知识的同时注重对实践应用的思考，通过教材中的思考题、网络增值服务中的练习题，以及引入案例与问题的教材编写形式等，努力构建理论与实践联系的桥梁，以利于培养学生应用知识、分析问题、解决问题的能力。

全套教材采取新型编写模式，借助扫描二维码形式，帮助教材使用者在移动终端共享与教材配套的优质数字资源，实现纸媒教材与富媒体资源的融合。

全套教材共 50 种，于 2017 年 7 月前由人民卫生出版社出版，供各院校本科护理学类专业使用。

人民卫生出版社

2017 年 5 月

获取图书网络增值服务的步骤说明

❶ · 扫描封底圆形图标中的二维码，登录图书增值服务激活平台。

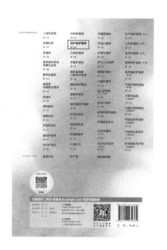

❷ · 刮开并输入激活码，激活增值服务。

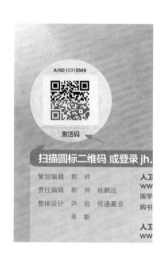

❸ · 下载"人卫图书增值"客户端。

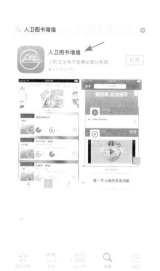

❹ · 使用客户端"扫码"功能，扫描图书中二维码即可快速查看网络增值服务内容。

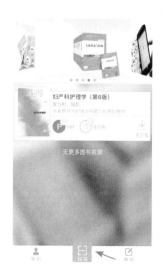

第六轮教材目录

1. 本科护理学类专业教材目录

序号	教材	版次	主审	主编		副主编			
1	人体形态学	第4版		周瑞祥 杨桂姣		王海杰 郝立宏 周劲松			
2	生物化学	第4版		高国全		解 军 方定志 刘 彬			
3	生理学	第4版		唐四元		曲丽辉 张翠英 邢德刚			
4	医学微生物学与寄生虫学	第4版		黄 敏 吴松泉		廖 力 王海河			
5	医学免疫学	第4版	安云庆	司传平		任云青 王 炜 张 艳 胡 洁			
6	病理学与病理生理学	第4版		步 宏		王 雯 李连宏			
7	药理学	第4版		董 志		弥 曼 陶 剑 王金红			
8	预防医学	第4版		凌文华 许能锋		袁 晶 龙鼎新 宋爱芹			
9	健康评估	第4版	吕探云	孙玉梅 张立力		朱大乔 施齐芳 张彩虹 陈利群			
10	护理学导论	第4版		李小妹 冯先琼		王爱敏 隋树杰			
11	基础护理学	第6版		李小寒 尚少梅		王春梅 郑一宁 丁亚萍 吕冬梅			
12	内科护理学	第6版		尤黎明 吴 瑛		孙国珍 王君俏 袁 丽 胡 荣			
13	外科护理学	第6版		李乐之 路 潜		张美芬 汪 晖 李惠萍 许 勤			
14	妇产科护理学	第6版	郑修霞	安力彬 陆 虹		顾 炜 丁 焱 罗碧如			
15	儿科护理学	第6版		崔 焱 仰曙芬		张玉侠 刘晓丹 林素兰			
16	中医护理学	第4版		孙秋华		段亚平 李明今 陆静波			
17	眼耳鼻咽喉口腔科护理学	第4版		席淑新 赵佛容		肖惠明 李秀娥			
18	精神科护理学	第4版		刘哲宁 杨芳宇		许冬梅 贾守梅			
19	康复护理学	第4版		燕铁斌 尹安春		鲍秀芹 马素慧			
20	急危重症护理学	第4版		张 波 桂 莉		金静芬 李文涛 黄素芳			
21	社区护理学	第4版		李春玉 姜丽萍		陈长香			
22	临床营养学	第4版	张爱珍	周 芸		胡 雯 赵雅宁			
23	护理教育学	第4版		姜安丽 段志光		范秀珍 张 艳			
24	护理研究	第5版		胡 雁 王志稳		刘均娥 颜巧元			

序号	教材	版次	主审	主编	副主编
25	护理管理学	第4版	李继平	吴欣娟　王艳梅	翟惠敏　张俊娥
26	护理心理学	第4版		杨艳杰　曹枫林	冯正直　周英
27	护理伦理学	第2版		姜小鹰　刘俊荣	韩琳　范宇莹
28	护士人文修养	第2版		史瑞芬　刘义兰	刘桂瑛　王继红
29	母婴护理学	第3版		王玉琼　莫洁玲	崔仁善　罗阳
30	儿童护理学	第3版		范玲	崔文香　陈华　张瑛
31	成人护理学（上、下册）	第3版		郭爱敏　周兰姝	王艳玲　陈红　何朝珠　牟绍玉
32	老年护理学	第4版		化前珍　胡秀英	肖惠敏　张静
33	新编护理学基础	第3版		姜安丽　钱晓路	曹梅娟　王克芳　郭瑜洁　李春卉
34	护理综合实训	第1版		李映兰　王爱平	李玉红　蓝宇涛　高睿　靳永萍
35	护理学基础（双语）	第2版	姜安丽	王红红　沈洁	陈晓莉　尼春萍　吕爱莉　周洁
36	内外科护理学（双语）	第2版	刘华平 李峥	李津　张静平	李卡　李素云　史铁英　张清
37	妇产科护理学（双语）	第2版		张银萍　单伟颖	张静　周英凤　谢日华
38	儿科护理学（双语）	第2版	胡雁	蒋文慧　赵秀芳	高燕　张莹　蒋小平
39	老年护理学（双语）	第2版		郭桂芳　黄金	谷岩梅　郭宏
40	精神科护理学（双语）	第2版		雷慧　李小麟	杨敏　王再超　王小琴
41	急危重症护理学（双语）	第2版		钟清玲　许虹	关青　曹宝花
42	中医护理学基础（双语）	第2版		郝玉芳　王诗源	杨柳　王春艳　徐冬英
43	中医学基础（中医特色）	第2版		陈莉军　刘兴山	高静　裴秀月　韩新荣
44	中医护理学基础（中医特色）	第2版		陈佩仪	王俊杰　杨晓玮　郑方道
45	中医临床护理学（中医特色）	第2版		徐桂华　张先庚	于春光　张雅丽　闫力　马秋平
46	中医养生与食疗（中医特色）	第2版		于睿　姚新	聂宏　宋阳
47	针灸推拿与护理（中医特色）	第2版		刘明军	卢咏梅　董博

2. 本科助产学专业教材目录

序号	教材	版次	主审	主编	副主编
1	健康评估	第1版		罗碧如　李宁	王跃　邹海欧　李玲
2	助产学	第1版	杨慧霞	余艳红　陈叙	丁焱　侯睿　顾炜
3	围生期保健	第1版		夏海鸥　徐鑫芬	蔡文智　张银萍

教材建设指导委员会名单

顾 问	周 军	▸	中日友好医院
	李秀华	▸	中华护理学会
	么 莉	▸	国家卫生计生委医院管理研究所护理中心
	姜小鹰	▸	福建医科大学护理学院
	吴欣娟	▸	北京协和医院
	郑修霞	▸	北京大学护理学院
	黄金月	▸	香港理工大学护理学院
	李秋洁	▸	哈尔滨医科大学护理学院
	娄凤兰	▸	山东大学护理学院
	王惠珍	▸	南方医科大学护理学院
	何国平	▸	中南大学护理学院

| 主任委员 | 尤黎明 | ▸ | 中山大学护理学院 |
| | 姜安丽 | ▸ | 第二军医大学护理学院 |

副主任委员	安力彬	▸	大连大学护理学院
（按姓氏拼音排序）	崔 焱	▸	南京医科大学护理学院
	段志光	▸	山西医科大学
	胡 雁	▸	复旦大学护理学院
	李继平	▸	四川大学华西护理学院
	李小寒	▸	中国医科大学护理学院
	李小妹	▸	西安交通大学护理学院

刘华平	‣	北京协和医学院护理学院
陆 虹	‣	北京大学护理学院
孙宏玉	‣	北京大学护理学院
孙秋华	‣	浙江中医药大学
吴 瑛	‣	首都医科大学护理学院
徐桂华	‣	南京中医药大学
殷 磊	‣	澳门理工学院
章雅青	‣	上海交通大学护理学院
赵 岳	‣	天津医科大学护理学院

常务委员

（按姓氏拼音排序）

曹枫林	‣	山东大学护理学院
郭桂芳	‣	北京大学护理学院
郝玉芳	‣	北京中医药大学护理学院
罗碧如	‣	四川大学华西护理学院
尚少梅	‣	北京大学护理学院
唐四元	‣	中南大学湘雅护理学院
夏海鸥	‣	复旦大学护理学院
熊云新	‣	广西广播电视大学
仰曙芬	‣	哈尔滨医科大学护理学院
于 睿	‣	辽宁中医药大学护理学院
张先庚	‣	成都中医药大学护理学院

本科教材评审委员会名单

李惠萍	‣	安徽医科大学护理学院
廖 力	‣	南华大学护理学院
林素兰	‣	新疆医科大学护理学院
刘桂瑛	‣	广西医科大学护理学院
刘义兰	‣	华中科技大学同济医学院附属协和医院
刘志燕	‣	贵州医科大学护理学院
龙 霖	‣	川北医学院护理学院
卢东民	‣	湖州师范学院
牟绍玉	‣	重庆医科大学护理学院
任海燕	‣	内蒙古医科大学护理学院
隋树杰	‣	哈尔滨医科大学护理学院
王 军	‣	山西医科大学汾阳学院
王 强	‣	河南大学护理学院
王爱敏	‣	青岛大学护理学院
王春梅	‣	天津医科大学护理学院
王君俏	‣	复旦大学护理学院
王克芳	‣	山东大学护理学院
王绍锋	‣	九江学院护理学院
王玉琼	‣	成都市妇女儿童中心医院
徐月清	‣	河北大学护理学院
许 虹	‣	杭州师范大学护理学院
许燕玲	‣	上海市第六人民医院
杨立群	‣	齐齐哈尔医学院护理学院
张 瑛	‣	长治医学院护理学院
张彩虹	‣	海南医学院国际护理学院
张会君	‣	锦州医科大学护理学院
张美芬	‣	中山大学护理学院
章泾萍	‣	皖南医学院护理学院
赵佛容	‣	四川大学华西口腔医院
赵红佳	‣	福建中医药大学护理学院
周 英	‣	广州医科大学护理学院

秘 书	王 婧	‣	西安交通大学护理学院
	丁亚萍	‣	南京医科大学护理学院

数字教材评审委员会名单

指导主委	段志光	▸	山西医科大学
主任委员	孙宏玉	▸	北京大学护理学院
	章雅青	▸	上海交通大学护理学院
副主任委员	仰曙芬	▸	哈尔滨医科大学护理学院
	熊云新	▸	广西广播电视大学
	曹枫林	▸	山东大学护理学院
委　员 （按姓氏拼音排序）	柏亚妹	▸	南京中医药大学护理学院
	陈　嘉	▸	中南大学湘雅护理学院
	陈　燕	▸	湖南中医药大学护理学院
	陈晓莉	▸	武汉大学 HOPE 护理学院
	郭爱敏	▸	北京协和医学院护理学院
	洪芳芳	▸	桂林医学院护理学院
	鞠　梅	▸	西南医科大学护理学院
	蓝宇涛	▸	广东药科大学护理学院
	李　峰	▸	吉林大学护理学院
	李　强	▸	齐齐哈尔医学院护理学院
	李彩福	▸	延边大学护理学院
	李春卉	▸	吉林医药学院

李芳芳 ‣ 第二军医大学护理学院

李文涛 ‣ 大连大学护理学院

李小萍 ‣ 四川大学护理学院

孟庆慧 ‣ 潍坊医学院护理学院

商临萍 ‣ 山西医科大学护理学院

史铁英 ‣ 大连医科大学附属第一医院

万丽红 ‣ 中山大学护理学院

王桂云 ‣ 山东协和学院护理学院

谢　晖 ‣ 蚌埠医学院护理学系

许　勤 ‣ 南京医科大学护理学院

颜巧元 ‣ 华中科技大学护理学院

张　艳 ‣ 郑州大学护理学院

周　洁 ‣ 上海中医药大学护理学院

庄嘉元 ‣ 福建医科大学护理学院

秘　书

杨　萍 ‣ 北京大学护理学院

范宇莹 ‣ 哈尔滨医科大学护理学院

吴觉敏 ‣ 上海交通大学护理学院

网络增值服务编者名单

主　编　郭爱敏　周兰姝

副主编　王艳玲　陈　红　何朝珠　牟绍玉

编　者　（按姓氏笔画排序）

王立平	‣ 哈尔滨医科大学护理学院	迟俊涛	‣ 烟台毓璜顶医院
王秀华	‣ 首都医科大学附属北京胸科医院	张香娟	‣ 北京医院
王艳玲	‣ 首都医科大学护理学院	陈　红	‣ 四川大学华西护理学院
尹　兵	‣ 大连医科大学护理学院	陈运香	‣ 桂林医学院护理学院
邓海波	‣ 北京协和医院	岳树锦	‣ 北京中医药大学护理学院
归纯漪	‣ 复旦大学附属眼耳鼻喉科医院	周　颖	‣ 中国人民解放军总医院
朱　秀	‣ 北京大学护理学院	周　薇	‣ 广州医科大学护理学院
乔莉娜	‣ 西安交通大学第一附属医院	周兰姝	‣ 第二军医大学护理学院
刘　庚	‣ 中国医学科学院阜外医院	周艳丽	‣ 大连医科大学附属第一医院
刘腊梅	‣ 郑州大学护理学院	郑　瑾	‣ 中国医科大学附属第一医院
闫贵明	‣ 天津医科大学护理学院	郎延梅	‣ 延边大学护理学院
许雅芳	‣ 复旦大学附属华山医院	赵　红	‣ 北京协和医学院护理学院
孙　珂	‣ 中山大学附属第三医院	赵慧杰	‣ 河南大学护理学院
孙龙凤	‣ 中国医科大学附属第一医院	徐　蓉	‣ 华中科技大学同济医学院附属
牟绍玉	‣ 重庆医科大学护理学院		同济医院
李　娟	‣ 第二军医大学护理学院	高　静	‣ 成都中医药大学护理学院
李　菀	‣ 泰康仙林鼓楼医院	郭爱敏	‣ 北京协和医学院护理学院
李　越	‣ 首都医科大学附属北京同仁医院	黄　静	‣ 首都医科大学附属北京朝阳医院
何朝珠	‣ 南昌大学护理学院	曹艳佩	‣ 复旦大学附属华山医院
吴建芳	‣ 复旦大学附属眼耳鼻喉科医院	商临萍	‣ 山西医科大学第一医院
邹艳波	‣ 中南大学湘雅医院	韩　晶	‣ 青岛大学护理学院

编写秘书　于明明　‣ 北京协和医学院护理学院　　张　薇　‣ 第二军医大学护理学院

主编简介

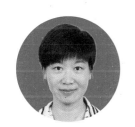

郭爱敏

郭爱敏，北京协和医学院护理学院教授，硕士研究生导师。1991年毕业于北京医科大学护理系（现北京大学护理学院），获医学士学位，毕业后从事临床护理工作。1999年获泰国清迈大学护理硕士学位，2011年获北京协和医学院博士学位。

从事一线护理教学20余年，讲授《临床护理学》《急重症护理学》《护理研究》《高级护理实践》等课程。主持及参加多项教育部、北京市及院校教育教学改革项目，曾获北京市教育教学成果二等奖2项。《中华护理杂志》《中国护理管理》杂志编委。主编护理本科规划教材4部，参编研究生教材3部。

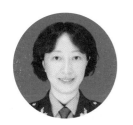

周兰姝

周兰姝，第二军医大学护理学院教授，临床护理学教研室主任，博士，博士生(后)导师。

主要研究方向为老年护理及家庭护理。负责的《成人护理学》获批上海市精品课程、上海市重点建设立项课程。主编国家卫生和计划生育委员会"十三五"、"十二五"规划教材、研究生教材、双语教材等8部，专著42本。主持国际合作课题、国家社会科学基金科研项目15项。以第一完成人获军队科技进步奖、全国护理科技进步奖及上海市护理科技进步奖各1项。申请专利12项。发表文章146篇（其中SCI文章8篇）。获总后优秀教师、上海市高校优秀青年教师和校特级优秀教师、军队育才奖银奖、上海市杨浦区十大杰出青年称号，荣立三等功3次。是唯一入选上海市优秀学科带头人计划和上海市卫生系统第二批优秀学科带头人培养计划的护理专家，第二军医大学5511人才库护理学科带头人。

副主编简介

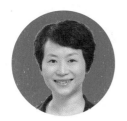

王艳玲

王艳玲，首都医科大学护理学院副院长，副教授，硕士研究生导师。北京护理学会继续护理教育工作委员会副主任委员，中国医学救援协会护理救援分会秘书长，中国自然辩证法研究会理事，中国医药信息学护理信息专业委员会委员。

从事呼吸危重症及延续性护理、护理教育教学改革的研究近二十年。近年承担及参与国家级、市级、局级科研课题、教育教学改革项目多项，在核心期刊发表文章20余篇，研究成果在国际学术会议进行交流。先后获得中华护理学会科技奖、北京市教育教学改革成果奖。

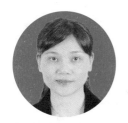

陈　红

陈红，四川大学华西护理学院副院长，华西医院护理部副主任，博士，教授，硕士研究生导师，2002年加拿大University of Manitoba访问学者，教育部高等学校护理学类专业教学指导委员会委员，中国医药信息学会护理信息学专业委员会副主任委员，四川省护理学会理事，成都市护理学会护理教育专业委员会主任委员。

主要研究领域：慢性病尤其风湿性疾病病人的健康管理、特殊脆弱人群的关怀护理、护理教育及管理。先后主持各级各类科研及教学项目10余项，发表学术论文80余篇，编写教材和专著10余部，荣获"四川省人民政府高等教育教学优秀成果二等奖"1项。

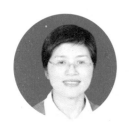

何朝珠

何朝珠，南昌大学护理学院院长，博士，教授、副主任医师，博士研究生导师。担任全国高等护理教育学会常务理事，华东地区高等护理教育第二届理事会副理事长。中华护理学会《中华护理教育》第四届编委委员。

主要从事护理学教育及教学管理工作。主要研究方向为护理教育、社区老年护理和消化系肿瘤。先后主持各级各类科研及教改项目20余项。以第一作者或通讯作者发表专业论文40余篇，其中SCI收录4篇。副主编教材及配套教材各1部，参编教材5部。获江西省教学成果二等奖1项，南昌大学教学成果一等奖1项。

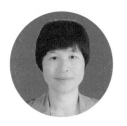

牟绍玉

牟绍玉，重庆医科大学护理学院副院长，主任护师，硕士研究生导师。中华医学会第七届创伤学分会护理专业委员会委员、中华护理学会护理院校教育工作委员会专家，中国生命关怀协会人文护理专业委员会常务委员、重庆市护理学会常务理事。

主要研究方向为肿瘤外科护理，护理临床教学管理。主讲《外科护理学》《护理管理学》课程。主持省部级及厅局级科研、教研课题10项，发表学术论文40余篇，编写出版教材7部，获校级教学成果奖1项。

前　言

　　第 3 版《成人护理学》是以人的生命周期为主线的护理学本科专业系列教材之一，在第 2 版教材基础上修订而成，讲述 18 岁以上成人主要的健康问题及护理。全书包括上、下两册，分为 11 篇 86 章，内容包括传统教材中内科护理学（含传染病护理）、外科护理学、妇科护理学、五官和皮肤科护理学的主要内容。第 3 版教材保留了第 2 版教材的基本结构和特色，以系统和功能为主线编排教材内容，力求包含成人常见疾病及健康问题；以护理程序为框架组织各章节编写，体现整体护理思想，突出护理专业特点。继续坚持教材编写的"三基五性"原则，既强调基本知识、基本理论和基本技能，又注意体现知识的更新，反映学科和专业的发展。在强调理论知识的同时，注重临床思维和实践能力的培养，充分体现教材的科学性、专业性和实用性。

　　在修订过程中，本教材做了如下调整：①基于学科发展和实践需求，增加新的内容以满足教学需要，包括"疼痛护理""伤口管理""痛风病人的护理"。②体现临床最新进展，满足教学需要。根据各专业领域相关循证依据及诊疗指南对内容更新。③完善护理程序在各章节内容编写的运用，强调护理措施科学性、实用性和先进性，文字删繁就简。④每章节学习目标及病例分析型思考题，有助于学生对相关内容的理解和掌握。以 BOX 形式体现学科前沿、科学证据及知识拓展等内容。⑤同步网络增值服务上线，出版配套教材，便于学生复习和自学。

　　本版教材编者来自护理教学和临床一线，各位编者秉承严谨认真的态度，通力协作，各参编高等护理院校和临床医院大力支持，无私帮助，保证了本书的顺利完成，在此一并感谢。同时，也感谢第 1 版及第 2 版的编者们为本书所做的贡献。

　　本书上册负责人为郭爱敏，下册负责人为周兰姝。由于时间紧张，难免存在问题和不足，敬希护理界同仁和广大读者不吝赐教并指正。

郭爱敏　周兰姝

2017 年 5 月

目　录

上　册

下 册

第一篇

总　论

第一章
绪　论

学习目标

识记　　能陈述成长、发展、护理程序的概念。

理解　　1. 结合相关理论，解释成人各阶段的生理、心理
　　　　　　　 发展特点及社会特点。
　　　　　　2. 举例说明成人不同阶段的主要健康问题。

运用　　结合实例，阐述护理程序几个步骤的含义。

第一节　成人发展的特点与各阶段健康问题

人的生命周期是年龄、功能、心理、社会几方面动态变化的结果，其变化形态是可预测的。护士具备成人成长及发展的知识对提供合适的护理具有重要意义。成长（growth）是指人生理方面的改变，是细胞增殖的结果，表现为机体和各器官的长大，即机体在量方面的增长。成长是可测量和可观察的，如身高、体重、骨密度、牙齿结构的变化等客观指标。发展（development）是生命过程中有顺序、可预期的功能改变，表现为细胞、组织、器官功能的成熟和机体能力的演进，如行为改变、技能增强等，即表示质方面的变化，是不易测量的。发展是学习的结果和成熟的象征。同儿童一样，成人也可以划分为不同的发展阶段。

一、成人发展的概念及相关理论

目前没有一个独立的理论可以解释成人的成长发展过程。在成人发展过程中，生理、心理和社会文化因素不是孤立存在的，成人发展反映了这些因素之间的内在联系。理论学家解释成人发展的特点基于以下假定：①成人发展是持续发生的，具可限定性、可预测性及连续性的特点。②生命周期中的重要发展时期表现为生理和心理社会发展经历重新组织。③在每一个发展阶段都有与之相伴的特定的活动或任务。④了解下一阶段的任务是向未来阶段任务过渡的基础。下面介绍一些理论或学说中对成人发展特点的阐述。

（一）爱瑞克森的心理社会发展理论（theory of psychosocial development）

爱瑞克森（Erik Erikson）在弗洛伊德心理学说的基础上发展形成了心理社会发展理论。他把人的一生分为8个心理社会发展阶段，每个阶段都有其发展任务要完成，每个发展阶段均有一个中心问题或危机必须解决，这些矛盾冲突即是健康人格的形成和发展过程所必须遇到的社会对个体的要求和挑战。爱瑞克森认为人格的形成和发展是自我（ego）与社会环境（social milieu）对抗的结果。成功地解决每一发展阶段的中心问题或至少减轻这些压力，就可以健康地进入下一阶段。一个人的人格或情感表现可反映其每一阶段的发展结果。在人的一生8个心理社会发展阶段中，成人阶段包括：

1. 成人早期（young adulthood） 18～40岁，发展任务是亲密对孤独（intimacy vs isolation），也就是能够和他人建立亲密关系，承担对他人应尽的责任和义务，包括建立婚姻关系。爱瑞克森认为真正的亲密感是指两个人都愿意分享和相互调节他们生活中一切重要的方面。亲密关系的建立需要一定程度的奉献、包容及为他人利益而自我放弃。在成年早期如果不能履行这些行为，害怕失去自我，将会产生孤独感和自我专注。此期顺利发展的结果是有美好的感情生活，良好的人际关系及协作精神。

2. 成人中期（middle adulthood） 40～65岁，发展任务是成就对停滞（generativity vs stagnation）。此期的主要任务是养育和指导下一代，在工作和生活上取得成就。如果没有繁殖、养育和事业上的成就，可能会造成人格的贫乏和停滞，表现为自我专注及过多地关心自己的生理和精神需求。此期顺利发展的结果是细心培育下一代，热爱家庭和有创造力地努力工作。

3. 成人晚期（older adulthood） 65岁以上，发展任务是自我完善对失望（ego integrity vs despair）。成年晚期是回顾过去及重新安排生活的时期。此时，老人往往回顾一生以评价自己的人生是否有价值。爱瑞克森认为以前的生活可以带来完善感及生命美好的感觉，或自我完善感。老年人在体验了这种完善感后，会进一步发挥自己的潜能以弥补自己的缺憾，使生命更有意义。当一个人接受了自己的生活后，死亡也就成为生活中有意义的部分。但在回顾以往生活时，过去生活中机会的丧失和错误可能会导致沉重感，这时会产生失望。此阶段顺利发展的结果是乐观、满足、顺其自然、安享天年。反之，老年人会处于追悔往事的消极情感中。

爱瑞克森的心理社会发展学说有助于我们了解成人阶段的心理社会发展规律，从而理解不同成人阶段护理对象的人格和行为特点。

（二）海维霍斯特的发展任务学说（theory of developmental tasks）

美国心理学家海维霍斯特（Havighurst）于 20 世纪 50 年代提出了发展任务的概念，他将各个发展阶段具体的学习行为作为发展任务，其中包括生理、社会和心理等方面。成功地完成这些任务将带来快乐以及下一阶段的成功，失败将带来不幸、社会的不认可及下一阶段的发展困难。他特别提出家庭的发展任务与个体同样重要。海维霍斯特认为在发展的每一个阶段都有相应的行为表现和生活能力，如果个体不能表现出所在年龄阶段的行为，就说明其生长发展存在障碍。

海维霍斯特的学说可分为 6 个年龄阶段或发展时期：婴儿和儿童早期（出生～6 岁）、儿童中期（6～13 岁）、青春期（13～18 岁或 20 岁）、成年早期（18 岁或 20 岁～30 岁或 45 岁）、中年期（30 岁或 45 岁～60 岁或 65 岁）、年老期（60 岁或 65 岁以上）。成年早期的发展任务是开始工作和创业；承担公民义务；选择配偶，学会和配偶共同生活；成立家庭，学会照顾家庭和抚养孩子；寻找合适的组织和知心朋友，有良好的社会关系。中年期发展任务是能胜任工作，事业有一定成就；承担公民义务和完成社会责任；教育子女、提拔年轻人，成为有责任感和幸福感的人；与配偶关系融洽、奉养年迈的父母；调整和适应中年期的生理变化（更年期）；开展成人的业余娱乐活动，准备适应老年生活。年老期的发展任务是适应健康状况的下降，适应退休生活，忍受可能的丧偶之痛，圆满安排日常活动和生活。

二、成人各阶段的生理心理发展特点

（一）成人早期（青年期）

成人早期的身体处于健康的最佳阶段，此时由于年龄而造成的生理变化刚刚开始。这一时期是个体从不成熟走向成熟的后过渡时期。

1. 生理发育成熟　进入成人早期的人各项生理功能日渐成熟。脉搏随年龄增长而逐渐减慢；血压逐渐增长并趋于稳定；肺活量逐渐增长且趋于稳定。机体的力量、耐力、速度、灵活性和柔韧性等都在成人早期进入高峰。脑的形态与功能已趋成熟。人在 22 岁左右生长发育完全成熟。此时骨骼已全部骨化，身高达最大值，第二性征在 19～20 岁彻底完成，男女体态区分明显。

2. 认知语言能力成熟　成人早期阶段的人抽象逻辑思维能力、注意的稳定性和观察的概括性日益提高。口语表达趋于完善，书面语言表达基本成熟。

3. 情感丰富强烈但不稳定　人的情感体验在成人早期进入最丰富的时期，同时其情感的内容也越发深刻且带有明显的倾向性。伴随不断接受的新鲜事物，青年人的情绪出现强烈但不稳定的特征。随年龄的增长，其自我控制能力在提高。

4. 人格逐渐成熟　成人早期是人格形成与成熟的重要时期，虽然其个性还会受到内外因素的影响而发生变化，但已相对稳定。首先表现为自我意识趋于成熟，一方面对自身能进行自我评价，另一方面也懂得尊重他人的需要。其次人生观、道德观在这一阶段初步形成，表现为对自然、社会、人生等都有了比较稳定和系统的看法。人的兴趣和性格在成人初期趋于稳定。

（二）成人中期（中年期）

1. 生理功能逐步衰退　进入中年期后，人体的各个系统、器官和组织的生理功能从完全成熟走向衰退。主要表现有：

（1）体表变化：是比较明显的改变，如皮肤干燥、出现皱纹、头发变白、体形改变等。

（2）心血管系统：动脉逐渐硬化，血管运动功能和血压调节能力减弱，血液胆固醇浓度随年龄增长而增高，动脉管腔变窄，引起心脑血管供血不足甚至缺血，导致冠心病、脑卒中等心脑血管疾病。

（3）呼吸系统：肺组织弹性逐渐减小，肺泡间质纤维增生，肺的通气和换气功能下降。慢性呼吸系统疾病，如 COPD 的发病随年龄增长而增高。

（4）内分泌系统：胰岛素分泌量减少，一些个体出现糖尿病倾向或罹患糖尿病。性腺功能减退。内分泌功能紊乱导致出现更年期综合征。

（5）其他：其他器官系统功能减退，如肌肉开始萎缩，骨密度降低，胃肠功能减退等，肌力和敏感性、反应性降低。

2. 心理能力继续发展　人的心理能力进入成人中期后，许多方面仍在发展。

（1）智力发展到最佳状态：在成人中期，知识的积累和思维能力都达到了较高的水平，善于分析并做出理智的判断，有独立的见解和解决问题的能力。这一时期是事业成功的主要阶段。

（2）情绪稳定：中年人较青年人更善于控制自己的情绪，较少冲动。自我意识明确，了解自己的才能和所处的社会地位，善于决定自己的言行。

（3）个性稳定：稳定的个性表现出每个人自己的风格，有助于建立稳定的社会关系，顺利完成人生目标。

（三）成人晚期（老年期）

进入成人晚期的人不仅生理上出现衰老，心理上也发生着很大的变化。

1. 生理功能继续衰退　人体衰老涉及全身的细胞、组织和器官的退行性改变，既有形态上的改变，又有功能上的下降。除了皮肤松弛、毛发稀少、体形改变等外貌的变化，老年人身体各器官和系统都可发生不同程度的器质性或功能性改变。心、肺、肾等重要器官的储备能力下降明显，视力减退，听力下降，肌力减弱，动作缓慢。

2. 心理能力改变　成人晚期由于神经系统发生变化，脑细胞减少，脑组织萎缩，脑血流量减少，脑功能下降，可出现心理能力的改变。

（1）记忆能力下降：老年人近期记忆保持效果差，近事易遗忘，但远期记忆保持效果好；机械记忆能力下降，理解性、逻辑性记忆能力不差。

（2）智力改变：老年人因为中枢神经系统功能降低和感觉缺陷而出现快速思维和快速运动障碍。老年人的晶体智力易保持而液体智力下降。液体智力是与神经发展相关的能力，包括记忆、视觉－运动灵活性、联想力等；晶体智力与经验及学习的积累有关，包括推理、理解等。

（3）情绪改变：老年人情绪趋于不稳定，常表现为易兴奋、激惹、喜欢唠叨，情绪激动后恢复需要较长时间。

（4）性格改变：学习新鲜事物的减少导致做事固执、刻板。有些老人以自我为中心，影响与他人的关系。

三、成人的社会化过程

家庭是其每个成员的主要社会单元。在全球 70 多个国家的调查中发现，家庭生活是使人们感到快乐和满足的最重要的因素。家庭可以满足成人多方面的需求，包括情感安全、爱与归属感、尊重等。家庭发展的过程也反映了家庭中成人的发展变化。

（一）成人早期

成人早期的第一个家庭任务是从最初的家庭中分离出来。这个过程是逐渐发生的，包括生理、经济及情感从父母处独立。然而分离也是与父母建立相互联系的成人关系的第一步。离开最初的家庭后，年轻人随之要建立新的家庭，并确立新的家庭角色和家庭关系。因为社会关系的社会支持结构的改变，新的家庭往往面临较大的压力。结婚后 3～5 年的家庭离婚率较高。

（二）成人中期

中年人需要抚养子女及赡养父母，这一时期的家庭要面对复杂的问题，包括中年人自身的转变、青春期子女的困惑及重新定位家庭角色和家庭关系。中年人对婚姻关系不抱幻想，40～50 岁的配偶彼此的满意程度较低，其原因包括职业的压力、对青春期子女的经济和情感付出等。虽然这一阶段的离婚率不像成人早期那样高，但当子女离家后的短期内会有增长。很多中年夫妻在子女离开父母后会重新看待婚姻关系，他们互相作为伴侣而不是"父母"，因此对婚姻的满意程度有了新的提高。

中年人会更加重视自己的父母，并以新的方式理解老年人的问题。如果老年父母因为经济、健康或丧偶等问题导致他们不能独立生活，父母－子女的关系可能发生改变，子女需要反过来照顾父母。很多中年人也要面临父母去世的问题，正因为父母的离开，他们可能成为家庭中最老的长辈。

在成人中期很多人会成为祖父母。这种新的社会角色可能对祖父母的自尊有正面或负面的影响。对有些人而言是期望的满足，对另一些人则意味着"变老"。很多祖父母需要照顾幼小的孙辈。这些家庭变化对成人中期的祖父母造成生理和情感的压力。

（三）成人晚期

退休是家庭生活最后阶段的标志，老年家庭出现新的和特有的发展任务。首先老年人要根据退休后角色的改变和身体状况，在有限的收入条件下安排满意的生活。对身体健康并有适当收入的老年人，自己居住可以保持独立生活能力及私人空间。丧偶是成人晚期的重要问题，对丧偶的老年人调整生活安排是这一阶段主要的任务。

四、成人不同发展阶段的健康问题

（一）成人早期

成人早期虽然通常被认为是生理和情感的健康时期，但青年人的生活方式可能对健康存在潜在的威胁。在成人早期阶段，人们可能刚刚走出校门开始工作，要面对一些新的压力，如社会适应问题，在社会生活中常常会遇到各种挫折与人际关系的矛盾，青年人应意识到这些压力并积极应对。锻炼、社交团体、音乐等都是积极应对压力的方法。这一时期可能的健康问题包括意外伤害、HIV/AIDS、性传播疾病、物质滥用、失眠、肥胖、环境中的危险因素及压力性疾病，如溃疡、抑郁和自杀等。一些慢性疾病，如高血压、心血管疾病、糖尿病可能在这一时期开始出现，并成为今后生活中重要的健康问题。成人早期是发生性与其他心理健康问题的高峰期，主要性心理问题包括对性的好奇和敏感，性欲冲动的困扰及异性交往问题。

（二）成人中期

在成人中期阶段，个人的生活方式是危害健康的重要因素。每天锻炼可以增强耐力，但过度的或不合适的锻炼可能导致受伤。为避免体重增加，需要减少热量摄入，但由于工作的需要或其他原因，很多人很难做到。这一阶段由于生活压力巨大，很多人可能会吸烟、酗酒、过度进食或服用镇静剂。中年人应有规律地进行体检，以及时预防和早期治疗疾病。一些慢性疾病的发病率在这一阶段增高，包括心血管疾病、肝硬化、糖尿病和性功能障碍。成人中期是家庭和事业的重要发展阶段，中年人具有多重社会角色，长期的精神紧张和心理压力严重威胁到他们的心身健康。

（三）成人晚期

成人晚期的健康问题受个体既往健康状况和生活方式的影响。主要问题包括从成人早期就开始出现或重新出现的一些慢性病，如骨与关节疾病、营养不良、脑部疾病、急慢性呼吸系统疾病、肾脏疾病及精神障碍等。老年人的健康不仅受疾病的影响，也受年龄的影响。良好的生活习惯，如均衡营养、适当活动和休息，正确使用药物，可以减缓因年龄导致的健康问题。孤独是老年人常见的心理问题，退休、家庭"空巢现象"、与他人交往减少等因素均可使老年人感到孤独无助甚至伤感。另外，老年人还可能出现面对死亡的恐惧感，表现为惊恐、焦虑、不知所措等。对成人晚期的心理健康问题应给予重视和帮助。

第二节　护理程序在成人护理中的应用

护理程序（nursing process）是护士在为个人、家庭或社区提供护理照顾时所使用的工作程序，是一种系统的思考和解决问题的方法，也是护理活动的重要部分，体现了整体护理的思想。护士在使用护理程序为服务对象提供护理照顾过程中，需要认知（cognitive）、技能（psychomotor）及情感（affective）等多方面的能力。

护理程序由 5 个步骤组成，即评估、诊断、计划、实施和评价。这 5 个步骤是相互连续、相互关联的，每一步骤都不是独立存在的，如为病人进行伤口换药时，护士同时要对伤口进行评估。评估是护理程序的第一步，在评估的基础上，经过分析，提出护理诊断，围绕护理诊断制订护理计划，实施护理措施，最后对执行后的效果进行评价，根据评价的结果对护理计划进行修改。护理程序的 5 个步骤及其关系见图 1-2-1。

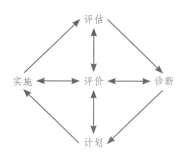

图 1-2-1　护理程序的过程

一、评　估

评估（assessment）是有组织地、系统地收集资料并对资料的价值进行分析判断的过程。评估时收集到的资料是否全面、正确将直接影响护理诊断和护理计划的准确性。因此，评估是护理程序的基础。在护士与病人第一次见面时即开始评估，直到护理照顾结束时才停止。在为病人提供服务的过程中，护士应随时收集有关病人反应和病情变化的资料，以便及时发现问题，修改护理计划。

根据整体护理的思想，收集的病人资料应包括生理、心理、社会、文化、环境等方面。资料的来源是服务对象本人，如病人，另外，家庭成员、朋友、其他健康保健人员也可提供病人的资料。目前及既往的病历、各种实验室和辅助检查报告也是获得资料的重要途径。根据资料的来源不同，可将资料分为主观资料和客观资料。主观资料即病人的主诉，是病人对其所经历健康问题的诉说，包括现在健康状况、既往健康状况及部分心理和社会状况等；客观资料是指通过他人的观察、身体评估或借助医疗仪器和实验室检查获取的资料。收集资料的方法通常有交谈、观察、身体检查及查阅记录。也可以利用某些护理理论作为收集资料的框架，如 Roy 适应模式，或 Gordon 功能健康型态。这些框架帮助护士将众多的临床资料分类。近年，越来越多的评估工具也在临床护理实践中得到应用，更客观、准确地发现病人现存或潜在的健康问题，如 Braden 压疮评估表，Caprini 血栓风险因素评估表。

对收集的资料进行核实是保证资料真实、准确的重要步骤，注意核实主观资料与客观资料是否一致，对不明确的资料进一步澄清。

二、诊　断

（一）护理诊断相关概念

根据收集到的资料确定护理诊断是护理程序的第二步，其基础是临床推理（clinical reasoning），需要对收集的临床资料分类、整合、分析，然后做出临床判断。护理诊断（nursing diagnosis）是关于个人、家庭、社区对现存或潜在的健康问题或生命过程的反应的一种临床判断。目前我国普遍使用的护理诊断是以北美国际护理诊断协会（NANDA International，NANDA-I）认可的护理诊断为蓝本的。护理诊断是护士使用的名词，侧重于对服务对象现存的或潜在的健康问题或疾病的反应做出判断，数目较多，并可随病人的病情变化而不同。有相同疾病的个体，护理诊断也可能会有差异。如某病人的疾病诊断为慢性阻塞性肺疾病（COPD），护理诊断应针对 COPD 如何影响病人的日常功能及病人对该疾病的反应，可能的护理诊断有"活动无耐力，与氧供和氧耗失衡有关"，"知识缺乏，缺乏疾病的自我管理知识"等。根据 NANDA-I 对护理诊断的最新更新（2015-2017），有 235 项护理诊断，分为 13 个领域和 47 个类别。

（二）护理诊断的组成

NANDA-I 的每个护理诊断基本由名称、定义、诊断依据、相关因素 4 部分组成。

1. **名称**　是关于护理对象对健康状态或疾病反应的概括性描述，应使用清晰、简洁的术语表述护理诊断的含义。从对护理诊断名称的判断上，护理诊断可分为现存的、危险的、可能的、健康的及综合征几种类型。

2. **定义**　是对护理诊断的一种清晰、精确的描述，并以此与其他护理诊断相区别。每一个护理诊断都有自己特征性的定义，可帮助护士在使用时准确把握一些相似的护理诊断。如"气体交换障碍"是指个体肺泡和毛细血管间氧气及二氧化碳交换减少的状态；"低效性呼吸型态"是指个体的吸气和（或）呼气不能使肺充分的扩张或排空。由此可见，护理诊断的定义有助于区分相似的护理诊断。

3.诊断依据　是做出某护理诊断的临床依据，即评估中发现的支持护理诊断的主客观资料。诊断依据包括病人具有的一组症状、体征及辅助检查结果，也可以是危险因素。如"体液不足"的诊断依据包括口渴、尿量减少、尿比重增加、血清钠改变、皮肤干燥等。

4.相关因素　是促使护理诊断成立的原因或危险因素，包括病理的、生物的、环境的、精神的、治疗相关的等多方面因素。同一个诊断，可以因相关因素的不同而采取不同的护理措施，如"清理呼吸道无效"，可以是由于痰液黏稠引起，也可以由于术后伤口疼痛不敢咳嗽引起，或由于病人不会有效咳嗽引起。确定相关因素是制订有效护理措施的重要依据，而对于相关因素的判断是需要一定知识基础的。

（三）护理诊断的陈述中应注意的问题

护理诊断在陈述时需要注意几个问题：①护理诊断的名称尽量使用 NANDA 认可的名称，而不要随意创造护理诊断，或使用医疗诊断及疾病的症状，如"咯血与肺结核有关"。②正确区分护理诊断的诊断依据和相关因素。如提出护理诊断"清理呼吸道无效与呼吸快、呼吸音异常有关"，其错误在于将诊断依据作为相关因素。③注意将护理诊断的相关因素与疾病的病因，病理生理等因素有机的结合。如某肺炎病人的护理诊断为"气体交换障碍，与支气管黏膜水肿，通气/血流比例失调有关"；而气胸病人的护理诊断则为"气体交换障碍，与肺压缩致有效气体交换面积减少有关"。④避免将护理措施与相关因素混淆，如"疼痛，与病人使用止痛剂有关"，使用止痛剂是疼痛问题的处理措施而非相关因素。⑤护理诊断不能与治疗原则矛盾，如在心肌梗死急性期病人需要绝对卧床休息，提出护理诊断"活动无耐力，与心肌缺血、缺氧有关"则与治疗原则不一致。

（四）医护合作性问题——潜在并发症（potential complication，PC）

合作性问题是护士通过监测能发现的生理并发症或生理状态的改变。合作性问题需要护士与其他健康保健人员，尤其是与医生合作解决，以及时发现并发症，及早与医生配合处理。并非所有并发症都是合作性问题，如果护士能独立提供护理措施，并能预防的并发症，则不是合作性问题而是护理诊断。如"压疮"是护士可以预防的，可提出护理诊断"有皮肤完整性受损的危险"。只有那些护士不能预防和独立处理的并发症才是合作性问题，如心肌梗死病人发病后 24 小时内提出"潜在并发症：心律失常"。

三、计　划

制订计划（planning）是护理程序的第三步，护理计划的制订体现了护理工作的有组织性和科学性。制订计划包括以下 4 个步骤。

（一）排列护理诊断的优先顺序

当病人出现多个护理诊断时，需要对这些诊断（包括合作性问题）进行排序，确定解决问题的优先顺序。排序时要考虑护理诊断的紧迫性和重要性，把对病人的生命和健康威胁最大的问题放在首位。按优先顺序常将护理诊断分为首优问题、中优问题和次优问题。护理诊断的排序并不意味着只有前一个护理诊断完全处理以后才开始下一个护理诊断。在临床工作中，护士可以同时解决几个问题，但主要护理重点在需要优先解决的问题上。

（二）制订护理目标

目标是期望护理对象在接受护理照顾后，在功能、认知、行为及情感（或感觉）等方面可以测量的改变。设置目标可以明确护理工作的方向，并作为最后评价的标准。目标的陈述应包括主语、谓语（行为动词）、行为标准（行为所期望达到的程度）、评价的时间、条件状语等。护理目标的主语应是护理对象，主要为病人。

如：2 小时内　　病人　　主诉　　疼痛减轻

　　　评价时间　　主语　　谓语　　行为标准

护理目标可分为长期目标和短期目标。短期目标是指在较短的时间内（几小时或几天）要达到的目标。长期目标是指需要较长时间才能实现的目标，有时需要一系列短期目标才能实现。

制订护理目标时应注意的问题有：①目标的主语一定是病人，而不是护士。②每一个目标中有可测量的行为动词，且只能出现一个动词。③目标是在护理范畴内可行的，可通过护理措施达到的。④病人应参与目标的制订。

（三）制订护理措施

护理措施或干预是护士为帮助病人达到预定目标所采取的具体方法，是护士在专业能力范围内提供的措施。通过护理干预可使病人健康提升。护理措施的内容可分为：①依赖性的护理措施，即遵照医嘱执行的措施，如给药。②相互依赖的护理措施，是护士与其他健康工作者合作采取的行动，有关病人的饮食指导，护士需要和医生及营养师共同完成。③独立的护理措施，指护士能够独立提出和采取的措施，如协助病人活动、皮肤护理等。护理措施应针对目标制订，具体、有指导性。每项护理措施应有科学依据，保证切实可行。另外要注意执行护理措施过程中保证病人的安全。

（四）书写护理计划

完整的护理病历和护理计划是病人病情发展的记录，应成为正式的医疗文件。不同的医院有不同的护理计划书写格式，完整的护理计划应包括日期、护理诊断、目标、护理措施和评价几方面。

四、实　施

实施是执行护理计划的过程，这一过程不仅要求护士具有丰富的专业知识和技能，还需要良好的沟通交流技巧。护士需要完成评估性的措施、教育性的措施、合作性的措施及治疗性的措施。在实施护理措施的同时，护士应对病人的病情及其对疾病的反应进行持续评估，并对护理措施的效果进行评价。有效的护理措施应该具有护理疗效，能改善病人的健康状况。要达到有效的"护理疗效"，应考虑提供干预的护士专业背景、干预的时间和干预强度等。

五、评　价

评价是将病人的健康状况与护理计划中的预定目标进行比较并做出判断的过程。评价是护理程序的最后步骤，评价护理目标是否已达到，借以分析病人的反应，了解计划的有效性。通过评价，护士可以总结护理过程中的收获和存在的问题，同时对病人进行新的评估。评价不能仅仅描述为"目标达到"或"未达到"，而应根据护理目标进行具体评价。评价是不断进行的，应该是贯穿于护理程序的整个过程。在评价护理措施的效果时，除了常用的临床指标、功能指标外，也应考虑病人和护士的满意度，及医疗费用等。

（郭爱敏）

◇ 思考题 ··

1. 讨论成人各阶段的生理心理发育特点。

2. 护理诊断由几部分组成？各部分的含义是什么？

第二章
水、电解质、酸碱失衡
病人的护理

学习目标

识记

1. 能复述等渗性、高渗性和低渗性缺水，低钾血症、高钾血症，代谢性酸中毒、呼吸性酸中毒的概念。

2. 能列举等渗性、高渗性缺水、低钾血症、高钾血症、代谢性酸中毒和呼吸性酸中毒的病因。

理解

1. 能分析体液平衡及其调节机制。

2. 能比较等渗性、高渗性缺水，低钾血症、高钾血症，代谢性酸中毒和呼吸性酸中毒的临床表现和处理原则。

3. 能识别体液失衡常见的护理诊断。

运用

能评估水、电解质、酸碱失衡患者的健康状况，制订护理计划。

第一节 概 述

体液（body fluid）是指机体内的水与溶解在其中的物质总称。正常的体液容量、渗透压及电解质含量是维持细胞和各组织器官生理功能的基本保证。创伤、感染、手术及其他疾病均可导致体内水、电解质和酸碱平衡的失调。若代谢失衡程度超越了人体的代偿能力，就会出现体内代谢紊乱、器官功能障碍，影响疾病的转归甚至危及生命。

一、体液组成与分布

水和电解质是体液的主要成分。人体内体液含量因性别、年龄和胖瘦而异。成年男性体液量约占体重的60%；女性因脂肪组织较多，体液量约占体重的50%。随年龄的增长，体液含量逐渐下降，小儿的体液占体重的比例较高，婴幼儿占70%～80%，14岁以后的儿童，其体液含量已接近成人，60岁以上的老年人体液量降至45%～55%。体液由细胞内液和细胞外液两部分组成。细胞内液主要存在于骨骼肌群，成年男性的细胞内液约占体重的40%，女性约占体重的35%；细胞外液包括血浆和组织间液两部分，约占体重的20%，其中血浆量为体重的5%，组织间液量为体重的15%。绝大部分的组织间液能迅速地与血液或细胞内液进行物质交换并取得平衡，在维持水和电解质平衡方面具有重要作用，这部分组织间液称为功能性细胞外液；另外小部分组织间液虽具有各自的功能，但在维持体液平衡方面的作用甚少，故称为无功能性细胞外液，包括胸腔液、心包液、消化液、脑脊液、关节液、滑膜液和前房水等，仅占体重的1%～2%，占组织间液的10%左右。但是，某些无功能性细胞外液的急剧变化也可能导致机体明显的水、电解质和酸碱平衡失调，如因胃肠道消化液的大量丢失，可造成体液量及成分的明显变化，甚至出现血容量不足。

细胞外液中的电解质有阳离子和阴离子，阳离子主要为Na^+，阴离子主要为Cl^-、HCO_3^-和蛋白质；而细胞内液中的主要阳离子为K^+和Mg^{2+}，主要阴离子为HPO_4^{2-}和蛋白质。体内电解质分布情况见表2-1-1。

表2-1-1 体内电解质的分布情况

项目	细胞内液	组织间液	血浆
Na^+（mmol/L）	10	142	135～150
K^+（mmol/L）	140	4	3.5～5.5
Ca^{2+}（mmol/L）	<1	3	2.25～2.75
Mg^{2+}（mmol/L）	50	2	0.70～1.10
Cl^-（mmol/L）	1	110	96～105
HPO_4^{2-}（mmol/L）	75	2	0.96～1.62
HCO_3^-（mmol/L）	10	28	24

二、水、电解质平衡及调节

1. 水的平衡及调节 机体内环境的稳定有赖于体内水分的恒定，人体每日摄入与排出体液量相对恒定。当出现发热、腹泻、呕吐时水分丢失增加；肾脏功能受损时因尿液生成减少，水分排出减少。当水分的摄入与排出不相等时，便发生了水平衡失调。人体每天摄入与排出水分情况见表2-1-2。

表2-1-2 正常人体每天摄入与排出水分量及途径

摄入量（ml）		排出量（ml）	
饮水	1000～1500	尿	1000～1500
食物含水	700	呼吸蒸发	400
代谢氧化生水	300	皮肤蒸发	450
		粪便	150
总量	2000～2500		2000～2500

2. 电解质的平衡及调节 体液中的电解质主要来自食物，经肾脏和大便排出。维持体液电解质平衡的主要电解质为 Na^+ 和 K^+。正常成人钠、钾的日需要量分别为 6～10g 和 3～4g，过剩的钠和钾主要经尿液排出体外，小部分钠随汗丢失，以保持血清钠在 135～150mmol/L，血清钾在 3.5～5.5mmol/L 水平。肾脏对钠离子的代谢特点是"多进多排、少进少排，不进就不排"，而体内钾离子代谢的特点是"多进多排、少进少排，不进仍排"，因此，当病人摄入不足时，肾脏仍然继续排出钾，容易导致低钾血症。

3. 渗透压的平衡及调节 溶质在水中所产生的吸水能力称为渗透压。细胞内、外液的渗透压相等，正常值为 290～310mmol/L。体内的水分总是由低渗透压向高渗透压方向移行，以维持渗透压在正常范围。

体液及渗透压的稳定受神经－内分泌系统调节控制。正常体液渗透压通过下丘脑－神经垂体－抗利尿激素系统来恢复和维持，而血容量则通过肾素－醛固酮系统调节。当体内缺水时，细胞外液渗透压增高，一方面刺激口渴中枢产生口渴感而增加饮水，另一方面下丘脑－神经垂体－抗利尿激素（ADH）释放增加，肾脏加强水分再吸收，减少尿量排出，使水分保留于体内而达到降低细胞外液渗透压的作用。反之，当体内水分过多时，细胞外液渗透压降低，口渴中枢被抑制，同时 ADH 分泌减少，尿量排出增加，渗透压增加。当细胞外液减少，尤其是循环血容量减少时，肾素和醛固酮分泌增加，肾对 Na^+ 的再吸收增加，促进 K^+、H^+ 的排泄，细胞外液量增加。当血容量锐减又兼有血浆渗透压降低时，机体优先保持和恢复血容量，使重要器官的灌流和氧供给得到保证，以保存生命。

三、酸碱平衡及调节

适宜的体液酸碱度是维持人体组织、细胞功能正常的重要保证。正常人体动脉血浆 pH 保持在 7.40 ± 0.05，以维持正常的生理活动和代谢功能，但人体在代谢过程中不断产生酸性和碱性物质，体液中的 H^+ 浓度经常有所变动，为维持血浆 H^+ 浓度的恒定，人体通过血液中的缓冲系统、肺的呼吸和肾的排泄三个途径完成酸碱平衡的调节。

1. 缓冲系统 血浆中主要的缓冲对为 HCO_3^-/H_2CO_3、$HPO_4^{2-}/H_2PO_4^-$ 和 Pr^-/HPr，以 HCO_3^-/H_2CO_3 最为重要，其比值决定了血浆 pH。当 HCO_3^-/H_2CO_3 保持在 20∶1 时，血浆 pH 就能保持在

正常范围。

2. **肺** 通过改变呼吸深度和频率来控制二氧化碳的排出量，改变动脉血二氧化碳分压（$PaCO_2$）值，调节血中的 H_2CO_3 浓度，达到调节酸碱平衡的作用。

3. **肾** 是人体功能最强大，最持久的酸碱平衡调节器官。主要通过 Na^+-H^+ 交换、HCO_3^- 再吸收、分泌 NH_4^+ 和排泄有机酸 4 种方式调节体内酸碱失衡。如果肾功能有异常，不仅可影响其对酸碱平衡的调节能力，而且本身也会引起酸碱平衡紊乱。

四、体液失衡的类型

正常情况下水和钠的动态变化可维持渗透压的平衡，当水和钠的摄取或排出出现异常时则导致体液平衡失调。体液平衡失调可以表现为 3 种类型。

1. **容量失调** 是指等渗性体液的增加或减少，体液变化只引起细胞外液量的改变，而细胞内液容量无明显变化。如等渗性缺水就是典型的容量失调。

2. **浓度失调** 是指细胞外液中的水分有增加或减少，致渗透微粒的浓度变化，渗透压发生改变。由于钠离子占细胞外液渗透微粒的 90%，此时发生的浓度失调就表现为低钠血症或高钠血症。

3. **成分失调** 由细胞外液中其他离子浓度改变而引起的体液失调称为成分失调，如低钾血症或高钾血症、低钙血症或高钙血症等。

第二节 水、电解质失衡病人的护理

一、水和钠的代谢失调

在细胞外液中，水和钠的关系非常密切，故一旦发生代谢紊乱，缺水和失钠常同时存在。按照水和钠缺失的比例，将缺水分为等渗性缺水、低渗性缺水和高渗性缺水 3 种类型。

等渗性缺水

等渗性缺水（isotonic dehydration）又称急性缺水或混合性缺水，是指水和钠成比例丧失，血清钠维持在正常范围，细胞外液渗透压不变。此种缺水在临床最常见。

【病因】

1. 消化液的急性丧失如急性大量呕吐、肠外瘘等。

2. 体液丧失在感染区或软组织内，如腹腔内或腹膜后感染、肠梗阻、大面积烧伤等。其丧失的体液成分与细胞外液基本相同。

【病理生理】

由于丧失的体液为等渗液，细胞内、外液的渗透压不发生改变。当发生等渗性缺水时肾小球滤过率下降，肾素－血管紧张素－醛固酮系统兴奋，醛固酮分泌增加，促进肾远曲小管对 Na^+ 再吸收，水的重吸收增加，使细胞外液量代偿性增多。

【临床表现】

病人有恶心、厌食、乏力、尿少、眼窝凹陷、皮肤弹性降低和唇舌干燥等症状，但口渴症状不明显。当短时间内体液丧失达体重的 5% 时，可出现心率加快、脉搏细弱、血压不稳或降低、肢端湿冷等血容量不足的表现。如体液丧失达体重的 6% ~ 7% 时，将出现休克和代谢性酸中毒。实验室检查提示红细胞计数、血红蛋白和血细胞比容增高，血液浓缩，而血清 Na^+、Cl^- 值无明显变化。病人尿量减少，尿比重增高。行动脉血气分析有助于判断是否存在酸（碱）失衡。

【治疗原则】

首先祛除病因，减少水和钠的继续丢失。常采用静脉输注平衡盐溶液或生理盐水来快速补充血容量。平衡盐溶液的电解质含量与血浆内含量相似，用来治疗等渗性缺水最为理想。生理盐水因其 Cl^- 含量高于血清 Cl^-，大量补充有导致高氯性酸中毒的危险，因而在治疗时应避免输注过多。待缺水纠正后，钾离子排出增加，故应注意预防继发性低钾血症的发生。

低渗性缺水

低渗性缺水（hypotonic dehydration）又称慢性或继发性缺水，水和钠同时丢失，但失钠多于失水，血清钠 <135mmol/L，细胞外液渗透压降低。

【病因】

1. 长期慢性消化液丢失　如反复呕吐、长期胃肠减压或慢性肠梗阻、大面积创面慢性渗液等情况，都将导致钠盐大量丢失。

2. 长期使用利尿药　大量排尿的同时使体内钠离子过多丢失。

3. 补液治疗过程中，补充水分过多而未注意同时补充钠盐。

【病理生理】

低渗性缺水时，体内先通过减少抗利尿激素分泌，使肾脏再吸收水分减少，尿量增加，以恢复细胞外液渗透压，但这样会使细胞外液总量进一步减少。为避免循环血容量进一步减少，机体将不再顾及渗透压的维持。此时，肾素－血管紧张素－醛固酮系统兴奋，抗利尿激素分泌增多，肾脏对 Na^+ 和水的再吸收增加，继之出现少尿。因此，低渗性缺水病人首先表现为多尿，尔后出现少尿症状。

【临床表现】

低渗性缺水按照缺钠的比例分为三度：①轻度缺钠：血清 Na^+ 在 130 ~ 135mmol/L，病人感疲乏、头晕、软弱无力、手足麻木，尿中 Na^+ 含量减少。②中度缺钠：血清 Na^+<130mmol/L。除有上述症状外，还伴有恶心、呕吐、脉搏细速、视物模糊、血压不稳定或下降、脉压变小、浅静脉瘪陷、站立性晕倒、尿量减少等临床表现。③重度缺钠：血清 Na^+<120mmol/L。病人神志不清，木僵或昏迷，肌痉挛性抽痛，腱反射减弱或消失，容易发生休克。

实验室检查提示血清钠 <135mmol/L，红细胞计数、血红蛋白量、血细胞比容及血尿素氮值增高，尿比重 <1.010，尿 Na^+、Cl^- 含量明显减少。

【治疗原则】

积极治疗原发病。轻度缺钠者，经静脉输入等渗盐水即可；中、重度缺钠病人，应输注 5% 葡萄糖盐水，必要时输入 2.5% ~ 5% 的高渗盐水，以尽快纠正血钠过低。

高渗性缺水

高渗性缺水（hypertonic dehydration）又称原发性缺水，是指水和钠同时缺失，但缺水多于缺钠，血清钠高于正常范围，细胞外液呈高渗状态。

【病因】

1. 水分摄入不足　食管癌、昏迷等吞咽困难病人常存在水摄入不足。经鼻胃管或空肠造瘘管给予肠内高渗性营养液者也容易发生水摄入不足。

2. 水分丧失过多　常发生于大面积烧伤暴露疗法、高热大量出汗或糖尿病大量排尿病人。

【病理生理】

体液的高渗状态一方面通过刺激下丘脑的口渴中枢，使病人感口渴而饮水，增加体内水分，降低细胞外液渗透压；另一方面，细胞外液的高渗状态使抗利尿激素分泌增多，肾小管对水的再吸收增加，尿量减少，以此降低细胞外液的渗透压，恢复容量。如缺水加重致循环血量显著减少时，可引起醛固酮分泌增加，钠和水的再吸收增强，以维持循环血容量。严重缺水者，因细胞外液渗透压增高，细胞内液移向细胞外间隙，使细胞内、外液量都减少，甚至因脑细胞明显脱水而导致脑功能障碍。

【临床表现】

根据缺水程度，将高渗性缺水分为三度：①轻度缺水：缺水量占体重的 2% ~ 4%，除口渴外，无其他临床症状。②中度缺水：缺水量占体重的 4% ~ 6%，病人烦渴、口舌干燥、皮肤弹性差、眼窝凹陷、乏力、烦躁、尿少。③重度缺水：缺水量大于体重的 6%，除上述症状外，出现脑功能障碍的表现，如躁狂、幻觉、谵妄甚至昏迷。实验室检查血清 Na^+>150mmol/L，尿比重增高，血液浓缩，红细胞计数、血红蛋白量、血细胞比容均增高。

【治疗原则】

尽早祛除病因，防止体液继续丢失。能口服者鼓励多饮水；无法口服者，静脉输入 5% 葡萄糖溶液或 0.45% 的低渗性氯化钠溶液，其原因是高渗性缺水在缺水的同时也存在缺钠。待症状控制，尿量恢复正常后，再适量补充钾盐。

水中毒

水中毒（water intoxication）又称稀释性低血钠，是指水的摄入量超过了排出量，致使水分在体内潴留，导致血浆渗透压下降和循环血容量增加。

【病因】

1. 肾功能不全，尿排出减少所致。

2. 醛固酮和抗利尿激素分泌过多，水钠重吸收增加，水钠潴留。主要见于肾上腺疾病病人。

3. 水分摄入过多，缺水病人如输注过多的低渗性液体可能导致水中毒。

【病理生理】

细胞外液量骤增，血清钠浓度因被稀释而降低，血浆渗透压下降，水分由细胞外向细胞内转移，使细胞内、外液量都增加而渗透压降低。此外，细胞外液量的增加抑制了醛固酮分泌，肾远曲小管对 Na^+ 再吸收减少，血清钠和细胞外液渗透压更低。

【临床表现】

水中毒因水钠潴留，脑细胞水肿导致颅内压增高，病人出现头痛、烦躁、谵妄、惊厥甚至昏迷，严重者可发生脑疝。实验室检查提示血红细胞计数、血红蛋白量、血细胞比容、血浆蛋白水平及血浆渗透压均降低。

【治疗原则】

严格控制水分摄入，促进体内多余水分排出。水中毒严重者，除严禁水摄入外，还需使用利尿药，可以快速静脉输注 20% 甘露醇，注射呋塞米等利尿药物。

二、钾代谢失调

K^+ 主要存在于细胞内，细胞外液中的 K^+ 只占身体总量的 2%。K^+ 具有参与和维持细胞的代谢，维持细胞内渗透压、酸碱平衡、神经肌肉组织的兴奋性及心肌的传导等生理功能。正常人体血清钾的浓度是 3.5 ~ 5.5mmol/L。钾代谢失调包括低钾血症和高钾血症。

低钾血症

低钾血症（hypokalemia）是指血清钾浓度 <3.5mmol/L。

【病因】

1. **钾摄入减少** 因长期禁食或静脉营养液中钾盐含量不足、大量补充不含钾盐的液体所致。
2. **钾排出过多** 严重呕吐、腹泻，大量胃肠引流，醛固酮增多症、急性肾衰竭多尿期、应用排钾利尿药及肾小管性酸中毒病人，均可导致钾离子大量丢失。
3. **钾转移至细胞内** 大量输入葡萄糖和胰岛素溶液，代谢性、呼吸性碱中毒时，均使大量 K^+ 转移至细胞内，导致血钾降低。

【临床表现】

1. **肌无力** 一般先出现四肢肌肉软弱无力，后延及躯干肌和呼吸肌。病人出现腱反射减弱或消失、吞咽困难、软瘫，累及呼吸肌时出现呼吸困难甚至窒息。
2. **消化道功能障碍** 有厌食、恶心、呕吐和腹胀、肠蠕动减弱症状，严重者导致肠麻痹。
3. **心脏功能异常** 主要表现为传导阻滞和节律异常。典型的心电图改变为早期出现 T 波降低、变平或倒置，随后出现 ST 段降低、Q-T 间期延长和 U 波。
4. **代谢性碱中毒** 有头晕、手足抽搐、口周及手足麻木等碱中毒的症状。血清钾过低时，K^+ 从细胞内移出，与 Na^+ 和 H^+ 交换增加（每移出 3 个 K^+，即有 2 个 Na^+ 和 1 个 H^+ 移入细胞内），

使细胞外液的 H^+ 浓度下降；其次，肾远曲小管 Na^+、K^+ 交换减少，Na^+、H^+ 交换增加，排 H^+ 增多。上述两方面的作用容易引起低钾性碱中毒，但此时尿液检查呈酸性，出现反常性酸性尿。

【治疗原则】

1. 治疗原发病，减少或终止钾的继续丧失。

2. 补充钾盐，能口服者可口服补钾；无法口服者，经静脉输注补钾。

高钾血症

高钾血症（hyperkalemia）是指血清钾浓度 >5.5mmol/L。

【病因】

1. 钾排出减少　见于急性及慢性肾衰竭，应用保钾利尿药如螺内酯、氨苯蝶啶等药物或盐皮质激素分泌不足者。

2. 钾离子外移　见于溶血、大面积组织损伤致挤压综合征、严重缺氧或酸中毒病人。

3. 钾输入过多　因静脉输入过多钾盐或大量输入保存较久的库存血所致。

【临床表现】

病人有神志模糊、感觉异常等症状。严重者有微循环障碍的表现，如皮肤苍白、湿冷、青紫，低血压等。高血钾常有心动过缓、心律不齐，甚至导致心脏骤停。当血清钾 >7mmol/L 时，心电图表现为 T 波高尖，Q-T 间期延长，QRS 波增宽，P-R 间期延长。

【治疗原则】

1. 立即停止使用一切含钾的药物和食物。

2. 降低血清钾浓度　静脉输注 5% 碳酸氢钠、葡萄糖与胰岛素溶液，以碱化细胞外液，促进细胞外的钾离子转移到细胞内。

3. 加速钾离子排出　当血清钾 >7mmol/L，或因肾衰竭所致高血钾者，应进行血液透析，以快速降低血清钾浓度。

4. 纠正心律失常　钙与钾有对抗作用，静脉注射 10% 葡萄糖酸钙 20ml 能缓解高血钾对心肌的毒性，对抗心律失常，必要时可重复使用。

三、水、电解质失衡病人的护理

【护理评估】

（一）健康史

1. 一般资料　评估病人的年龄、性别、身高、体重及体型，以便计算正常的体液量。

2. 评估水、电解质失衡的原因　如是否存在发热、大面积烧伤、腹泻、呕吐、长期胃肠减压或厌食、吞咽困难等导致体液丢失增加的情况；有无因心、肺或肾脏疾患而出现体液过多；是否使用过对体液有影响的药物，如利尿药、降压药、糖皮质激素等。是否存在呼吸道水分蒸发增加的因素，如呼吸频率过快、呼吸深大、人工气道建立等。气管切开或使用呼吸机的病人每天额外丧失水分约 1000ml。

3．计算已损失的体液量 包括尿量、呕吐和（或）腹泻量、各种引流量及失血或出汗量等。

（二）身体状况

1．生命体征 ①体温：高热病人，体温升高 1℃，自皮肤丢失的水分增加 3～5ml/kg，如大量出汗湿透一身衣裤，估计丧失低渗性体液约 1000ml。②脉搏：脉搏增快是体液不足的一种代偿表现，脉搏微弱可能存在血容量不足。③呼吸：呼吸短促或困难可能系体液过多时所致肺水肿。④血压：血压下降多为体液不足的表现，细胞外液增多时，则出现血压升高。

2．神经精神症状 体液不足或血清钠、钾等电解质改变时，病人常出现乏力、精神萎靡、表情淡漠、腱反射减弱、口周麻木等症状。

3．皮肤、黏膜情况 缺水病人皮肤干燥、弹性差，手背或前臂皮肤捏起松开后 20～30 秒方能恢复。口腔黏膜和舌面干燥、唾液减少，严重者舌缩小且有多条纵沟，甚至导致休克。体液过多者则出现肢体水肿。

4．浅表静脉 体液严重不足时，病人的浅表静脉萎陷，去枕平卧后颈静脉不充盈；体液过多致心力衰竭时，表现为颈静脉怒张。

5．尿量 尿量是判断血容量是否充足最简便、有效的指标，病人如出现尿量减少，低于 30ml/h，尿色加深且比重增高，甚至无尿，常提示细胞外液严重不足。尿量增多，尿比重降低，说明细胞外液过多。

（三）辅助检查

1．实验室检查 血常规，血清 Na^+、K^+ 浓度和血渗透压等检测结果有助于明确体液失衡的种类和程度。

2．中心静脉压（central venous pressure，CVP） 正常为 5～12cmH$_2$O，低于正常值表示血容量不足。CVP 偏高，血压低应警惕存在心肺功能障碍。

3．心电图 血容量不足、血钾或血钙异常时均可出现心率增快或减慢、心律不齐或异常心电图。

（四）心理－社会状况

评估病人及家属对疾病的认知程度、心理承受能力、经济状况、社会支持力量，有无焦虑、恐惧等心理－社会问题。

【常见护理诊断 / 问题】

1．体液不足 与呕吐、腹泻、胃肠减压等导致体液丢失过多或体液摄入不足有关。

2．体液过多 与摄入 / 输入量过多、尿量减少有关。

3．活动无耐力 与血清钾失衡所致的肌张力改变有关。

4．有受伤的危险 与肌张力下降、烦躁或意识不清有关。

5．潜在并发症：心律失常、心脏骤停。

【计划与实施】

水、电解质平衡失调的治疗原则是祛除原发疾病，积极恢复血容量，维持电解质在正常范围。通过治疗和护理，病人能够：①祛除体液失衡的原因或诱因，体液恢复正常。②活动耐力增强。③未发生受伤事件。④心律失常、心脏骤停等并发症得到预防或被及时发现和处理。

（一）恢复正常的体液量

1. 遵医嘱严格执行补液计划　静脉补液是治疗体液失衡最有效的方法。补液治疗时必须明确病人的补液总量、液体种类及补液顺序，注意动态观察病人的病情变化，防止并发症的发生。

（1）补液总量：病人每日输液总量 = 生理需要量 + 已经丧失量 + 继续丧失量。正常成人 24 小时的生理需要量为 2000~2500ml。已经丧失量指在制订计划前已丢失的体液量，可按缺水程度补充。轻度缺水需补充的液体量为体重的 2%~4%，中度为 4%~6%，重度 >6%。临床上为了防止一次输液过量，常在第 1 个 24 小时补充总量的 1/2，次日根据病情变化再补给余下的量。补液量可按照下列方法快速计算：

第 1 天补液量 = 生理需要量 +1/2 已经丧失量

第 2 天补液量 = 生理需要量 +1/2 已经丧失量 + 前 1 天的继续丧失量

第 3 天补液量 = 生理需要量 + 前 1 天的继续丧失量

（2）液体种类：根据体液失衡的类型来选择恰当的液体种类，遵循"缺什么，补什么"的原则。5% 葡萄糖或 0.45% 氯化钠低渗性溶液主要治疗高渗性缺水；5% 葡萄糖盐水或高渗盐水主要纠正低渗性缺水；等渗性缺水常用平衡液和生理盐水治疗。当血清钾降低时应通过口服或静脉输注形式补充含钾液体。

（3）补液顺序和速度：补液量及速度取决于体液丧失的量、速度及病人重要脏器功能状态。若各脏器代偿功能良好，应按"先晶后胶、先快后慢、见尿补钾"的原则安排补液计划。前 8 小时补充总量的 1/2，剩余 1/2 总量在后 16 小时内均匀输入。尿量在 30ml/h 以上方能补充钾盐。

2. 纠正体液过多

（1）停止可能继续增加体液量的各种治疗：如快速输液或低渗液洗胃、灌肠等。

（2）严格控制水的摄入量：每日限制摄入水量在 700~1000ml。

（3）对老年、婴幼儿或有心肺功能障碍的病人，严格按治疗计划补充液体，切忌过量和过速。

（4）加速水分排出：遵医嘱用高渗性溶液和利尿药，尽快排出过多水分。严重水中毒、高钾血症病人行透析治疗。

3. 密切观察病情变化　病人补液过程中，护士必须严密观察治疗效果和不良反应，为制订和调整补液方案提供依据。

（1）生命体征：严密监测生命体征，如病人心率变慢、脉搏有力、呼吸和血压平稳，提示血容量已基本恢复；如仍然存在心率增快、脉搏细速，甚至心律失常现象，则提示病情未改善。补液治疗中病人出现烦躁不安、呼吸急促、咳粉红色泡沫痰时，应警惕输液量过多或过快并发了急性心衰和肺水肿，须立即减慢输液速度，使用利尿药排出过多水分。

（2）精神状态：治疗后病人情绪稳定、精神状态好转，表示血容量恢复正常，脑细胞脱水或水肿已得到控制。

（3）出入量：应准确记录 24 小时出入液量，包括输液量、饮水量、尿量、各种引流、呕吐、腹泻或出汗量。治疗过程中，尿量和尿比重的观察记录尤为重要，如尿量减少，尿比重增加，提示仍存在缺水；如尿量 >30ml/h，尿比重正常，表明肾灌注良好。

（4）皮肤、黏膜情况：皮肤干燥、弹性下降、唇舌干裂等提示仍然存在缺水。如皮肤弹性恢复、温暖湿润，说明缺水已纠正。

（5）CVP 监测：CVP 和血压低于正常，说明体液不足，应加快补液；CVP 增高，血压低提示存在心功能不良，应严格控制输液量及速度。

（6）实验室检查结果：动态分析血常规、电解质、血气分析、肝肾功能检查结果，以评价治疗效果，及时调整治疗方案。

（二）维持正常的电解质浓度

1. 纠正低钾血症 通过止吐、止泻等措施减少钾的继续丧失。鼓励病人多食肉类、牛奶、香蕉、橘子等含钾丰富的食物，必要时药物补钾。补钾的原则为：①能口服尽量口服，可用 10% 氯化钾溶液或枸橼酸钾液口服；不能口服者静脉滴注补钾。②严禁直接静脉推注 10% 氯化钾，以免因血钾快速升高导致心脏骤停。③见尿补钾，待尿量超过 30ml/h 或 500ml/d 方可补钾。④浓度适宜，静脉补钾的浓度为 0.3%，即 500ml 溶液中加入 10% 氯化钾不超过 15ml。⑤速度不宜过快，静脉补钾的速度以 60～80 滴／分为宜。⑥不可过量：常规补钾量为 3～4g/d，严重缺钾者，每日用量为 6～8g。在补钾过程中，严密观察病人的生命体征和心电图变化，如发现高钾血症征象，应立即停止补钾，遵医嘱采用抗钾和排钾措施。

2. 纠正高钾血症 应禁食含钾食物，并促进 K^+ 排泄，如输注 5% 碳酸氢钠或葡萄糖加胰岛素溶液，必要时行腹膜透析或血液透析治疗。

（三）增加病人的活动耐力，防止受伤

1. 病人因水、电解质代谢紊乱可产生骨骼肌收缩乏力和活动无耐力。护士应根据病人肌张力的改善程度，逐渐调整活动内容、时间、形式和幅度，使之逐渐增加活动耐力和活动量，以避免因长期卧床而继发其他疾病。

2. 防跌倒，移去环境中的危险物品，减少意外受伤的可能。血压偏低或不稳定者在改变体位时动作宜慢，以免因直立性低血压造成眩晕而跌倒受伤。

3. 定向力差及意识障碍者，加用床栏保护或适当约束，以免发生坠床、意外拔管等不安全事件。

【护理评价】

经过治疗和护理，病人是否达到：①缺水或水中毒的症状体征消失，体液平衡恢复正常。②活动能力增强，保证了基本生活需要，无损伤发生。③未发生心律失常、心脏骤停等并发症或并发症被及时发现和处理。

第三节 酸碱失衡病人的护理

一、代谢性酸中毒

代谢性酸中毒（metabolic acidosis）是指体内酸性物质积聚或产生过多或 HCO_3^- 丢失过多。是临床最常见的酸碱平衡失调。

【病因】

1. 酸性物质产生过多 严重感染、创伤、组织缺血缺氧或长期进食不足等因素使体内产生大量的乳酸、丙酮酸或酮体，造成酸性代谢产物在体内积聚。

2. 酸性物质排出减少 肾功能障碍时，经肾脏排出的酸性代谢产物减少，同时肾脏对碱性

物质 HCO_3^- 再吸收减少，均可导致酸中毒。

3. 碱性物质丢失过多 见于腹泻、肠瘘、胆瘘和胰瘘等，经粪便、消化液大量丢失 HCO_3^-，引起代谢性酸中毒。

【病理生理】

任何原因所致的酸中毒均直接或间接地使体内 HCO_3^- 减少，血浆中 H_2CO_3 相对过多。体内 H^+ 浓度升高刺激呼吸中枢，使呼吸加深加快，以加速排出 CO_2，降低 $PaCO_2$，使 HCO_3^-/H_2CO_3 的比值重新接近 20/1，从而维持血液 pH 在正常范围。同时肾小管上皮细胞的碳酸酐酶和谷氨酰胺酶活性增强，增加 H^+ 和 NH_3 的生成，并形成 NH_4^+ 后经尿液排出体外，降低 H^+ 浓度。

【临床表现】

轻度代谢性酸中毒可无症状。重症病人可出现疲乏、眩晕、嗜睡，感觉迟钝或烦躁。最突出的表现是呼吸深而快，呼出气体带有酮味。病人面色潮红，心率加快，血压偏低。血气分析示 pH 和血浆 $[HCO_3^-]$ 明显下降，代偿期的血液 pH 可在正常范围，但 $[HCO_3^-]$、BE 和 $PaCO_2$ 值均有一定程度降低。

【治疗原则】

首先祛除病因，经积极补液治疗后再根据病情决定是否使用碱性药物。常用的药物为 5%$NaHCO_3$ 溶液。酸中毒纠正后，体内离子化的钙减少，血钙降低，同时过快地纠正酸中毒还能引起大量 K^+ 转移至细胞内，易引起低钾血症。因此，治疗酸中毒时，应注意防止低钙、低钾血症。

二、代谢性碱中毒

代谢性碱中毒（metabolic alkalosis）指体内 H^+ 丢失或 HCO_3^- 增多所致。

【病因】

1. 酸性物质丢失过多 是外科病人发生代谢性碱中毒最常见的原因，多发生在严重呕吐、长期胃肠减压或瘢痕性幽门梗阻病人。

2. 碱性物质摄入过多 长期服用碱性药物或大量输注库存血后，因抗凝剂可转化为 HCO_3^-，使体内碱性物质增加。

3. 低钾血症 低钾血症时，细胞内 K^+ 向细胞外转移，细胞内每 3 个 K^+ 与细胞外的 2 个 Na^+ 和 1 个 H^+ 交换，导致细胞内的酸中毒和细胞外的碱中毒。

4. 利尿药的应用 使用呋塞米、依他尼酸等利尿药时，肾近曲小管对 Na^+ 和 Cl^- 的再吸收被抑制，而远曲小管内 Na^+ 和 H^+ 的交换不受影响，因此，排出的 Cl^- 增多，再吸收的 Na^+ 和 HCO_3^- 增多，形成低氯性碱中毒。

【病理生理】

代谢性碱中毒时血浆 H^+ 浓度下降，呼吸中枢受抑制，呼吸变浅变慢，CO_2 排出减少，使 $PaCO_2$ 升高、HCO_3^-/H_2CO_3 的比值尽可能接近 20/1，从而维持血 pH 在正常范围。同时，肾小管上皮细胞中的碳酸酐酶和谷氨酰胺酶活性降低，使 H^+ 排泌和 NH_3 生成减少，使 HCO_3^- 再吸收减少，血浆 HCO_3^- 浓度降低。

【临床表现】

表现不明显，可有呼吸变浅变慢或出现精神方面的异常，如嗜睡、谵妄等。严重者可因脑或其他脏器代谢障碍而出现昏迷。血气分析提示：pH 正常或升高，[HCO_3^-] 和 $PaCO_2$ 增高，BE>+3。

【治疗原则】

关键是治疗原发病，解除病因。绝大多数代谢性碱中毒病人输入等渗盐水或葡萄糖盐水后便能得到纠正，严重碱中毒病人可以使用盐酸精氨酸治疗。因代谢性碱中毒多伴有低钾血症，故治疗过程中应注意补充钾盐。

三、呼吸性酸中毒

呼吸性酸中毒（respiratory acidosis）是指肺泡通气及换气功能障碍，不能充分排出体内生成的 CO_2，以致血液中 $PaCO_2$ 增高而引起的高碳酸血症。

【病因】

1. **呼吸中枢抑制** 麻醉过深、镇静剂过量、颅脑损伤、高位脊髓损伤等原因引起的呼吸抑制。

2. **呼吸活动受限** 胸部损伤、胸腔积气积液、先天性胸廓畸形等导致呼吸活动受限，肺通气功能障碍致 CO_2 潴留体内。

3. **呼吸道阻塞** 支气管异物、支气管痉挛、喉痉挛、慢性阻塞性肺部疾病等，均导致 CO_2 排出减少。

4. **呼吸机使用不当** 呼吸模式设置不当或潮气量偏小，病人将出现呼吸性酸中毒。

【病理生理】

呼吸性酸中毒时，机体可通过血液中的缓冲系统进行调节。血液中 H_2CO_3 与 Na_2HPO_4 结合，形成 $NaHCO_3$ 和 NaH_2PO_4，后者从尿中排出，使血液中的 H_2CO_3 减少、HCO_3^- 增多，但此代偿作用较弱。同时，肾小管上皮细胞中的碳酸酐酶和谷氨酰胺酶活性增加，一方面使 H^+ 和 NH_3 生成增加，形成 NH_4^+ 后排出，另一方面 H^+ 与 Na^+ 交换增加，使 H^+ 排出增多和 $NaHCO_3$ 再吸收增加，充分发挥机体代偿能力。

【临床表现】

病人出现胸闷、呼吸困难、躁动不安。因换气不足致缺氧者，可有头痛、发绀。随酸中毒加重，可出现血压下降、谵妄、昏迷等。脑缺氧可致脑水肿、脑疝，甚至呼吸骤停。血气分析提示：血液 pH 降低、$PaCO_2$ 增高，血浆 [HCO_3^-] 正常。

【治疗原则】

积极治疗原发疾病和改善通气功能。促进排痰和去除呼吸道异物，必要时作气管插管或气管切开术。若因呼吸机使用不当发生的呼吸性酸中毒，应及时调整呼吸机的各项参数，纠正缺氧症状。

四、呼吸性碱中毒

呼吸性碱中毒（respiratory alkalosis）是由于肺泡通气过度、体内生成的 CO_2 排出过多，以致 $PaCO_2$ 降低而引起的低碳酸血症。

【病因】

凡引起过度通气的因素均可导致呼吸性碱中毒，如癔症，高热，中枢神经系统疾病，严重的疼痛、创伤、感染，肝衰竭，呼吸机辅助通气过度等。

【病理生理】

$PaCO_2$ 降低可抑制呼吸中枢，使呼吸变浅、变慢，CO_2 排出量减少，血中 H_2CO_3 代偿性增高，但这种代偿可致机体缺氧。肾脏的代偿作用表现为肾小管上皮细胞分泌 H^+ 减少，HCO_3^- 的再吸收减少，使 HCO_3^- 降低，HCO_3^-/H_2CO_3 的比值尽量接近 20∶1，维持 pH 在正常范围。

【临床表现】

多数病人有呼吸急促的表现。可有眩晕、手足和口周麻木及针刺感、肌肉震颤、手足抽搐，常伴心率加快。血气分析提示：血液 pH 增高、$PaCO_2$ 和血浆 $[HCO_3^-]$ 下降。

【治疗原则】

积极治疗原发病。用纸袋罩住病人口鼻呼吸，或采用面罩给氧，以增加呼吸道无效腔，减少 CO_2 的呼出。如因呼吸机使用不当导致通气过度者，应调整呼吸频率及潮气量。

五、酸碱失衡病人的护理

【护理评估】

（一）健康史

1. **一般资料**　评估病人的年龄、性别、身高、体重等。

2. **评估酸碱失衡的原因**　病人有无腹泻、肠梗阻、肠瘘、高热、严重感染、休克、持续胃肠减压、呼吸道阻塞、肺炎等导致酸碱失衡的基础疾病；有无过量应用利尿药和酸性或碱性药物；有无钾代谢紊乱；有无手术史、呼吸机治疗史和既往类似发作病史等。

（二）身体状况

1. **呼吸系统**　有无呼吸频率、节律和幅度异常，呼气是否带有酮味。

2. **循环系统**　有无心率和心律异常，脉搏、血压和尿量有无改变。

3. **神经系统**　是否存在头痛、头晕、谵妄、嗜睡或昏迷、手足抽搐、麻木、疼痛和腱反射亢进等神经系统的临床表现。

（三）辅助检查

1. **动脉血气分析检查**　血气分析是诊断酸碱失衡最常用、最可靠的检查。依据血清 pH、

$[HCO_3^-]$、$PaCO_2$和PaO_2的检查结果，判断有无酸碱失衡，酸碱失衡的种类，是代偿性或失代偿性失衡，有无缺氧及缺氧程度等情况。

2. 血清电解质检查　通过血清钠、血清钾和钙的浓度，了解是否存在电解质紊乱。

（四）心理－社会状况

酸碱代谢失衡病人因呼吸、循环及神经系统功能改变，可以出现恐惧、焦虑等不良情绪，同时过度的紧张、恐惧心理也可以引起酸碱平衡失调。评估病人及家属有无不良的心理状态，对疾病的认知程度，目前社会支持状况等。

【常见护理诊断／问题】

1. 低效性呼吸型态　与呼吸频率改变、呼吸道梗阻有关。

2. 有急性意识障碍的危险　与脑水肿、脑组织灌注不足有关。

3. 潜在并发症：低钠血症、低钾／高钾血症、低钙血症。

【计划与实施】

酸碱平衡失调的治疗原则是积极祛除原发疾病，同时辅以液体治疗和对症处理。通过治疗和护理，病人能够达到：①维持正常的气体交换型态，缺氧等症状改善；②脑组织灌注改善，意识恢复正常；③未出现各种并发症或已发生的并发症得到及时发现和处理。

（一）恢复正常的呼吸型态

1. 消除酸碱失衡的危险因素　积极治疗肾脏、呼吸系统、消化系统的原发疾病，避免消化液持续丢失或过早过量使用碱性药物。

2. 病情观察与监测　严密监测病人生命体征，观察病人的呼吸频率、深度和节律变化。记录出入液量，动态观察血气分析和血清电解质检查结果，及时了解治疗效果。

3. 改善缺氧状况　及时清除呼吸道分泌物，解除呼吸道梗阻。治疗肺部疾病，改善换气功能。呼吸困难、PaO_2下降病人给予氧气吸入。使用呼吸机病人，通过血气分析和血氧饱和度监测结果及时调整呼吸机参数，避免通气过度或通气不足。

（二）改善病人意识状况

评估病人的意识状态，严密观察生命体征，及时补充血容量，纠正低氧血症、高碳酸血症，改善缺氧状态，消除脑水肿。意识发生变化时要及时与医生沟通，做好病情监测记录。

（三）预防和处理并发症

1. 合理用药　使用碳酸氢钠或精氨酸类药物时，勿过早过量使用。避免用药不当继发酸中毒或碱中毒。使用碳酸氢钠溶液后，如出现手足抽搐等低钙血症时应静脉注射葡萄糖酸钙。碱中毒时常伴有低钾血症，当尿量 ≥ 30ml/h 后需同时补充钾盐，增强碱中毒治疗效果。

2. 严密监测电解质变化　通过血清电解质浓度和血气分析检查，及时发现并纠正血清钠、血清钾失衡情况。

3. 正确使用呼吸机　合理设置呼吸机参数，避免发生过度通气或过度换气。

（四）健康指导

1. 解释疾病治疗的基本知识，使病人及家属了解酸碱平衡失调的常见诱因，祛除高危因素。

2. 当出现肾功能不全，严重呕吐、腹泻、高热等情况，应及时就诊治疗。

【护理评价】

经过治疗和护理，病人是否达到：①维持正常的呼吸型态，无呼吸异常；②意识障碍改善，意识清楚；③未出现高血钾、低血钾等各种并发症或已发生的并发症得到及时发现和处理。

(牟绍玉)

◇ 思考题

1. 张某，男性，35岁，因腹泻、呕吐2天入院。发病以来，每天腹泻6～8次，水样便，每次量约300ml，呕吐4次，总量约800ml。今日未进食、进饮。体检发现精神萎靡，体温37℃，脉搏110次/分，血压90/60mmHg，皮肤弹性减退，两眼凹陷，尿量减少。实验室检查：血清Na^+ 135mmol/L，血清K^+ 3.2mmol/L。

（1）此病人最可能出现的电解质和酸碱失衡类型是什么？

（2）如何才能正确补充钾盐？

2. 某男，63岁，患慢性肾衰竭10年。近1周来因严重感冒，出现双下肢水肿，尿量每天大约500ml，呼吸比较深大，呼气有烂苹果味。血气分析提示pH 7.30，$[HCO_3^-]$和$PaCO_2$均低于正常。

（1）该病人目前可能存在何种类型的酸碱失衡？主要原因是什么？

（2）目前该病人应采取的治疗措施有哪些？

第三章
营养支持及护理

学习目标

识记
1. 能准确说出营养支持的概念和临床常用营养状态的评价指标。
2. 能正确叙述肠内、肠外营养支持的概念、适应证和禁忌证。
3. 能简述常用肠内营养制剂的类型和常用肠外营养液的组成成分。

理解
1. 能理解应激状态下机体三大营养素的代谢特点。
2. 能比较肠内、肠外营养支持的不同输注途径和输注方式的优缺点，并能结合具体的案例进行选择。

运用
能运用所学知识，为肠内、肠外营养支持病人制订护理计划。

第一节 概 述

机体正常代谢及良好的营养状况是维持生命活动的重要保证。任何代谢失调或营养不良都可影响组织器官功能，进一步恶化可致器官功能衰竭。疾病、创伤或手术等所致的进食不足及代谢紊乱是影响病人营养状况的重要因素。研究表明，机体的营养状态与临床结局是密切相关的。因此，由于各种原因不能进食或正常饮食不能维持身体代谢和生长发育需要时，就需要接受营养支持（nutritional support，NS）。NS 是指经口、胃肠道或肠外途径为病人提供较全面的营养素。目前临床营养支持方式主要分为肠内营养和肠外营养两种。

一、应激状态下机体三大营养素的代谢特点

体内的能量来源包括糖原、脂肪和蛋白质。机体的糖原贮备有限，在饥饿状态下仅能供 12 小时之用，蛋白质为体内各器官组织的组分，一旦消耗将影响脏器功能，故不能视作能量贮备，只有脂肪是饥饿时的主要能源来源。机体在饥饿、感染、手术或创伤等应激状况下，受神经 - 内分泌调节，可发生一系列物质代谢及能量代谢变化，体内三大营养素处于分解代谢增强而合成代谢降低的状态。

（一）糖代谢特点

应激反应导致的主要代谢变化是机体将葡萄糖从以糖原形式储存的合成代谢状态转变成分解代谢状态，能量消耗显著增加。代谢抑制初期，葡萄糖生成略有增加，胰岛素水平下降。代谢亢进期，葡萄糖水平持续升高，虽然此时胰岛素水平也随之上升，但却存在高血糖现象，表明胰岛素的敏感性和葡萄糖利用之间的关系发生改变。血糖升高水平与疾病或损伤的严重程度平衡。

（二）蛋白质代谢特点

在应激状态下，蛋白质分解增强，大量氮自尿中排出，呈现氮的负平衡。应激病人的蛋白质代谢既有破坏和分解的加强，也有合成的减弱。

（三）脂肪代谢特点

应激时，分解代谢性激素的释放导致脂肪动员和分解增加，血中游离脂肪酸和酮体不同程度地增加，各种组织对脂肪的氧化利用也相应增加。应激中，机体消耗的能量主要来自脂肪。

综上所述，应激时，葡萄糖、蛋白质、脂肪分解代谢增强，合成代谢受抑制，血液中分解代谢中间产物含量增加。大多数轻、中度应激病人都能经受轻度至中度的分解代谢期，并在短期内得以康复。但对严重应激的病人，如较大的手术或多发性创伤病人则往往难以耐受明显增强的分解代谢。大量消耗和补充不足将进一步削弱机体的防御机制，并诱发多器官功能障碍，增加并发症的发生率和死亡率。故对严重感染、较大手术或严重创伤且有营养不良倾向的病人，应提供及时、合理的营养支持，以促进其康复。

二、营养状态评价

对病人营养状态的评价，既可了解其营养不良程度，又能帮助判断营养支持治疗效果。目前，临床上应用比较成熟的评价方法主要包括三大类：人体测量指标、实验室指标、营养筛查与评估工具测评。

（一）人体测量指标

1. **体重**　是营养状态评价中最简单、最直接的指标，但应排除水肿或脱水等因素的影响。体重测量必须应用经过校准的体重秤，称重时病人脱鞋，去除大衣、背包及衣兜中钥匙、硬币等重物件。个体体重与理想体重相比，<80% 为消瘦，80%～90% 偏轻，90%～110% 正常，110%～120% 超重，>120% 肥胖。我国常用的理想体重计算公式为：

男性理想体重（kg）= 身高（cm）-105

女性理想体重（kg）= 身高（cm）-105-2.5

2. **体重改变百分比**　由于身高和体重的个体差异较大，因此，体重改变作营养指标被认为更趋合理。体重改变的计算公式为：

体重改变（%）=［通常体重（kg）- 实测体重（kg）］/ 通常体重（kg）×100

将体重改变的程度和时间结合起来分析，能更好地评价病人的营养状态。3 个月内非自愿的体重减轻是评价机体营养状态的有用指标，体重减轻 <5% 为轻度营养不良，5%～10% 为中度营养不良，>10% 为重度营养不良。

3. **体质指数**（body mass index，BMI）　BMI= 体重（kg）/［身高（m）］^{2}。2013 年，中华人民共和国国家卫生和计划生育委员会提出了 18 岁以上中国成人 BMI 标准，体重正常为 18.5 ≤ BMI<24.0，BMI<18.5 为体重过低，24 ≤ BMI<28.0 为超重，BMI ≥ 28.0 为肥胖。

4. **三头肌皮褶厚度**（triceps skin fold，TSF）　是间接判断体内脂肪贮备量的指标，正常值：男性 11.3～13.7mm，女性 14.9～18.1mm，观测值较标准值低 10%，则提示营养不良。

5. **上臂肌围**（arm muscle circumference，AMC）　可反映全身肌肉及脂肪的状况。其计算公式为：

AMC（cm）= 上臂中点周径（cm）-3.14×TSF（cm）

正常值：男性 22.8～27.8cm，女性为 20.9～25.5cm。

（二）实验室指标

1. **血清蛋白质**　临床用作评价营养状况的主要有白蛋白、前白蛋白、转铁蛋白等。由于白蛋白的半衰期较长（18 天），很难反映病人急性期的营养变化，因此，很少用作急性期营养评价指标。前白蛋白（2.5 天）和转铁蛋白（约 7 天）的半衰期相对较短，能够反映急性期体内蛋白质的变化水平，是评价短期营养状况变化的有效指标。

2. **营养代谢产物**　如肌酐的测定，尿中排出的肌酐反映了机体肌肉组织的状况。机体 24 小时内排出的肌酐可以用来计算肌酐身高指数（creatinine height index，CHI）：

CHI（%）=24 小时尿肌酐 ×100/ 相应身高的理想 24 小时尿肌酐（由标准量表查得）

如果减少 5%～15% 属于轻度营养不良，减少 15%～30% 属于中度营养不良，减少 30% 以上为重度营养不良。

3. **氮平衡试验**　用于初步评判体内蛋白质合成与分解代谢状况。当摄入氮量大于排出氮量时为正氮平衡，反之为负氮平衡。氮平衡（g/d）=24 小时摄入氮量（g/d）-24 小时排出氮量（g/d）。24 小时排出氮量（g）=24 小时尿中尿素氮（g）+4（g），其中 2g 为粪氮和从汗液中分泌的氮，另 2g 为尿中的其他含氮物质。较为精确的氮排出量可经凯氏微量定氮法测定 24 小时尿、粪便及其他排泄物中的氮量。

4. **免疫功能的测定**　如淋巴细胞数目测定，数目在 900～1500 个 /mm³ 提示机体轻度营养不良，淋巴细胞数目 <900 个 /mm³ 提示机体严重营养不良。机体营养不良时，白细胞、抗体、补体的水平等免疫指标都受到影响。

（三）营养筛查与评估工具

营养评价是合理营养干预的前提。营养筛查要求方法简单快速，并且有较高的灵敏度，以发现全部或几乎全部有营养风险的病人。目前常用的营养筛查工具是欧洲肠外肠内营养学会（ESPEN）推荐的营养风险筛查 2002(nutritional risk screening 2002，NRS2002)，主要根据营养状态受损、疾病严重程度和年龄三方面来评估病人的营养风险，见表 3-1-1。常用的营养评估工具是 1987 年 Detsky 首先提出的主观全面营养评估法（subjective global assessment，SGA），根据病人的病史（体重丢失、饮食情况、消化系统症状、活动能力状态）、疾病营养需求和体检结果（皮下脂肪丢失、肌肉消耗和水肿）3 个维度 8 个条目按评价标准对病人进行营养状态分级，见表 3-1-2。

表 3-1-1　营养风险筛查 2002 (NRS2002)

项目	评分标准	
营养状态	0 分	营养状态正常
	1 分	3 个月内体重丢失 >5% 或前一周饮食是正常需求的 50% ~ 75%
	2 分	2 个月内体重丢失 >5% 或 BMI18.5 ~ 20.5 同时一般状况差或前一周的饮食是正常需求的 25% ~ 50%
	3 分	1 个月内体重丢失 >5% 或 BMI<18.5 同时一般状况差或前一周饮食是正常需求的 0 ~ 25%
疾病严重程度	0 分	营养需求正常
	1 分	轻度　慢性疾病病人发生骨折；慢性疾病，如肿瘤、糖尿病、肝硬化、血液透析病人、COPD 等发生急性并发症
	2 分	中度　比较大的腹部手术、脑卒中、严重肺炎、恶性血液肿瘤
	3 分	重度　脑损伤、骨髓移植、ICU 病人（APACHE>10）
年龄	1 分	年龄 >70 岁

表 3-1-2　主观全面营养评估法（SGA）

	评价内容		评价结果
（1）体重改变：	您目前体重？		kg
	与您 6 个月前的体重相比有变化吗？		A　B　C
	近 2 周体重变化了吗？	不变 - 增加 - 减少	A　B　C
（2）进食：	您的食欲？	好 - 不好 - 正常 - 非常好	摄食变化：
	您的进食量有变化吗？	不变 - 增加 - 减少	A　B　C
	这种情况持续多长时间？		摄食变化的时间：
	您的食物类型有变化吗？	没有变化 - 半流食 - 全流食 - 无法进食	A　B　C
（3）胃肠道症状：	近 2 周以来您经常出现下列问题吗？ ①没有食欲：从不 - 很少 - 每天 - 每周 1 ~ 2 次 - 每周 2 ~ 3 次 ②腹泻：从不 - 很少 - 每天 - 每周 1 ~ 2 次 - 每周 2 ~ 3 次 ③恶心：从不 - 很少 - 每天 - 每周 1 ~ 2 次 - 每周 2 ~ 3 次 ④呕吐：从不 - 很少 - 每天 - 每周 1 ~ 2 次 - 每周 2 ~ 3 次		A　B　C
（4）功能异常：	您现在还能像往常那样做以下的事吗？ ①散步：没有 - 稍减少 - 明显减少 - 增多 ②工作：没有 - 稍减少 - 明显减少 - 增多 ③室内活动：没有 - 稍减少 - 明显减少 - 增多 ④在过去的 2 周内有何变化：有所改善 - 无变化 - 恶化		A　B　C
（5）疾病和相关营养需求：	疾病诊断	代谢应激：	A　B　C

	评价内容			评价结果
皮下脂肪	良　好	轻－中度	重度营养不良	
下眼睑				A　B　C
二/三头肌皮褶				
肌肉消耗	良　好	轻－中度	重度营养不良	
颞部				
锁骨				
肩				
肩胛骨				A　B　C
骨间肌				
膝盖				
股四头肌				
腓肠肌				
水肿	良　好	轻－中度	重度营养不良	A　B　C
腹水	良　好	轻－中度	重度营养不良	A　B　C

（6）体检：

第二节　肠内营养支持病人的护理

肠内营养（enteral nutrition，EN）是指经消化道给予营养素，根据给予肠内营养的途径，分为口服法和管饲法。随着对胃肠道结构和功能研究的不断深入，人们逐步认识到胃肠道在免疫防御中的重要作用。较之肠外营养，肠内营养的优点除体现在营养素的吸收、利用更符合生理，给予方便，费用低廉，无严重并发症外，食物的直接刺激还有利于维持肠黏膜结构和肠屏障功能的完整性。

【适应证】

如果病人胃肠道功能存在，但不能或不愿进食以满足自身营养需求时，就应考虑通过各种途径给予肠内营养。如果胃肠道功能部分受损，可给予特殊的肠内营养制剂，克服胃肠道的不耐受，又可避免使用肠外营养。主要适应证包括以下几种情况：

1. **胃肠道功能正常，但营养摄入不足或不能摄入者**　如吞咽和咀嚼困难、昏迷、复杂大手术后、严重感染、创伤及大面积灼伤、非胃肠道危重病症、慢性消耗性疾病等。

2. **胃肠道功能不良者**　如消化道瘘、短肠综合征、重症急性胰腺炎等。消化道瘘者采用以肽类为主的 EN 制剂，并经瘘口远端肠道输注，可减轻对消化液分泌的刺激作用，避免营养液大量漏出而得不偿失。急性重症胰腺炎病情稳定（发病 3～4 周）后，可经空肠造口管或鼻空肠管输注 EN 制剂，既可避免刺激十二指肠引起胰液分泌增加而加重病情，又可防止肠屏障功能损害及细菌移位的发生。

3. 胃肠道功能基本正常，但伴有其他脏器功能不良者 如糖尿病或肝、肾衰竭者，原则上只要胃肠道功能基本正常，此类病人均应采用肠内营养支持。

【禁忌证】

1. 由于衰竭、严重感染及手术后消化道麻痹所致的肠功能障碍。
2. 完全性肠梗阻。
3. 无法经肠道给予营养，如严重烧伤、多发性创伤。
4. 高流量的小肠瘘。
5. 有可能增加机会性感染的情况为管饲的相对禁忌证，如上颚-面部手术或抗肿瘤治疗。

【肠内营养制剂】

肠内营养制剂不同于通常的经口摄入食品，其更强调易消化吸收或不需消化即能吸收。可分为以下四类：

（一）以整蛋白为主的制剂

又称为"大分子聚合物制剂"，该配方以整蛋白质为氮源，以低聚糖、麦芽糖糊精或淀粉为碳水化合物来源，以植物油为脂肪来源，并含有矿物质、维生素和微量元素。该类制剂由于营养素均未水解，渗透压保持在一个较合理的接近生理的水平（约300mOsmol/L），口感好，适用于胃肠道功能正常或接近正常者。

（二）以蛋白水解产物为主的制剂

又称"氨基酸（短肽）型肠内营养制剂"，是以蛋白质经预消化后形成的短肽或氨基酸作为氮源，以部分水解的麦芽糖糊精和葡萄糖寡糖作为碳水化合物的主要来源，大豆油及中链甘油三酯为脂肪来源。该类制剂渗透压较高（470～850 mOsmol/L），口感较差，基本无需消化，可直接被胃肠道吸收利用，无渣。故适用于胃肠道消化、吸收功能不良的病人。但该类配方的高渗透压可吸收肠壁水分进入肠腔，因而易引起腹泻。

（三）特殊配方制剂

可提供各种疾病或器官功能受损病人的营养需要，也称专病配方。通常在配方中增加或去除某种营养素，以满足特殊疾病状态下的代谢需要。现有专门为肝病、肾病、肺病、糖尿病、呼吸功能不全、心力衰竭、胃肠道功能不全、严重的代谢应激状况如创伤和败血症等疾病设计的特殊肠内配方。

（四）调节性制剂

又称组件配方，是将各类营养素，如蛋白质、糖和脂肪等以独立形式制作，应用时采取混合或单独形式提供，或者将某一调节性制剂加入其他配方中，以增强该成分的比例。

【肠内营养的实施】

（一）投入途径

因为营养剂的类型、病人的病情和耐受程度等不同，肠内营养投入途径分为经口和管饲两种。

1. 口服 由于经口服的肠内营养能刺激唾液分泌，具有抗菌作用，故优于管饲营养。通常是在病人不愿进食或摄入不足时，作为饮食的补充，在老年人中比较常见。是否选择口服肠内营养制剂，主要取决于有无吞咽能力和食管、胃肠道是否梗阻。另外，营养制剂的口味仍是影响口服效果的重要问题。

2. 管饲 分为两大类：一是无创的置管技术，主要是指经鼻胃途径放置导管。根据病情需要，导管远端可放置在胃、十二指肠或空肠中；二是有创的置管技术，如各类造口技术。主要根据病人原发病病程、需要肠内营养的持续时间以及喂养管的应用习惯进行选择。鼻胃管、鼻肠管适用于短期的肠内营养支持（少于4周），食管造口管、胃造口管和空肠造口管适用于需长期营养支持的病人。

（二）输注方式

肠内营养制剂可通过以下方法输注，但喂养量和速度应根据病人的耐受程度加以调整，通常采用肠内营养输注泵控制营养液的输注速度。

1. 间歇推注法 将一定量的营养液在一定时间内用注射器缓慢推注，速度不能快于30ml/min。此种方法多用于能够活动或不想连续使用喂养泵的病人。

2. 间歇滴注法 24小时循环滴注，但有间歇休息期，如输注3小时，然后休息2小时，如此循环重复。这种方法可让病人有较大的活动度。

3. 连续输注法 不间断输注肠内营养，最长可达20小时。

【并发症及其防治】

肠内营养支持是一种相对安全的过程，其并发症较少，通常是由于不恰当的配方选择和（或）使用的途径及速度不当引起，也可由本身疾病或治疗间接引起的，主要包括：

1. 误吸致吸入性肺炎 多见于年老体弱、昏迷或存在胃潴留者，常发生于经鼻胃管喂养的病人。其重要原因包括胃排空迟缓、喂养管移位、体位不当造成营养液反流、咳嗽和呕吐反射减弱或消失、意识障碍等。

2. 胃肠道并发症 是肠内营养最常见的并发症，包括恶心、呕吐、腹胀、腹痛、便秘和腹泻等。主要原因包括：①营养液的输注速度过快或温度过低；②营养液的浓度过高；③营养液的渗透压过高；④营养液污染等。

3. 鼻咽部和食管黏膜损伤 可因喂养管质地硬、管径粗、置管时用力不当或放置时间较长，压迫并损伤鼻咽部黏膜所致。

4. 喂养管阻塞 营养液较黏稠、未调匀或流速缓慢，其固体成分黏附于管壁；灌注药物未研碎、添加药物与营养液不相容形成凝结块；喂养管管径太细等均可引起喂养管阻塞。

5. 代谢性并发症 比较少见，主要是由于营养制剂类型不当或水、电解质及酸碱代谢异常等引起。

【护理评估】

（一）健康史

了解病人年龄、身高、体重；既往病史；近期有无较大的手术、严重创伤、严重感染及大面积烧伤等应激状态或慢性消耗性疾病史；有无各种原因导致的较长时间不能正常进食的状况，是否存在消化道梗阻、出血、严重腹泻或因腹部手术等而不能经胃肠道摄食的病症或因素。其中最重要的是体重变化和摄食状况。摄食状况包括病人平时的饮食习惯、病后摄食情况的变化，如有无明显厌食、入院后因检查或治疗需要禁食，以及社会、家庭、文化和经济状况对其饮食的影响等。

（二）身体状况

观察病人有无毛发脱落、皮肤干燥、指甲无光泽、肝大、肌力减弱、活动能力及握力减弱、肢体水肿或腹水等营养不良征象。

（三）辅助检查

通过病人体重及血红蛋白、血清蛋白、三甲基组氨酸、细胞免疫功能、氮平衡和心、肺、肝、肾功能检查等，了解病人的营养状况及营养支持治疗效果。

（四）心理－社会状况

了解病人及家属对营养支持重要性和必要性的认识、对营养支持治疗的态度和看法、家庭经济状况及对营养支持费用的承受能力等。

【常见护理诊断／问题】

1. 有误吸的危险 与胃排空障碍、意识障碍、导管移位、体位不当等因素有关。

2. 腹泻 与肠内营养液浓度、温度、输注速度、喂养管位置不当等有关。

3. 有皮肤黏膜完整性受损的危险 与喂养管的材质和（或）位置放置不当，损伤或压迫局部皮肤黏膜有关。

4. 舒适度减弱 与留置喂养管致体位和活动受限有关。

【计划与实施】

肠内营养支持病人的护理目标是，通过治疗与护理，病人能够：①不发生呛咳、误吸；②无腹泻发生；③受压处皮肤黏膜无破损；④喂养管通畅，不适感减轻或无不舒适感；⑤并发症能被及时发现并处理。

（一）预防误吸

1. 选择合适的体位 输注营养液时，病人应取半卧位，头部抬高至少30°，以防反流引起误吸。

2. 估计胃内残留量 在每次输注营养液前及输注期间，每间隔4小时抽吸并估计胃内残留量，若残留量大于100～150ml，应嘱病人右侧卧位，延迟或暂停输注，并减少每次营养液灌注量，必要时遵医嘱加用胃肠动力药物，以防胃潴留引起反流而致误吸。

3. 误吸的观察和处理 若病人突然出现呛咳、呼吸急促或咳出类似营养液的痰，应疑有喂养管移位、呕吐物或分泌物误吸。应立即停止肠内营养输注，同时鼓励和刺激病人咳出气管内液体，或采用吸痰法吸出气管内的营养液，并立即通知医师作进一步的检查和处理。

（二）减少胃肠道症状

1. 控制营养液输注量和速度 营养液输注量宜从少量开始（每天250～500ml），5～7天内逐渐达到全量。起始速度为每小时20～40ml，最好以肠内营养输注泵控制滴速，视病人胃肠道适应情况逐步加速，并维持滴速为每小时100～120ml。这种容量和速度的递增更有益于病人对肠内营养的适应和耐受，避免过量和过速引起胃肠道不良反应。

2. 控制营养液的浓度和渗透压 营养液浓度和渗透压过高可引起胃肠道不适、恶心、呕吐、肠痉挛和腹泻，故应从低浓度开始，可将营养液稀释至等渗，然后根据病人胃肠道适应情况逐步递增。

3. 调节营养液的温度 营养液的温度以接近体温为宜，过烫可能灼伤胃肠道黏膜，过冷则刺激胃肠道，引起肠痉挛，导致恶心、呕吐、腹胀、腹痛或腹泻。加温营养液的方法很多，可采用热水瓶、热水袋或恒温器在喂养管近端自管外加热营养液。

4. 避免营养液污染、变质 配制营养液或喂养前应洗手，所用的输注容器应保持清洁、无菌，每日进行清洁和消毒处理。营养液现配现用，除非封闭系统，否则每组营养液的输注时间不应超过 8 小时。若营养液内含有牛奶及易腐败成分时，放置时间应更短。每 24 小时更换一次输注器具，喂养管和输注管接口处应每日用酒精消毒，喂养完毕后用清洁纱布包裹。

（三）喂养管道的护理

1. 妥善固定喂养管 在喂养管进入鼻腔或腹壁处做好标记，每班或喂养前应仔细检查，以判断有无喂养管移位。若病人突然出现腹痛、胃或空肠造口管周围有类似营养液渗出、或腹腔引流管引流出类似营养液的液体，应怀疑造口管移位，营养液进入腹腔，须立即停输营养液，尽可能清除或引流出渗漏的营养液，并按医嘱应用抗生素以避免继发性感染。

2. 保持喂养管通畅 告知病人卧床或翻身活动时注意避免喂养管扭曲、折叠、受压。连续管饲时，应每 2～4 小时采用 20～30ml 温开水或生理盐水冲洗，间断输注或临时输注药物时，应在每次开始和结束后冲洗。若需经导管给药，应将药物研碎，加水溶解后注入喂养管，以免与营养液不相容而凝结成块黏附于管壁，堵塞管腔。

（四）维持黏膜和皮肤完整性

长期留置喂养管，可因其压迫鼻咽部黏膜而引起溃疡，应每天用油膏涂擦、润滑鼻腔黏膜。对造口者，应保持造口周围皮肤清洁、干燥，每 2～3 天换药一次并更换敷料，必要时涂擦皮肤保护剂，防止胃液或肠液腐蚀导致皮肤糜烂。

（五）其他少见并发症的观察与处理

肠内营养支持的代谢性并发症与肠外营养支持相比，发生率和严重程度都较低，但部分肠内营养制剂中碳水化合物或脂肪含量较高，有糖尿病或高血脂的病人可出现糖代谢和脂肪代谢紊乱，应及时了解相关指标的检测结果，及时报告医生，并按医嘱调整配方或输注方式。

（六）健康指导

1. 告知营养不良对机体的危害及合理营养支持的临床意义。

2. 讲解肠内营养对维护肠道结构与功能、避免肠源性感染的重要意义，在病情允许的情况下，鼓励病人尽早经口进食。

3. 介绍肠内营养支持常见的并发症及自我观察和护理配合方法。

【护理评价】

经过治疗和护理，病人是否达到：①在管饲期间无呛咳及误吸现象发生，或发生后被及时发现和处理；②无腹泻发生；③喂养管保持通畅；④受压处皮肤黏膜无破损；⑤无水、电解质代谢紊乱发生；⑥自述不适感减轻或无不适感。

第三节　肠外营养支持病人的护理

肠外营养（parenteral nutrition，PN）是指通过静脉途径提供人体代谢所需的营养素。当病人禁食，所需营养素全部经静脉途径提供时，则称之为全胃肠外营养（total parenteral nutrition，TPN）。

【适应证】

当病人不能或不宜经口或胃肠道摄入营养素超过 5～7 天者，都是肠外营养的适应证，包括：

1. 重度营养风险或蛋白质－能量营养不良。
2. 胃肠道功能障碍，如消化道瘘、急性重症胰腺炎、短肠综合征、溃疡性结肠炎等。
3. 因疾病或治疗限制不能经胃肠道摄食或摄入不足。
4. 高分解代谢状态，如严重感染、灼伤、创伤或大手术。
5. 抗肿瘤治疗期间。

【禁忌证】

1. 严重水、电解质紊乱，酸碱平衡失调。
2. 休克、器官功能衰竭终末期。

【肠外营养制剂】

（一）葡萄糖

是肠外营养时主要的非蛋白质能源之一。用于 PN 的葡萄糖多为 25% 或 50% 的高浓度葡萄糖，其渗透压高，对静脉壁刺激性大，不能经外周静脉输注。机体利用葡萄糖能力有限，成人的代谢能力为 5mg/（kg·min），若过量或过快输入可能导致高血糖、糖尿、甚至高渗性非酮性昏迷。此外，在应激状态下机体利用葡萄糖能力下降，部分多余的葡萄糖可转化为脂肪而沉积于肝脏，引起脂肪肝。故每天葡萄糖的供给总量不宜超过 300～400g，其所提供能量占总能量的 50%～60%。

（二）脂肪乳剂

是肠外营养时主要的非蛋白质能源之一。目前临床多采用以大豆油或红花油为原料，磷脂为乳化剂制成的脂肪乳剂。脂肪乳剂是一种水包油性乳剂，主要由植物油、乳化剂和等渗剂等组成，其理化稳定性良好，微粒直径与天然乳糜微粒相仿。临床应用脂肪乳剂的目的在于提供能量和必需脂肪酸，并维持细胞结构和人体脂肪组织的恒定。脂肪乳剂的成人供给量为 1～2g/（kg·d），其所提供能量占总能量的 20%～30%。脂肪与葡萄糖共同构成非蛋白质能量时更符合生理，故常将两者按（1:2）～（2:3）的比例配制营养液。

（三）复方氨基酸溶液

是肠外营养唯一的氮源，用于合成人体蛋白质。临床多采用复方结晶氨基酸溶液，并按一定模式配制而成，其配方符合人体合成代谢的需要。复方氨基酸溶液分为平衡型与特殊型两类，平衡型氨基酸溶液所含必需与非必需氨基酸的比例符合人体基本代谢所需，适用于多数营养不良病人。特殊型氨基酸溶液的配方系针对某一疾病的代谢特点而设计，兼有营养支持和治疗的作用，如用于肝病的支链氨基酸。临床须根据应用目的、病人年龄及病情等因素选择不同类型氨基酸溶液。氨基酸的成人供给量为 1～1.5g/（kg·d），所提供能量占总能量的 15%～20%。

（四）电解质

是参与调节和维持人体内环境稳定所必需的营养物质，肠外营养时需补充钠、钾、氯、钙、磷、镁等电解质。在有大量引流液丢失及其他额外丧失时，需根据血电解质水平，调整和补充各种电解质。临床常用制剂包括 10% 氯化钾、10% 氯化钠、10% 葡萄糖酸钙及 25% 硫酸镁及甘油磷酸钠等。

（五）维生素

用于肠外营养的维生素制剂有水溶性和脂溶性两大类，均为复方制剂，每支注射液包含正常人各种维生素每日的基本需要量。水溶性维生素包括 B 族维生素、维生素 C 和生物素等，脂溶性维生素则包括维生素 A、维生素 D、维生素 E 和维生素 K。水溶性维生素在体内无储备，若不能正常进食则会缺乏，而脂溶性维生素在体内有一定储备，短期禁食者不致缺乏。长期 TPN 时常规提供多种维生素。在感染、手术等应激状态下，人体对部分水溶性维生素，如维生素 C、维生素 B 等的需要量增加，应适当增加供给量。

（六）微量元素

一些微量元素，包括锌、铜、铁、硒、铬、锰、碘等均参与酶的组成、三大营养物质的代谢、上皮生长、创伤愈合等生理过程，其临床意义不可忽视，长期 TPN 时须注意补充。临床通常采用复方注射液，每支含有正常人体每日需要量。

【肠外营养的实施】

（一）输注途径

肠外营养的输注途径包括周围静脉和中心静脉两个途径，需视病情、营养液组成、输液量及护理条件等而选择。

1. **周围静脉途径**　对于短期进行肠外营养、中心静脉置管是禁忌证或不能实施时，可选择经周围静脉输注营养液。要求输注的营养液渗透压不大于 900mOsmol/L，外周静脉条件较好。

2. **中心静脉途径**　对于长期进行肠外营养的病人，宜选择经中心静脉途径输注。中心静脉置管可分为直接经皮或隧道式中心静脉导管（central venous catheters，CVC）和经外周置入中心静脉导管（peripherally inserted central catheters，PICC）。PICC 是采用硅化橡胶或多脲烷材料的导管，经肘正中静脉或贵要静脉穿刺，经腋静脉到达上腔静脉留置导管。它的主要优点是可减少直接经颈静脉或锁骨下静脉插管引起的并发症，并且穿刺容易。

（二）输注方式

1. **"全合一"输注**　"全合一"（all in one，AIO）输注就是将所有肠外营养成分混合在一个容器内。其主要优点是：①以较佳的热氮比和多种营养素同时进入体内，可增加节氮效果，也有利于合成代谢；②简化输液过程，节省护理时间；③各种营养素混合后在 24 小时内匀速输注，可降低代谢性并发症的发生率；④全封闭的输液系统，使用过程中无需排气和更换输液器，可大大减少污染机会；⑤混合后的高浓度葡萄糖被稀释，其渗透压降低，使经外周静脉输注成为可能。

2. **"二合一"输注**　在无条件进行"全合一"方式输注时，可采取"二合一"输注。将氨基酸与葡萄糖电解质溶液混合后，以 Y 形管或三通管与脂肪乳剂体外连接后同时输注。

3. **单瓶输注**　该种方法各营养素非同步输入，可导致一些营养素的浪费。此外，单瓶输注葡萄糖或脂肪乳剂时，可因单位时间内进入人体内的葡萄糖或脂肪酸量较大而增加代谢负荷，甚至并发相应的代谢性并发症，故单瓶输注现已不推荐使用。

【并发症及其防治】

（一）与静脉穿刺置管有关的主要并发症

1. **气胸**　由于深静脉置管时穿刺针误入胸腔而致，病人于静脉穿刺时或置管后出现胸闷、胸痛、呼吸困难及同侧呼吸音减弱等，应疑为气胸的发生，胸部 X 线检查可明确诊断。临床处理应视气胸的严重程度予以观察、胸腔穿刺排气或胸腔闭式引流。

2. **血管损伤**　由于在同一部位反复穿刺损伤血管而致，表现为出血或血肿形成等，应予以立即退针，并行局部压迫止血。

3. 胸导管损伤 常见于左侧锁骨下静脉穿刺者。若发现有清亮的淋巴液渗出，应立即退针或拔除导管。病人偶可发生乳糜瘘，多数可自愈，少数需作引流或手术治疗。

4. 空气栓塞 为肠外营养最严重的并发症，可发生于静脉穿刺置管过程中或因导管塞脱落所致。一旦发生，后果严重，大量空气进入可致死。故锁骨下静脉穿刺时，应置病人于平卧位，并嘱其屏气。置管成功后要及时、妥善连接输液管道，输液结束后应旋紧导管塞，以防空气进入导管。一旦疑为空气栓塞，应立即置病人于左侧卧位。

5. 导管错位或移位 锁骨下或头静脉穿刺置管时，导管可错入同侧颈内或颈外静脉，或因导管固定不妥而移位。表现为输液不畅或病人主诉颈部酸胀不适，X线透视可发现导管错位或移位。导管移位导致液体渗漏，可引起局部肿胀。若位于颈部，可压迫气管引起呼吸困难，应停止输液，拔除导管，并做相应的局部处理。

6. 血栓性浅静脉炎 常见于经外周静脉营养支持者，其主要原因是输液的血管管腔细小，高渗营养液不能得到及时稀释而引起化学性的血管内皮损伤。表现为输注部位静脉条索状变硬，并出现红肿和触痛。一般经局部湿敷、热敷，更换输液部位或外涂具抗凝、消炎作用的软膏后可逐步消退。

（二）代谢性并发症

1. 高渗性非酮性昏迷 常见原因为单位时间内输入过量葡萄糖或体内胰岛素相对不足。临床主要表现为血糖升高（>40mmol/L）、渗透性利尿（>1000ml/h）、脱水、电解质紊乱、中枢神经系统功能受损，甚至昏迷。处理措施：①停用含糖溶液；②采用低渗盐水（0.45%）以250ml/h的速度输入，降低血渗透压，但应注意避免血浆渗透压下降引起急性脑水肿；③输入胰岛素，促使葡萄糖进入细胞内，降低血糖水平。

2. 低血糖性休克 由于突然停止输注高浓度葡萄糖溶液或外源性胰岛素用量过大所致。临床表现为心率加快，面色苍白、四肢湿冷、乏力，甚至休克症状。予以静脉推注高渗葡萄糖或输注含糖溶液即可缓解。

3. 高脂血症或脂肪超载综合征 脂肪乳剂输入过快或过量，可引起高脂血症。若病人出现发热、急性消化道溃疡、血小板减少、溶血、肝脾大、骨骼肌肉疼痛等症状时，应疑为脂肪超载综合征，并立即停输脂肪乳剂。对长期应用脂肪乳剂的病人应定期作脂肪廓清试验，以了解机体对脂肪的代谢和利用能力。

4. 肝功能损害 主要由于葡萄糖超负荷引起肝脂肪变性，临床表现为血清胆红素浓度升高及转氨酶升高。采用双能源、以脂肪乳剂替代部分能源、减少葡萄糖用量、更换氨基酸制剂或停用TPN 1～2周后，这种并发症可得以逆转。

（三）感染性并发症

主要是导管性和肠源性感染，包括：

1. 导管性脓毒症 常因静脉穿刺置管、营养液配制和局部护理过程中无菌操作技术不严所致。病人表现为难以解释的突发性寒战、发热、甚至感染性休克。须立即停止输液，按无菌技术要求拔管，并将导管尖端剪下二段，同时采取周围血分别作细菌和真菌培养，细菌培养同时作抗生素敏感试验。拔管后立即建立周围静脉通道，更换输液系统和营养液，并根据病情选用抗生素。观察12～24小时后，可按需要重新更换部位穿刺置管。

2. 穿刺部位感染 一般发生于置管数天或数周后，表现为穿刺部位红肿、发热及压痛。若处理不及时，可成为全身性感染的原发灶。预防的关键在于穿刺过程中严格无菌操作，并加强局部日常护理。

3. 肠源性感染 TPN 病人由于长期禁食，其肠道缺乏食物刺激，加之体内缺乏谷氨酰胺，可使肠黏膜屏障功能减退，导致肠内细菌和内毒素易位，损害肝及其他器官功能，并发肠源性感染，最终可导致多器官功能衰竭。故应尽早改用肠内营养，补充谷氨酰胺或在 PN 同时增加经口进食机会，以保护肠屏障功能。

【护理评估】

见本章第二节"肠内营养支持病人的护理"。

【常见护理诊断／问题】

1. **有感染的危险** 与中心静脉留置、营养液污染、病人营养不良、抵抗力下降及长期禁食致肠黏膜屏障受损有关。

2. **舒适度减弱** 与留置静脉导管，高渗性液体刺激血管及长时间输液致活动受阻有关。

3. **潜在并发症**：气胸、血管或胸导管损伤、空气栓塞、导管移位、糖或脂肪代谢紊乱等。

【计划与实施】

肠外营养支持病人的护理目标是，病人能够：①维持体温正常、无局部或全身感染征象；②无气胸、血管或胸导管损伤、空气栓塞、导管移位、糖或脂肪代谢紊乱等并发症发生；或并发症能被及时发现并处理。

（一）代谢性并发症的预防和护理

1. **控制输液速度** 当葡萄糖、脂肪和氨基酸的输入速度超过人体的代谢能力时，病人可出现高血糖、高血脂、高热、心率加快或渗透性利尿。因此，需严格控制输注速度。加强临床观察，一旦发现病人尿量突然增多，神志改变，应疑有高渗性非酮性昏迷。若病人脉搏加速、面色苍白及四肢湿冷，应疑及低血糖性休克。出现以上异常情况，应立即抽血送检血糖并协助医师积极处理。

2. **定期进行生化监测** 根据病人临床营养状况和所处的肠外营养阶段，定期进行生化监测。所有病人应在开始肠外营养之前进行血和尿液的实验室评估，记录基线值用于以后进行比较，评估病人有无发生水、电解质代谢紊乱及肝肾功能损害。

（二）导管护理

1. **周围静脉置管护理** 为减轻每日穿刺的痛苦，建议使用静脉留置针，留置时间一般为 72 小时。注意保持局部敷料清洁、干燥，发现敷料被浸湿或者污染，应立即更换，并注明更换日期。营养液输入前后均应以生理盐水冲管，并检查穿刺部位及静脉走向部位有无红肿、压痛。如有异常，及时更换穿刺部位，并根据医嘱作相应处理。

2. **PICC 置管护理** ①操作者严格遵守无菌操作及消毒隔离制度；②PICC 必须定期冲洗，在给予与肝素不相容的药物或液体前后均应使用 ≥ 10ml 注射器脉冲式推注生理盐水进行冲洗，以免发生药物配伍禁忌；长时间连续输注肠外营养液时，应每 6 ~ 8 小时冲管 1 次；③输液完毕后正压技术封管，100U/ml 稀释肝素液，成人 1 ~ 2ml，在注射器内剩余 0.5ml 封管液时，采用边推注边退针的方法，拔出注射器针头；④每隔 3 ~ 4 天更换 1 次敷料，如敷料潮湿、被污染或揭开，应立即更换，并在敷料标签上注明更换时间；⑤更换敷料时应对穿刺点和局部皮肤进行评估，确定有无触痛和感染征象；⑥如给药时感觉有阻力，输注困难，无法抽到回血，应检查导管是否打折，病人体位是否恰当，如发现导管阻塞，可用肝素液或尿激酶溶栓，严禁用力推注或冲管，否则易致导管破裂或血栓脱落引起脏器栓塞等严重后果。

（三）感染的预防与护理

严格按照无菌技术原则进行营养液配制和更换，防止感染。营养液输注系统和输注过程应保持连续性，期间不宜中断，以防污染。治疗过程中密切观察病人体温变化，注意有无局部及全身感染征象，发现异常，及时报告医生并配合处理。部分病人在肠外营养液输注过程中可出现发热，若与营养素产热有关，一般不经特殊处理可自行消退，部分病人可予物理降温或遵医嘱应用退热药。但若因感染所致，则需作相应处理，并遵医嘱应用抗生素治疗。

（四）"全合一"营养液的保存和输注

"全合一"营养液中所含成分达几十种，在常温、长时间搁置或过多添加二价或三价阳离子的情况下，其某些成分可出现降解、失稳定或产生颗粒而沉淀。因此，营养液需现配现用，配制后应在 24 小时内输完，若暂时不输，应保存于 4℃冰箱内。为避免营养液成分降解，禁忌添加其他治疗用药，如抗生素等。

（五）健康指导

1. 向病人或家属讲解静脉穿刺置管操作的目的和治疗的必要性、安全性及临床意义。

2. 告知肠外营养支持治疗的效果、常见并发症、自我观察和医疗护理配合方法。

【护理评价】

经过治疗和护理，病人是否达到：①体温维持正常、无局部或全身感染征象；②无气胸、血管或胸导管损伤、空气栓塞、导管移位、糖或脂肪代谢紊乱等并发症发生，或并发症被及时发现和处理；③自述不适感减轻或无不适感。

（迟俊涛）

◇ 思考题

1. 男性，60 岁，因脑出血术后住 ICU 治疗，浅昏迷状态，遵医嘱采用鼻胃管接受肠内营养支持。

（1）该病人在接受肠内营养支持时，护士应为其采取何种体位？

（2）鼻饲过程中，突然出现呛咳、呼吸急促，发现气管插管内咳出类似营养液的物质，该病人最可能是发生了哪种并发症？

2. 女性，78 岁，食管癌晚期，神志清，不能经胃肠道摄入营养，需长期给予肠外营养支持。最初采用手背静脉留置针进行输注，3 日后输注部位出现静脉条索状变硬，伴红肿和触痛，体温正常。

（1）该病人出现了何种并发症？

（2）针对该病人的病情，护士应为其选择何种输注途径最佳？

第四章

感染病人的护理

第一节 概 述

❖ 学习目标

识记：

1. 复述感染、感染病、传染病、免疫、标准预防、隔离、消毒的定义。

2. 描述传染病的基本特征、感染病的临床类型和特点、感染病流行过程的基本环节。

理解：

1. 分析并比较感染过程的不同表现。

2. 解释感染病的致病过程。

3. 在理解影响流行过程因素的基础上，明白感染病的预防策略。

运用：

根据不同感染病的传播特征，正确合理地运用感染病的预防措施，采取正确的消毒隔离措施。

感染病（infectious diseases）指能在正常或非正常人群中流行的可传播和非传播疾病（communicable and noncommunicable diseases），通常由各种致病或条件致病的病原体引起。根据传播特点，可传播感染病分为呼吸道感染病、消化道感染病、血液感染病、虫媒感染病等。

【感染和传染】

（一）感染与传染的概念

根据对病原体侵入宿主体内寄生和繁殖并导致病理过程进行分析，感染与传染的含义并不完全相同。感染（infection）指病原体侵入人体后在机体内生长繁殖，导致局部或全身炎症反应的病理过程，体现的是病原体与人体之间相互作用、相互斗争的过程。感染病应包括一切病原体所致的疾病，其中一部分具有传染性，即传染病。

传染病（communicable diseases）是指由各种病原微生物（如病毒、细菌、真菌、立克次体、衣原体、螺旋体、朊毒体等）和寄生虫（如原虫、蠕虫）感染人体后产生的具有传染性并在一定条件下可造成流行的疾病。传染病能在人与人、动物与动物或人与动物之间相互传播，属于感染病中可传播的一类疾病。我国的法定传染病分为甲类、乙类和丙类。

○ 知识拓展　　　　我国法定传染病分类

法定传染病有39种，分为甲、乙、丙三类。

甲类：鼠疫、霍乱。为强制管理传染病。乙类：传染性非典型性肺炎、艾滋病、病毒性肝炎、脊髓灰质炎、人感染高致病性禽流感、麻疹、流行性出血热、狂犬病、流行性乙型脑炎、登革热、炭疽、细菌性和阿米巴性痢疾、肺结核、伤寒和副伤寒、流行性脑脊髓膜炎、百日咳、白喉、新生儿破伤风、猩红热、布鲁菌病、淋病、梅毒、钩端螺旋体病、血吸虫病、疟疾，共26种，为严格管理传染病。丙类：流行性感冒、流行性腮腺炎、风疹、急性出血性结膜炎、麻风病、流行性和地方性斑疹伤寒、黑热病、包虫病、丝虫病，除霍乱、细菌性和阿米巴性痢疾、伤寒和副伤寒以外的感染性腹泻，共11种，为监测管理传染病。

对乙类传染病中的传染性非典型性肺炎、炭疽中的肺炭疽、人感染高致病性禽流感，应执行本法所规定的甲类传染病的预防、控制措施。

（二）感染过程的表现

病原体（微生物和寄生虫）作为感染因子侵入宿主的特定部位，定植下来生长繁殖，从而引起感染。病原体进入宿主体内是否致病，与病原体的致病性、机体的防御机制、气候、温度、湿度等环境因素及宿主的机体抵抗力、生活卫生习惯等密切相关。由于病原体和宿主之间适应程度不同，感染过程的表现各异。

1. **病原体被清除**　病原体只有少量定植和繁殖，其侵袭力和毒力不足以引起机体的病理生理改变，机体通过非特异性或特异性免疫可将病原体消灭或清除，不引起任何临床症状，通常也不能获得免疫力。

2. **隐性感染**（covert infection）　指病原体进入机体后引起机体发生特异性免疫应答，出现轻微的生物化学和病理生理变化，临床无症状、体征，但可获得特异性免疫力。为最常见。

3. **显性感染**（overt infection）　又称临床感染，是指病原体进入机体后，引起机体发生免疫应答，并且通过病原体本身作用或机体的变态反应，使机体发生组织损伤，导致病理改变，出现临床特有的症状、体征。显性感染后机体可获得特异性免疫力。

4. **病原携带状态**（pathogen carrier state）　指病原体侵犯或侵入机体特定部位定植后，不断生长繁殖，并经常被排出体外，局部可能有轻微损害，但不足以引起机体出现病理变化，也不足以被机体的免疫系统所识别，从而不出现任何疾病状态的过程，此种情况可称为健康携带者。不同于潜伏期病原携带者。病原携带状态按病原体不同又分为带病毒者、带菌者与带虫者。按其携带病原的持续时间，小于3个月者称急性病原携带者，超过3个月则称慢性病原携带者。

5. **潜伏性感染**（latent infection）　病原体感染机体后，可在机体某个部位定植，机体的免疫功能使病原体局限而不引起机体发病，但又不能将病原体完全清除。当机体免疫功能下降时发病，如结核病、疟疾等。潜伏性感染期间，病原体一般不排出体外，故不会成为传染源，这是和病原携带状态的不同之处。潜伏性感染发病后病原体可被清除，若不发病可成为长期携带状态。

上述5种感染的表现形式可在一定条件下相互转化，在不同的感染病中各有侧重。一般地说，隐性感染最常见，病原携带状态次之，显性感染比例最少，但容易识别。

（三）可传播感染病（传染病）的基本特征

传染病与其他感染病的主要区别在于具有下列4个基本特征：

1. **病原体**（pathogen）　所有传染病都是由特异病原体引起的，以病毒和细菌最常见，如病毒性肝炎的病原体是肝炎病毒、伤寒是伤寒杆菌。多数有特定的侵犯部位，在机体内有规律地增殖、播散，有助于及早发现病原体，对诊断有重要意义。

2. **传染性**（infectivity）　指病原体由宿主体内排出，经一定途径传染给另一个宿主的特性，是传染病与其他感染病的最主要区别。不同传染病或同一种传染病的不同病程，其传染性各不相同。传染期是决定病人隔离期限的重要依据。

3. 流行病学特征（epidemiologic feature）　传染病的流行过程在自然因素和社会因素的影响下，表现出各种特征：

（1）流行性（epidemicity）：指在一定条件下，传染病在人群中连续传播蔓延的特性。按其强度可分为：①散发（sporadic）：指在一定地区内某病的发病率呈历年一般水平，各病例间在发病时间和地点方面无明显联系的散在发生。②流行（epidemic）：指某种传染病的发病率显著高于当地常年发病率（一般为3~10倍）。③大流行（pandemic）：指某传染病在一定时间内迅速蔓延，超越国界或洲界者。④暴发（outbreak）：指短时间内集中发生多数传染病病例，这段时间通常为该病的潜伏期，这些病例多由同一传染源或共同的传播途径所引起。

（2）季节性（seasonal）：传染病的流行与气候条件相关，即某些传染病在一定季节发病率升高。如冬春季节呼吸道传染病高发，夏秋季节消化道传染病高发，虫媒传染病流行与媒介节肢动物活跃季节相一致。

（3）地方性（localization）：一些传染病只在一定地区内流行，这种现象称为地方性，如血吸虫病多发生在长江以南地区。以野生动物为主要传染源的疾病，称为自然疫源性传染病，如鼠疫、钩端螺旋体病。存在这种疾病的地区称自然疫源地，人进入这个地区有受感染的可能。自然疫源性传染病也属于地方性传染病。

此外，传染病在不同人群（如年龄、性别、职业）中的分布不同，如流行性出血热多见于男性青壮年农民和工人，钩端螺旋体病多见于男性、参加农作业者、渔民与屠宰工人等。对某种传染病缺乏特异性免疫力的人称为易感者。某些传染病的流行经过一段时间后（若干年），由于人群免疫水平下降、易感者积累等现象，会导致一次较大的流行，称为周期性，亦属于流行病学特征。

4. 感染后免疫（postinfection immunity）　人体感染病原体后，均能产生针对该病原体及其产物（如毒素）的特异性免疫，即细胞免疫和体液免疫。感染后免疫属于主动免疫。不同病原体感染后免疫持续时间长短和强弱不同，病原体抗原性若较强，感染后免疫力则较持久，甚至保持终身，如脊髓灰质炎感染；若病原体型别多、抗原结构复杂，则感染后免疫力较弱、免疫时间短暂，如流感等；蠕虫感染后一般不产生保护性免疫。

【感染病的致病过程】

（一）感染病的免疫机制

病原体与宿主发生复杂的相互作用，形成感染过程。例如，病毒对宿主细胞的致病作用有溶细胞作用、稳定状态感染、细胞凋亡等，对器官系统的致病作用有对组织器官的亲嗜性损害、免疫病理损伤，以及对免疫系统本身的损害。细菌的致病性主要是细菌的侵袭力和毒素。感染病的发生、发展与机体的免疫应答密切相关，一般分为非特异性免疫和特异性免疫。

1. 非特异性免疫　又称天然免疫，具有个体出生时即具备、作用范围广、非特异性、暂时性等特点。机体对进入体内的异物进行清除，是一种天然稳定的保护作用，包括物理屏障（宿主屏障、吞噬细胞等）、补体、细胞因子及化学因子等参与的机制，如溶菌酶、铁结合蛋白及过氧化物酶、干扰素、补体系统、调理素和其他体液因子。

2. 特异性免疫　也称获得性免疫。由能够特异性识别抗原的免疫细胞，即B淋巴细胞和T淋巴细胞承担，通过细胞免疫和体液免疫的相互作用而产生免疫应答。特异性免疫通常只针对一种感染病。感染后免疫都是特异性免疫，且为主动免疫。

（二）感染病的致病性

感染病的发生、发展涉及病原体和宿主之间的相互作用，其结局取决于病原体的致病能力和机体的防御能力。病原体的致病性取决于以下因素。

1. 病原体的数量、入侵途径和方式、体内定植

（1）数量：同种感染病的病原体入侵数量一般与其致病能力成正比，而不同感染病能引起发病的最低病原体数量差别较大。

（2）入侵途径和方式：病原体可以经皮肤、呼吸道、消化道、泌尿生殖道、血液等途径侵入机体。入侵方式有 3 种，包括主动侵袭并穿透细胞膜，节肢动物叮咬的介导和在宿主防御机制损伤时乘虚而入。

（3）体内定植：病原体进入机体后，依据其与宿主特异性结合能力而定植于特定部位，引起相应部位的病变。

2. 病原体与宿主细胞的结合　　细胞表面受体与病原体特异性结合，介导病原体进入细胞内，形成感染。因此，细胞表面受体既决定着病原体对细胞的感染性，也影响其对宿主的感染范围和组织器官的亲嗜性。

3. 病原体的毒素作用　　某些病原体如细菌可释放毒素，包括外毒素和内毒素，外毒素通过与特定靶器官的受体结合，而进入细胞发生作用；内毒素为脂多糖，通过激活单核－吞噬细胞释放细胞因子而对宿主各系统、器官产生广泛影响。

4. 病原体对宿主防御机制的逃避　　病原体可通过自身运动、对吞噬细胞的毒害、对免疫应答的逃避、自身变异等多种方式来逃避宿主的防御机制，达到感染扩散的目的。

（三）感染病的临床特点

1. 病程发展的阶段性　　急性感染病在发生、发展、转归过程中具有一定的阶段性，一般分为 4 个阶段。

（1）潜伏期（incubation period）：从病原体侵入人体到出现临床症状之前的一段时间，通常相当于病原体在体内定位、繁殖、转移，引起组织损伤和功能改变，从而导致临床症状出现之前的整个时期。不同感染病的潜伏期长短不一，而同一感染病的潜伏期可波动在一个固定范围内，一般与病原体的数量成反比。了解潜伏期有助于确定感染病的诊断、确定检疫期限和协助流行病学调查。

（2）前驱期（prodromal period）：从起病到症状明显开始为止的一段时间。本期病人可有头痛、发热、乏力、肌肉酸痛、食欲缺乏等全身表现，是许多感染病所共有的、非特异性的表现，持续1～3 天。起病急骤者可无此期表现。具有传染性的感染病在本期已具有较强的传染性。

（3）症状明显期（period of apparent manifestation）：急性感染病病人在度过前驱期后，绝大多数病人的病情进入发展阶段，症状逐渐加重而达到顶峰，出现该病所特有的症状、体征，如典型热型、特征性皮疹、肝脾大和脑膜刺激征及并发症等。本期又可分为上升期、极期和缓解期。具有传染性的感染病在本期传染性较强且易产生并发症。

（4）恢复期（convalescent period）：随着病情发展，机体免疫力增加到一定程度，体内病理生理过程基本终止，病原体基本消失，免疫力提高，病损修复，临床症状逐渐消失，这段时间临床上称为恢复期。此期病人体内可能还有残余病理或生化改变，但食欲和体力逐渐恢复，血清中抗体效价亦逐渐上升到最高水平。由于部分感染病的病原体还未完全清除，因而其传染性还要持续一段时间。

（5）复发与再燃：有些感染病病人进入恢复期后，已稳定退热一段时间，因潜伏于体内的病原体再度繁殖导致初发病的临床表现再度出现，这种状况称为复发（relapse）。再燃（recrudescence）指当感染病人进入恢复期后，体温尚未稳定恢复至正常，因潜伏于血液和组织中的病原体再度繁殖，初发病的临床表现再度出现，体温再次升高的情形。

部分感染病病人在恢复期结束后，某些器官功能长期未能恢复正常，称为后遗症（sequela），多见于中枢神经系统传染病，如流行性乙型脑炎、脊髓灰质炎等。非典型肺炎导致的肺部病变、股骨头坏死也属于后遗症。

2．临床类型　根据感染病临床过程的长短可分为急性、亚急性、慢性；根据病情轻重可分为轻型、中型、重型、暴发型；根据临床特征可分为典型及非典型，典型相当于中型或普通型，非典型则可轻可重。临床分型对治疗、隔离、护理等具有指导意义。

3．感染病重要的病理生理变化　在病原体及其各种代谢产物的作用下，产生一系列病理生理变化，形成不同的临床表现，如发热、皮疹、全身不适、头痛、关节痛等中毒症状，严重者可有意识障碍、呼吸、循环衰竭等表现。单核－巨噬细胞系统可出现充血、增生等反应，临床表现为肝、脾、淋巴结肿大。

【感染病的流行病学】

感染病的流行过程就是其在人群中发生、发展、转归的过程。构成流行过程的基本条件是感染源、传播途径和易感人群。

（一）感染病流行过程的基本环节

1．感染源（source of infection）　指病原体自然生存、繁殖并排出的宿主或场所。感染可以源自生物性感染源、非生物性感染源及自身感染，如污染的空气、医疗设备以及病人免疫力低下时人体正常菌群可以移位到身体其他部位而造成病人感染。

传染源指病原体已在体内生长繁殖并能将其排出体外的人或动物。包括病人、隐性感染者、病原携带者和受感染的动物。

（1）病人：在多数感染病中是重要传染源，其传染性大小和期限与疾病种类及所处不同病期有关。一般情况下在症状明显期传染性最大，病愈后随着病原体被逐渐清除而降低。某些传染病由于在潜伏期即具有传染性，因而一般将传染期作为制定隔离期限的依据。

（2）隐性感染者：某些传染病，如流脑的隐性感染者，因无任何临床表现而不易被发现，而成为重要传染源。

（3）病原携带者：按携带时间可分为潜伏期、病后和健康病原携带者。慢性病原携带者因能长期排出病原体，又无明显症状，在疾病流行中起重要作用。

（4）受感染的动物：某些传染病可由动物体内排出病原体，导致人类发病，如鼠疫、狂犬病等，称为动物源性传染病。以野生动物为传染源的传染病称为自然疫源性传染病，如鼠疫、肾综合征出血热等。

2．传播途径（modes of transmission）　指病原体从感染源传播到易感者的途径。包括空气传播、飞沫传播、接触传播和其他途径传播。

（1）空气传播（airborne transmission）：指带有病原微生物的微粒子（≤5μm）通过空气流动导致的疾病传播。

（2）飞沫传播（droplet transmission）：指带有病原微生物的飞沫核（>5μm），在空气中短距离（1m内）移动到易感人群的口、鼻黏膜或眼结膜等导致的传播。

（3）接触传播（contact transmission）：指病原体通过手、媒介物直接或间接接触导致的传播。

（4）其他途径：共同媒介传播，主要指病原微生物污染的水、食物、医药等传播。生物媒介传播是指某些动物和媒介昆虫携带病原微生物的传播。

3. 人群易感性（susceptibility） 对某一感染病缺乏特异性免疫力的人称为易感者（susceptibles），易感者在某一特定人群中的比例决定该人群的易感性。人群中易感者越多，人群易感性越高，感染病越容易流行。

（二）影响流行过程的因素

1. 自然因素 主要包括地理、气候和生态环境等，通过作用于流行过程的三个环节而影响感染病的发生、发展和流行等，其中寄生虫病和虫媒传染病受影响尤为明显。

2. 社会因素 包括社会制度、经济、文化水平、生产生活条件、风俗习惯、宗教信仰、国际交流的不断开放等，对感染病的流行过程产生重要影响。新中国成立后，我国消灭或控制了一些感染病，如天花已被消灭，霍乱、血吸虫病等已得到控制。自20世纪70年代以来，全球新的传染病平均每年增加一种，一些国外罕见的传染病出现扩散趋势，一些传染病跨越了国界形成全球性传播。

随着社会环境、自然环境及生活方式的改变，部分传染病死灰复燃，多重耐药菌威胁严重，并出现一些新发感染病，如 SARS、Ebola、H7N9 等。2014 年，埃博拉出血热疫情在西非暴发流行，并蔓延至非洲、欧洲、美洲的 9 个国家，引起了全球广泛关注。

【感染病的预防】

（一）感染病的预防策略

感染病的预防策略包括预防为主，依法管理，建立三级预防保健网络，加强感染病监测，采取综合性防治措施，加强感染病的全球化控制等多方面。《亚太地区新发疾病防治战略》（2010）在重点关注新发疾病的同时，扩大战略范围，提出 8 大重点问题：①监测、风险评估与响应；②实验室建设；③人畜共患病；④感染预防与控制；⑤风险沟通；⑥公共卫生应急准备；⑦地区准备、预警与响应；⑧督导与评价。

（二）感染病的预防措施

预防工作应针对感染病流行过程的三个环节进行，根据各种感染病的特点采取相应的预防措施。

1. 管理感染源 严格遵循传染病疫情报告制度，做到"五早"，即：早发现、早诊断、早报告、早隔离、早治疗。

（1）对病人的管理：对于传染病要做好预检分诊工作。根据《突发公共卫生事件与传染病疫情监测信息报告管理办法》规定，甲类传染病、传染性非典型性肺炎和乙类传染病中的艾滋病、肺炭疽、脊髓灰质炎的病人和病原携带者或疑似病人，城镇应于 2 小时内、农村应于 6 小时内通过传染病疫情监测信息系统进行报告。对其他乙类传染病病人、疑似病人和伤寒副伤寒、痢疾、梅毒、淋病、乙型肝炎、白喉、疟疾的病原携带者，城镇应于 6 小时内、农村应于 12 小时内上报。对丙类传染病和其他传染病，应于 24 小时内上报。发现传染病病人或疑似病人，应立即隔离治疗。隔离期限由传染病的传染期或化验结果而定，应在临床症状消失后做 2～3 次病原学检查（每次间隔 2～3 天），结果阴性时方可解除隔离。对于多重耐药菌等特殊感染的病人，应及时做好消毒隔离工作。

（2）对接触者的管理：接触者指曾经和传染源发生过接触的人，可能受到感染而处于疾病的潜伏期，为潜在的传染源。对接触者采取的措施称为检疫，可视情况采取医学观察、留验、隔离、卫生检查、卫生处理，或进行紧急免疫接种或药物预防。检疫期限由最后接触之日算起，至该病最长潜伏期。

医学观察是指对接触者的日常活动不加限制，但每日进行症状询问、视诊、监测体温等诊查，以了解有无早期发病的征象，适用于乙类传染病。留验又称隔离观察，是对甲类传染病及乙类中的肺炭疽接触者日常活动加以限制，不和他人接触，并在指定场所进行医学观察，确诊后立即隔离治疗。对集体单位的留验又称集体检疫，适用于甲类传染病。

（3）对病原携带者的管理：应做到早期发现，同时对重点人群进行监测，如传染病病人接触者、恢复期病人、流行区居民和服务性行业、托幼机构、自来水管理和供水行业的工作人员，应定期普查，检出病原携带者。对病原携带者须做好登记、加强管理，指导督促其养成良好卫生、生活习惯，并随访观察，必要时应调整工作岗位、隔离治疗等。

（4）对动物传染源的管理：应根据动物的病种和经济价值，予以隔离、治疗或杀灭。

2. 切断传播途径　根据不同的传播途径采取措施，重点做好消毒、改水、粪便管理、杀虫和食品卫生的管理与监督工作。对经消化道传播的感染病，应重点加强饮食卫生、个人卫生及粪便管理，保护水源，消灭苍蝇、蟑螂、老鼠等。对经呼吸道传播的感染病，应重点进行空气消毒，提倡外出时戴口罩，流行期间少到公共场所。教育群众不随地吐痰，咳嗽和打喷嚏时要用手帕捂住口鼻。对经虫媒传播的感染病应防虫、杀虫、驱虫。加强血源和血制品的管理、防止医源性传播是预防经血源传播感染病的有效手段。

3. 保护易感人群

（1）增强非特异性免疫力：如加强体育锻炼、调节饮食、养成良好的卫生生活习惯、改善居住条件、协调人际关系、保持心情愉快等。

（2）增强特异性免疫力：隐性、显性感染及预防接种均可获得对某种感染病的特异性免疫力，其中预防接种对预防感染病的发生和流行具有重要作用。

（3）药物预防：属于非特异性保护易感人群的措施。对于尚无特异性免疫方法或免疫效果尚不理想的传染病，易感者在流行期间口服预防药物，对降低发病率和控制流行有一定作用。如口服磺胺类药物预防流行性脑脊髓膜炎，口服乙胺嘧啶预防疟疾等。

（三）标准预防

1. 标准预防的概念　标准预防（standard precautions，SP）是于1995年由美国疾病控制与预防中心（CDC）提出，是基于病人的血液、体液、分泌物、排泄物均具有传染性、须进行隔离的前提下，认为不论是否有明显的血迹污染或是否接触非完整的皮肤与黏膜，接触上述物质者必须采取防护措施。其目的在于保护医务人员以及病人免受经由血液、体液、排泄物以及分泌物传播的病原体的危害。

2. 标准预防的特点　①隔离对象：将所有病人血液、体液、分泌物、排泄物视为有传染性，需要隔离。因此既要防止血源性疾病的传播，也要防止非血源性疾病的传播。②双向防护：指既要防止疾病从病人传至医务人员，又要防止疾病从医务人员传至病人。③隔离措施：根据传播途径采取接触隔离、空气隔离和飞沫隔离。

3. 标准预防的主要措施　基于风险评估的基础上正确执行。包括洗手，戴手套、面罩、护目镜和口罩，穿隔离衣，处理可重复使用的设备，物体表面、环境、衣物与餐饮具的消毒，急救场所进行心肺复苏时用简易呼吸囊（复苏袋）或其他通气装置代替口对口人工呼吸方法，以及按照国家颁布的《医疗废物管理条例》及其相关法律法规对医疗废物进行无害化处理。

（四）消毒和隔离

1．消毒（disinfection） 是指用化学、物理、生物等方法消除或杀灭环境中（传播媒介物上）的病原微生物的方法，是切断传播途径的重要手段。其种类按性质分为疫源地消毒和预防性消毒。

（1）疫源地消毒（disinfection of epidemic focus）：指对目前存在或曾经存在传染源的地区、场所进行的消毒，其目的是杀灭由传染源排到外界环境中的病原体。疫源地消毒又可分为：①终末消毒（terminal disinfection）：当病人痊愈或死亡后，对其原居住地进行的最后一次彻底消毒，以便杀灭残留在疫源地内的各种物体上的病原体。②随时消毒（concurrent disinfection）：指对传染源的排泄物、分泌物及其所污染的物品及时进行消毒，以便及时杀灭从传染源排出的病原体，防止传播。如病人住院时的卫生处理（沐浴、更衣等），呕吐物、痰液、尿液、粪便及污染敷料的消毒，病室空气、地面、家具的消毒，接触病人或其污染物品后用消毒水洗手等。

（2）预防性消毒（preventive disinfection）：指未发现传染源，对可能受病原体污染的场所、物品和人体所进行的消毒措施，其目的是预防传染病的发生。如日常卫生消毒、饮水消毒、餐具消毒、粪便垃圾无害化处理、手术室等医护人员手的消毒等。

消毒方法有多种，具体方法参见护理学基础有关内容。

2．感染病的隔离

（1）隔离（isolation）：采用各种方法、技术，防止病原体从病人及携带者传播给他人的措施。将感染源如感染病病人、病原携带者单独安置，与健康人和非传染病人分开，防止病原体的传播和扩散，同时便于集中治疗和护理。隔离对预防和管理感染病具有重要意义。

（2）隔离原则：①对疑似病人和确诊病人应尽早采取隔离措施，单独隔离传染源；②在标准预防措施的基础上，根据不同传染病的传播途径，采取相应的隔离和消毒措施；③严格执行陪探视制度；④将隔离期限和病原体检查结果作为解除隔离的依据；⑤隔离者解除隔离或死亡后应做终末消毒；⑥根据医院工作条件将工作场所进行区域隔离。

（3）隔离种类及措施要求：依据《医院隔离技术规范》要求在标准预防的基础上，按照疾病的传播途径采取接触隔离、飞沫隔离、空气隔离，详见表4-1-1。

表4-1-1 隔离种类和措施要求

隔离种类	常见疾病	隔离标识	病人要求	医护人员要求
接触隔离	经接触而传播的疾病，如肠道感染、多重耐药菌感染、皮肤感染等	蓝色	①限制活动范围；②减少转运，如需要转运时，应采取有效措施，减少对其他病人、医务人员和环境表面的污染	①接触病人的血液、体液、分泌物、排泄物等物质时，应戴手套；离开隔离病室前，接触污染物品后应摘除手套，洗手和（或）手消毒。手上有伤口时应戴双层手套。②进入隔离病室，从事可能污染工作服的操作时，应穿隔离衣；离开病室前，脱下隔离衣，按要求悬挂，每天更换清洗与消毒；如使用一次性隔离衣，用后按医疗废物管理要求进行处置
飞沫隔离	经气溶胶微粒而传播的疾病，如百日咳、流行性感冒、病毒性腮腺炎、流行性脑脊髓膜炎等	粉色	①限制病人的活动范围，减少转运，当必须要转运时，医务人员应注意加强防护。②病情允许时，应戴外科口罩，并定期更换。③病人之间、病人与探视者之间相隔距离在1m以上，探视者应戴外科口罩。④病房加强通风或进行空气消毒	①应严格按照区域流程，在不同的区域穿戴不同的防护用品，离开时按要求摘脱，并正确处理使用后物品。医务人员防护用品穿脱程序参见"传染性非典型肺炎"章节。②与病人近距离（1m以内）接触，应戴帽子、医用防护口罩；进行可能产生喷溅的诊疗操作时，应戴护目镜或防护面罩，穿防护服；当接触病人及其血液、体液、分泌物、排泄物等物质时应戴手套

隔离种类	常见疾病	隔离标识	病人要求	医护人员要求
空气隔离	经空气传播的疾病，如肺结核、水痘、SARS 等	黄色	①应尽快转送到有收治呼吸道传染病条件的医疗机构进行救治，并注意转运过程中医务人员的防护。②当病情允许时，应戴外科口罩，定期更换，并限制其活动范围。③严格空气消毒，如环境通风、安装负压通气装置、定时消毒	①应严格按照区域流程，在不同的区域，穿戴不同的防护用品，离开时按要求摘脱，并正确处理使用后物品。②进入确诊或可疑传染病房时，应戴帽子、呼吸道保护装置；进行可能产生喷溅的诊疗操作时，应戴防护目镜或防护面罩，穿防护服，当接触病人及其血液、体液、分泌物、排泄物等物质时应戴手套

（商临萍）

第二节　感染性疾病病人的护理

❖ 学习目标

识记：

1. 正确描述感染病常见症状、体征的临床特点。
2. 列举感染病患者的主要护理措施。

理解：

解释感染病相关检查的临床意义

运用：

1. 全面评估感染病患者。
2. 运用护理程序为感染病患者制订并实施护理计划。

【护理评估】

（一）健康史

应重点评估病人起病情况、诱因和发病后进展，有无毒血症症状及其他特征性症状和体征，如发热、腹泻、皮疹、角弓反张、恶臭气味等，有无伴随症状及并发症。发病后检查、治疗经过，用药效果，目前主要不适及一般情况。同时收集有关流行病学资料，询问病人居住地或近期所到地区是否有感染病的流行，是否有与该病病人或病畜的接触史，个人及周围环境的卫生情况，发病季节，预防接种史，既往病史等。

（二）身体状况

评估病人疾病发展进程及阶段，病人症状与体征。

1. **发热**　是感染病常见的主要症状，不同感染病发热特点不同，有不同的热型及热程。

（1）热型：常见有：①稽留热：见于伤寒、斑疹伤寒。②弛张热：见于流行性出血热、伤寒缓解期。③间歇热：见于疟疾、败血症。④回归热：见于回归热、布鲁菌病。⑤波浪热：发热逐渐上升达高峰后，又逐渐下降至低热或正常，然后又重复上升及下降，多次重复出现，持续数个月之久时称波状热，见于布鲁菌病。⑥马鞍热：发热数日，退热一日，又再发热数日，见于登革热。⑦消耗热：24小时内体温波动在 4～5℃ 之间，可自高热降至正常或正常以下，见于败血症和粟粒性肺结核。

（2）热程：不同感染者发热热程不同。超过 2 周者为长期发热，常见的有长期高热、短期高热、长期低热等。长期高热见于伤寒、黑热病等，伤寒可长达 2～3 周，黑热病可长达数个月；短期高热，如痢疾、流行性乙型脑炎；长期低热，如结核病、艾滋病等。流行性脑脊髓膜炎发热 1～2 天即出现脑膜炎症状，治疗后可迅速退热，热程短。

（3）发热伴随症状：高热伴随寒战，见于流行性脑脊髓膜炎、疟疾；伴随结膜充血，见于麻疹、恙虫病等；伴随单纯性疱疹，见于流行性脑脊髓膜炎、间日疟原虫感染等。

2. 皮疹　包括皮疹（外疹）和黏膜疹（内疹），是许多感染病的特征之一。皮疹按形态可分为：①斑丘疹：表现为皮肤小片红斑，与皮肤表面相平或略高于皮肤表面，其中可见密集而形似突起的点状充血性红疹，多见于麻疹、伤寒、猩红热等。②出血疹：如瘀点、瘀斑，多见于流行性出血热、登革出血热等病毒性感染病，斑疹伤寒、恙虫病等立克次体病和流行性脑脊髓膜炎、败血症等细菌性感染病。③疱疹或脓疱疹：表面隆起，内含浆液或脓液，多见于水痘、天花、单纯疱疹、带状疱疹等病毒性感染病、金黄色葡萄球菌败血症等。④荨麻疹：不规则成片块状瘙痒性丘疹，又称风团，多见于血清病、急性血吸虫病等。注意皮疹出现的时间、顺序及分布部位。

3. 中毒症状　在病原体及其代谢产物的作用下，可引起菌血症、脓毒症等全身性感染，病人可出现乏力、全身不适、食欲缺乏、恶心、头痛、关节肌肉疼痛等，也可引起肝肾功能损害，甚至感染性休克、意识障碍、循环、呼吸衰竭。

4. 单核－吞噬细胞系统反应　在病原体及其代谢产物的作用下，单核－吞噬细胞系统可出现充血、增生等反应，临床上表现为肝、脾、淋巴结肿大。

（三）辅助检查

1. 血常规　白细胞计数升高见于细菌感染，但伤寒、沙门菌感染引起的食物中毒时白细胞计数降低。病毒感染如流感、病毒性肝炎等白细胞计数常正常或下降，但流行性出血热及流行性乙型脑炎病人，白细胞计数及中性粒细胞计数升高。蠕虫感染时，嗜酸性粒细胞增高，伤寒时嗜酸性粒细胞减少甚至消失。若白细胞总数大于 $12 \times 10^9/L$、小于 $4 \times 10^9/L$，或发现未成熟的白细胞，都提示感染严重。

2. 尿常规　流行性出血热、钩端螺旋体病病人，尿中可出现蛋白质、管型、红细胞、白细胞等。

3. 粪便常规　可见红细胞、白细胞、脓细胞、巨噬细胞及虫卵等。多见于菌痢、阿米巴痢疾、感染性腹泻、蠕虫感染等。

4. 病原学检查　肉眼或显微镜检出病原体可作为确诊依据。如绦虫节片可用肉眼在粪便中检出。细菌、螺旋体、真菌可用人工培养液分离培养。病毒、立克次体可用动物接种或组织培养进行分离。

5. 血生化检查　对诊断和评估病情有重要意义，如肝功能检查有助于病毒性肝炎的诊断。

6. 免疫学检查　应用已知的抗原或抗体检测血清或体液中相应抗体或抗原，是许多感染病的重要诊断方法，还可判断受检者的免疫功能。

（1）特异性抗体检测：特异性抗体、总抗体或 IgG，在急性期尚未出现或呈低滴度，而在恢复期和后期抗体滴度有显著升高，故在急性期及恢复期采双份血清检测其抗体，滴度在 4 倍以上时有重要意义，特异性 IgM 型抗体出现最早，在起病后数日即可出现，其阳性提示现存或近期感染。

（2）特异性抗原测定：为病原体存在的直接证据，其诊断意义较抗体检测更为可靠，多用于检测病原体不能分离培养的疾病，如乙型肝炎 e 抗原阳性表示有病毒活动性复制。

（3）皮肤检查：将特异性抗原做皮内试验，局部出现明显阳性反应者，提示有该病感染。

（4）免疫球蛋白检测：可判断体液免疫功能。T 细胞亚群检测，可了解细胞免疫功能状态，可用于艾滋病的诊断。

7. 其他检查 如 X 线、B 超、CT、内镜、活体组织检查等，有助于疾病的诊断。

（四）心理 – 社会状况

评估病人对疾病知识掌握情况，疾病对病人的心理影响以及由此产生的生理影响，同时评估病人的社会支持系统。感染病病人因相关疾病知识缺乏，常常会出现焦虑、恐惧。具有传染性的感染病因需隔离治疗，会有孤独、被遗弃感、自卑心理、病耻感等。感染了致死性感染病者会产生绝望、无助甚至报复心理。当感染病在社会上大流行时，会影响人群的生产、生活和学习。新发急性感染病或致死性感染病在社会上流行时，还会对社会造成恐慌和不安定。

【常见护理诊断／问题】

1. 体温过高 与病原体感染后释放内、外源性致热原作用于体温中枢有关。

2. 组织完整性受损 与病原体和（或）其代谢产物引起皮肤、黏膜损伤有关。

3. 潜在并发症： 感染性休克、肝肾功能损害、昏迷、呼吸衰竭等。

4. 焦虑 与担心传染病的病情、预后、传染等有关。

【计划与实施】

传染病的治疗不仅要使病人康复，还要控制传染源，防止进一步传播，因此要坚持综合治疗原则，要求治疗、护理、隔离与消毒并重，一般治疗、对症治疗与病原治疗并重。经过治疗和护理，病人能够：①正确对待疾病，配合各项治疗护理消毒隔离措施；②了解发热的相关知识，配合处理发热，体温得到控制；③了解发疹的相关知识，正确进行皮肤自我护理，受损的皮肤恢复正常；④无并发症发生或并发症被及时发现和处理。

（一）发热的护理

1. 病情监测 严密监测体温变化，注意热型及伴随症状，观察病情变化。

2. 环境与休息 卧床休息，保持环境整洁，室温在 20～24℃，湿度 55%～60%，大量出汗时注意及时更换衣被，寒战时注意保暖。

3. 饮食护理 给予高热量、高维生素、营养丰富、易消化食物，如无心肾功能损害，鼓励病人多饮水，每天 2000ml 以上，必要时遵医嘱给予输液。

4. 采取有效的降温措施 高热时首选物理降温，如冰袋降温、温水浴，必要时药物降温。全身发疹者，禁止擦浴降温。

5. 加强口腔和皮肤护理 协助病人晨起、餐后、睡前漱口，适当涂抹润唇膏，以保持口腔清洁，减轻口唇干裂、口干、口臭及舌苔等现象。出汗多病人温水擦拭，保持皮肤清洁、干燥。

（二）皮肤护理

1. 病情观察 观察皮疹出现的时间、顺序、部位、形态、持续时间、进展情况，有无伴随发热、乏力、食欲缺乏、恶心、呕吐等不适症状。出疹后病人的自觉症状变化情况，是否出现合并症。

2. 保持局部皮肤清洁、干燥，每日温水清洗，但是禁用肥皂水和酒精。勤换内衣和床单，忌穿化纤类织物。剪指甲，防止抓伤皮肤。翻身时动作轻柔，避免托、拉、扯、拽等粗暴动作，以免损伤皮肤。

3. 皮肤瘙痒时可用炉甘石洗剂，皮疹破溃时可用 1% 甲紫涂擦，促进溃疡愈合。发生感染时可外用抗生素软膏，必要时遵医嘱口服抗生素。

4. 皮疹脱皮或结痂时不要撕扯，可让其自然脱落或用消毒的剪刀修剪痂皮。疹退后，皮肤干燥可用液状石蜡局部涂抹。

5. 口腔黏膜疹的护理　有口腔黏膜疹者，进餐前后用温水或复方硼砂溶液漱口，避免过冷或过热饮食。

6. 眼睛护理　观察眼睛有无结膜充血、水肿，可用 4% 硼酸水或生理盐水清洗眼睛，使用氯霉素眼药水或抗生素眼膏以防继发感染。

（三）并发症的观察与护理

加强观察，早期发现并发症并积极治疗护理。根据病人的病情及症状进行及时有效的护理，如中毒症状、感染性休克、腹泻、意识障碍等的护理。某些传染病，如脊髓灰质炎、脑炎、脑膜炎等可引起某些后遗症，还需进行康复护理。

（四）心理护理

1. **主动关心关注病人**　护理人员应对病人体现关心、爱心，不能歧视病人或漠不关心。关注情绪变化。指导病人尽量自理，鼓励参加适当的活动。鼓励引导并协助家属亲友给予的家庭支持。

2. **加强护患沟通**　主动向病人及家属介绍医院的环境及医务人员。鼓励病人说出自身感受，如焦虑、恐惧等，指导病人应对焦虑的方法，如采用放松技巧等。向病人讲解病情和治疗、检查、护理操作的方法及要求。

（五）药物治疗与护理

科学的药物治疗，不仅可消除病原体，而且可达到根治和控制传染源的目的。遵医嘱严格规范执行药物治疗，如抗菌药、抗病毒药、抗毒素的使用。对于特殊用药注意使用方法、副作用观察及职业防护。注意观察药物疗效及副作用。有些抗生素与抗毒素易引起变态反应，用前应询问既往有无过敏史，并做皮内试验，对抗毒素皮内试验结果阳性者，须应用小剂量递增的脱敏疗法。

（六）健康指导

护理人员应向病人及家属介绍隔离、消毒的方法及意义，感染病的特点及发生原因、治疗与护理措施，康复过程及出院后的注意事项，促进人们改变不良卫生习惯，减少感染病发生的机会。

【护理评价】

经过治疗和护理，病人是否达到：①体温恢复正常；②皮疹逐渐消失、无继发感染；③无并发症发生或并发症被及时发现和处理；④有良好的心理状态，能正确对待疾病。

（商临萍）

第三节 非特异性感染病人的护理

❖ **学习目标**

　　识记：

　　1. 能准确复述非特异性感染的概念。

　　2. 能简述几种主要非特异性感染疾病的临床表现。

　　理解：

　　1. 能解释非特异性感染的病因和发病机制。

　　2. 能理解非特异性感染病人的病理改变及结局。

　　运用：

　　1. 能根据护理评估结果提出非特异感染疾病的护理诊断。

　　2. 能运用护理程序为非特异性感染病人制订护理计划并实施护理。

　　非特异性感染（nonspecific infection）又称化脓性感染或一般性感染，常见疾病有疖、痈、急性蜂窝织炎、丹毒、急性淋巴管炎等，常见致病菌为葡萄球菌、链球菌、大肠杆菌、铜绿假单胞菌（绿脓杆菌）等。感染特点是同一种致病菌可引起不同类型的化脓性感染，而同一种感染又可由不同致病菌引起，甚至由几种致病菌共同致病形成混合感染。该组疾病有化脓性炎症的共同特征，即红、肿、热、痛和功能障碍，治疗上也有共同性。

【病因与发病机制】

　　在人体局部或全身抗感染能力有缺陷的情况下，在皮肤、口腔、鼻咽腔、肠道内寄居的多种微生物、或外界的大量致病菌可侵入人体并繁殖，造成感染。

　　1. 致病菌的致病因素

　　（1）致病菌的黏附因子及荚膜：致病菌的黏附因子能附着于人体组织，有利于入侵人体。致病菌的荚膜或微荚膜能抗拒吞噬细胞的吞噬及杀菌作用，从而在组织内生存繁殖，或在吞噬后抵御杀灭而能在细胞内繁殖，导致组织细胞损伤、病变。

　　（2）致病菌的数量及增殖速率：在健康个体导致污染伤口发生感染的细菌数一般高于 10^5 个 /g 组织。当细菌数量在短时间内迅速繁殖，数量剧增，可引起感染发生。

　　（3）致病菌毒素：主要包括：①胞外酶，如蛋白酶、磷脂酶、胶原酶等侵蚀组织细胞，透明质酸酶等可分解组织使感染扩散。②外毒素，如溶血毒素、肠毒素等，具有很强的毒性作用；③内毒素，是致病菌细胞壁的脂多糖，可引起发热、休克等全身反应。

　　2. 宿主的抗感染免疫　机体对于不同类型病原体产生的免疫应答反应不尽相同，感染所引起的损伤不仅来自病原体本身，也可来自机体的免疫应答不当。宿主的抗感染免疫类型详见本章第一节概述。

　　3. 人体易感因素

　　（1）局部因素：①皮肤、黏膜或脏器组织屏障功能受损：如开放性创伤、烧伤、手术、皮肤及黏膜的疾病等；②病菌入侵通道的开放：如血管或体腔内的留置导管处理不当；③管腔性器官阻塞：致管腔内容物淤积，有利于细菌大量繁殖而入侵组织，如乳腺导管阻塞致乳汁淤积而发生急性乳腺炎；④异物及坏死组织存留：使吞噬细胞不能有效发挥作用；⑤损伤、血管病变：引起缺血，降低机体修复能力。

（2）全身因素：严重损伤、休克、糖尿病、营养不良、抗肿瘤治疗、免疫抑制剂应用及先天性或获得性免疫缺陷等都会造成机体抵抗力低下。高龄老人及婴幼儿抵抗力差，易发生感染。

（3）条件因素：在人体局部或（和）全身抗感染能力降低的条件下，原本寄居于人体但不致病的菌群可以变成致病微生物，所引起的感染称为条件性或机会性感染。

【病理】

组织损伤，致病菌入侵后，局部可引起急性炎症反应。致病菌侵入组织并繁殖，产生、释放多种酶与毒素，激活凝血、激肽系统等，产生炎症介质，引起血管扩张与通透性增加。同时白细胞游出至血管外组织，渗出的血浆蛋白中的抗体与抗原结合，激活补体，协助吞噬作用。炎症反应的作用是局限并清除入侵的微生物，同时也会引发效应症状，局部出现充血、水肿、发热、疼痛、功能障碍等炎症的特征性表现。部分炎症介质、细胞因子和致病菌毒素可进入血流，引起全身性反应。

病变的演变与结局取决于致病菌的毒性、机体的抵抗力、感染的部位以及治疗等多种因素，结局如下：①炎症好转：通过治疗，吞噬细胞和免疫成分能较快地制止病原体，消退炎症，治愈感染。②炎症局限：人体抵抗力较强、治疗有效时，炎症消退、局限或局部化脓。小的脓肿可被吸收，较大的脓肿破溃或经手术引流脓液后好转。③炎症扩散：致病菌毒性大、数量多或（和）宿主抵抗力较低时，感染迅速扩展，导致全身感染，甚至危及生命。④转为慢性炎症：人体抵抗力与致病菌相持，组织炎症持续存在，中性粒细胞浸润减少而成纤维细胞和纤维细胞增加，变为慢性炎症。一旦人体抵抗力减低，感染可重新急性发作。

【护理评估】

（一）健康史

评估病人有无外伤、烧伤、手术、皮肤黏膜疾病等病史，有无空腔脏器阻塞，有无局部组织缺氧，有无异物存留等局部情况。询问病人有无休克、糖尿病、尿毒症、营养不良、贫血等全身疾病史，有无先天性或获得性免疫缺陷疾病史，有无应用抗肿瘤或免疫抑制剂等治疗。

（二）身体状况

1. 局部症状　评估局部出现的红、肿、热、痛及功能障碍等情况。感染部位越表浅，局部症状越明显，临床表现与感染发生的部位与范围密切相关。

（1）疖（furuncle）：俗称疔疮，是单个毛囊及其所属皮脂腺的急性化脓性感染，好发于毛囊和皮脂腺丰富的部位，如头面、颈部、背部等，多由金黄色葡萄球菌引起。身体不同部位同时发生几处疖或反复发生多处疖，称之为疖病。

初起时，疖局部皮肤出现红、肿、痛的小结节，并逐渐增大呈锥形隆起。进展后结节中央组织坏死、软化，中心处出现黄白色脓栓，触之有波动。脓栓脱落后破溃流脓，炎症逐步消退而愈合。发生在鼻、上唇及其周围（危险三角区）内的疖受到挤压时，细菌和毒素可经眼静脉和内眦静脉进入颅内海绵状静脉窦，引起颅内化脓性海绵状静脉窦炎，表现为颜面部进行性肿胀疼痛、寒战、高热、头痛、呕吐，昏迷甚至死亡。

（2）痈（carbuncle）：指邻近的多个毛囊及其周围组织的急性化脓性感染，亦可由多个疖融合而成，多由金黄色葡萄球菌引起，常见于免疫力较差的老年人和糖尿病病人，好发于皮肤较厚的颈部和背部。初起时出现小片皮肤硬肿，色暗红，可有数个凸出点或脓点。开始时疼痛较轻，随后皮肤硬肿范围增大，周围呈现浸润性水肿，引流区域淋巴结肿大，局部疼痛加剧。随着脓点增大、增多，病灶中心破溃、流脓，坏死组织脱落，疮口呈蜂窝状，局部皮肤因组织坏死呈紫褐色。多伴有全身症状，严重者可危及生命。

（3）急性蜂窝织炎（acute cellulitis）：是指发生在皮下、筋膜下、肌间隙或深部疏松结缔组织的急性感染。致病菌常为溶血性链球菌、金黄色葡萄球菌、大肠杆菌和其他类型的链球菌等。病变常不易局限，扩散迅速，易致全身性感染。

临床常见类型包括：①一般性皮下蜂窝织炎：病变浅表时，皮肤组织肿胀疼痛，表皮发红、发热，红肿边界不清，中央区暗红色，边缘稍淡。病变较深时，皮肤红肿不明显，但局部有水肿和深压痛，全身症状明显。②产气性皮下蜂窝织炎：致病菌以厌氧菌为主，好发于下腹伤口与会阴部，常在皮肤受损伤且污染较重的情况下发生。初期表现类似一般性蜂窝织炎，病变进展快，可触感皮下捻发音，破溃后可有臭味，全身状况恶化较快。③口底、颌下蜂窝织炎：小儿多见，炎症常起源于口腔或面部，迅速波及咽喉，引起喉头水肿，压迫气管，导致呼吸困难，甚至窒息。

（4）丹毒（erysipelas）：是皮肤淋巴管网的急性炎性感染，也称网状淋巴管炎。好发于下肢和面部，起病急，常伴明显的全身症状。常有病变远端皮肤或黏膜的病损，如足趾皮肤损伤、足癣、口腔溃疡等。病变局部皮肤呈片状红疹、色鲜红、微隆起、边界清，压之褪色。局部有烧灼样疼痛，红肿范围可迅速向外周蔓延扩展，中央红肿随之消退而转变为棕黄。病变处可伴有水疱，附近淋巴结常肿大、有触痛，但很少有组织坏死和化脓。下肢丹毒反复发作可引起淋巴水肿，肢体肿胀，甚至发展为"象皮肿"。

（5）急性淋巴管炎（acute lymphangitis）和急性淋巴结炎（acute lymphadenitis）：急性淋巴管炎指致病菌经皮肤破损处或其他感染病灶侵入淋巴管内，引起淋巴管及其周围组织的急性炎症，也称管状淋巴管炎。感染扩散到淋巴结，即为急性淋巴结炎。主要致病菌是乙型溶血性链球菌、金黄色葡萄球菌等，可来源于口咽部炎症、足癣、皮肤损伤，以及各种皮肤和皮下化脓菌感染。

急性淋巴管炎好发于四肢，主要见于下肢。皮下浅层淋巴管炎时表皮下常出现"红线"，有触痛，可向近心端延伸；皮下深层淋巴管炎时无红线，但出现局部肿胀，可有条形压痛区。两种淋巴管炎都可伴有全身症状。

急性淋巴结炎初期，局部淋巴结肿大、疼痛，且有触痛，与周围软组织分界清，表面皮肤正常。炎症加重时多个淋巴结融合，疼痛加剧，表面皮肤发红、发热。淋巴结炎可发展为脓肿，少数可破溃流脓。

（6）脓肿（abscess）：急性感染后，病变组织坏死、液化，在器官、组织或体腔内脓液聚积，并形成完整脓腔壁者，称为脓肿。浅表脓肿，局部有红、肿、热、痛，可触及压痛肿块，边界较清，有波动感。深部脓肿，局部红肿不明显，但有疼痛和深压痛，局部穿刺可抽出脓液。

（7）甲沟炎（paronychia）和脓性指头炎（felon）：甲沟炎是甲沟及其周围组织的化脓性感染。表现为一侧甲沟皮下红肿、疼痛，病变进展疼痛加剧，红肿区域内有波动感，且出现白色脓点。病变可发展至甲根或另一侧甲沟形成半环形脓肿。若排脓障碍，感染可向深层蔓延形成指头炎。

脓性指头炎是甲沟炎加重或指尖、手指末节皮肤受伤后引起的末节手指皮下化脓性感染。初期指头有刺痛，轻度肿胀；继而指头肿胀加重、有剧烈跳痛，多伴有全身症状。若不及时治疗，神经血管受压，指头疼痛减轻、颜色苍白，继之发生末节指骨坏死和骨髓炎。

（8）急性化脓性腱鞘炎（tenosynovitis）、滑囊炎（bursitis）：急性化脓性腱鞘炎是手指屈肌腱鞘的急性化脓性感染。病情发展迅速，表现为患指半屈，近、中指节均匀肿胀，沿整个腱鞘均有明显压痛，任何伸指运动均可引起疼痛。

小指和拇指腱鞘炎可发展为尺侧和桡侧化脓性滑囊炎。尺侧滑液囊感染时小指和无名指半屈曲，小鱼际处和小指腱鞘区肿胀、压痛。桡侧滑液囊感染时，拇指肿胀微屈、不能外展和伸直，拇指及鱼际处肿胀、压痛明显。

（9）手掌深部间隙感染（palm deep space infection）：掌中间隙感染时掌心正常凹陷消失，皮肤紧张、压痛明显，手背部水肿严重，中指、无名指和小指处于半屈位，被动伸指可引起剧痛。鱼际间隙感染时掌心凹陷仍在，鱼际和拇指指蹼处肿胀压痛明显，示指半屈，拇指外展略屈，不能对掌。两者均伴有发热、头痛、脉搏快、白细胞计数增加等全身症状。

2. 全身状况 轻微的局部感染，如疖、甲沟炎等，无全身症状。较重感染，如痈、急性蜂窝织炎、丹毒等，可有发热、寒战、乏力、全身不适、食欲减退等全身症状，甚至出现水、电解质平衡失调以及感染性休克。感染侵及某一器官时，该器官或系统可出现功能异常，例如泌尿系统感染时有尿频、尿急，肝脓肿时可有腹痛、黄疸，腹腔内脏器发生急性感染时常有恶心、呕吐等。

（三）辅助检查

1. 实验室检查

（1）常规检查：通过血常规了解感染的情况，泌尿系统感染可进行尿常规检查。

（2）生化检查：营养不良者应检查血浆蛋白、肝功能。疑有免疫功能缺陷者需检查淋巴细胞分类、免疫球蛋白等。

（3）涂片及细菌培养检查：采取脓液、病灶渗出液涂片行革兰染色，或取脓液、血、尿、痰、穿刺液作病菌培养及药物敏感试验，可明确致病菌。

2. 影像学检查 主要用于深部感染的诊断。X 线摄片可检查骨关节及胸部疾病，并间接了解腹部情况。超声波检查可探测肝、胆、胰、肾等的病变。CT、MRI 检查可发现体内多种病变。

（四）心理 - 社会状况

局部红肿、疼痛可导致病人情绪低落、烦躁不安。若感染引起一些器官发生功能障碍，可使病人自理能力下降。严重感染可导致生命体征改变、意识障碍，甚至危及生命，可能引起病人及家属的焦虑、恐惧。

【常见护理诊断／问题】

1. **疼痛** 与局部炎症反应有关。
2. **体温过高** 与炎症及细菌毒素有关。
3. **组织完整性受损** 与致病菌入侵机体引起局部组织炎症、坏死有关。
4. **潜在并发症**：颅内化脓性海绵状静脉窦炎、脓毒症、菌血症、血栓性静脉炎、指骨坏死、肌腱坏死、手功能障碍等。

【计划与实施】

非特异性感染的治疗原则为消除导致感染的病因和毒性物质等，控制病菌生长，增强机体防御能力，促进组织修复，局部与全身治疗并重。经过治疗和护理，病人能够：①感染有效控制；②维持正常体温；③局部皮肤修复良好；④无并发症发生或并发症被及时有效处理。

（一）感染局部护理

1. **病情观察** 注意观察局部症状及体征变化，记录感染范围，局部皮肤颜色、温度、肿胀情况，是否有波动感，脓肿局部是否破溃，脓液排出情况等。

2. **局限感染病灶** 保持感染局部周围皮肤清洁、干燥、完整，防止感染扩散。感染早期，可在患处外敷鱼石脂软膏、金黄膏等。热敷有利于促进血液循环，协助医生做好热敷、红外线、超短波等物理治疗。局部组织肿胀明显者可用 50% 硫酸镁溶液湿热敷以促进炎症消退或局限化。肢体感染者应抬高患肢，必要时加以固定。患肢制动时应保持其功能位，避免局部受压。

3．创面护理 脓肿切开引流、化脓伤口及溃疡面要及时清创换药，注意敷料是否湿透，有无出血，应及时更换敷料，并保持引流通畅和局部清洁。颜面和口底部感染应少说话，进食流质或半流质饮食以减少咀嚼运动。疼痛明显时遵医嘱给予镇痛药物。

（二）发热护理

1．定时监测体温变化 如果病人出现体温升高，应协助医生行血常规、细菌培养等检查，遵医嘱给予抗生素等药物治疗。观察病人有无突发寒战、高热、头晕头痛、意识障碍、心率、脉搏加快和呼吸急促；有无白细胞计数增加、血培养阳性等全身化脓性感染现象。若出现体温不降、疼痛不减轻、引流出的脓液很少等引流不通畅表现时，应及时报告医生予以处理。

2．其他措施详见本章第二节"感染性疾病病人的护理"。

（三）并发症的预防与处理

1．保持感染周围皮肤清洁、干燥，防止感染扩散。如病人出现寒战、高热、头晕、头痛、脉搏及心率加快、呼吸急促、意识障碍、白细胞计数显著增多、血细菌培养阳性时，提示合并全身脓毒症。

2．避免挤压未成熟的疖，尤其是"危险三角区"。如"危险三角区"有疖的病人出现寒战、高热、头痛、呕吐及意识障碍时，提示合并颅内化脓性海绵状静脉窦炎。

3．对于颈、面部感染的病人，观察是否存在呼吸费力、呼吸困难、发绀等症状，提示可能出现窒息，应做好气管插管的急救准备。

4．指头炎病人应及时配合理疗，脓肿形成后应及时切开脓肿并充分引流，以预防指骨坏死的发生。如病人指头剧烈疼痛突然减轻，皮色由红转白时提示指骨有坏死的征兆。

5．对于急性化脓性腱鞘炎、滑囊炎和手掌深部间隙感染的病人，应注意观察患侧手局部肿胀、疼痛和肤色的改变，若病人炎症处于进展期，而疼痛突然减轻，则提示腱鞘组织坏死及感染扩散的可能。手部感染愈合后，应指导病人进行按摩、理疗和手功能锻炼，预防肌肉萎缩、肌腱粘连、关节僵硬等手功能障碍的发生。

6．对于肢体淋巴管炎者，应嘱病人卧床休息，抬高患肢，定时翻身，做适当被动关节活动，以预防血栓性静脉炎。

（四）健康指导

1．加强公共卫生宣教，注意个人清洁卫生，应做到勤洗澡、洗头，勤更衣、理发、剪指甲，但注意指甲不宜剪过短，减少感染机会。

2．做好劳动保护，防止组织创伤发生，受伤后应及时就诊。

3．若有糖尿病、尿毒症等病症，应积极治疗。

4．经常锻炼身体，增强体质，提高机体抵抗力。

5．积极预防和治疗原发疾病，如扁桃体炎、手癣和足癣、各种皮肤损伤和化脓性感染。

【护理评价】

经过治疗和护理，病人是否达到：①感染控制良好，无播散；②体温恢复正常；③受损组织修复良好；④无并发症发生或并发症被及时发现和处理。

（迟俊涛）

第四节　特异性感染病人的护理

识记：

1. 能准确复述特异性感染的概念。
2. 能简述破伤风、气性坏疽的临床表现。

理解：

1. 能理解破伤风、气性坏疽的病因和发病过程。
2. 能解释破伤风、气性坏疽的病理生理过程。

运用：

1. 能根据护理评估提出破伤风、气性坏疽的护理诊断。
2. 能运用护理程序为破伤风、气性坏疽病人制订护理计划。

特异性感染（specific infection）指由一些特殊致病菌、真菌等引起的感染。致病菌如结核杆菌、破伤风梭菌、产气荚膜梭菌、白念珠菌等，这些致病菌可引起较独特的病理过程及临床表现，本节主要阐述破伤风及气性坏疽。

一、破伤风病人的护理

破伤风（tetanus）指由破伤风梭菌入侵人体伤口并生长繁殖、产生毒素而引起的一种特异性感染。常与创伤相关联，也可发生于不洁条件下分娩的产妇和新生儿。

【病因与发病机制】

致病菌为破伤风梭菌，是革兰染色阳性的专性厌氧菌。随粪便排出体外，以芽胞状态分布于自然界，多存在于人畜粪便、泥土、尘埃中。此菌对环境有很强的抵抗力，在土壤中可存活数年，耐煮沸，须经高压消毒杀灭。破伤风梭菌不能侵入正常的皮肤和黏膜，仅在局部伤口生长繁殖。致病的主要因素是皮肤黏膜完整性受损，且局部创面存在缺氧环境。创伤时，如果相当数量的破伤风梭菌侵入人体，且伤口较深，外口较小，伤口内有坏死组织、血块充塞，或填塞过紧、局部缺氧等，细菌即大量繁殖，导致发病。如果同时存在需氧菌感染，后者将消耗伤口内残留的氧气，使破伤风更易于发生。

【病理生理】

破伤风梭菌无侵袭力，不侵入血液循环，致病主要因素是外毒素，包括痉挛毒素、溶血毒素。痉挛毒素与神经组织有特殊的亲和力，可通过血液和淋巴系统作用于脊髓前角细胞和脑干运动神经核，引起全身横纹肌的紧张性收缩和阵发性痉挛。同时毒素可阻断脊髓对交感神经的抑制，致交感神经兴奋性增高，引起体温增高、大汗、心率增快、血压升高。溶血毒素可引起局部组织坏死、心肌损害和溶血。

【护理评估】

（一）健康史

评估病人有无开放性外伤史，如火器伤、开放性骨折、烧伤、木刺或锈钉刺伤等病史。评估伤口的污染程度、损伤深度、伤口的开口大小、是否及时彻底清创、引流是否通畅等。对于产妇和新生儿应评估生产环境和生产过程是否有不洁情况存在。

（二）身体状况

1. 潜伏期　6～12天，个别病人伤后1～2天发病。潜伏期越短预后越差。

2. 前驱症状　全身乏力、头晕、头痛、咀嚼无力、局部肌肉发紧、扯痛、反射亢进等。常持续12～24小时。

3. 发作期表现　肌紧张性收缩（肌强直、发硬）基础上发生的阵发性强烈痉挛是本病的典型表现。

（1）紧张性收缩：咀嚼肌群最先受影响，随之波及面部表情肌、颈肌、背腹肌、四肢肌，最后是膈肌。病人最初表现为咀嚼不便、张口困难（牙关紧闭），继之出现蹙眉、口角下缩、咧嘴（苦笑面容）、颈部强直、头后仰。当背腹肌同时收缩时，因背部肌群较为有力，引起"角弓反张"或"侧弓反张"。四肢肌痉挛时多呈半握拳、屈肘、伸膝姿态。呼吸肌痉挛时可出现呼吸困难，甚至窒息。少数病人仅表现为受伤局部肌肉持续强直。

（2）阵发性痉挛：轻微刺激如光、声、接触、饮水等可诱发强烈的阵发性痉挛。痉挛发作时，病人口吐白沫、大汗淋漓、呼吸急促、口唇发绀、流涎、牙关紧闭、磨牙、头频频后仰，手足抽搐不止。发作可持续数秒或数分钟不等，间歇期长短不一。发作时病人表情异常痛苦，但神志始终清楚。

（3）并发症：强烈的肌痉挛，可致肌断裂，甚至发生骨折。膀胱括约肌痉挛可引起尿潴留。持续的呼吸肌、膈肌痉挛，可造成呼吸骤停。肌肉痉挛及大量出汗可导致水、电解质及酸碱平衡紊乱，严重者可引起心力衰竭等。

4. 恢复期表现　病程一般为3～4周，从第2周起逐渐缓解。肌紧张与反射亢进可持续一段时间。部分病人可出现精神症状，如幻觉、言语及行为错乱等，但多能自行恢复。

（三）辅助检查

实验室检查很难诊断破伤风，用伤口渗出物涂片检查可发现破伤风梭菌。

（四）心理-社会状况

由于反复发作痉挛，且发作期病人神志清楚，因此，病人十分痛苦。肌肉痉挛引起的骨折、窒息等并发症使病人焦虑、恐惧，甚至产生濒死感。隔离型治疗措施的实施可致病人有孤立、无助感。

【常见护理诊断/问题】

1. 焦虑/恐惧　与抽搐发作、对疾病的预后无知有关。

2. 有窒息的危险　与膈肌、肋间肌持续性痉挛及气道阻塞有关。

3. 有受伤的危险　与强烈的肌痉挛有关。

4. 营养失调：低于机体需要量　与痉挛消耗和不能进食有关。

5. 皮肤完整性受损　与创伤导致组织损伤有关。

【计划与实施】

破伤风病情严重，死亡率高，故应采取积极的综合治疗措施，包括清除毒素来源、中和游离毒素、控制和解除痉挛、控制和保持呼吸道，防治并发症的发生。

经过治疗和护理，病人能够：①焦虑、恐惧降低，积极配合治疗；②痉挛期间无窒息、骨折等并发症发生或并发症及早识别，有效处理；③遵循饮食原则和安全进食方式，未发生误吸和呛咳；④受损皮肤修复良好。

（一）一般护理

1. 病房环境 安置病人住单人隔离病房，保持室内安静、舒适、光线暗淡。门窗应安装较深色的帘布。尽量避免对病人有声、光、接触、疼痛等刺激。护理操作时、走路、说话等动作要轻，一般在使用镇静剂30分钟后集中进行，减少对病人不必要的刺激。

2. 严格隔离制度 破伤风具有传染性，应采取消毒隔离制度，以防交叉感染。接触病人时须穿隔离衣、戴帽子、口罩、手套，身体有伤口时避免接触病人。治疗或换药用器械及敷料均须专用，使用后灭菌处理。室内用品应进行消毒处理，伤口敷料应焚毁等。尽量避免探视。

3. 加强营养 进食高热量、高蛋白、高维生素饮食，补充足够水分。病情严重不能经口进食者，在控制痉挛后给予鼻饲或肠外营养。进食应少量多餐，避免呛咳和误吸。频繁抽搐者，禁止经口进食，以防误吸。

（二）病情观察

1. 监测生命体征变化 遵医嘱补液，详细记录出入量，避免发生水、电解质及酸碱平衡紊乱。

2. 保持呼吸道通畅 注意观察意识、SpO_2 的变化。注意识别气急、声嘶、呼吸困难、口唇青紫、面色发绀等窒息表现。观察抽搐发作持续时间、间隔时间及用药效果。协助病人翻身、叩背、雾化，及时清理呼吸道分泌物，保持呼吸道通畅，必要时行人工辅助呼吸或气管切开。进食时，避免呛咳、误吸引起窒息。

3. 伤口护理 配合医生彻底清创伤口，以消除毒素来源。应在良好麻醉、控制痉挛的情况下彻底清除坏死组织和异物，敞开伤口，充分引流，并用3%过氧化氢溶液冲洗。密切观察伤口的愈合情况，若伤口愈合应仔细检查痂下有无窦道或无效腔。

（三）并发症的预防与处理

1. 观察并预防窒息的发生 保持呼吸道通畅，床旁准备气管切开包、氧气吸入装置、急救药品和物品，做好急救准备。对病情严重者，应尽早行气管切开，并给予吸氧。及时清除呼吸道分泌物，必要时进行人工辅助呼吸。痉挛发作控制后，协助病人翻身、叩背，必要时吸痰、雾化吸入。气管切开病人应给予气道湿化。

2. 防止意外发生 使用牙垫，避免抽搐发作时导致舌咬伤。进食时避免误咽、呛咳、误吸。关节部位放置软垫，防止肌腱断裂及骨折。使用带护栏的病床，必要时约束病人，防止坠床或自我伤害。

3. 避免尿潴留 给予留置导尿并保持尿液引流通畅。加强会阴部护理，防止感染。

4. 维持输液通畅 每次抽搐发作后检查静脉通道是否通畅，以防静脉管道堵塞或脱出。

（四）药物治疗与护理

1. 中和游离毒素 遵医嘱尽早使用破伤风抗毒素（TAT），以中和游离毒素。TAT一般用量是1万~6万U，肌内注射或稀释于5%葡萄糖溶液中缓慢静脉滴注。用药前应做过敏试验。目前推荐应用破伤风人体免疫球蛋白，剂量为3000~6000U，深部肌内注射，通常只需1次肌内注射。破伤风的发病不能确保形成对破伤风的免疫，在确诊破伤风1个月后，应给予0.5ml破伤风类毒素，完成基础免疫注射。

2. 控制和解除痉挛 遵医嘱应用镇静、解痉药物。病情较轻者使用一般镇静剂，如地西泮

10～20mg 肌内注射或静脉滴注，苯巴比妥钠每次 0.1～0.2g 肌内注射，10% 水合氯醛每次 20～40ml 保留灌肠。病情较重者，可使用冬眠 1 号合剂（氯丙嗪、异丙嗪各 50mg，哌替啶 100mg 及 5% 葡萄糖 250ml 配成），用药过程中应严密观察生命体征变化。痉挛发作频繁不易控制者，在气管切开及控制呼吸的情况下，遵医嘱使用硫苯妥钠和肌松剂。

3．防治感染 青霉素和甲硝唑对抑制破伤风梭菌和其他化脓菌最为有效。青霉素 80 万～100 万 U，肌内注射，每 4～6 小时 1 次，或大剂量静脉滴注。甲硝唑 2.5g/d，分次口服或静脉滴注，持续 7～10 天。

（五）健康指导

1．破伤风知识宣教 教育病人及家属有关破伤风的发病原因和预防知识。

2．家属教育 告知家属避免各种刺激及消毒隔离的方法。

3．社区预防宣教 普及科学接生，及时正确地处理伤口。宣传劳动保护注意事项，避免创伤。创伤发生后，及时到医院彻底清创，改善局部循环，是预防破伤风发生的重要措施。通过人工免疫产生较稳定的免疫力是预防破伤风的另一重要措施。

（1）主动免疫：通过注射破伤风类毒素抗原，使人体产生抗体，以达到免疫的目的。通常需要注射 3 次，在现行小儿计划免疫中，实施百日咳、白喉、破伤风三联疫苗的免疫注射。接受过全程主动免疫者，伤后仅需肌内注射 0.5ml 类毒素，不需注射破伤风抗毒素。

（2）被动免疫：对伤前未接受主动免疫的伤员，尽早皮下注射 TAT 1500～3000U（1～2ml）。对深部创伤、潜在厌氧菌感染的病人剂量可加倍，必要时在 1 周后再追加注射 1 次。破伤风抗毒素是一种异种蛋白，有抗原性，可导致变态反应。每次注射前应询问有无过敏史，并常规做过敏试验。如皮内试验阳性者，采用脱敏法注射。

【护理评价】

经过治疗和护理，病人是否达到：①病人知晓疾病相关知识，能够积极配合治疗；②未发生窒息、骨折、尿潴留、体液不足、心力衰竭等并发症或并发症及早识别，有效处理；③营养的摄入满足机体代谢需要量；④伤口愈合良好。

二、气性坏疽病人的护理

气性坏疽（gas gangrene）指由梭状芽胞杆菌侵入伤口后引起的一种严重的以肌肉组织坏死和肌炎为特征的急性特异性感染。本病发展迅速，预后差。

【病因与发病机制】

梭状芽胞杆菌为一组厌氧或微需氧的杆菌，革兰染色阳性，常见的有产气荚膜杆菌、水肿杆菌、腐败杆菌、溶组织杆菌等。广泛存在于泥土和人畜粪便中，在人体内生长繁殖取决于机体抵抗力和伤口的缺氧环境。感染时往往非单一细菌致病，常为几种细菌的混合感染。

【病理生理】

梭状芽胞杆菌可产生多种外毒素和酶，引起组织中糖类和蛋白质的分解。糖类分解产生大量不溶性气体，如硫化氢、氮，积聚在组织间，使组织膨胀。组织蛋白分解液化使组织细胞坏死、渗出，产生恶性水肿和恶臭气体硫化氢。由于气肿、水肿，致局部张力迅速增加，使皮肤表面硬如木板，且可压迫微血管，加重组织缺血、缺氧、坏死。大量坏死组织和外毒素吸收后，可引起严重的全身反应，造成心、肝、肾等重要脏器损害，甚至发展为感染性休克。

【护理评估】

（一）健康史

评估有无开放性损伤史，有无引起伤口局部缺氧环境形成的因素，如长时间使用止血带或包扎过紧等。了解伤口的污染程度、深度、伤口大小、颜色、气味，清创和引流情况。评估并判断受伤部位或伤肢的感觉，如沉重感，疼痛是否进行性加剧等。

（二）身体状况

1. **发病特点**　一般在伤后 1~4 天发病，最短为伤后 8~10 小时，最长可达 5~6 天。发病后，病情急剧恶化，烦躁不安，有恐惧或欣快感，皮肤、口唇变白，大量出汗、脉速、体温逐步上升。

2. **前驱征兆**　病人自觉伤肢沉重，包扎过紧或疼痛，持续加重。

3. **发作期表现**　患处突然出现"胀裂样"剧痛，应用止痛剂不能缓解。局部肿胀明显，呈进行性加剧，压痛剧烈。局部皮肤肿胀、紧张、苍白、发亮，很快变为紫红、紫黑，并迅速向上下蔓延。伤口处可流出浆液性或血性液体，味恶臭且夹有气泡。皮下若有积气，可触感捻发音。伤口暴露处肌肉失去弹性和收缩力，脆弱软化，甚至坏死，呈暗红或土灰色，刀割时不收缩，也不出血。全身表现为严重的中毒症状，出现高热、脉速、呼吸急促、口唇苍白、大量出汗、进行性贫血、黄疸、酸中毒等症状，甚至发展成中毒性休克。

（三）辅助检查

1. **伤口分泌物涂片**　可见大量革兰染色阳性粗大杆菌。

2. **X 线检查**　常显示伤口肌群间有气体。

3. **血常规检查**　可见血红蛋白迅速下降或进行性贫血。

4. **细菌培养及病理活检**　可明确诊断，但需要一定时间，不能因等待结果而延误治疗。

（四）心理－社会状况

由于起病迅速，发展快，缺乏对疾病的认识，病人常会出现焦虑情绪。随着病情迅速发展，伤肢疼痛剧烈，甚至需要截肢，病人常有较重的恐惧感。对截肢者，应评估病人对截肢的接受程度、对截肢后康复训练及假肢有关知识的了解程度。

【常见护理诊断／问题】

1. **焦虑／恐惧**　与可致残的治疗方法有关。

2. **疼痛**　与创伤、感染及局部肿胀有关。

3. **组织完整性受损**　与组织感染坏死有关。

4. **体温过高**　与细菌感染、坏死组织和毒素吸收有关。

5. **体像紊乱**　与失去部分组织和肢体而致的形体改变有关。

6. **潜在并发症**：感染性休克。

【计划与实施】

气性坏疽病情严重，死亡率高，故应立即采取积极的治疗措施，包括严格隔离，彻底清创以减少组织坏死，大量应用抗生素，给予高压氧治疗，以及全身对症支持治疗。

经过治疗和护理，病人能够：①运用有效缓解疼痛的方法，疼痛减轻；②主动配合感染控制措施，维持正常体温；③知晓皮肤或组织的损坏情况，配合伤口清创，避免截肢发生；④无感染性休克发生或发生时被及时发现和处理；⑤接受并应对自身形体改变和肢体功能改变。

（一）一般护理

1. **心理护理**　尤其是截肢病人，注意倾听病人的主诉，允许病人进行适当的情绪宣泄，安抚病人情绪，告知病人截肢的必要性和拒绝手术的危害，取得其配合。

2. **加强营养**　给予病人高营养，丰富的维生素、易消化的食物，改善营养状况，促进创面愈合。

3. **严格隔离制度**　具体详见本节"破伤风病人的护理"。

（二）病情观察

1. **观察生命体征变化**　病人常有毒血症状，体温升高，要及时给予降温处理。

2. **伤口护理**　密切观察伤口周围皮肤色泽、组织肿胀程度、伤口分泌物性质、气味，局部疼痛程度和性质。协助医生彻底清创，切开或截肢后的伤口应保持开放，并用3%过氧化氢溶液冲洗、湿敷，及时更换敷料。患肢固定于功能位，为日后安装假肢做好准备。

3. **疼痛护理**　及时给予止痛剂，疼痛剧烈时可给予静脉止痛泵止痛。清创或截肢术后病人，应协助病人变换体位，以减轻局部压力。产生幻肢痛者，应给予耐心解释，以消除幻觉，并注意应用非药物镇痛技巧减轻疼痛。

（三）并发症的预防与处理

1. **预防感染性休克**　观察病人神志的变化，由于坏死组织和毒素对神经系统的破坏，可造成病人意识障碍，需警惕感染性休克的发生。

2. **预防肾衰竭**　重症病人应留置导尿管，记录出入量，如尿量减少，警惕肾衰竭的发生。

（四）药物及高压氧治疗与护理

1. **应用抗生素**　遵医嘱及时、准确、合理应用抗生素。首选大剂量青霉素，每天至少1000万U，同时应用大环内酯类或硝咪唑类（如甲硝唑等）抗生素。

2. **高压氧疗的护理**　用3个大气压纯氧治疗，可提高组织的氧含量，抑制梭状芽胞杆菌的生长繁殖，停止产生毒素。治疗方法：在3天内进行7次治疗，每次2小时，间隔6～8小时。第1天做3次，第2、3天各做2次。注意观察每次氧疗后伤口变化情况，并及时清除坏死组织，切除范围至健康组织。

（五）健康指导

1. 指导病人进行患肢按摩及锻炼，尽快恢复患肢功能。

2. 对截肢者可指导其正确安装和使用假肢，并指导其进行锻炼。

3. 加强社区预防宣教，注意劳动保护，避免创伤。及时、正确地处理伤口。创伤早期使用大剂量有效抗生素。

【护理评价】

经过治疗和护理，病人是否达到：①疼痛减轻；②受损组织逐渐恢复；③体温恢复正常；④无感染性休克发生或发生时被及时发现和处理；⑤接受并适应截肢后生活。

（迟俊涛）

第五节　全身性感染病人的护理

识记：

1. 能准确说出脓毒症和菌血症的概念。

2. 能叙述全身性感染的临床表现。

理解：

能解释全身性感染的发病机制和病理生理过程。

运用：

1. 能正确运用护理评估技巧评估全身性感染病人。

2. 能运用护理程序为全身性感染病人制订护理计划并实施护理。

全身性感染（systematic infection）指致病菌经局部感染病灶进入人体血液循环，并在体内生长繁殖或产生毒素而引起的严重的全身性感染症状或中毒症状。目前国际通用的全身性感染是指脓毒症和菌血症。脓毒症（sepsis）指因感染引起的全身性炎症反应，体温、循环、呼吸有明显改变者，血培养可以为阳性或阴性。菌血症（bacteremia）是脓毒症的一种，血培养可检出病原菌者，目前多指临床有发热、寒战、食欲缺乏、头痛等明显感染症状，血培养持续阳性的菌血症。不仅仅限于血培养一过性阳性者，如因拔牙、内镜检查等在血液中短时间内出现细菌。

【病因与发病机制】

全身性感染致病因素包括致病菌数量多、毒力强、机体抵抗力低下。常见的致病菌包括革兰染色阴性杆菌，如大肠杆菌、铜绿假单胞菌、变形杆菌等；革兰染色阳性球菌，如金黄色葡萄球菌、表皮葡萄球菌、肠球菌等；无芽胞厌氧菌，如拟杆菌、梭状杆菌等；真菌，如白念珠菌、曲霉菌等。全身性感染常继发于严重创伤后的感染和各种化脓性感染，如大面积烧伤创面的感染、开放性骨折合并感染急性弥漫性腹膜炎等。

【病理生理】

革兰染色阴性杆菌的主要致病性在于细菌释放的内毒素及其介导的多种炎症介质对机体的损害。当感染未得到及时控制，可引起全身炎症反应综合征，导致脏器功能受损和功能障碍，严重者导致感染性休克和多脏器功能障碍综合征。革兰染色阳性球菌的外毒素可使周围血管麻痹、扩张，其感染易经血液播散，可在体内形成转移性脓肿，较迟发生休克。无芽胞厌氧菌可与需氧菌协同作用，促使组织坏死，形成脓肿。真菌常与细菌感染混合存在，可经血行播散，在多个脏器形成肉芽肿或坏死灶。

【护理评估】

（一）健康史

评估病人有无局部感染病灶，是否进行有效治疗，并注意了解病人有无营养不良、免疫缺陷等全身性疾病，有无放疗、化疗、免疫抑制剂应用等降低机体抵抗力的情况。

（二）身体状况

病人常在原发感染的基础上，以突发寒战起病，继而高热，可达 40～41℃，或体温不升。起病急，病情重，进展迅速。心率加快、脉搏细速，呼吸急促，甚至呼吸困难。出现全身中毒症状，表现为头痛、头晕、恶心、呕吐、腹胀、面色苍白或潮红、出冷汗。神志淡漠或烦躁、谵妄甚至昏迷。可出现代谢失调和不同程度的代谢性酸中毒。肝脾可肿大，严重者可出现黄疸、皮下瘀斑，甚至出现感染性休克及多脏器功能障碍。

（三）辅助检查

1. 血常规检查　白细胞计数增高明显，一般可达（20～30）×10⁹/L 以上，或降低、左移、幼稚型增多，出现中毒颗粒。

2. 细菌培养　寒战高热时抽血做细菌培养，较易发现致病菌。

3. 其他检查　如血气分析、血生化检查、尿常规等，可有不同程度的酸中毒，氮质血症，溶血，尿中出现蛋白、血细胞、酮体等，代谢失衡和肝、肾功能异常。

（四）心理－社会状况

多数病人病情急、发展迅速，病人及家属常有焦虑及恐惧心理。应注意评估病人及家属对疾病的认识，以及对防治知识的了解。

【常见护理诊断／问题】

1. 体温过高　与全身感染有关。

2. 潜在并发症：感染性休克、器官功能衰竭。

【计划与实施】

全身性感染的治疗原则是采用综合治疗措施，重点是处理原发感染灶。经过治疗和护理，病人能够：①了解发热的相关知识，配合处理发热，体温得到控制；②无并发症发生或并发症得到及时发现和处理。

（一）控制感染

1. 高热护理　详见本章第二节"感染性疾病病人的护理"。

2. 抗菌治疗的护理　遵医嘱早期合理使用抗生素，可根据血细菌培养、药敏试验结果选用敏感抗生素。用药应及时、准确，注意观察抗生素的副作用。

3. 及时做血培养　应在寒战高热时抽血做细菌培养，提高阳性率。如多次血培养阴性者，应考虑厌氧菌或真菌性脓毒症，可抽血做厌氧菌培养或真菌检查。抽取标本时应注意无菌操作，避免污染。

4. 静脉留置导管的护理　严格执行无菌操作原则，密切观察导管穿刺处局部皮肤有无红肿和分泌物，坚持每天常规消毒静脉留置导管穿刺处，并按无菌要求更换敷料。

（二）并发症的预防与处理

1. 感染性休克　监测病人的生命体征及神志，观察有无意识障碍、体温降低或升高、脉搏及心率加快、呼吸急促、面色苍白或发绀、尿量减少等感染性休克的表现，应及时报告医生并处理。

2. 水电解质代谢紊乱　观察病人出入量情况及血生化检查、肝肾功能、血气分析等，注意维持酸碱平衡等。

（三）健康指导

1. 指导病人及家属发现局部感染应及时就诊并进行有效治疗。

2. 指导病人及时治疗营养不良、免疫缺陷等全身性疾病。

3. 指导病人科学合理锻炼身体，提高机体抵抗力。

【护理评价】

经过治疗和护理，病人是否达到：①体温恢复正常；②无并发症发生或并发症被及时发现和处理。

（迟俊涛）

◇ 思考题

1. 某年夏天，某学校宿舍内 2 位同学因进食从校外市场内买来的且放置几小时的食物，2 小时后依次出现高热寒战、恶心呕吐，伴有头痛、乏力、食欲缺乏等全身症状。腹痛表现为阵发性，有里急后重。随后 2 小时内腹泻 5 次，肉眼可见黏液脓血。第二天又有 2 位学生出现相同情况。试分析：

（1）该宿舍出现什么情况？

（2）如何避免其他同学出现相同情况？

（3）今后如何预防此类疾病的发生？

2. 女性，患足癣 1 年，下雨蹚水后引起四五足趾间足底部皮肤肿胀疼痛，表皮发红发热，触之有波动感。T 38.3℃，P 98 次 / 分。

（1）病人可能的诊断是什么？试分析并列出诊断依据。

（2）此时病人最主要的护理诊断是什么？

（3）患处的护理要点有哪些？

3. 男性，75 岁。因车祸造成大腿开放性多发骨折。送医院治疗后，突发寒战、高热，T 40.5℃，P 120 次 / 分，呼吸急促，主诉头痛、头晕，恶心，呕吐 2 次，面色苍白，出冷汗，神志淡漠。

（1）该病人可能出现了什么问题？

（2）有可能出现什么潜在的并发症？

（3）目前病人最主要的护理诊断是什么？应采取哪些护理措施？

第五章
休克病人的护理

学习目标

识记
1. 能准确复述休克的定义、病因和分类。
2. 能正确概述休克患者的临床表现。
3. 能简述休克患者血流动力学监测的意义。

理解
1. 能比较各种类型休克的特点，说明它们之间的异同点。
2. 能比较休克各期的特点，说明它们之间的异同点。
3. 能解释休克的病理生理变化。

运用
能根据休克患者的护理评估，制定相应的护理措施，有效地护理休克患者。

05章

第一节　概　述

休克（shock）是机体受到强烈的致病因素侵袭后，由于有效循环血量锐减，组织血液灌流不足所引起的以微循环障碍、代谢障碍和细胞受损为特征的病理性症候群，是全身严重的应激反应。休克发病急骤，进展迅速，并发症严重，若未能及时发现及治疗，则可发展至不可逆阶段而引起死亡。

【病因及分类】

引起休克的原因很多，分类方法也不统一，比较常用的分类方法是：

（一）按休克的原因分类

根据发病原因，休克可分为低血容量性休克、感染性休克、心源性休克、神经源性休克和过敏性休克 5 类。

1. **低血容量性休克**（hypovolemic shock）　常因大量出血或体液积聚在组织间隙导致有效循环量降低所致。包括失血性和创伤性休克两类。失血性休克常由于大血管破裂或脏器（肝、脾）破裂出血等而致；创伤性休克常因严重损伤（如骨折、挤压综合征）及大手术引起血液及血浆的同时丢失等而引起。

2. **感染性休克**（septic shock）　主要由于细菌及毒素作用所造成，常继发于以释放内毒素的革兰阴性杆菌为主的感染，如败血症、急性化脓性腹膜炎、急性梗阻性化脓性胆管炎、绞窄性肠梗阻、泌尿系统感染、严重胆道感染等，又称内毒素性休克。

3. **心源性休克**（cardiogenic shock）　主要由于心功能不全引起，常见于大面积急性心肌梗死、急性心肌炎、心脏压塞等。

4. **神经源性休克**（neurogenic shock）　常由剧烈疼痛、脊髓损伤、麻醉平面过高或创伤等引起。

5. **过敏性休克**（anaphylatic shock）　常由接触、进食或注射某些致敏物质，如油漆、花粉、药物（如青霉素）、血清制剂或疫苗、异体蛋白质等引起。

（二）按休克发生的始动环节分类

尽管引起休克的原因很多，但休克的始动因素主要为血容量减少致有效循环血量下降；心脏泵血功能严重障碍引起有效循环血量下降和微循环流量减少；或由于大量毛细血管和小静脉扩张，血管床容量扩大，血容量相对不足，使有效循环血量减少。据此，又可将休克作如下分类：

1. **低血容量性休克**　低血容量性休克的始动因素是血容量减少。快速大量失血，大面积烧伤所致的大量血浆丧失、大量出汗、严重腹泻或呕吐、内脏器官破裂、穿孔等情况引起的大量血液或体液急剧丧失都可引起血容量急剧减少而导致低血容量性休克。

2. **心源性休克**　心源性休克的始动因素是心功能不全引起的心排出量急剧减少。常见于大范围心肌梗死（梗死范围超过左心室体积的 40%），也可由严重的心肌弥漫性病变（如急性心肌炎）及严重的心律失常（如心动过速）等引起。

3. **心外阻塞性休克**（extracardiac obstructive shock）　心外阻塞性休克的始动因素是心外阻塞性疾病引起的心脏后负荷增加。常见于缩窄性心包炎、心脏压塞、肺动脉高压等导致的心脏功能不全。

4. 分布性休克（distributive shock） 分布性休克的始动因素是外周血管（主要是微小血管）扩张所致的血管容量扩大。引起血管扩张的因素包括感染、过敏、中毒、脑损伤、脊髓损伤、剧烈疼痛等。病人发生分布性休克时，血容量和心脏的泵血功能可能正常，但由于广泛的小血管扩张和血管床扩大，大量血液淤积在外周微血管中而使回心血量减少。

（三）按休克时血流动力学的特点分类

1. 低排高阻型休克 又称低动力型休克（hypodynamic shock），其血流动力学特点是心排出量低，而外周血管收缩致血管阻力增高。由于皮肤血管收缩、血流量减少，使皮肤温度降低，故又称为"冷休克（cold shock）"。本型休克在临床上最常见。低血容量性、心源性、创伤性和大多数感染性休克（革兰阴性菌感染）均属此类。

2. 高排低阻型休克 又称高动力型休克（hyperdynamic shock），其血流动力学特点是心排出量正常或增加，而外周血管扩张致血管阻力降低。由于皮肤血管扩张、血流量增多，使皮肤温度升高，故又称"暖休克（warm shock）"。部分感染性（革兰阳性菌感染）属于此类。

【病理生理】

有效循环血容量锐减和组织灌注不足、产生炎症介质，以及由此引起的微循环障碍、代谢改变及内脏器官继发性损害是各类休克共同的病理生理基础。

（一）微循环障碍

根据微循环障碍不同阶段的病理生理特点，可分为三期。

1. 微循环收缩期 又称为缺血缺氧期。当机体有效血量锐减时，血压下降、组织灌注不足和细胞缺氧，刺激主动脉弓和颈动脉窦压力感受器，引起血管舒缩中枢加压反射，交感－肾上腺轴兴奋，引起大量儿茶酚胺释放及肾素－血管紧张素分泌增加等反应，使心跳加快，心排出量增加，并选择性地使外周（如骨骼肌、皮肤）小血管和内脏（如肝、脾、肾和胃肠）小血管、微血管平滑肌收缩，以保证重要内脏器官的供血。由于毛细血管前括约肌强烈收缩，动静脉短路和直捷通道开放，增加了回心血量。随着真毛细血管网内血量减少，毛细血管内静水压降低，血管外液进入血管，可在一定程度上补充循环血量。故称此期为休克代偿期。

2. 微循环扩张期 又称为淤血缺氧期。若休克继续发展，流经毛细血管的血流量继续减少，组织因严重缺氧而处于缺氧代谢状态，大量酸性代谢产物积聚，使毛细血管前括约肌松弛，而后括约肌由于对酸性物质耐受力较强而仍处于收缩状态，致大量的血液淤滞于毛细血管，引起血管内静水压升高及通透性增加，血浆外渗至第三间隙，血液浓缩，血黏稠度增加，回心血量进一步减少，血压下降，重要内脏器官灌注不足，休克进入抑制期。

3. 微循环衰竭期 又称弥散性血管内凝血期。由于血液浓缩、黏稠度增加，加之酸性环境中的血液高凝状态，红细胞与血小板容易发生凝集而在血管内形成微血栓，甚至发生弥散性血管内凝血（disseminated intravascular coagulation，DIC）。随着各种凝血因子的大量消耗，纤维蛋白溶解系统被激活，可出现严重的出血倾向。由于组织缺少血液灌注、细胞严重缺氧、加之酸性代谢产物和内毒素的作用，使细胞内溶酶体膜破裂，释放多种水解酶，造成组织细胞自溶、死亡，引起广泛的组织损害甚至多器官功能受损。此期称为休克失代偿期。

（二）代谢改变

休克引起的应激状态使儿茶酚胺大量释放，促进胰高血糖素生成并抑制胰岛素分泌，以加速肝糖原和肌糖原分解，同时刺激垂体分泌促肾上腺皮质激素，使血糖水平升高。血容量降低促使抗利尿激素和醛固酮分泌增加，通过肾脏使水、钠潴留，以保证有效血容量。

在组织灌注不足和细胞缺氧的状态下，体内葡萄糖以无氧酵解为主，产生的三磷酸腺苷（ATP）大大减少，而丙酮酸和乳酸产生过多，同时肝脏因灌注量减少，处理乳酸的能力减弱，使乳酸在体内的清除减少而血液内含量增多，引起代谢性酸中毒。休克时蛋白质分解加速，可引起血中尿素氮、肌酐及尿酸含量增加。

无氧代谢引起ATP产生不足，致细胞膜的钠-钾泵功能失常。细胞外钾离子无法进入细胞内，而细胞外液却随钠离子进入细胞，造成细胞外液减少及细胞过度肿胀而变性、死亡。细胞膜、线粒体膜、溶酶体膜等细胞器受到破坏时可释放出大量水解酶，引起细胞自溶和组织损伤，其中最重要的是组织蛋白酶，可使组织蛋白分解而生成多种活性肽，对机体造成不利影响，进一步加重休克。

（三）内脏器官的继发损伤

由于持续的缺血、缺氧，内脏器官细胞可发生变性、坏死，导致脏器功能障碍，甚至衰竭。若两个或两个以上重要器官或系统同时或序贯发生功能衰竭，称为多系统器官功能障碍综合征（multiple organ dysfunction syndrome，MODS），是休克病人的主要死因。

1. **肺** 低灌注和缺氧可损伤肺毛细血管和肺泡上皮细胞。肺毛细血管内皮细胞损伤可导致毛细血管通透性增加而引起肺间质水肿；肺泡上皮细胞损伤可使表面活性物质生成减少、肺泡表面张力升高，继发肺泡萎陷而引起肺不张，进而出现氧弥散障碍，通气/血流比例失调；病人出现进行性呼吸困难和缺氧，称为急性呼吸窘迫综合征（acute respiratory distress syndrome，ARDS）。

2. **肾** 休克时儿茶酚胺、抗利尿激素和醛固酮分泌增加，引起肾血管收缩、肾血流量减少和肾滤过率降低，致水、钠潴留，尿量减少。此时，肾内血流重新分布，主要转向髓质，致肾皮质血流锐减，肾小管上皮细胞大量坏死，引起急性肾衰竭（acute renal failure，ARF）。

3. **心** 除心源性休克外，其他类型休克早期一般无心功能异常。冠状动脉灌流量80%发生于舒张期，休克加重后由于心率加快，舒张期缩短或舒张压降低，因此，冠状动脉灌流量减少，心肌因缺血缺氧而受损。一旦心肌微循环内血栓形成，可引起局灶性心肌坏死和心力衰竭。此外，休克时的缺血缺氧、酸中毒以及高血钾等均可加重心肌功能的损害。

4. **脑** 休克晚期，由于持续性的血压下降，脑灌注压和血流量下降可引起脑缺氧并丧失对脑血流的调节作用。缺氧和酸中毒引起毛细血管周围胶质细胞肿胀、血管通透性升高致血浆外渗可引起继发性脑水肿和颅内压增高。

5. **肝** 肝脏灌注障碍使单核-吞噬细胞受损，导致肝脏解毒及代谢功能减弱并加重代谢紊乱及酸中毒。由于肝细胞缺血、缺氧及肝血窦和中央静脉内微血栓形成，肝小叶中心区可发生坏死而引起肝功能障碍，病人可出现黄疸、转氨酶升高等，严重时出现肝性脑病和肝衰竭。

6. **胃肠道** 胃肠道黏膜缺血、缺氧可使正常黏膜上皮细胞的屏障功能受损，并发急性胃黏膜糜烂、应激性溃疡（stress ulcer）。由于肠的屏障结构和功能受损、肠道内细菌及毒素易位，病人可并发肠源性感染或毒血症。

第二节　休克病人的护理

【护理评估】

（一）健康史

了解有无引起休克的各种原因，如大量失血、失液、腹泻、呕吐、出汗、严重烧伤、创伤、感染、中毒、过敏、心肌梗死、缩窄性心包炎、风湿性心脏病、心脏压塞、异位妊娠等；病人受伤或发病后的救治情况。

（二）身体状况

评估病人全身症状、体征和局部表现，了解休克的严重程度和判断重要器官功能。全身症状和体征包括意识和表情、生命体征、皮肤色泽及温度、尿量等。局部表现应评估病人有无骨骼、肌肉和皮肤、软组织的损伤，有无局部出血及出血量的多少。腹部损伤者有无腹膜刺激征和移动性浊音。异位妊娠破裂者的后穹隆穿刺有无不凝血液。

因休克的发病原因不同，身体状况各异，但其共同的病程演变过程为：休克前期、休克期和休克晚期。

1. 休克前期　失血量低于 20%。由于机体的代偿作用，病人中枢神经系统兴奋性增高，交感 - 肾上腺轴兴奋，病人表现为精神紧张，兴奋或烦躁不安，口渴；面色苍白，四肢湿冷；脉搏增快（<100 次 / 分），加重时脉细弱，呼吸增快，血压变化不大，但舒张压可升高，因此脉压缩小（<30mmHg），临床常根据脉率 / 收缩压（mmHg）计算休克指数：指数 0.5 为无休克；>1.0 ~ 1.5 提示有休克；>2.0 为严重休克，失血量 >50%，尿量正常或减少（25 ~ 30ml/h）。若处理及时、得当，休克可很快得到纠正。否则，病情继续发展，很快进入休克期。

2. 休克期　机体失血量达 20% ~ 40%。进入此期后，病人意识改变明显，表现为表情淡漠、反应迟钝；皮肤黏膜发绀或花斑、四肢冰冷；脉搏细速（>120 次 / 分），呼吸浅促，血压进行性下降；尿量减少；浅静脉萎陷、毛细血管充盈时间延长；出现代谢性酸中毒的症状。

3. 休克晚期　机体失血量超过 40%。病人出现意识模糊或昏迷；全身皮肤、黏膜明显发绀，甚至出现瘀点、瘀斑，四肢厥冷；心音弱、脉搏打不清，血压测不出，呼吸微弱或不规则，体温不升；无尿；并发 DIC 者，可出现鼻腔、牙龈、内脏出血等。若出现进行性呼吸困难、烦躁、发绀，虽给予吸氧仍不能改善时，提示并发急性呼吸窘迫综合征。此期病人常继发多系统器官功能衰竭而死亡。

感染性休克病人的临床表现（表 5-2-1）因血流动力学有低动力型（低排高阻型）或高动力型（高排低阻型）两种改变而各异。前者表现为冷休克，而后者则表现为暖休克。冷休克时外周血管收缩，表现为体温降低、烦躁不安、神志淡漠或嗜睡，面色苍白、发绀、呈花斑，皮肤湿冷，脉搏细速，血压降低、脉压缩小和尿量骤减。暖休克在临床较少见，常发生于革兰阳性菌感染引起的早期休克，主要引起外周血管扩张，表现为神志清醒，面色潮红、手足温暖，血压下降、脉率慢而有力。但革兰阳性菌感染引起的休克加重时也可转变为冷休克，至晚期甚至可因心力衰竭、外周血管瘫痪而成为低排低阻型休克。多数休克病人体温偏低，感染性休克病人出现高热时，若体温突升至 40℃以上或骤降至 36℃以下，常提示病情危重。

（三）辅助检查

血、尿和粪常规、生化、出凝血机制和血气分析检查等可了解病人全身和各脏器功能状况。中心静脉压（central venous pressure，CVP）测定有助于判断循环血量和心功能。

表 5-2-1 感染性休克的临床表现

临床表现	冷休克（低动力型）	暖休克（高动力型）
神志	躁动、淡漠或嗜睡	清醒
皮肤色泽	苍白、发绀或花斑样发绀	淡红或潮红
皮肤温度	湿冷或冷汗	比较温暖、干燥
毛细血管充盈时间	延长	1 ~ 2 秒
脉搏	细速	慢、搏动清楚
脉压（mmHg）	<30	>30
尿量（ml/h）	<25	>30

1．实验室检查

（1）血、尿和粪常规检查：红细胞计数、血红蛋白值降低常提示失血，反之则提示失液；血细胞比容增高提示有血浆丢失。白细胞计数和中性粒细胞比例增高常提示感染的存在。尿比重增高常表明血液浓缩或容量不足。消化系统出血时粪便隐血阳性或呈黑便。

（2）动脉血气分析：动脉血氧分压（PaO_2）正常值为 80 ~ 100mmHg；动脉血二氧化碳分压（$PaCO_2$）正常值为 36 ~ 44mmHg。休克时可因肺通气不足，出现体内二氧化碳聚积致 $PaCO_2$ 明显升高；相反，如病人原来并无肺部疾病，因过度换气可致 $PaCO_2$ 较低；若 $PaCO_2$ 超过 45 ~ 50mmHg 时，常提示肺泡通气功能障碍；PaO_2 低于 60mmHg，吸入纯氧后仍无改善者，提示发生 ARDS。动脉血 pH 正常值为 7.35 ~ 7.45。通过监测 pH、碱剩余（BE）、缓冲碱（BB）和标准重碳酸盐（SB）的动态变化有助于了解休克时的酸碱平衡状况。

（3）动脉血乳酸盐测定：休克病人组织灌注不足可引起无氧代谢和高乳酸血症，监测血乳酸盐的变化可估计休克的严重程度。动脉血乳酸盐正常值为 1 ~ 1.5mmol/L，危重病人可达 2mmol/L。休克时间越长，血流灌注障碍越严重，动脉血乳酸盐浓度也愈高，提示病情严重，预后不良。

（4）DIC 的监测：疑有 DIC 时，应测凝血酶原时间、血小板计数、纤维蛋白原浓度等反映凝血因子消耗的证据和反映纤溶系统活化的证据，包括纤维蛋白降解产物、D- 二聚体、3P 试验。血小板计数低于 $100 \times 10^9/L$ 或进行性下降、血浆纤维蛋白原低于 1.5g/L，凝血酶原时间较正常延长 3 秒以上时应考虑 DIC 的发生。

2．影像学检查 创伤性休克者，应视受伤部位作相应部位的影像学检查以排除骨骼、内脏或颅脑的损伤。

3．B 超检查 有助于判断病人的出血部位、部分病人的感染灶和引起感染的原因。

4．血流动力学监测

（1）中心静脉压（central venous pressure，CVP）：代表右心房或者胸腔段静脉内的压力，其变化可反映血容量和右心功能。正常值为 5 ~ 12cmH₂O。CVP 低于 5cmH₂O 时，表示血容量不足；高于 15cmH₂O 时，提示心功能不全、静脉血管床过度收缩或肺循环阻力增高；CVP 超过 20cmH₂O 时，提示充血性心力衰竭。

（2）肺毛细血管楔压（pulmonary capillary wedge pressure，PCWP）：应用 Swan-Ganz 漂浮导管测量肺动脉压（PAP）和 PCWP，可反映肺静脉、左心房和左心室的功能状态。PCWP 的正常值为

$6\sim15\mathrm{mmHg}$。小于正常值提示血容量不足，增高提示肺循环阻力增加，大于 30 mmHg 提示有肺水肿。

（3）心排出量（cardiac output，CO）和心脏指数（cardiac index，CI）：通过 Swan-Ganz 漂浮导管应用热稀释法可测 CO。成人 CO 的正常值为 $4\sim6\mathrm{L/min}$。CI 正常值为 $2.5\sim3.5\mathrm{L/}$（$\mathrm{min\cdot m^2}$）。休克时，CO 多降低，但某些感染性休克者可见增高。

（四）心理 - 社会状况

评估病人及家属对疾病的情绪反应、心理承受能力及对治疗和预后的了解程度。休克病人起病急，病情进展快，并发症多，加之抢救过程中使用的监护仪器较多，易使病人和家属产生病情危重及面临死亡的感受，出现不同程度的紧张、焦虑或恐惧。

【常见护理诊断 / 问题】

1. **体液不足** 与大量失血、失液有关。

2. **心输出量减少** 与回心血量减少、心功能不全有关。

3. **潜在并发症**：多器官功能障碍综合征。

4. **气体交换障碍** 与微循环障碍、肺泡与微血管间气体交换减少有关。

5. **有体温失调的危险** 与感染、组织灌注不足有关。

6. **有感染的危险** 与免疫力降低、抵抗力下降、侵入性治疗有关。

7. **有受伤的危险** 与微循环障碍、烦躁不安、意识不清、疲乏无力等有关。

8. **焦虑** 与突然发病、病情危重、担心疾病预后及死亡有关。

【计划与实施】

休克的处理原则是尽早祛除病因，迅速恢复有效循环血量，纠正微循环障碍，恢复组织灌注，增强心肌功能，恢复机体正常代谢和防止 MODS。对休克病人的治疗干预措施包括恢复有效循环血量，改善组织灌注；积极处理原发病；增强心脏功能；维持呼吸功能；预防感染；预防意外损伤和心理护理等。经过治疗和护理，病人能够：①维持充足的体液；②维持正常的心排出量；③维持正常的组织灌注；④维持正常的呼吸状态；⑤维持正常体温；⑥免于感染或感染被及时发现和处理；⑦免于意外损伤；⑧自述焦虑程度减轻或缓解。

（一）迅速恢复有效循环血量

恢复有效循环血量是治疗休克最基本、最首要的措施，也是纠正组织低灌注和缺氧的关键。要求及时、快速、足量补充血容量。

1. **建立静脉通路补充血容量** 迅速建立 2 条以上静脉输液通道，在连续监测血压、CVP 和尿量的基础上，大量快速补液（除心源性休克外）。若周围血管萎陷或肥胖病人静脉穿刺困难时，应立即行中心静脉穿刺插管，并同时监测 CVP。

2. **专人守护** 休克病人病情危重，病情变化快，应置于重危监护室，并设专人护理。

3. **合理补液** 输液种类主要有两种：晶体液和胶体液。一般先输入扩容作用迅速的晶体液，如生理盐水、平衡盐溶液、葡萄糖溶液，以增加回心血量和心每搏输出量，再输入扩容作用持久的胶体液，如全血、血浆、白蛋白等，以减少晶体液渗入血管外第三间隙。近年来发现 $3\%\sim7.5\%$ 的高渗盐溶液在抗休克中也有良好的扩容和减轻组织细胞肿胀的作用。根据心肺功能、失血、失液量、血压及 CVP 监测情况调整输液量和速度（表 5-2-2）。若病人系心源性休克，则应限制输液速度及输液量，以防加重病情。

表 5-2-2　中心静脉压与补液的关系

中心静脉压	血压	原因	处理原则
低	低	血容量严重不足	充分补液
低	正常	血容量不足	适当补液
高	低	心功能不全或血容量相对过多	给强心药，纠正酸中毒，舒张血管
高	正常	容量血管过度收缩	舒张血管
正常	低	心功能不全或血容量不足	补液试验*

* 补液试验：取等渗盐水 250ml，于 5 ～ 10 分钟内经静脉滴入，若血压升高而 CVP 不变，提示血容量不足；若血压不变而 CVP 升高 0.29 ～ 0.49kPa（3 ～ 5cmH$_2$O），则提示心功能不全

4．严密观察病情变化　根据病情定时监测脉搏、呼吸、血压及 CVP 变化，并观察病人意识、面唇色泽、肢端皮肤温度及尿量变化。病人意识变化可反映脑组织灌流情况，若病人从烦躁转为平静，淡漠迟钝转为对答自如，则提示病情好转。皮肤色泽、温度可反映体表灌流情况，若病人口唇黏膜由苍白、发绀、花斑状转为红润，肢体转暖，皮肤变干燥，则提示休克好转。

5．准确记录出入量　输液时，尤其在抢救过程中，应有专人准确记录输入液体的种类、数量、时间、速度等，并详细记录 24 小时出入量以作为后续治疗的依据。常规留置尿管，并测定每小时尿量和尿比重。尿量可反映肾灌流情况，是反映组织灌流情况最佳的定量指标，若病人尿量 >30ml/h，提示休克好转；尿比重可帮助鉴别少尿的原因是血容量不足还是肾衰竭。

（二）积极处理原发病

应针对休克的原因，予以针对性的处理。对于过敏性休克，应予以抗过敏药物治疗；对于心源性休克病人应按医嘱予以强心、利尿药物治疗；对于创伤所致的大出血病人，应立即采取措施控制大出血，如加压包扎、扎止血带、上血管钳等；由外科疾病引起的休克，如内脏大出血、消化道穿孔、肠绞窄、急性梗阻性化脓性胆管炎、腹腔脓肿等，在恢复有效循环血量后，需及时手术治疗原发病，才能有效治疗休克。有时甚至需要在抗休克的同时施行手术，以赢得抢救时机。故应在抗休克的同时，积极做好术前准备，以利及时手术祛除原发病灶，尽快恢复有效血容量。

（三）改善组织灌注

1．休克体位　将病人置于仰卧中凹位，即头和躯干抬高 20° ～ 30°，下肢抬高 15° ～ 20°，以利膈肌下移促进肺扩张，并可以增加肢体回心血量，改善重要脏器血供。

2．应用血管活性药物辅助扩容治疗　目的是改善微循环和升高血压。理想的血管活性药物既能迅速提升血压，又能改善心脏、脑血管、肾和肠道等内脏器官的组织灌注。血管活性药物主要包括血管收缩剂、扩张剂及强心药物 3 类。血管收缩剂使小动脉普遍处于收缩状态，虽可暂时升高血压，但可加重组织缺氧，应慎重选用。临床常用的血管收缩剂有多巴胺、去甲肾上腺素和间羟胺等。血管扩张剂可解除小动脉痉挛，关闭动 - 静脉短路，改善微循环，但可使血管容量扩大、血容量相对不足而致血压下降，故只能在血容量已基本补足而病人发绀、四肢厥冷、毛细血管充盈不良等循环障碍未见好转时才考虑使用。常用的血管扩张剂有酚妥拉明、酚苄明、阿托品、山莨菪碱等。对于有心功能不全的病人，可给予强心药物以增强心肌收缩力、减慢心率、增加心输出量。常用药物有多巴胺、多巴酚丁胺和毛花苷丙（西地兰）等。血管活性药物的选择应结合病情。为兼顾重要脏器的灌注水平，临床常将血管收缩剂与扩张剂联合应用。

血管活性药物使用时应从低浓度、慢速度开始，并用心电监护仪每 5 ～ 10 分钟测一次血压，血压平稳后每 15 ～ 30 分钟测一次，根据血压测定值调整药物浓度和滴速，以防血压骤升或骤降

引起不良后果。严防药液外渗，若发现注射部位红肿、疼痛，应立即更换滴注部位，并用 0.25% 普鲁卡因封闭穿刺处，以免发生皮下组织坏死。血压平稳后，应逐渐降低药物浓度、减慢速度后撤除，以防突然停药引起不良反应。对于心功能不全的病人，遵医嘱给予毛花苷丙（西地兰）等增强心肌功能的药物时，注意观察心率变化及药物的副作用。

3. 改善微循环 早期使用抗血小板黏附和聚集的药物，如阿司匹林、双嘧达莫；已经发生 DIC 的病人可用普通肝素或低分子肝素等，并注意观察病人凝血功能；替代治疗，如血小板悬液等。

（四）维持呼吸功能

1. 呼吸功能监测 密切观察病人呼吸频率、节律、深浅度及面唇色泽变化，动态监测动脉血气、了解缺氧程度及呼吸功能。若发现呼吸频率 >30 次 / 分或 <8 次 / 分，则提示病情危重；若病人出现进行性呼吸困难、发绀、氧分压 <60mmHg，吸氧后无改善，则提示已出现呼吸衰竭（ARDS）。

2. 改善缺氧状况 立即予以吸氧以提高动脉血氧浓度。严重呼吸困难者，应协助医生行气管插管或气管切开，尽早使用呼吸机辅助呼吸。

3. 维持呼吸道通畅 病情许可的情况下，鼓励病人做深呼吸，协助拍背并鼓励有效咳嗽、排痰；对气管插管或气管切开者应及时吸痰，以保持呼吸道通畅。

4. 避免误吸、窒息 对于神志淡漠或昏迷病人，应将头偏向一侧或置入通气管，以防舌后坠或呕吐物、气道分泌物等误吸引起窒息。有气道分泌物或呕吐物时应予以及时清除。

（五）纠正酸碱平衡失调

由于组织缺氧，休克病人常有不同程度的酸中毒。在休克早期，由于过度换气，可出现短暂的呼吸性碱中毒，使血红蛋白氧离曲线左移，氧不易从血红蛋白释出，导致组织缺氧加重，酸性代谢产物积聚，使病人很快进入代谢性酸中毒。快速补充血容量后，由于组织灌注改善，可使轻度酸中毒很快得到缓解；加之扩容治疗时输入的平衡盐溶液，使一定量的碱性物质进入体内，也可起到缓冲酸中毒的作用，故休克早期轻度酸中毒者无需应用碱性药物。但对严重休克，酸中毒明显，经扩容治疗不能纠正者，仍需应用碱性药物纠正，常用的碱性药物为 5% 碳酸氢钠溶液。

（六）预防感染

休克时机体处于应激状态，病人免疫能力下降，抵抗力减弱，容易继发感染，应注意预防。

1. 严格按照无菌技术原则执行各项护理技术操作。

2. 遵医嘱应用有效抗生素。

3. 鼓励病人定时深呼吸，定时翻身，拍背并协助病人咳嗽、咳痰，及时清除呼吸道分泌物，必要时每日 3 次雾化吸入，以利痰液稀释和排出，预防肺部感染的发生。

4. 按常规加强留置尿管的护理，预防泌尿系感染。

5. 有创面或伤口者，注意观察，及时清洁和更换敷料，保持创面或伤口清洁干燥。

6. 对出现疑似感染病人应及时留取标本进行培养，出现全身感染时行血培养。

（七）体温调节

1. 监测体温 每 4 小时测一次体温，密切观察其变化。

2. 保暖 休克病人体表温度降低，应予以保暖。可采用加盖棉被、毛毯、调节病室内温度等措施进行保暖，一般室内温度以 20℃ 左右为宜。切忌用热水袋、电热毯等体表加温的方法提升体表温度，以避免烫伤及皮肤血管扩张增加局部组织耗氧量而加重组织缺氧，及引起重要内脏器官的血流灌注进一步减少。

3．降温 对高热的休克病人应予以物理降温，必要时按医嘱使用药物降温。此外，应注意病室内定时通风以调节室内温度；及时更换被汗液浸湿的衣、被等，并做好皮肤护理。

4．库存血的复温 失血性休克病人常需快速大量输血，但若输入低温保存的库存血易使病人体温降低，故输血前（尤其冬季）应注意将库存血置于常温下复温后再输入。

（八）预防皮肤受损和意外损伤

1．预防压疮 对压疮进行评估，如用 Braden 压疮评分表，评估皮肤完整性、皮温、皮色和皮肤湿度等；根据病情，变换体位；使用气垫床、泡沫敷料等；保持床单位清洁、干燥、平整和衣物清洁干燥。

2．适当约束 对于烦躁或神志不清的病人，应加床旁护栏以防坠床；输液肢体宜用夹板固定；必要时，四肢以约束带固定于床旁，避免病人将输液管道或引流管等拔出。

（九）营养支持

休克会引起一系列神经－内分泌系统的变化，且病人需长时间禁食，加之血液及血浆丢失等，机体易出现负氮平衡，造成机体免疫力降低，抵抗力下降。应根据病情，遵医嘱选择饮食种类，改善机体营养状况，可通过全胃肠外或肠内等方式提供营养支持。

（十）并发症的观察与护理

密切观察病人有无皮肤出血点，瘀斑及牙龈、鼻腔出血、鼻腔出血等 DIC 征象；协助进行创伤肢体活动，预防下肢静脉血栓形成；观察有无多器官功能障碍综合征的相应征象。发现异常及时报告医生，并积极配合作相应的处理。

（十一）心理护理

由于病情严重，且并发症多，加之抢救过程时的紧张场面和各种监护仪器的使用，休克病人及家属易产生病情危重及面临死亡的感受，常产生焦虑、紧张、烦躁不安或恐惧等不良情绪，影响病人的治疗和康复。护士应积极主动配合抢救和治疗，准确无误地执行医嘱。在抢救和治疗过程中，注意及时了解病人及家属的情绪变化、心理承受能力及对治疗和预后的了解程度，做好解释和安慰工作，指导其积极配合医疗和护理工作，保证病人能安心接受治疗，使其尽快康复。

（十二）健康指导

1．加强自我保护，避免损伤或其他意外伤害。

2．了解和掌握意外损伤或心脏事件发生后的初步处理和自救知识。如伤处加压包扎止血、及时含服硝酸甘油等。

3．发生高热或感染时应及时到医院就诊。

【护理评价】

经过治疗和护理后，病人是否达到：①意识清醒，生命体征平稳，尿量 >30ml/h；②呼吸平稳，血气分析结果在正常范围；③无感染征象（如寒战、高热等）发生，或感染被及时发现和处理；④体温维持在正常范围；⑤未发生压疮或意外受伤；⑥无并发症发生；⑦焦虑程度减轻或缓解。

（曹艳佩）

··

1. 女性，58岁，农民，小学文化，已婚。因"肝内外胆管结石"于2年前行胆管空肠吻合术。3天前突然发生右上腹剧痛伴恶心、呕吐、寒战、高热（体温：39.4℃）、全身皮肤及巩膜重度黄染，经当地医院抗炎治疗未见明显好转，转入上级综合医院急诊科。查体：T 35.0℃，P 140次/分，R 36次/分，BP 64/48mmHg。病人神志恍惚，表情淡漠，肢体冰凉，口唇及指端发绀，6小时尿量15ml。实验室检查 WBC $23.6×10^9$/L。诊断为急性重症胆管炎、感染性休克。

（1）该病人首要的处理措施是什么？

（2）病人的主要护理诊断有哪些？

（3）责任护士应采取哪些护理措施？

2. 某男，43岁，已婚，3年来周期性发作上腹痛，疼痛多在餐后0.5～1小时出现，进食后疼痛缓解不明显。6小时前饱食后突发右上腹持续刀割样疼痛，迅速转移至右下腹和下腹部，伴有恶心、呕吐，吐后腹痛不减轻，急送急诊室。查体：T 37.7℃，P 120次/分，R 18次/分，BP 80/50mmHg，腹式呼吸消失；全腹肌紧张，压痛反跳痛明显，以上腹部为重；肝浊音界缩小，肠鸣音消失，腹腔穿刺抽出血性液体。请问：给病人快速补充血容量时，宜首先输注哪一类型液体？依据什么指标调整输液速度和输液量？

6

第六章
肿瘤病人的护理

学习目标

识记
1. 能陈述肿瘤的概念。
2. 能简述肿瘤的分类及病因。

理解
1. 能解释肿瘤的病理及肿瘤细胞的增殖过程。
2. 能阐释癌症三级预防措施。

运用
1. 能结合实际，分析肿瘤病人的不同心理特点，提供心理护理。
2. 能规范使用化疗药物，进行化疗药物副作用的观察与护理。
3. 能运用所学知识，提供肿瘤放疗护理。
4. 能结合实际，给予肿瘤病人营养支持与缓解疼痛的护理措施。
5. 能运用所学知识，给予病人相应的健康指导。

06章

第一节 概　述

肿瘤（tumor）是机体细胞在各种始动与促进因素作用下产生的增生与异常分化所形成的新生物。此新生物一旦形成，不受正常机体生理调节，不因致病因子消除而停止增生，而是破坏正常组织与器官。目前，肿瘤的发病率呈不断上升趋势，全世界每年有1000余万人患恶性肿瘤，我国每年新发病例约350万，死亡约250万人。恶性肿瘤已成为人类死亡的重要原因之一。

【分类与命名】

根据肿瘤的形态和肿瘤对机体的影响，即肿瘤的生物学行为，可将肿瘤分为良性肿瘤、恶性肿瘤以及介于良、恶性肿瘤之间的交界性肿瘤。

1. 良性肿瘤（benign tumor）　一般称为"瘤"，如腺瘤、平滑肌瘤等。此类肿瘤细胞分化程度高、形态变异小，通常有完整包膜，边界清楚，生长速度缓慢，色泽和质地接近正常组织，无浸润和转移能力。手术彻底切除后少有复发，对机体危害小。

2. 恶性肿瘤（malignant tumor）　来源于上皮组织者称为"癌"（carcinoma），如鳞状细胞癌、腺癌等；来源于间叶组织者称为"肉瘤"（sarcoma），如纤维肉瘤、骨肉瘤等；胚胎性肿瘤常称母细胞瘤，如神经母细胞瘤、肾母细胞瘤等；少数恶性肿瘤仍沿用传统名称"瘤"或"病"，如恶性淋巴瘤、白血病等。恶性肿瘤细胞分化程度低、形态变异大，通常无包膜，边界不清，生长速度快，具有浸润和转移能力，对机体危害大，病人常因肿瘤复发、转移而死亡。

3. 交界性肿瘤（borderline tumor）　在临床上，少数肿瘤形态上虽属良性，但常呈浸润性生长，切除后易复发，甚至出现转移，在生物学行为上介于良、恶性肿瘤之间，故称交界性或临界性肿瘤，如包膜不完整的纤维瘤、卵巢交界性浆液性囊腺瘤等。

【病因】

肿瘤的病因迄今尚未完全明了。目前认为肿瘤是环境与机体内在因素交互作用的结果。

（一）环境因素

1. 化学因素　目前已发现2000余种化学物质有致癌作用，约80%人类癌症的病因与化学因素有关，如有机农药、硫芥等烷化剂可致肺癌与造血器官肿瘤等；煤焦油中的3，4-苯并芘、煤烟垢、沥青等多环芳香烃类化合物、金属（镍、铬、砷）与肺癌密切相关；氨基偶氮类染料易诱发膀胱癌、肝癌；亚硝胺类与食管癌、胃癌和肝癌的发生有关；真菌毒素和植物毒素如黄曲霉素可致肝癌、肾癌、胃与结肠的腺癌等。

2. 物理因素　包括电离辐射、紫外线、石棉、滑石粉等。如X线防护不当可致皮肤癌、白血病等；长期吸入放射性粉尘可致骨肉瘤、甲状腺肿瘤等；紫外线与皮肤癌有关；石棉纤维与肺癌有关；滑石粉与胃癌有关等。

3. 生物因素　包括细菌、真菌、病毒及寄生虫，其中，病毒是最主要的因素。如EB病毒与鼻咽癌有关；人类乳头状瘤病毒与宫颈癌密切相关；乙型肝炎病毒与肝癌有关；C型RNA病毒与白血病、霍奇金病有关。

（二）机体内在因素

1. 遗传因素　肿瘤有遗传倾向性，即遗传易感性，如食管癌、肝癌、胃癌、乳腺癌、鼻咽癌往往存在家族聚集现象；某些伴有基因突变者肿瘤发生率高，如BRCAI基因突变者易患乳腺癌、APC基因突变者易患肠道息肉病等。

2. 内分泌因素 研究表明，某些激素与肿瘤的发生发展密切相关，如雌激素、催乳素与乳腺癌有关；雌激素与子宫内膜癌有关等。

3. 免疫因素 先天或获得性免疫缺陷者易发生恶性肿瘤，如缺乏丙种球蛋白者易患白血病和淋巴造血系统肿瘤；艾滋病病人易患恶性肿瘤；肾移植后长期使用免疫抑制剂者肿瘤发生率较高等。

4. 生活方式 研究表明，长期进食霉变、腌制、烟熏、煎炸食物者，肿瘤发生率高；吸烟者的肺癌发生率高等。

5. 心理-社会因素 人的性格、情绪、工作压力及环境变化等，可通过影响人体内分泌、免疫功能等而诱发肿瘤。流行病学调查发现，经历重大精神刺激、剧烈情绪波动或抑郁者较其他人群易患恶性肿瘤。

【病理】

（一）良性肿瘤

良性肿瘤细胞分化程度高，形态与正常细胞相似，核分裂少见，无病理性核分裂；实质器官的良性肿瘤多为膨胀性生长，呈结节状或分叶状；体表、体腔或管道器官腔面的良性肿瘤常凸向表面，为外生性生长，通常呈乳头状或息肉状。

（二）恶性肿瘤

1. 发生发展 恶性肿瘤的发生发展过程包括癌前期、原位癌及浸润癌3个阶段。从病理形态上看，癌前期上皮细胞增生明显，伴有不典型增生；原位癌病变仅限于上皮层内，是未突破基底膜的早期癌；原位癌突破基底膜后向周围组织浸润，发展成浸润癌，从而破坏周围组织的正常结构。一般情况下，致癌因素作用30～40年，经10年左右的癌前期阶段变为原位癌。原位癌可历时3～5年，在促癌因素作用下发展成浸润癌。浸润癌的病程一般为1年左右，长者可达10年。

2. 生长方式 实质器官的恶性肿瘤多为浸润性生长，呈浸润结节状；体表、体腔或管道器官腔面的恶性肿瘤多为外生性生长，呈乳头状、息肉状、蕈状或菜花状，但同时会向基底部浸润。与良性肿瘤的外生性生长相比，恶性肿瘤的外生性生长迅速，肿瘤中央部血液供应相对不足，瘤细胞易发生坏死，坏死组织脱落后可形成底部高低不平、边缘隆起的溃疡。

3. 转移方式 恶性肿瘤具有转移能力，转移方式包括直接蔓延、淋巴转移、血行转移以及种植转移。

（1）直接蔓延：肿瘤细胞向与原发病灶相连续的组织扩散生长，如直肠癌、宫颈癌侵及骨盆壁。

（2）淋巴转移：肿瘤细胞浸入淋巴管，经淋巴液引流入区域淋巴结，在淋巴结内定居、生长、浸润的过程。区域淋巴结受累的顺序一般是沿着淋巴引流的方向发生，有时也可发生逆行淋巴结转移或跳跃式淋巴结转移。

（3）血行转移：肿瘤细胞浸入血管，随血流到达远处部位，定居并生长的过程。转移的部位与原发肿瘤的部位有关，最常见的为肺，其次为肝。

（4）种植转移：肿瘤细胞脱落并沿着人体自然腔道种植在其他器官的表面，形成转移性肿瘤的过程。以胃癌种植到盆腔最为多见。

4. 分级 恶性肿瘤的"分级"是描述其恶性程度的指标。病理学上，通常根据恶性肿瘤细胞的分化程度、异型性、核分裂象数目等进行分级。目前使用较多的是三级分级法：Ⅰ级为高分化（well differentiated），分化良好，恶性程度低；Ⅱ级为中分化（moderately differentiated），中度恶性；Ⅲ级为低分化（poorly differentiated），恶性程度高。

5. 分期　肿瘤分期有多种方案。目前，由国际抗癌联盟（UICC）推荐的 TNM 分期法（表6-1-1）最为常用。根据 TNM 的不同组合，临床上分为Ⅰ期、Ⅱ期、Ⅲ期、Ⅳ期，也可将各期分为 A、B 期，如ⅠA 期、ⅠB 期等。各种肿瘤的 TNM 分类具体标准，由各专业会议协定。

表6-1-1　国际抗癌联盟（UICC）TNM 分期

符号	含义
T	肿瘤原发灶的情况
T_0	无原发肿瘤的证据
Tis	原发肿瘤，无浸润
$T_{1\sim4}$	肿瘤原发灶体积和（或）受累范围依次增加
N	淋巴结受累情况
N_0	无淋巴结受累
$N_{1\sim3}$	区域淋巴结受累的数目和（或）范围依次增加
M	远处转移
M_0	无远处转移
M_1	有远处转移

【肿瘤细胞的增殖过程】

细胞增殖过程也称细胞周期、细胞分裂周期、细胞生活周期或细胞繁殖周期，指从一次细胞分裂结束至下一次细胞分裂结束所经历的全过程，由 G_1 期（DNA 合成前期）、S 期（DNA 合成期）、G_2 期（DNA 合成后期）及 M 期（有丝分裂期）4 个时相所组成。此外，处于分裂周期中的细胞可转化为 G_0 期细胞（静止期细胞），此类细胞暂时脱离细胞周期，停止细胞分裂，但仍然活跃地进行代谢活动，执行特定的生物学功能，一旦得到信号指使，会快速返回细胞周期，进行分裂增殖。肿瘤的 G_0 期细胞对化疗基本不敏感，因此，常为复发或转移的根源。

【肿瘤的治疗】

良性肿瘤及交界性肿瘤以手术切除为主。恶性肿瘤多采用综合治疗方法，包括手术治疗、化学药物治疗（简称化疗）、放射治疗（简称放疗）、生物治疗、介入治疗、物理治疗、中医中药治疗以及内分泌治疗等。具体治疗方案应根据病人身心状况、肿瘤的具体部位、病理类型、侵犯范围（分期）和发展趋势，同时结合细胞分子生物学改变来选择。一般认为，恶性肿瘤Ⅰ期以手术治疗为主；Ⅱ期以局部治疗为主，包括原发灶及可能存在的转移灶的切除治疗或局部放疗，必要时可辅以有效的全身化疗；Ⅲ期宜采取综合治疗，如手术前和（或）手术后采取放疗或化疗等；Ⅳ期以全身治疗为主，辅以局部对症治疗。

（一）手术治疗

对于不同类型的肿瘤，其外科手术治疗的目的不同，根据手术目的将其分为 7 类。

1. 预防性手术　用于治疗癌前病变，防止其发生恶变或发展成进展期癌，如家族性结肠息肉病病人可通过预防性结肠切除降低结肠癌发生的可能性等。

2. 诊断性手术　为获得病理检查用的组织样品而进行的手术，能为正确的诊断、精确的分期，进而进行恰当合理的治疗提供可靠的依据。常见的手术方式有针吸活检术、切除活检术、切取活检术以及剖腹探查术等。

3. 根治性手术 指切除原发肿瘤及肿瘤可能累及的周围正常组织和区域淋巴结，以达到彻底治愈的目的。广义上的根治性手术包括瘤切除术、广泛切除术、根治术以及扩大根治术等。

4. 姑息性手术 属解除或减轻症状的非根治性手术，如晚期大肠癌伴肠梗阻时行肠造口术以缓解梗阻症状，防止发生严重并发症，减轻痛苦。

5. 减瘤手术 当恶性肿瘤体积较大、外侵犯严重、单靠手术无法根治时，通过手术切除大部分原发病灶后，应用化疗、放疗、生物治疗等其他非手术治疗方法以控制残存的瘤细胞，称为减瘤手术（减量手术）。减瘤手术仅适用于切除大部分原发病灶后，残余肿瘤能用其他治疗方法有效控制者，如卵巢癌、Burkitt 淋巴瘤、睾丸癌等。

6. 复发或转移灶的手术治疗 复发肿瘤是否行手术治疗，应根据病人具体情况及手术、化疗、放疗对其疗效而定，凡能手术者均应考虑再行手术，如乳腺癌术后局部复发可再行局部切除术。转移性肿瘤的手术切除适用于原发灶已得到较好的控制，而仅有单个转移性病灶。

7. 重建和康复手术 其目的在于改善病人术后的生存质量。如乳腺癌改良根治术后经腹直肌皮瓣转移行乳房重建、头颈部肿瘤术后局部组织缺损的修复等。

（二）化学药物治疗

化学药物治疗（chemotherapy）简称化疗，是一种应用化学药物杀灭肿瘤细胞或组织的治疗方法，其目的在于阻止肿瘤细胞的增殖、浸润、转移并最终杀灭瘤细胞。经过近半个世纪的努力，已发现几十种有效的化疗药物。正是这些药物使过去的不治之症绒毛膜癌、急性淋巴细胞白血病等得以治愈，使许多晚期肿瘤病人的生命得以明显延长。但许多化疗药物同时还存在着严重的毒副反应，因此对有以下情况的病人应慎重使用：①年老、体衰、营养状况差、恶病质者；②白细胞低于 $3×10^9/L$，血小板低于 $60×10^9/L$ 或出血倾向者；③肝肾功能障碍或严重心血管疾病者；④贫血及血浆蛋白低下者。

1. 常用的化疗药物 临床上常用的化疗药物种类繁多，分类方法亦很多，常见的有传统分类法和细胞动力学分类法。

（1）传统分类法：传统上根据药物来源和作用机制可分为以下 7 类：①烷化剂：烷化剂的烷化基团能与细胞的蛋白质和核酸结合，使其失去正常的生理活性，从而杀伤肿瘤细胞，抑制肿瘤细胞分裂。常用的烷化剂有氮芥、环磷酰胺、异环磷酰胺、噻替派等。②抗代谢药物：此类药物对核酸代谢物与酶结合反应有相互竞争作用，从而干扰肿瘤细胞的代谢，抑制其生长与增殖。如甲氨蝶呤、氟尿嘧啶、阿糖胞苷等。③抗肿瘤抗生素类：此类药物可以抑制肿瘤细胞的蛋白或核糖核酸合成或者直接作用于染色体，从而发挥其抗肿瘤的作用。如多柔比星、柔红霉素、博来霉素、放线菌素 D、丝裂霉素等。④生物碱类：主要通过抑制肿瘤细胞的有丝分裂来发挥其作用。如长春碱、长春新碱、紫杉醇、拓扑替康等。⑤激素类：主要是性激素类，此类药物通过改变内环境进而影响肿瘤生长，如他莫昔芬、氨鲁米特等。⑥分子靶向药物：包括单克隆抗体和小分子化合物，其作用靶点可以是细胞受体、信号传导以及抗血管生成等。常用的单克隆抗体有利妥昔单抗、西妥昔单抗等；常用的小分子化合物有甲磺酸伊马替尼、吉非替尼等。⑦其他：如羟基脲、铂类（顺铂、卡铂）等。

（2）细胞动力学分类法：即根据化疗药物对细胞周期作用分类，具体可分为以下 3 类：①细胞周期非特异性药物：此类药物对增殖或非增殖细胞均有作用，如烷化剂、铂类、抗肿瘤抗生素类药物等；②细胞周期特异性药物：作用于细胞增殖的整个或大部分周期时相，如氟尿嘧啶等抗代谢类药物；③细胞周期时相特异药物：选择性作用于某一时相，如门冬酰胺酶等作用于 G_1 期；

博来霉素等作用于 G_2 期；阿糖胞苷、羟基脲等作用于 S 期；长春新碱、紫杉醇等作用于 M 期。

2. 给药途径　化疗有全身给药和局部给药 2 种给药途径。全身给药途径有静脉输注、口服、肌内注射；局部给药途径有肿瘤内注射、腔内注射、鞘内注射、动脉内灌注或化疗栓塞等。同一种药物，给药途径不同，所起作用亦不同。

（三）放射治疗

放射治疗（radiation therapy）简称放疗，是利用放射线的电离辐射作用，对肿瘤细胞进行破坏、杀灭，从而达到治疗目的的一种方法，是治疗恶性肿瘤的主要手段之一，与手术和化疗并列为恶性肿瘤治疗的三大基石。

1. 常用的放射源　①X 线治疗机和各种加速器产生的不同能量的 X 线；②放射性核素（如 ^{226}Ra、^{60}Co 等）发出的 α、β 和 γ 射线；③各种加速器产生的电子束、质子束、中子束及其他重粒子束等。

2. 放疗设备及照射方法　目前我国放疗设备有 X 线治疗机、电子直线加速器、^{60}Co 远距离治疗机、遥控后装近距离治疗机、立体定向放射治疗设备等。照射方法有外照射（用各种治疗机）与内照射（如组织内插植镭针）。

（四）生物治疗

生物治疗是应用生物学技术改善个体对肿瘤的免疫应答及直接效应的治疗手段，主要包括细胞因子、过继性免疫治疗、单克隆抗体及其偶联物、肿瘤疫苗、基因治疗、抗血管生成治疗等。

（五）介入治疗

介入治疗是指在医学影像设备（如血管造影机、透视机、CT、B 超等）的引导下，经皮肤血管或经人体生理腔道插入穿刺针，或引入导丝、导管到肿瘤前端血管或肿瘤内，再用化疗药物或其他物质进行灌注或栓塞等，以杀灭肿瘤细胞的方法。

（六）物理治疗

物理治疗是应用物理学方法杀伤肿瘤细胞和增加个体对放化疗反应的肿瘤治疗方法，主要包括肿瘤热疗、液氮冷冻治疗、铂金电化学治疗等。

（七）中医中药治疗

中医中药治疗是利用中医扶正、祛邪、软坚、散结、清热解毒、祛湿化痰、通经活络、以毒攻毒等原理，以中草药全面调理机体，以提高机体免疫力、抑制肿瘤细胞生长或杀灭肿瘤细胞。

（八）内分泌治疗

内分泌治疗是指对某些激素依赖性肿瘤，采用内分泌药物进行治疗，其作用机制包括改变机体内分泌状态，竞争抑制肿瘤细胞的生长或诱导肿瘤细胞凋亡。

第二节　肿瘤病人的护理

【护理评估】

（一）健康史

询问病人年龄、性别、婚姻、职业、文化程度、发病情况和病程长短等；女性病人还需询问月经史、生育史、哺乳史；评估既往史、家族史以及个人生活习惯、特殊嗜好；评估有无发病的相关因素等。

（二）身体状况

肿瘤发生部位、病理类型、侵犯范围（分期）和发展趋势不同，其临床表现各有差异。

1. 肿块 常是体表或浅在肿瘤的首要症状。因肿瘤的性质不同，其硬度、移动度、表面温度、血管分布及边界均可不同。位于深部或内脏的肿块则不易触及，但可出现邻近器官受压或空腔脏器梗阻等症状。

2. 疼痛 肿块的膨胀性生长、破溃或感染等可侵及和刺激神经组织出现局部刺痛、跳痛、隐痛、烧灼痛或放射痛。空腔脏器肿瘤引起梗阻时可致痉挛，产生绞痛。晚期肿瘤的疼痛常难以忍受。

3. 溃疡 体表或空腔脏器的恶性肿瘤易出现缺血坏死、感染，继发溃疡，可有恶臭及血性分泌物。

4. 出血 恶性肿瘤生长过程中发生破溃或侵及血管使之破裂可致出血。上消化道肿瘤有呕血或黑便；下消化道肿瘤可有血便或黏液血便；泌尿道肿瘤除出现血尿外，常伴局部绞痛；肺癌可有咯血或痰中带血；子宫颈癌可有血性白带或阴道出血；肝癌破裂可致腹腔内出血等。

5. 梗阻 空腔脏器肿瘤的膨胀性生长可致空腔脏器腔隙变窄或梗阻，梗阻部位不同，其临床表现不同。

6. 转移症状 如区域淋巴结肿大；相应部位静脉回流受阻，致肢体水肿或静脉曲张；骨转移可有疼痛或触及硬结，甚至发生病理性骨折；肺癌、肝癌、胃癌可致癌性胸腹水等。

7. 全身表现 早期肿瘤多无明显全身症状；中晚期恶性肿瘤可伴有消瘦、乏力、体重下降、低热、贫血等全身症状；恶病质常是恶性肿瘤晚期全身衰竭的表现，尤其是消化道肿瘤病人可较早出现恶病质。

（三）辅助检查

1. 实验室检查

（1）常规检查：包括血常规、尿常规及粪便常规检查。此类检查的异常发现并非恶性肿瘤的特异性标志，但阳性结果常可为诊断提供有价值的线索。

（2）血清学检查：是一种测定人体内由肿瘤细胞产生的分布在血液、分泌物、排泄物中的肿瘤标记物的生物化学检查方法。肿瘤标记物可以是酶、激素、糖蛋白、胚胎性抗原或肿瘤代谢产物。血清学检查的特异性差，但对辅助诊断、判定疗效和随访具有一定的价值。

（3）其他：如免疫学检查、流式细胞术与基因诊断等。

2. 影像学检查 应用X线、超声波、各种造影、核素、X线计算机断层扫描（CT）、磁共振（MRI）等方法所得影像，判断有无肿块及其所在部位、阴影形态及大小。

3. 内镜检查 应用食管镜、胃镜、纤维肠镜、直肠镜、乙状结肠镜、气管镜、腹腔镜、纵隔镜、膀胱镜、阴道镜及子宫镜等直接观察空腔器官、胸腔、腹腔、纵隔等部位有无病变，并可取细胞或组织行病理检查，对肿瘤的诊断具有重要作用。

4. 病理学检查 是目前诊断肿瘤最可靠的检查方法。它包括细胞学和组织学检查两部分。细胞学病理检查方法有脱落细胞涂片检查、细针直接穿刺或超声导向穿刺行涂片检查；组织学病理检查是指空芯针穿刺、钳取、切取或切除病变后制成病理切片进行的检查。

（四）心理 – 社会状况

1. 心理特点 肿瘤病人因其文化背景、心理特征、病情性质及对疾病的认知程度不同，会产生不同的复杂心理反应。肿瘤病人大致可经历以下的心理变化。

（1）震惊否认期：病人初悉病情后，通常会感到震惊，表现出面无表情、茫然、发呆，知觉淡漠甚至晕厥，继而极力否认，怀疑诊断的正确性，存有侥幸心理，可能辗转多家医院就诊、咨询。这是病人面对疾病应激产生的保护性心理反应，可缓解其恐惧和焦虑的程度，但易延误治疗时机。

（2）愤怒期：当病人接受自己患有癌症的现实后，随之会产生恐慌、哭泣，继而愤怒、烦躁不安，常迁怒于亲属和医务人员。此期属适应性心理反应，但若长期存在，极易导致心理障碍。

（3）磋商期：病人开始接受治疗，但对其进行"讨价还价"，心存幻想，访名医、求偏方，希望寻找更好的治疗方法以延长生命。此期，病人开始树立与疾病抗争的信念，容易接受他人的劝慰，有良好的遵医行为。

（4）抑郁期：当治疗不良反应明显，而效果不理想、肿瘤复发、病情恶化或疼痛难忍时，病人往往对治疗失去信心，感到绝望。表现为沉默寡言、拒绝治疗、不听劝告，甚至有自杀倾向。

（5）接受期：病人经过反复的、痛苦的、激烈的内心抗衡，心境变得平和，不再自暴自弃，表现出积极配合治疗和护理。

2. 经济与社会状况　病人尤其是成年病人在患病前可能是家庭的支柱，是职场的骨干，患病以后，其经济社会状况受到不同程度的影响。因此，需评估病人及家属对肿瘤治疗的经济承受能力、家属的心理承受能力、病人的社会支持系统等。

【常见护理诊断/问题】

1. **焦虑/恐惧**　与担心疾病预后、家庭社会地位和经济状况改变等有关。
2. **营养失调：低于机体需要量**　与肿瘤导致代谢增高、化疗及放疗副作用等有关。
3. **疼痛**　与肿瘤生长侵及神经或压迫周围组织等有关。
4. **恶心/呕吐**　与化疗药物引起消化道不良反应有关。
5. **有感染的危险**　与化疗、放疗引起骨髓抑制有关。
6. **腹泻/便秘**　与化疗、放疗副作用有关。
7. **皮肤完整性受损**　与化疗、放疗的副作用有关。
8. **体像紊乱**　与化疗、放疗导致脱发、色素沉着有关。
9. **知识缺乏：缺乏有关肿瘤治疗、护理及预防的相关知识。**

【计划与实施】

肿瘤病人在治疗期间将面对许多问题，需要得到医护人员的帮助。通过治疗与护理，病人：①焦虑与恐惧感减轻，能以积极的心态坚持治疗；②增加营养的摄入以适应代谢的需要；③疼痛能得到有效控制；④无恶心/呕吐；⑤无严重感染发生；⑥排便正常；⑦皮肤/黏膜正常；⑧正确对待治疗造成的形象改变；⑨了解疾病的相关知识、治疗护理过程及预防措施。

（一）心理护理

肿瘤病人的心理状态直接影响其生存时间与生存质量。如何帮助肿瘤病人接受现实，以平和而积极的心态来配合各种治疗，是护理人员应该认真对待的问题。

1. 建立良好的护患关系　护士应以友好的态度主动与病人沟通，关心、安慰病人，帮助其解决实际问题，耐心倾听病人的述说，赢得病人的信任，与肿瘤病人建立融洽、友好的护患关系。

2. 评估心理特点，提供针对性的护理措施　通过观察表情动作，倾听主诉或其亲属的反映等，了解病人的心理状态，并提供针对性的护理措施：①震惊否认期：鼓励家属给予病人情感上的支持和生活上的关心，使之有安全感，因人而异地逐渐使病人了解病情真相；②愤怒期：与病人交谈与沟通，尽量鼓励病人表达自身的感受和想法，给病人讲解肿瘤的治疗过程及治愈的可能性，介绍成功的实例，以纠正其感知错误、减轻焦虑与恐惧心理，帮助病人树立战胜疾病的信心，以平和积极的心态接受各种治疗；③磋商期：维护病人的自尊，尊重其隐私，兼顾其身心需要，提供心理护理；④抑郁期：给予病人更多的关爱与抚慰，诱导其发泄情绪，鼓励家属陪伴于身旁，满足其各种需求；⑤接受期：加强与病人间的交流，尊重其意愿，满足其合理需求，尽可能提高其生活质量。

3. 鼓励与社会团体沟通 社会支持系统对肿瘤病人非常重要，是肿瘤病人能否顺利完成治疗的关键。应该经常与病人的单位或相关部门保持联系，动员社会支持系统的力量来关爱病人，给予经济上的保障；同时鼓励病人的亲朋好友提供更多的关心和照顾，增强其自尊感，提高其生活质量。介绍病人参加癌症康复团体，使之能在与其他癌症病人的交流中找回自尊，找回自我。

（二）饮食及营养支持

肿瘤病人在整个治疗过程中都需要营养的支持。护士应根据病人的病情、营养状况及其对营养的需求，与医师、营养师共同协商制订营养计划。

1. 饮食调整 告知病人忌辛辣、油腻等刺激性食物，忌烟酒；鼓励摄入高蛋白、低脂肪、易消化的清淡饮食，多饮水，多吃新鲜蔬菜水果；少量多餐，注意调整食物的色香味，增进食欲。

2. 营养支持方式 能经口进食者，首先选择经口补充营养物质，在正常进食的间歇可口服辅助营养制剂；不能经口进食，但胃肠功能正常者，可首先选择肠内营养支持；不能经口进食伴胃肠功能障碍者，可通过静脉途径行肠外营养支持。

（三）缓解疼痛

癌症疼痛是病人最常见和最难忍受的症状之一，常从心理、生理、精神和社会等多方面影响其生存质量。

1. 及时、全面、正确地评估疼痛 包括疼痛持续时间、发作频率、部位、性质、促发与缓解因素以及有无伴随症状等。

2. 采取正确的止痛措施 包括非药物与药物止痛疗法。

（1）非药物止痛疗法：主要是通过为病人创造安静舒适的环境、分散其注意力等来达到止痛的目的，如松弛疗法、音乐疗法等。

（2）药物止痛疗法：目前广泛使用的药物止痛疗法是 WHO 推荐的癌痛三阶梯疗法，在应用此疗法的过程中需遵循"口服给药、按时给药、按阶梯给药、个体化给药"的原则，同时注意药物疗效及不良反应的观察（详见第十一章第二节疼痛病人的护理）。

（四）化疗的护理

1. 化疗病人的心理准备 向病人耐心解释化疗方案、化疗药物可能出现的毒副反应及应对方式等，使病人做好充分的心理准备，以便有效地配合化疗。

2. 化疗药物的使用与护理

（1）严格配药：①采用集中配药管理。有条件的医院可设置化疗药物配制中心，未具备化疗药物配制中心者可在病房设置相对独立的化疗药物配制间；②配药时严格无菌技术操作，严格三查八对，严格按医嘱剂量配药，现配现用；③配药时护士应做好自我防护，如戴手套、眼罩等。

（2）静脉血管的保护和合理使用

1）正确评估血管及穿刺部位：选择血管弹性好、管径粗、易固定、血液回流快且便于穿刺和固定的前臂静脉。勿选择肌腱、韧带、关节附近的血管，以防渗漏引起肌腱挛缩和神经功能障碍。此外，应避免在放疗肢体、乳腺术后患侧肢体、有动静脉瘘的肢体上输入化疗药物。

2）选择适宜的穿刺工具：护士应根据化疗药物的理化特性（药物酸碱度、渗透压、刺激性和浓度等）、给药方法、给药途径、输入速度、治疗疗程等选择恰当的穿刺工具。如输入发泡性、刺激性强的药物或外周静脉选取有困难，应选择经外周中心静脉置管或中心静脉置管。

3）掌握正确的穿刺与拔针方法：忌用含有化疗药物的针头直接穿刺血管或拔针；化疗用药前后应先用不含化疗药物的等渗液体（如0.9%氯化钠溶液、5%葡萄糖液）冲洗输液管道。

4）正确处理药物外渗：输注化疗药物过程中，护士应密切注意观察穿刺局部皮肤有无疼痛或红肿现象，如出现异常应立即处理。处理方法如下：①立即停止输液，拔出针头，及时更换穿刺部位；②立即局部封闭：根据化疗药物的性质选择相应的解毒剂封闭，以降低局部药物浓度、减轻疼痛；③根据外渗药物的种类选择冷敷或热敷时机，如蒽环类抗肿瘤药、紫杉醇等渗漏24小时内即可给予冷敷；草酸铂及长春碱类药外渗24小时后可给予热敷。

3. 化疗副作用的观察与护理

（1）感染：多数化疗药物可致骨髓抑制、免疫功能下降、白细胞减少等毒性反应，一旦发生，病人极易合并感染。护士应做好感染的防控措施。具体做法如下：①严密监测体温变化，密切观察病人有无感染迹象，一旦发现异常，应及时报告医生并配合处理；②做好皮肤与口腔护理，同时注意会阴部及肛门的清洁，减少感染的机会；③加强病室空气消毒，减少探视，防止交叉感染；④鼓励病人进食高蛋白、高热量、富含维生素的食物，以加强营养，提高病人抵抗力；⑤每周定期检查血常规，白细胞计数低于 3.5×10^9/L 时应及时报告医生并配合处理，必要时给予升白细胞的药物；白细胞计数低于 1×10^9/L 时，应采取保护性隔离措施。

（2）出血：①定期监测病人血小板计数变化；②血小板降低时应注意预防出血，嘱避免皮肤擦伤、肢体磕碰、肢体挤压等；③血小板计数低于 50×10^9/L 时，嘱病人避免外出，减少活动；低于 20×10^9/L 时，嘱病人绝对卧床休息；④密切观察病人有无皮肤瘀斑、牙龈出血、鼻出血、血尿、血便等全身出血倾向，必要时遵医嘱使用止血药或输注血小板。

（3）恶心与呕吐：①评估并记录恶心、呕吐发生的时间、次数、呕吐物的性质和量，及时处理呕吐物，以避免不良刺激；②严密监测生命体征及电解质变化；③鼓励病人进食高热量、高蛋白、低脂、富含维生素、易消化的流质或半流质饮食，以少量多餐为宜；④尽量选择睡前用药，以减少恶心、呕吐的发生；⑤遵医嘱使用止吐药物，并严密观察用药后效果及不良反应。

（4）便秘与腹泻：①指导便秘病人多食富含粗纤维的新鲜蔬菜、水果及糙米等食物，并鼓励其适当运动，以增加肠蠕动；病情允许时，鼓励病人多饮水，保证每日饮水量在 2000～3000ml，以增加尿量，促进化疗毒素排出并充分软化大便；必要时遵医嘱正确采取口服缓泻剂或灌肠等措施；②病人发生腹泻时，护士应及时评估并记录其大便次数、性质和量，监测其神志、生命体征变化，同时注意观察病人有无腹胀、尿量减少等水、电解质紊乱状况；指导腹泻病人进食少渣、含钾、易消化的温热流质或半流质饮食，鼓励其多饮水，严重腹泻者应暂禁食；告知病人保持肛周皮肤清洁干燥；必要时遵医嘱使用止泻药。

（5）口腔黏膜炎：①指导病人保持口腔清洁，用软毛牙刷刷牙，进食后应用清水、生理盐水或 1:5000 呋喃西林溶液漱口；②鼓励病人进食营养丰富的食物，避免食用过热、过冷、辛辣、过硬或粗糙等刺激性食物；③定期评估病人有无口腔味觉改变、口腔、咽喉部疼痛、口腔黏膜有无变红、溃疡等；④出现口腔溃疡时，可口服适量的叶酸片剂或静脉注射叶酸，轻者用 1∶200 叶酸溶液漱口即可。如合并真菌感染，可用 1%～4% 碳酸氢钠溶液或 100000U/ml 制菌霉素液漱口；严重口腔溃疡致疼痛时，可遵医嘱给予止痛药物。

（6）肝、肾功能损害：大剂量化疗时，肝、肾功能可能出现不同程度的损伤。肝功能受损时，可出现上腹部疼痛、恶心、腹泻等症状，严重时出现黄疸，血清谷丙转氨酶升高等；肾功能受损时可出现尿量减少、血尿素氮和血肌酐升高等。其护理要点如下：①密切观察病人的皮肤、黏膜有无黄染，定期检查肝功能，有异常时及时报告医生并配合处理；②注意观察尿液的颜色，准确记录出入液量，每小时尿量少于 100ml 时，应及时通知医生进行利尿处理；③嘱病人多饮水，必要时静脉输注液体。

（7）脱发：化疗后脱发是许多病人对化疗产生畏惧情绪的原因之一，尤其是年轻女性对自身形象的改变难以接受。护士应了解病人的情绪反应，帮助其正确面对自身形象的改变。其护理要点如下：①向病人详细讲解化疗引起脱发的原因，并强调脱发是暂时的；②协助病人理发；③指导病人佩戴假发、帽子等饰物以增进自尊。

（8）其他副作用：多柔比星、烷化剂等化疗药物易损伤肺功能，导致间质性肺炎伴肺纤维化，病人表现为咳嗽、咳痰、胸闷、呼吸困难等症状；多柔比星，吡柔比星具有心脏毒性，病人表现为心悸、呼吸困难等；长春新碱可引起外周运动神经和自主神经的病变；顺铂具有耳毒性，且可引起周围神经炎。上述药物的毒副反应多在停药后好转。其护理要点如下：①用药期间严密观察病人的生命体征、心律、意识、肢体运动，重视病人的主诉，一旦发现异常情况及时报告医生；②对症处理，如有心悸、呼吸困难者给予氧气吸入，减慢输液速度等；③感觉与运动障碍者，注意预防发生烫伤、摔伤等意外。

（五）放疗的护理

1. 放疗前的护理

（1）心理护理：向病人耐心解释放疗的作用、放疗的方法、放疗时间及疗程、可能出现的副作用及需要配合的注意事项等，使病人做好充分的心理准备、积极配合治疗。

（2）饮食指导：鼓励病人进食高热量、高蛋白、高维生素、易消化的饮食，以增强体质；嘱戒烟、忌酒，忌食辛辣、过热、过硬等刺激性食物。

（3）身体准备：嘱病人摘除金属物品；头颈部肿瘤放疗者，放疗前应做好口腔处理，如保守治疗照射范围内的患齿、充填龋齿等；评估全身情况，纠正贫血、控制感染。

（4）功能锻炼指导：如指导头颈部放疗病人做张口锻炼，避免放疗期间出现张口困难；指导胸腹部放疗病人进行呼吸功能锻炼等。

2. 放疗期间的护理

（1）照射皮肤 / 黏膜的观察与护理：放疗过程中，根据所用放射源、照射面积及部位的不同，可出现不同程度的皮肤反应。急性皮肤反应易发生在腹股沟、腋窝、会阴等皮肤皱褶潮湿处，可分为三度。Ⅰ度：皮肤出现红斑、有烧灼感或刺痒感，继续照射由鲜红变为暗红，以后脱屑，称为干性皮炎（干反应）；Ⅱ度：高度充血、水肿、水疱形成、有渗液、糜烂，称湿反应；Ⅲ度：溃疡形成或坏死，侵犯到真皮造成放射性损伤，难以愈合。慢性皮肤反应在放疗后数个月或更长时间出现，表现为照射区皮肤萎缩、变薄、毛细血管扩张、淋巴回流障碍、色素沉着等。照射野皮肤的护理要点如下：①嘱病人选用全棉、柔软、宽大、吸湿性强的内衣裤，避免粗糙衣服摩擦；②保持照射野皮肤清洁、干燥；③局部皮肤禁用肥皂擦洗或热水浸浴，必要时可用温水和柔软毛巾轻轻蘸洗；④局部皮肤忌用碘酒、酒精等刺激性消毒剂，避免冷热刺激，如使用热敷、冰袋等；⑤照射区需剃毛发时，宜用电动剃须刀，以防损伤皮肤造成感染；⑥外出时，避免阳光直接暴晒，必要时使用遮阳伞或戴帽遮挡；⑦局部皮肤出现瘙痒时，禁搔抓；出现脱皮时勿撕剥，而是让其自然脱落。

（2）营养支持：对于全腹或盆腔放疗引起的腹泻，宜进食少渣、低纤维、不易产气的食物。严重腹泻时需暂停放疗，给予要素饮食或完全胃肠外营养。放疗期间嘱病人多饮水，以增加尿量、促进毒素排泄，从而减轻全身放疗反应。

（3）密切观察病情变化：定期检查血象，监测病人有无感染症状与体征，一旦发现异常，及时通知医生，并配合处理。此外，放疗在杀灭肿瘤细胞的同时，对照射野内的正常组织也有不同程度的损害，如膀胱照射后可出现血尿、胸部照射后可发生放射性肺纤维变等。因此，放疗期间应加强对照射器官功能状态的观察、对症护理，出现严重不良反应时，应及时报告医生，暂停放疗。

3．放疗后的护理　放疗结束后，告知病人避免拔牙、注意照射野皮肤的保护，并向其说明后期仍可能出现放射反应，应按计划定期复查。

（六）健康指导

肿瘤病人的健康指导应贯穿于治疗、康复的始终。护士应根据病人及家属的具体情况对其行个体化健康教育，如住院环境介绍、安全管理、肿瘤相关疾病预防、治疗及护理知识等。告知病人及家属治疗后应坚持随访，以早期发现肿瘤复发或转移的征象。

1．肿瘤的三级预防

（1）一级预防：即病因预防，消除或减少可能的致癌因素，以降低癌症的发病率。实施措施包括保护环境，控制大气、水源、土壤等污染；改变不良习惯和生活方式，如戒烟、戒酒，多食新鲜蔬菜水果等；减少职业暴露，如石棉、苯等。

（2）二级预防：指早期发现、早期诊断以及早期治疗。主要的实施手段是开展普查工作，对高发区及高危人群进行定期体格检查、筛查，从中发现癌前病变并及时治疗。

（3）三级预防：即诊断和治疗后的康复治疗，包括控制不适症状、提高生存质量、减轻痛苦、延长生命等，主要实施方法是对症治疗。

2．坚持随访　肿瘤病人应终身定期随访，通常用3年、5年、10年的生存率表示某病种的治疗效果，对肿瘤病人的随访还可减少其对癌症的恐惧，早期发现复发或转移征象等。一般情况下，在手术、化疗、放疗后最初1年内，应每个月随访1次；3年内至少每3个月随访1次；3～5年内，每半年1次；5年后每年1次。具体随访时间，可根据肿瘤的性质、分期、治疗效果适当调整。随访内容据肿瘤的恶性程度而定，包括肿瘤切除部位检查、B超检查、CT检查、血常规、肝、肾功能检查及肿瘤标志物检查等。

【护理评价】

经过治疗和护理，病人是否达到：①焦虑与恐惧感减轻，能以积极的心态坚持治疗；②增加营养的摄入以适应代谢的需要；③疼痛能得到有效控制；④无严重感染发生；⑤无恶心/呕吐；⑥排便正常；⑦皮肤/黏膜正常；⑧正确对待治疗造成的形象改变；⑨了解疾病的相关知识、治疗护理过程及预防措施。

（陈　红）

．．

1. 女，50岁，1年前因右乳腺癌行根治性手术，近1个月出现两侧胸前及腰背痛，渐加重，难以忍受，核素骨扫描提示肿瘤骨转移可能。病人出现悲伤、沉默寡言、不听劝告，不遵医嘱，甚至有自杀倾向。

（1）该病人此时的心理反应为哪一期？

（2）针对该病人当前的心理反应，应给予哪些护理措施？

2. 男，64岁，咳嗽，食欲下降，消瘦、贫血，痰中带血丝1年余，加重2个月，胸部CT示右下肺恶性肿瘤，诊断为肺癌。拟行手术、化学药物综合治疗。

（1）根据病人目前的情况，其主要护理问题有哪些？

（2）针对该病人的病情，应给予哪些护理措施？

第七章
围术期病人的护理

07章

手术既是治疗疾病的重要手段，又是机体新的创伤过程，手术和麻醉都会给病人的身体、心理带来应激反应。围术期（perioperative period）是指从病人确定手术治疗时起，至与这次手术有关的治疗基本结束为止的一段时间，分为手术前期、手术中期和手术后期三个阶段。围术期护理是指在围术期为病人提供全程的护理，在术前至术后整个治疗期间，通过全面评估病人的身心状况，正确地判断病人对手术和麻醉的耐受力，为病人提供整体护理，以增加手术的安全性，保证手术的顺利实施，减少术后并发症的发生，促使术后尽快恢复健康。随着现代医学的不断发展，近年来，加速康复外科的理念在外科领域取得了良好的效果。所谓的快速康复外科是指在围术期采用一系列经循证医学证据证实有效的优化处理措施，以减少病人心理和生理的创伤应激反应，减少并发症，缩短住院时间，加速术后的康复。

【手术分类】

（一）根据手术时限分类

1．**择期手术**　指手术时间没有期限的限制，可做好充分的术前准备后进行手术。如一般的良性肿瘤切除术、腹股沟疝修补术等。

2．**限期手术**　手术时间可以选择，但必须有时间限制，不宜过久以免延误手术时机，应在限定的时间内做好术前准备，如各种恶性肿瘤的根治术。

3．**急症手术**　病情危急，需要在最短时间内进行必要的术前准备后立即实施的手术，以抢救生命。如外伤性肝、脾破裂和肠破裂、胸腹腔大血管破裂等手术。

（二）根据手术目的分类

1．**诊断性手术**　目的是明确诊断，如活体组织检查术、开腹探查术、开胸探查术等。

2．**根治性手术**　目的是彻底治愈疾病，如胆囊切除术、腭裂修补术等。

3．**姑息性手术**　目的是减轻症状，用于由于条件限制而不能行根治性手术的疾病，如晚期胃窦癌行胃空肠吻合术，以解除幽门梗阻症状，但不切除肿瘤。

第一节　手术前期病人的护理

手术前期（perioperative phase）是指从病人决定接受手术到将病人送至手术室的这段时期。手术前，要对病人的全身情况有足够的了解，评估是否存在可能影响整个病程的潜在因素，包括主要器官、系统的功能及营养、心理状态等。因此，需详细询问病史，全面地进行体格检查，了解各项辅助检查的结果，评估病人对手术的耐受力，同时发现问题，在术前予以纠正，术中和术后加以防治。

【护理评估】

（一）健康史

1．**一般资料**　了解病人年龄、职业、生活习惯，有无烟酒嗜好等。

2．**现病史**　本次发病的诱因、诊治经过、症状和体征。

3．**既往史**　了解有无各系统疾病病史，创伤史、手术史、过敏史。

4．**用药史**　如抗凝药、抗生素、镇静药、降压药、利尿药、皮质激素、甾类化合物（类固醇）等的使用情况及不良反应。

5．**婚育史**　了解女性病人的月经史、生育状况。

6．**家族史**　家庭成员有无同类疾病、遗传病史等。

（二）身体状况

1．重要系统功能

（1）循环系统：评估有无肢体水肿，体表血管异常；有无颈静脉怒张和四肢浅静脉曲张等现象；有无心肌炎、心绞痛、心肌梗死、心力衰竭等病史。

（2）呼吸系统：评估呼吸运动是否对称，是否出现呼吸急促、咳嗽、咳痰、发绀等表现；有无肺气肿、肺结核、呼吸道感染等病史或长期吸烟史。

（3）泌尿系统：评估有无尿频、尿急、尿痛和排尿困难等症状，观察尿液的量及尿液性状，有无肾脏功能不全，前列腺增生症或急性肾炎。

（4）血液系统：评估有无出血倾向的病史，是否使用抗凝血药物。

（5）其他：①内分泌系统疾病：有无甲状腺功能亢进、糖尿病等；②神经系统疾病：有无癫痫和严重的帕金森疾病等；③有无肝脏和肾脏疾病。

2．手术耐受能力　①耐受良好：病人全身情况较好，无重要内脏器官功能损害，疾病对全身影响较小；②耐受不良：病人全身情况不良，重要内脏器官功能损害较严重、疾病对全身影响明显、手术损伤大。

（三）辅助检查

了解实验室各项检查结果如血、尿、便三大常规检查、血生化检验结果；了解胸部 X 线、B 超、CT 及 MRI 等影像学检查结果，以及心电图、内镜检查及其他特殊检查结果。

（四）心理－社会状况

了解术前病人的心理问题及产生问题的原因，病人的人格类型，家庭成员状况、家属对疾病的认识、对病人的支持程度，家庭的经济承受能力等。

【常见护理诊断／问题】

1．**焦虑／恐惧**　与环境陌生、对手术和麻醉缺乏正确认识、经济困难、担心手术结果、术后疼痛或出现并发症等因素有关。

2．**营养失调：低于机体需要量**　与摄入不足、肿瘤消耗、消化吸收功能障碍有关。

3．**知识缺乏**：缺乏术前配合的相关知识。

4．**睡眠型态紊乱**　与疾病导致的不适、环境改变和担忧有关。

5．**体液不足**　与疾病所致体液丢失、液体摄入量不足或体液在体内分布转移等有关。

【计划与实施】

（一）心理准备

1．**建立良好的护患关系**　了解病人的病情及需要，给予安慰和帮助。通过恰当的沟通，取得病人信任。

2．**心理支持和疏导**　鼓励病人表达感受，倾听病人诉说，正确引导和纠正恐惧、焦虑等不良情绪；耐心解释病情、手术的必要性及可能取得的效果，增强病人治疗信心，使病人以积极的心态配合手术和术后治疗；动员病人的社会支持系统，使其感受到重视和关心。

3．认知教育　帮助病人正确认识病情，提高认识和应对能力，了解手术相关知识及术后的注意事项，使病人对手术的风险及可能出现的并发症有足够的认知和心理准备。

（二）常规术前准备

1．饮食与休息　加强饮食指导，鼓励摄入营养素丰富、易消化的食物。消除引起不良睡眠的诱因，创造安静舒适的环境，告知放松技巧，促进病人睡眠，病情允许者，适当增加白天活动，必要时遵医嘱予以镇静安眠药。

2．适应性训练

（1）指导病人床上使用便盆的方法，以适应术后床上排尿和排便。

（2）教会自行调整卧位和床上翻身的方法，以适应术后体位的变化。

（3）部分病人还应指导术中特殊体位的适应性练习：甲状腺手术病人，将枕头垫于肩下，练习头颈部过伸平卧位；脊柱手术练习俯卧位；乳腺癌手术进行患肢外展训练。

（4）指导病人练习深呼吸运动：腹部手术练习胸式呼吸，胸部手术练习腹式呼吸，学会用鼻慢慢深吸气，然后用嘴慢慢呼气，以增加肺通气量。

（5）指导病人练习有效咳嗽、咳痰：咳嗽时采取半卧位，两手十指交叉联结，将手掌横压在切口上方或两侧，以支托切口，减轻咳嗽时因切口震动引起的疼痛。咳痰前先深呼吸，然后用力做爆破式咳痰，以利于排出肺部深处的痰液。

3．输血与补液　施行大中手术者，术前应遵医嘱做好血型鉴定和交叉配血，备好一定数量的红细胞和血浆。对有水、电解质及酸碱平衡失调和贫血、低蛋白血症的病人应在术前予以纠正。

4．预防术后感染　遵医嘱合理应用抗生素，及时处理已知的感染病灶。避免病人与其他感染者接触，有以下情况者，术前应预防性使用抗生素：①开放性创伤、创面已污染、清创时间长、难以彻底清创者；②胃肠道手术；③感染病灶或切口邻近有感染灶；④癌肿手术；⑤涉及大血管的手术；⑥器官移植术；⑦植入人工制品的手术。

5．胃肠道准备　①成人择期手术前8～12小时禁食，4小时禁饮，避免在麻醉或手术过程中因呕吐误吸而导致窒息或吸入性肺炎；②非肠道手术病人术前一般不限制饮食种类；消化道手术病人术前1～2日进流质饮食；③肠道手术病人术前3日开始做肠道准备；④消化道手术或某些特殊疾病，应遵医嘱留置胃管。

○ **知识拓展**　　加速康复外科术前禁食及口服碳水化合物

长时间禁食使病人处于代谢的应激状态，可致胰岛素抵抗，不利于降低术后并发症发生率。建议无胃肠道动力障碍病人术前6小时禁食固体饮食，术前2小时禁食清流质。若病人无糖尿病病史，推荐手术2小时前饮用400 ml含12.5%碳水化合物的饮料，可减缓饥饿、口渴、焦虑情绪，降低术后胰岛素抵抗和高血糖的发生率。

6．手术区皮肤准备　①清洁：术前1日下午或晚上清洁皮肤，腹部手术及腹腔镜手术时尤应注意脐部的清洁，若皮肤上有胶布的痕迹，可用松节油或75%乙醇擦拭。②备皮：应注意遮挡和保暖，防止损伤表皮而增加感染的概率；若毛发影响手术操作，应剃除；若手术区域毛发细小，可不用剃除。手术区皮肤准备范围包括切口周围至少15cm，不同手术部位的皮肤准备范围见表7-1-1和图7-1-1。

表 7-1-1　常用手术皮肤准备的范围

手术部位	备皮范围
颅脑手术	剃除全部头发及颈部毛发、保留眉毛
颈部手术	上自唇下，下至乳头水平线，两侧至斜方肌前缘
胸部手术	上自锁骨上及肩上，下至脐水平，包括患侧上臂和腋下，胸背均超过中线 5cm 以上
上腹部手术	上自乳头水平，下至耻骨联合，两侧至腋后线
下腹部手术	上自剑突，下至大腿上 1/3 前内侧及会阴部，两侧至腋后线，剃除阴毛
腹股沟手术	上自脐平线，下至大腿上 1/3 内侧，两侧至腋后线，包括会阴部，剃除阴毛
肾手术	上自乳头平线，下至耻骨联合，前后均过正中线
会阴部及肛门手术	上自髂前上棘，下至大腿上 1/3，包括会阴及臀部，剃除阴毛
四肢手术	以切口为中心包括上、下方各 20cm 以上，一般超过远、近端关节或为整个肢体

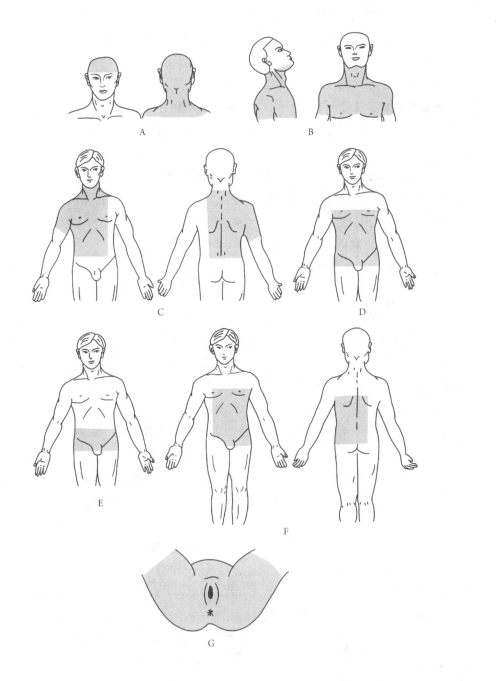

A

B

C

D

E

F

G

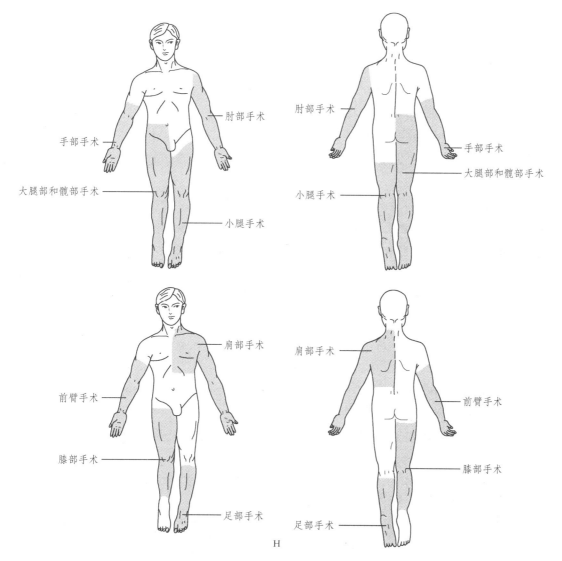

H

图 7-1-1　各部位手术皮肤准备范围

A. 颅脑手术；B. 颈部手术；C. 胸部手术（右）；D. 腹部手术；E. 腹股沟手术；
F. 肾手术；G. 会阴部及肛门部手术；H. 四肢手术

7．进入手术室前的准备

（1）认真检查、确定各项准备工作的落实情况。

（2）发热或女性病人月经来潮，应延迟手术。

（3）进入手术室前，指导病人排尽尿液，排空膀胱，预计手术时间将持续4小时以上及接受下腹部或盆腔内手术者，留置导尿管。

（4）胃肠道及上腹部手术者，留置胃管。

（5）遵医嘱予以术前用药。

（6）嘱病人将义齿、发夹、眼镜、手表及其他首饰取下，妥善保管。洗去指（趾）甲油，口红等化妆品，以免影响术中病情观察。

（7）将术中需要的病历，药物，X线、CT、MRI等检查资料，随同病人一并带入手术室。

（8）与手术室接诊人员仔细核对病人、手术部位及名称等，做好交接。

（9）根据手术类型及麻醉方式准备麻醉床，备好床旁用物。如负压吸引装置、输液架、心电监护仪、吸氧装置等。

（三）特殊病人的准备

1．**急症手术**　在最短的时间内做好急救处理的同时，还要进行必要的术前准备，如立即输液，改善病人水、电解质及酸碱平衡失调的状况。若病人处于休克状态，要立即建立2条以上的静脉通道，快速补充血容量；尽快处理伤口等。

2．**营养不良**　营养不良的病人机体抵抗力下降，容易并发感染，并对手术刺激、失血等耐受性降低；低蛋白血症可引起组织水肿、术后切口愈合能力差，故术前应积极改善病人的营养状况。

3．**高血压**　高血压病人术前2周停用利血平等降压药。对轻、中度的高血压及术前未用药物治疗者，术中和术后均应密切观察血压变化，如有明显血压增高，则需要抗高血压治疗。对正在服用抗高血压药的病人应继续用药控制血压，使血压稳定能够接受手术。

4．**心脏病**　急性心肌梗死、心绞痛发作后6个月以上，才能接受手术。心力衰竭病人须在心衰控制3～4周后手术。有心律失常者，遵医嘱用药尽可能将心率控制在正常范围；老年冠状动脉粥样硬化性心脏病（冠心病）病人，若出现心动过缓，术前遵医嘱用阿托品，必要时安置临时心脏起搏器。术前低盐饮食和服用利尿药的病人，应注意纠正水、电解质和酸碱平衡紊乱。

5．**糖尿病**　糖尿病病人易发生感染，术前应积极控制血糖及相关并发症，一般实施大手术前将血糖水平控制在正常或轻度升高状态（5.6～11.2mmol/L），尿糖 + ～ ++ 为宜。对血糖控制好，非消化道手术病人，用口服降血糖药；大型手术或血糖不稳定者用正规胰岛素治疗。为避免发生酮症酸中毒，尽量缩短禁食时间，禁食期间定时监测血糖结果。

6．**呼吸功能障碍**　吸烟者至少术前2周戒烟；对存在气道高反应性和肺功能下降的高危病人，如年龄>65岁，肥胖、吸烟史，支气管哮喘或慢性阻塞性肺疾病病人，遵医嘱行雾化吸入糖皮质激素或支气管舒张剂，改善气道功能。急性呼吸系统感染病人，若为择期手术，应推迟至治愈后1～2周再行手术；若为急症手术，需用抗生素并避免采用吸入麻醉。

7．**肾疾病**　麻醉、手术创伤、某些药物等都会加重肾负担。术前做各项肾功能检查，了解病人术前肾功能情况。根据24小时内生肌酐清除率和血尿素氮测定值将肾功能损害分为轻度、中度和重度3度。轻度、中度肾功能损害者，经内科处理多数能较好地耐受手术；重度损害者需要在有效透析治疗后才可耐受手术，但手术前应最大限度地改善肾功能。

8．**肝疾病**　手术创伤和麻醉都会加重肝脏负荷。术前充分了解肝功能情况，肝功能轻度损害者不影响手术耐受力，肝功能损害严重或濒于失代偿者或急性肝炎的病人，手术耐受力明显减弱，除抢救外，一般不宜手术。

9．**凝血功能障碍**　监测凝血功能；对于长期服用阿司匹林或非甾体药物（如布洛芬）的病人，术前7日停药；术前使用华法林抗凝的病人，只要国际标准化比值维持在接近正常的水平，小手术可安全施行；大手术前4～7日停用华法林，但是对血栓栓塞的高危病人在此期间应继续使用肝素；择期手术病人术前12小时内不使用大剂量低分子量肝素，4小时内不使用大剂量普通肝素；在抗凝治疗期间需急诊手术的病人，需停止抗凝药。

10．**妊娠**　妊娠期间需手术治疗时，必须将母体和胎儿的安全放在首位。如手术时机可以选择，妊娠中期相对安全。确有必要时，行放射线检查，必须加强保护性措施，尽量选择对孕妇及胎儿安全性较高的药物。

（四）健康指导

1. 告知病人疾病相关知识，手术治疗的意义、手术和麻醉方法、使其掌握术前准备的具体内容。

2. 指导病人术前戒烟，早晚刷牙，饭后漱口，保持口腔卫生；术前加强营养、注意休息与活动，保持稳定的情绪迎接手术。

3. 指导病人术前进行相关适应性锻炼；指导病人掌握术后活动的基本原则和方法，如呼吸功能锻炼、床上活动、床上使用便器等。

【护理评价】

经过全面的术前准备，病人是否达到：①情绪平稳，能配合各项检查、治疗和护理；②营养改善，体重得以维持或增加；③对疾病及治疗等认知有所提高，能说出所患疾病的相关知识及注意事项、配合要点；④睡眠充足，能够得到充分休息；⑤体液维持平衡，无水、电解质和酸碱平衡紊乱的表现，各主要器官功能状态，机体处于接受手术的最佳状态。

第二节　手术中期病人的护理

手术中期（intraoperative phase）是指从病人被送至手术室到术后被送入复苏室（观察室）或外科病房之前的时期。此期的护理工作主要是由手术室护士完成，主要包括手术室护理和麻醉病人的护理。

一、手术室护理

【手术室布局和人员职责】

（一）手术室的设置和布局

1. **位置**　手术室应选择在大气含尘浓度较低、自然环境较好的地方，并尽可能远离污染源以保持空气清洁。低层建筑一般选择在中上层或高层，高层建筑则尽可能避免设在首层或顶层。手术室应与需要手术治疗的科室、化验室、血库、病理科、放射科、消毒供应中心、监护室等相邻，最好有直接通道和通讯联系设备。

2. **布局**　手术室设计强调平面布局和人流、物流的合理、顺畅，以充分发挥手术室的功能，尽可能降低交叉感染风险，全过程控制污染因素。设有病人出入口、工作人员出入口、无菌物品出入口及污物出口。内分洁净走廊和清洁走廊：洁净走廊供医护人员、病人和无菌物品供应使用；清洁走廊供术后手术器械、敷料等污物的运送。手术间、洗手间和无菌附属间等设置于洁净走廊周围。手术室按照洁净程度分为3个区。①洁净区：包括洁净走廊、洗手间、手术间、无菌物品间、药品室、麻醉准备室等。②准洁净区：包括器械室、敷料室、洗涤室、消毒室、清洁走廊、复苏室、石膏室等。③非洁净区：包括办公室、会议室、实验室、标本室、污物室、资料室、电视教学室、更衣室、医护人员休息室、手术病人家属等候室等。

3. **建筑要求**　手术间按照不同用途设计大小，一般大手术间面积 40 ~ 50m²，中小手术间面积 20～40m²。用作心血管直视手术、器官移植手术等的手术间因仪器设备多，需 50～60m²。手术间的数量与手术科室床位比一般为 1∶20～1∶30。手术间应保持室温在 22～25℃，相对湿度在 40%～60%。手术间的基本配备包括多功能手术床、大小器械台、升降台、麻醉机、无影灯、器械药品柜、观片灯、输液轨、脚踏凳、各种扶托及固定病人的物品。现代手术室有中心供氧、中心负压吸引和中心压缩空气等设施，配备监护仪、X 线摄影、显微外科设备及多功能控制面板，还有观摩设施供教学、参观之用。

（二）手术室护士的职责

1. 器械护士 又称洗手护士，主要职责有：

（1）术前 15～20 分钟洗手、穿无菌手术衣、戴无菌手套；备好无菌器械台，检查并摆放好各种器械、敷料；协助医师进行手术区皮肤消毒和铺无菌手术单。

（2）与巡回护士共同准确清点各种器械、敷料、缝针等数目，核对后登记。术中增减的用物须反复核对清楚并及时记录。

（3）手术过程中，按手术步骤向医师传递器械、敷料、缝针等手术用物，做到主动、迅速、准确无误。

（4）保持手术野、器械托盘、器械台、器械及用物等干燥、整洁、无菌。器械分类摆放整齐，做到"快递、快收"。

（5）密切关注手术进展，若出现大出血、心搏骤停等紧急情况，立即备好抢救用品，积极配合医师抢救。

（6）妥善保管术中切下的组织或标本，按要求及时送检。

（7）术后协助医师消毒处理切口，包扎切口并妥善固定引流物。

（8）按要求分类处理手术器械及各种用物、敷料等。

2. 巡回护士 又称辅助护士，主要职责有：

（1）术前 1 日访视病人，根据手术种类和范围准备手术器械和敷料。

（2）术前认真准备、检查手术间内各种药物、物品。

（3）核对床号、姓名、性别、年龄、住院号、诊断、手术名称、手术部位、术前用药，检查术前准备情况。

（4）协助麻醉医师安置病人体位并注意保护。

（5）分别于术前和术中关闭体腔及缝合伤口前，与器械护士共同清点、核对用物，避免异物存留于体内。

（6）随时观察手术进展情况，及时供应、补充手术台上所需物品。密切观察病情变化，保证病人术中安全，主动配合抢救工作。认真填写手术护理记录单，严格执行术中用药制度，监督手术人员的无菌操作并及时纠正。

（7）术后协助医师清洁病人皮肤、包扎伤口、妥善固定引流管，注意保暖。整理物品，护送病人回病房，将术中情况及物品与病区护士交班。整理手术间，补充手术间内的各种备用药品及物品，进行日常清扫及空气消毒。

【手术物品准备】

1. 布单类 布单类包括手术衣和各种手术单，应选用质地细柔且厚实的棉布，颜色以深绿色或深蓝色为宜，经高压蒸汽灭菌后使用。用无纺布制作并经灭菌处理的一次性手术衣帽、手术单等可以直接使用，免去了清洗、折叠所需的人力、物力和时间，目前已广泛使用，但不能完全替代布类物品。

2．敷料类　敷料类包括吸水性强的脱脂纱布和脱脂棉花。前者包括不同尺寸的纱布垫、纱布块、纱布球及纱布条；后者包括棉垫、带线棉片、棉球及棉签，用于术中止血、拭血及压迫、包扎等。各种敷料制作后包成小包，高压蒸汽灭菌。

3．器械类　手术器械包括基本器械和特殊器械。基本器械即切割及解剖器械、夹持及钳制器械、牵拉器械、探查和扩张器、取拿异物钳，多用不锈钢制成，大部分需高压蒸汽灭菌处理。特殊器械包括内镜类、吻合器类、其他精密仪器（如高频电刀、电钻等）。可根据制作材料选用不同的灭菌方法，较好的方法是环氧乙烷灭菌。

4．缝合针和缝合线　缝合针常用的有三角针和圆针两类。缝合线分为不可吸收和可吸收两类。肠线可吸收缝线，常用于胃肠、胆管、膀胱等黏膜和肌层的吻合。

5．引流物　外科引流是指将人体组织间隙或体腔中积聚的脓、血或其他液体通过引流物导流至体外的技术。引流物有乳胶片引流条、纱布引流条、烟卷式引流条、引流管等。可根据手术部位、创腔深浅、引流液的量和性质等选择合适的引流物。目前使用最多的是各型号的橡胶、硅胶和塑料类引流管，如普通引流管、双腔（或三腔）引流套管、T形引流管、蕈状引流管等。可按橡胶类物品灭菌或高压蒸汽灭菌。

【病人的准备】

1．一般准备　病人应在手术前提前送入手术室。进入手术室后，护士应详细核对病人的姓名、性别、年龄、病区、床号、住院号、术前诊断、手术名称、麻醉方式等。检查术前准备情况，如皮试结果、备血情况、术前用药、皮肤准备情况等。全麻病人务必取掉义齿。

2．安置手术体位　巡回护士应根据手术部位安置恰当的手术体位，安置手术体位的原则：①最大限度地保证病人的舒适和安全；②充分暴露手术野，避免不必要的裸露；③不影响呼吸、循环功能，不影响麻醉医师观察和监测；④妥善固定，避免血管及神经受压、肌肉扭伤、压疮等并发症。常见的手术体位见图 7-2-1。

（1）仰卧位：①水平仰卧位：适用于胸部、腹部、下肢等手术；②垂头仰卧位：适用于颈部手术；③上肢外展仰卧位：适用于上肢、乳房手术。

（2）侧卧位：①一般侧卧位（90°侧卧位）：适用于肺、食管、侧胸壁、侧腰部（肾及输尿管中上段）和脑外科（颞部肿瘤、桥小脑角区肿瘤）等手术；②半侧卧位：适用于胸腹联合切口及前胸部手术。

（3）俯卧位：适用于颅后窝、颈椎后路、脊柱后入路、背部、骶尾部等手术。

（4）膀胱截石位：适用于阴道、肛门、尿道、会阴部等手术。

（5）半坐卧位：适用于鼻咽部手术。

3．手术区皮肤消毒　病人体位摆好后，需对手术区域皮肤进行消毒，以杀灭手术切口及其周围皮肤上的病原微生物。消毒前先检查手术区域皮肤的清洁程度、有无破损及感染。

（1）消毒剂：目前国内普遍使用碘伏（0.2% 安尔碘）作为皮肤消毒剂。碘伏属中效消毒剂，可直接用于皮肤、黏膜和切口消毒。

（2）消毒方法：用碘伏涂擦病人手术区域 2 遍即可。对婴幼儿皮肤消毒、面部皮肤、口鼻腔黏膜、会阴部手术消毒一般采用 0.5% 安尔碘；植皮时，供皮区用 75% 乙醇消毒 3 遍。

（3）消毒范围：包括手术切口周围 15cm 的区域，如有延长切口的可能，应扩大消毒范围。

（4）消毒原则：以手术切口为中心向四周涂擦；感染伤口或肛门会阴部皮肤消毒，应从外周

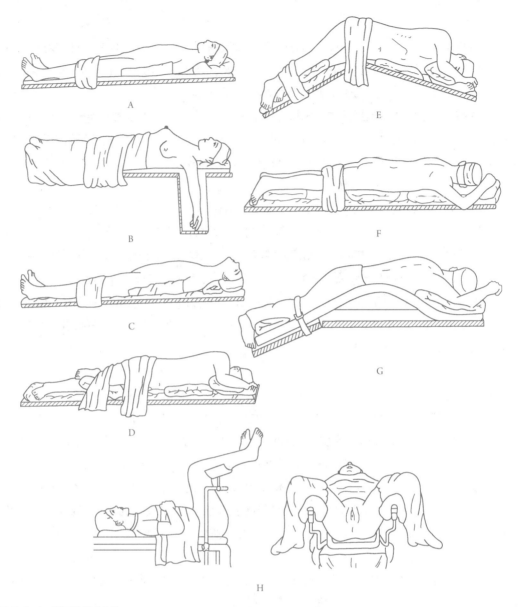

图 7-2-1　常见的手术体位

A. 水平仰卧位；B. 乳房手术平卧位；C. 颈仰卧位；D. 胸部手术侧卧位；E. 肾手术侧卧位；F. 俯卧位；
G. 腰椎手术俯卧位；H. 膀胱截石位

向感染伤口或会阴肛门处涂擦；已接触污染部位的药液纱球不能回擦。

【手术人员的准备】

（一）一般准备

手术人员应保持身体清洁，进入手术室时，先换穿手术衣裤和手术室专用鞋，自身衣服不得外露。戴好口罩、手术帽，头发、口鼻不外露。剪短指甲，并去除甲缘下的积垢。手臂皮肤有破损或化脓性感染时，不能参加手术。

（二）外科手消毒

手臂皮肤的细菌分为暂居细菌和常驻细菌两大类，外科手消毒可通过机械性刷洗和化学消毒的方法，尽可能清除双手和前臂的暂居菌和部分常驻菌，以达到消毒皮肤的目的。

1. 洗手方法 ①取适量的皂液清洗双手、前臂和上臂下 1/3，认真揉搓。清洁双手时，应注意清洁指甲下的污垢和手部皮肤的皱褶处。②流动水冲洗双手、前臂和上臂下 1/3。从手指到肘部，沿一个方向用流动水冲洗手和手臂，不要在水中来回移动手臂。③使用干手物品擦干双手、前臂和上臂下 1/3。

2. 手消毒方法 常用方法包括：免刷手消毒方法和刷手消毒方法。

（1）免刷手消毒方法

1）冲洗手消毒方法：取适量的手消毒剂揉搓至双手的每个部位、前臂和上臂下 1/3，并认真揉搓 2～6 分钟，用流动水冲净双手、前臂和上臂下 1/3，用无菌巾彻底擦干。流动水应达到 GB5749 的规定。特殊情况水质达不到要求时，手术医生在戴手套前，应用醇类消毒剂再消毒双手后戴手套。手消毒剂的取液量、揉搓时间及使用方法应遵循产品的使用说明。

2）免冲洗手消毒方法：取适量的手消毒剂涂抹至双手的每个部位、前臂和上臂下 1/3，并认真揉搓直至消毒剂干燥。手消毒剂的取液量、揉搓时间及使用方法应遵循产品的使用说明。

3）涂抹外科手消毒液：①取免冲洗手消毒剂于一侧手心、揉搓一侧指尖、手背、手腕，将剩余手消毒液环转揉搓至前臂、上臂下 1/3；②取免冲洗手消毒剂于另一侧手心，步骤同上；③最后取手消毒剂，按照六部洗手法揉搓双手至手腕部，揉搓至干燥。

（2）刷手消毒方法（不建议常规使用）

1）清洁洗手：具体方法参照洗手方法。

2）刷手：取无菌手刷，取适量洗手液或外科手消毒液，刷洗双手、前臂、至上臂下 1/3，时间约 3 分钟（根据洗手液说明）。刷时稍用力，先刷甲缘、甲沟、指蹼，再由拇指桡侧开始，渐次到指背、尺侧、掌侧，依次刷完双手手指。然后再分段交替刷左右手掌、手背、前臂至肘上。刷手时要注意勿漏刷指间、腕部尺侧和肘窝部。用流动水自指尖至肘部冲洗，不要在水中来回移动手臂。用无菌巾从手至肘上依次擦干，不可再向手部回擦。拿无菌巾的手不要触碰已擦过皮肤的巾面。同时还要注意无菌巾不要擦拭未经刷过的皮肤。同法擦干另一手臂。手消毒剂的取液量、揉搓时间及使用方法应遵循产品的使用说明。

3. 外科手消毒的注意事项 ①在整个过程中双手应保持位于胸前并高于肘部，保持手尖朝上，使水由指尖流向肘部，避免倒流；②手部皮肤应无破损；③冲洗双手时避免溅湿衣裤；④戴无菌手套前，避免污染双手；⑤摘除外科手套后应清洁双手。

（三）穿无菌手术衣

穿无菌手术衣的目的是避免和预防手术过程中医护人员衣物上的细菌污染手术切口，同时保障手术人员安全，预防职业暴露。

1. 无菌手术衣穿法 见图 7-2-2。

（1）拿取无菌手术衣，选择较宽敞处站立，面向无菌台，手持衣领，抖开，使无菌手术衣的另一端下垂。

（2）两手提住衣领两角，衣袖向前位将手术衣展开，举至与肩同齐水平，使手术衣的内侧面面对自己，顺势将双手和前臂伸入衣袖内，并向前平行伸展。

（3）巡回护士在穿衣者背后抓住衣领内面，协助将袖口后拉，并系好领口的一对系带及左侧背部与右侧腋下的一对系带。

（4）应采用无接触式戴无菌手套。

（5）解开腰间活结，将右叶腰带递给台上其他手术人员或交由巡回护士用无菌持物钳夹取，旋转后与左手腰带系于胸前，使手术衣右叶遮盖左叶。

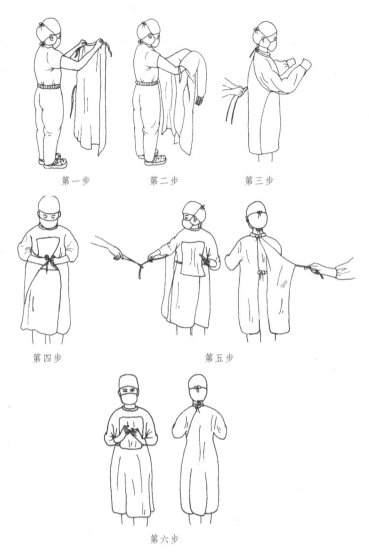

第一步　　　　　第二步　　　　　第三步

第四步　　　　　　　第五步

第六步

图 7-2-2　穿无菌手术衣

2．协助穿无菌手术衣

（1）洗手护士持无菌手术衣，选择无菌区域较宽敞的地方协助医生穿衣。

（2）双手持号码适中的手术衣衣领，内面朝向医生打开，护士的双手套入手术衣肩部的外面并举至与肩同齐水平。

（3）医生面对护士跨前一步，将双手同时伸入袖管至上臂中部，巡回护士协助系衣领及腰带。

（4）洗手护士协助医生戴手套并将腰带协助打开拽住，医生自转后自行系带。

3．穿无菌手术衣注意事项

（1）穿无菌手术衣必须在相应手术间进行。

（2）无菌手术衣不可触及非无菌区域，如有质疑立即更换。

（3）有破损的无菌衣或可疑污染时立即更换。

（4）巡回护士向后拉衣领时，不可触及手术衣外面。

（5）穿无菌手术衣人员必须戴好手套，方可解开腰间活结或接取腰带，未戴手套的手不可拉衣袖或触及其他部位。

（6）无菌手术衣的无菌区范围为肩以下、腰以上及两侧腋前线之间。

（四）无接触式戴无菌手套

无接触式戴无菌手套是指手术人员在穿无菌手术衣时手不露出袖口，独自完成或由他人协助完成戴手套的方法。

1. 自戴无菌手套方法　见图7-2-3。

（1）穿无菌手术衣时双手不露出袖口。

（2）隔衣袖取手套置于同侧的掌侧面，指端朝向前臂，拇指相对，反折边与袖口平齐，隔衣袖抓住手套边缘并将之翻转包裹手及袖口。

2. 协助戴无菌手套方法　协助者将手套撑开，被戴者手直接插入手套中。

3. 无接触式戴无菌手套注意事项

（1）向近心端拉衣袖时用力不可过猛，袖口拉到拇指关节处即可。

（2）双手始终不能露于衣袖外，所有操作双手均在衣袖内。

（3）戴手套时，将反折边的手套口翻转过来包裹住袖口，不可将腕部裸露。

（4）感染、骨科等手术时手术人员应戴双层手套（穿孔指示系统），有条件者内层为彩色手套。

（五）脱无菌手术衣及手套

1. 脱手术衣方法　脱无菌手术衣原则是由巡回护士协助解开衣领系带，先脱手术衣，再脱手套，确保不污染刷手衣裤。

2. 脱手套方法　用戴手套的手抓取另一手的手套外面翻转脱下；用已脱手套的手伸入另一手套的内侧面翻转脱下。注意清洁手不被手套外侧面所污染。

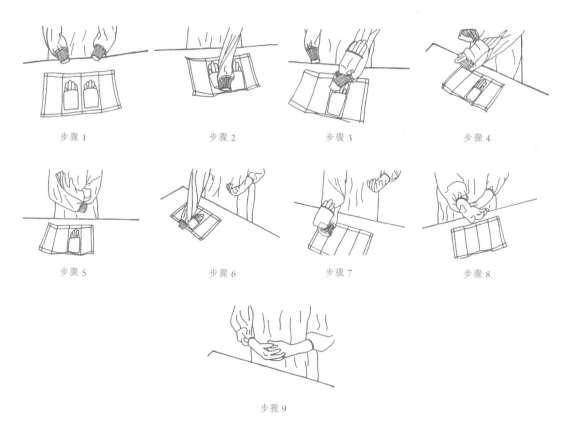

图7-2-3　自戴无菌手套方法

【手术中的无菌原则】

1. 明确无菌范围 手术人员刷手后，手臂不可接触未经消毒的物品。穿好手术衣后，手术衣的无菌范围为肩以下、腰以上、双手、前臂、腋前线以前的区域。手术人员手臂应保持在腰水平以上，肘部内收，靠近身体，既不能高举过肩，也不能下垂过腰或交叉于腋下。不可接触手术床边缘及无菌台台缘以下的布单。凡下坠超过手术床边缘以下的器械、敷料及缝线等一概不可再取回使用。无菌台仅台缘平面以上属无菌，参加手术人员不得扶持无菌台的边缘。

2. 保持物品无菌 无菌区内所有物品均应严格灭菌。手套、手术衣及手术用物（如无菌巾、布单）如疑有污染、破损、潮湿，应立即更换。1份无菌物品只能用于1个病人，打开后即使未用，也不能留给其他病人使用，需重新包装、灭菌后才能使用。

3. 保护皮肤切口 在切开皮肤前，先粘贴无菌塑料薄膜，再经薄膜切开皮肤，以保护切口。切开皮肤及皮下脂肪层后，切开边缘应以无菌大纱布垫或手术巾遮盖，并用缝线及巾钳固定，仅显露手术野。凡与皮肤接触的刀片和器械不应再用，若需延长切口或缝合前，再次消毒皮肤。手术中因故暂停手术时，切口应用无菌巾覆盖。

4. 正确传递物品和调换位置 手术中传递器械应从手术人员的胸前传递，不可从手术人员背后或头顶方向传递，必要时可从术者上臂下传递，但不得低于手术台的边缘。手术人员应面向无菌区，在规定区域内活动。同侧手术人员如需交换位置，一人应先退后一步，背对背转身到达另一位置，以防接触对方背部不洁区。

5. 减少空气污染 手术间门随时保持关闭状态，控制人员数量、减少人员流动，保持手术间安静，不高声说话嬉笑，尽量避免咳嗽、打喷嚏，不得已时须将头转离无菌区。请他人擦汗时，头应转向一侧。口罩若潮湿，应更换。

6. 沾染手术的隔离技术 进行胃肠道、呼吸道或宫颈等沾染手术时，切开空腔脏器前，先用纱布垫保护周围组织，并随时吸除外流的内容物，被污染的器械和其他物品应放在污染器械盘内，避免与其他器械接触，污染的缝针及持针器应在等渗盐水中刷洗。完成全部沾染步骤后，用灭菌用水冲洗或更换无菌手套，尽量减少污染机会。

二、麻醉病人的护理

麻醉（anesthesia）是指用药物或其他方法，使病人完全或部分失去感觉，达到手术时无痛的目的。根据麻醉药作用部位和所用药物的不同，临床麻醉方法分类如下：将麻醉药通过吸入、静脉注射、肌内注射或直肠灌注进入体内，使中枢神经系统抑制，导致病人意识消失而周身无疼痛感觉者称为全身麻醉（general anesthesia）；将局麻药注射在相应部位，暂时地阻滞脊神经、神经丛或神经干以及周围神经末梢称为局部麻醉（local anesthesia）。将局部麻醉药物注入蛛网膜下隙而产生蛛网膜下隙阻滞和将局部麻醉药物注入硬膜外隙产生硬膜外隙阻滞称为椎管内麻醉（intrathecal anesthesia）。临床上将两种或两种以上的麻醉药或麻醉方法联合应用，称为复合麻醉（combined anesthesia），或平衡麻醉（balanced anesthesia）。麻醉前使病人进入类似睡眠状态，以利于其后麻醉处理的方法称为基础麻醉（basal anesthesia）。

【麻醉前准备】

1. 病人准备

（1）心理准备：对于麻醉和手术，病人常感到紧张、焦虑、甚至恐惧，术前应有针对性地消除其思想顾虑和焦虑心理，耐心听取并解答其疑问，对精神过度紧张者，可给予药物辅助治疗。有心理障碍者，应请心理专家协助处理。

（2）身体准备：麻醉前应尽量改善病人状况，纠正紊乱的生理功能和治疗潜在的内科疾病，使病人各脏器功能处于较好状态。特别注意做好胃肠道准备，以免手术期间发生胃内容物反流、呕吐或误吸而致窒息或吸入性肺炎。

2.麻醉设备、用具和药品的准备　为使麻醉和手术能安全顺利地进行，防止意外事件发生，麻醉前必须充分准备好麻醉用具、麻醉机、监测设备及药品，保证各仪器设备的功能正常。

3.麻醉前用药　常用的麻醉前用药有镇静药、催眠药、镇痛药、抗胆碱能类药和抗组胺药。用药的目的是：①镇静和催眠：消除病人紧张、焦虑及恐惧心理，使其情绪稳定，配合麻醉；②镇痛：缓解或消除麻醉操作可能引起的疼痛和不适，增强麻醉效果；③抑制腺体分泌：减少呼吸道腺体和唾液的分泌，维持呼吸道通畅；④抑制不良反射：消除因手术或麻醉引起的不良反射，维持血流动力学的稳定。

【麻醉病人的护理】

1.局部麻醉

（1）局部麻醉的分类：①表面麻醉：将渗透作用强的局麻药与局部黏膜接触，药物穿透黏膜作用于神经末梢而产生局部麻醉作用的方法。主要用于眼、鼻、咽喉、气道、尿道等处的浅表手术、内镜检查等。②局部浸润麻醉：沿手术切口线分层注入局麻药，阻滞神经末梢而起到麻醉作用的方法。是应用最广泛的局部麻醉，主要用于各种浅表的小手术。③区域阻滞麻醉：围绕手术区在其四周和底部注射局麻药，以阻滞支配手术区神经纤维的方法称为区域阻滞，用药同局部浸润麻醉。适用于局部肿块切除，如乳腺良性肿瘤切除术。④神经及神经丛阻滞麻醉：将局麻药注入神经干、丛、节的周围，阻滞相应区域的神经冲动传导而产生麻醉作用，称神经阻滞或神经丛阻滞。常用臂丛神经阻滞、颈丛神经阻滞、肋间神经阻滞和指（趾）神经阻滞等。

（2）常用局部麻醉药：局麻药按其化学结构不同分为酯类和酰胺类，常用的酯类包括普鲁卡因、丁卡因等。常用的酰胺类包括利多卡因、布比卡因等。使用中应注意其使用浓度、作用时间和最大使用量。

（3）局部麻醉病人的护理：手术中严密观察有无局麻药中毒反应。导致中毒反应的常见原因是麻醉药物浓度过高、一次用量过大、误注入血管或因局部血液循环丰富使麻醉药物吸收过快。主要表现为嗜睡、寒战、神志不清，严重者出现抽搐、惊厥、呼吸困难、血压下降、甚至心跳呼吸停止。预防局麻药中毒的措施是：①一次用药量不超过限量；②注药前回抽，无回血方可注射；③根据病人具体情况及用药部位酌减剂量；④如无禁忌，局麻药内加入适量肾上腺素；⑤麻醉前给予巴比妥类药物，以提高毒性阈值。一旦发现中毒反应，应立即停止用药、给氧、注射镇静解痉类药物。惊厥病人可静脉推注硫喷妥钠，心跳呼吸骤停者，立即进行心、肺、脑复苏。

2.椎管内麻醉

（1）蛛网膜下隙阻滞麻醉：又称腰麻，是将局麻药注入蛛网膜下腔，作用于脊神经前根和后根，产生不同程度的阻滞。适应证包括下腹部及盆腔手术、肛门及会阴手术、下肢手术。禁忌证包括精神病、严重的神经症以及不能合作病人；脑、脊髓病变，严重头痛者；败血症、穿刺部位或附近皮肤感染者；休克、脊椎外伤或有严重腰背痛病史者，有凝血功能障碍或腹内压明显增高者；高血压合并冠心病者。常用的麻醉药有丁卡因、普鲁卡因、利多卡因和布比卡因等。

1）术中并发症的观察与护理：①血压下降或心率减慢：血压下降可因脊神经被阻滞后，麻醉区域血管扩张，回心血量减少，心排出量降低所致。如麻醉血压下降者，先加快输液速度，增加血容量；必要时静脉注射麻黄碱，以收缩血管、维持血压；心率过缓者可静脉注射阿托品。②恶心、呕吐：由血压骤降，迷走神经功能亢进，手术牵拉内脏等因素所致。针对原因进行处理，吸氧、应用升压药物，暂停手术牵拉以减少对迷走神经刺激，必要时用氟哌利多止吐。③呼吸抑制：常见于胸段脊神经阻滞，表现为肋间肌麻痹、胸式呼吸减弱、潮气量减少、咳嗽无力、发绀。应谨慎用药，给氧。一旦呼吸停止立即行气管内插管，人工呼吸或机械通气。

2）术后并发症的观察与护理：①头痛：主要因腰椎穿刺时刺破硬脊膜和蛛网膜，脑脊液漏出，导致颅内压下降和颅内血管扩张刺激所致。预防措施：麻醉时采用细穿刺针或笔尖式穿刺针，提高穿刺技术，避免反复穿刺，缩小针刺裂孔；保证术中、术后输入足量液体；术后常规去枕平卧6～8小时。护理措施：平卧休息，每日补液或饮水2500～4000ml；遵医嘱给予镇痛或安定类药物；严重者于硬膜外隙注入生理盐水或5%葡萄糖注射液，必要时采用硬膜外充填疗法。②尿潴留：因支配膀胱的副交感神经恢复较晚，下腹部、肛门或会阴部手术后切口疼痛，手术刺激膀胱或病人不习惯床上排尿所致。预防和护理措施：解释术后易出现尿潴留的原因，指导病人练习床上排尿，并嘱术后一旦有尿意，及时排尿；可针刺足三里、三阴交等穴位，或热敷、按摩下腹部膀胱区；必要时留置尿管。

（2）硬脊膜外隙阻滞麻醉：简称硬膜外阻滞，是将局麻药注入硬膜外间隙，阻滞脊神经根，使其支配区域产生暂时性麻痹。适应证包括横膈以下各种腹部、腰部和下肢手术；也可用于颈部、上肢和胸壁手术，但在管理上较复杂。禁忌证包括严重贫血、高血压、心脏病、低血容量、进针部位感染、凝血功能障碍等。常用麻醉药物有利多卡因、丁卡因、布比卡因。

1）术中并发症的观察与护理：①全脊髓麻醉：是硬膜外麻醉最危险的并发症。是局麻药全部或大部分注入蛛网膜下腔而产生全脊神经阻滞现象。主要表现为病人在注药后迅速出现呼吸困难、血压下降、意识丧失及心跳停止。一旦发生，立即停药、行面罩正压通气，必要时行气管内插管维持呼吸；加快输液速度，遵医嘱给予升压药，维持循环功能。②局麻药毒性反应：一般由于局麻药误入血管所致。局麻药毒性反应的观察与护理，参见本节"局部麻醉病人的护理"。③血压下降：因交感神经被阻滞，阻力血管和容量血管扩张所致。表现为血压突然下降，心率减慢，可能会导致心脏停搏。一旦发生，加快输液速度，静注血管收缩药物维持血压。④呼吸抑制：与肋间肌及膈肌运动抑制有关。麻醉期间严密观察病人的呼吸、监测血氧变化，持续面罩吸氧，备好急救物品。

2）术后并发症的观察与护理：①脊神经根损伤：穿刺针可直接损伤或因导管质硬而损伤脊神经根或脊髓。表现为局部感觉或（和）运动的障碍，并与神经分布相关。在穿刺或置管时，如病人有电击样异感并向肢体放射，说明已触及神经，应立即停止进针，调整进针方向，以免加重损伤。异感持续时间长者，可能损伤严重，应放弃阻滞麻醉。脊神经根损伤者，给予对症治疗，数周或数个月即自愈。②硬膜外血肿：若硬膜外穿刺或置管时损伤血管，可引起出血，血肿压迫脊髓可并发截瘫。病人表现为剧烈背痛，进行性脊髓压迫症状，伴肌无力、尿潴留、括约肌功能障碍，直至完全截瘫。一旦发生，尽早行硬膜外穿刺抽除血液，必要时切开椎板，清除血肿。③导管拔除困难或折断：因椎板、韧带及椎旁肌群强直致导管难以拔出，也见于置管技术不当、导管质地不良、拔管用力不当等情况。如遇到拔管困难，切忌使用暴力，可将病人置于原穿刺体位、热敷或在导管周围注射局麻药物后再行拔出，若导管折断，无感染或无神经刺激症状，不必急于取出，应密切观察。

3．全身麻醉

（1）全身麻醉分类：吸入麻醉将挥发性液体或气体麻醉药物经呼吸道吸入肺内，再经肺泡毛细血管吸收进入血液循环，到达中枢神经系统，产生全身麻醉的方法。静脉麻醉将全身麻醉药物注入静脉，通过血液循环作用于中枢神经系统而产生全身麻醉的方法。其优点是诱导迅速，对呼吸道无刺激，不污染手术室，麻醉苏醒期也比较平稳，使用时无需特殊设备；缺点为麻醉深度不易调节，容易产生快速耐药，无肌松作用，长时间用药后可致体内蓄积和苏醒延迟。目前所使用的静脉麻醉药起效快、苏醒也快，临床上广泛应用。

（2）全身麻醉常用药物：吸入麻醉药有氧化亚氮、恩氟烷、异氟烷等。静脉麻醉药有硫喷妥钠、氯胺酮、异丙酚等。

（3）全身麻醉病人的护理

1）并发症的观察与护理：常见的并发症有食物反流与误吸、呼吸道梗阻、低氧血症、低血压、高血压、心律失常、高热、抽搐和惊厥等。麻醉中应密切监测病人的呼吸、血压、脉搏和血氧饱和度，一旦发生呼吸道梗阻，务必立即置入口咽或鼻咽通气管或施行人工呼吸，舌下坠所致之梗阻者托起下颌，头偏向一侧；喉痉挛或反流物所致者，注射肌松药辅助下气管插管。如出现恶心、呕吐等症状，立即将病人置于头部放低，头偏向一侧，及时清除口、鼻腔的分泌物，避免误吸导致窒息或吸入性肺炎。低血压的主要原因是麻醉过深、血容量不足、迷走神经受刺激等。麻醉中应注意密切观察病情变化，保证输液速度和量。高血压是全身麻醉中最常见的并发症，除原发性高血压者外，多与麻醉浅、镇痛药作用量不足、未能及时控制手术刺激引起的强烈应激反应有关，故术中应加强观察、记录，对顽固性高血压者，可行控制性降压以维持循环稳定。高热、惊厥者立即进行物理降温、给氧，必要时遵医嘱注射小剂量解痉剂。

2）麻醉苏醒期的护理：根据病人的意识、呼吸、循环、肢体活动和皮肤色泽判断病人的苏醒情况。①观察病情变化，监测生命体征，注意保暖，记录苏醒期出入量；②保持呼吸道通畅，病人去枕平卧，头偏向一侧，防止呕吐物误吸；③当病人神志清醒，有定向力，呼吸平稳，能深呼吸及咳嗽，$SPO_2>95\%$，血压和脉搏稳定30分钟以上，心电图无严重心律失常和心肌缺血改变，可转回病房；④保持输液管道和引流管通畅，防止管道脱落等意外发生，保证病人安全。

第三节　手术后期病人的护理

手术后期（postoperative phase）是指从病人被送到复苏室或外科病房至病人出院或继续随访。手术创伤可导致病人防御能力下降，术后禁食、应激反应和切口疼痛等均可加重病人的生理、心理负担，不仅影响创伤愈合和康复过程，而且还可以导致多种并发症的发生。手术后病人护理的重点是防治并发症，减轻痛苦和不适，尽快恢复生理功能，促进病人康复。

【护理评估】

（一）术中情况

了解手术方式和麻醉类型，手术进程是否顺利，术中出血、输血和补液等情况，以判断手术创伤大小及对机体的影响。

（二）身体状况

从以下几方面对病人的身体状况进行评估：生命体征；切口及敷料情况，有无渗血、渗液；引流管是否通畅，引流液的色、质、量；术后肢体功能，皮肤的温度和色泽；体液是否平衡；营养状态是否满足机体需求；有无术后不适及并发症发生，病人及家属对康复知识的掌握程度。

（三）辅助检查

了解术后血常规、尿常规、生化检查及血气分析等结果，尤其注意尿比重和血清电解质水平的变化。

（四）心理－社会状况

评估术后病人及家属对手术的认识和看法，了解病人术后的心理感受，有无紧张、焦虑不安、恐惧、悲观、猜疑或敏感等心理反应。

【常见护理诊断／问题】

1. **急性疼痛**　与手术创伤、切口感染等有关。

2. **体液不足**　与术中出血、术后禁食、引流液过多有关。

3. **低效性呼吸型态**　与术后卧床、活动量减少、切口疼痛、呼吸运动受限和使用镇静剂等有关。

4. **营养失调：低于机体需要量**　与术后禁食、创伤后机体代谢率增高有关。

5. **活动无耐力**　与手术创伤、机体负氮平衡有关。

6. **潜在并发症**：术后出血、切口裂开、肺部感染、尿路感染或深静脉血栓形成等。

【计划与实施】

（一）一般护理

1. **安置病人**　与麻醉师和手术室护士做好床旁交接；搬动病人时动作轻稳，注意保护头部、手术部位及各引流管和静脉通路，正确连接各引流装置，检查静脉输液是否通畅，遵医嘱给予监护及吸氧，注意保暖，但避免贴身放置热水袋取暖，以免烫伤。

2. **体位**　术后体位的安置应由麻醉类型、手术方式、病人是否清醒、呼吸循环状况而决定。其原则是：①全麻未清醒者，取平卧位，头偏向一侧，有利于口、鼻腔分泌物引流，防止分泌物，呕吐物误吸而导致窒息或吸入性肺炎；麻醉清醒后根据需要调整体位；②蛛网膜下隙麻醉者，取平卧6～8小时，防止脑脊液外漏引起头痛；③硬脊膜外阻滞者，平卧6小时后根据手术部位安置体位；④局麻病人可选取病人舒适的体位，麻醉作用消失后，可根据手术部位安置体位；⑤颅脑手术者，如无休克或昏迷，可取15°～30°头高足低斜坡卧位，有利于颅内静脉回流，减轻脑水肿；⑥颈、胸部手术者，取高半坐卧位，便于呼吸和引流；⑦腹部手术者，取低半坐卧位或斜坡卧位，以减少腹壁张力，便于引流，并可使腹腔渗血渗液流入盆腔，避免形成膈下脓肿；腹腔内有污染者，在病情许可的情况下，尽早改为半坐位或头高足低位；⑧脊柱和臀部手术者，取俯卧位或仰卧位。

3. **病情观察及监测**

（1）生命体征：中、小型手术的病人，手术当日每小时测量1次脉搏、呼吸、血压，监测6～8小时至生命体征平稳。对大手术、全麻及危重病人，必须密切观察体温、脉搏、呼吸、血压、瞳孔和意识状态，并做好记录。由于手术创伤的反应，术后病人的体温可略升高，变化幅度在0.1～1℃，一般不超过38℃，此现象称为外科手术热或吸收热。术后1～2日逐渐恢复正常。

术后 24 小时内的体温过高（>39℃），常为代谢性或内分泌异常、低血压、肺不张和输血反应等。术后 3～6 日发热或体温降至正常后再度发热，则应警惕继发感染的可能，如手术切口、肺部及尿路感染。若发热持续不退，要密切注意是否因更严重的并发症所引起，如体腔内术后残余脓肿。注意监测体温及伴随症状，遵医嘱应用退热药物；及时检查切口部位有无红、肿、热、痛及波动感；积极寻找原因并予针对性治疗。

（2）其他监测：有条件者可使用床边心电监护仪连续监测。如手术中有大量血液、体液丢失，在术后早期应监测中心静脉压。对于中等及较大手术，术后继续详细记录 24 小时出入量；对于病情复杂的危重病人，留置尿管，观察并记录尿液的颜色和每小时尿量。特殊监测项目需根据原发病和手术情况而定。如胰岛素瘤病人术后需定时监测血糖、尿糖；颅脑手术后的病人监测颅内压及苏醒程度；血管疾病病人术后定时监测指（趾）端末梢循环情况等。

4. 营养与饮食护理 ①术后早期，因麻醉和手术的影响，病人消化功能被抑制，胃肠蠕动未恢复，应禁食。遵医嘱经静脉补充水、电解质和营养物质，必要时输血浆、红细胞等，以维持有效循环血量。②非腹部手术者，视手术大小、麻醉方法及病人的全身反应决定术后进食时间。体表或肢体的手术，全身反应较轻者，术后即可进食；手术范围较大，全身反应明显者，待反应消失后方可进食；局部麻醉者，若无不适术后即可进食；椎管内麻醉者，若无恶心、呕吐，术后3～6 小时即可进食；全身麻醉者，应待麻醉清醒，无恶心、呕吐后方可进食，一般先给予流质饮食，以后逐步过渡到半流质饮食或普食。③腹部手术者，尤其是消化道手术后，一般需禁食 24～48 小时，待肠道蠕动恢复，肛门排气后方能进食，开始进食少量的流质，避免进食含糖量高、容易产气的食物，如糖水、牛奶、豆浆等，逐步递增至全量流质，至第 5～6 日进食半流质，第 7～9 日可过渡到软食，第 10～12 日开始普食。术后留置有空肠营养管者，可在术后第 2 日自营养管滴入营养液。

○ **知识拓展**   术后尽快恢复经口进食的建议

术后病人应尽快恢复经口进食，可降低感染风险及术后并发症发生率，缩短住院时间，且不增加吻合口瘘的发生率。关于早期进食时间，不同疾病有所差异；直肠或盆腔手术病人，术后 4 小时即可开始进食；结肠及胃切除术后 1 日开始进食进水，并根据自身耐受情况逐步增加摄入量；胰腺手术则可根据病人耐受情况，在术后 3～4 日逐渐恢复经口进食。另外还可根据病人意愿恢复进食；一项多中心临床研究结果显示，上消化道手术后第 1 日起根据病人意愿进食，与常规营养支持方案比较，不仅未增加术后并发症的发生率和病死率，而且康复速度更快。

5. 休息与活动   保持病室安静，减少对病人的干扰，保证其安静休息及充足睡眠。早期活动有利于增加肺活量、减少肺部并发症的发生、改善全身血液循环、促进切口愈合、预防深静脉血栓的形成、促进肠功能恢复和减少尿潴留的发生。原则上，大部分病人术后 24～48 小时内可试行下床活动，除非有特殊制动要求。指导并协助病人在床上进行深呼吸、自行翻身、四肢主动与被动活动等。活动时，固定好各导管，防止跌倒，并予以协助。

6. 引流管护理   区分各引流管放置的部位和作用，做好标记并妥善固定。经常检查引流管道有无堵塞或扭曲，保持引流通畅。若引流液黏稠，可通过负压吸引防止堵塞。每日观察并记录引流液的量、性状和颜色变化，如有异常及时通知医生。选择性应用各类引流管，尽量减少使用或尽早拔除，有助于减少对术后活动的影响，减少感染等并发症及病人术后康复的心理障碍。应避免使用导尿管或尽早拔除。

7. 手术切口护理 观察切口有无渗血和渗液，局部有无红、肿、热、痛等征象。保持切口敷料清洁干燥，注意观察术后切口包扎是否限制胸、腹部呼吸运动或指（趾）端血液循环。对烦躁、昏迷病人及不合作患儿，可适当使用约束带，防止敷料脱落。

（1）外科手术切口的分类：①清洁切口（Ⅰ类切口）：指缝合的无菌切口，如甲状腺大部分切除术等；②可能污染的切口（Ⅱ类切口）：指手术时可能带有污染的缝合切口，如胃大部分切除术等，还包括皮肤不容易彻底消毒的部位、6小时内的伤口经过清创术缝合、新缝合的切口再度切开者；③污染切口（Ⅲ类切口）：指邻近感染区或组织直接暴露于污染或感染物的切口，如阑尾穿孔的阑尾切除术等。

（2）切口愈合等级：①甲级愈合：指愈合优良，无不良反应；②乙级愈合：指愈合处有炎症反应，如红肿、硬结、积液、血肿等，但未化脓；③丙级愈合：指切口已化脓，需做切开引流等处理。

按上述分类、分级方法记录切口的愈合，如"Ⅰ／甲"（即清洁切口甲级愈合）或"Ⅱ／乙"等。当切口处理不当时，Ⅰ类切口亦可能成为丙级愈合，相反，Ⅲ类切口处理恰当，也可能得到甲级愈合，记为"Ⅲ／甲"。

（3）切口疼痛：①常见原因：麻醉作用消失后，病人开始感觉切口疼痛，其原因是因手术创伤导致组织充血、水肿，并刺激神经末梢所致。一般手术后24小时内疼痛较明显，2～3日后逐渐减轻，病人在咳嗽、翻身等活动时疼痛加重。剧烈伤口疼痛可影响各器官的正常生理功能和休息，应及时给予相应的处理和护理。②护理措施：评估和了解疼痛的程度，采用口述疼痛分级评分法、数字疼痛评分法、视觉模拟疼痛评分法等；观察病人的疼痛时间、部位、性质和规律；鼓励病人表达疼痛的感受。药物止痛：一般局麻及小手术后，可口服解热镇痛类药物止痛；中、大型手术后，遵医嘱给予病人镇静、止痛类药物，如地西泮、布桂嗪、哌替啶等；大手术后1～2日内，可持续使用病人自控镇痛泵进行止痛。病人自控镇痛（patient controlled analgesia，PCA）是指病人感觉疼痛时，通过按压计算机控制的微量泵按钮，向体内注射医生事先设定的药物剂量进行镇痛。常用药物为吗啡、芬太尼、曲马多或合用非甾体类抗炎药等，给药途径以经静脉、硬膜外最为常见。非药物止痛：尽可能满足病人对舒适的需要，协助病人变换体位，减轻压迫；分散病人的注意力以减轻疼痛，如按摩、放松或听音乐等。

（二）常见术后不适及并发症的护理

术后并发症分为两类：一类是各种手术都可能发生的为一般并发症，将在本节重点介绍，另一类是与手术方式有关的特殊并发症，详见相应章节介绍。

1. 术后出血

（1）常见原因：术中止血不完善、创面渗血未得到完全控制、原先痉挛的小动脉断端舒张、结扎线脱落及凝血机制障碍等是术后出血的常见病因。可发生于手术切口、空腔脏器及体腔内。

（2）护理措施：①严密观察病人生命体征，评估有无低血容量性休克的早期表现，如烦躁、尿量少、心率增快、血压降低、中心静脉压低等，特别是在输入足够的液体和血液后，休克征象未见好转或继续加重，或好转后再度恶化，都提示有术后出血。②注意观察引流管内引流液的性状、量和颜色变化。如胸腔手术后，若胸腔引流血性液体持续超过每小时100ml，提示有内出血。③若切口敷料被血液渗湿、疑有手术切口出血时，应打开敷料检查切口以明确出血状况和原因。

④腹部手术后腹腔内出血，早期临床表现不明显，只有通过密切的临床观察，必要时行腹腔穿刺，才能明确诊断。⑤少量出血时，一般经加压包扎或全身使用止血剂即可止血；出血量大时，应加快输液速度，遵医嘱输血或血浆，扩充血容量，做好再次手术止血准备。

2. 切口裂开 常发生于术后 1 周左右或拆除皮肤缝线后 24 小时内。多见于腹部及肢体邻近关节部位。切口裂开分为全层裂开和部分裂开两种。病人一次突然用力或有切口的关节伸屈幅度较大时，自觉切口疼痛，随即有淡红色液体自切口溢出，浸湿敷料。腹部切口全层裂开者可发生内脏脱出。

（1）常见原因：营养不良使组织愈合能力差、缝合不当、切口感染及腹内压突然增高，如剧烈咳嗽、呕吐或严重腹胀等。

（2）护理措施：①对年老体弱、营养状况差，估计切口愈合不良的病人，术前加强营养支持；②对估计发生此并发症可能性较大的病人，在逐层缝合腹壁切口的基础上，加用全层腹壁减张缝线，术后用腹带适当加压包扎伤口，减轻局部张力，延迟拆线时间；③及时处理和消除慢性腹内压增高的因素；④手术切口位于肢体关节活动部位者，拆线后应避免大幅度动作；⑤一旦切口裂开大量出血，立即嘱病人平卧，稳定病人情绪，避免惊慌，告知勿咳嗽和勿进食进饮；用无菌生理盐水纱布覆盖切口，并用腹带轻轻包扎，与医生联系，立即送往手术室重新缝合；如有内脏脱出，切勿直接回纳，以免造成腹腔感染。

3. 切口感染

（1）常见原因：切口内留有无效腔、异物、血肿或局部组织供血不良，合并有贫血、糖尿病、营养不良或肥胖等。

（2）护理措施：①严格执行无菌技术原则，严密止血，防止残留无效腔、异物或血肿等；②保持伤口清洁、敷料干燥；③术后加强营养支持，增强病人的抗感染能力；④遵医嘱合理使用抗生素；⑤密切观察手术切口情况，若术后 3～4 日切口疼痛加重，局部出现红、肿、热、压痛或有波动感，并伴有体温升高、脉率加速和白细胞计数升高，可怀疑为切口感染。感染早期予以局部理疗，使用有效的抗生素，化脓切口应拆除部分缝线，充分敞开切口，清理切口后，放置凡士林油纱条（布）以引流脓液，定期更换敷料，争取二期愈合，如需行二期缝合，需做好术前准备。

4. 深静脉血栓形成 深静脉血栓的形成多见于下肢。起初病人自感腓肠肌疼痛和紧束，或腹股沟区出现疼痛和压痛，继而出现下肢凹陷性水肿，沿静脉走行有触痛，可扪及条索状变硬的静脉。一旦血栓脱落可引起肺动脉栓塞，导致死亡。

（1）常见原因：①术后腹胀、长时间制动、卧床等引起下腔及髂静脉回流受阻、血流缓慢，尤其是老年及肥胖病人；②手术、外伤、反复穿刺置管或输注高渗性液体、刺激性药物等致血管壁和血管内膜损伤；③手术导致组织破坏、癌细胞的分解及体液的大量丢失致血液凝集性增加等。

（2）护理措施

1）加强预防：①鼓励病人术后早期下床活动，卧床期间多进行肢体的主动和被动运动；②按摩下肢比目鱼肌和腓肠肌，促进血液循环；③术后穿弹力袜以促进下肢静脉回流；④对于血液处于高凝状态的病人，可预防性口服小剂量阿司匹林或复方丹参片。

2）正确处理：①严禁经患肢静脉输液，严禁局部按摩，以防血栓脱落；②抬高患肢并制动，局部 50% 硫酸镁湿热敷，配合理疗；③遵医嘱静脉输入扩血管剂，降低血液黏滞度，改善微循环；④血栓形成 3 日以内，遵医嘱使用溶栓剂及抗凝剂进行治疗。

5. 压疮

（1）常见原因：术后病人由于切口疼痛、手术特殊要求需长期卧床，局部皮肤组织长期受压，同时受到尿液、汗液、各种引流液等的刺激以及营养不良、水肿等原因，压疮的发生率较高。

（2）护理措施：①积极采取预防措施，定时翻身，每2个小时翻身一次；正确使用石膏、绷带及夹板；保持病人皮肤及床单清洁干燥，使用便盆时协助病人抬高臀部；鼓励病人坚持每日进行主动或被动运动，鼓励早期下床活动；增进营养。②祛除致病原因。

6. 肺部感染

（1）常见原因：术后呼吸运动受限、呼吸道分泌物积聚及排出不畅是引起术后肺部感染的主要原因。

（2）护理措施：①保持病室适宜温度、湿度，维持每日液体摄入量在2000～3000ml；②术后卧床期间鼓励病人做深呼吸运动，协助其翻身、叩背，促进气道内分泌物排出；③教会病人保护切口和进行有效咳嗽、咳痰的方法，即用双手按住季肋部或切口两侧，限制胸部或腹部的活动幅度以保护切口，并减轻咳嗽震动引起的切口疼痛，在数次短暂的轻微咳嗽后，再深吸气后用力咳痰，并作间断深呼吸；④协助病人取半卧位，如病情许可尽早下床活动；⑤痰液黏稠不易咳出者予以雾化吸入；⑥遵医嘱应用抗生素及祛痰药物。

7. 泌尿系统并发症

（1）尿潴留：①常见原因：合并有前列腺增生的老年病人；蛛网膜下隙麻醉后或全身麻醉后，排尿反射受抑制；切口疼痛引起膀胱和后尿道括约肌反射性痉挛，尤其是骨盆及会阴部手术后；手术对膀胱神经的刺激；病人不习惯床上排尿；镇静药物用量过大或低血钾等。对术后6～8小时尚未排尿或虽排尿但尿量较少者，应在耻骨上区叩诊检查，明确尿潴留。②护理措施：稳定病人情绪，采用诱导排尿法，如下腹部热敷、变换体位、轻柔按摩膀胱区或听流水声等；遵医嘱采用药物、针灸治疗；上述措施无效时则应考虑在无菌操作下导尿，一次放尿液不超过1000ml。尿潴留时间过长或导尿时尿液量超过500ml者，应留置导尿管1～2日。

（2）尿路感染：常起自膀胱，上行感染可引起肾盂肾炎。急性膀胱炎的主要表现为尿频、尿急、尿痛，且多伴有排尿困难，一般无全身症状。急性肾盂肾炎多见于女性，主要表现为畏寒、发热、肾区疼痛。①常见原因：尿潴留、长期留置尿管或反复多次导尿是术后尿路感染的常见原因。②护理措施：术前训练床上排尿；指导病人术后自主排尿；出现尿潴留应及时处理；鼓励病人多饮水或静脉补液，维持充分的尿量，保持排尿通畅；观察尿液并及时送检，根据尿培养和药物敏感试验结果选用有效抗生素控制感染。

8. 消化系统

（1）恶心、呕吐：①常见原因：最常见的原因是麻醉反应，待麻醉作用消失后，症状便自然消失，无需处理；开腹手术对胃肠道的刺激或引起幽门痉挛；药物影响，如环丙沙星类抗生素、单独静脉使用复方氨基酸、脂肪乳剂等；水、电解质及酸碱平衡失调等。②护理措施：病人呕吐时，将其头偏向一侧，并及时清除呕吐物；行针灸治疗或遵医嘱给予止吐药物、镇静药物及解痉药物；若持续呕吐，应查明原因，进行相应处理。

（2）腹胀：①常见原因：术后早期腹胀是由于胃肠蠕动受抑制，胃肠功能恢复即可自行缓解。若术后数日仍未排气且腹胀明显，可能是腹膜炎或其他原因所致的肠麻痹。若腹胀伴有阵发性绞痛、肠鸣音亢进，可能是早期肠粘连等原因引起的机械性肠梗阻，应作进一步检查。②护理措施：胃肠减压、肛管排气或高渗溶液低压灌肠等；协助病人多翻身，下床活动；遵医嘱使用促进肠蠕动的药物，如新斯的明肌内注射；若因腹腔内感染或机械性肠梗阻导致的腹胀，非手术治疗不能改善者，要做好再次手术的准备。

（3）呃逆：①常见原因：术后呃逆可能是神经中枢或膈肌直接受刺激引起，多为暂时性。②护理措施：术后早期发生者，可压迫眶上缘，抽吸胃内积气、积液；遵医嘱给予镇静或解痉药物等；上腹部手术后病人出现顽固性呃逆者，需警惕吻合口漏或十二指肠残端漏、膈下积液或感染的可能，作超声检查可明确病因。一旦明确，配合医生处理；未查明原因且一般治疗无效时，协助医生行颈部膈神经封闭治疗。

（三）心理护理

加强对术后病人的巡视，建立相互信任的护患关系，鼓励病人说出自身感受，明确病人所处的心理状态，给予适当的解释和安慰；鼓励病人加强生活自理能力；提供有关术后康复、疾病方面的知识；帮助病人建立疾病康复的信心，告知其配合治疗与护理的要点，指导病人正确面对疾病及预后。

（四）健康指导

1. **休息与活动** 保证充足睡眠，注意休息，劳逸结合。活动量从小到大。

2. **饮食与营养** 恢复期病人合理摄入均衡饮食，避免辛辣刺激性食物。

3. **切口处理** 切口拆线后用无菌纱布覆盖，以保护局部皮肤。若带有开放性伤口出院者，应将其到门诊换药的时间、次数向病人及其家属交代清楚。

4. **用药指导** 需继续治疗者，应遵医嘱按时、按量服药，定期复查肝、肾功能。

5. **康复锻炼** 告知病人康复锻炼知识，指导术后康复锻炼的具体方法。

6. **复诊** 告知病人恢复期可能出现的症状，如有异常立即返院检查。术后定期门诊随访，以评估和了解康复过程及切口愈合情况。

【护理评价】

经过治疗和护理，病人是否达到：①疼痛减轻或缓解；②体液平衡，水、电解质和酸碱平衡，循环系统功能稳定；③呼吸频率、节律、幅度正常，血氧饱和度维持在正常范围；④营养状况改善，体重得以维持或增加；⑤术后活动耐力增加；⑥无并发症发生，或已发生的并发症得到及时发现与处理。

（王立平）

◇ 思考题 ···

1. 李先生，30岁，因车祸外伤，以脾破裂急诊入院，T 36.2℃，BP 96/60mmHg，P 110次/分，R 28次/分，需急诊手术。

（1）请问护士应从哪些方面对该病人进行护理评估？

（2）护士应如何为该病人进行术前准备？

2. 张先生，69岁，因胃癌住院，准备手术，有吸烟史30年，慢性支气管炎病史8年。

（1）请问该病人术前应进行哪些必要准备？为什么？

（2）术后可能护理诊断有哪些？如何预防肺部并发症及切口感染？

第八章
器官移植病人的护理

学习目标

识记　1. 能准确复述器官移植的概念和分类。
　　　　 2. 能正确概括器官移植的条件。
　　　　 3. 能简述护理评估的内容。

理解　能根据器官移植的伦理原则进行伦理判断。

运用　能运用护理程序对器官移植患者进行护理并给予
　　　　 健康指导。

第一节 概 述

　　器官移植（organ transplantation）是将健康的活体器官移植到自体或异体体表或体内，并使之迅速恢复功能的手术。目的是代偿受者相应器官因致命性疾病而丧失的功能，以挽救受者生命，提高生活质量。广义的器官移植包括细胞移植和组织移植。若献出器官的供者和接受器官的受者是同一个人，这种移植称为自体移植；供者与受者有着完全相同的基因型（即同卵双生子），这种移植叫做同质移植。供者与受者属于同一种族，但基因不同，如人与人之间的移植，称为同种（异体）移植；不同种属间的移植（如将狒狒的肝移植给人），叫做异种移植。从移植解剖部位来看，供者器官被移植到受者该器官原来的位置，称为原位移植，而该器官被移植到其他解剖位置则称为异位移植。目前，常见的器官移植种类有肾移植（renal transplantation）、肝移植（liver transplantation）、心脏移植（cardiac transplantation）、肺移植（lung transplantation）、胰腺移植（pancreas transplantation）及小肠移植（small intestinal transplantation）等，其中肾脏移植最为普遍，在发达国家肾移植已成为良性终末期肾病（如慢性肾小球肾炎、糖尿病肾病等所致的慢性肾衰竭）的首选常规疗法。

　　要使移植器官长期存活，技术上有 3 个难关需要突破：血管吻合技术、移植器官活性保持和排斥反应的控制。首先，移植器官一旦植入受者体内，必须立刻接通血管，以恢复输送养料的血供，使细胞得以存活。这就要求有完善的血管吻合方法，1903 年才由 A. 卡雷尔创制出来。其次，切取的离体缺血器官在常温下短期内（数分钟到 1 小时）就会死亡，不能用于移植，要在短促的时间内完成移植手术必须设法保持器官的活性。器官保存方法是降温和持续灌流，因为低温能减少细胞对养料的需求，从而延长离体器官的存活时间，灌流能供给必需的养料。最后，同种异体或异种移植后，移植物抗原可刺激受者免疫系统，受者组织抗原也可能刺激移植物中的免疫细胞，从而诱发免疫应答，造成移植排斥反应。机体免疫系统能对进入其体内的外来"非己"组织器官加以识别、控制、摧毁和消灭，最终导致移植器官破坏和移植失败。移植器官如同人的其他细胞一样，有两大类主要抗原：ABO 血型和人类白细胞抗原（HLA），它们决定了同种移植的排斥反应。ABO 血型只有 4 种（O、A、B、AB），寻找 ABO 血型相同的供受者并不难；但是 HLA 异常复杂，现已查明有 7 个位点，即 HLA-A、B、C、D、DR、DQ、DP，共 148 个抗原，其组合可超过 200 万种。除非同卵双生子，事实上不可能找到 HLA 完全相同的供受者。所以，移植后必须用强有力的免疫抑制措施予以逆转才能保证移植的成功。直到 20 世纪 60 年代才陆续发现有临床实效的免疫抑制药物：硫唑嘌呤、波尼松、抗淋巴细胞球蛋白（ALG）、环磷酰胺，这以后才能使移植的器官长期存活。

　　器官移植技术在 20 世纪 50 年代初就已经开始，近 20 年来，随着免疫抑制药物的研究和应用，移植技术的不断改进，器官移植已经取得了很大的成功，给许多器官衰竭的病人带来了生存的希望，人们对通过器官移植来挽救生命的愿望也越来越迫切。移植器官可以来自活体或尸体。人体成对的器官，如肾脏可来自同胞或父母自愿捐献的一个肾；而单一器官，如肝脏、胰腺可来自捐献者的一部分或来自尸体。近几年，亲属捐献器官的现象逐渐增多，但移植器官的来源依然受到很大的限制，出现了供不应求的矛盾，其中包含了复杂的伦理道德和法律问题。器官移植作为一种医学实践，须遵循医学伦理的基本原则。首先，自主原则，即所有器官的捐献都应当是以自愿为前提，任何人不得以牟取个人利益而未经捐赠者或死者家属同意而私自摘取他人的器官。其次，无害原则。但有学者认为活体供者的器官获得是从一个健康人体内切取器官，似乎违背了无害原则，但其目的是为了他人康复，在技术成熟而供体器官严重匮乏的情况下，拒绝自愿捐赠也许剥夺了器官衰竭者的生存机会。第三，有利原则。术前进行利弊权衡非常重要，应该能为病人带来益处，或至少利大于弊。最后，公平原则。器官的分配原则是以医疗需要为判断标准，把有限的器官分配给配型最合适的病人，提高移植的成功率。

第二节 器官移植病人的护理

器官移植的每一步对病人来说都是至关重要的，包括供者的选择、受者的准备、组织的配型、移植技术、手术后免疫抑制药物的应用以及并发症的预防处理等，都与移植器官是否成活、病人的生活质量密切相关。因此，做好相应的移植前准备和提供恰当的护理非常重要。

一、器官移植前护理

【护理评估】

（一）对供者的评估

1. 供者选择　选择供者一般以同卵孪生最佳。其次依次为异卵孪生、同胞兄妹、父母子女间、血缘相近的亲属以及无血缘的人的活体器官和尸体器官。评估供者是否符合捐赠条件：

（1）年龄小于 50 岁为佳，但随着移植技术的提高，年龄界限已放宽，如供肺、胰者不超过 55 岁，供心、肾、肝者分别不超过 60 岁、65 岁和 70 岁。

（2）无血液病、结核病等全身性疾病或恶性肿瘤。

（3）心理反应正常。

○ **知识拓展**　　　　脑死亡

　　　　脑死亡是指包括脑干在内的全脑功能丧失的不可逆转的状态，脑电图等辅助检查确定脑功能丧失，虽然暂时仍有心跳，但是呼吸必须不间断地依赖呼吸机。"脑死亡"概念首先产生于法国，1968 年美国哈佛医学院提出了"脑功能不可逆丧失"作为新的死亡标准而制定了世界上第一个脑死亡诊断标准。随后，法国、美国、日本等 30 多个国家分别建立各自脑死亡标准，并陆续颁布脑死亡法，脑死亡器官捐献（donation after brain death，DBD）逐渐成为最主要的供体来源。我国脑死亡的最新标准是：深昏迷，脑干反射全部消失，无自主呼吸（靠呼吸机维持，呼吸暂停试验阳性），瞳孔放大或固定，脑电波消失。在首次确诊后，观察 12 个小时无变化，方可确认脑死亡。我国至今未通过脑死亡法。

（4）重要器官功能测定，如心、肺、肝、肾功能等检查正常或供移植器官的结构和功能正常（如尸体供器官）。

2．免疫学检查

（1）ABO 血型符合输血原则。

（2）淋巴细胞毒交叉配合实验：将供、受体的淋巴细胞和血清交叉混合一段时间后，计算淋巴细胞死亡百分比，大于 10% 提示移植后有超急性排斥反应或血管排斥反应的风险。

（3）人体白细胞抗原的血清学测定（HLA 配型），要求供受者之间的 HLA-A、-B 和 -DR 符合。

（4）混合淋巴细胞培养，淋巴细胞转化率不超过 20%，但此方法所需时间过久（5～6 天），临床实用价值不大。

（二）对受者的评估

1．健康史　评估病人的年龄，一般不超过 55 岁，评估病人有无重要脏器病变，是否有手术史、药物过敏史，评估病人自理程度。

2．身体状况

（1）生命体征：观察病人的体温、脉搏、呼吸和血压，了解是否存在感染、血容量不足、体液平衡失调等情况。

（2）营养状况：评估有无因摄入不足、消化系统疾病、恶性肿瘤等引起营养障碍的因素，判断病人是否存在体重减轻、贫血、低蛋白血症等营养不良情况。

（3）重要系统功能评价：①循环系统：了解病人是否存在心血管疾病病史。观察病人的血压、心率、四肢循环状况、有无肢体水肿等现象。②呼吸系统：了解病人有无吸烟史，吸烟时间及每天吸烟量。病人有无肺气肿、支气管哮喘病史，是否存在肺部其他疾患。③泌尿系统：评估病人有无尿频、尿急、尿痛和排尿困难等症状，观察尿量及尿液性状，了解有无肾脏疾病史，老年男性病人应注意有无前列腺增生症。④血液系统：有无出血倾向的病史，是否服用抗凝药物以及药物剂量和使用时间。⑤肝脏功能：若非肝移植病人，需了解肝功能。

3．辅助检查

（1）三大常规检查：血常规、尿常规检查，有助于了解病人有无感染、贫血、凝血功能障碍等现象。大便常规检查可以观察粪便的颜色、性状、有无寄生虫感染，大便隐血试验阳性或出血，常提示消化道疾病。

（2）血生化检验：包括肝肾功能、电解质、血糖等，判断病人肝肾功能状态以及电解质及酸碱平衡情况。

（3）心电图：严重心律失常、心功能不全病人对手术和麻醉的耐受性低，易诱发心力衰竭，术前必须检查心电图，必要时行动态心电图检查以了解心功能状况。

（4）肺功能检测：评估病人的肺通气和换气功能，及时处理肺部疾患，减少术后肺部并发症的发生。

（5）影像学检查：X 线、B 超、CT 等检查了解病变的部位、大小、范围及性质，有助于临床诊断和确定手术方式。

4．心理 - 社会状况

（1）心理状态：受者心理反应是否正常，是否存在悲观、恐惧、抑郁等心理特征。既往有无精神、心理疾病以及家族史。

（2）认知程度：病人能否接受手术，能否很好地配合治疗，对器官移植成功是否有信心。对器官移植相关知识的了解程度，是否愿意接受亲属捐赠的器官或尸体器官。

（3）社会支持系统：家属对器官移植的风险、手术后并发症的认知程度以及心理承受能力。

有无足够经济实力承受器官移植所需医疗费用和后期免疫抑制药治疗。

（三）移植器官的保存

移植器官需要保存活力。器官离体后在 35～37℃的常温下短时间内即可失去活力，这段时间称为热缺血时间。为了延长器官的存活时间，器官的保存遵循低温、预防细胞肿胀和避免生化损伤的原则。采用低温的特制灌注液（0～4℃），用 60～100cmH_2O 的压力快速灌洗器官，将其血液清洗干净，然后保存在 2～4℃的容器中直到移植到人体内，这段之间称为冷缺血时间。不论在热缺血或冷缺血阶段，都应该尽量缩短时间，尽快将器官移植到人体内，以保证移植手术的成功。

目前国际上应用最广泛的器官保存液是 1988 年美国威斯康星大学 Belzer 研制的 UW 液，此外 Collins 液也较常用。理论上可保存胰腺、肾长达 72 小时，保存肝 30 小时或更长。临床上多数外科医生将供体器官保存时限定为：心脏 5 小时内，肝 12 小时内，胰腺和肾分别为 20 小时和 24 小时内。

【常见护理诊断 / 问题】

1. **焦虑** 与担心手术失败、恐惧术后疼痛以及医疗费用昂贵等因素有关。

2. **营养不良：低于机体需要量** 与长期疾病困扰、食欲差导致营养摄入不足有关。

3. **有感染的危险** 与营养失调、机体抵抗力下降有关。

4. **知识缺乏：** 缺乏有关器官移植相关知识。

5. **有体液失衡的危险** 与术前摄入过多或不足、利尿等有关。

【计划与实施】

通过术前护理，提高病人对手术的耐受力，以最佳的生理、心理状态迎接手术。通过治疗和护理，病人能够：①主诉焦虑减轻；②营养不良状况改善；③无感染等并发症的发生；④了解器官移植的有关知识；⑤病人未发生体液失衡或发生后得以及时发现并纠正。

（一）心理护理

术前护士应主动为病人介绍住院环境，多与病人及家属交流，建立良好的护患关系。给病人及家属介绍移植手术对病人的重要性和必要性，以及手术方案和相关治疗措施。指导病人术前需要配合的事项，让病人正确面对疾病，避免过度紧张、恐惧或盲目乐观。与病人家属沟通，实事求是地说明手术的必要性和危险性，以取得家属的信任和配合，帮助病人树立战胜疾病的信心，主动配合术前准备，以积极良好的心态迎接手术。

（二）增强营养，提高病人耐受力

1. **完成各项检查** 向病人说明检查的意义、配合要点，分析各项检查结果，以便评价病人对手术、麻醉的耐受力。

2. **维持体液平衡** 监测生命体征、观察皮肤黏膜情况。若出现面色苍白、血压不稳等体液不足的表现，应及时补充血容量，纠正电解质紊乱和酸碱失衡。

3. **加强营养** 给予高蛋白、高热量、高维生素、低脂、易消化、少渣饮食，必要时可采取胃肠外营养支持疗法，以增强机体的抵抗力和对手术的耐受力。

（三）预防感染

1. **病人准备** 根据手术需要协助病人作胃肠道和手术区域皮肤的准备。术前两天仔细检查有无全身或局部感染征象，及时治疗咽喉部和泌尿道等潜伏病灶，尤其是手术区域是否有皮肤破溃、毛囊感染等现象。注意保暖，防止呼吸道感染。术日晨测量生命体征、体重并记录。

2. 遵医嘱术前预防性应用抗菌药物。

3. 免疫抑制药物的应用　术前或术中即开始用药，具体药物及其剂量、用法及用药时间可根据移植器官的种类和受者情况决定。

（四）病室准备

1. 病房准备　消毒隔离病房，术前一天对床旁用物、地面进行消毒处理，然后进行病室空气消毒。消毒后保持通风良好，室内配备空调、中心供氧及负压吸引、空气层流设备或其他空气消毒设施。

2. 用物准备　根据手术后治疗和护理的需要，在病室内准备已消毒好的物品，如被套、中单、病员衣裤、入病室用的隔离衣、口罩和鞋等；准备好病人用的体温表、血压计、听诊器、吸引器、抢救车以及床旁监护仪等医疗护理用具；准备好病人的日常生活用品，并进行消毒处理后放置于床旁。

3. 设立专用药柜　器官移植病人术后的用药包括免疫抑制剂、抗生素、抗排斥药物、肝素、降压药、呋塞米以及一些抢救药品，这些药品价格昂贵，因此要设立专用药柜，安全管理病人药物。

（五）健康指导

健康教育包括介绍手术的重要性和必要性，尽量让病人和家属了解手术过程、工作人员情况、脏器功能、术后注意事项等。介绍术后排斥反应、术后使用药物（尤其是免疫抑制剂）、经济费用情况。

【护理评价】

经过治疗和护理，病人是否达到：①焦虑程度减轻；②水、电解质平衡和营养状态正常；③未出现并发症或并发症被及时发现和处理；④了解器官移植相关知识，积极配合术前准备，并有一定维持健康的能力。

二、器官移植后病人的护理

【护理评估】

（一）手术情况

1. 病人的手术方式，麻醉类型，手术经过是否顺利，有无大出血、心跳呼吸骤停等意外发生，术中出血量，用药情况等。

2. 移植器官的位置与伤口的关系，引流管情况。

（二）身体状况

1. 一般情况　评估病人的意识是否清楚、生命体征是否稳定、伤口有无出血、引流管的类型、引流量及性状，监测每小时尿量、补液量等并准确记录出入水量，定时监测动脉血气分析及血电解质等，以了解液体平衡情况。

2. 移植器官功能　移植术后病人的生命体征、消化道功能、心血管功能以及全身的营养状态。根据病人的临床表现、机体功能康复情况和实验室检查结果综合判断器官移植的效果。

3. 常见并发症观察　评估有无并发症发生，器官移植术后常见的并发症包括排斥反应、感染、消化道出血。

（1）排斥反应（rejection）：排斥反应主要由于供、受者双方组织相容性抗原不同引起的，是一种免疫系统识别"自我"和"非我"的过程。根据排斥反应的发生机制、病理、发生时间和临床表现不同，可分为超急性、加速性、急性和慢性排斥反应4种类型。

1）超急性排斥反应（hyperacute rejection，HAR）：是指发生在移植物血管吻合、血液循环恢复后几分钟至术后48小时内不可逆的体液排斥反应。由于受者体内已有抗供者组织抗原的抗体存在，这些抗体与供者组织抗原一旦结合，立即通过激活补体而直接破坏靶细胞，导致移植器官的血管内皮细胞、血小板、中性粒细胞聚集和纤维蛋白沉着，造成广泛血栓、血管阻塞和组织坏死。临床表现为血供恢复后移植物色泽由鲜红变为暗红或青紫，质地逐渐变软，移植器官的功能迅速衰竭。

2）加速排斥反应（accelerated acute rejection，AAR）：发生在移植术后3~5天，主要表现为移植物逐渐恢复功能，甚至移植物功能完全恢复正常后突然出现体温升高、移植物肿胀、压痛，移植器官功能迅速减退甚至完全丧失。临床上加速排斥反应并不少见，但常由于认识不足将其归于急性排斥反应。

3）急性排斥反应（acute rejection，AR）：最常见，常发生在移植术后1周至6个月内，通常在术后几周乃至一年内反复发生多次。主要由于T细胞介导的免疫反应所致。病理表现为移植器官的间质弥漫性水肿和浆细胞、巨噬细胞、淋巴细胞、单核细胞等的浸润；移植器官的小动脉和毛细血管内有纤维蛋白的血小板沉积并引起梗死。临床表现为突发寒战、高热，移植器官肿大、胀痛、出血，局部肿痛，移植器官功能明显减退，病人一般状态较差。通常急性排斥反应发生越早、起病越急、病理形态改变程度越重，临床表现越危急。

4）慢性排斥反应（chronic rejection，CR）：是导致移植器官功能丧失的主要原因，可发生在移植术后数个月乃至数年。一般认为是抗供者特异性，循环抗体使移植物血管内皮细胞损伤，毛细血管有免疫球蛋白及补体沉积，间接使平滑肌增生导致血管阻塞、间质纤维化。病人精神萎靡、食欲下降，移植器官功能逐渐减退，如肾移植后无尿、肝移植后黄疸加深、转氨酶升高等。

（2）感染：是器官移植后最常见的致命并发症。常见的感染部位有切口、肺部、口腔等，局部症状表现为伤口周围红、肿、热、痛及分泌物色与量的改变。出现肺部感染时痰液增多，肺部听诊呼吸音粗，可闻及干湿啰音和哮鸣音；全身症状有体温升高，甚至高热、抽搐；白细胞总数及中性粒细胞计数升高。

（3）消化道出血：由于术前、术中抗凝药物的应用，术后大量使用激素，可导致胃肠黏膜发生应激性溃疡而出现消化道出血，这往往是危及病人生命的严重并发症，必须及时处理。发生出血后病人表现为心率加快、血压下降，甚至有休克表现，同时出现呕血、咯血或便血现象。

（三）心理-社会状况

1. 评估病人及家属对手术结果的态度，病人术后身心状况能否度过恢复期。

2. 评估病人能否接受保护性隔离，是否出现孤独和无助感。

3. 评估病人对有关健康教育内容的了解程度和出院前的心理状况。

【常见护理诊断/问题】

1. **焦虑** 与对术后环境改变、担心疾病预后、排斥反应及死亡的威胁有关。

2. **有感染的危险** 与免疫抑制剂的应用使机体防御功能下降有关，或由于大量广谱抗生素应用导致菌群失调有关。

3. **潜在并发症**：排斥反应、出血。

4. **知识缺乏**：缺乏有关器官移植的知识。

【计划与实施】

通过治疗和护理，①病人主诉焦虑减轻，能主动配合治疗和护理；②家属能理解控制感染、实施保护性隔离的措施；③病人移植术后并发症得到及时预防或被及时发现及治疗；④病人及家属了解器官移植治疗的有关知识和出院自我保健知识。

（一）心理护理

1. 观察病人情绪，在病人隔离期间多与其沟通，讲解有关器官移植的知识，减少病人的精神压力，给病人提供听音乐、看电视的条件，丰富其娱乐生活，消除长时间待在隔离区产生的孤独感。

2. 病人对于自己长期患病给家庭带来的巨大负担可能会感到内疚，另一方面又担心移植器官功能恢复情况，要耐心解释，消除病人错误的猜测心理，增加病人接受治疗的信心。

3. 介绍同类移植成功的案例，增强病人战胜疾病的信心。鼓励移植病人互相交流心得，减轻焦虑抑郁情绪。

4. 提供良好的治疗环境，减少噪声、操作等对病人的影响。

（二）预防感染

1. 评估引起感染的危险因素，并向病人及家属进行健康教育。

2. 严格病房管理，应以预防为主，做好保护性隔离。

（1）向病人及其家属讲解保护性隔离的必要性与重要性。

（2）安置病人于隔离单间，有条件置入层流净化间，以减少交叉感染的机会。

（3）病室定期通风，保持室内干燥。

（4）工作人员与探视者入室需换鞋、穿隔离衣、戴好帽子口罩，避免频繁出入，若有感冒者不得入室。

（5）严格无菌操作规程，做好消毒隔离，控制参观与探视人员，指导家属在隔离区外探视病人。

3. 观察并保持伤口敷料干燥，若有渗湿，及时更换，更换敷料时严格无菌技术操作，避免医源性感染。

4. 保持引流通畅，定期挤压引流管，必要时负压抽吸，勿使管道扭曲、打折，及时更换引流袋，并取引流物和分泌物做细菌培养。

5. 呼吸道管理　每日2次口腔护理，观察口腔黏膜有无异常，及时针对性的局部用药；术后早期给予雾化吸入，每日2次；指导病人深呼吸、咳嗽、咳痰。

6. 合理使用抗生素、激素及免疫抑制剂，确保疗效可靠，同时防止长时间滥用抗生素引起二重感染。

7. 加强营养支持，增加机体抗感染能力。

8. 严密观察感染征兆　若病人体温升高，伴有局部症状，移植器官功能发生改变，常提示感染的存在，应立即通知医生，根据检查结果合理使用抗感染药物。

○ **知识拓展**　　　实体器官移植后感染的时机

实体器官移植（solid organ transplantation，SOT）已被公认为肾、肝、心脏和肺等终末期疾病的治疗方法，虽然外科手术已经非常成熟，手术、术后并发症和免疫抑制剂的应用使受者容易发生感染。

针对感染发生的原因，将感染风险划分为3个主要时间段，这对判断何种病原体感染可能会有帮助：①早期（移植后 0～30 天），通常与移植前身体状况或手术并发症有关，细菌和真菌是最常见的病原体，手术部位感染是此期最常见的感染并发症；②中期（30～180天），是经典的机会感染出现的时间，感染多来自供体器官、血液制品和受者体内潜在的致病因素；③晚期（超过 180 天），感染风险因免疫抑制和暴露情况而不同。

（三）防治排斥反应

1. 排斥反应的预防

（1）预防急性排斥反应：术前详细检查病人体内的预存抗体，做好组织配型试验。

（2）严格遵医嘱正确使用免疫抑制剂：加强依从性教育，指导病人按时、按量、准确服药，并强调长期、按时服用免疫抑制剂的重要性，不能自行增减或替换药物；不宜服用对免疫抑制剂有拮抗或增强的药物和食品，如人参或人参制品。

（3）讲解排斥反应的原因、表现和预防措施，引起病人对服药的重视，提高自我管理能力。

2. 排斥反应的观察和护理

（1）严密监测生命体征，重视不明原因的发热、畏寒、血压升高、尿量减少、意识障碍等。

（2）定期抽血测定体内环孢素的浓度（于用药前 1 小时进行），以便及时观察疗效和药物毒性反应。

（3）每天抽血测定白细胞计数、T 细胞计数等，以利于及早发现使用免疫抑制剂的不良反应，若发现白细胞过低，通知医生对症处理，必要时可遵医嘱使用升白细胞药物。

（4）发现排斥反应应遵医嘱积极对症处理，如镇静、镇痛、抗感染、维护各重要器官功能等，必要时做好术前准备，以便切除无功能移植器官。

（四）预防出血

1. 评估引起出血的潜在因素，以便重点预防。

2. 严密监测生命体征变化，注意病人血液循环改变情况，如心率、血压。

3. 注意伤口引流液的颜色及量的变化，若引流液大于 100ml/h，且为血红色液体，则要注意是否有活动性出血，应通知医生及时处理。

4. 观察是否有消化道出血的表现，注意有无口鼻出血、呕血、便血等。为防止消化道出血，术后遵医嘱可适当应用保护胃黏膜及抗酸药物，如雷尼替丁、氢氧化铝凝胶等药物。

5. 准确记录 24 小时出入量，尤其是注意尿量、尿比重的改变。

6. 若有大量活动性出血，及时通知医生。嘱病人绝对卧床休息，减少外界不良刺激，稳定病人情绪，必要时给予适当镇静剂。遵医嘱快速输液、输血，以补充血容量防止休克。及时使用止血药物，必要时做好手术止血的术前准备。

（五）健康指导

1. 指导病人掌握服药的剂量和方法、对药物副作用的观察。强调终身服用免疫抑制剂的必要性和重要性，不能随意增减或停用免疫抑制剂。

2. 告知预防感染的重要性，尽量少出入拥挤的公共场所，防止感冒和传染性疾病。养成良好的生活习惯，讲究个人卫生，若有感染应及时抗感染治疗。

3. 根据病情适当安排好生活与工作，进行适当的体育锻炼，提高机体抗病能力。但是要避免剧烈运动与强体力劳动，防止受伤。尤其对肾脏移植的病人要注意保护移植肾，移植肾一般放置在髂窝处，距体表比较近，要尽量避免肾脏被坚硬物体挤压或碰撞。

4. 生活起居应有规律，适当加强营养，禁烟酒，避免暴饮暴食，但不能偏食，进食前食物需经煮沸消毒或微波消毒，禁止服用增强免疫功能的滋补品。协助病人制订适宜的平衡膳食计划。

5. 教会病人自我监测，通过自我监测体温、脉搏、血压、尿量等指标，判断健康状况以及有无并发症。同时要监测移植器官的主要功能，如肾移植病人严密观察尿量，肝移植病人注意黄疸是否加深等。教会病人免疫抑制剂的使用方法及毒副作用的观察。

6. 术后随访　给病人提供咨询的途径和方式，方便其随时咨询。给病人讲解术后随访的重要性，叮嘱病人定期来医院复查，可通过门诊、电话、网络和书信的方式进行随访。

【护理评价】

经过治疗和护理，病人是否达到：①焦虑减轻，主动配合治疗和护理；②能理解实施保护性隔离的重要性，无感染并发症发生或感染得到及时治疗和控制；③预防超急性排斥反应，配合实施预防和诊断排斥反应的措施；④出血并发症得到及时预防或被及时发现并治疗；⑤了解器官移植治疗的有关知识和出院自我保健知识。

（曹艳佩）

◇ 思考题

1. 女性，38岁，因少尿、胸闷、腹胀伴呕吐2周，呼吸困难2日入院，慢性肾小球肾炎8年病史。体查：T 37℃，P 108次/分，R 22次/分，BP 178/98mmHg；口唇发绀，贫血貌，两肺呼吸音增粗，两下肺可闻及少许湿啰音；心浊音界扩大，心率108次/分，律齐，心音低；腹稍膨隆，无压痛，肝脾未及，移动性浊音（±）；下肢水肿。拟诊为慢性肾小球肾炎、慢性肾衰竭。给予吸氧、血液透析等治疗，并建议择期行肾移植术。家属同意肾移植。

（1）肾移植前护士需要对病人进行哪些护理评估？

（2）病人存在的最主要的护理诊断/问题是什么？

（3）移植前需做好哪些准备工作？

2. 女性，35岁，10天前行肾移植术，术后伤口愈合良好，今日发现体温波动于38～39℃，移植肾区有明显疼痛，尿量减少，面部轻微水肿，并出现口腔溃疡，病人和家属显得很焦虑，不停询问医务人员。

（1）该病人可能出现了什么护理问题？

（2）对病人的健康教育措施有哪些？

第九章
损伤病人的护理

学习目标

识记

1. 能准确复述损伤、创伤、冷伤及烧伤的定义，创伤的愈合、烧伤的三度四分法、中国新九分法的概念。

2. 能正确概述创伤的分类、评估流程、现场急救、入院后治疗与护理的主要内容。

3. 能正确概述烧伤的分度、分级、分期及发病机制、现场急救、治疗与护理及健康教育的主要内容。

理解

1. 能比较创伤病人的现场急救与后期护理的异同点。

2. 能比较烧伤后不同时期的病理生理变化，制订不同的补液方案。

运用

根据常见损伤病人的病因、特点，为受伤病人制订现场及入院后的护理计划。

第一节 概 述

损伤（injury）是指人体受到各种致伤因素作用所引起的皮肤、肌肉、骨骼、内脏器官等组织结构的破坏及局部和全身反应。以下是几类常见的损伤。

（一）创伤和战伤

1. 创伤（trauma） 主要是指机械力作用于人体所造成的损伤。随着医学的发展，不少疾病已得到有效的治疗和控制，但创伤却有增无减。据世界卫生组织预测，2020 年，全球因交通伤致死人数将达到 230 万，其中发展中国家占 90%。创伤多发生于青壮年，对社会劳动力损失和家庭负担影响极大。

2. 战伤（military injury，war wound） 主要是指在战斗中由武器直接或间接造成的各种损伤。近年来世界上局部战事频发，轻武器、各种纵火武器、化学武器以及核武器等对人体损伤力更强，引起烧伤、化学伤、放射性损伤、冲击伤、各种复合伤等。

（二）烧伤

由热力所引起的组织损伤统称为烧伤（burn），如火焰、热液、热蒸汽、热金属等。

1. 电烧伤（electric burn） 电流通过人体所引起的烧伤。其严重程度取决于电流强度和性质、电压、电阻、接触时间和电流的路径等，电火花所致烧伤与火焰烧伤类似。

2. 化学烧伤（chemical burn） 化学物质接触人体后引起的损伤。常见的有酸、碱烧伤及磷烧伤。化学烧伤的特点是除了即时损伤，还可造成局部进行性损伤或全身中毒。损害程度取决于化学物质的性质、剂量、浓度和接触时间等。

（三）冷伤

冷伤（cold injury） 是机体遭受低温侵袭所引起的局部或全身性损伤，包括非冻结性冷伤和冻结性冷伤。前者是人体接触 10℃以下、冰点以上的低温，及潮湿所造成的损伤，如冻疮、战壕足和水浸足等；后者是由冰点以下低温所造成的，包括局部冻伤和全身冷伤。

（四）咬蜇伤

动物利用牙、爪、角、刺等袭击人类的损伤，甚至引起感染、中毒和死亡。

1. 兽咬伤（animal bite） 一般的宠物、家畜、野生动物均可咬伤人体，常见的有狂犬病、猫抓病等。由于动物口腔内细菌种类多、菌量大、伤口细而深、污染严重。

2. 蛇咬伤（snake bite） 包括毒蛇咬伤和无毒蛇咬伤，南方多见。无毒蛇咬伤一般在局部皮肤留下细小齿痕，局部稍痛，无全身反应。毒蛇咬伤会在局部皮肤留下一对较深的齿痕，蛇毒注入人体会引起中毒甚至死亡。蛇毒是含多种毒蛋白、溶组织酶和多肽的复合物，可分为神经毒素、血液毒素和混合毒素。

3. 虫蜇伤 足节动物蜇刺人体常常伴有毒素的注入，可引起局部反应、全身中毒甚至死亡。常见的有蜂蜇伤（bee sting）、蝎蜇伤、蜈蚣咬伤等。

（韩 晶）

第二节　创伤病人的护理

创伤的含义可分为广义和狭义两种。广义的创伤是指人体受到外界某些物理性、化学性或生物性致伤因素作用后所引起的组织结构的破坏。狭义的创伤是指机械力作用于人体所造成的机体结构完整性的破坏。此外，医学上把人精神上受到巨大打击或刺激后所表现出的心理障碍称为"精神创伤"。本节主要讨论的是机械力作用于人体所造成的创伤。

【分类】

对创伤进行分类，可以确定创伤的性质和程度，为治疗护理提供必要的依据。

（一）按伤口是否开放分类

1．开放性创伤

（1）擦伤：是皮肤与物体粗糙面摩擦产生，有少许表皮剥脱、出血点和渗血。一般1~2天内可自愈。

（2）撕裂伤：钝性暴力作用于体表，造成皮肤和皮下组织撕开和断裂。

（3）切伤或砍伤：切伤为锐利物体切开体表所致，创缘整齐，血管、神经或肌肉可被切断，出血较多。砍伤与切伤相似但作用力较大，可伤及骨骼。

（4）刺伤：尖细物体猛力插入软组织所致的损伤。伤口小而深，有时会伤及内脏，易并发厌氧菌感染。

开放性创伤根据伤道类型又可分为贯通伤（既有入口又有出口者）和非贯通伤（又称盲管伤，只有入口没有出口者）。

2．闭合性创伤

（1）挫伤：钝性暴力打击所致的皮下软组织损伤。有局部肿胀、压痛、淤血，严重者可有肌纤维撕裂和深部血肿。

（2）挤压伤：肌肉组织丰富的肢体或躯干受到外部重物数小时的挤压而造成的肌组织创伤。受挤压部位可出现肿胀、感觉迟钝、运动障碍等，并伴有一过性肌红蛋白尿，继而出现挤压综合征。

（3）扭伤：关节一侧受到过大的牵张力，超过正常活动范围而造成的损伤，可有一过性半脱位、韧带撕裂、局部出血肿胀和活动障碍等。

（4）震荡伤：头部受钝力打击所致的暂时性意识丧失，无明显或仅有轻微的脑组织形态变化。

（5）关节脱位：也称脱臼，是指构成关节的上、下两个骨端失去了正常的位置，发生了错位。可出现疼痛、活动障碍、弹性固定和关节盂空虚等表现，多为暴力作用所致，以肩、肘、下颌及手指关节最易发生脱位。

（6）闭合性骨折：强暴力作用于骨组织所产生的骨断裂，可发生移位并伤及神经、血管。

（7）闭合性内脏损伤：强暴力传入体内后所造成的内脏损伤。如脾破裂、肝破裂等。

（二）按致伤部位分类

可分为颅脑伤、颌面部伤、颈部伤、胸（背）部伤、腹（腰）部伤、骨盆伤、脊柱脊髓伤、四肢伤、多发伤等。

（三）按致伤因子分类

可分为冷兵器伤、火器伤、烧伤、冻伤、冲击伤、化学伤、放射性损伤等。

（四）按伤情轻重分类

根据组织器官的破坏程度及其对全身的影响大小，分为轻、中、重伤。

【病理生理】

（一）局部反应

创伤局部出现组织破坏、功能障碍和炎症反应。局部组织在伤后出现破损小血管收缩，血小板黏附、聚集；随后小血管扩张，毛细血管壁通透性增加，血浆蛋白渗出，中性粒细胞、巨噬细胞开始吞噬和消化细菌、组织碎片等；释放生长因子和细胞因子，趋化炎症细胞在伤口聚集，刺激内皮细胞、成纤维细胞迁移、增殖。局部可表现为红、肿、热、痛和功能障碍，如果无并发感染和异物存留，创伤后炎症反应可在3~5日趋于消退。

（二）全身性反应

是指致伤因素作用于人体后引起的一系列神经-内分泌活动增强，并由此引发的各种功能和代谢改变的过程。

1．神经-内分泌系统反应　创伤后的应激反应首先表现为神经内分泌系统的变化。通过下丘脑-垂体-肾上腺皮质轴和交感神经-肾上腺髓质轴产生大量的儿茶酚胺、肾上腺皮质激素、抗利尿激素、生长激素和胰高血糖素，肾素-血管紧张素-醛固酮系统也被激活，共同调节各器官功能和代谢，运用机体的代偿能力对抗致伤因素的作用。

2．代谢反应　创伤后机体总体上处于一种分解代谢的状态，表现为基础代谢率增加，糖、蛋白质、脂肪分解加速、糖异生增加，因此常出现高血糖、高乳酸血症、血液中游离脂肪酸和酮体增加，尿素氮排出增多，呈负氮平衡状态。水电解质代谢紊乱可导致水钠潴留，排钾增多，钙、磷代谢异常等。

3．炎症介质、细胞因子的释放　创伤、细菌毒素和异物可刺激机体组织细胞和免疫细胞释放大量的炎症介质和细胞因子，不仅可以引起局部的炎症反应，还可进入血液循环引起全身反应。当损伤和继发性感染所致的炎症反应加剧时，可引起体温、心血管、呼吸和血细胞等方面的失常，即全身炎症反应综合征（SIRS）。

（三）组织修复

创伤修复的基本方式是由伤后增生的细胞和细胞间质充填、连接或代替缺损的组织。现代外科已能用异体的组织（皮肤、骨等）或人造材料辅助修复某些创伤，但自身的组织修复功能仍是创伤治愈的基础。若组织创伤不能由原来性质的细胞修复，则由其他性质的细胞（如成纤维细胞）增生来代替。其形态和功能虽不能完全复原，但仍能修复创伤（纤维组织-瘢痕愈合），有利于内环境的稳定。

1．组织修复过程　可分三个阶段：

（1）局部炎症反应阶段：从伤后开始，为3~5天。主要改变是血液凝固、纤维蛋白溶解、免疫应答、微血管通透性增高、炎症细胞渗出，为组织再生和修复奠定了基础。

（2）细胞增殖分化和肉芽组织形成阶段：伤后6小时成纤维细胞开始增殖，24~48小时，内皮细胞开始增殖，而后逐渐形成新生毛细血管，三者共同构成肉芽组织。除了浅表的损伤可以通过上皮细胞增殖、迁移，覆盖创面而修复，大多数的软组织损伤都需要通过肉芽组织生成来修复。

（3）组织塑形阶段：最初形成的瘢痕组织硬度和张力都不适应生理需要，需要经过较长时间的改建、重塑，如胶原纤维的交联和强度增加；多余的胶原纤维被胶原酶降解，过多的毛细血管网消退以及伤口黏蛋白和水分减少等。

2．创伤愈合的类型 可分为两种。

（1）一期愈合：又称原发愈合。伤口组织修复以原来的细胞组织为主，连接处仅有少量纤维组织，伤口边缘整齐、严密，呈线状，功能良好。如上皮细胞修复皮肤和黏膜、成骨细胞修复骨骼、内皮细胞修复血管等。

（2）二期愈合：又称瘢痕愈合。伤口组织缺损较大或曾发生化脓性感染，由肉芽组织填充，纤维组织大量增生，需周围上皮逐渐覆盖或植皮后才能愈合，修复时间长，遗有明显的瘢痕挛缩或瘢痕增生，影响外观和功能。

3．影响创伤修复的因素

（1）局部因素：最常见的影响因素是伤口感染，另外创伤范围大、坏死组织多、异物存留、创缘不能对合、血液循环障碍、局部制动不足等因素也不利于伤口愈合。

（2）全身性因素：主要包括营养不良、大量使用细胞增生抑制剂（如皮质激素）、免疫功能低下、合并糖尿病、结核、肿瘤等慢性疾病及全身严重并发症（如多器官功能不全）。

【护理评估】

（一）受伤史

1．受伤情况 了解致伤原因、致伤因素作用方式和部位、伤前是否饮酒以及受伤时的体位，明确创伤类型、性质和程度。如，高处直立位坠落时，脚部先着地，可造成跟骨、股骨骨折和脊柱压缩性骨折；高速行驶的汽车前端撞击时，驾驶员胸腹部与方向盘撞击，可造成肋骨骨折、气胸、肝脾破裂等。

2．伤后表现及演变过程 了解伤员疼痛、意识、感觉、运动等情况及其伤后病情变化，是判定损伤部位或并发症的重要线索，如胸部损伤应了解有无呼吸困难、咳嗽、咯血等。还应了解伤后的处理过程，主要包括现场急救、所用药物及其他措施。

3．既往史、药物过敏史。

（二）身体状况

1．全身情况 注意呼吸、脉搏、血压、体温等生命体征以及意识状态等，检查有无：呼吸困难、脉搏微弱、脉率过快或失律、收缩压或脉压过低、体温过低、意识失常、口渴、尿少、面色苍白或口唇、肢端发绀等。

2．局部情况 根据受伤史或突出的体征进行详细检查。一般局部体征包括：

（1）疼痛：程度不一，一般在伤后2～3日后逐渐缓解。内脏损伤的疼痛定位不确切，若疼痛持续或加重，则可能并发感染。

（2）局部肿胀：因出血和损伤性炎症反应所致。可伴有发红、青紫、瘀斑、血肿或肿胀。严重肿胀可致局部组织或远端肢体血供障碍。

（3）功能障碍：因解剖结构破坏、疼痛或炎症反应所致。

（4）创口或创面情况：如挫伤、擦伤、刺伤、切割伤等，注意创口或创面大小、出血、污染情况以及有无内脏损伤。

3．创伤后并发症

（1）感染：开放性损伤一般都有污染，如果污染严重，处理不及时或不当，加之免疫功能降低，易发生感染。广泛软组织损伤，伤口深，污染重，还应注意发生厌氧菌如破伤风或气性坏疽感染的可能。

（2）休克：早期常为失血性休克，晚期由于感染发生可导致脓毒症，甚至感染性休克。

（3）脂肪栓塞综合征：常见于骨盆骨折和长骨骨折，主要表现为点状出血、呼吸困难、脑功能障碍等。

（4）应激性溃疡：发生率较高，多见于胃、十二指肠出血，小肠和食管也可发生。

（5）凝血功能障碍：主要是由于凝血物质消耗、缺乏、抗凝系统活跃，从而造成出血倾向。

（6）器官功能障碍：可并发多器官功能障碍。

（三）辅助检查

1. 实验室检查　血常规、血细胞比容、尿常规、电解质检查可以帮助判断失血、感染、水、电解质以及酸碱平衡紊乱的情况。尿常规、肾功能、血、尿淀粉酶测定可以帮助诊断有无相关脏器的损伤。

2. 穿刺或导管检查　一般胸腔穿刺可明确血胸或气胸，腹腔穿刺或灌洗可证实内脏破裂或出血，心包穿刺可证实心包积液和积血。放置导尿管或膀胱灌洗可诊断尿道或膀胱出血。

3. 影像学检查　X线平片检查可以明确骨折情况，确定有无气胸、血气胸、腹腔积气、异物等；CT检查可以诊断颅脑损伤和腹部实质性脏器及腹膜后损伤；超声检查可发现胸腹腔积血及肝脾包膜内破裂等。

（四）心理－社会状况

创伤多发生于青壮年，对社会和家庭影响极大，伤者心理负担重、精神紧张，往往会加重应激反应，不能很好地配合检查甚至影响病情的评估结果。护士应全面评估伤者及家属对突发创伤的心理承受程度以及心理变化，有无紧张、恐惧、焦虑、失望等，同时还应了解其对损伤认知的程度以及对治疗的信心与希望，为护理计划的制订奠定基础。

【常见护理诊断/问题】

1. 心输出量减少　与心肌缺氧、心力衰竭、心脏骤停有关。

2. 气体交换障碍　与呼吸系统创伤、窒息及肺栓塞有关。

3. 体液不足　与创伤后失血过多有关。

4. 疼痛　与创伤后创面组织炎症水肿或内脏损伤有关。

5. 躯体活动障碍　与躯体受伤、组织结构破坏或治疗措施有关。

6. 活动无耐力　与创伤后氧供需失衡有关。

7. 恐惧　与生命受到威胁有关。

8. 潜在并发症：心脏骤停、窒息、休克、出血、感染、挤压综合征等。

【计划与实施】

创伤病人的处理包括现场急救和入院后处理。在处理复杂伤情时，优先抢救生命，待生命体征稳定后再实施其他治疗措施。通过治疗和护理，病人损伤的组织与器官能够保存或修复，恢复功能；并发症可以被尽早发现并治疗。

自然灾害和重大事故造成的大批伤员，现场救治时需分清轻重缓急。一般轻伤者就地医疗处理后转相关部门照料，将主要救治力量用于抢救重伤员。重伤员中确定需优先救治者给予紧急处理后及时组织运送，并报告伤情、初步诊断和已做处理，途中应密切观察伤情做好应急处理。救治机构接收大批伤员后应迅速检伤分类，组织力量抢救。

（一）现场急救

先救命，后治伤，急救的目的首先是挽救生命。处理复杂伤情时必须优先处理心脏骤停、窒息、大出血、张力性气胸和休克等危及生命的情况，然后再进行后续处理，稳定伤情，为转送和进一步治疗创造条件。如在事故现场，急救人员应注意评估现场环境安全，做好自我防护。

1．复苏（resuscitation）　当伤者发生心脏骤停时，应立即进行心肺复苏，一直坚持到病人呼吸心跳恢复或到达急诊室进行电复律和进一步治疗。成人心跳、呼吸骤停后的现场复苏应按以下步骤施行：①D（danger）：观察现场环境；②R（response）：检查伤者反应；③C（circulation）：人工循环；④A（airway）：打开气道；⑤B（breathing）：人工呼吸。在给予高质量心肺复苏的同时进行早期电除颤／复律是提高心脏骤停病人存活率的关键。

2．通气　创伤后血凝块、呕吐物、组织块、血肿、舌后坠以及呼吸道损伤都会造成伤员窒息死亡。因而一旦发现伤员出现面色、口唇发绀、呼吸困难、有痰鸣音或气道阻塞不能出声，必须迅速有效的打开气道、取出气道内血块或呕吐物等，给予通气措施。

3．止血　出血是伤者最需要急救的危重情况之一。成人血液占体重的 7%～8%，当出血达总量的 20%，病人就会出现头晕、口渴、面色苍白、脉搏增快、血压下降，出冷汗等症状；当出血量达总量的 40%，就会危及生命。常用的止血方法有：指压动脉止血法、直接压迫止血法、加压包扎止血法、填塞止血法、止血带止血法。其中加压包扎法快速有效，最为常用。止血带止血法一般用于四肢伤大出血而加压包扎无法止血的情况，使用时应注意位置和松紧度，做好标记，定时松解，避免造成肢体坏死。

控制外出血后，若伤者仍然有血压下降的表现，应考虑内出血。注意预防和处理休克，密切观察生命体征，保留排泄物或呕吐物送检，迅速送往医院。

4．包扎　包扎的主要目的是保护伤口、减少污染、加压止血、固定敷料及骨折肢体。常用的材料是绷带、三角巾等，也可就地取材用干净的毛巾、衣物。

5．固定　骨关节损伤时必须固定制动，以减轻疼痛，避免进一步损伤到血管神经，方便转运。固定材料可以用夹板，亦可就地取材用木板、杂志等固定，或自体固定，如将手臂固定在胸部、患侧下肢固定在健侧等。

6．搬运　伤员经过初步处理后，需送到医院进行进一步检查和治疗。骨折或脊柱损伤的病人搬运时必须使用硬质担架或脊柱板以保持伤处平稳，避免扭曲，昏迷病人应注意保持呼吸道通畅。伤员转送时要求尽量做到安全、迅速、平稳，在救护车内，伤员应足向车头，头向车尾平卧，以免汽车的惯性作用引起脑缺血，担架搬运时也应同样以足部向前，上下坡时尽量保持平稳。

7．心理护理　在抢救伤员的同时应注意人文关怀，尤其是自然灾害和重大事故时出现大批伤员，在全力抢救重伤员的同时，对轻伤人员给予基本处理和心理安慰，使之情绪稳定等待救援。在评估和处理伤情时，也应对病人进行安抚，缓解其紧张情绪，可以更好的配合治疗。

○ **知识拓展**　　2015 AHA 心肺复苏及心血管急救指南重要更新

2015 年 10 月 15 日，美国心脏学会（AHA）在 2010 年版心肺复苏指南的基础上进行了更新，《2015 AHA 心肺复苏及心血管急救指南更新》是基于国际证据评估流程，由来自 39 个国家的 250 位证据审查专家共同参与完成。新版指南的重要更新包括：

1. AHA成人生存链分为两链：一链为院内急救体系（图9-2-1），另一链为院外急救体系（图9-2-2）。

2. 利用社会媒体呼叫施救者，使手机等现代化电子设备能够发挥重要作用。

3. 以团队形式实施心肺复苏：早期预警系统、快速反应小组（RRT）和紧急医疗团队系统（MET）。

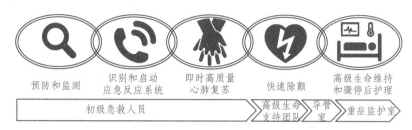

图9-2-1　院内心脏骤停生存链与急救体系

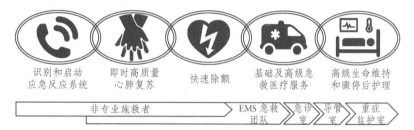

图9-2-2　院外心脏骤停生存链急救体系

（二）入院后护理

1. **判断伤情**　根据伤情将可伤员分为3类：①第一类：致命性创伤，如危及生命的大出血、窒息、开放性或张力性气胸、颈椎损伤等，需进行紧急复苏并尽快手术治疗；②第二类：生命体征尚平稳的伤员，如不会立即危及生命的刺伤、火器伤、胸腹部损伤、颅脑损伤、脊髓损伤等，可复苏及观察1～2小时，做好术前准备；③第三类：潜在性创伤，性质未明确应进一步检查，密切观察病情，有可能需要手术治疗。

2. **保持呼吸道通畅**　再次清除口腔异物，防止异物（呕吐物、血液、痰液等）反流阻塞气道，应用电动吸痰器协助吸引。昏迷的病人如出现舌后坠，立即给予口咽通气管通气或用舌钳将舌头拉出。有明显呼吸不规则、呼吸困难甚至呼吸骤停者，立即行气管插管或气管切开，接呼吸机辅助呼吸。生命体征平稳的病人采取半卧位或其他舒适体位。

3. **维持有效循环血量**

（1）监测生命体征：对生命体征不稳者，定期监测并记录呼吸、血压、脉搏、中心静脉压和尿量，经积极抗休克治疗仍不能维持血压时，应做好手术准备。

（2）复苏的后续治疗：心脏骤停的病人入院后给予电复律以及进一步检查和处理，对重要器官进行严密监测、促进其功能恢复。

（3）进一步止血：根据出血部位和性质选用止血方法，除了以上介绍的止血法还可以使用抗休克裤以及手术止血。注意拟做断肢再植术者不可用止血带；头、颈、胸部有损伤者禁用抗休克裤，以免加重局部出血。

（4）输液：迅速建立 2～3 条静脉输液通道，根据医嘱给予输液、输血或应用血管活性药物；根据血压合理安排输液种类和速度，尽快恢复有效血液循环并维持循环平稳。

（5）体位：血压不稳者平卧或根据受伤部位采取舒适卧位。

4. 缓解疼痛 抬高伤肢有利于促进静脉回流、减轻肿胀和疼痛，骨与关节损伤时加以固定和制动可减轻疼痛，根据病情遵医嘱使用镇静止痛药物，用药后应密切观察病情，注意有无意识障碍、肌间隙压力增高等情况。

5. 妥善处理伤口

（1）开放性创伤的护理：①清洁伤口：无菌手术切口，可直接缝合；②污染伤口：有细菌污染但尚未感染，可清创后直接缝合或延期缝合；③感染伤口：先引流再处理。开放性伤口多有污染，如处理不当易发生感染，清创术的目的是在伤口未发生感染前，清除坏死或失活组织、异物、血块和彻底止血，将污染伤口转变为清洁伤口，预防感染。清创一般应在伤后 6～8 小时以内进行，可达到一期愈合，头面部损伤、切割伤，清创时间可延至 8～12 小时。小擦伤和浅表的小刺伤、小切割伤可以局部压迫止血，清理异物后给予碘伏消毒和包扎。

清创术前的护理：①对伤员作全面检查，对伤情进行准确评估；②早期使用有效广谱抗生素，给予肌内注射破伤风抗毒素；③对伤情严重复杂的清创术，要备血，对四肢的清创可在充气止血带下进行；④选用适当麻醉。

清创术后的护理包括：①伤肢应给予制动，维持适当体位，如伤肢抬高，以减轻肿胀；胸腹部脏器伤术后取半卧位等；②继续应用有效的广谱抗生素；③密切观察伤肢血液循环及伤口情况，注意预防伤口感染和出血；④注意观察全身情况，预防创伤的其他并发症。

（2）闭合性创伤的护理：关节扭伤、挫伤者伤后即可冷敷、加压包扎、抬高伤肢并给予制动。一般先冷敷，后加压包扎，加压包扎 24 小时后即可拆除，根据伤情在伤后 24 小时或 48 小时后，可采用热疗、按摩、配合药物治疗。伤情稳定后应进行适当的恢复功能锻炼。

6. 防治感染及全身支持治疗 遵医嘱使用抗菌药物，开放性创伤者需使用破伤风抗毒素。维持水、电解质和酸碱平衡，保护重要脏器功能。消化道损伤、出血穿孔者，给予禁饮食、胃肠减压以及静脉营养支持。

7. 心理护理 入院后，伤者情绪一般趋于稳定，护士应针对重伤者存在的紧张、恐惧、悲观、失望的情绪进行排解和安抚，缓解其紧张情绪，以减少应激反应，更好地配合治疗与护理。

8. 并发症的观察与护理

（1）出血：严密观察敷料是否有渗血，引流液的性质和量；病人有无面色苍白、肢端温度发凉、脉搏细速等表现，有上述表现时及时报告医师并立即建立静脉输液通道，进行交叉配血试验等。

（2）伤口感染：多见于开放性损伤的病人。若伤口出现红、肿、热或已减轻的疼痛又加重，体温升高、脉速，白细胞计数明显增高等，应及时报告医师并协助处理。早期可根据医嘱予以局部理疗和应用有效抗菌药物等，若已形成脓肿：则应协助医师行脓肿切开引流，并留取脓液作细菌培养和药敏试验。

（3）挤压综合征：当伤者局部压力解除后，出现肢体肿胀、压痛、肢体主动及被动活动引起疼痛、皮温下降、感觉异常、弹性减退，在 24 小时内出现茶褐色尿或血尿等改变时，提示可能并发挤压综合征，应及时报告医师并协助处理。早期禁止抬高患肢和对患肢进行按摩和热敷；协助医师切开减压，清除坏死组织；遵医嘱应用碳酸氢钠及利尿药，必要时准备腹膜透析或血液透析。

（三）健康指导

1. 向大众普及应急救护知识是预防和减少意外伤害的主要措施。许多突发急、危、重症或意外伤害事故发生在工作场所、途中、家庭等医院以外的地方，把握关键时机，运用基本救护知识和方法，"第一反应者"（第一目击者）提供及时有效的初步紧急救护，为院前急救赢得宝贵时间，对挽救生命、减轻伤残和痛苦可以发挥无可估量的积极作用。

2. 创伤治疗过程中，在不干扰组织修复的前提下，指导伤者积极进行功能锻炼，能促使其早日康复。

3. 相关人员有应注意保存相关的，特别是可能与伤害案件有关的证物，慎重处理伤员带出的利器、子弹、弹片、利刃残片等，标记后，储物袋中封存，并记录在案时应签字备查。在警务人员指示下，需特别检验的体液标本，应征得伤员同意后取样。标本检验报告应妥善保存。

（韩　晶）

第三节　烧伤病人的护理

烧伤（burn）通常是指单纯因热源，如火焰、热液、热蒸汽、热金属物体等所致的组织损伤。烧伤是一种常见损伤，易伤人群为幼童、老人及体力劳动者，男性多见，严重烧伤常致死致残。居室内单发烧伤最为常见，其次为社会场所意外事故的群体烧伤。

【病理生理】

烧伤的病理生理反应及其病程演化过程大致可分为三期，各期常互相重叠。

（一）体液渗出期

又称为休克期。烧伤后迅速发生的变化是体液渗出，由于毛细血管通透性增加，体液渗出至细胞间隙或皮层间隙，形成水肿或水疱，或直接丢失。小面积浅度烧伤以组织水肿为主，对有效循环血量没有明显的影响，大面积烧伤时，迅速发生体液丧失可导致低血容量性休克。体液渗出8小时左右达到高峰，之后逐渐减慢，持续36～48小时后血流动力学指标才趋于稳定，如血压逐渐稳定，尿量开始增多。烧伤后释放的多种血管活性物质如组胺、5-HT、激肽、前列腺素类、白三烯等以及严重烧伤早期产生的心肌损害都是休克发生和发展的重要因素。因此这一期治疗和护理的重点是防治休克。

（二）急性感染期

严重烧伤早期即可并发全身性感染，继休克之后或休克的同时发生。严重烧伤后发生全身性感染的主要原因有：①大面积的烧伤创面是致病菌良好的培养基；②皮肤黏膜的屏障功能受损，烧伤48小时后大量病菌和毒素随着水肿液回吸收，肠黏膜屏障应激性损害使肠道成为内源性感染的重要来源；③机体抵抗力显著下降，免疫功能受抑制，易感性增加。休克期的缺血缺氧损害也是机体易发生全身性感染的重要因素。在这一期防治感染是治疗护理的重点。

（三）创面修复期

创面的组织修复在伤后不久即开始，修复时间与烧伤深度等多种因素有关。无严重感染的浅

Ⅱ度烧伤和深Ⅱ度烧伤多能自愈，Ⅲ度烧伤及严重感染的深Ⅱ度烧伤如创面较大无法通过创缘的上皮扩展覆盖，易产生瘢痕挛缩，影响外观和功能，需要通过皮肤移植修复。同时此期也是发生全身性感染的又一高峰期，这一期治疗护理的重点是积极消灭创面、加强营养和防治感染。

（四）康复期

深Ⅱ度和Ⅲ度烧伤愈合后往往长时间伴有疼痛、瘙痒、水疱、感染、甚至形成残余创面。大面积深度烧伤损毁汗腺，会影响机体散热，在盛夏季节引起伤者的不适。深度烧伤的创面愈合后多形成瘢痕或组织挛缩畸形等，严重影响外观和功能，同时伴有部分器官的损害和心理异常，需要通过整形、锻炼、工疗和体疗等措施来促进康复。

【护理评估】

（一）健康史

向病人、家属及现场目击者询问烧伤时间、原因（热源）和现场情况，如烧伤环境是否密闭、有无化学剂和烟雾吸入、有无头颈和胸部复合伤、已施行的自救和急救措施等。了解既往病史（尤其是呼吸道慢性病史）、近期体重等。

（二）身体状况

中度以上的烧伤有较明显的全身性反应，临床上多分为3个阶段。

1．休克期　此期应首先紧急评估危及生命的伤情，而后评估烧伤创面。

（1）呼吸功能：检查和确定有无声嘶、干咳、煤黑色痰、血痰、呼吸困难、发绀等呼吸道吸入性烧伤和呼吸功能不全征象。喉头水肿和颈、胸部烧伤均可引起窒息，应每30分钟评估一次生命体征和呼吸功能。在相对密闭的火灾现场，除热力外，烟雾中还含有大量有毒化学物质，因而死于窒息者往往多于体表烧伤者。判断吸入性损伤的依据有：①火灾现场相对密闭；②面、颈、前胸烧伤，尤其是口鼻部深度烧伤，鼻毛烧焦，口唇、口腔黏膜红肿或有水疱；③刺激性咳嗽，咳炭末痰，声嘶，吞咽困难或疼痛；④呼吸困难和（或）有哮鸣音；⑤支气管镜检查可直接发现呼吸道黏膜损伤。

（2）循环功能：评估意识、心率、血压、中心静脉压、尿量、尿比重、烧伤肢体末梢动脉搏动情况，观察并记录24小时出入量。

（3）烧伤深度：进行全身体检，初步估计烧伤深度。

我国常采用三度四分法（图9-3-1）：①Ⅰ度烧伤：又称红斑烧伤，只伤及表皮层，表现为红斑、干燥、烧灼感、一般3～7天脱屑愈合，初期有色素沉着。②浅Ⅱ度烧伤：伤及表皮及真皮浅层，红肿明显，有大小不一的水疱，内含淡黄色澄清液体、疱皮剥脱后基底潮红，疼痛强烈，依靠残存的表皮生发层或汗腺毛囊等皮肤附件的上皮细胞再生修复，如无感染一般两周左右愈合，有色素沉着，无瘢痕形成。③深Ⅱ度烧伤：伤及真皮乳头层下，可有残留的网状层，有水疱形成，去疱皮后，创面微湿、基底红白相间、可有网状血管栓塞，痛觉迟钝，可有拔毛痛，创面修复依靠残存的皮肤附件上皮，如无感染3～4周可愈合，有瘢痕形成。④Ⅲ度烧伤：伤及皮肤全层，可深达皮下、肌肉及骨骼。创面无水疱，痛觉消失，无弹性，干燥如皮革样或蜡白、焦黄，甚至炭化成焦痂，痂下水肿。创面修复依靠植皮或创缘的健康皮肤生长，多形成瘢痕和畸形。

（4）烧伤面积：进行全身体检，初步估计烧伤面积。我国统一采用的烧伤面积计算方法有两种。①手掌法：适用于较小面积烧伤的估测。伤员一手掌五指并拢的面积约为体表总面积的1%。②中国新九分法：该法适用于较大面积烧伤的评估（表9-3-1）。成人体表面积具体计算方法见图9-3-2。

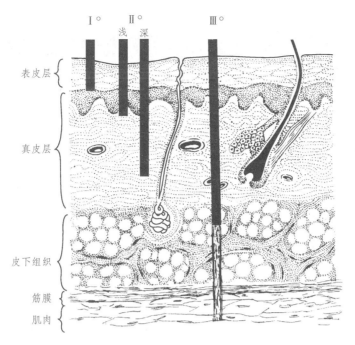

图 9-3-1 烧伤深度示意图

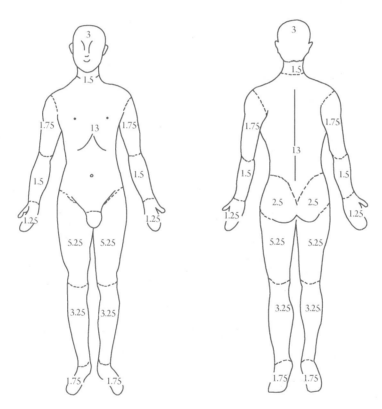

图 9-3-2 成人体表各部所占百分比示意图

（5）烧伤的严重度：烧伤严重程度主要与烧伤深度和面积有关，临床上多采取综合性评估，以利于伤员分类治疗和效果评价。我国常用的分度法为：①轻度烧伤：Ⅱ度面积 10% 以下；②中度烧伤：Ⅱ度面积 11% ～ 30% 或Ⅲ度面积不足 10%；③重度烧伤：烧伤总面积 31% ～ 50% 或Ⅲ度面积 11% ～ 20%，或Ⅱ度、Ⅲ度面积不足上述百分数，但并发休克、呼吸道烧伤或合并较重的复合伤；④特重度烧伤：总面积 50% 以上或Ⅲ度面积 20% 以上，或存在严重的性损伤、复合伤等。

表 9-3-1　中国新九分法

部位		成人面积（%）		小儿面积（%）
头　颈	发际部	3	} 9×1=9	9+（12-年龄）
	面部	3		
	颈部	3		
双上肢	双手	5	} 9×2=18	9×2=18
	双前臂	6		
	双上臂	7		
躯　干	躯干前	13	} 9×3=27	9×3=27
	躯干后	13		
	会阴	1		
双下肢	双臀*	5	} 9×5+1=46	46-（12-年龄）
	双大腿	21		
	双小腿	13		
	双足*	7		

注：* 女性的双臀和双足各占 6%

（6）疼痛：了解疼痛程度及原因。

（7）体温：有无皮肤丧失导致的体温过低。

2．感染期　此期应注意以下几方面。

（1）意识、生命体征：注意有无寒战、高热或体温不升、脉搏、呼吸过速、血压下降、意识模糊等征象。

（2）创面：有无恶化征象，伤口及植皮、供皮区有无脓性分泌物、异味、肤色异常、与正常皮肤交界处发红、肿胀、局部压痛等感染现象。

（3）活动能力：注意有无关节屈曲挛缩、活动度减小、肌肉块丧失及固定不动等。

（4）营养状况：包括体重、皮肤及皮下脂肪厚度等，注意有无明显体重减轻（>1kg/d）等营养不良表现。

（5）疼痛：了解疼痛是否继续存在、疼痛的特征如何。

（6）胃肠道功能：烧伤后由于应激反应、低血钾、感染、微循环灌注不足及再灌注损伤等，可发生应激性溃疡、腹胀和麻痹性肠梗阻、出血性胃炎及急性胃扩张等，应注意观察有无腹痛、腹胀、腹膜刺激征、肠鸣音减弱或消失、呕血、便血等异常征象。

3．修复期　此期应注意以下几方面评估：

（1）感觉：有无麻木、刺痛、压迫、瘙痒、灼热、疲倦等异常感觉。

（2）患肢姿势及体位：患肢是否处于功能位。

（3）运动功能：大面积烧伤或特殊部位烧伤病人有无瘢痕增殖和挛缩导致的肢残、畸形和功能障碍等。

（4）营养状况：烧伤后由于水肿及大量补液，最初 3 天可能会有体重增加。但 4～12 天后，由于代谢率增加、能量与蛋白质大量消耗及体内潴留水分的排出，体重将逐渐减轻。定期测量体重可直观反映病人的营养状况。

4．康复期 主要评估有创面无疼痛、瘙痒、水疱、感染以及机体功能障碍、心理异常等。

（三）辅助检查

1．实验室检查 主要包括血细胞比容、血电解质、血气分析、白蛋白、白细胞计数、尿素氮、肌酐清除率、血糖、血清钙、碱性磷酸酶、血液及创面分泌物细菌培养等检查。休克期病人主要有血细胞比容升高（血液浓缩）、低血钠、低蛋白、酸中毒等改变；感染期病人主要有白细胞计数骤升或骤降、细菌培养阳性等感染特征。

2．影像学检查 胸部 X 线或 CT 检查等可帮助了解有无呼吸道损伤及治疗效果如何。

（四）心理 – 社会状况

在烧伤休克期，中、重度烧伤病人常出现恐惧、焦虑等心理反应，应注意观察其情绪变化。急性期以后，由于烧伤创面增生性瘢痕形成、关节及肌肉挛缩，病人外观和机体功能会有不同程度的改变，常担心能否重返工作岗位并恢复社交能力，严重者甚至丧失生活的勇气和信心，产生自杀念头。应注意仔细观察病人的言行，了解其心理动态。恢复期病人面临出院后的自我照顾和长期功能锻炼，应了解病人及家属对出院后自我照顾和功能锻炼知识与方法的了解程度，便于针对性制订健康指导计划。

【常见护理诊断／问题】

1．有窒息的危险 与头颈胸部烧伤、呼吸道严重水肿有关。

2．体液不足 与体液大量渗出、摄入障碍有关。

3．有感染的危险 与创面暴露、营养不良、抵抗力降低有关。

4．疼痛 与烧伤创面刺激、创面处理有关。

5．营养失调：低于机体需要量 与能量消耗增加、摄入障碍有关。

6．体像紊乱 与毁容、肢体残疾、功能障碍有关。

【计划与实施】

经过治疗和护理，病人能够：①呼吸平稳，无气急、发绀；②血容量恢复，生命体征稳定，尿量正常；③无全身及创面感染征象；④疼痛减轻或消除；⑤营养状况改善，每日体重减轻不超过 1kg 或体重回升；⑥能说出功能锻炼的方法，并接受容貌改变、肢体残障及功能障碍，恢复社交和工作能力。

主要护理措施包括：现场救护、休克期护理、感染期护理及修复期护理。

（一）烧伤现场的急救

能否成功挽救重度烧伤病人的生命，关键在于其获救时间的早晚和现场处理的妥善与否。烧伤病人的现场急救重点在于：

1．迅速祛除致伤原因 烧伤现场首先应救人，迅速离开密闭空间，避免衣服着火时奔跑呼叫，以免头面部烧伤和吸入性损伤；一旦脱离热源，立即予以大量冷水冲淋或湿敷，以阻止高温继续向深部组织渗透，并减轻创面疼痛，可持续冷敷至不再剧痛为止。

2．抢救生命 严重烧伤病人最初多意识清醒且合作，若发现其反应迟钝或意识丧失，应考虑合并颅脑损伤或休克，立即抢救。对吸入性损伤呼吸困难的病人，注意保持呼吸道通畅，必要时安置通气道或气管插管。妥善处理严重复合伤，如止血、骨折脱位的固定、开放性气胸的闭合等，减轻疼痛，防止严重的生理功能紊乱。

3．妥善保护创面和保温 贴身衣物剪开脱下时，应防止撕破粘贴的创面皮肤。暴露的体表和创面应尽快用无菌敷料或清洁干布覆盖，减少细菌污染的机会。协助病人调整体位，避免创面受压。寒冷季节用冷水处理创面易引起寒战反应，应增加被盖，防止体温散失。

4．尽快转送医院 严重大面积烧伤早期应避免长途转送，尽快就近入院进行抗休克或气管切开，待休克控制后再转送。严重烧伤者转送途中应继续输液，保持呼吸道通畅，留置导尿以观察尿量，或让清醒病人口服含盐饮料，预防休克。注意鼓励和安慰病人，稳定情绪，酌情使用止痛药物，但要注意避免抑制呼吸。

（二）烧伤休克期病人的护理

1．防治窒息 ①保持呼吸道通畅：密切观察呼吸状况及皮肤黏膜色泽，及时清除口鼻分泌物，发现张口呼吸、气急、发绀等呼吸功能不全征象时应积极做好紧急气管插管和气管切开准备。②吸氧：氧浓度一般不超过40%，一氧化碳中毒者，予以纯氧。③加强呼吸道护理：定时翻身、鼓励深呼吸和咳痰；气管插管或切开者及时吸痰；痰液黏稠者予以雾化；必要时按医嘱使用支气管扩张剂。

2．维持体液平衡 成人烧伤面积小于15%，小儿烧伤总面积小于10%，非头面积Ⅱ度烧伤可采用口服补液。对大面积或重度烧伤后处于休克期的病人应根据Ⅱ度、Ⅲ度烧伤面积和体重拟订补液计划，尽快建立有效的静脉双通道，补充血容量。

我国通用的烧伤补液方案是：①伤后第1个24小时补液量：成人每1%Ⅱ度、Ⅲ度烧伤面积，每千克体重补充胶体液0.5ml和电解质液1ml，每24小时另加生理需水量2000ml。伤后8小时内输入总量的一半，之后的16小时输入另一半。②第2个24小时补液量：胶体及电解质均为第1个24小时输入量的一半，另加生理需水量2000ml。补液时遵循"先晶后胶，先盐后糖，先快后慢，见尿补钾"的原则。晶体液首选平衡盐溶液、林格液等，胶体液首选同型血浆，也可用血浆代用品和全血，Ⅲ度烧伤多输注新鲜血，生理需水量常用5%～10%葡萄糖液补充。

补液期间护士应注意观察病人尿量、心率、末梢循环、精神状态及中心静脉压，判断液体复苏效果，据此调整输液方案：①尿量：每小时每千克体重尿量不低于1ml；②病人安静无烦躁不安；③无明显口渴；④呼吸平稳，脉搏、心跳有力，心率小于120次/分，收缩压维持在90mmHg，脉压大于20mmHg；⑤还可监测中心静脉压、血气分析、血乳酸等。

3．创面的护理 轻度烧伤创面可用1:1000苯扎溴铵或1:2000氯己定清洗，Ⅰ度烧伤不需要特殊处理，能自行消退，但应注意保护创面，如烧灼感重，可涂薄层油脂。浅Ⅱ度烧伤的疱皮应予保留，可用空针抽去疱液。对小面积或四肢的浅Ⅱ度烧伤进行包扎可以保护创面、引流渗液，包扎时内层用油纱，可添加适量抗生素，外层用吸水敷料均匀包扎。面、颈、会阴部烧伤、广泛大面积烧伤一般采用暴露疗法。Ⅲ度环状焦痂将影响血液循环和呼吸，应行焦痂切开减张术。创面污染重或有深度烧伤者，均应注射破伤风抗毒素，并用抗生素治疗，疼痛较明显者，给予镇静止痛剂。

（1）入院清创时的护理：首先建立静脉通路，实施液体复苏，清创时注意保暖，严格监护生命体征，如有变化先处理危及生命的征象。

（2）包扎创面的护理：①包扎时内层用油纱，外层用吸水敷料均匀包扎。达到要求的厚度，范围要超出创面的边缘5cm。②抬高肢体，保持关节各部位尤其是手部的功能位和髋关节外展位，定时翻身，防止包扎的创面长期受压。③观察肢体末端的血液循环情况，如皮温和动脉搏动。④保持敷料干燥，除非敷料浸湿、有异味或有其他感染迹象，不必经常换药，以免损伤新生上皮。感染创面应勤换敷料，清除脓性分泌物，保持创面清洁。⑤夏季注意调节室温，预防中暑。

（3）暴露创面的护理：①保持创面干燥、减少细菌繁殖，创面不应覆盖任何敷料或被单，促使焦痂或痂皮早日形成且完整。随时用无菌敷料吸净创面渗液，尤其是头面创伤。②控制室温于 28～32℃，湿度 70% 左右。③适当约束肢体，防止无意抓伤。用翻身床或定时翻身，避免创面因受伤而加深。④焦痂可用 2% 碘酊涂擦 2～4 日，每日 4～6 次。有环形焦痂者应切开减压。

（4）半暴露创面的护理：用单层抗生素或薄油纱布覆盖于创面称半暴露疗法，主要护理是保持创面干燥、纱布和创面必须紧贴无空隙，如有积脓，及时更换纱布，预防感染。

4．注意局部使用药物的副作用 创面局部用药可以预防和控制感染，常用的有 1% 磺胺嘧啶银霜剂、碘伏等。磺胺嘧啶银可导致剥脱性皮炎，用药后向病人说明用药反应，如果创面疼痛加剧或皮疹出现，首先考虑药物过敏，应立即将药物去除，用生理盐水清洗创面至没有药物痕迹，并加用抗过敏药物，用药过程中注意监测白细胞计数及肝、肾功能。

5．疼痛管理 酌情采取非药物性疼痛护理减轻痛觉；必要时遵医嘱予以镇痛剂。麻醉止痛剂有抑制呼吸的作用，对吸入性烧伤和老年病人应慎用。

（三）烧伤感染期病人的护理

烧伤组织由开始的凝固性坏死经液化到与健康组织分离，需要 2～3 周，在这一过程中，随时存在感染的危险，因此主张早期切痂（切除深度烧伤组织达深筋膜平面）或削痂（削除坏死组织至健康平面），并立即皮肤移植，可以减少全身性感染发病率，降低并发症，提高大面积烧伤的治愈率。

1．注意观察感染情况 严重烧伤后全身性感染，在丧失体表屏障的同时，肠黏膜屏障亦发生明显的应激性损害，通透性增加，肠道微生物、内毒素移位，成为创面或全身性感染的主要原因。并发全身性感染时，病人病情常突然恶化，表现为：①神志改变，兴奋、淡漠或谵妄，有定向力改变；②数小时或数日内出现寒战、高热或体温不升；③脉搏、心率加快而血压逐渐下降，出现感染性休克；④呼吸急促；⑤创面骤然恶化，出现"烧伤创面脓毒症"；⑥血白细胞计数骤升或骤降。

2．防治全身性感染 ①及时、积极地纠正休克。②正确处理创面：深度烧伤创面应及早切痂、削痂和植皮。③合理使用抗生素：严重病人，可先选一种第二代头孢菌素和一种氨基糖苷类抗生素联合用药，待获得细菌培养和药物敏感试验结果后再调整。感染控制后，应及时停药，注意观察药物副作用。④加强支持治疗：平衡水电解质，给予营养支持，尽可能选择肠内营养。

3．创面的护理 原则是保护创面，防治感染，减轻疼痛。

清创术后创面的护理：①防止皮片或生物敷料下积液或积血，如有积血积液，可低位开窗，按压驱除积血积液，如果血块或渗血形成凝块，用镊子取出，注意不要扩大创面，处理后加压包扎。②防止移植物或生物敷料移位，换药时应充分浸湿敷料，待敷料和创面有较好分离时再更换。③防止生物敷料或移植皮片下感染。创面感染的主要特征：皮片或生物敷料下积脓，创面出现异味，病人体温增高或不升，心率异常增快，创缘出现炎性浸润。出现以上征象，应去除感染移植物或生物敷料及创面感染灶、加强全身支持治疗及合理应用抗生素等。

4．营养支持 烧伤后，病人代谢率常较正常人高出两倍以上，营养需求增加，伤口愈合期更需补充所需营养，故应增加蛋白质、热量、维生素 B 和维生素 C 等的补充，以加速组织修复，促进伤口愈合。①对严重病人或经口进食困难者，早期可按医嘱予以 TPN 疗法或管饲要素饮食，以提供足够热量和营养要素。待病情稳定后，尽早改经口进食。②解释保证营养的重要性，鼓励病人尽量经口进食，增加营养摄入。③与营养师及家属共同制订病人营养计划，改进食物的色、香、味，在病情允许的情况下尽量安排符合其口味的饮食。鼓励少食多餐，餐间给予高热饮料。④避免应用维生素 E、糖皮质激素等抑制胶原蛋白合成的药物，以免延迟伤口愈合。

（四）烧伤修复期病人的护理

1. 心理护理 大面积烧伤、重度烧伤或颜面部烧伤病人心理压力尤为严重，常担忧容貌改变、肢体残疾及功能障碍等导致生活、工作和社交能力的改变，严重者甚至出现剧烈的情绪波动。护士应注意观察病人有无勇气正视或触及创面，是否有厌恶情绪等，并做好相应的心理护理：①理解并接受病人非理智性的发泄行为，鼓励病人表达内心的痛苦和担忧，耐心倾听病人的诉说说出对损伤、手术等的感觉；②以真诚的态度与病人沟通，及时满足其生理和心理需求，建立良好的护患关系，加强与病人亲属的沟通，争取其对病人的理解和帮助；③做好各种检查、治疗及有关手术知识的宣传，告知创面愈合情况，耐心细致回答病人的提问，做好安慰和解释工作；④介绍成功救治的病例，请同类病人现身说法，帮助病人正确面对和适应创伤带来的身体和心理变化；⑤鼓励病人参与力所能及的自理活动，增强其自信心和独立能力，促进其尽早回归社会。

2. 康复护理 修复期原则上应维持肢体功能位，尽早植皮消灭创面，加强运动和康复训练，防止瘢痕增殖和挛缩。指导和协助病人进行功能锻炼是修复期的主要护理内容之一，包括：①纠正不良的体位，维持并固定肢体于功能位；②鼓励病人尽早下床活动，指导病人坚持常规的肢体和关节功能锻炼，必要时行体疗或理疗；③按医嘱涂布瘢痕软化剂或采用紧身衣和固定板予以矫正；④防止紫外线和红外线过多照射，避免加重瘢痕增殖；⑤避免对瘢痕创面机械性刺激。

（五）康复期指导

指导出院后病人通过整形、锻炼、工疗和体疗等措施来促进康复。

1. 调整心理以适应容貌改变、肢体残疾及功能障碍。

2. 指导病人预防感染的方法，包括残余创面的保护、保持环境清洁等。

3. 向病人强调瘢痕增殖对机体功能的影响、不良姿势对机体的危害以及保持肢体功能位对预防关节肌肉挛缩的重要性。

4. 进行自我照顾的训练，坚持康复锻炼以及工疗和体疗等措施。

5. 普及防火、灭火和自救等安全教育以及烧伤的预防和急救知识。

【护理评价】

通过医疗护理干预后，病人是否达到：①气道通畅，呼吸平稳，无气紧、发绀；②生命体征维持稳定，尿量正常；③体温维持正常，无全身及创面感染征象；④疼痛减轻或消除；⑤每日体重减轻不超过 1kg 或体重回升；⑥能说出出院后功能锻炼的方法并适应容貌改变、肢体残废及功能障碍，恢复社交和工作能力。

（韩　晶）

第四节 伤口管理

❖ 学习目标

识记：
1. 能复述伤口概念、常见慢性伤口的类型。
2. 能陈述压力性损伤的定义、各期的临床表现及护理要点。
3. 说出放射性皮炎的分期、预防措施。
4. 能说出血管性溃疡、糖尿病足的临床表现、护理要点。
5. 能说出伤口床准备的原则。
理解：
1. 结合实例，说明伤口评估的主要内容。
2. 解释慢性伤口的处理原则。
运用：
为压力性损伤高危病人制订护理计划。

伤口（wound）是指由于各种原因而导致皮肤和软组织的正常结构和功能的破坏。通常根据伤口愈合的时间将伤口分为急性伤口和慢性伤口。急性伤口多见于创伤、外科手术切口等，正常情况下，急性伤口会依照伤口愈合的过程愈合，即在相应的时间内，依次经历炎症期、增生期、组织塑形期。如果伤口发生了感染，其愈合过程会在某一个期延长，阻碍伤口的愈合，则发展为慢性伤口，慢性伤口的愈合是一个复杂的过程。

【常见的慢性伤口】

慢性伤口是指愈合时间长、愈合过程复杂的伤口，对于慢性伤口并没有一个明确的时间界定。常见的慢性伤口有压力性损伤、静脉性溃疡、动脉性溃疡、糖尿病足等。

（一）压力性损伤

1. 压力性损伤的概念 "压力性损伤"的名称随着人们对这一伤口的认识不断改变。最初人们发现人在床上躺的时间太久，有些部位就会长疮，认为这些创面与床褥有关，因此称之为褥疮，中医文献中称之为席疮，目前广泛使用的是压疮的概念。2007 年，美国压疮咨询委员会（National Pressure Ulcer Advisory Panel，NPUAP）对压疮的定义是：压疮是皮肤或皮下组织由于压力、剪切力或摩擦力而导致的皮肤、肌肉和皮下组织的局限性损伤，常发生在骨隆突处。2016 年 4 月，NPUAP 将压疮更名为压力性损伤，并更新了定义：压力性损伤是指位于骨隆突处、医疗或其他器械下的皮肤和（或）软组织的局部损伤，可表现为皮肤完整或开放性溃疡，可能会伴有疼痛感，是由于强烈和（或）长期存在的压力或压力联合剪切力导致。压疮概念当中的"疮"字给人感觉有创面才能叫压疮，而 1 期压疮的皮肤并没有破损，没有创面，因此，压力性损伤的名称包含更广，更贴切一些。在新的压力性损伤概念中，提出了医疗器械相关性压力性损伤的概念，即由于使用用于诊断或治疗的医疗器械而导致的压力性损伤，损伤部位形状与医疗器械形状一致。黏膜压力性损伤是指由于使用医疗器械导致相应部位黏膜出现的压力性损伤，这类损伤无法进行分期。

2. 压力性损伤的分期 2016 年 4 月，NPUAP 将压力性损伤分为四期和两种特殊情况。1 期：

指压不变白的红斑，皮肤完整。2 期：部分皮层缺失，真皮层暴露。临床表现为浆液性的水疱，或疱皮脱落，暴露粉色或红色湿润的创面。3 期：全层皮肤缺失，皮下组织暴露。4 期：全层皮肤和皮下组织缺失，暴露肌肉、筋膜、肌腱、韧带、软骨或骨头。两种特殊情况为不可分期和深部组织损伤。不可分期指全层皮肤和组织缺失，损伤程度被掩盖，临床表现为伤口被腐肉和（或）焦痂覆盖，只有去除足够的焦痂或腐肉，才能判断损伤处于 3 期还是 4 期。深部组织损伤是指皮肤呈持续的非苍白性深红色、栗色或紫色，或表皮分离，呈现深色的伤口床或充血的水疱（图 9-4-1~图 9-4-6，见文末彩图）。

（二）血管性溃疡

1. 血管性溃疡的概念　根据发病原因的不同，血管性溃疡分为静脉性溃疡和动脉性溃疡。静脉性溃疡是指由于各种原因引起下肢静脉回流不畅，局部代谢物质堆积而引起的溃疡。动脉性溃疡是指由于动脉血液供应障碍，局部组织缺血缺氧而引起的溃疡。

2. 临床表现　静脉性溃疡多伴有静脉曲张、深静脉瓣膜功能不全等疾病，溃疡多发生于足靴区，周围皮肤多有色素沉着，伴有瘙痒，伤口渗液较多，边缘不规则，中等疼痛，溃疡经久不愈。动脉性溃疡病人多伴有下肢动脉硬化闭塞症、血栓闭塞性脉管炎等，溃疡发生部位与闭塞血管的血液供应范围有关，伤口渗液较少，边缘界限分明，下肢皮肤往往苍白冰凉，常伴有剧烈疼痛。

（三）糖尿病足溃疡

1. 糖尿病足溃疡的概念　糖尿病中末期病人往往伴有下肢血管和神经的病变，因此而引起的下肢溃疡称为糖尿病足。神经病变使下肢保护性感觉缺失，病人足部畸形，易发生损伤，由于单纯的神经功能改变而引起的溃疡称为神经性溃疡。由于下肢血管病变，局部缺血缺氧而发生的溃疡称为缺血性溃疡。病人同时有神经改变和缺血而引起的溃疡称混合型溃疡。

2. 糖尿病足的分类分期　目前很多学者都对糖尿病足进行分类研究，目的是指导临床选择合适的治疗和护理方法。英国的 Edmonds 和 Foster 提出了一种简单的分类方法。1 级：低危足，是指病人无感觉性神经病变及血管病变，发生足溃疡概率低，此期病人以预防为主。2 级：高危足，是指病人有感觉神经病变和（或）足畸形、骨的突起；和（或）外周缺血的体征；和（或）曾患溃疡或截肢。目前足部皮肤完整无破损。3 级，溃疡足，是指皮肤有浅表的开放性损伤，无或者轻度感染，伤口边缘周围炎性波及小于 2cm。常见情况如：胼胝压迫皮下组织引起的破溃、烫伤、鞋子磨破引起皮肤水疱或者血泡；切割伤等。4 级：溃疡并合并有感染的糖尿病足。5 级：坏疽足，是指皮肤与皮下组织（肌肉、肌腱、关节或骨）持续性坏死，提示不可逆损害，需要通过清创或者手术去除坏死足趾才能治愈。6 级：不可挽回的足，指足底中央间歇感染导致全足感染或全足坏疽，此类足病通过治疗和护理足的功能也难以保存，往往需要截肢。

目前临床常用的糖尿病足溃疡分级还有瓦格纳（Wagner）分级系统（表 9-4-1）。

表 9-4-1　瓦格纳（Wagner）肢端血管伤口分级系统

分级	特征
0 级	演变为溃疡前的病灶、愈合的溃疡伤口、骨骼出现变形
1 级	表浅的溃疡但尚未发展到皮下组织
2 级	溃疡穿透皮下组织，骨骼、肌腱、韧带、关节囊可能会暴露出来
3 级	骨炎、脓疡、骨髓炎
4 级	指（趾）端坏疽
5 级	足部坏疽到需关节截肢

（四）放射性皮炎

1．**概念**　放射性皮炎是指当机体接受放射线照射或放射线核素沾染，由于放射线的电离辐射作用，而导致局部皮肤和周围组织发生炎症性的皮肤反应。

2．**放射性皮炎的分级**　美国放射性肿瘤学研究中心（RTOG）将急性放射性皮炎反应分为5级，主要表现是：0级，皮肤无变化；1级，轻度红斑、出汗减少、干性脱发、水疱；2级，明显红斑、触痛、片状湿性脱皮、中度水肿；3级，皱褶以外部位融合性湿性脱皮、凹陷性水肿；4级，溃疡、出血、坏死。

慢性放射性皮炎较少见，RTOG/EORTC定义的晚期放射损伤分级为：0级，皮肤无变化；1级，轻度萎缩，色素沉着，些许脱发；2级，片状萎缩，中度毛细血管扩张，完全脱发；3级，明显萎缩，显著的毛细血管扩张；4级，溃疡；5级，直接死于放射晚期反应。

【护理评估】

影响伤口愈合的因素包含全身和局部等多种因素，因此护理评估应包含病人全身状况的评估，病人全身状况的评估同创伤病人的全身评估。本节主要讲述局部的评估。

1．**伤口的类型**　主要评估和记录是创伤、外科伤口，压力性损伤、糖尿病足。

2．**伤口形成的病因**　伤口的病因学评估主要是为了指导伤口的管理和预防新的伤口产生，如压力性损伤的伤口，其主要原因是压力和剪切力，在处理伤口的同时，要注意防范其他部位再发生压疮，还有有效地去除局部的压力和剪切力，才能促进伤口的愈合。

3．**伤口持续的时间**　评估伤口持续的时间及历史的处理方法，有利于调整伤口治疗的方案。

4．**伤口的颜色**　伤口在愈合的过程中，不同的期会呈现不同的颜色，颜色的描述有助于阅读者判断伤口的分期。临床常用黑色、黄色、红色和粉色来描述。黑色多为干性的焦痂，黄色为坏死的腐肉，红色为肉芽组织，粉色为新生的上皮组织。在一个慢性伤口中，经常会几种颜色同时存在，临床常用四分法来记录各种颜色所占的比例。

5．**伤口的位置**　伤口位置的记录可以使用解剖位置如左下肢外踝、骶尾部等，也可以使用图表记录。

6．**伤口的大小**　测量伤口的大小是判断伤口愈合过程的重要指标。临床常用长、宽、深三维来描述。一般使用厘米（cm）为单位的直尺，以伤口与人体纵轴平行的方向为长，与纵轴垂直的方法为宽，伤口基底据皮肤的距离为深。每个维度都选最大值记录。对于表浅的伤口，也可以用长和宽二维记录。对于有潜行的伤口，则可以使用钟表法进行记录，以病人的头部为时钟的12点，记录几点方位有多深的潜行。

7．**伤口的边缘及周围的皮肤**　伤口边缘及周围的评估包括边缘是否内卷，有无上皮增生，周围皮肤颜色，有无肿胀硬结，局部温度，局部感觉等。

8．**伤口渗出液**　伤口渗液管理是伤口护理中重要的部分。渗液的观察包括伤口渗液的量、性质、颜色及气味。正常的组织渗液是没有味道的，如果伤口渗液伴有臭味，则提示细菌感染。渗出液的颜色如果为淡黄色或淡红色浆性渗出，多为组织渗出液。如果为脓性液，提示伴有感染。

9．**疼痛**　评估疼痛的位置，强度，持续的时间及变化。如果伤口周围出现红、肿、热、痛，则提示伤口感染的可能。

在进行文字记录伤口情况的同时，可以留取影像资料，更直观，更易交流。

【常见护理诊断/问题】

1. 皮肤完整性受损 与慢性创面导致皮肤破损有关。

2. 疼痛 与慢性创面、动脉缺血有关。

3. 躯体活动障碍 与创面及疾病引起肢体功能障碍有关。

4. 焦虑 与创面迁延不愈、病程长有关。

【计划与实施】

急性伤口与慢性伤口有不同的处理原则，急性伤口的处理原则与创伤伤口相同，本节重点讲述慢性伤口的处理。

（一）慢性伤口处理原则。

慢性伤口要根据伤口的类型，首先进行病因治疗。局部伤口根据评估的结果，祛除影响伤口愈合的因素，进行伤口床的准备。2004年，Moffatt等人提出了TIME原则，用伤口处理的每一步的英文首字母代表。T（Tissue management）为局部组织管理；I（Infection or inflammation control）为控制感染或炎症；M（Moisture balance）为湿润平衡；E（Edge of wound, non-advancing or undermined）为伤口的边缘，不进展或者破坏。

1. T：局部组织管理 包括评估局部组织状况，是失活坏死的组织，还是健康的肉芽，坏死组织留在伤口床，会阻碍伤口的愈合，增加感染的概率，伤口床的准备就是要清除掉失活的、感染的组织或异物，暴露健康的组织。去除伤口坏死组织的过程称为清创。临床常用伤口清创方法有自溶性清创、化学性清创、机械性清创、蛆虫清创、保守性锐器清创、外科清创。

（1）自溶性清创：是指利用封闭或半封闭性的敷料，对于干燥的伤口，也可以使用水凝胶敷料，维持伤口处于湿润的环境，让身体本身产生的酶素软化黄色腐肉及黑色焦痂进行自体清创。这种清创方式选择性高，不会破坏正常的组织，但时效慢，有时会继发感染。

（2）化学性清创：是指利用化学制剂来溶解坏死组织，促使其早脱落。其优点是只溶解坏死组织，不破坏正常组织，但其价格比较昂贵。

（3）机械性清创：是利用机械的方法清除坏死组织，如利用潮湿的纱布擦拭，利用带一定压力的水柱冲洗，水疗浸泡溶解坏死组织等方法。近些年，水刀等在临床应用，其利用高速高压水流，能够有效清除坏死组织，但不损伤正常的组织。

（4）蛆虫清创：是利用人工在实验室培养的幼蛆虫，将其放在伤口上，使用生理盐水纱布覆盖，外面使用密闭性敷料。其原理是蛆虫能够直接吃掉坏死的腐肉，也会分泌蛋白酶等一些因子，溶解坏死组织，促进伤口愈合。此方法没有毒副作用，但病人往往难以接受，临床极少使用。

（5）保守性锐器清创：是指使用医疗器械清除掉伤口的坏死组织，清创范围仅为坏死组织，伤口往往较少疼痛和出血。其优点是清创速度较快，但需要专业的人员和技术。

（6）外科清创：是由外科医生操作，彻底清除坏死组织和部分正常组织，清创速度快、彻底，一般适用于有大范围坏死和感染的伤口。

在清创完成后，伤口多为肉芽组织填充，要辨别伤口的肉芽是健康的肉芽，还是炎性肉芽。健康的肉芽应是红色、致密的。如果出现肉芽水肿或过长，则提示有细菌严重定植或其他原因刺激，要根据情况处理，可以选用高渗盐水敷料换药，或使用剪刀清除水肿的肉芽，利于上皮的爬行。如果是反复刺激引起的肉芽增生、老化，则要注意避免伤口再受刺激。

2. I：感染或炎症 包括辨别伤口是出现了感染还是处于正常的炎症反应期。炎症反应是伤口愈合过程的第一个阶段，伤口发生后很快就会发生炎症反应。炎症反应初期血管收缩，止血，继而血管舒张，毛细血管通透性增加，创面产生大量特异性因子，清除伤口内的细菌和异物，促进伤口愈合。感染是大量的细菌在伤口局部繁殖，其毒力和数量超过了机体耐受的程度，伤口局部出现红肿热痛，渗液量增加，甚至有臭味，病人可伴有全身发热等感染征象。感染可延长伤口的炎症期，阻碍伤口的愈合。正常的炎症反应无需特殊处理，感染导致的炎症反应则需要干预。伴随全身感染征象的病人需要医生评估，必要时使用抗生素全身治疗。伤口局部要保证充分的引流，可以选择具有局部抗菌作用的敷料，如银离子敷料、高渗盐敷料及一些交互式敷料等。

3. M：湿润平衡　1963年，伦敦大学的Winter博士提出了"湿性伤口愈合"理论，认为在湿润的环境下，伤口愈合的速度比干燥环境下快一倍。在此理论支撑下，随着材料技术的发展，生产出了很多保持伤口适度湿润的敷料，使伤口处在一个湿润平衡的环境中，以利于各种因子发挥更好的作用，促进伤口的愈合。目前常用的敷料有透明薄膜敷料、水胶体敷料、泡沫敷料、藻酸盐敷料等。保持伤口湿润平衡，也就是要做好伤口的渗液管理，应做到渗液被吸收后不浸渍周围的皮肤和伤口的基底，不使伤口过湿；也不能使伤口过分干燥而致细胞脱水，各种因子失去活性而阻碍伤口的愈合。所以，渗液的管理应该是在正确评估渗液量和性质的基础上，选择正确的处理方法和敷料，保持伤口的适度湿润和病人的舒适。

4. E：伤口边缘　评估伤口的边缘可以判断伤口愈合的进程和问题。如果伤口边缘有上皮爬行，说明伤口愈合良好。如果伤口边缘内卷，则说明有细菌严重定植或感染，要采取抗菌的措施。如果边缘老化增生，则需要修剪。伤口周围的皮肤如果出现红肿热痛，则提示可能发生感染。伤口周围皮肤出现浸渍或皮炎，则提示渗液管理不足。

伤口床的准备是慢性伤口治疗非常重要的一步。在伤口床准备完成后，根据伤口部位、大小及病人全身状况的评估，可以选择伤口缝合、植皮等方式，闭合伤口；缺损小的伤口，可以等待肉芽填充完成后上皮自然爬行愈合。

（二）常见慢性伤口的护理

1. 压力性损伤的护理

（1）压力性损伤的预防：预防要点包括五方面：风险评估、皮肤护理、营养、体位移动与变换、健康教育。

1）风险评估：对于有压疮风险的病人，如长期坐位或卧位的病人，在住院后8小时内应进行压疮风险因素评估，每天至少一次检查皮肤有无压力性损伤的征兆，尤其是指压不变白的红斑。

2）皮肤护理：对于失禁的病人，尽量采用能够保持皮肤酸碱平衡的清洗剂，便后立即清洁皮肤；干燥皮肤每天使用皮肤保湿产品。

3）营养：住院病人有营养不良风险的应进行营养评估，对存在营养不良的病人进行营养干预，必要时请营养专家介入，为病人制订均衡全面的营养配方。

4）体位移动与变换：是压疮预防最为重要的措施。根据病人的全身情况，使用的支撑面、皮肤对压力的耐受力和病人意愿确定体位变换的频率，一般每2小时翻身一次，坐位病人每小时改变体位，床头抬高一般不超过30°，侧卧时采用30°侧卧位，并用手检查病人的骶骨是否离开床面，避免病人存在压力性损伤的部位继续受压；确保足跟离开床面。为病人选择支撑面时，要考虑病人的移动能力、所受剪切力的大小、皮肤潮湿情况、血液灌注、体形和体重，无论使用何种支撑面，均需要继续变换体位。坐在椅子上或轮椅上的病人，使用可以再分配压力的坐垫。

5）健康教育：为家属和病人讲解压疮的风险和预防的方法，能够提高病人的依从性，也能鼓励病人和家属参与到压疮护理中来，保证各项预防措施落实到位。

（2）压力性损伤伤口护理：各期压疮的处理过程中，各项预防措施要贯穿其中。1期压疮皮肤完整，重点采取预防措施，避免再受压，局部可以使用泡沫敷料保护，也可以使用赛肤润等液体敷料，增加局部营养。2期压疮尽量保存原有的疱皮，抽吸疱液，外层可使用泡沫敷料，渗液多的伤口可以使用藻酸盐敷料联合泡沫敷料。3期及4期压疮往往伤口较深，渗液多，可以使用吸收性敷料如藻酸盐敷料，伴有感染时可以选择抗菌性敷料如银离子敷料等，也可以使用伤口负压治疗技术。

2．动静脉溃疡的护理　当发生下肢溃疡时，病人应进行血管方面的检查和评估，判断是静脉性溃疡还是动脉性溃疡。常用的检查方法有下肢血管多普勒、血管造影、ABI指数（踝肱指数）测量。动脉性溃疡病人容易发生肢端发凉，下肢疼痛等，告诉病人不可以使用热水泡脚，不能穿过紧的鞋袜，防止加重缺血和肢端损伤。如果肢端表现为黑色的干性坏死，清创需谨慎，需保持局部清洁干燥，避免感染，可以等待足趾自行脱落，如伴随感染，则需尽早抗感染治疗。动脉溃疡的治疗同时须进行血管疾病的治疗，血供如果不能得到改善，单纯局部治疗，则很难奏效。静脉溃疡在进行伤口局部治疗时，同时应配合压力治疗，在压力治疗前应进行ABI指数测量，排除动脉性疾病方可进行压力治疗。

3．糖尿病足的护理　糖尿病足的护理应从正常足开始，提高糖尿病病人保足意识，主动参与保足护理中，从而达到降低足病发生和发展，提高病人生活质量的目的。

（1）糖尿病病人一般足部护理：见糖尿病章节。

（2）糖尿病病人发生足部皮肤破损的处理

1）用纯净水或盐水清洗伤口：许多病人习惯使用络合碘或酒精处理小伤口。络合碘和酒精用于创面消毒时，可能导致创面上正常组织不可逆的损伤，同时导致明显疼痛感。盐水的制作如下：备开水一杯，放一匙清洁食盐入内，搅匀后静置，等温度37℃左右即可使用。清洁伤口前应洗净双手，持棉签或棉球蘸少许自备清洗液进行反复彻底清洗。

2）用无菌纱布或面巾纸轻轻拭干，动作轻柔。

3）用医用敷料覆盖：用来覆盖伤口的敷料尽量是无菌的，普通药店内均有医用敷料出售，如普通纱布、创可贴、伤口敷贴等。如果家里没有，可暂时用清洁手帕覆盖，立即前往医院处理。

4）每天更换敷料，更换时注意查看敷料上渗液量、颜色、味道，发现异常应立即前往医院处理。如果伤口在24～48小时内没有好转迹象，或局部出现红、肿、热等表现，即使你感觉不到任何疼痛，也应去医院找专业医生，伤口治疗师或换药护士处理。

5）糖尿病病人足部发生轻微的擦伤、烫伤水疱、胼胝、趾甲病变和皮肤病变时，可能导致溃疡，成为感染窗口，应及时到医院就诊。发生足部溃疡、感染、坏死时应该由训练有素的足部医疗、护理专家处理，积极寻求多学科治疗。

4．放射性皮炎的护理　放射性皮炎应以预防为主，在放疗时应避免过大剂量，放疗以后观察局部皮肤改变，如已发生皮炎，应根据损伤程度决定是否需要继续照射。在放射治疗过程中要严密观察皮肤颜色变化。放疗部位皮肤应避免搔抓、剃毛、胶布撕拉、用力搓洗等机械损伤；局部避免使用肥皂等化学清洁剂，避免化学性损伤；避免太阳曝晒、冷敷、热敷等温度性损伤；局部不可随便用药；清洁时使用清水轻轻擦拭。目前应用于临床的治疗放射性皮炎的药物种类繁多，有表皮生长因子、抗生素软膏、类固醇软膏、芦荟凝胶、三乙醇乳膏、烧伤膏以及中药的单方或组方。0级到3级皮炎可以选择水胶体敷料、片状水凝胶敷料、泡沫敷料、软聚硅酮类敷料，

4级皮炎治疗的关键点是止痛、抗感染和创面护理。如有坏死组织需要清创时，一定要全面评估病人全身状况，并报告医生。确定伤口有无感染，无感染的可使用亲水纤维、藻酸盐类及泡沫类敷料，如果伤口存在感染，应行伤口分泌物培养，选择银离子等抗感染的敷料，必要时全身使用抗感染药物治疗。

【护理评价】

经过处理后，病人是否达到：①伤口愈合或好转；②采取正确的预防措施；③无新的慢性伤口发生；④疼痛缓解；⑤肢体功能恢复；⑥焦虑情绪缓解；⑦病人和家属掌握预防慢性伤口复发的措施。

（乔莉娜）

◇ 思考题

1. 伤者男性，29岁，骑摩托车与货车相撞，摔出约10m，左小腿开放性骨折，右下胸及上腹部受车把直接撞击，上腹部持续剧痛，向右肩放射，并觉腹痛范围增大，以右侧为著。受伤2小时来，伤者神志清，能正确回答提问，有口渴，心悸和轻度烦躁不安，P 120次/分，R 28次/分。既往体健，嗜酒，无肝炎或结核病史，无高血压病史。

（1）作为第一目击者，你应如何对病人进行现场评估和救护？

（2）如果已采取有效止血措施，病人仍出现头晕、口渴加重，面色苍白、P 136次/分，R 36次/分，请判断病人可能出现什么问题？

（3）接诊后护士应采取哪些措施？

2. 男性，29岁，工人。因2小时前在工作中不慎跌入热水池，被救出后送到医院。病人自述口渴，全身剧痛。查体：P 132次/分，R 32次/分，BP 72/50mmHg。神志清楚、呻吟。除头颈部外，身体其他部位均被烫伤，其双上肢、背部和胸腹部红肿、剧痛，但无水疱；双下肢与会阴部创面呈淡红色，有大片表皮脱落和大小不等的水疱，剧痛。病人自述原体重为50kg左右。

（1）护士接诊后初步估计病人Ⅰ度和Ⅱ度烧伤面积分别为多少？

（2）根据病情判断病人烧伤的程度。

（3）作为主管护士，请为病人制订一份当前的护理计划。

3. 女性，79岁，以"肠梗阻"入院，行"肠粘连松解术"，术后出现大便失禁。术后9天，骶尾部出现皮肤破损，发红，为2期压力性损伤，请提出该病人的护理要点。

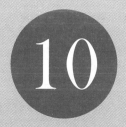

第十章
多器官功能障碍综合征
病人的护理

学习目标

识记
1. 能正确陈述 MODS 和 SIRS 的概念。
2. 能简述 MODS 的临床分型和特征。

理解
1. 能阐明 MODS 的发病机制。
2. 能识别 MODS 的常用护理诊断。
3. 能阐述 MODS 的防治原则。

运用
能够对 MODS 患者进行护理评估，并根据疾病不同阶段的资料提出护理诊断、制订适当的护理措施。

第十章
多器官功能障碍综合征
病人的护理

10章

第一节　概　述

在严重感染、创伤、休克等急危重症情况下，两个或者两个以上器官或系统同时或先后发生功能障碍或衰竭，临床上称为多器官功能障碍综合征（multiple organ dysfunction syndrome，MODS），如肠道屏障功能障碍、心功能障碍、急性呼吸窘迫综合征（acute respiratory distress syndrome，ARDS）、急性肾衰竭和急性肝衰竭等。MODS 是危重病人的严重并发症和重要死亡原因。

1973 年，Tilney 首先提出"序贯性系统功能衰竭"的概念，即在严重的创伤、感染等情况下，最初并未被累及的器官或称远距离器官可以发生功能衰竭，此后被命名为多器官功能衰竭（multiple organ failure，MOF）。随着临床和基础医学的发展，1991 年美国胸科医师协会（ACCP）和危重病医学会（SCCM）在芝加哥召开会议，共同倡议将 MOF 更名为 MODS，目的在于强调 MODS 是一个动态发展的过程，重视 MODS 的早期诊断和治疗，并在发病机制上突出强调 MODS 属于全身性的病理连锁反应。肝肾综合征、肺源性心脏病等，虽然也是某一器官发生病变后引起的另一种器官功能障碍，但不属于 MODS。MODS 也不包括器官的机械性损伤和临终病人的器官功能障碍。

【发病机制】

1. MODS 的发病基础　包括以下多种危重病：①创伤、烧伤或大手术等致组织严重损伤或失血、失液；②严重的感染；③各种原因引起的休克；④心跳呼吸骤停经复苏后；⑤出血坏死性胰腺炎、绞窄性肠梗阻、全身冻伤复温后；⑥输血、输液、用药或呼吸机应用失误；⑦原有某种疾病，如冠心病、肝硬化、慢性肾病等。此外，糖尿病、营养不良和长期应用免疫抑制剂而致免疫功能低下者易发生 MODS。

2. MODS 的发病机制

（1）过度的炎症反应：MODS 的发病机制尚未被完全阐明，目前较趋一致的看法是全身炎症反应综合征（systemic inflammatory response syndrome，SIRS）可能是形成 MODS 最主要的原因。SIRS 是因感染或非感染病因作用于机体而引起的机体失控的自我持续放大和自我破坏的全身性炎症反应，是机体修复和生存而出现过度应激反应的一种临床过程。当机体受到外源性损伤或感染毒性物质的打击时，可促发初期炎症反应，这种初次打击可能并不严重，但可使全身免疫系统处于预激状态。当受到再次打击时，全身炎症反应将成倍扩增，可超大量地产生各种继发性炎症介质，这些炎症介质作用于靶细胞后还可导致更多级别的新的介质产生，从而形成炎症介质"瀑布效应"。这就是说，MODS 不一定是一次性严重生理损伤的后果，往往是由多次重复打击所造成的，即"二次打击学说"。

（2）促炎反应与抗炎反应失衡：在 SIRS 发生的同时，机体存在着导致免疫功能降低的内源性抗炎反应。炎症反应的转归取决于促炎、抗炎两类生物活性物质的平衡关系。代偿性抗炎症反应综合征（compensatory anti-inflammatory response syndrome，CARS）是指抗炎症介质（如 IL-4、IL-10 等）与促炎症介质交叉网络，力求控制全身炎症反应在恰当的范围内，不至于产生破坏性。当促炎介质占优势时，将出现 SIRS 及持续过度的炎症反应。如果抗炎介质过度释放，则为代偿性抗炎症反应综合征，导致免疫瘫痪。当 SIRS>CARS 时，MODS 即易发生。

（3）肠道动力学说：肠道是机体最大的细菌和内毒素库，因此肠道很可能是 MODS 的菌血症的主要来源。肠道也是一种重要的免疫器官，肠黏膜内有大量的淋巴细胞，因而是免疫炎症细胞激活和大量炎症介质释放的重要场所。肠道屏障功能障碍是 MODS 形成的重要原因。危重病情况下，肠黏膜因灌注不足而遭受缺氧性损伤，可导致细菌移位，形成"肠源性感染"，从而诱发多种炎症介质释放，引起远距离器官损伤。另外，缺血－再灌注的肠道释放出反应性氧中间产物，可引发炎症反应，从而导致 MODS。

3．重要脏器功能障碍的发生机制 MODS 的早期可发生肺功能衰竭，表现为肺毛细血管内皮损伤、肺间质水肿、肺泡表面活性物质丢失和肺泡塌陷、部分肺血管栓塞、肺分流和无效腔通气增加，即急性呼吸窘迫综合征。肝在 MODS 的进展和结局中起了决定性作用。肝脏具有重要的代谢功能，肝库普弗细胞（Kupffer cell）有宿主防御功能。MODS 发生时，由于肠道屏障功能障碍发生细菌移位或存在其他感染源，细菌和毒素长期刺激或激活肝库普弗细胞，导致炎症介质持续释放，且不可控制。当 MODS 同时存在严重肝功能障碍时，可使肝的合成和代谢功能恶化。MODS 时，肾功能障碍可以是组织低灌注的结果，被激活的炎症细胞及其介质亦可直接损伤肾组织。冠状动脉血流减少、内毒素的直接毒性和血液循环中心的心肌抑制因子可引起心功能障碍，先前已存在心血管疾病的病人更易于发生较严重的心功能障碍。

【临床分型、特征和预后】

1．临床分型 MODS 的临床过程有两种类型。

（1）一期速发型：是指原发急症发病 24 小时后有两个或更多的器官系统同时发生功能障碍，如 ARDS+ 急性肾衰竭，弥散性血管内凝血 +ARDS+ 急性肾衰竭。此型发生多由于原发病为急症且甚为严重。对于发病 24 小时内因器官衰竭死亡者，一般只归于复苏失败，而不作为 MODS。

（2）二期迟发型：一个重要器官或系统先发生功能障碍，常为肾、肺或心血管的功能障碍，经过一段近似稳定的维持时间，继而发生更多的器官或系统功能障碍。此型多因继发感染所致。

2．临床特征 尽管 MODS 涉及面广，临床表现复杂，但其具有一些显著的临床特征：①直接损伤的器官导致了其他器官发生功能障碍；②从原发损伤到发生器官功能障碍在时间上有一定的间隔；③呈现持续高代谢状态；④能源利用障碍、氧利用障碍及内脏器官缺血缺氧，氧供需矛盾尖锐；⑤并非所有脓毒症 MODS 病人均有感染的细菌学证据，明确感染并加以治疗也未必能改善 MODS 的预后。

一般情况下，MODS 的病程为 14～21 天，并经历 4 个阶段，即休克、复苏、高分解代谢和器官衰竭阶段，每个阶段都有其典型的临床特征（表 10-1-1）。MODS 发展速度很快，病人可能死于任何一个阶段。

3．预后 一般情况下，MODS 的发生如累及单一脏器功能衰竭，其病死率为 30%～40%；累及 2 个脏器衰竭的病死率为 60%；累及 3 个以上脏器衰竭的病死率高达 85%～100%。其预后与累及脏器数量、免疫状况是否低下、是否发生感染性休克、病前脏器功能状态及其他可能因素均有关。

【防治原则】

目前对 MODS 的治疗主要是进行综合治疗和器官功能的支持。MODS 一旦发生，救治十分困难，因此重在预防。防治原则应包括以下方面：①积极治疗原发病。②监测病人的生命体征，生命体征是反映病人器官或系统变化的指标。高危病人扩大监测范围，如中心静脉压、尿量、心电图等。③防治感染，尽可能使感染病变局限化，减轻毒血症。④改善全身情况，纠正体液、电解质和酸碱度的失衡及低蛋白血症。增强免疫功能可能利于防止 SIRS 的加剧。⑤维护肠黏膜屏障功能，防止细菌和内毒素移位；⑥及早处理最先发生功能障碍的器官，阻断病理的连锁反应，以免形成 MODS。

表 10-1-1　MODS 的临床分期和特征

项目	第一阶段 （休克）	第二阶段 （复苏）	第三阶段 （高分解代谢）	第四阶段 （器官衰竭）
一般情况	正常或轻度烦躁	急性病容烦躁	一般情况差	濒死感
循环系统	容量需要增加	高动力状态，容量依赖	休克、心排血量下降，水肿	血管活性药维持血压，水肿，SvO_2 下降
呼吸系统	轻度呼吸性碱中毒	呼吸急促，呼吸性碱中毒，低氧血症	严重低氧血症，ARDS	高碳酸血症，气压伤
肾脏	少尿，利尿反应差	肌酐清除率下降，轻度氮质血症	氮质血症，有血透指征	少尿，血透时循环不稳定
胃肠道	胃肠胀气	不能耐受食物	肠梗阻，应激性溃疡	腹泻，缺血性肠炎
肝脏	正常或轻度胆汁淤积	高胆红素血症，PT 延长	黄疸	转氨酶升高，严重黄疸
代谢	高血糖，胰岛素需要量增高	分解代谢，高血糖	代谢性酸中毒	骨骼肌萎缩，乳酸性酸中毒
神经系统	意识模糊	嗜睡	昏迷	昏迷
血液系统	正常或轻度异常细胞增多或减少	血小板降低	凝血功能异常	不能纠正的凝血障碍

第二节　多器官功能障碍综合征病人的护理

【护理评估】

（一）健康史

MODS 病人最初常有感染、组织损伤、器官或身体某部分灌注不足的病史，这些打击可使病人暴露于细菌污染中，但通常情况下并不带来致命打击。护士应询问病人（病人病情危重无法作答时应询问家属）以确认：①MODS 的初始打击或任何预先存在的器官功能不全病史，如慢性肺部疾病、心力衰竭、糖尿病等；②用药史，包括对药物的依从性；③近期是否有体重减轻的状况；④饮食习惯和营养摄入状况；⑤吸烟、饮酒和其他药物滥用的历史。

（二）身体状况

MODS 病人的身体状况评估取决于受累的器官系统及其功能障碍的严重程度，如表 10-1-1（本章第一节）。MODS 时各器官功能障碍的发生和发展有一定的顺序性，一般首先出现肺功能衰竭，而后出现肝衰竭和消化道出血，随之肾衰竭出现，中枢神经系统和心血管系统的征象一般在 MODS 的后期出现。

1. **心血管系统**　病人可出现心动过速、心律失常。评估心率，注意有无异常节律，同时注意心率与脉率的一致性，有无出现脉搏短绌；评估病人血压，血压过低提示病人可能出现休克或者心力衰竭。当病人出现急性心力衰竭时，主要表现为心源性晕厥、心源性休克、急性肺水肿，严重者发生心脏骤停。如病人在无血容量不足的情况下血压降低，肢端发凉，尿量减少（每日尿量 <400ml）或无尿（每日尿量 <100ml），提示休克发生。

2. **呼吸系统**　注意观察呼吸的快慢、深浅、规则性等，观察胸或腹壁活动，有否出现矛盾活动的反常呼吸以及点头呼吸等。如病人出现急性呼吸衰竭，主要表现为呼吸加快（频率 >20～25 次 / 分）、呼吸困难、发绀、头痛，需吸氧和辅助呼吸。

3．泌尿系统 注意尿量和尿色，如病人出现急性肾衰竭，表现为无血容量不足的情况下尿量减少，可出现少尿或无尿。

4．消化系统 病人可出现应激性溃疡和肠麻痹，表现为呕血、便血、腹胀、肠鸣音减弱，亦可出现急性肝衰竭，表现为黄疸、神志异常。

5．中枢神经系统 评估意识状态，MODS 病人可能处于完全清醒、意识不全或无意识状态，可表现为焦虑、疲惫、混乱、嗜睡甚至昏迷。护士应注意观察病人瞳孔大小、直径、对光反射及压眶反应。

6．凝血系统 评估皮肤、黏膜有否出血点，血压有否下降，是否出现呕血或咯血等。弥散性血管内凝血时病人可出现出血、休克、器官功能障碍、贫血的症状。

（三）辅助检查

MODS 时，心血管、肺、脑和肾的功能障碍早期大多有明显的症状、体征，而肝、胃肠和血液系统等的功能障碍，至较重时才有明显的表现。因此，相关实验室检查、心电图、影像学检查以及某些分子生物学检测有助于 MODS 的诊断及病情监测。

1．实验室检查

（1）血常规检查：血小板计数、血红蛋白浓度下降提示病人可能有出血或凝血功能障碍，白细胞计数增高提示病人存在感染。

（2）肝功能：血清总胆红素水平明显增高，血清丙氨酸氨基转移酶、天冬氨酸氨基转移酶、乳酸脱氢酶或碱性磷酸酶在正常值上限的 2 倍以上，提示病人肝脏受累。

（3）肾功能：尿比重降低，多在 0.015 以下，血肌酐增高提示肾脏受累。

（4）凝血功能：凝血时间和部分凝血活酶时间延长达对照的 2 倍以上，纤维蛋白原 <200mg/dl，纤维蛋白降解产物明显增加，提示病人出现凝血功能障碍。

（5）动脉血气分析：病人呼吸系统受累时动脉血气分析最主要表现为 PaO_2 降低。不论吸入氧浓度多少及是否使用呼气末正压（positive end expiratory pressure，PEEP）通气，氧合指数（PaO_2 / FiO_2）<300mmHg 即提示肺功能障碍，PaO_2 / FiO_2 ≤ 200mmHg 可作为 ARDS 的诊断标准之一。

（6）尿液分析：尿钠增高，可提示肾脏受累。

（7）大便隐血试验：胃肠出血时结果呈阳性。

2．辅助检查

（1）心电图检查：心电图出现异常心律或心动过速可提示为心肌损害。

（2）胸部 X 线：X 线胸片开始可见双侧肺浸润。

（3）胃镜检查：胃黏膜出现糜烂、灶性出血等。

（4）B 超检查可显示双肾大小以及肾输尿管积水等。

（5）血流动力学监测：监测肺动脉楔压（pulmonary arterial wedge pressure，PAWP）、肺动脉压（pulmonary artery pressure，PAP）、右房压（right atrium pressure，RAP）、心排出量（cardiac output，CO）及混合静脉血氧饱和度，了解心功能和血容量状态及全身氧代谢情况。心率校正值（pressure-adjusted heart rate，PAHR）即以血压校正的心率 >10（PAHR= 心率 × 右心房压或中心静脉压 / 平均血压）。

（四）心理－社会状况

MODS 发病急，病程进展快，死亡率高，病人深感焦虑、恐惧。家属面对突如其来的打击，常感到精神紧张，影响其对病人疾病的认识和对病人的支持程度。另外，高额的治疗费用也会使病人和家属在心理上产生沉重的负担。护士应该理解病人和家属的这些担心，注意病人的心理状态，给予其心理疏导与支持，为病人及其家庭成员提供病情的准确信息，鼓励家庭成员参与治疗、护理中某些决策，为病人提供使其本人和家属感到有尊严的环境。

【常见护理诊断／问题】

1. 组织灌注无效（心、肺、脑、肾、胃肠、肝、周围血管等） 与细菌、毒素刺激，炎症介质释放、循环功能障碍等有关。

2. 体温调节无效 与微生物感染、免疫抑制有关。

3. 营养失调：低于机体需要量 与高分解代谢有关。

4. 有感染的危险 与机体免疫功能低下有关。

5. 恐惧 与病情加重，呼吸困难等症状导致濒死感有关。

【计划与实施】

在护理 MODS 病人过程中，首先要了解 MODS 发生的病因，尤其要了解严重创伤、感染、休克等常见发病因素，及时掌握病程发展规律，做到有预见性地护理。其次要了解各系统脏器衰竭的典型表现和非典型变化，及早判断主要是哪一个脏器衰竭。经过治疗和护理，病人能够：①症状减轻、无继发感染；②主要器官组织灌注及功能恢复正常；③营养状态良好；④心理状态平稳。

（一）维持组织灌注和氧合

1. 加强呼吸支持 ①保持呼吸道通畅是治疗急性呼吸衰竭的基本措施，必要时气管插管或气管切开置管；②氧疗，氧气 4～6L/min 输入；③机械通气（详见第十六章第四节）。

2. 加强循环支持 ①维持有效循环血容量，严重创伤、大面积烧伤、大手术等都可造成循环血容量不足，此时应给予补液，根据中心静脉压和肺毛细血管楔压（PCWP），调节输液量和速度；②防治急性肺水肿，通过纠正缺氧、增强心肌收缩力、降低心脏前后负荷等措施进行预防和护理。

3. 加强肾功能支持 维持有效的循环血量、心排血量、肾血流量和尿量，并注意监测肾功能、尿量、尿成分（尤其是尿钠浓度）等。使用小剂量盐酸多巴胺可以起到增加肾血流量的作用。血容量补足后应早期给予利尿药，注意避免使用各种可能损害肾功能的药物。

4. 防治缺血－再灌注损伤 在休克及复苏过程中，缺血－再灌注损伤是不可避免的，是导致 MODS 的重要诱因之一。防治缺血－再灌注损伤的主要措施：①纠正"显性失代偿性休克"，警惕"隐性代偿性休克"的存在；②氧自由基清除剂、抗氧化剂的使用，常用的有维生素 C、维生素 E、谷胱甘肽等，用药原则是早用和足量使用。

5. 防治毛细血管微血栓的形成 在 MODS 的发生发展过程中，炎症反应过程和凝血过程相互影响，过度的炎症反应可诱导血管内皮细胞由抗凝血表型转变为促凝血表型，导致微血管内纤维蛋白形成，血栓沉积，最终诱发 DIC。常用肝素或低分子肝素，用药过程中应监测凝血过程。

（二）重要器官功能监测

1. 呼吸功能监测 包括：①观察呼吸的频率、节律和幅度，监测血氧饱和度（SaO_2）；②肺功能监测，包括潮气量（V_A）、每分钟通气量（V_E）、肺泡通气量、气道压力、肺顺应性等；③血气分析，包括动脉血氧分压（PaO_2）、动脉二氧化碳分压（$PaCO_2$）、HCO_3^-、pH、BE 等。

2．**循环功能监测**　包括：①心电监护，定时行 12 导联心电图检查，了解心肌供血情况；②通过中心静脉压（CVP）、肺毛细血管楔压（PCWP）了解心脏前负荷；③通过肺循环的总阻力指数（PVRI）和体循环的总阻力指数（TPRI）了解心脏后负荷；④通过心排血指数（CI）、左心室每搏功能指数（LVSWI）等了解心肌收缩力。

3．**肾功能监测**　①尿液监测：包括尿量、尿比重、尿钠、尿渗透压、尿蛋白等；②生化检查，包括尿素氮、肌酐、渗透清除量、自由水清除率等。

4．**内环境监测**　①体液酸碱平衡：包括 pH、血乳酸 HCO_3^-、BE 等；②电解质，包括钾、钠、钙、镁、磷及血浆渗透压。监测血糖、血红蛋白、血细胞比容等；③胃黏膜 pH（PHi），监测胃黏膜 pH 可以早期预防应激性溃疡。

5．**肝功能监测**　测定血清胆红素、丙氨酸氨基转移酶、天冬氨酸氨基转移酶等。

6．**凝血功能监测**　血小板计数、凝血时间、纤维蛋白原Ⅶ、凝血因子Ⅴ、凝血酶原等，有利于早期发现和处理 DIC。

（三）预防和控制感染

防治感染是预防 MODS 极为重要的措施：①MODS 时机体免疫功能低下，抵抗力差，极易发生感染，尤其是肺部感染，根据致病菌选用有效的抗菌药物，护士定时为病人拍背、吸痰，保持呼吸道通畅；②清创处理时要注意无菌操作，尽可能减少毒血症的发生；③尽量减少侵入性诊疗操作；④改善病人的免疫功能，防止滥用糖皮质激素和免疫抑制剂进行免疫调理；⑤MODS 病人最好安排单人房间，室内空气要经常流通，严格执行无菌操作，防止交叉感染。

（四）衰竭脏器的护理

1．**循环功能衰竭**　MODS 常发生心功能不全、血压下降、微循环淤血、动静脉短路开放、血流分布异常，外围组织氧利用障碍，故应对心功能严密监测，护理中注意：①注意心率、心律、血压、脉压的变化。②在心电监护下正确使用洋地黄制剂和抗心律失常药物。③用输注泵控制输液速度，准确控制输液量。

2．**呼吸功能衰竭**　病人初期表现为呼吸加快，有呼吸窘迫感，进而表现为严重的呼吸困难和发绀。MODS 时，病人早期即可出现低氧血症，PaO_2 可降低至 60mmHg 以下。此时应立即给予氧气 4~6L/min 面罩吸入，使 PaO_2 保持在 60mmHg 以上。如病情进一步发展转变为 ARDS，则应尽早应用呼吸机行机械通气治疗。

3．**急性肾衰竭**　急性肾衰竭最显著的临床特征是尿量的变化，临床表现为少尿或无尿期和多尿期两个不同时期。少尿或无尿期一般为 7~14 天，有时可达 1 个月，当尿量增加至 400ml 以上时预示多尿期开始，尿量不断增加，有时可达 3000ml 以上，一般历时 14 天。护理中应做到：①每小时测量尿量，必要时可测量尿比重。②严格记录 24 小时出入量，包括尿液、粪便、引流量、呕吐量、出汗等。量出为入，以每天体重减少 0.5kg 为最佳，宁少勿多，避免引起水中毒，如发现病人有头痛、抽搐、血压升高甚至昏迷等脑水肿表现，或呼吸困难，有咳粉红色泡沫痰等肺水肿表现，应立即报告医生，并采取急救措施。③密切观察中心静脉压，指导输液量。④防止高血钾，密切监测心电图的变化，注意病人有否出现嗜睡、肌张力低下、心律失常、恶心呕吐等症状。⑤纠正酸中毒，当血浆 $[HCO_3^-]$ 低于 15mmol/L 时，应给予碳酸氢盐治疗。⑥维持营养和供给热量，目的是减少蛋白分解代谢至最低限度，减缓尿素氮和肌酐的升高，减轻代谢性酸中毒和高血钾。⑦行床旁血液净化治疗时，做好相应护理。

4．**急性胃黏膜、肠道病变**　创伤发生后的 48~72 小时是应激性溃疡的高发期，护士应注意观察，做到：①留置胃管，定时抽吸胃液观察有无出血；②注意观察有无血压下降、心率加快；

③及时评估消化系统症状和体征，如病人有无恶心、呕吐、黑便，腹部体征和肠鸣音变化；④尽早使用肠内营养；⑤预防性使用 H₂ 受体拮抗剂和质子泵抑制剂等抑制胃酸分泌，病情许可的病人可同时使用硫糖铝等保护胃黏膜；如有应激性溃疡发生应及时使用止血药物。

5. 急性肝衰竭 病人表现为意识障碍（肝性脑病）、黄疸、肝臭、出血等。一旦出现肝衰竭，应：①改变营养方法，不可使用脂肪乳剂，限用一般的氨基酸合剂，可使用葡萄糖（配用少量胰岛素和胰高血糖素）和支链氨基酸；②口服乳果糖，以每天 2～3 次软便为度，也可灌肠；③口服肠道抗菌药，以减少肠内菌群，如甲硝唑；④静脉使用乙醚谷氨酰胺、谷氨酸或氨酪酸，以降低血氨；⑤静滴左旋多巴，有利于恢复大脑功能；⑥人工肝辅助治疗和肝移植。

（五）营养支持

MODS 时机体处于高代谢状态，体内能量消耗大，通过肠内或肠外营养途径保证机体糖、脂肪、蛋白质、维生素、电解质、微量元素等的供给。总的原则是：①增加能量供给，通常需达到普通病人的 1.5 倍左右；②氮和非氮能量的摄入比由通常的 1∶150 提高到 1∶200；③病人尽可能通过胃肠道摄入营养。由于感染、全身炎症反应和机体应激状态等相互作用，机体血糖升高，任何形式的营养支持均应配合强化胰岛素治疗，严格控制血糖，同时需避免低血糖的发生。

（六）心理支持

①向病人介绍病室环境，介绍本病的病因、临床表现、救治措施及使用监护设备的必要性；②分析病人产生恐惧的原因，向病人说明恐惧对病情的不利影响，使病人主动配合，保持情绪稳定；③医护人员在抢救时必须保持镇静，操作熟练，忙而不乱，让病人产生信任、安全感；④避免在病人面前讨论病情，以减少误解。

【护理评价】

经过治疗和护理后，病人是否达到：①呼吸困难减轻或消失，无发绀；②无继发感染发生或并发症被及时发现和处理；③主要器官组织灌注及功能恢复正常；④营养状态良好；⑤能应对疾病的打击，并获得亲友及医护人员的精神支持。

（曹艳佩）

◇ 思考题

1. 张某，50 岁，10 天前因食物中毒入院，7 天前出现尿量减少，每天尿量少于 400ml，血压增高至 170/110 mmHg。5 天前出现肉眼血尿，每天尿量少于 100ml，血肌酐 1149.2μmol/L，尿素氮 45.3 mmol/L，血清谷丙转氨酶 140U。既往无心脏病病史，无肝、肾病史。查体：神清，全身高度水肿；球结膜水肿，巩膜无黄染；HR 70 次/分，律齐，未闻及心包摩擦音；两肺呼吸音清；肝、脾未扪及；两侧肾区明显叩击痛。病人夜间出现心悸、气促、胸闷。病人烦躁、半坐卧位，心率 120 次/分，奔马律，未闻及心包摩擦音。经强心、利尿、扩血管药物治疗无效。

（1）该病人出现何种器官系统的功能衰竭？

（2）病人主要的护理诊断有哪些？

（3）请为该病人制订相关的护理计划。

2. 李某，男，45岁。3天前因"晚餐后1小时突然呕吐大量暗红色血液1次，伴头晕、乏力"急诊入院，既往有乙型肝炎肝硬化病史10年。查体：体温37.5℃，脉搏102次/分，呼吸24次/分，血压90/57mmHg；病人神志清楚；面色灰暗、甲床、睑结膜苍白；肝掌征（＋）。实验室检查：血红蛋白76g/L，红细胞3.23×10^{12}/L，白细胞8.22×10^9/L，血小板100×10^9/L。夜间病人出现烦躁不安，寒战，皮肤湿冷，毛细血管充盈时间延长，查体：脉细速，脉搏104次/分，体温38.7℃，血压85/65mmHg，呼吸急促。实验室检查：白细胞12.32×10^9/L。

（1）此时考虑病人可能出现了什么问题？

（2）病人主要的护理诊断有哪些？

（3）应采取哪些护理措施？

第十一章
疼痛病人的护理

第十一章
疼痛病人的护理

第一节 概 述

疼痛（pain）是一种与组织损伤或潜在组织损伤相关的不愉快的主观感觉和情感体验，包含痛觉和痛反应两种含义。痛觉是一种意识现象，属个体的主观知觉体验；痛反应指机体受到疼痛刺激所产生的一系列生理病理变化和心理变化。2001年世界卫生组织（World Health Organization，WHO）将疼痛列为继呼吸、脉搏、血压、体温之后的第五大生命体征。

【病因及分类】

（一）病因

引起疼痛的原因复杂多样，包括创伤、炎症、神经病变、癌症、精神（心理）因素等。

（二）分类

1. 按疼痛的原因分类

（1）创伤性疼痛：是由皮肤、肌肉、韧带、筋膜、骨损伤引起的疼痛，如骨折、急性或慢性腰扭伤、烧伤等。

（2）炎性疼痛：是由生物源性炎症、化学源性炎症引起的疼痛，如急性阑尾炎、类风湿关节炎等。

（3）神经病理性疼痛：是由于末梢神经至中枢神经任何部位的神经病变和损害，出现痛觉过敏、痛觉异常所致的疼痛，如三叉神经痛、带状疱疹后神经痛、糖尿病性神经痛等。

（4）癌痛：是由癌肿压迫或浸润周围组织或神经引起的疼痛，如肝癌、胃癌、胰腺癌等所致的疼痛。

（5）精神（心理）性疼痛：是心理精神因素所致的疼痛，病人可伴有失眠、多梦、困倦等心理障碍表现。其特点为病人诉周身痛或多处顽固性疼痛，但无确切的躯体病变和阳性检查结果。

2. 按疼痛的病程分类

（1）急性疼痛：有明确的开始时间，持续时间较短，用镇痛方法一般可以控制，如发生于创伤、外科手术、急性炎症等的疼痛。

（2）慢性疼痛：是一种持续存在或反复发作、间歇性存在的疼痛。疼痛持续时间界限各专家说法不一。一般认为，持续3个月以上的疼痛为慢性疼痛；也有人认为应将持续6个月以上的疼痛定为慢性疼痛；还有一种观点认为，只要疼痛持续或反复发作的时间超过了创伤正常愈合时间或创伤愈合后仍然存在，即可定义为慢性疼痛。

3. 按疼痛的性质分类

（1）刺痛：又称第一痛、锐痛或快痛。其特点是定位明确，痛觉产生、消失迅速，受刺激机体常伴有保护性反射，无明显情绪反应，如手指被锐器刺伤的疼痛感觉。

（2）灼痛：又称第二疼痛、钝痛或慢痛。其特点是痛觉形成缓慢、持续时间长、定位不明确，多伴有器官、系统病变和情绪改变，如被烫伤、烧伤的疼痛感觉。

（3）酸痛：又称第三痛。其特点为痛觉难以描述、定位差，病源部位难以确定，常伴有内脏和躯体反应及较强的情绪反应。

4. 按疼痛的部位分类

（1）按疼痛部位的组织器官、系统：可分为躯体痛、内脏痛、中枢痛。

（2）按疼痛所在的躯体部位：可分为头痛、颌面痛、颈肩痛、上肢痛、胸痛、腹痛、腰背痛、下肢痛、会阴痛等。

（3）按疼痛表现的所属范围：可分为局部痛、放射痛、牵涉痛。

【发生机制】

疼痛的发生机制迄今尚未完全明了。有关研究认为，机体受到各种物理性或化学性伤害刺激并达到一定程度时，可释放组胺、缓激肽、5-羟色胺、前列腺素、乙酰胆碱、钾离子、氢离子等致痛物质，这些物质作用于痛觉感受器，产生痛觉冲动，并迅速沿传入神经传导至脊髓，再通过脊髓丘脑束和脊髓网状束上行至丘脑，投射到大脑皮质的某一区域，最终通过各级中枢整合产生疼痛感觉和疼痛反应。

有关研究认为，疼痛感受器是位于外周的游离神经末梢，其广泛分布于机体的皮肤、肌肉、关节和内脏等部位，且不同部位痛觉感受器的分布密度不同，对疼痛刺激的反应以及敏感度也有所不同。痛觉感受器在角膜和牙髓的分布最为密集，皮肤次之，肌层内脏最为稀疏。

有研究表明，不同性质痛觉信息的加工与整合是在不同皮质区域进行的，如生理性痛觉信息主要在丘脑的特异性核团和皮质的体感区进行加工整合，病理性痛觉信息则是投射到与边缘系统有密切联系的皮质区进行加工整合。

牵涉痛是疼痛的一种特殊类型。病人往往自觉身体体表某处有明显疼痛感，但该处并无实际损伤存在的证据。其发生机制在于病变的内脏神经纤维与体表某处的神经纤维合于同一节段脊髓，来自内脏的传入神经纤维经脊髓传达至大脑皮质，反应内脏疼痛外，还会影响同一脊髓段的体表神经纤维，传导和扩散到相应的体表部位而引起疼痛。

【疼痛对个体的影响】

（一）精神情绪变化

急性疼痛，如急腹症、外伤性疼痛等，可引起病人出现精神兴奋、焦虑烦躁等情绪反应；长期慢性疼痛，如癌痛等，可使病人表情淡漠、精神抑郁、甚至绝望等。

（二）内分泌系统

疼痛可刺激机体释放儿茶酚胺、皮质激素、血管紧张素Ⅱ、抗利尿激素、促肾上腺皮质激素、醛固酮、生长激素和甲状腺素等，使机体处于高分解代谢状态，甚至可造成机体血糖升高、整体呈负氮平衡状态。

（三）循环系统

剧烈疼痛可兴奋交感神经，致使血中儿茶酚胺、血管紧张素Ⅱ的水平升高，病人出现血压升高、心动过速和心律失常等。但剧烈的深部疼痛可引起交感神经和副交感神经功能紊乱，致使病人血压下降、脉率减慢，甚至发生虚脱、休克。

（四）呼吸系统

胸、腹部手术后的急性疼痛对呼吸系统影响较大。疼痛刺激可增加肌张力、降低膈肌功能与肺顺应性，使病人的呼吸浅快、肺活量、潮气量、功能残气量以及肺泡通气/血流比值下降，出现低氧血症。此外，此类病人往往因疼痛而不敢深呼吸或用力咳嗽，积聚于呼吸道的分泌物不能有效排出，病人易并发肺炎或肺不张。

（五）消化系统

疼痛可引起交感神经系统兴奋，进而反射性地抑制胃肠道功能，使平滑肌张力降低、括约肌张力增高，导致消化功能障碍。此外，剧烈疼痛还可引起恶心、呕吐等胃肠道反应。

（六）泌尿系统

疼痛刺激可致肾血管反射性收缩、垂体抗利尿激素分泌增加，从而使机体尿量减少。此外，手术后疼痛可造成排尿困难，不利于尿路感染的防治。

（七）血液系统

急性疼痛诱发的应激反应可通过增强血小板的黏附功能、降低纤溶功能来改变血液的黏稠度，使机体处于一种高凝状态，促进血栓形成。

（八）免疫系统

疼痛引起的应激反应可以导致机体淋巴和单核－吞噬细胞系统处于抑制状态，使病人免疫功能下降，不利于防治感染及控制肿瘤扩散。

（九）疼痛对机体的"益处"

疼痛可诱发机体产生保护行为，避开伤害性刺激源。研究表明，疼痛相关的神经反射活动及其递质、介质对机体器官具有保护作用。有人形象地将疼痛对机体的益处称为"好痛"，将疼痛对机体的不良影响称为"坏痛"。

【影响因素】

疼痛是一种主观的感觉和情绪体验。不同个体对疼痛的反应与耐受程度不同。个体所能感觉到的最小疼痛称为疼痛阈。个体所能忍受的疼痛强度和持续时间称为疼痛耐受力。个体疼痛阈及疼痛耐受力水平受到客观因素及主观因素的影响。

（一）客观因素

1. **年龄**　多数学者认为，从婴儿开始，随着年龄的增长，痛阈逐渐降低，成年后稳定在一定水平，进入老年阶段后痛阈升高，这可能与老年人对外界刺激的敏感性下降有关。另有相关研究指出，老年女性更能耐受疼痛是因为敏感性下降，老年男性更能耐受疼痛并非是因为对疼痛的敏感性下降，而是忍耐能力增加所致。

2. **社会文化背景**　病人所处的社会文化背景不同，其对疼痛的耐受力不同。研究发现，文化水平低、生活贫困的人对疼痛的耐受力较高；生活在推崇勇敢和忍耐精神文化氛围中的人往往更能耐受疼痛。

3. **环境**　安静、整洁、舒适的环境可改善个体的情绪，从而减轻疼痛；反之，则疼痛加剧。如病人所处的环境存在持续的刺激性噪声，其肌张力和应激性可增加，从而导致疼痛加剧。

4. **社会支持系统**　个体对疼痛的耐受力还可受到群体和其他一些社会因素的影响，如亲人、朋友的陪伴与鼓励往往可减轻病人的孤独与恐惧感，增强其控制疼痛的信心，从而有利于减轻疼痛感；而他人过度的关心和注意等可加重病人的疼痛感。

（二）主观因素

1. **个人经历**　病人自身或他人的疼痛经历可影响病人对疼痛的敏感度。如曾经受过疼痛折磨的人再次面临疼痛时，通常会对疼痛产生恐惧心理，对疼痛的敏感性会增强；手术病人的疼痛可对同病室将要做相同手术的病人带来恐惧心理，增强疼痛的敏感性。

2. **注意力**　个体对疼痛的注意程度会影响其对疼痛的感受。注意力高度集中于疼痛，则疼痛加剧，而注意力转移到其他事物时，疼痛感会减轻或消失。

3. **情绪**　积极、乐观的情绪可减轻疼痛，而紧张、焦虑等消极情绪往往会加剧疼痛。

4. **人格**　拥有不同人格的个体，其痛阈和疼痛耐受力不同，对疼痛的表达方式或反应也可出现差异。如自控力及自尊心较强的人往往疼痛耐受力较高，而敏感多疑、癔症性格的人疼痛耐受力较低，同时倾向于夸大对疼痛的描述。

第二节　疼痛病人的护理

【护理评估】

（一）一般情况

1．**一般资料**　包括性别、年龄、职业、民族、婚育状况等。一些疼痛病症与上述因素有关，如强直性脊柱炎常见于青年男性，骨质疏松症多见于老年女性，长期伏案工作者易患颈椎病，未婚少女痛经的发生率较高等。

2．**既往史**　评估病人的手术外伤史、疾病史、药物过敏史、长期用药史以及与本次发病有关的治疗史等。

3．**生活史及家族史**　询问病人有无烟酒嗜好，了解其生活习惯以及家族成员中有无类似病史。如嗜烟酒者，可能与股骨头坏死、痛风等有关，强直性脊柱炎有一定的家族聚集性。

（二）疼痛特征

疼痛特征包括疼痛的部位、性质、程度、病程、有无伴随症状以及诱发或加重疼痛的因素等。

1．**部位**　多数疼痛性疾病的疼痛部位即为病变所在，也有少数疼痛可远离病变部位，反映支配该区的神经病变或该神经走行径路上的病变。评估时应仔细询问病人，同时结合查体以确定病人疼痛的确切部位。

2．**性质**　不同原因、不同机制所致的疼痛以及不同部位的疼痛，其疼痛性质不同，如骨骼肌性疼痛多为酸痛、跳痛、刺痛、撕裂样痛等，内脏痛多为钝痛、绞痛、胀痛等。

3．**程度**　目前，临床上评估疼痛程度的工具种类繁多，可根据病人的病情、年龄、认知水平等选择相应的评估工具。

（1）视觉模拟评分量表（Visual Analogue Scale，VAS）：采用一条10cm长的直线，两端分别标有"无痛"（0）和"最痛"（10），中间表示不同程度的疼痛（图11-2-1）。由病人根据自己所感受的疼痛程度，在直线上某一处做出标记，以表示其疼痛的强度，"无痛"端到标记处之间的距离即为病人的评分分数。

（2）数字评分量表（Numeric Rating Scale，NRS）：用0～10之间的数字来表示不同程度的疼痛。0为"无痛"，10为"最痛"（图11-2-2）。由病人选出其中一个最能代表其疼痛程度的数字。此评分法使用方便、灵活、易于掌握，在临床上应用广泛。

（3）口述分级评分量表（Verbal Rating Scales，VRS）：是由一系列描述疼痛的形容词组成，最轻度疼痛的描述被评为0分，以后每级增加1分。常用的有四点口述评分量表（VRS-4）和五点口述评分量表（VRS-5）。前者的描述词语包括无痛、轻度痛、中度痛和重度痛；后者则包括无痛、轻度痛、中度痛、重度痛以及剧烈痛。VRS使用简单，可用于定量测评疼痛强度以及观察镇痛疗效。

（4）Wong-Banker面部表情量表：用6种从微笑、悲伤至痛苦得哭泣的面部表情图画来表示不同程度的疼痛。疼痛评估时，由病人指出最能反映其疼痛程度的面部表情图（图11-2-3）。此评估法尤以适用于3岁以上的儿童。

（5）世界卫生组织疼痛分级标准

1）0级：无痛。

2）1级（轻度疼痛）：平卧时无疼痛，翻身咳嗽时有轻度疼痛，尚可忍受，睡眠不受影响。

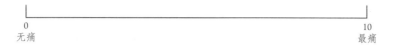

图 11-2-1 视觉模拟评分量表

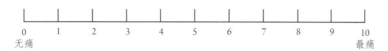

图 11-2-2 数字评分量表

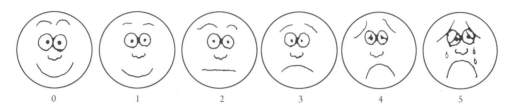

图 11-2-3 Wong-Banker 面部表情量表

3）2级（中度疼痛）：静卧时有疼痛，翻身咳嗽时加剧，不能忍受，睡眠受干扰，要求用镇痛药。

4）3级（重度疼痛）：静卧时疼痛剧烈，难以忍受，睡眠严重受干扰，需要用镇痛药。

（6）Prince-Henry 评分法：主要适用于胸腹部大手术后或气管切开插管不能说话的病人。此评分法需要在术前训练病人用手势来表达其疼痛程度，可分为5个等级，分别赋予0~4分的分值。

1）0分：咳嗽时无疼痛。

2）1分：咳嗽时有疼痛发生。

3）2分：安静时无疼痛，深呼吸时有疼痛发生。

4）3分：静息状态时即有疼痛，但较轻微，可忍受。

5）4分：静息状态时有剧烈疼痛，难以忍受。

4．病程 指从起病到就诊的时间。起病急骤，病史较短者，多为急性疼痛或慢性疼痛急性发作；起病缓慢，病史较长，则多见于退行性病变或代谢性疾病。

5．伴随症状 各种疼痛性疾病通常有各自的伴随症状，如关节疼痛伴肿胀、晨僵者，多为类风湿关节炎；丛集性头痛者常伴有痛侧流泪、眼结膜充血、鼻塞流涕等症状。因此，疼痛评估时应询问病人有无相关伴随症状。

6．诱发或加重因素 疼痛可由某些因素诱发或加重，如搬重物可诱发腰腿痛，截肢术后可出现残肢痛或幻肢痛，湿冷天气易诱发类风湿关节炎等。然而，某些疼痛无明显的原因，因此，应注意询问病人有无感染、外伤、过劳、情绪激动、体位性疲劳等情况。

（三）辅助检查

1．影像学检查

（1）X线检查：适用于骨和含气组织的显像。某些疾病可根据X线表现直接做出诊断，如骨骼畸形、骨折和脱位等，但多数疼痛性疾病的X线表现无特征性改变。

（2）CT检查：具有较高的空间分辨率，成像速度快，尤其适用于颈、腰椎椎管病变的诊断检查。

（3）MRI检查：可为骨与软组织疾病提供可靠而安全的诊断方法，对颅脑、脊柱、关节病变的诊断价值较高。

（4）放射性核素电子扫描（ECT）：对股骨头缺血坏死、转移性骨肿瘤有较高诊断价值。

（5）超声检查：对诊断心脏病、探测血流速度、血流量及血管搏动情况有较高诊断价值。

（6）正电子发射型计算机断层显像（PET）：是一种通过示踪原理，以解剖结构方式显示体内生化和代谢信息的影像技术。目前主要应用于肿瘤、心脏、脑三个领域。

2．实验室检查

（1）血常规：疼痛伴发热病人，可见白细胞计数增多，核左移。

（2）红细胞沉降率：风湿热、结核活动期、恶性肿瘤、心肌梗死、多发性骨髓瘤等病人的红细胞沉降率可加快。

（3）抗链球菌素"O"（ASO）试验：活动性风湿病、多发性骨髓瘤、肾炎等病人的 ASO 可增高。

（4）类风湿因子（RF）检查：可协助诊断类风湿关节炎。

（5）尿酸（UA）检查：痛风、白血病、真性红细胞增多症等病人的血尿酸水平增高。

（6）C 反应蛋白（CRP）检查：CRP 增高常见于组织炎症、坏死等情况，如类风湿关节炎或风湿性关节炎、强直性脊柱炎、系统性红斑狼疮、恶性肿瘤等。

（7）其他：如肌电图检查、体感诱发电位检查等。

（四）心理－社会状况

疼痛病人往往伴有心理社会问题，护士应评估病人对疼痛的认知程度及其心理状况，了解病人家属对病人的关心程度、支持力度、家庭经济承受能力等。

（五）镇痛效果评估

镇痛效果的评估可采用视觉模拟评分量表、数字评分量表等疼痛程度评估工具，此外，还可采用百分比量表及 4 级评估法。

1．百分比量表（图 11-2-4）

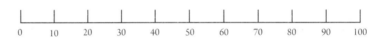

图 11-2-4　百分比量表

2．4 级评估法

（1）完全缓解（complete remission，CR）：疼痛感完全缓解消失。

（2）部分缓解（partial remission，PR）：疼痛感明显减轻，睡眠基本不受干扰，能正常生活。

（3）轻度缓解（mild remission，MR）：疼痛感有些减轻，但仍有明显的疼痛感，睡眠、生活仍受干扰。

（4）无效（no remission，NR）：疼痛感无减轻。

【常见护理诊断／问题】

1．舒适度减弱　与疼痛有关。

2．焦虑／恐惧　与疼痛无法缓解或迁延不愈有关。

3．睡眠型态紊乱　与疼痛有关。

4．低效性呼吸型态　与疼痛或阿片类药物副作用有关。

5．躯体活动障碍　与疼痛有关。

6. 知识缺乏：缺乏疼痛治疗与护理的相关知识。

【计划与实施】

疼痛治疗是指针对临床各种原因引起的疼痛及某些神经血管功能性障碍疾病或体征，采用药物治疗、神经阻滞治疗、物理治疗、中医中药治疗、微创介入治疗、心理治疗等综合治疗方法，以达到缓解或消除疼痛，提高生存质量的目的。疼痛治疗的原则是尽早、适当地解除疼痛。但针对急腹症等引起的疼痛，在未明确诊断之前，不能盲目进行单纯的药物镇痛治疗，以免掩盖病情。

通过治疗与护理，病人：①主诉疼痛感减轻，舒适感增强；②焦虑与恐惧感减轻；③睡眠不受干扰；④呼吸型态正常；⑤活动能力增加；⑥了解疾病的相关知识及其治疗护理过程。

（一）缓解疼痛

1. 减少或消除引起疼痛的原因 护士应协助医生设法减少或消除引起病人疼痛的原因，避免引起疼痛的诱因。如外伤所致的疼痛，应酌情给予止血、包扎、固定、处理伤口等措施；胸腹部手术后，病人通常会因咳嗽或呼吸引起伤口疼痛，护士应在术前指导病人术后深呼吸和有效咳嗽的方法。

2. 促进舒适 满足病人对舒适的需要是缓解或消除疼痛的重要措施，如保持病室安静、整洁，定时通风，维持室内温度与湿度适宜，协助病人取舒适体位，提供良好的睡眠环境，护理操作前予以耐心的解释，操作中动作轻柔，尽量避免给病人增加外源性的疼痛刺激等。

3. 药物治疗与护理

（1）药物种类

1）非阿片类镇痛药：如水杨酸类药物、苯胺类药物以及非甾体抗炎药等。

2）阿片类镇痛药：该类药又可进一步分为弱阿片类镇痛药和强阿片类镇痛药，前者包括可待因等；后者包括吗啡、哌替啶、芬太尼等。

3）辅助型镇痛药：如镇静催眠药（地西泮、苯巴比妥）、抗抑郁药（丙米嗪、多塞平）、抗癫痫药（卡马西平、苯妥英钠）、糖皮质激素、胃黏膜保护剂、胃肠动力药、止吐药、通便缓泻药等。

（2）药物常见不良反应的观察与护理：常见的镇痛药物不良反应有便秘、恶心、呕吐、皮肤瘙痒、过度镇静导致嗜睡、头晕甚至呼吸抑制等。其中，便秘是阿片类镇痛药最顽固的不良反应，应指导病人多饮水、多食粗纤维食物，必要时，可指导病人服用缓泻剂或使用开塞露，甚至行清洁灌肠。绝大多数止痛药易导致恶心、呕吐等胃肠道反应，应指导病人饭后服用，必要时可遵医嘱使用止吐药。皮肤瘙痒严重者可遵医嘱注射抗过敏药；过度镇静导致呼吸抑制者，应暂时停用镇痛药，并及时告知医生。

（3）三阶梯镇痛疗法的基本原则和内容：对于癌性疼痛的治疗，目前普遍采用 WHO 所推荐的三阶梯镇痛疗法。

1）三阶梯镇痛疗法的基本原则：①口服给药，即能口服者尽量口服给药。口服给药的特点是方便、经济，可维持稳定的血药浓度，疗效确切，安全性高，且易于调整剂量、更有自主性，病人依从性高，利于长期服药。②按时给药，即根据药物的作用时间及病人的疼痛程度决定给药时间间隔，有规律地按时给药，以使疼痛持续缓解。当病人需临时镇痛时，可考虑按需给药。③按阶梯给药，即根据病人的疼痛程度和病情需要，按阶梯由弱到强逐步选择不同强度的镇痛药。④用药个体化，即根据个体对药物的敏感度、既往使用止痛药情况及药物的药理特点来确定药物的种类、剂量等；同时，应定期评估病人的疼痛强度和用药反应，及时调整用药方案。

2）三阶梯镇痛疗法的内容：①第一阶梯：非阿片类镇痛药加减辅助型镇痛药，主要应用于轻度疼痛病人；②第二阶梯：弱阿片类镇痛药（如可待因等）加减非阿片类镇痛药和辅助型镇痛药，适用于中度疼痛病人；③第三阶梯：强阿片类镇痛药（如吗啡等）加减非阿片类镇痛药及辅助型镇痛药，适用于重度疼痛病人。

（4）病人自控镇痛泵（patient-controlled analgesia，PCA）的应用：通常 PCA 装置由储药泵、按压装置以及连接导管三部分组成。医生根据病人的情况配制药物，设定负荷剂量、PCA 剂量、锁定时间。当病人感到疼痛时，可自行按压 PCA 给药键快速给药，从而实现个体化镇痛。其护理要点如下：①主动向病人及家属解释 PCA 的原理，教会病人正确使用 PCA；②指导病人注意保护导管，避免导管受压或过度牵拉等；③密切观察用药剂量、浓度、镇痛效果及其不良反应，定期监测呼吸、血压、脉搏，并做好记录；④长期使用 PCA 者需做好穿刺部位的护理，预防感染。

4. 神经阻滞治疗与护理　神经阻滞治疗是一种直接在神经末梢、神经干、神经丛、脑神经、交感神经节等神经组织内或附近注入药物或给予物理刺激而阻断神经传导的治疗方法。其护理要点如下：①向病人及家属详细介绍神经阻滞的目的、方法和注意事项，以取得其理解与配合。②根据神经阻滞的部位，指导病人做相应的治疗前准备。如指导拟行星状神经节阻滞者术前可进少量饮食，但不宜过饱，同时告知病人穿低领口、开衫衣服，以充分暴露锁骨以上的颈部皮肤；针对拟行硬膜外神经阻滞的病人，则应告知其术前禁食禁饮 4～6 小时，并排空尿液，同时协助其反穿病员服，以充分暴露操作部位皮肤。③严密观察穿刺处有无渗出、红肿、疼痛等症状，一旦出现，应通知医生及时处理。此外，不同神经阻滞部位，其观察要点不同。如针对星状神经节阻滞者，应观察其有无颜面潮红、无汗、温暖感，瞳孔缩小，上睑下垂，眼球下陷，鼻塞，眼结膜充血等星状神经节阻滞有效的表现，同时观察病人有无头晕、头痛、恶心、呕吐、呼吸困难等症状，并注意病人有无心慌、声嘶、手臂麻木、呛咳、阻滞侧肩背部胀痛等合并症出现；针对硬膜外神经阻滞者，则应根据阻滞节段观察病人的病情变化，如颈胸段阻滞者应重点观察其呼吸状况，腰骶段阻滞者则应重点观察其大小便及双下肢的活动情况。

（二）心理护理

1. 讲解疼痛相关知识　疼痛病人常因疼痛控制不理想或反复发作而产生恐惧、愤怒、抑郁等不良情绪，护士应向病人解释疼痛的机制及必要的相关知识，告知病人保持情绪稳定的重要性，并指导病人放松身心、保持良好心境的方法，如深呼吸、想象、有节律地按摩等，以提高疼痛阈，增强对疼痛的耐受力。

2. 指导分散注意力　运用语言和非语言的交流方式，引导病人摆脱疼痛或淡化疼痛的意念。护士应主动与病人谈心交流，并根据其爱好安排力所能及的娱乐活动，如读书看报、听轻松音乐、看喜剧电视等，以转移病人对疼痛的注意力，从而减轻痛苦。

3. 提供社会支持　社会支持系统对疼痛病人保持良好的心理状态非常重要。护士应动员病人的亲朋好友给病人提供适当的鼓励、安慰、关心和照顾，以减轻病人的孤独与恐惧感，增强其控制疼痛的信心。

（三）健康指导

根据病人的具体情况，选取相应的健康指导内容。一般应包括以下内容：①疼痛基础知识，包括疼痛的含义、病因及分类、发生机制、影响因素以及疼痛对个体身心的影响等；②疼痛的描述：指导病人客观、准确地描述疼痛的性质、部位、持续时间、规律等；③评估工具的使用：指导病人正确使用疼痛评估工具；④疼痛的管理：指导病人正确进行疼痛的药物管理与非药物管理；⑤自我监控：指导病人自我监测疼痛控制的效果；教会病人观察与应对用药后的不良反应。

【护理评价】

经过治疗和护理，病人是否达到：①疼痛感减轻，舒适感增强；②焦虑与恐惧感减轻；③睡眠不受干扰；④呼吸型态正常；⑤活动能力增加；⑥了解疾病的相关知识及其治疗护理过程。

（陈　红）

◇ 思考题

1. 男性，64岁，因进行性吞咽困难4个月就诊入院。食管镜检查显示：食管中段存在6cm长的管腔狭窄，黏膜中断，病理报告为鳞癌Ⅱ期。行食管－胃吻合术。术后病人表情痛苦，眉头紧锁，难以交流。

（1）护士宜选用哪种评估工具评估该病人的疼痛程度？

（2）影响该病人疼痛的因素有哪些？

2. 男性，50岁，诊断"肝癌晚期"入院，意识清醒，能交流。病人静卧时疼痛剧烈，难以忍受，睡眠严重受干扰，需要用镇痛药。

（1）按照WHO的疼痛分级标准评估该病人，其疼痛为哪一级？

（2）根据该病人目前的情况，其主要的护理问题有哪些？应如何护理？

第二篇
呼吸系统疾病病人的护理

12

第十二章
概　论

识记

1. 能准确复述上、下呼吸道的定义，呼吸系统的功能。
2. 能准确说出呼吸系统病人的护理评估要点。
3. 能正确陈述上颌窦穿刺冲洗法、纤维支气管镜检查、胸膜腔穿刺术、胸腔闭式引流的操作前准备和操作中配合要点及操作后护理。
4. 陈述机械通气的概念、人工气道的种类及优缺点、机械通气病人的护理要点。

理解

1. 正确理解呼吸系统结构功能与疾病的关系。
2. 正确理解肺通气、肺换气功能评价指标及临床意义。
3. 解释常用机械通气模式，列举机械通气的并发症。

第一节　呼吸系统的结构与功能

一、呼吸系统的结构

人体的呼吸系统（respiratory system）由呼吸道和肺脏两部分组成。以环状软骨下缘为界，呼吸道通常分为上、下呼吸道两部分，分别是气体的传导通道和交换场所（图 12-1-1）。

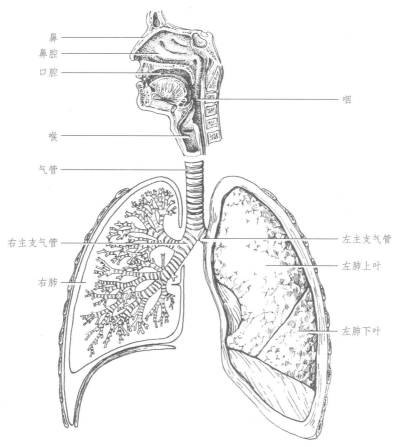

图 12-1-1　呼吸系统的结构

（一）上呼吸道

上呼吸道由鼻、鼻窦、咽和喉构成，其主要功能包括温暖、过滤和湿润吸入的空气并引导空气至下呼吸道，保护下呼吸道免受外来异物的侵入等（图 12-1-2）。

1.**鼻（nose）**　由外鼻、鼻腔和鼻窦三部分组成，既是呼吸道的起始部分，又是嗅觉器官。鼻腔由鼻中隔分为左、右两部分，前起自鼻孔，后部与鼻咽部相通。鼻内分布着嗅觉神经受体。鼻中隔和鼻腔侧壁分布着血供丰富的黏膜上皮。前鼻孔分布有皮肤和鼻毛，是呼吸系统的第一道物理防御机制，可以阻止异物或微生物进入肺。鼻腔外侧壁的 3 个骨性突起是鼻甲，其可以增加对吸入气体过滤、加温、加湿的总面积。鼻腔周围骨内的含气空腔为鼻窦，根据其所在颅骨分别称为额窦、蝶窦、筛窦和上颌窦。各鼻窦均有窦口与鼻腔相通。鼻窦在发声时起共鸣作用，并能减轻颅骨重量。

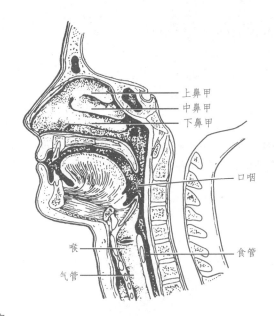

图 12-1-2　上呼吸道的结构

2．**咽（pharynx）**　咽分为鼻咽、口咽和喉咽三部分，是呼吸道和消化道的共同通道。鼻咽位于鼻腔后方，上界是蝶骨及枕骨的基底部，下后界为软腭悬雍垂。口咽位于口腔的后方，鼻咽以下，会厌以上。口咽上、下分别与鼻咽和喉咽相通。口咽外壁分布着成群的淋巴样组织和扁桃体。喉咽位于喉部后方，前方通喉腔，下端在环状软骨下缘平面与食管连接。

3．**喉（larynx）**　喉位于颈前正中，舌骨之下，上通喉咽，下接气管，为呼吸要道和发声器官。会厌软骨是位于舌底部的小叶状的弹性结构，吞咽时，会厌封闭喉口，防止食物进入喉腔和气管内。甲状软骨为喉部最大的软骨。环状软骨在甲状软骨下方。环甲膜位于声带水平下方，连接甲状软骨和环状软骨，常作为急救时开放下呼吸道的部位。喉腔内部有两对皱襞，上面一对为室襞，下面一对为声襞，即声带。两侧声带之间的裂隙称为声门裂，简称声门，是喉腔最狭窄的部分。

（二）下呼吸道

下呼吸道从气管开始。逐步分支为主支气管、叶支气管、段支气管、细支气管、肺泡管直至肺泡（图 12-1-3）。

1．**气管（trachea）和支气管（bronchi）**　气管位于食管前面，上端起自环状软骨下缘，下至第 4、5 胸椎水平。气管由 15～20 个 C 形透明的软骨环作支架，内覆黏膜，外由结缔组织及平滑肌纤维组成，背面缺口部由平滑肌和纤维膜连接，有伸缩性。气管内壁覆盖以假复层柱状纤毛上皮构成的黏膜。气管下端最后一块软骨呈三角形突起，边缘光滑锐利，称为隆突（carina），气管由此分为左、右两主支气管。右支气管较左支气管短粗且走向陡直，故异物易坠入右支气管。

2．**叶、段和亚段支气管**　左、右支气管在肺门处按肺叶分为肺叶支气管，即左肺分为上、下叶支气管；右肺分为上、中、下叶支气管，又依次分为段支气管、细支气管、呼吸性细支气管。临床上将直径小于 2mm 的细支气管称为小气道，是呼吸系统罹病的常见部位。直径小于 1mm 的细支气管没有软骨支撑，完全靠肺的弹性作用维持张开状态。气管、支气管壁的黏膜均由假复层纤毛柱状上皮和分泌黏液的杯状细胞所组成。纤毛具有清除异物的重要作用，在病理情况下，如慢性气管炎或支气管炎，腺体过度分泌，纤毛不能有效摆动，黏液不能及时清除，易阻塞小气道而发生感染。

3. 肺泡管和肺泡（alveolus） 肺泡管为呼吸性细支气管的分支。肺泡为组成肺脏的最小功能单位，是气体交换的场所，为多面型薄壁囊泡，成人肺脏含有 3 亿～7.5 亿肺泡，总面积达 100m²。相邻肺泡之间由肺泡间孔（Cohn 孔）连接。气体可以在不同肺泡间移动，细菌也可以通过 Cohn 孔运动，导致呼吸道感染的扩散。肺泡表面由肺泡上皮细胞覆盖，包括两种类型的细胞：Ⅰ型肺泡上皮细胞和Ⅱ型肺泡上皮细胞。Ⅰ型细胞扁平，占肺泡表面积的 90% 以上，参与气血屏障的构成；Ⅱ型细胞为Ⅰ型细胞的前体细胞，当Ⅰ型细胞受损后，Ⅱ型细胞可转化形成Ⅰ型细胞。Ⅱ型细胞分泌肺泡表面活性物质以降低肺泡表面张力，防止肺泡萎陷。此外，肺泡内含有肺泡巨噬细胞，具有吞噬功能，能游走并进入肺泡内，参与多种肺部疾病的发病过程。

4. 肺脏（lungs） 肺位于胸膜腔内，左、右两肺分居纵隔两侧、膈以上，左肺由脏层胸膜的斜裂深入肺组织将其分为上、下两叶，右肺由水平裂分为上、中、下三叶。肺门为支气管、肺血管（肺动脉、肺静脉及支气管动静脉）、淋巴管及神经进入肺脏的部位。肺脏由肺循环的动静脉系统和体循环的支气管动静脉系统双重供血。肺循环为气体交换的功能性血管，具有低压、低阻和高容的特点。体循环为支气管和肺组织提供氧气，起营养作用。

（三）胸壁

胸壁的结构包括胸廓、胸膜和呼吸肌。胸廓由 12 对肋骨、胸骨和胸椎构成，支撑和保护着心脏和肺。胸膜是覆盖于肺和胸壁内层的一层透明膜，分为脏层胸膜和壁层胸膜，两者汇合成一密闭的腔隙，即胸膜腔，内有少量浆液，在两层胸膜间起润滑作用，同时增加两层胸膜的接合，促进呼吸时肺的扩张。

呼吸肌可分为吸气肌和呼气肌两种，吸气肌主要有膈肌和肋间外肌，呼气肌主要有肋间内肌。膈肌是呼吸活动中最重要的肌肉，吸气时膈肌收缩，同时肋间外肌收缩，胸腔前后径和左右径增大，增加了胸腔的容积。辅助呼吸肌包括斜方肌、胸大肌、胸锁乳突肌等。病理情况下很多背部和腹部肌肉也协助完成呼吸运动。

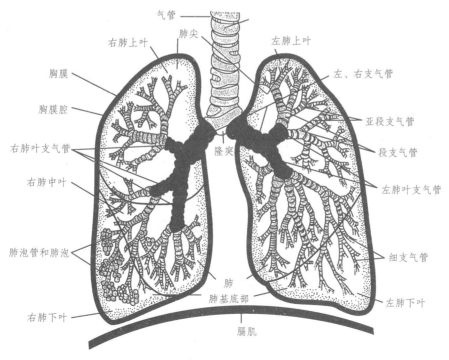

图 12-1-3　下呼吸道的结构

二、呼吸系统的功能

呼吸系统在维持机体新陈代谢和其他功能活动方面起着重要的作用。呼吸系统的主要功能是为组织代谢提供氧气及排出二氧化碳。呼吸系统的次要功能包括嗅觉、发声、代谢、防御、神经内分泌功能等。

（一）呼吸功能

呼吸功能是肺的主要生理功能，包括外呼吸、气体在血液中的运输及内呼吸。外呼吸指外环境与肺之间气体交换的肺通气，以及肺泡与肺毛细血管之间气体交换的肺换气过程；内呼吸指血液与组织细胞间的气体交换过程。呼吸系统的主要生理功能是完成外呼吸的过程。

1. **肺通气**　肺通气是肺与外界环境之间的气体交换，通气动力来自呼吸肌运动引起的胸腔容积改变。通气的作用是使新鲜空气进入肺泡，以及排出经过气体交换的肺泡气。正常肺通气功能的维持主要取决于3个因素，即呼吸肌的功能，胸廓与肺的舒缩功能，以及呼吸道的通畅程度。临床上常用以下指标来了解肺的通气功能。

（1）每分通气量（minute ventilation，V_E）：指每分钟吸入或呼出气体总量，为呼吸频率（f）与潮气量（tidal volume，V_T）的乘积。

（2）肺泡通气量（alveolar ventilation，V_A）：是每分钟吸入肺泡进行气体交换的气量，又称为有效通气量。

$$肺泡通气量＝（潮气量－无效腔量）× 呼吸频率$$

生理无效腔包括解剖无效腔与肺泡无效腔。解剖无效腔是指从口鼻到细支气管这部分呼吸道内不参与气体交换的气量，肺泡无效腔是指存在于肺泡内但未经气体交换的气量。肺泡通气量能确切表明有效通气的增加或减少。

（3）最大通气量（maximal breathing capacity，MVV）：是指以最快速度和最大幅度呼吸时所测得的每分通气量。气道阻力增加是MVV降低的主要原因。

2. **肺换气**　肺换气是指肺泡与血液之间的气体交换，通过肺泡－毛细血管膜以弥散的方式进行。肺泡－毛细血管膜由含肺泡表面活性物质的液体层、肺泡上皮细胞层、肺泡基底膜、肺泡上皮和毛细血管膜之间很小的间隙、毛细血管基底膜和毛细血管内皮细胞层组成，全膜厚度为0.2～1.0μm。影响肺换气的主要因素为呼吸膜的面积和厚度，气体的弥散功能，肺通气/血流比值，呼吸膜两侧的气体分压差。

（二）防御功能

呼吸系统是人体直接与外界持续进行物质交换且表面积最大的器官。为了防止有害物质的侵入，呼吸系统具有物理防御功能（加温过滤、喷嚏、咳嗽、支气管收缩、黏液纤毛清除系统）、化学防御功能（溶菌酶、乳铁蛋白、酶抑制剂等）、细胞吞噬及免疫防御功能（B细胞分泌抗体、T细胞介导的变态反应等）。

1. **气体加温过滤**　鼻毛可以过滤吸入的气体，吸入空气经黏膜加温到37℃，达到95%的相对湿度以适应生理需求。气体进入鼻咽和喉部时气流方向的改变增加了气体涡流，使一些微粒和细菌与这些结构表面的黏膜接触，很多大的微粒以这种方式清除。气流通过喉部时速率变慢，这有利于小颗粒的清除。

2. **纤毛清洁系统**　喉以下的呼吸道黏膜具有纤毛清洁系统。呼吸道黏膜杯状细胞和黏膜腺体每天约分泌100ml黏液，可以黏附和清除微粒。从气管到呼吸性细支气管表面均有纤毛分布。在大气道中，纤毛以每分钟1000次的节律向口腔方向摆动，利于气道内异物的清除。

3. 咳嗽反射 咳嗽能排出段支气管以上的气道分泌物。段支气管水平以下的气道清洁须经过纤毛的清除作用，或配合其他措施，如体位引流。

4. 反射性支气管收缩 反射性支气管收缩也是一种防御机制。当机体吸入大量的刺激性物质时，支气管出现收缩以避免吸入刺激物。

5. 其他防御功能 通过肺泡巨噬细胞的吞噬作用，细支气管和肺泡可清除侵入肺泡的有害物质；呼吸道分泌物中的中性粒细胞、免疫球蛋白、溶菌酶等对病毒和细菌也有抑制及杀伤作用。

（三）呼吸的调节

呼吸调节的目的在于为机体提供氧气、排出二氧化碳和维持血液中的酸碱平衡，机体通过呼吸中枢、效应器和感受器来共同完成。

1. 中枢性调节 中枢性调节包括两方面：一是受大脑皮质控制，调节随意的呼吸运动；二是受以脑干为主的神经结构控制，调节自主呼吸。基本呼吸节律产生于延髓，呼气和吸气两组神经元交替兴奋和抑制形成呼吸周期。

2. 反射性调节 反射性调节为神经系统活动的一种方式，整个过程包括感受器、传入神经、神经中枢、传出神经和效应器等部分。

（1）肺牵张反射：又称黑–伯二氏反射，是肺扩张或缩小而引起的吸气抑制或兴奋的一种反射，是一种负反馈调节机制，可使吸气不致过长，促使吸气动作向呼气转化，维持正常的呼吸节律。

（2）呼吸肌本体感受性反射：肌梭是呼吸肌的本体感受器。当肌梭被拉长或肌肉两端固定而肌肉主动收缩时，感受器受刺激，反射性地引起受刺激肌梭所在肌肉的收缩，使呼吸道阻力增加，呼吸运动加强。

（3）防御性呼吸反射：当异物突然进入气道，黏膜受到机械刺激时，引起防御性呼吸反射，以清除异物，避免进入肺泡。如咳嗽反射、喷嚏反射、"J"感受器反射等。

3. 化学性调节 化学因素对呼吸的调节是一种反射性调节。机体通过呼吸调节血液或脑脊液中 O_2、CO_2、H^+ 水平，动脉血中 O_2、CO_2、H^+ 水平的变化又通过化学感受器调节呼吸。化学感受器分为中枢性和周围性两类。中枢化学感受器的功能主要是通过影响肺通气来调节脑脊液的 H^+ 水平，使中枢神经系统有一个稳定的 pH 环境；而外周化学感受器的作用则主要是在机体缺 O_2 时驱动呼吸运动，以改善缺 O_2 状态。中枢化学感受器位于延髓的腹外侧浅表部位，对脑脊液中 $[H^+]$ 变化较为敏感。周围化学感受器有颈动脉窦和主动脉体，对动脉血中 PaO_2 降低最为敏感。PaO_2 降低能够刺激外周化学感受器，增强呼吸运动，但对中枢化学感受器起抑制作用。$PaCO_2$ 增高可刺激外周化学感受器兴奋呼吸；$PaCO_2$ 轻度增高能够刺激中枢化学感受器，增强呼吸运动，但当 $PaCO_2$ 增高大于 80mmHg 时，对中枢化学感受器起抑制作用。动脉血中 H^+ 浓度增加可刺激外周化学感受器兴奋呼吸，脑脊液中的 H^+ 浓度增加可以刺激中枢化学感受器，从而兴奋呼吸。

第二节　呼吸系统疾病病人的评估

呼吸系统疾病包括呼吸道和肺的病变，主要病因有感染、变应性炎症、肿瘤、外伤、功能紊乱等。由于大气污染、吸烟、工业经济发展导致的理化因子、生物因子吸入以及人口老龄化等因素，近年来呼吸系统疾病如支气管哮喘、肺癌的发病率明显增加，慢性阻塞性肺疾病发病率居高不下，弥漫性肺间质纤维化、免疫低下性肺部感染的发病率增多，肺结核在我国仍属于高发传染病。呼吸系统疾病严重威胁我国人民健康，经济负担和社会负担均较较沉重。

【健康史】

（一）一般资料

包括病人的姓名、年龄、性别、职业、生活环境和种族等情况，这些可能影响病人的生理功能和一些诊断性检查结果。

（二）既往史

护士需明确病人上呼吸道问题的发生频率及是否受天气变化的影响，如感冒、咽痛、鼻窦问题、过敏等问题。呼吸系统问题有遗传性，如支气管哮喘、特发性肺纤维化、肺癌等，护士需询问病人呼吸系统问题的家族史。考虑家庭成员是否有相似的环境或职业暴露史。评估感染疾病史，如结核。

（三）吸烟史

询问病人烟草使用的情况，如吸烟的时间、吸烟量，是否戒烟或准备戒烟等情况。在家中或工作场所是否有被动吸烟。

（四）药物和治疗使用情况

询问病人针对呼吸问题的药物使用情况，如抗组胺药物、支气管舒张剂、糖皮质激素、祛痰止咳药和抗生素。了解服药的原因、药物名称、剂量、服药时间、效果及副作用。此外，应注意导致肺部病变的某些药物，如胺碘酮可引起肺纤维化，血管紧张素转化酶抑制剂可引起顽固性咳嗽，β受体拮抗剂可引起支气管痉挛，长期使用避孕药可引起静脉血栓进而导致肺栓塞等。如果病人使用氧气，记录给氧时间、方式、吸氧量和氧疗效果。

（五）过敏史

过敏史是重要的呼吸系统疾病史。应明确环境中是否存在病人已知的过敏物质，如食物、粉尘、真菌、花粉、药物、动物毛皮等。询问病人对过敏的特殊反应，如是否有喘鸣、呼吸困难、咳嗽、打喷嚏或鼻炎等，是否经过治疗、治疗的方法及治疗后的反应。

（六）职业史及社会－经济状况

家庭、社区和工作场所的环境因素可能会导致肺部疾患。职业性肺疾病包括尘肺，毒性肺损伤及高敏感性疾病。了解病人职业史包括从业时间和简单的工作描述。了解病人家庭和生活条件，如采暖方式、环境中的刺激物等。询问病人的嗜好、生活自理能力及休闲方式。

【身体状况】

（一）目前的主要健康问题

即病人此次就医的主要原因，可询问以下内容：患病的起始时间和主要症状，有无明确的病因或诱因，症状加剧和缓解的因素，有无伴随症状。患病以来的诊治经过，包括氧疗、药物治疗、疾病发展等情况。呼吸系统疾病病人的主要症状包括咳嗽、咳痰、呼吸困难、咯血和胸痛。

1. 咳嗽（cough） 咳嗽是呼吸系统疾病的主要特征。应了解病人咳嗽发生的时间和急缓，咳嗽声音的变化和持续时间，与气候、活动是否有关，有无咳痰、痰中带血、胸痛等。

2. 咳痰（expectoration） 咳痰是与咳嗽相关的重要症状。应了解痰液的性质、量、气味。痰液可能是清白痰，或灰褐色，如果发生感染，随病原学不同而呈黄绿色、砖红色、铁锈色等。

吸烟的慢性支气管炎病人一般咳黏痰；粉红色泡沫样痰是肺水肿的特征；恶臭痰则常见于厌氧菌感染。

3．呼吸困难（dyspnea） 呼吸困难是一种主观感受，不同个体、疾病的严重程度不同存在很大差异，因此要明确呼吸困难发生的急缓、时间、频率、类型（吸气性或呼气性）、持续时间、缓解方式（吸氧、更换体位、药物、停止活动）及是否伴有喘鸣。如反复发作性呼吸困难且伴有哮鸣音主要见于支气管哮喘，夜间发作性端坐呼吸提示左心衰竭等。

4．咯血（hemoptysis） 咯血是喉以下呼吸道和肺组织的出血，血液随咳嗽经口咯出，包括大量咯血、血痰、痰中带血。咯血多见于肺结核、支气管肺癌、支气管扩张等疾病。应注意询问咯血量，少量咯血为痰中带血或每日咯血量在 100ml 以内，中量可达 100～500ml，大量可达 500ml以上。

5．胸痛（chest Pain） 了解胸痛发生的急缓、时间、部位、性质、持续时间等，可导致胸痛的呼吸系统疾病常见于胸膜炎、肋骨骨折、肋软骨炎等。注意除外心脏疾病、胃肠道疾病。

（二）身体检查

1．鼻和鼻窦评估 观察鼻的外形，注意鼻部皮肤颜色，有无肿瘤和鼻形的改变，双侧鼻孔大小和外形是否对称。观察鼻腔黏膜、鼻中隔及鼻甲颜色，有无分泌物及出血。触诊鼻和鼻窦，注意有无压痛和肿胀。

2．口及咽部检查 口唇的颜色，有无皲裂、疱疹。口腔黏膜的颜色、完整性、有无肿块、出血及牙齿损坏的情况，注意口腔气味的变化。观察舌的对称性及有无损伤，咽部是否光滑湿润，有无渗出、溃疡和肿胀。注意两侧扁桃体的颜色，有无肿大。扁桃体增大一般分为 3 度：不超过咽腭弓者为Ⅰ度；超过咽腭弓者为Ⅱ度；肿大的扁桃体达到咽后壁中线者称Ⅲ度。

3．颈部检查 观察颈部的对称性，触诊淋巴结有无压痛或肿胀区域。检查气管是否位于颈前正中，注意气管有无偏移及压痛。某些肺部疾病如张力性气胸、大量胸腔积液、纵隔肿物和颈部肿瘤可使气管移向健侧；而肺切除后、肺不张、肺纤维化时气管向患侧偏移。喉部检查注意有无声音异常，声嘶等问题。

4．肺及胸部检查 进行胸部检查前，护士要熟悉胸部体表标志。准确的肋骨、肋间隙和椎骨计数及胸部体表的投影线有助于辨别检查的位置。

（1）视诊：病人可以取坐位，适当暴露检查部位，注意保护病人隐私和保暖。视诊包括前后胸部，两侧对比观察胸部有无色素、瘢痕、损伤、肿块和脊柱畸形等。正常胸廓前后径与左右径之比为 1∶1.5，肺气肿病人胸廓前后径与左右径约相等，肋间隙加宽，表现为典型的桶状胸。观察呼吸频率、节律、深度及胸部运动是否对称，有无呼吸困难及类型。记录吸气和呼气持续时间，正常吸气与呼气比值为 1∶2。当上呼吸道部分梗阻时，气流受限，呼吸肌极度用力，胸腔负压增大，出现胸骨上窝、锁骨上窝及肋间隙向内凹陷，称为"三凹征"。

（2）触诊：胸部触诊可以评估呼吸运动的对称性，有无异常，分辨触痛部位，并进行触觉语颤检查。正常时两侧活动度对称。大量胸腔积液、气胸、胸膜增厚、肺不张等可引起患侧呼吸活动度减弱。双侧活动度减弱可见于双侧的胸膜炎、胸膜增厚等。触觉语颤减弱或消失，主要见于肺泡内含气过多，如肺气肿等；触觉语颤增强，主要见于肺泡内有炎症性浸润，如大叶性肺炎实变期。

（3）叩诊：胸部叩诊有 5 种声音，这些叩诊音可帮助护士识别被叩击组织的密度，见表12-2-1。

表 12-2-1　叩诊音及特点

叩诊音	特点
清音	音调低，正常肺组织的叩诊音
过清音	音调较清音低，音响较清音强，见于肺组织含气量增多，如 COPD 或哮喘
鼓音	叩击含大量气体的空腔器官时产生。如胃泡区及肠管，病理情况见于气胸等
浊音	音调较高，振动时间较短的叩诊音。叩击被肺组织覆盖的实质脏器，如心脏、肝脏时可获得，病理情况见于肺组织实变及胸腔积液等
实音	高调，音响弱，持续时间短的叩诊音。见于叩击无肺组织覆盖的实质脏器，如心脏或肝脏的裸区

（4）听诊：听诊包括正常呼吸音、异常呼吸音、附加音和语音共振。

正常呼吸音有 3 种，即肺泡呼吸音、支气管肺泡呼吸音和支气管呼吸音。肺泡呼吸音为呼吸气流在细支气管和肺泡内进出所致。吸呼气相比，吸气音比呼气音音响强、音调高且时间较长。支气管呼吸音为吸入的空气在声门、气管及主支气管形成湍流所产生的声音。吸呼气相比，呼气音比吸气音音响强、音调高且时间较长。支气管肺泡呼吸音又称混合呼吸音，兼有支气管呼吸音和肺泡呼吸音的特点。其吸气音性质与肺泡呼吸音相似，但音调较高，呼气音的性质与支气管呼吸音相似，音调稍低，吸气时相与呼气时相大致相等。

异常肺泡呼吸音是指由于病理或生理变化引起肺泡呼吸音强度、性质或时间的变化。异常支气管呼吸音是指正常人应当闻及肺泡呼吸音的部位听到支气管呼吸音，亦称管样呼吸音。

附加音是正常呼吸音以外的声音，反映支气管的病理改变。附加音包括干啰音、湿啰音及胸膜摩擦音。干啰音的发生机制是由于气管或支气管狭窄或部分阻塞，空气吸入或呼出时发生湍流所产生的音响。湿啰音即水泡音，是由于在吸气时气体通过气管或支气管内液体，如渗出液、痰液、血液等，形成水泡后立即破裂所产生的声音。依支气管口径的大小不同，所产生的水泡音可分为大、中、小水泡音。支气管病变以干、湿性啰音为主。当胸膜发生炎症时，呼吸时可听到胸膜摩擦的声音，称为胸膜摩擦音。

【辅助检查】

（一）实验室检查

1. **血液检查**　包括红细胞计数，血红蛋白浓度测定，这些指标反映机体的携氧功能。常规血白细胞计数增加、中性粒细胞增加、出现毒性颗粒多与感染有关。嗜酸性粒细胞增加提示过敏性因素、曲霉菌或寄生虫感染。动脉血气分析（ABG）可以评估机体的氧合功能、肺泡通气功能和酸碱平衡状况。

2. **痰液检查**　目的是协助病因诊断及观察疗效和预后。痰细菌培养和敏感度分析可以决定抗生素的选择，细胞学检查可以帮助诊断和分辨肿瘤细胞。

3. **抗原皮肤试验**　哮喘的变应原皮肤试验阳性有助于变应体质的确定和相应抗原的脱敏治疗。对真菌和结核呈阳性的皮肤反应仅说明已受感染，但并不能确定患病。

4. **胸腔积液检查**　常规胸腔积液检查可明确渗出性或漏出性胸腔积液。胸腔积液的生化、免疫和细胞学检查有助于判定胸腔积液的性质乃至病因。

（二）影像检查

1. 胸部 X 线检查　可以反映目前病人的呼吸系统状况，并为以后病情的改变提供基础资料。胸片可以评估肺部的病理改变，如肺炎、肺不张、气胸及肿瘤，还可以判断胸腔积液及气管插管或其他插管的位置。

2. CT 检查　CT 可以帮助诊断常规 X 线检查较困难的区域，如纵隔、心包和胸膜等部位。高分辨 CT 检查可以帮助诊断一些支气管异常情况，肺间质疾病及肺气肿。增强 CT 对淋巴结肿大、肺栓塞、肺占位性病变有重要的诊断和鉴别诊断意义。

3. 磁共振成像（MRI）　MRI 在呼吸系统疾病诊断中主要应用于纵隔疾病和肺血栓栓塞症的诊断。

4. 放射性核素扫描通气灌注（V/Q）　V/Q 扫描可以识别肺通气的区域及肺血流分布的情况。主要用于支持或排除肺栓塞的诊断。

5. 正电子发射型计算机断层显像（PET）　PET 对呼吸系统疾病诊断有一定辅助价值，例如可以较准确地对肺癌有无纵隔淋巴结转移进行鉴别诊断。

6. 胸部超声检查　主要用于胸腔积液的诊断与穿刺定位以及紧贴胸膜病变的引导穿刺等。

（三）其他的诊断性检查

1. 纤维支气管镜　支气管镜是通过纤维内镜对支气管进行直视检查的方法。通过支气管镜可以获得活检标本，行肺泡灌洗（BAL）获得细胞，去除气道内异物，止血，药物注射治疗肿瘤。还可以结合支气管内超声（EBUS）完成对纵隔肿块的穿刺、针吸、活检等。

2. 肺活检　包括经支气管肺活检、胸腔镜肺活检、经放射线或超声肺活检和开胸肺活检，其目的是获取组织、细胞或分泌物以帮助诊断。

3. 胸膜腔穿刺　胸膜腔穿刺术是将胸腔穿刺针通过胸壁刺入胸膜腔，以获得诊断检查的标本，释放胸腔积液，胸腔内给药，放置引流管等。

4. 肺功能测定　用于了解呼吸系统的病理生理改变，协助疾病的诊断，评定治疗效果，以及确定能否承受胸部手术等。其测定内容包括肺容积测定、肺通气功能测定、肺弥散功能测定、小气道功能测定及气道的反应性测定等。

【心理－社会状况】

呼吸系统疾病多呈慢性迁延性，反复发作，疾病缓解率低，呼吸困难长期困扰病人，许多病人因此而丧失工作能力，甚至生活自理能力，降低了病人的生活质量。慢性呼吸系统问题也可能引起家庭角色和家庭关系的变化，社会孤立，经济问题及失业等问题。护士应了解病人现在的生活压力，如是否因病失业、有无经济负担、有无家庭负担。应评估病人对这些压力源的反应，如对家人的依赖、沮丧、焦虑、抑郁、悲观等负性情绪及程度，了解病人的个性、对压力的认知评价、社会支持系统、过去常用的减轻压力的方法，从而有针对性地帮助病人应对这些问题。

第三节　呼吸系统常见诊疗技术与护理

一、上颌窦穿刺冲洗法

上颌窦穿刺冲洗是为了协助上颌窦病变的诊断以及治疗上颌窦病变。

【适应证】

慢性上颌窦炎、上颌窦囊肿。

【禁忌证】

高血压，血液病，鼻腔、鼻窦急性炎症期。

【操作前准备】

1. 上颌窦穿刺冲洗是有创性操作，术前应确认病人是否签署知情同意书。

2. 向病人说明检查目的、操作过程及有关配合注意事项，以消除紧张情绪，取得合作。如果病人需要进一步的解释，应通知医生。

3. 检查有无鼻中隔高位偏曲、中鼻甲肥大和筛泡、钩突肥大，鼻腔有无阻塞性病变，如鼻息肉等。

4. 评估病人对局麻药是否过敏，防止发生过敏反应。

5. 备好氧气、监护仪、吸引器和复苏设备，以防术中出现气栓、晕厥。

【操作过程】

1. 将浸有 1% 丁卡因及 1∶1000 肾上腺素的卷棉子置入下鼻道穿刺部位进行表面麻醉 10～15 分钟。

2. 若穿刺右侧上颌窦，操作者右手拇指、示指紧握穿刺针中段，掌心顶住针柄，针头斜面朝向鼻中隔，经前鼻孔深入下鼻道顶端，置于距下鼻甲前端 1～1.5cm 下鼻甲附着处（此处骨质较薄）（图 12-3-1）。

3. 左手固定病人头部，右手持针向外眦方向稍用力，即能穿入窦腔，并有空腔感。若穿刺左侧，用左手持针，右手固定头部。穿刺过程中，若病人发生晕厥等情况，必须立即拔出穿刺针，平卧休息，密切观察并给予必要处理。

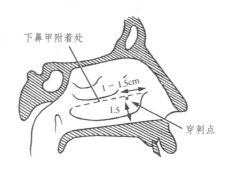

图 12-3-1　上颌窦穿刺的部位

4. 抽出针芯，嘱病人头向健侧倾斜，观察针管内有无黄褐色液流出，如有，则可能为上颌窦囊肿，不可再冲洗。

5. 用 20ml 注射器回抽是否有空气或脓液，证实在腔内，注意窦腔内不可注入空气，以免发生气栓。抽吸温生理盐水，连接橡皮管与穿刺针，然后缓缓推注生理盐水进行冲洗，观察有无脓液流出，反复冲洗，直至冲净。如注入生理盐水时遇阻力，不可强行冲洗。

6. 根据医嘱注入抗生素药液，并嘱病人头侧向患侧 3 分钟，防止药液漏出。

7. 插入针芯，拔出针头，用消毒棉球塞于前鼻孔。

8. 穿刺冲洗完毕，记录脓液的质和量。

（1）质："Ⅰ"期呈黏液性，不溶于水，"Ⅱ"期呈黏性，半溶于水，能使水变混浊，"Ⅲ"期呈脓性，全溶于水。

（2）量："+"为少量，"++"为中等量，"+++"为大量。

（3）冲洗液若呈黄色或有血块、臭味也应注明。

（4）冲出液清洁时记为"－"即阴性；洗出液无明显脓液，但不完全清洁为"±"即可疑。

9. 如需做细菌培养或肿瘤涂片，则在进针后，先抽些脓或液体送涂片或培养。如需做上颌窦碘油造影，则在进针后注入碘油，摄片完毕后，再用生理盐水冲洗（之前先做碘试验）。

【操作后护理】

1. 穿刺处用消毒棉球压迫止血，嘱病人 2 小时后自行取出。拔针后如出血不止，应妥善止血后再让病人离开。

2. 嘱病人如回家后发现鼻腔出血不止，应立即来院就诊。

二、纤维支气管镜检查

纤维支气管镜（fiberoptic bronchoscope）检查是利用光学系统或内镜对气管 – 支气管管腔的检查。由纤维支气管镜、冷光源及附件三部分组成。纤维支气管镜管径细、可曲度大、可视范围广、照明清晰度高，易插入段、亚段支气管甚至更细的支气管，可在直视下行组织活检、穿刺、刷检、钳取异物、吸引或清除阻塞物，并可作支气管灌洗或支气管肺泡灌洗，取得细胞或液体成分用于分析检查。另外，可借助冷冻、激光、电刀等手段对气管及支气管内病变进行气管内肿物切除等介入治疗。

【适应证】

1. 原因不明的咯血、需明确出血原因或部位者；病因及病变部位明确，但内科治疗无效或反复大咯血，需局部止血治疗者。

2. 不明原因的声音嘶哑，慢性咳嗽或局限性喘鸣音。

3. 胸部影像学检查显示肺不张、阻塞性肺炎、支气管狭窄或阻塞、炎症不吸收、肺门和（或）淋巴结肿大及原因不明的胸腔积液等。

4. 痰中发现癌细胞或可疑癌细胞。

5. 肺或支气管感染性疾病的病因学诊断。

6. 疑有气管、支气管瘘的确诊。

7. 肺部手术前检查。

8. 用于治疗清除黏稠的分泌物、黏液栓或异物，行支气管肺泡灌洗、局部止血及用药，引导气管插管，介入等治疗。

【禁忌证】

1. 活动性大咯血。

2. 严重心肺功能障碍，高血压或心律失常者，新近发生的心肌梗死或有不稳定型心绞痛发作史。

3. 全身状态或器官功能极度衰竭者。

4. 主动脉瘤有破裂危险者。

5. 多发性肺大疱。

6. 严重上腔静脉阻塞综合征。

7. 出凝血机制严重障碍者。

8. 对麻醉药过敏，不能用其他药物代替者。

9. 近期上呼吸道感染或高热者。

【操作前准备】

1. 纤维支气管镜检查是有创性操作，术前应确认病人是否签署知情同意书。

2. 向病人说明检查目的、操作过程及有关配合注意事项，以消除紧张情绪，取得合作。

3. 评估病人对消毒剂、局麻药或术前用药是否过敏，防止发生过敏反应。评估病人有无高血压病史、心脏病病史，有无出血倾向，有无鼻息肉、鼻中隔偏曲，有无青光眼病史，有无精神异常史，有无肝炎等传染病。备好胸部影像资料以明确病变部位。

4. 术前 4 小时禁食，2 小时禁饮水，以防误吸。

5. 病人若有活动性义齿，应事先取出。

6. 准备痰杯、痰纸。

7. 术前遵医嘱给予阿托品（无需常规应用）或地西泮等药物，以减少呼吸道分泌物和镇静。

8. 局部麻醉先用 2% 利多卡因溶液作咽喉部及鼻腔喷雾麻醉，亦可用 2%～4% 利多卡因超声雾化吸入；然后经纤维支气管镜滴入或经环甲膜穿刺注入 2% 利多卡因 2～5ml。咽喉部局部麻醉前应向病人解释可能出现的情况，以缓解病人的紧张情绪。

9. 监测血氧饱和度及基础生命体征。

10. 备好氧气、吸引器和复苏设备，以防术中出现喉痉挛和呼吸窘迫，或因麻醉药物的作用抑制病人的咳嗽和呕吐反射，使分泌物不易咳出。

【操作过程】

1. **病人体位和穿刺部位**　病人常取仰卧位，不能平卧者，可取坐位或半坐位。有基础疾病者最好给予氧气吸入。纤维支气管镜可经鼻或口插入，目前大多经鼻操作。

2. **操作方法**　术者手握纤支镜操纵部，将镜插入鼻腔，边插镜边调节角度调节钮，使镜端沿咽喉壁进入喉部，窥见会厌与声门，观察声带活动情况。当声门张开时快速将镜送入气管，在徐徐送镜时观察气管黏膜及软骨环直至隆突，观察其是否锐利及活动情况。

3. **检查顺序**　确认两侧主支气管口后，先检查健侧，自上而下依次检查各叶、段支气管。注意黏膜外观、通畅情况、有无肿物及分泌物等。健侧检查完后将镜退回到气管分叉处，再依次检查患侧各支，如发现病变根据需要做毛刷及钳检。

　　4．术中护理　检查过程中，护士密切观察病人的生命体征和反应。①麻醉不足或分泌物过多可出现喉、支气管痉挛等通气障碍，缺氧可引起心律失常、血压升高，甚至心脏骤停，应立即拔出纤维支气管镜，就地施行人工心肺复苏术。②出血是支气管镜活检最常见的并发症，也是最常见的死亡病因。少量出血可自行止血或在操作中局部注入止血药。大量出血时除经纤支镜及时负压吸引外，还需用肾上腺素（1∶1000）冰盐水或稀释的凝血酶等局部止血，并及时采取全身止血药物治疗。出现大咯血立即侧卧，保持气道通畅，予以吸氧、补液、监测生命体征、全身用止血药或急诊手术，有窒息者行气管插管。③肺活检时可能会引起气胸，根据严重程度立即进行吸氧、拍摄胸片、胸腔闭式引流等相应抢救。

【操作后护理】

　　1．观察病人是否出现发热、胸痛、气促、出血、气胸或皮下气肿等并发症。向病人说明出现少量咯血、痰中带血或咽喉疼痛等情况时不用担心。

　　2．部分病人（特别是肺功能损害和使用镇静剂后的病人）仍需要持续吸氧一段时间。对术中咯血者应注意防止发生窒息。

　　3．术后2小时禁食水，以免误吸。麻醉消失、咳嗽和呕吐反射恢复后方可进食。进食前让病人试饮小口水，若无呛咳即可进食。

　　4．术后几小时内避免吸烟、谈话和控制咳嗽，减少对喉部的刺激。

三、胸膜腔穿刺术

　　胸膜腔穿刺术（thoracentesis）是自胸膜腔内抽取胸腔积液（或积气）的有创性操作，常用于检查胸腔积液的性质、抽液（气）减压或通过穿刺给药。

【适应证】

　　1．胸腔积液性质不明者，抽取积液检查，明确其性质，协助病因诊断。

　　2．大量积液或气胸者，以缓解压迫症状，避免胸膜粘连增厚。

　　3．脓胸抽脓灌洗治疗者，恶性胸腔积液需胸腔内注入药物者。

【操作前准备】

　　1．胸膜腔穿刺术是一种有创性操作，术前应确认病人是否签署知情同意书。

　　2．备好局麻药、各种抢救药品、氧气、吸引器和复苏设备，询问病人既往是否用过利多卡因、有无过敏史。

　　3．操作前向病人解释穿刺的目的以及操作步骤，如局部麻醉时有针刺痛感，进针时会感受到压力等，协助病人做好充分的精神准备以配合穿刺和避免术后并发症。

　　4．操作前指导病人练习穿刺体位，告知病人在操作过程中不要咳嗽、深呼吸或突然移动体位，以免损伤胸膜或肺组织。必要时可给予镇咳药。

【操作过程】

　　1．病人体位　抽液时，协助病人反坐于靠背椅上，双手平放椅背上；或取坐位，使用床旁桌支托；亦可仰卧于床上，举起上臂，完全暴露胸部或背部。如病人不能坐直，还可采用侧卧位，床头抬高30°。这些体位可使肋间隙增宽，利于穿刺（图12-3-2）。

2. 穿刺部位 穿刺选在叩诊实音最明显的部位进行。胸腔积液的穿刺点常取肩胛线或腋后线第7~8肋间隙或腋前线第5肋间隙。气胸者取患侧锁骨中线第2肋间隙或腋前线第4~5肋间隙进针。避免在第9肋间以下穿刺，以免穿透膈肌而损伤腹腔脏器。包裹性积液可结合X线或超声波检查确定穿刺部位并在皮肤上做好标记（图12-3-3）。

3. 穿刺方法 穿刺过程应严格无菌操作，避免胸膜腔感染。防止空气进入胸腔，保持胸腔负压。①常规消毒皮肤，局部麻醉。②术者用左手示指与中指固定穿刺部位的皮肤，右手将穿刺针在麻醉处缓缓刺入，当针锋抵抗感突然消失时，进行抽液。助手用止血钳协助固定穿刺针，以防穿刺过深损伤肺组织。③若使用较粗的长针头代替胸腔穿刺针时，应先将针座后的胶皮管用止血钳夹住，然后进行穿刺，进入胸腔后再接上注射器，松开止血钳，抽吸胸腔内积液，抽满后再次用血管钳夹闭胶管，而后取下注射器，将液体注入弯盘中，以便计量送检。④如需胸腔注入药物，回抽少量胸腔积液稀释，然后缓慢注入胸腔。抽液完毕后拔出穿刺针，再次消毒穿刺部位，并以无菌敷料盖住伤口，稍用力压迫穿刺部位片刻，嘱病人静卧。

4. 术中护理 穿刺过程中密切观察病人的脉搏、面色等变化，询问病人有无异常的感觉，

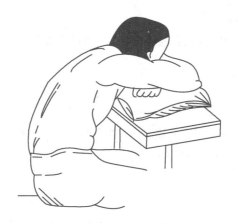

图 12-3-2　胸膜腔穿刺的正确体位

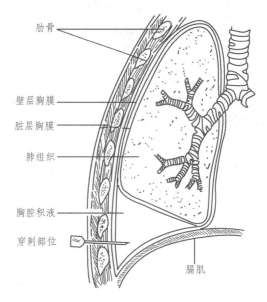

图 12-3-3　胸膜腔的穿刺部位

如病人有任何不适，应减慢抽吸或立即停止抽液。抽液时，若病人突觉头晕、心悸、冷汗、面色苍白、脉细、四肢发凉，提示病人可能出现"胸膜反应"，应立即停止抽液，给予病人平卧位，密切观察血压，对症处理。必要时，遵医嘱皮下注射 0.1% 肾上腺素 0.3 ~ 0.5ml。每次抽液、抽气时，不宜过快、过多，防止抽液过多过快使胸腔内压骤然下降，发生肺水肿或循环障碍、纵隔移位等意外。首次总排液量不宜超过 600ml，以后每次抽液量不应超过 1000ml；以诊断为目的，抽液量为 50 ~ 100ml，置入无菌试管送检。肿瘤细胞检查至少需要 100ml 液体（提高阳性检出率），并立即送检，以免细胞自溶。如治疗需要，抽液后可协助医生注射药物。

【操作后护理】

1. 记录穿刺的时间、胸腔积液量、颜色以及病人的状态。

2. 观察病人的脉搏和呼吸状况，及时发现并发症，如血胸、气胸、肺水肿等。

3. 操作后嘱病人静卧，如伤口红、肿、热、痛，体温升高或伤口处液体溢出等情况立即通知医务人员。

4. 嘱病人 24 小时后方可洗澡，以免伤口感染。

5. 鼓励病人深呼吸，促进肺膨胀。

四、胸腔闭式引流

胸腔闭式引流（closed-chest drainage）是指将积聚在胸膜腔内的气体或液体引流到体外的方法。胸腔闭式引流的主要目的是将胸膜腔内的气体或液体排出，重建胸膜腔内负压，促使肺复张，平衡胸腔两侧的压力，预防纵隔移位及肺萎陷。引流装置包括置入病人胸腔的引流管和密闭引流装置。

【胸腔闭式引流系统】

1. **原理**　胸腔闭式引流根据胸膜腔的生理特点而设计，以重力引流为原理。借助于装置中水封瓶内液体，当胸膜腔内因积液或积气形成高压时，胸膜腔内的液体或气体可排至引流瓶内。当胸膜腔内恢复负压时，水封瓶内的液体被吸至引流管下端形成负压水柱，阻止空气进入胸膜腔。

2. **不同的引流装置**　传统的胸腔闭式引流装置有水单瓶、双瓶及三瓶 3 种，装置虽不同，但原理基本相似（图 12-3-4）。目前临床广泛应用的是各种一次性胸腔引流装置，其原理与三瓶引流装置相同（图 12-3-5）。

（1）单瓶式水封引流瓶：包括一个无菌的内装 500ml 无菌生理盐水的密闭引流瓶、一紧密瓶塞，从瓶塞穿过长、短两根玻璃管，长管的下端浸入瓶内液面下 1 ~ 2cm，上端接引流管，短管上端与外界相通。下端则以刚穿过瓶塞为度（图 12-3-4A）。此瓶既作为收集瓶，又作为水封瓶。此种瓶不能连接负压吸引装置。

（2）双瓶式水封引流瓶：由两个紧密的玻璃瓶组成。第一个瓶子收集引流液，第二个瓶子装有无菌生理盐水，其长玻璃管下端浸入液面下 1 ~ 2cm，产生水封瓶的作用（图 12-3-4B）。

（3）三瓶式水封引流瓶：在双瓶式引流瓶的基础上，连接第三瓶（调压瓶），用于连接负压吸引装置（图 12-3-4C）。调压瓶中的压力调节管末端应根据所需负压的大小保持在水面下 10 ~ 20cm 处。该种引流装置不仅可以准确记录引流液的量，观察引流液的性状，维持水封瓶内水封闭高度，同时可以在需要时连接负压吸引。

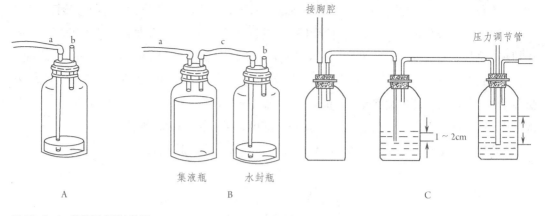

集液瓶　　水封瓶

A　　　　　　　　B　　　　　　　　C

图 12-3-4　胸腔闭式引流装置

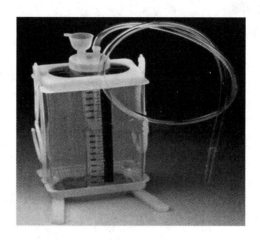

图 12-3-5　一次性胸腔闭式引流装置

（4）一次性胸腔闭式引流装置：由瓶体（积液腔、水封腔、调压腔）、引流管、连通管、防倒流装置、水封管、调压管、固架等组成，其瓶体用 PVC 塑料制造。塑料材料有利于病人活动，并减少了引流瓶破损的危险。

【适应证】

不稳定型气胸，呼吸困难明显、肺压缩程度较重，交通性或张力性气胸，反复发生气胸的病人。无论其气胸容量多少，均应尽早进行胸腔闭式引流。

【操作前准备】

见"胸膜腔穿刺术"。同时，将胸腔闭式引流装置呈备用状态。

【操作过程】

1. 病人体位及穿刺部位见"胸膜腔穿刺术"。在选定部位局麻下沿肋骨上缘平行作 1.5～2cm 皮肤切口，将引流管经切口直接插入胸膜腔。多选用 16～22F 导管，如病人有支气管胸膜瘘或机械通气应选择 24～28F 的大导管。

2. 缝合导管固定于皮肤上。协助医生将引流管的另一端与胸腔闭式引流装置连接，保持胸腔内压在 -1～-2cmH$_2$O 以下。观察气泡溢出情况。

【操作后护理】

1. 病人体位和活动 术后取半卧位,有利于呼吸及引流。若患侧卧位,应防止压迫或扭曲胸管。鼓励病人经常变换体位、深呼吸,利于充分引流。活动时妥善携带胸腔引流瓶,并保持引流瓶低于胸腔,注意引流系统密闭性以及维持引流瓶的直立;持续使用负压吸引的病人,活动范围应不超出引流管长度。

2. 引流装置的位置 ①为防止引流液倒流入胸腔及利于引流,水封瓶一般放置在引流管出口水平以下 60cm。②引流管应固定在床缘,并且垂直降至引流瓶内。引流瓶应固定于病床或紧贴地面,注意预防引流瓶意外倾倒。③注意引流管的长度适宜,过长易发生扭曲,增大无效腔,影响通气,阻碍引流;引流管过短,日常活动时易受牵拉,发生脱管。④更换引流瓶或床单位时,应使用两把血管钳将引流管反方向双重夹闭胸管,以防发生引流管滑脱、漏气或引流液反流等意外。⑤若引流管不慎滑出胸腔,应嘱病人呼气,同时迅速用凡士林纱布及胶布封闭引流口,立即通知医生进行处理。

3. 维持引流管的通畅 ①经常查看胸管及引流管是否通畅,保证胸管无扭曲或受压、血凝块堵塞等情况,定时向引流瓶方向挤压引流管。②引流效果不佳时可遵医嘱于调压瓶处连接负压,保持负压在 $-10 \sim -20cmH_2O$。③观察水封瓶内水柱波动情况。若水封管液面水平随呼吸上下波动并有气体自液面逸出,表明引流通畅。④若水柱波动不明显,液面无气体逸出,病人无胸闷、呼吸困难,表示病人的肺组织可能已复张或管道堵塞;若病人呼吸困难加重,出现发绀、大汗、胸闷、气管偏向健侧等症状,可能气胸加重,应立即通知医生紧急处理。

4. 维持引流系统的密闭性 引流瓶的水封管深度应在液面下 $1 \sim 2cm$,并保持直立,胸壁插管处周围用油纱包盖严密。自胸膜腔内引流出的气体进入引流瓶会产生气泡,间歇性气泡是正常的,如在呼气及吸气时均产生持续性气泡,则表示有空气渗入引流系统或胸膜腔,应立即找出渗漏的地方予以修补;如引流系统无渗漏的地方,仍有快速气泡时,表明发生了大量的空气漏失(如气管胸膜瘘),应立即通知医生,采取有效措施。

5. 记录引流量 在引流瓶上标注刻度,以便于观察和记录。同时,应注意观察引流液的性状,术后当日引流液可以为血性。如引流量大于每小时 100ml,或数小时之后引流液仍为鲜红色,或血性引流液已经停止又再出现,应考虑病人胸腔内可能发生的快速出血,要立即通知医生进行处理。

6. 预防感染 更换引流瓶或其他连接管时应遵守无菌原则,持瓶拔出接头时,要用消毒纱布包裹,水封瓶内装无菌生理盐水,护理前后应洗手。

7. 拔除胸管 ①拔管指征:如未见气泡溢出 $1 \sim 2$ 天,胸腔引流液量在 100ml/24h 以下(脓胸除外),病人症状缓解,夹闭引流管 1 天病人无气急和呼吸困难,X 线胸片见肺已全部复张时,可以考虑拔出导管。②拔管:在拔除胸管时,病人可坐在床缘或躺在健侧,拔管时嘱病人先深吸气,然后用力屏气,在屏气时迅速将胸管拔除,之后以油纱密封切口,防止漏气。③拔管后:拔管后要观察病人有无呼吸困难、伤口周围的组织有无皮下气肿等,如存在以上情况,应及时通知医生,采取有效措施。

五、机械通气

机械通气(mechanical ventilation)是当病人在自然通气和(或)氧合功能出现障碍时,运用器械(主要是呼吸机)使病人恢复有效通气并改善氧合的方法。机械通气的目的是保证病人充分的通气和氧合，稳定的血流动力学，并尽量减少和防止肺损伤。根据是否建立人工气道分为有创机械通气和无创机械通气。

【适应证】

有创机械通气适应证：①中枢神经系统疾病：包括脑炎、外伤、肿瘤、脑血管意外和药物中毒等引起的中枢性呼吸衰竭。②神经肌肉疾病：多发性肌炎，重症肌无力，吉兰-巴雷综合征等。③骨骼肌肉疾病：胸部外伤，脊柱侧弯或后凸，肌营养不良，皮肌炎等。④肺部疾病：包括各种肺实质或气道的病变，如急性呼吸窘迫综合征，阻塞性或限制性肺疾病，肺炎，肺栓塞，重症哮喘，肺源性心脏病的急性恶化等。⑤围术期：各种外科手术的常规麻醉和术后管理的需要，心胸手术，体弱或心肺功能不良需手术。

无创机械通气适应证：主要包括轻度呼吸功能不全，伴有呼吸肌疲劳但未达呼吸衰竭病人，Ⅱ型呼吸衰竭，心源性肺水肿，呼吸睡眠暂停，肺间质纤维化等。同时，病人需要具备使用无创机械通气的基本条件：较好的意识状态、咳痰能力、自主呼吸能力、血流动力学状况和良好的配合无创通气的能力。

【禁忌证】

有创机械通气一般没有绝对的禁忌证。相对禁忌证包括气胸及纵隔气肿未行引流者、肺大疱和肺囊肿、活动性大咯血（已有呼吸衰竭或窒息表现者除外）、食管-气管瘘等。

无创机械通气绝对禁忌证：①心跳呼吸停止；②自主呼吸微弱、昏迷；③误吸可能性高；④合并其他器官功能衰竭（血流动力学不稳定、消化道大出血或穿孔，严重脑部疾病等）；⑤面部创伤、术后、畸形；⑥不合作。相对禁忌证包括：①气道分泌物明显增加而且排痰能力不足；②严重感染；③极度紧张；④危及生命的低氧血症，严重酸中毒；⑤近期食管及上腹部手术，剧烈呕吐；⑥严重肥胖；⑦上气道机械性阻塞。

【操作前准备】

（一）心理准备

决定机械通气对病人、家属和医护人员都不是一个简单的过程。机械通气常引起病人和家属的焦虑，要考虑到对病人和家属生理及心理方面的影响。因此，护士要耐心解释机械通气的目的，并指导病人如何配合及如何以非语言方式表达其需要。医护人员的关心和理解会帮助病人及家属建立信心，应帮助其渡过生理和心理上的危机。急诊情况下，解释工作可在病情稳定后进行。

（二）呼吸机与病人的连接方式

1. 无创机械通气连接器　选择适合于每个病人的连接器对保证机械通气的顺利实施非常重要。常用的无创呼吸机和病人的连接器包括接口器、鼻罩和面罩等。对于神志清楚、能够较好配合的病人首选鼻罩，对于病情较重的呼吸衰竭病人多数需要面罩通气。①接口器：连接简便，无效腔小，但需要病人用力咬住，当压力高时口唇周围和鼻孔会漏气。通常可用于清醒的病人，睡眠或神志改变的病人不适用。②鼻罩：连接简便舒适，耐受性好；通常无效腔量为60ml左右；且不干扰经口的进食、咳嗽、咳痰或讲话。但当病人入睡或不能闭口的情况下会产生漏气，影响通气效果。③面罩（图12-3-6）：会将口鼻罩住，避免了张口漏气的问题。应用方便舒适，密封性好，可以保证通气的效果。但无效腔较大（100ml左右），且病人讲话或咳痰会受到影响，如果病人张口呼吸会增加胃胀气和误吸的机会。

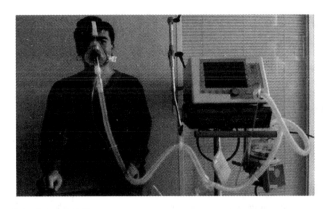

图 12-3-6　无创机械通气与病人面罩连接

2．气管插管　气管插管用于需要短期建立和维持人工气道的病人。气管插管有经口插管和经鼻插管两种途径。

经口气管插管的优点为：①插管容易，适用于急救；②插管的管腔相对较大，易于吸痰，气道阻力较小；③气道密封较好，呼吸机治疗效果好。缺点是：①下颌活动容易造成导管移位、脱出；②清醒病人不易长时间耐受，一般可留置 3～7 天；③口腔护理不方便；④长时间插管可能会发生喉、会厌损伤。

面部、口腔有创伤或手术等，无法经口插管时可采用经鼻气管插管。经鼻气管插管优点：①因插管不通过咽后部三角区，不刺激吞咽反射，病人较易接受，可在清醒状态下进行；②留置时间较长，一般 7～14 天，最多可达 2 个月；③经鼻插管易于固定，不易脱出；④便于口腔护理；⑤发生咽喉损伤的可能性比经口插管少。经鼻气管插管的缺点为：①管腔较小，吸痰不方便；②不易迅速插入，不适于急救；③易发生鼻出血、鼻骨折；④可有鼻窦炎、中耳炎等并发症。

3．气管切开　气管切开管管腔较大、导管较短，因而气道阻力及通气无效腔较小，有利于气道分泌物的清除、降低 VAP 的发生率。对需要长时间使用机械通气或已行气管插管，但仍不能顺利吸除气管内分泌物的病人，需行气管切开术。缺点是丧失呼吸道的保湿功能，增加呼吸道感染的机会，时久易致气管出血、溃烂及狭窄。

（三）呼吸机的准备

1．呼吸机的基本构造和工作原理　呼吸机主要部件包括用户图形界面、吸气模块（安全开关、压力传感器、流量传感器、氧浓度传感器）、氧气和空气调节阀、吸气过滤器、湿化器、病人呼吸回路（呼入 / 呼出）、呼气过滤器以及呼气模块（主动呼气阀、压力传感器、流量传感器）。吸气时，吸气控制开关打开，通过对气道口（口腔、鼻腔或气管插管及气管切开插管导管）施加正压将气体压入肺内；停止送气后移去外加压力，气道口恢复大气压，胸廓被动回缩，产生呼气。

2．吸气触发方式　启动呼吸机进入吸气状态的方式，以压力触发和流速触发最常见，另外还有时间触发和容量触发。①压力触发：是将呼吸机的压力灵敏度设为低于预设呼气末正压（PEEP），当病人呼气末气道压力降至该值时，触发呼吸机启动并开始送气。②流速触发：当病人开始吸气时，呼吸机检测吸入流速达到灵敏度时即启动并开始送气。③时间触发：是一种后备的触发机制，当病人无自主呼吸时，利用预设的呼吸频率开启呼吸机吸气状态。④容量触发：基本同流速触发，只是容量触发是感知和检测病人开始呼气时从呼吸机中的容量达到预设值。

3．通气模式的选择

（1）控制通气（controlled mechanical ventilation，CMV）：也称间歇正压通气（intermittent positive pressure ventilation，IPPV），是由呼吸机完全替代自主呼吸的通气方式。呼吸机不管病人自主呼吸的情况如何，均按预置的参数为病人间歇正压通气。包括容量控制通气（volume controlled ventilation，VCV）和压力控制通气（pressure controlled ventilation，PCV）。

（2）辅助控制通气（assisted CMV，ACV）：自主呼吸触发呼吸机送气后，呼吸机按预置参数（V_T，RR，I/E）送气。当病人呼吸频率高于设置的机械通气频率时，辅助通气。当病人无力触发或自主呼吸的频率低于预置的通气频率时，呼吸机则转换为控制呼吸，以预置参数通气。

（3）间歇指令通气（intermittent mandatory ventilation，IMV）/同步间歇指令通气（synchronized IMV，SIMV）：IMV是在自主呼吸的基础上，给病人规律地、间歇地触发指令潮气量，将气体强制送入肺内。SIMV为IMV的改良方式，是指IMV的每一次送气在同步触发窗内由自主呼吸触发，若在同步触发窗内无触发，呼吸机按预置参数送气，间歇指令通气之外的时间允许自主呼吸存在。SIMV已成为撤离呼吸机前的常用手段。

（4）压力支持通气（pressure support ventilation，PSV）：是一种辅助通气方式，即在病人有自主呼吸的前提下，当病人吸气时，自动接受预先设定的一定程度的压力支持，以帮助病人克服吸气阻力、扩张气道和肺泡。可单独应用或与SIMV联合应用，是自主呼吸稳定病人撤离呼吸机的手段之一。

（5）持续气道正压（continuous positive airway pressure，CPAP）：指病人在自主呼吸条件下，气道压在吸气相和呼气相都保持相同水平的正压。

（6）反比通气（inverse rate ventilation，IRV）：在应用IRV方式时，呼吸的吸气时间大于呼气时间，I/E值由1∶1.5～1∶2改为1∶1～4∶1。由于吸气时间大于呼气时间，使吸气峰压降低，且呼气时间短，致使部分气体保留在肺内，增加了肺的功能残气量，使气道产生自发的PEEP，改善气体的弥散。

（7）双水平正压通气（bi-level positive airway pressure，BiPAP）：指给予两种不同水平的气道正压，在高水平压力和低水平压力之间定时切换。

（8）高频通气（high frequency ventilation，HFV）：高频率低潮气量的通气方式。

（9）无创正压通气（non-invasive positive pressure ventilation，NPPV）常用的模式：CPAP和BiPAP是常用的两种通气模式，BiPAP最常用。

4．呼吸机参数的设置

（1）潮气量（V_T）：是指病人通过呼吸机每一次吸入或呼出的气量。在VCV模式时，V_T的选择应保证足够的气体交换及病人的舒适性，通常5～12ml/kg，但应避免气道平台压超过30～35cmH$_2$O。在PCV模式时，潮气量主要由预设的压力、吸气时间、呼吸系统的阻力及顺应性决定；最终应根据动脉血气分析进行调整。

（2）呼吸频率（RR）：是指每分钟内机械通气的次数。RR的设定应与V_T及目标PaCO$_2$水平配合，以保证一定的每分钟通气量。RR通常设置为10～20次/分。急/慢性限制性肺疾病时，也可根据分钟通气量和目标PaCO$_2$水平超过20次/分，准确调整RR应依据动脉血气分析的变化和理想的V_E。

（3）吸入氧浓度（FiO$_2$）：设置的原则是以维持PaO$_2$在60mmHg以上的前提下，尽量减低FiO$_2$。在呼吸机治疗初期，为迅速纠正低氧血症，可以应用较高浓度的FiO$_2$（>60%），但持续时间应小于6小时。以后依据目标PaO$_2$、PEEP水平、平均气道压(mean airway pressure，MAP)水平和血流动力学状态，酌情降低 FiO_2 至 60% 以下，并设法维持 SaO_2>90%。

（4）吸/呼比（I/E）：吸/呼时间比值是指吸气时间与呼气时间的比值。I/E 的选择是基于病人的自主呼吸水平、氧合状态及血流动力学，适当的设置能保持良好的人－机同步性，机械通气病人通常设置吸气时间为 0.8～1.2 秒或吸呼比为 1∶1.5～1∶2；控制通气病人，为抬高平均气道压、改善氧合，可适当延长吸气时间及吸呼比。

（5）呼气末正压（positive end-expiratory pressure，PEEP）：指在应用呼吸机的呼气末期在气道保持一定的正压，使萎陷的肺泡复张、增加 MAP、改善氧合，但同时会减少回心血量，增加呼吸功。PEEP 适用于仅靠提高 FiO_2 氧合改善不大的持续低氧血症，一般设定为 5～$15cmH_2O$。

（6）流速波形：一般有方波、正弦波、加速波和减速波 4 种。理想的峰流速应能满足病人吸气峰流速的需要，成人常用的流速设置在 40～60L/min。根据分钟通气量和呼吸系统的阻力和肺的顺应性调整，流速波形在临床常用减速波或方波。

（7）触发灵敏度调节：压力触发常为 -0.5～$-1.5cmH_2O$，流速触发常为 2～5L/min，合适的触发灵敏度设置使病人更舒适，促进人机协调，若设置过高，会引起与病人用力无关的误触发；若设置过低，将显著增加病人的吸气负荷，消耗额外呼吸功。

（8）NPPV 参数调节：吸气压力从低到高，在 20～30 分钟内逐渐增加压力，直至达到病人可耐受的最高压力。通常的参数设置为：V_T 6～12ml/kg；RR 16～30 次/分；吸气流量峰值 40～60L/min，吸气压力 10～$25cmH_2O$；PEEP 4～$5cmH_2O$，CPAP 6～$10cmH_2O$ 等。

【操作过程】

一般由医生设置通气参数。护士应配合医生做好病人与呼吸机的连接以及病人的健康指导，例如使用非语言沟通的方式及时表达自己的需要，指导病人配合进行机械通气，学会主动咳痰等。NPPV 的病人在最初使用期间需要陪伴在病人身边，鼓励病人，增强信心，消除恐惧和焦虑，取得良好的配合，提高依从性。

【操作后护理】

（一）一般情况监测

1．生命体征　①体温：发热常提示感染。体温升高会使氧耗量和 CO_2 产生增加。②呼吸：监测有无自主呼吸，与呼吸机是否同步，呼吸的频率、节律、幅度及两侧呼吸运动的对称性；听诊肺部，观察两侧呼吸音性质，有无啰音。如一侧胸廓起伏减弱、呼吸音消失，可能为气管插管过深仅一侧肺（常为右侧）通气；或插管固定不牢，在病人躁动或更换卧位后滑入一侧支气管；还可能与并发气胸有关。③心率、血压：机械通气开始 20～30 分钟可出现血压轻度下降，如血压明显或持续下降伴心率增快，应及时通知医生处理。过度通气可能会引发迷走神经反射使心率减慢。

2．意识状态　行呼吸机治疗后病人意识障碍程度减轻，表明通气状况改善；若有烦躁不安、自主呼吸与呼吸机不同步，多为通气不足。

3．皮肤、黏膜及周围循环状况　注意皮肤的色泽、弹性、温度及完整性。缺氧改善时，发绀减轻。皮肤潮红、多汗和浅表静脉充盈，提示有 CO_2 潴留。皮肤湿冷、苍白可能是低血压、休克。皮下气肿、颈静脉充盈，常与气胸、气管切开有关。

4．腹胀及肠鸣音情况　机械通气时，可能会发生腹部膨隆、腹胀。腹胀严重者，必要时遵医嘱给予胃肠减压。

5. 出入量观察 准确记录 24 小时液体出入量，尤其是尿量变化。尿量能较好地反映出肾脏的血液灌注情况，间接反映心排血量的变化。

6. 痰液观察 观察痰液的颜色、性质、量和黏稠度，为肺部感染的治疗和气道护理提供主要依据。

（二）机械通气期间呼吸功能的监测

1. 通气功能监测

（1）V_T：正常值 8～12ml/kg。V_T 反映病人的通气功能，吸气潮气量与呼气潮气量的差异反映呼吸机或气管插管是否漏气。

（2）V_E：正常值为每分钟 6～8L。V_E 可反映病人的通气功能，并指导呼吸机调整。

（3）RR：正常值 12～20 次/分，反映病人的通气功能及呼吸中枢的兴奋性。

（4）动脉血二氧化碳分压（$PaCO_2$）：通过动脉血气分析测定 $PaCO_2$，可反映病人的通气功能状态，正常值为 35～45mmHg。

（5）呼吸末 CO_2 分压（$P_{ET}CO_2$）：反映或代表 $PaCO_2$，其正常值为 38mmHg。持续监测 $P_{ET}CO_2$ 可替代 $PaCO_2$ 监测，能避免反复抽取动脉血气。

2. 换气功能监测

（1）动脉氧分压（PaO_2）：PaO_2 是判断病人是否存在低氧血症的标准，可指导呼吸机模式的选择和吸入氧浓度的调整。

（2）无创血氧饱和度监测（SpO_2）：是一种无创的、连续的动脉氧饱和度监测方法。

（3）F_iO_2 与吸入氧分压：监测吸入 F_iO_2 是保证吸入氧浓度的准确性，可防止 F_iO_2 过高引起氧中毒，或 F_iO_2 过低引起缺氧。

3. 气道压力监测

（1）峰压力：呼吸机送气过程中最高压力，一般不宜超过 40cmH_2O。

（2）平台压力：为吸气末吸气和呼气阀均关闭，气流为零时的气道压力，接近肺泡峰值压力。

（3）平均压力：为整个呼吸周期的平均气道压力，间接反映气道压力。

（4）呼气末压力：为呼气即将结束时的压力，等于大气压或呼气末正压。

（三）气道管理

1. 气道的加温和湿化 机械通气时的气道湿化包括主动湿化和被动湿化。主动湿化指在呼吸机管路内应用含加热导丝的加热湿化器（heated humidifiers，HHs）进行呼吸气体的加温、加湿；被动湿化指应用热湿交换器（heat and moisture exchangers，HMEs）模拟人体解剖湿化系统，收集并利用病人呼出气体的热量和水分，进行吸入气体的加温、加湿。对需要高流量（60～100L/min）送气的病人或存在气道分泌物异常黏稠、黏液栓或有痰痂形成时通常选用 HHs，而 HMEs 常在运输、麻醉等短时间的通气时应用。无论何种湿化，都要求近端气道内的气体温度达到 37℃，不可超过 40℃，相对湿度 100%，以维持气道黏膜完整，纤毛正常运动及气道分泌物的排出，以及降低呼吸机相关性肺炎（ventilator associated pneumonia，VAP）的发生率。注意湿化罐内只能加无菌蒸馏水，禁用生理盐水或加入药物，因为溶质不蒸发将在罐内形成沉淀。湿化罐内水量要恰当，防止水蒸干，也避免水过多倒灌入呼吸回路引起误吸。另外，对于痰液黏稠的病人也可以增加雾化吸入次数。

2. 促进病人排痰 使用翻身、叩背、体位引流等方法帮助病人排出痰液，必要时给予痰液吸引。①吸引频率：按需吸痰。②吸痰时机：当病人出现 SpO_2 下降、PCV 模式下 V_T 下降或 VCV 模式下气道峰压升高、$P_{ET}CO_2$ 升高等症状，双肺听诊大量湿啰音怀疑气道分泌物增多引起时；人工气道出现可视性分泌物；呼吸机监测面板出现锯齿样的流速和（或）压力波形，排除管路积水和（或）抖动等引起时，可进行吸痰。③吸痰管的选择：应使用有侧孔的吸痰管，吸痰管外径小于人工气道内径的1/2。对氧需求和（或）PEEP需求高者可使用封闭式吸痰管。④吸痰压力：吸痰压力一般在 -80 ~ -120mmHg，痰液黏稠者可适当增加负压。吸痰管插入过程中禁止带负压，在逐步退出吸痰管的过程中间断使用负压，并且在抽吸时旋转吸痰管，增强吸引效果。⑤吸痰前后给氧：为了减少吸痰过程中对病人可能带来的低氧以及由低氧导致的并发症，吸痰前后应常规给予纯氧吸入 30 ~ 60 秒。⑥其他：吸痰时间限制在 15 秒内，可避免吸痰导致的肺塌陷和低氧。注意口腔内分泌物清除，尤其在更换体位前及时清除口腔分泌物可有效避免 VAP 的发生。吸痰时应注意无菌操作，手法轻柔，避免产生支气管黏膜损伤以及支气管痉挛等不良后果，同时密切监测病人心电、血压、脉搏、血氧饱和度。

3. 气囊管理 ①气囊压力：气囊压力应维持在 25 ~ 30cmH$_2$O。压力过低易引起误吸，压力过高易致气管黏膜缺血损伤。应常规使用气囊压力表，每隔 6 ~ 8 小时进行气囊充气和测压。根据经验判定充气的指触法易导致充气过度，所以不宜采用。气囊测压管有积水会影响气囊压力的测定，应及时清理。②气囊上滞留物清除：采用聚氨酯制成的圆锥形气囊导管可以有效地防止气囊上滞留物下流，降低呼吸机相关性肺炎的发生率。应定期清除气囊上滞留物，尤其是气囊放气前。可采用带有声门下间断吸引的人工气道。

4. 预防感染与防止护理不良事件

（1）防脱管：妥善固定气管插管或气管切开套管，防止移位、脱出和阻塞。做好健康指导，对意识模糊或肺性脑病病人，必要时可取得知情同意后进行肢体约束，防止非计划拔管。护士床头交接人工气道的留置情况，如留置的深度、气囊压力、口腔分泌物和气道内分泌物的情况、病人的配合程度、镇静评分等。口腔分泌物多、更换卧位或躁动的病人应密切注意人工气道情况，避免脱管。NPPV病人面罩等应保证佩戴良好，避免脱落，影响病人通气。

（2）防止压疮：机械通气病人做好皮肤护理，避免压疮。对于佩戴鼻/面罩的病人应注意面罩压迫部位的皮肤，气管插管病人注意口唇皮肤，气管切开病人应保持切口周围皮肤干燥清洁。固定带处皮肤应使用纱布或敷料给予保护，每日更换固定带压迫皮肤的部位，如颈部和口角部。

（3）防止感染：做好口腔护理，每日至少更换一次固定带、气管切开处敷料和清洁气管内套管。及时倾倒呼吸机管道中的积水，防止误吸引起感染。呼吸回路污染应及时进行更换。封闭式吸痰管每次使用后及时冲洗，在出现可见污染时进行更换，但无需每日更换。

（四）机械通气期间常见并发症的观察

1. 人工气道相关并发症

（1）人工气道位置改变：①人工气道过深或固定不佳，均可使导管进入支气管。因右主支气管与气管所成角度较小，插管过深易进入右主支气管，造成左侧肺不张。②人工气道过浅可造成急性呼吸道梗阻而窒息。护士在工作中应观察插管深度和病人的呼吸状况，如有双侧胸廓起伏不对称，一侧呼吸音减弱或消失，伴有脉搏血氧饱和度减低及时通知医生，可摄 X 线片确定导管位置。

（2）人工气道阻塞：导管扭曲、气囊脱出嵌顿于导管远端开口、痰栓或异物阻塞管道、管道塌陷、管道远端开口嵌顿于隆突或气管侧壁等，都是人工气道阻塞的原因。密切观察及有效人工气道护理，能够预防气道梗阻。例如，做气道护理时注意避免异物脱落入人工气道，牙齿松动的病人应给予固定，气道分泌物多而黏稠应积极进行湿化等。一旦发生气道梗阻，应采取以下措施：调整人工气道位置，抽出气囊内气体，试验性插入吸痰管。如气道梗阻仍不缓解，则应立即拔除并重新建立人工气道。

（3）气管黏膜损伤：监测气囊压力，避免长期高气囊压力导致的气管壁黏膜溃疡、气管－食管瘘；气道内操作如吸痰、纤支镜时应动作轻柔，避免吸引压力过大造成黏膜损伤；人工气道应妥善固定，避免松动，引起人工气道和气管黏膜的摩擦性损伤。

2.机械通气相关并发症

（1）通气不足：最常见的原因包括呼吸机与气管套管衔接不严、气管插管或气管切开管气囊破裂、气囊充气不足或漏气、呼吸回路及附件任何的接口松动或脱开均可导致病人实际吸入的潮气量降低。呼吸机潮气量设定水平过低或呼吸机故障，也导致送气量减少。应严密监测气囊压力，保证呼吸回路密闭性，根据病人病情及时调整呼吸参数。

（2）通气过度：通气过度的主要原因包括 VC 时，V_E 设置过高；ACV 时，自主呼吸频率过快；SIMV 或 PSV 时，病人病情改善、自主呼吸增强、气道阻力减低或顺应性改善等因素均可导致 V_T 和 V_E 增加而导致通气过度。可以通过调节通气频率，应用适量镇静药，降低自主呼吸频率，调整呼吸机模式来预防。

（3）氧中毒：氧中毒即长时间吸入高浓度氧导致的肺损伤。FiO_2 越高，肺损伤越重。当病人病情严重必须吸入高浓度氧时，应避免长时间吸入，尽量使 FiO_2 不超过 60%。

（4）气胸：张力性气胸是机械通气病人最严重的并发症之一。常见原因包括：①气压伤的后果；②肺大疱破裂；③创伤或创伤性胸部操作。应鼓励病人自主呼吸，限制潮气量和气道压力水平，合理设置报警限。一旦出现气胸，需立即行胸腔穿刺抽气，必要时行胸腔闭式引流。

（5）肺不张：肺不张的主要原因包括通气量严重不足；气管插管过深误入单侧主支气管，导致对侧肺不张；气道分泌物潴留；肺部感染；吸入纯氧时间过长。

（6）呼吸机相关性肺损伤：包括气压－容积伤、剪切伤和生物伤。病人早期表现为烦躁不安、发绀、心动过速、气胸、皮下气肿等，X 线摄片可明确诊断。可通过正确调节呼吸机各项参数，避免气道内压过高、潮气量过大、监测生命体征和呼吸音等方法来预防。

（7）心排血量下降：机械通气使胸腔内压升高，导致静脉回流减少，心脏前负荷降低，从而导致心排血量下降和血压降低。另外，机械通气导致肺循环阻力增高，肺动脉压力增高，右心室压力升高从而影响右室功能。应鼓励病人自主呼吸，尽量减少 PEEP 的使用，必要时使用强心药和升压药；机械通气开始时快速输液或通过调整通气模式降低胸膜腔内压来改善低血压。

（8）心律失常：机械通气期间，可发生多种类型的心律失常，其中以室性和房性期前收缩多见。发生原因与低血压休克、缺氧、酸碱平衡失调、电解质紊乱等因素有关，应针对病因进行处理。

（9）呼吸相关性肺炎（VAP）：机械通气 48 小时后病人出现的肺部炎症。撤机、拔管 48 小时内出现的肺炎，仍属 VAP。重症病人存在多种与发生 VAP 相关的危险因素，包括病人的基础状态、诊疗相关操作及药物治疗等。可通过以下措施进行预防。

器械相关预防：①呼吸机整个气路系统应按照消毒管理规定和呼吸机说明书规范进行，禁止一次性物品重复使用。当呼吸回路破损或污染时应及时更换，但无需定期更换。②湿化器的类型：采用 HMES 或含加热导丝的 HHS 作为湿化装置都可。HMS 应每周更换 1 次，如果污染或气道阻力增加应及时更换。③细菌过滤器：细菌过滤器可增加气道阻力和无效腔，不应常规使用。对于疑似或确诊的肺结核等呼吸道传染性疾病可在呼气端放置细菌过滤器，避免污染呼吸机和周围环境。④吸痰装置：开放式或密闭式吸痰装置不影响 VAP 的发生，密闭式吸痰装置无需每日更换，除非破损或污染。⑤ICU 的纤维支气管镜操作是 VAP 发生的独立危险因素，使用纤维支气管镜必须严格进行消毒、灭菌和维护。

与操作相关预防：①使用洗必泰进行口腔护理，医护人员加强手卫生。②抬高床头 30°～

45°，及时促进排痰，有条件可行声门下分泌物的引流，使用动力床。③肠内营养尽可能选择经鼻肠管可降低 VAP 的发病率。④监测气囊压力，避免压力过低导致口咽部分泌物和胃肠道食物的反流。⑤每日唤醒和评估能否尽早脱机拔管。

3. NPPV 常见并发症　①口咽干燥：多见于使用鼻罩又有经口漏气时，寒冷季节尤为明显。鼻 / 面罩佩戴应避免漏气；鼓励病人间歇饮水；严重者可使用加温湿化器。②面部压疮：使用无创通气开始即在鼻梁贴保护膜、使用额垫，可减少鼻梁的压力和罩的上下滑动；调整固定张力以可容纳一指为宜；间歇松开罩或轮换用不同类型的罩，可避免同一部位长时间压迫。③胃肠胀气：反复吞气或上气道内压力超过食管贲门括约肌的张力，使气体直接进入胃。应在保证疗效前提下避免吸气压力过高（<25cmH$_2$O）。明显胃胀气者，可留置胃管持续开放或负压引流。④误吸：应避免饱餐后使用 NPPV，适当头高位或半卧位，应用促进胃动力的药物。⑤排痰障碍：咳嗽排痰能力较差者，由于痰液阻塞而影响 NPPV 的疗效，也不利于感染的控制。在 NPPV 治疗期间鼓励病人间歇主动咳嗽排痰，保证入液量和气道湿化，必要时吸痰后再进行 NPPV 治疗。⑥漏气：密切监护，经常检查是否存在漏气并及时调整罩的位置和固定带的张力；更换合适类型和尺寸的面罩；使用下颌托协助封闭口腔；急性呼吸衰竭时使用口鼻面罩；维持合适的面罩张力；缺齿病人尽量佩戴义齿；面部消瘦者在脸颊与面罩压缘之间垫以纱布。⑦不耐受：应采用合适的连接方法、正确的操作程序和逐渐适应过程，保证人机的同步性，严密监护。⑧恐惧：部分病人对戴罩，尤其是口鼻面罩有恐惧心理，导致紧张或不接受 NPPV 治疗。给予合适的教育和解释；减轻或消除恐惧，增强病人的信心和依从性。⑨睡眠性上气道阻塞：睡眠时上气道肌肉松弛，出现类似阻塞性睡眠呼吸暂停综合征（OSAS）低通气的表现，使送气时间明显缩短，潮气量下降，影响疗效，甚至憋醒。应注意观察病人入睡后的呼吸情况，如有上气道阻塞，可采用侧卧位或增加 PEEP 水平的方法打开气道。

（五）病人与呼吸机对抗

机械通气病人与呼吸机对抗，即病人呼吸与呼吸机不同步，简称人机对抗。常常出现在病人不习惯机械通气，呼吸机有漏气或压力调节过高，通气量不足，严重缺氧，烦躁，疼痛，气胸，呼吸道阻塞，心力衰竭，肺水肿等情况。可以通过调整呼吸机参数与病人同步，或立即脱开呼吸机，利用简易呼吸器给予病人纯氧辅助通气的同时进行快速的体格检查，特别是心肺功能检查，处理可能原因，例如：严重肺不张、肺部感染、气道梗阻或张力性气胸。谨慎应用镇静镇痛药物，同时注意血压变化，必要时可应用肌松药来消除自主呼吸。

（六）呼吸机的撤离

撤机是由机械通气状态恢复到完全自主呼吸的一个过渡阶段。当病人需要呼吸机支持的病因被祛除，重要脏器的功能得到改善，水、电解质、酸碱失衡得到改善后可考虑撤机。撤机方式包括采用 T 形管、PSV 通气、有创 - 无创序贯通气等。撤机最好在镇静、镇痛药和肌松药的作用消失后进行，同时需要严密监测生命体征和血气分析。如果在撤机过程中病人出现生命体征变化，血气分析 PaO$_2$<60mmHg，PaCO$_2$>55 mmHg，或病人出现烦躁、出汗及尿量进行性减少应立即恢复机械通气。少数机械通气病人使用机械通气支持的实际时间超过根据病情所预期的通气支持时间，病人至少有一次撤机失败，则可能出现了呼吸机依赖。呼吸机依赖的病人需要从生理和心理两方面因素寻找原因并积极应对，如控制肺部感染、呼吸肌锻炼、加强营养支持、维持循环稳定、心理护理等。

（孙龙凤）

....

1. 男性，20 岁，于 15 日前因受凉出现发热、咳嗽、间断咳痰，热型为稽留热，于 10 日前住院，诊断为肺炎。予以静脉滴注头孢类抗生素及激素治疗 8 日，仍持续高热，咳嗽转为干咳。体格检查：T 39.1℃，P 118 次 / 分，RR16 次 / 分，BP 120/80mmHg，发育正常，胸廓对称无畸形，左肺呼吸幅度不明显，触诊语颤减弱，叩诊浊音，未闻及呼吸音。血常规：白细胞 $17.2×10^9$/L，中性粒细胞 0.64，淋巴细胞 0.30。胸部 CT 检查示：左侧胸腔 12cm×5.5cm 阴影。左侧胸腔穿刺，抽出少许稀薄脓性液体。临床诊断为急性脓胸。

（1）医生胸腔穿刺时，病人应保持何种体位？

（2）胸腔穿刺后，可接什么装置进行引流？

（3）在上述引流装置的引流过程中应注意观察引流液的哪些特征？

2. 男性，25 岁，受凉后，畏寒、发热 39℃，伴胸痛，咳嗽 5 日。近两日出现呼吸加快，并呈进行性加重的呼吸窘迫、发绀，伴有烦躁、咳嗽和出汗。给予面罩高流量（10L/ 分）吸氧，呼吸困难不缓解。动脉血气分析示 PaO_2 60mmHg，$PaCO_2$ 40mmHg。诊断：重症肺炎、ARDS。给予气管插管、机械辅助呼吸，应用吸氧浓度 100%，PEEP 水平为 $10cmH_2O$。

（1）气管插管后，需要注意调整的呼吸机参数有哪些？

（2）病人在机械通气期间可出现的并发症有哪些？护士应监护哪些项目？

13

第十三章
上呼吸道疾病病人的护理

第十三章
上呼吸道疾病病人的护理

13章

第一节　鼻部疾病病人的护理

❖ 学习目标

　　识记：

　　1. 能正确描述急、慢性鼻炎的概念和病因。

　　2. 能正确叙述鼻出血的病因、局部治疗方法。

　　3. 能正确叙述鼻窦炎的治疗方法、手术指征。

　　理解：

　　1. 能理解各类鼻部用药原则及方法。

　　2. 能比较说明各型鼻窦炎疼痛的区别、治疗原则、手术前后护理要点。

　　3. 能解释鼻出血的发病机制，各类治疗方法要点。

　　4. 能讲述上颌窦癌术后护理要点。

　　运用：

　　能运用护理程序对鼻窦炎、鼻中隔偏曲、鼻出血、鼻息肉、上颌窦癌患者进行评估，制订个体化护理措施并实施健康教育。

一、鼻炎病人的护理

　　鼻炎（rhinitis）是鼻腔黏膜炎症性疾病的简称，可由病毒、细菌感染或接触变应原、各种理化因子以及某些全身性疾病引起。主要病理改变是鼻腔黏膜充血、肿胀、渗出、增生、萎缩或坏死等。因致病因素和发病机制复杂，目前鼻炎分类方法繁多，如感染性鼻炎、鼻黏膜高反应性鼻炎、职业性鼻炎、药物性鼻炎等。临床上较为常见的分类方法是根据病程长短分为急性鼻炎和慢性鼻炎。

急性鼻炎

　　急性鼻炎（acute rhinitis）是由病毒感染引起的鼻腔黏膜急性炎症，常波及鼻窦和咽喉部，俗称"伤风"、"感冒"，传染性强。四季均可发病，多发于冬季及季节交替时。

【病因】

　　病毒感染为首要病因，最常见的是鼻病毒，其次是流感和副流感病毒、腺病毒、冠状病毒等。主要传播途径是经飞沫直接吸入，其次是通过被污染的物体或食物进入机体。常见诱因包括：①受凉、疲劳、烟酒过度、维生素缺乏或其他慢性疾病导致机体抵抗力下降。②鼻腔本身及邻近部位慢性病变如鼻中隔偏曲等，影响鼻腔功能和通气引流，使鼻腔黏膜纤毛运动发生障碍，病原体存留于局部。

【护理评估】

　　（一）健康史

　　评估病人有无导致抵抗力下降的诱因，如受凉、过劳、烟酒过度、维生素缺乏或其他慢性疾病，有无鼻腔本身及邻近部位慢性病变如鼻中隔偏曲、鼻息肉、腺样体肥大和慢性扁桃体炎等。评估病人有无密切接触过"感冒"者。

（二）身体状况

急性鼻炎的潜伏期多为1～4天，主要临床表现为：

1. 局部表现 早期症状多为鼻腔和鼻咽部出现鼻痒、刺激感、异物感或烧灼感，自觉鼻腔干燥。继之出现鼻塞、水样涕、嗅觉减退和闭塞性鼻音。继发细菌感染后，鼻涕变为黏脓性或脓性。

2. 全身表现 多数表现为全身不适、倦怠、头痛、发热和畏寒。

3. 鼻腔检查 初期可见鼻黏膜广泛充血、干燥，以后出现鼻黏膜肿胀，总鼻道或鼻底有较多分泌物，咽部黏膜亦常有充血。若无并发症，上述症状多在1～2周内逐渐减轻消失。

（三）心理－社会状况

评估病人的生活方式、生活或工作环境、饮食习惯、卫生习惯等。

【常见护理诊断／问题】

1. 舒适度减弱 与鼻黏膜肿胀、分泌物增多、张口呼吸有关。

2. 活动无耐力 与急性炎症引起头痛、发热、全身不适、疲劳有关。

3. 潜在并发症：急性鼻窦炎、急性中耳炎、急性咽喉炎或肺炎等。

【计划与实施】

本病有自限性，治疗原则为对症和支持治疗及预防并发症。包括休息、增加液体摄入，平衡饮食，使用抗病毒药物或解热镇痛药。经过治疗和护理，病人：①鼻塞解除，炎症消退，能经鼻正常呼吸；②全身不适症状消失；③无并发症发生。

（一）药物治疗和护理

1. 鼻部使用减充血剂 仅在有明显鼻阻塞时使用，如1%麻黄碱滴鼻液，可减轻黏膜充血肿胀。鼻部用药根据药物设计主要可分为滴鼻剂和喷鼻剂两种。护士应教会病人不同鼻部用药的正确方法和技巧，同时告知病人局部用药时间不可过长，一般不超过1周，以免引起药物不良反应。

（1）滴鼻法：①仰卧法：嘱病人轻轻擤出鼻涕，取仰卧位，肩下垫枕或头悬于床缘，头尽量后仰，使头部与身体成直角，头低肩高（图13-1-1）。每侧鼻腔滴3～4滴药水，轻轻按压鼻翼，使药液均匀分布在鼻黏膜上。滴药时嘱病人勿吞咽，保持原位3分钟左右可坐起。②坐位法：坐位，背靠椅背，头后仰，前鼻孔朝上，将药液滴入。

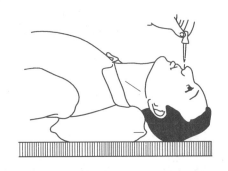

图13-1-1　滴鼻法

（2）喷鼻法：头部自然位置，擤出鼻内分泌物，将药瓶喷嘴放入鼻孔，喷嘴方向避开鼻中隔，按药物说明挤压喷药数次，喷药时轻吸。

2. 全身用药　可用解热镇痛药或清热解毒的中药颗粒剂减轻头痛、发热等全身症状。如有继发感染，根据医嘱使用抗生素。

（二）休息与饮食

1. 嘱病人减少活动或工作，发热者卧床休息。病人出汗多时及时更换衣裤，保持床单位平整干燥。

2. 多饮热水，增加液体摄入，以利于毒素排出。增加室内空气湿度，湿润呼吸道黏膜，防止因张口呼吸引起嘴唇、咽、喉等干燥不适。饮食中注意增加维生素和蛋白质的摄入，增加机体免疫力，保持大便通畅。

（三）健康指导

1. 教会病人正确擤鼻方法，按住一侧鼻孔，将另一侧鼻腔分泌物轻轻擤出。或将鼻涕吸入口中后吐出。指导正确用药，预防引起中耳炎等并发症。

2. 病人感冒期间，不要到人多拥挤处，不与他人密切接触，室内保持通风。

3. 平时应通过各种途径向大众宣传感冒的预防方法。寒冷季节，抵抗力较低或有慢性疾病者不要到人多拥挤处，避免与感冒病人近距离接触；保持良好的饮食、生活和卫生习惯，平日居室多通风；保证均衡营养和充足睡眠，戒烟酒。

【护理评价】

通过治疗和护理计划的实施，评价病人是否达到：①鼻塞消失，呼吸功能恢复正常；②全身不适和发热症状消失，病人活动能力正常；③无并发症发生。

慢性鼻炎

慢性鼻炎（chronic rhinitis）是鼻腔黏膜和黏膜下层的慢性炎症。以鼻腔黏膜肿胀、分泌物增多、无明确致病微生物感染为主要特点。病程持续3个月以上或反复发作，迁延不愈。

根据病理类型不同，可以分为慢性单纯性鼻炎和慢性肥厚性鼻炎2种临床类型，两者在临床表现上虽有不同，但实际上无明确界限，前者可发展、转化为后者。

【病因】

一般认为本病不是感染性疾病，即便有感染存在也是继发的，目前认为本病主要影响因素有：

1. 局部因素

（1）急性鼻炎反复发作或未获彻底治疗。

（2）鼻腔或鼻窦慢性炎症，鼻黏膜受脓性分泌物长期刺激。

（3）鼻中隔偏曲、鼻腔异物、肿瘤等妨碍鼻腔通气和引流，导致病原体易在局部存留，反复发生炎症。

（4）鼻腔用药不当或过久：如鼻内滥用苯甲唑啉（滴鼻净）或麻黄碱滴鼻液，引起黏膜舒缩功能障碍，血管扩张，黏膜肿胀。鼻内应用利多卡因、丁卡因等局麻药，也可影响鼻黏膜黏液纤毛的输送功能。

2. 全身因素

（1）慢性鼻炎常为一些全身疾病的局部表现，如贫血、结核、糖尿病、风湿病及慢性心、肝、肾疾病等，均可引起鼻黏膜长期淤血或充血。

（2）营养不良及免疫功能障碍：如维生素A、维生素C缺乏，嗜好烟酒等，可使鼻黏膜舒缩功能障碍，或黏膜肥厚，腺体萎缩。免疫功能障碍或长期服用免疫抑制剂者可因反复上呼吸道感染导致慢性鼻炎。

（3）内分泌失调：如甲状腺功能低下可引起鼻黏膜水肿；青春期、月经期和妊娠期鼻黏膜亦可发生充血、肿胀，少数可引起鼻黏膜肥厚。

3. 职业及环境因素 长期或反复吸入粉尘（如水泥、石灰、煤尘、面粉等）或有害化学气体（如二氧化硫、甲醛等），生活或生产环境中温度和湿度的急剧变化（如炼钢、烘熔、冷冻作业）均可导致本病。

4. 其他因素 烟酒嗜好，长期过度疲劳等。

【护理评估】

（一）健康史

评估病人有无与本病有关的局部、全身或环境因素；有无不良嗜好和不良生活习惯，如大量烟酒、偏食、睡眠不足等。了解病人就诊和治疗的过程，治疗效果等。

（二）身体状况

1. 慢性鼻炎可表现为下列症状

（1）鼻塞：表现为①间歇性：白天、夏季、劳动或运动时减轻，夜间、静坐、寒冷时加重。②交替性：平卧时鼻塞较重，侧卧时上侧通气较好，下侧较重。严重者鼻塞较重，多为持续性，出现闭塞性鼻音，嗅觉减退。

（2）流涕：一般为黏液性，鼻涕可向后由后鼻孔流至咽喉部，出现"多痰"及咳嗽。继发感染时可有脓涕。

（3）如有下鼻甲后端肥大压迫咽鼓管咽口，可有耳鸣、听力减退。如下鼻甲前端肥大，可阻塞鼻泪管开口导致溢泪。如中鼻甲肥大压迫鼻中隔，可刺激筛前神经（三叉神经的分支）引起三叉神经痛。用2%丁卡因麻醉嗅裂黏膜后，疼痛可缓解，称为"筛前神经综合征"。

（4）长期张口呼吸及鼻腔分泌物刺激可引起慢性咽喉炎。

（5）全身症状可表现为头痛、头胀、精神萎靡等。

2. 体征

（1）慢性单纯性鼻炎：早期可见双侧下鼻甲肿胀，鼻黏膜呈淡红色，可无明显充血，表面光滑，柔软，富于弹性，探针轻压之凹陷，探针移开后立即复原，对减充血剂敏感，滴用后下鼻甲肿胀迅速消退；分泌物较黏稠，主要位于鼻腔底、下鼻道或总鼻道。

（2）慢性肥厚性鼻炎：随着病程进展，鼻黏膜增生、肥厚，呈暗红色或淡紫红色。下鼻甲肿大，表面不平，呈结节状或桑葚样；触诊有硬实感、无凹陷，或虽有凹陷不易复原；对减充血剂不敏感；分泌物为黏液性或黏脓性，主要见于鼻腔底和下鼻道。

（三）心理-社会状况

因慢性鼻炎反复发作，不易治愈，经常张口呼吸可能引起口臭等，病人常对疾病治愈丧失信心，不易遵从医嘱用药，注意评估疾病病程及病人依从性。

【常见护理诊断/问题】

1. 舒适度减弱 与鼻黏膜肿胀、鼻腔分泌物增多堵塞鼻腔有关。

2．感知改变：嗅觉减退　与鼻黏膜水肿或嗅觉神经末梢变性有关。

3．潜在并发症：鼻窦炎、中耳炎等。

4．知识缺乏：缺乏与慢性鼻炎相关的自我保健知识。

【计划与实施】

本病的治疗原则为根除病因，恢复鼻腔通气功能，及时治疗全身性慢性疾病、鼻窦炎、邻近感染病灶和鼻中隔偏曲等。经过治疗和护理，病人：①可以通过鼻腔正常呼吸；②嗅觉功能恢复或提高，能够识别环境中有害气体；③无并发症发生；④能够掌握相关的自我保健知识。

（一）局部治疗和护理

1．鼻内用糖皮质激素　具有良好的抗炎、抗水肿、减充血作用，是目前鼻黏膜炎症一线常规治疗药物。可根据需要较长时间使用。

2．鼻内用减充血剂　一般只在慢性鼻炎伴发急性感染时选用，可用0.5%～1%麻黄碱生理盐水滴鼻液滴鼻，此类药物长期使用可引起药物性鼻炎，一般不宜超过7～10天。若不得不使用，应在医生指导下间断应用。

3．洗鼻治疗　鼻内分泌物较多或较黏稠者，可用生理盐水清洗鼻腔，以清除鼻内分泌物，改善鼻腔通气。

4．药物及其他治疗无效并伴有明显持续性鼻塞症状者，可考虑行手术治疗。手术多在鼻内镜下进行，原则是尽量保留下鼻甲黏膜，行下鼻甲骨质部分切除或将下鼻甲整体骨质外移，以达到缩小下鼻甲，增宽鼻腔通气面积的目的。但目前统一的观点是不提倡任何下鼻甲黏膜下注射药物的方法，以防损伤下鼻甲黏膜，影响其生理功能。

（二）全身治疗和护理

指导病人找出全身和局部病因，及时治疗全身性慢性疾病，以及邻近感染性病灶和鼻中隔偏曲等疾病，学会识别和避免其他致病的有害因素。

（三）健康指导

1．指导正确的擤鼻方法，教会病人正确使用滴鼻药，鼻腔分泌物过多者，教会病人进行鼻腔冲洗。

2．告知病人鼻窦炎和中耳炎的典型表现，如发现有病情变化，应立即就诊。

3．告知病人急性鼻炎需彻底及时治愈，防止转成慢性。向病人介绍本病的自我防护，如改善生活和工作环境，锻炼身体，平衡膳食，加强营养，养成良好的生活习惯，戒除烟酒，提高机体抵抗力。工作环境恶劣应戴防护口罩。勿过度疲劳，睡眠时可垫高枕头，增加居住环境的空气湿度。教会病人自我按摩穴位，促进鼻腔通畅的方法。

【护理评价】

通过治疗和护理计划的实施，评价病人是否能够达到：①鼻塞减轻或解除；②嗅觉功能恢复正常；③无并发症发生；④掌握相关的自我保健知识。

二、鼻窦炎病人的护理

鼻窦炎（sinusitis）是鼻窦黏膜的炎症性疾病，由于鼻腔黏膜与鼻窦黏膜相延续，故鼻腔炎症必累及鼻窦黏膜，反之亦然，故现代观点将鼻炎和鼻窦炎统称为"鼻－鼻窦炎"。鼻－鼻窦炎为鼻科常见病，按症状体征的发生和持续时间分为急性鼻窦炎和慢性鼻窦炎，慢性居多。根据《2007欧洲慢性鼻窦炎、鼻息肉临床诊疗指南（EPOS2007）》和《2008年中国慢性鼻窦炎临床诊疗指南》的分类方法，症状在12周以内的为急性鼻窦炎，超过12周为慢性鼻窦炎，可分为并发鼻息肉和不并发鼻息肉两类，本节主要讲述不并发鼻息肉的鼻-鼻窦炎病人护理。

【病因与发病机制】

多由细菌感染引起，引发上呼吸道感染的致病菌均可导致鼻窦炎发生，常见的如肺炎链球菌、金黄色葡萄球菌和嗜血流感杆菌，约占80%。此外，厌氧菌感染亦常见。发病主要与下列因素有关。

1. 全身因素 过度疲劳、受寒受湿、营养不良、维生素缺乏等引起身体抵抗力降低。生活与工作环境不洁、全身性疾病如贫血、糖尿病、甲状腺、垂体或性腺功能不足、上呼吸道感染和急性传染病（流感、麻疹、猩红热和白喉）等均可诱发本病。

2. 局部因素

（1）鼻腔疾病：如急慢性鼻炎、鼻中隔偏曲、中鼻甲肥大、变应性鼻炎、鼻息肉、鼻腔异物和肿瘤等均可阻塞窦口鼻道复合体，阻碍鼻窦的引流和通气而致鼻窦炎发生。

（2）邻近器官的感染病灶：如扁桃体炎，腺样体炎，上列第二前磨牙和第一、二磨牙的根尖感染，拔牙损伤上颌窦，龋齿残根坠入上颌窦内等，均可引起上颌窦炎症。

（3）创伤性：鼻窦外伤骨折或异物残留、鼻腔内填塞物留置时间过久、鼻窦气压伤、游泳跳水不当或游泳后用力擤鼻致污水挤入鼻窦等，均可直接或间接诱发鼻窦急性炎症。

【护理评估】

（一）健康史

评估病人近期健康状况，有无上述相关的致病因素，有无明确的诱发因素等。有无急性鼻窦炎反复发作史。

（二）身体状况

鼻窦炎病人的主要临床表现包括：

1. 全身症状 轻重不等，较常见的有精神不振、易倦、头痛头晕、记忆力减退、注意力不集中等。急性鼻窦炎病人常有发热。

2. 局部症状

（1）鼻塞：为最常见症状之一，主要由黏膜充血、肿胀、分泌物蓄积于鼻腔引起，分泌物清除后，通气症状可改善。

（2）流脓涕：鼻分泌物的量及性质因病变轻重而不同，多呈脓性从中鼻道向前后鼻孔引流，牙源性上颌窦炎时，脓涕多有腐臭味。

（3）嗅觉障碍：多因脓性分泌物蓄积于嗅裂导致嗅区黏膜炎性水肿，或因嗅区黏膜肿胀气流无法到达引起，多为暂时性。

（4）局部痛或头痛：局部沉重、痛感，多在低头、咳嗽、用力等使头部静脉压增高时，或情绪激动时加重。急性鼻窦炎各窦引起的疼痛特点不同：①急性上颌窦炎：疼痛多位于上颌窦前壁-尖牙窝处，可反射至额部及牙槽处。晨起轻，午后重。②急性筛窦炎：疼痛多限于内眦部或鼻根处，程度较轻。晨起明显，午后减轻。③急性额窦炎：前额部周期性疼痛。晨起因脓性分泌物积聚于窦底和窦口，窦内产生负压，使病人即感头痛，脓性分泌物不断排出，刺激窦口，负压状态加剧，因此早晨出现"真空性头痛"，剧烈并持久，至午后脓性分泌物逐渐排空，"真空"状态改善，头痛开始减轻，晚间则完全消失，次日又反复发作。④急性蝶窦炎：疼痛定位较深，多不准确，球后或枕后钝痛多见，可引起广泛的反射性痛。晨起轻，午后重。

急性鼻窦炎引起的头痛常有如下特点：①伴随鼻塞、流脓涕和嗅觉减退等症状。②多有时间性，如白天重，夜间轻，且常为一侧，如双侧者则必有一侧较重；多有固定部位，如前组鼻窦炎头痛多在前额部，后组鼻窦炎则头痛多为枕部痛。③经休息、滴鼻药或引流改善、鼻腔通气后头痛减轻。慢性鼻窦炎一般情况下并无头痛症状，或伴有头面部闷胀感。

（三）辅助检查

1．前鼻镜检查　鼻黏膜充血、肿胀，尤以中鼻甲和中鼻道黏膜为甚。鼻腔内有大量黏脓或脓性分泌物。

2．鼻内镜检查　检查鼻道和窦口及其附近黏膜的病理改变，包括窦口形态、黏膜红肿程度、息肉样变以及脓性分泌物来源等。

3．口腔和咽部检查　确定是否为牙源性上颌窦炎。

4．影像学检查　鼻窦X线和CT可显示窦内黏膜和窦腔内密度，清楚显示窦口及各鼻窦病变。

（四）心理-社会状况

慢性鼻窦炎因病程长，可能影响病人的生活、学习和工作情况，病人可能出现情绪不稳定，对疾病治疗缺乏信心，应评估病人的职业、职业环境、生活环境、文化层次，病程的长短及对此病的认知状况，有无不良生活习惯等。

【常见护理诊断／问题】

1．舒适度减弱　与鼻塞、鼻腔分泌物过多有关。

2．疼痛　头面部胀痛，与窦腔炎症刺激或体温升高有关。

3．嗅觉减退　与鼻腔黏膜肿胀有关。

4．知识缺乏：缺乏疾病治疗相关保健知识以及和手术相关的配合知识。

5．有感染的危险　与手术创伤、切口经常被污染有关。

6．潜在并发症：手术后出血、眶蜂窝织炎、球后视神经炎、脑脓肿、脑脊液漏等。

【计划与实施】

急性鼻窦炎以药物治疗为主，除非并发眶、颅并发症时才需要手术。慢性鼻窦炎药物治疗无效时即应行手术。如果病人有明确的鼻息肉和解剖学异常而且影响到鼻窦的通畅引流时，也可不经过药物治疗而直接手术。经过治疗和护理，病人：①鼻塞、头痛等症状减轻或消失，流涕减少，体温正常；②嗅觉功能改善或恢复；③能了解有关的治疗和保健知识，顺利配合手术完成；④术后切口恢复好，无感染发生；⑤无并发症或并发症被及时发现和处理。

（一）非手术治疗及护理

1．全身治疗　一般治疗同上呼吸道感染和急性鼻炎，适当注意休息。急性期全身使用足量抗生素，及时控制感染，防止发生并发症或转为慢性。对于慢性鼻窦炎病人可持续使用药物3个月以上。护士应向病人说明用药的方法和持续用药的重要性，督促病人按医嘱用药，争取规范保守治疗的有效性。

2．局部治疗　鼻腔内应用减充血剂和糖皮质激素，改善鼻腔通气和引流。急性期局部联合使用糖皮质激素可以提高疗效，缩短病程，使用时间为 12 周以内。慢性期病人使用 3～6 个月以上。

3. 黏液促排剂 主要应用的是口服祛痰剂和黏液溶解剂，包括盐酸氨溴素，标准桃金娘油肠溶胶囊等，使用时间不超过 12 周。慢性期病人持续使用 3 个月以上。

4. 其他治疗 ①负压置换法，特别是对儿童效果明显，可以改善症状。②鼻窦穿刺冲洗：多用于上颌窦炎的治疗。③鼻腔冲洗：可以改善症状。

鼻腔冲洗法（nasal irrigation）：通过一定压力的水流将鼻腔分泌物清洗出来的一种方法。操作时病人取坐位，头向前倾。将装有温度适宜的冲洗液的冲洗装置头部放入鼻腔，通过挤压等方法使冲洗液缓缓流入鼻腔，经前鼻孔流向后鼻孔，再经口腔或对侧鼻孔流出，即可将鼻腔内分泌物、痂皮冲出（图 13-1-2）。一侧鼻腔冲洗后，将冲洗头换到对侧鼻孔按同样方法进行冲洗，然后用纱布擦干脸部。冲洗时勿与病人谈话，以免发生呛咳。

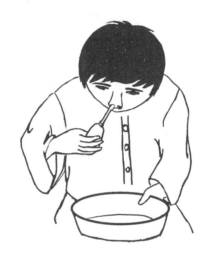

图 13-1-2　鼻腔冲洗法

⊙ **科学证据**　慢性鼻窦炎（不伴鼻息肉）循证治疗策略

治疗手段	资料级别	推荐力度	适用性
短期抗生素 >2 周	Ⅰb（−）	D	不适用
长期大环内酯抗生素 >12 周	Ⅰb	A	适用
局部抗生素	Ⅲ	D	不适用
局部糖皮质激素	Ⅰb	A	适用
口服糖皮质激素	无数据	D	不适用
口服 / 局部减充血剂	无数据	D	不适用
黏液促排剂	Ⅲ	C	不适用
全身 / 局部抗真菌药	Ⅰb（−）	D	不适用
过敏病人口服抗组胺药	无数据	D	不适用
免疫调节剂	Ⅰb（−）	D	不适用
中草药疗法	Ⅰb（−）	D	不适用
鼻腔冲洗	Ⅰb	A	适用

（二）手术治疗及护理

通常情况下，慢性鼻窦炎经药物治疗3个月以上仍不能有效控制症状，则推荐手术治疗。鼻窦炎手术治疗方法包括鼻腔手术和鼻窦手术。如果鼻窦炎是因鼻中隔偏曲、鼻息肉、鼻甲肥大引起，必须进行鼻中隔偏曲矫正术或息肉摘除术。鼻窦手术分为传统手术和鼻内镜手术。传统手术方式包括上颌窦根治术、鼻内筛窦切除术、鼻外额窦根治术等。目前，功能性内镜鼻窦手术（functional endoscopic sinus surgery，FESS）占主导地位，具有创伤小、视角开阔、术野清晰、操作精确、面部无瘢痕、病变切除彻底又能最大限度地保留正常的鼻黏膜组织，术后恢复快等优点，已成为慢性鼻窦炎治疗的主要手术方式。

1．术前护理

（1）向病人介绍手术的目的及重要性，做好心理护理，解除思想顾虑。注意保暖，预防感冒。

（2）术前剪去患侧鼻毛，男病人应剃去胡须，额窦手术需剃去眉毛。

（3）备齐各项术前常规检查，如血、尿常规、凝血试验、肝肾功能、心电图、胸透等。

（4）一般采用全麻下手术，按全麻术前常规准备。如为局麻下手术，则手术当天早晨可进少量干性固体食物，以防术中呕吐，影响手术。

（5）告知病人术中和术后可能发生的不适，使病人有心理准备。

（6）手术前常规静脉使用抗生素。

2．术后护理

（1）全麻清醒后取半卧位，头偏向健侧，以利鼻腔引流，同时减少头面部充血，减少出血。

（2）注意观察鼻腔或切口出血情况，嘱病人将口中的分泌物轻轻吐出，观察并记录出血量。

（3）尽量克制喷嚏，以免鼻腔压力过高引起出血，克制的方法可用舌尖抵住上腭、做深呼吸或用指按压人中。

（4）全麻清醒后可进半流饮食，次日可给予软食，食物避免过烫过硬。

（5）上颌窦根治病人用四头带加压病人面颊部（相当于牙龈切口部位），以减少出血，应注意观察四头带的位置和松紧度，必要时调整。每日做好口腔护理，防止感染。

（6）鼻腔手术后经口呼吸，口腔易干燥，可用液体石蜡涂口唇，增加空气湿度，鼓励多饮水，测体温时可测腋温。

（7）鼻腔填塞后，病人可能出现头痛、溢泪、面部肿胀等不适现象，应主动向病人解释，待填塞物抽除后症状可消失，必要时指导鼻部冷敷等方法减轻疼痛。根据填塞物的种类做好相应护理，若为普通纱条，术后第二天开始鼻腔内滴液体石蜡润滑，便于抽取。一般术后24小时抽出鼻内填塞物，全部抽出后，按医嘱鼻内使用滴鼻药物，防止出血、利于通气等。根据医嘱用生理盐水冲洗鼻腔和鼻窦，有利于分泌物排出，防止鼻腔黏膜粘连，促进黏膜功能恢复。

（8）按医嘱使用抗生素，观察药物疗效。

（9）注意观察病人体温、脉搏的变化，有无剧烈头痛、恶心、呕吐等表现，有无视力障碍或眼球运动障碍等，鼻腔内有无清水样分泌物流出，及早发现颅内血肿、眶内血肿、脑脊液鼻漏等各类并发症。

（三）健康指导

1．向病人说明预防本病的重要性。平时注意增强体质，均衡营养，预防感冒，积极治疗贫血和糖尿病，及时治疗鼻部和咽部及口腔的各种疾病。

2．对于急性发作的鼻炎或鼻窦炎应坚持治疗方案，争取治愈，急性期要坚持药物治疗至症状消失后1周，避免病程迁延或反复发作，慢性鼻窦炎要坚持药物治疗3～6个月。

3. 注意改善生活和工作环境，保持清洁和通风。

4. 养成良好的生活起居习惯，避免过度劳累，戒除烟酒嗜好。

5. 手术后按医嘱正确用药和冲洗鼻腔，定期随访，术后 1 个月内避免重体力活动。

【护理评价】

通过治疗和护理计划的实施，评价病人是否能够达到：①鼻腔通气和引流改善，体温正常，自觉舒适；②嗅觉功能恢复；③掌握鼻窦炎的自我保健知识；④手术切口愈合，无感染发生；⑤无并发症发生。

三、鼻息肉病人的护理

鼻息肉（nasal polyps）是鼻腔、鼻窦黏膜的慢性炎症性疾病，为炎症黏膜上带蒂或广基的高度水肿的炎性组织，多发生于中鼻道，一般为双侧发生，也有单侧发生者。鼻息肉是鼻科常见病，成年人发病率为 1% ~ 4%。好发年龄为 30 ~ 60 岁，男性多见，男女比例波动于 2 : 1 和 4 : 1 之间。

【病因与发病机制】

鼻息肉的病因和发病机制尚不清楚。可能与多种致病因素有关。

1. 鼻腔和鼻窦的反复炎症反应引起鼻黏膜水肿和肥大。

2. 变态反应鼻息肉　与变态反应之间的关联基于三方面的依据：①大多数鼻息肉为嗜酸性粒细胞大量浸润。②鼻息肉与哮喘密切相关。③临床表现与过敏症状相似。

3. 阿司匹林耐受不良　阿司匹林三联征包括阿司匹林哮喘、鼻息肉和阿司匹林不耐受，是一种特殊的临床疾病实体。主要由以阿司匹林为代表的解热镇痛药和非甾体抗炎药所诱发。这类病人鼻息肉多为双侧性，常需反复接受手术。

4. 遗传　有细胞遗传学研究推测鼻息肉属多基因遗传，其发生是由遗传因素和环境因素相互作用的结果。

【护理评估】

（一）健康史

评估病人以往健康状况，有无哮喘史、鼻炎鼻窦炎病史。

（二）身体状况

1. **鼻塞**　常表现为双侧鼻塞并持续性加重，息肉体积长大后可完全阻塞鼻通气。鼻塞重者说话呈闭塞性鼻音，睡眠时打鼾。

2. **流涕**　呈黏液样或脓性，间或为清涕，可伴喷嚏或鼻痒，多有嗅觉障碍。

3. **耳部症状**　当鼻息肉或分泌物阻塞咽鼓管口，可引起耳鸣和听力减退。

4. **继发鼻窦症状**　息肉常阻塞并妨碍鼻窦引流，继发鼻窦炎。

（三）辅助检查

1. **鼻镜检查**　可见鼻腔内有一个（单发型）或多个（多发型）表面光滑、灰白色、淡黄或淡红色的如荔枝肉状半透明肿物，带蒂或广基，触之柔软，不痛，不易出血。巨大或复发鼻息肉可致鼻背变宽，形成"蛙鼻"。鼻腔内可见到稀薄、浆液性或黏稠、脓性分泌物。

2. **影像学检查**　CT、MRI 等可以明确诊断，了解病变范围，鼻部有无解剖异常，有无伴发鼻窦炎。

（四）心理－社会状况

闭塞性鼻音、流涕、蛙鼻可能会影响病人的自我形象，因此注意评估病人的年龄、性别，对疾病的认识和自我观念。

【常见护理诊断／问题】

1. **舒适度减弱** 与鼻塞、流涕有关。

2. **感知改变** 与息肉堵塞嗅区引起嗅觉减退，听力下降有关。

3. **自我形像紊乱** 与外貌改变有关。

4. **知识缺乏**：缺乏与本病相关的治疗配合及自我保健知识。

5. **潜在并发症**：鼻窦炎、支气管哮喘、分泌性中耳炎、术后脑脊液鼻漏等。

【计划与实施】

鼻息肉的治疗主张综合治疗，包括药物治疗和手术治疗。经过治疗和护理，病人：①鼻塞流涕消失；②嗅觉、听力恢复正常；③对疾病能正确认识和对待；④掌握鼻息肉相关的治疗和自我保健知识，积极配合治疗；⑤术后恢复良好，无并发症发生。

（一）药物治疗和护理

1. 较小的息肉可能仅用鼻内局部糖皮质激素即有效，较大的息肉可能需全身用糖皮质激素，如泼尼松龙 0.5mg/kg，疗程 5～10 天；同时使用鼻内局部糖皮质激素，维持治疗。

2. 护士应教会病人使用喷鼻药的方法以及口服药的服药方法。喷鼻药通常每日 2 次，早晚各一次。泼尼松龙一般早晨顿服，注意观察病人有无胃部不适等反应。

（二）手术治疗和护理

手术是治疗鼻息肉的主要方法，目前多在鼻内镜下进行手术治疗。由于鼻息肉与多种因素有关，且易复发，现多主张术前 1 周即采用口服泼尼松，并用鼻内糖皮质激素喷鼻，再行手术；术后继续口服泼尼松 7 天，鼻内糖皮质激素喷鼻维持 3 个月，甚至 6～12 个月。因鼻息肉多合并鼻窦炎，可在鼻息肉摘除的同时行鼻窦开放术。手术前后护理参照鼻窦炎病人手术前后护理措施。

【护理评价】

通过治疗和护理计划的实施，评价病人是否能够达到：①鼻塞流涕症状消失；②嗅觉、听力恢复正常；③掌握鼻息肉相关的治疗和自我保健知识，积极配合治疗，手术顺利完成；④术后恢复良好，无并发症发生。

四、鼻中隔偏曲病人的护理

鼻中隔偏曲（deviation of nasal septum）是指鼻中隔偏向一侧或双侧、或局部有突起，并引起鼻腔功能障碍，如鼻塞、鼻出血和头痛等。鼻中隔偏曲大多属先天性发育异常，后天继发者较少，或可由外伤引起。

【病因】

主要病因是组成鼻中隔的诸骨发育不均衡，形成不同的张力曲线，导致诸骨间连接异常所致。儿童时期腺样体肥大、硬腭高拱可限制鼻中隔发育引起偏曲。外伤也可引起鼻中隔偏曲。

【护理评估】

（一）健康史

评估病人儿童时期有无腺样体肥大病史，是否有鼻塞、头痛、鼻出血等症状，症状的发生、持续时间，有无鼻外伤史。

（二）身体状况

症状轻重与鼻中隔偏曲的类型和程度有关。鼻中隔偏曲的临床类型多呈"C"形、"S"形、或呈尖锥样突起等。

1. 鼻塞 为主要症状，可表现为双侧或单侧鼻塞，取决于偏曲的类型和是否存在下鼻甲代偿性肥大。

2. 鼻出血 常发生在偏曲之凸面、骨棘或骨崤的顶尖部。

3. 头痛 偏曲之凸面挤压同侧鼻甲时，可引起同侧头痛。

4. 邻近器官症状 可继发鼻窦炎和上呼吸道感染。

（三）辅助检查

1. 鼻内镜检查可探明偏曲。

2. 影像学检查（X线摄片、CT或MRI扫描）有助于明确诊断，了解病变范围。

（四）心理 – 社会状况

因鼻塞、头痛、出血等，病人易产生焦虑心理，某些外伤导致的偏曲可能伴有鼻部外形受到影响的担忧。护士应多关心病人，并注意评估病人的心理状态，以了解其对疾病的认知和期望。

【常见护理诊断／问题】

1. 舒适度减弱 鼻塞、头痛与鼻中隔偏曲及鼻腔填塞有关。

2. 潜在并发症：术后出血。

3. 知识缺乏：缺乏鼻中隔偏曲的治疗与保健知识。

【计划与实施】

确诊为鼻中隔偏曲病人且有明显鼻部症状，可以通过手术矫正，以改善鼻腔功能，预防并发症。主要手术方法是在鼻内镜下行鼻中隔偏曲矫正术。经过治疗和护理，病人能够：①鼻腔通气改善，头痛减轻或消失，不适感减轻；②不出现并发症；③知晓鼻中隔偏曲的治疗与保健知识。

1. 该类病人护理主要为减充血剂应用的护理指导，症状观察等。手术前后护理参照鼻窦炎病人手术前后护理措施。术后鼻腔填塞物要放置48小时以上，抽除后密切观察是否有鼻中隔血肿形成，慎行鼻腔冲洗或遵医嘱。

2. 健康指导 ①指导病人正确使用滴鼻剂滴鼻；②术后注意保护鼻部勿受外力碰撞，以防出血或影响手术效果；③短期内避免剧烈运动；④生活有规律，注意劳逸结合，忌烟、酒、辛辣刺激性食物。

【护理评价】

通过治疗和护理计划的实施，评价病人是否能够达到：①鼻腔通气改善，头痛消失，不适感减轻；②无并发症发生；③病人知晓鼻中隔偏曲的治疗与自我保健知识。

五、鼻出血病人的护理

鼻出血（epistaxis）又称鼻衄，是常见的临床症状之一，多因鼻腔、鼻窦疾病引起，也可由某些全身疾病引起。若起病突然、出血量大、不能自止，常需至耳鼻咽喉科急诊就诊，是常见急症之一。

【病因】

分为局部因素和全身因素，可以是单一因素，或多种因素并存。

1. 局部因素

（1）外伤：鼻骨、鼻中隔、鼻窦骨折、鼻窦气压骤变、挖鼻、用力擤鼻、剧烈喷嚏、鼻腔异物等损伤局部血管或黏膜，鼻或鼻窦手术及经鼻插管等损伤血管或黏膜未妥善处理。

（2）炎症：各种鼻腔、鼻窦的非特异性或特异性感染均可损伤血管而出血。

（3）鼻中隔疾病：鼻中隔偏曲、溃疡或穿孔是出血的常见原因。

（4）肿瘤：发生于鼻腔、鼻窦的良性肿瘤（如乳头状瘤、血管瘤、纤维血管瘤等）及恶性肿瘤（如鳞癌、腺癌、淋巴瘤等）；发生于鼻咽部的纤维血管瘤及鼻咽癌等均可导致鼻出血，早期出血量少，反复发生，晚期破坏大血管可引起致命性大出血。

（5）其他：鼻腔异物、鼻腔昆虫等，可引起反复鼻出血。

2. 全身因素　凡可引起动脉压或静脉压增高、凝血功能障碍或血管张力改变的全身性病均可致鼻出血。如：心血管疾病、血液疾病、急性发热性传染病、严重营养障碍及维生素缺乏、化学品及药物中毒、内分泌失调、遗传性出血性毛细血管扩张症、肝肾慢性疾病及风湿热等。

【护理评估】

（一）健康史

评估病人有无心血管疾病、血液疾病、鼻外伤或鼻部肿瘤等病史。评估其有无反复出血史，出血频率和出血量。

（二）身体状况

1. 出血形式　鼻出血常表现为单侧或双侧鼻腔出血，可呈间歇性反复出血，也可呈持续性出血。

2. 出血量　多少不一，轻者仅涕中带血或倒吸血涕，重者可达数百毫升，一次出血过多可致失血性休克。反复多次少量出血可致贫血。

3. 出血部位　儿童青少年的鼻出血易发生在鼻中隔前下方的易出血区（利特尔动脉丛或克氏静脉丛），中老年人的鼻出血常与高血压和动脉硬化有关，多发生在鼻腔后段，来势凶猛，不易止血。局部病变引起的鼻出血，多限于一侧鼻腔，全身疾病引起者，可能两侧鼻腔交替或同时出血。

（三）辅助检查

根据情况进行局部和全身检查，确定出血部位。实验室检查有助于了解失血程度和凝血功能等。

（四）心理－社会状况

对一次出血量较多的病人，病人会出现明显的恐惧和紧张，过度紧张反而会加重鼻出血。对于病程较长，反复出血的病人，常出现焦虑、对治疗的不满，要注意评估病人的情绪状况、年龄、性别、性格特征，以提供个性化护理。

【常见护理诊断/问题】

1. 体液不足的危险 与鼻腔反复或大量出血有关。

2. 恐惧 与大量出血，担心预后有关。

3. 潜在并发症：低氧血症、大出血等。

4. 有感染的危险 与鼻腔填塞，机体抵抗力降低有关。

5. 知识缺乏：缺乏鼻出血的相关预防和自我保健知识。

【计划与实施】

鼻出血的治疗原则是确定出血部位，选择适宜的方法止血，同时积极寻找病因，治疗原发病，防止再次出血。经过治疗和护理，病人能够：①有效控制鼻腔出血，无休克等发生；②鼻腔填塞期间无感染和低氧血症发生；③保持情绪稳定，积极配合治疗和护理；④掌握鼻出血的相关预防和保健知识。

（一）局部治疗和护理

1. 对于少量的利特尔区出血，嘱病人用手指捏紧两侧鼻翼 10 ~ 15 分钟，同时用冷水袋或冷毛巾敷前额和后颈，促进血管收缩减少出血。

2. 如出血较剧，可先用浸以 1% 麻黄碱生理盐水或 0.1% 肾上腺素的棉片置入鼻腔达到暂时止血，配合前鼻镜或内镜下寻找出血部位。常采用的止血方法有如下 3 种。

（1）烧灼法：适用于反复小量出血、且明确出血点者。其原理是：破坏出血点组织，使血管封闭或凝血而达到止血的目的。主要方法包括应用化学药物、YAG 激光、射频、微波烧灼或电灼。常用的化学药物是 50% 硝酸银、50% 三氯醋酸、或高铁止血剂等。注意对鼻中隔出血无论采取何种方法烧灼，都应避免同时烧灼鼻中隔两侧对称部和烧灼时间过长，以免引起鼻中隔穿孔。鼻内镜下操作效果更佳。

（2）填塞法：适用于出血较剧、渗血面较大或出血部位不明者。填塞方法包括：①可选择鼻腔可吸收性材料如明胶海绵填塞，其优点是填塞物可被组织吸收，可避免因取出填塞物时造成鼻黏膜损伤而再出血。②可选择鼻腔纱条进行前鼻孔填塞。③后鼻孔纱球填塞。④鼻腔、鼻咽部气囊或水囊压迫。

（3）鼻内镜下止血：借助鼻内镜易于明确出血部位，同时可在直视下通过电凝等方式完成止血，这种方法对病人损伤小，减少病人前后鼻孔填塞造成的痛苦，止血准确迅速且效果好。该方法目前在临床已广泛应用。

3. 前后鼻孔填塞病人的护理

（1）填塞前向病人简单说明填塞的必要性，操作过程中可能出现的疼痛等不适，取得病人配合。

（2）填塞过程中密切与医生配合，如牵拉后鼻孔纱球丝线，安慰鼓励病人等。

（3）填塞后病人卧床休息，取半卧位。定时向鼻腔内滴入液体石蜡，润滑纱条。

（4）监测病人的生命体征，有无休克表现，及时通知医生。嘱病人勿将后鼻孔的出血咽下，防止刺激胃黏膜引起恶心呕吐，且不利于估计出血量。

（5）注意观察病人的血氧饱和度，尤其是对年老体弱病人，观察病人有无嗜睡、反应迟钝等缺氧症状，必要时给予吸氧。

（6）鼓励病人进温凉流质或半流质饮食，可少量多餐，增加液体摄入。

（7）做好口腔护理，防止嘴唇干裂和口腔感染。按医嘱使用抗生素、止血药，补充血容量。

（8）尽量避免打喷嚏，防止纱条松动；避免外力碰撞鼻部；保持大便通畅，防止用力屏气，预防再次出血。

（9）继续观察鼻腔有无活动性出血，并准备好床旁插灯、吸引器、鼻止血包，以备病人再次出血时紧急处理。

（10）注意观察后鼻孔纱球丝线的固定是否牢固，有无断裂、松动，发现上述情况及时处理，防止后鼻孔纱球脱落而引起窒息。

（11）告知病人前后鼻孔填塞的大概时间，使病人有心理准备，增加耐受不适的能力。

（二）全身治疗和护理

1. 根据病因积极治疗，如系高血压引起，则应积极控制血压，监测病人血压变化，规则服用降血压药物。

2. 全身使用止血药，补充维生素 C、维生素 K、维生素 P，前后鼻孔填塞者给予抗生素治疗，防止感染。

3. 估计出血量，测量病人生命体征，判断有无出血性休克。休克者，应取平卧低头位，按休克急救配合治疗。

4. 安慰病人，使之镇静，配合医生止血治疗。

（三）健康指导

1. 出院后 4～6 周内避免用力擤鼻、重体力劳动或运动，打喷嚏时张开嘴减小鼻腔压力，避免用含有阿司匹林的药物。

2. 告知病人鼻出血要以预防为主，平时不挖鼻，有相关的全身性疾病或鼻部疾病应积极治疗。

3. 鼻腔黏膜干燥时应注意增加液体摄入，增加居住空间湿度，局部可涂以薄荷油等油膏。

4. 饮食中要注意维生素的摄入，不偏食，忌辛辣刺激食物，戒烟酒。注意保持大便通畅。

5. 少量出血可自行处理，出血量较多时应立即到医院就诊。

【护理评价】

通过治疗和护理计划的实施，评价病人是否能够达到：①鼻腔出血停止，无低血容量和低氧血症发生；②情绪稳定，积极配合治疗；③无口腔、鼻腔或中耳感染；④掌握鼻出血的相关预防和保健知识。

六、鼻部肿瘤病人的护理

鼻部肿瘤可发生于外鼻、鼻腔和鼻窦，依病变性质可分为良性和恶性肿瘤。良性肿瘤好发于鼻腔，恶性肿瘤则多来自鼻窦。恶性肿瘤居耳鼻咽喉科恶性肿瘤的第 3 位，仅次于鼻咽癌和喉癌。在鼻窦恶性肿瘤中，原发于上颌窦的恶性肿瘤最多见，达 70% 左右，发病年龄多在 50～70 岁，男性多于女性，多为鳞状细胞癌，占 80% 左右。本节重点介绍上颌窦癌病人的护理。

【病因与发病机制】

病因未明，可能与长期慢性炎症刺激引起鼻窦黏膜上皮大面积鳞状化生有关。长期接触致癌物质或吸入某些刺激性或化学性致癌物质，如镍、砷、铬及其化合物硬木屑及软木料粉尘等均可能诱发。另外，内翻性乳头状瘤有恶变的危险。

【护理评估】

（一）健康史

评估病人以往健康状况、饮食习惯、工作环境等，有无慢性上颌窦炎病史或乳头状瘤病史。

（二）身体状况

上颌窦癌根据其原发部位不同，表现也不同：原发于上颌窦侧壁的肿瘤表现为持续的单侧脓血鼻涕，单侧进行性鼻塞，为肿瘤挤压使鼻腔外侧壁内移或破坏鼻腔外侧壁侵入鼻腔所致。晚期可有恶臭味。原发于上壁的肿瘤压迫眶底，引起复视、突眼、视力降低甚至失明。原发于下壁的肿瘤向下侵及牙槽引起单侧上颌磨牙疼痛或松动，硬腭触及肿块，病人因此常先就诊于口腔科。前壁肿瘤向前生长，引起面颊部肿胀、隆起，两侧面部不对称。后壁的肿瘤侵犯眶下神经致患侧面颊部疼痛或麻木感，可为首发症状。上颌窦恶性肿瘤晚期破坏窦壁，向邻近组织扩展，还可引起张口困难、颞部隆起、头痛、耳痛、颈部淋巴结转移等。

（三）辅助检查

1. 前后鼻镜检查　观察鼻腔内有无菜花样新生物或鼻腔内侧壁有无向内移现象。

2. 鼻内镜检查　观察肿瘤原发部位、大小、外形。

3. 病理活检或细胞涂片肿瘤组织活检和鼻窦穿刺进行细胞涂片病理学检查是确诊的依据。

4. 影像学检查　鼻窦 CT 或 MRI 检查，明确肿瘤大小和侵犯范围。

（四）心理－社会状况

被诊断为恶性肿瘤对病人及其家属是强烈的刺激，注意评估病人及家属的压力应对方式，对疾病的认识程度，年龄、文化层次、对外观的重视程度、医疗付费方式、经济状况等，有利于提供针对性的护理。

【常见护理诊断／问题】

1. **悲伤**　与被诊断为癌症，担心预后及治疗引起面容毁坏有关。

2. **疼痛**　与肿瘤破坏或手术创伤有关。

3. **有感染的危险**　与口腔鼻腔结构功能改变，营养摄入不足，抵抗力降低有关。

4. **潜在的并发症**：术后出血。

5. **体像紊乱**　与上颌骨切除致面部塌陷、部分硬腭和牙齿切除导致咀嚼功能改变、发声障碍等有关。

6. **知识缺乏**：缺乏术前术后的有关信息以及出院后的自我护理知识。

【计划与实施】

上颌窦癌早期主张以手术为主的综合疗法，包括术前放疗、手术切除原发灶、术后放疗或化疗，根据病人的全身情况、肿瘤原发部位、侵犯范围综合考虑，选择有效的治疗方案。晚期病人无法行根治性手术切除或不能耐受手术者，可单纯姑息性放疗，但疗效并不理想。对于住院手术病人，经过治疗和护理，病人能达到：①对疾病能正确认识并表现出积极的应对方式；②手术后无出血和感染发生，切口愈合良好；③能掌握足够的自我护理技能，接受自己的形象改变。

（一）手术治疗和护理

手术方法包括鼻侧切开术、上颌骨部分切除术和上颌骨全切除术，必要时加眶内容摘除术。若病变局限在上颌窦内，无邻近侵犯，可经鼻内镜下切除。上颌骨全切后，因硬腭和部分牙齿缺损，术后应安装牙托。

1．术前护理

（1）心理护理：了解病人的情绪状态，理解病人正常的悲哀反应，向病人讲解疾病的有关知识，手术治疗的必要性和预后情况，告知病人术后面容损坏虽然较严重，但今后可进行各种整形治疗，帮助病人做好充分的思想准备，鼓励病人正视现实，增强病人战胜疾病的信心及生活的勇气。

（2）术前准备：保护手术野皮肤，剪去术侧鼻毛，男病人剃胡须及理发，若需做眶内容摘除术者须剃去术侧眉毛，检查各项常规检查是否齐全，并准备好定制的牙托，备血。根据医嘱静脉使用抗生素。

2．术后护理

（1）疼痛护理：告诉病人疼痛的原因及可能持续的时间，注意评估疼痛程度，必要时应用各类镇痛措施。多关心病人，随时满足病人各种需求。

（2）防止出血：监测生命体征至平稳，有条件者应对病人进行心电监护；嘱病人将口腔内分泌物吐出，严密观察切口渗血情况，并做好止血急救准备工作，床旁准备好氧气、吸引器等物品。按医嘱使用止血剂。进食温度以温凉为宜。

（3）防止感染：术后做好病人的口腔护理，每次进食后均用漱口液漱口，保持口腔清洁，待手术腔内纱条抽完后，须每日清洁一次牙托；保持鼻侧切口部位的清洁、干燥，防止伤口感染；按医嘱使用抗生素。观察体温变化，有无头痛发热等情况。

（4）饮食护理：术后第一天进温冷的流质饮食，逐步改为半流质，鼓励病人少量多餐，进食富含蛋白质、维生素的食物，促进切口愈合。病人因佩戴牙托，进食时不适，且张口受限，因此要协助病人从健侧进食。对于进食较少的病人应遵医嘱静脉营养支持治疗。

（5）用药护理：鼻术腔纱条填塞期间（约术后3天），予液体石蜡滴鼻，每日3～4次，以保持纱条湿润，防止抽除纱条时粘连出血；纱条抽净后，予复方薄荷油或呋麻滴鼻，每日3～4次，根据医嘱使用抗生素。

（6）牙托护理：注意观察牙托是否固定在位，有无松动；初戴牙托会感到舌头运动受限，发声含糊，指导病人渐渐适应牙托的佩戴，帮助建立合理期望，脱戴牙托切忌强拽，避免损毁牙托或口腔组织；纱条抽除后，每晚取下牙托放入冷开水中浸泡清洁，若出现牙托松动或不适，指导向口腔科医生就诊，进行调校。

（二）健康指导

1．嘱病人出院后继续使用复方薄荷油滴鼻，润滑鼻黏膜，减少痂皮。

2．教会病人清洁口腔，学会牙托的护理。

3．进行张口训练，防止下颌关节粘连导致进食困难和吐字不清。

4．指导眶内容摘除术病人进一步接受整形治疗。

5．适当锻炼，增强营养，保持稳定情绪，定期随访。

【护理评价】

通过治疗和护理计划的实施，评价病人是否能够达到：①情绪稳定，积极应对；②切口愈合良好；③掌握足够的自我护理技能，接受自己的形象改变并进行正确的自我照顾。

（归纯漪）

第二节　咽部疾病病人的护理

❖ 学习目标　　　· ·

识记：

1. 能正确阐述 OSAHS 的概念、临床表现、诊断标准和治疗原则。

2. 能准确描述鼻咽癌病人的病因、病理和主要治疗方法。

理解：

1. 能比较分析急慢性咽炎的概念。

2. 能解释 OSAHS 的病因和发病机制。

运用：

能运用护理程序对 OSAHS 病人进行全面的护理评估并提出主要护理诊断和护理措施。

一、咽炎病人的护理

咽炎（pharyngitis）是咽黏膜、黏膜下组织或淋巴组织的急性或慢性炎症。常为呼吸道感染的一部分。急性咽炎可单独发生，也可继发于急性鼻炎或扁桃体炎。慢性咽炎多因急性咽炎反复发作、各种鼻病引起长期张口呼吸以及炎性分泌物反复刺激咽部、烟酒过度或粉尘有害气体刺激等原因引起，主要表现为咽部异物感、痒感、干燥等，病程长，症状顽固，不易治愈，但症状一般较轻，对正常生活工作影响较轻，各类治疗和护理效果不显著。本节主要介绍急性咽炎病人的护理。

【病因与发病机制】

1. 病毒感染　以柯萨奇病毒、腺病毒、副流感病毒多见。具有传染性，通过飞沫和密切接触传染。

2. 细菌感染　以链球菌、葡萄球菌和肺炎链球菌多见。

3. 理化因素　如高温、粉尘、烟雾、有害气体刺激等。

发病机制为感染引起咽部黏膜充血，血管扩张及浆液渗出，使黏膜下血管及黏液腺周围有白细胞及淋巴细胞浸润，黏膜肿胀增厚。病变较重者，淋巴滤泡肿大，突出咽壁并有黄白色点状渗出物。

【护理评估】

（一）健康史

评估病人近期有无上呼吸道感染史或与流感病人接触史，生活或工作环境中是否接触高温、粉尘或有害气体。发病的时间、诱因、咽痛的程度等。

（二）身体状况

1. 本病起病较急，临床表现为先有咽部干燥、灼热，继之有明显咽痛，往往空咽时比进食时更明显，疼痛可放射至耳部。

2. 全身症状较轻，可有头痛、发热、四肢酸痛等。病程一般在 1 周左右。

3. 体征 口咽部黏膜急性弥漫性充血、肿胀。咽后壁淋巴滤泡隆起，表面可见黄白色点状渗出物。悬雍垂及软腭水肿。下颌角淋巴结肿大、压痛。

（三）心理 - 社会状况

病人的心理和情绪状况一般较稳定。

【常见护理诊断／问题】

1. 疼痛 与咽部黏膜充血肿胀有关。

2. 潜在并发症：中耳炎、会厌炎等。

3. 知识缺乏：缺乏本病相关的预防保健知识。

【计划与实施】

急性咽炎的治疗方法包括：局部用药和全身用药。对无全身症状或症状较轻者，可局部使用含漱液，口含片如清咽滴丸、华素片等。全身症状较重或伴高热者，除上述治疗外，可静脉使用抗生素或抗病毒药物。常用的清热解表的中医中药可以帮助缓解不适症状。治疗和护理的目标为：①炎症消退，疼痛减轻或消失；②无并发症发生；③掌握与本病相关的自我保健知识。

1. 全身症状重者嘱其卧床休息，多饮水，进流质或半流质饮食，食物以温凉为宜，禁辛辣刺激性食物。

2. 保持口腔清洁，遵医嘱给予温生理盐水或碱性含漱剂漱口，指导正确的使用方法：用外用药含漱时头后仰、张口发"啊"音，使含漱液能清洁咽后壁，但注意不要将外用药吞入。指导并观察病人抗生素用药的方法及效果，不宜过早停药。

3. 并发症的观察与护理 观察有否耳痛、头痛、喉部剧烈疼痛等，注意有无关节疼痛、水肿、蛋白尿等症状出现。监测体温变化，若过高及时就医处理。观察病人的呼吸情况，发生会厌水肿的病人，给予吸氧，做好气管切开的准备。

4. 健康指导 嘱病人平时养成良好的生活习惯，戒除烟酒，生活规律，保证睡眠，营养均衡。如果生活或工作中要接触有害气体，需戴防护面罩。病毒感染的病人要告知其注意避免与他人密切接触，经常洗手，外出时注意戴口罩，防止飞沫或接触传播。

【护理评价】

通过治疗和护理计划的实施，评价病人是否能够达到：①咽部炎症消退，疼痛减轻或消失；②无并发症发生；③掌握预防传播的保健知识。

二、阻塞性睡眠呼吸暂停低通气综合征病人的护理

阻塞性睡眠呼吸暂停低通气综合征（obstructive sleep apnea–hypopnea syndrome，OSAHS）是指睡眠时上气道软组织塌陷堵塞引起呼吸暂停和低通气，简称鼾症。本病常伴有睡眠结构紊乱、频发血氧饱和度下降、白天嗜睡、注意力不集中等，可能导致心血管疾病如高血压、冠心病及 2 型糖尿病等多器官多系统损害。中华医学会呼吸病学分会《阻塞性睡眠呼吸暂停低通气综合征诊治指南（2011 年修订版）》中对 OSAHS 的诊断标准为：每晚 7 小时睡眠中，呼吸暂停反复发作 30 次以上或呼吸暂停低通气指数（AHI）大于等于 5 次／小时；合并有上述症状或并发症。本病多见于中年肥胖男性。

【病因与发病机制】

1. 上气道解剖结构异常 上呼吸道任何解剖部位狭窄或堵塞，都可导致 OSAHS。鼻和鼻咽，口咽和软腭，以及舌根部 3 个部位容易发生狭窄和阻塞，其中以咽部阻塞为主。因此，鼻咽部狭窄、鼻息肉、腺样体或扁桃体肥大、悬雍垂过长、软腭松弛、舌体肥大、咽壁黏膜下脂肪沉积等均可引起 OSAHS。上、下颌骨发育障碍、畸形等导致的上气道骨性结构狭窄也是 OSAHS 的常见病因。

2. 上气道扩张肌肌张力异常 主要表现为颏舌肌、咽壁肌肉及软腭肌张力异常。咽部肌肉张力随着年龄增长而下降，导致上气道扩张肌张力异常及过度下降的原因尚未完全明确。

3. 呼吸中枢调节功能异常 主要表现为睡眠中呼吸驱动力降低及对高 CO_2、高 H^+ 及低 O_2 的反应阈提高，此异常可为原发，亦可继发于长期睡眠呼吸暂停而导致的睡眠低氧血症。

4. 某些全身因素及疾病 可通过上述 3 种因素诱发 OSAHS。肥胖导致的舌体肥厚、脂肪沉积易致气道堵塞，与 OSAHS 呈正相关。肢端肥大症病人引起舌体肥大，甲状腺功能减退引起黏液性水肿，女性绝经期后的内分泌失调，老年期组织松弛，肌张力减退等也可引起 OSAHS。遗传因素可使 OSAHS 的发生率增加 2~4 倍。饮酒和安眠药等因素可加重病人病情。

【病理生理】

OSAHS 反复发作，导致氧分压下降，二氧化碳分压上升，发生呼吸性酸中毒，出现气促、发绀、烦躁不安等症状，严重者发生呼吸骤停，导致猝死。缺氧同时刺激交感神经兴奋，小动脉收缩，血压升高，心脏负担加重，心跳加快，心律失常，甚至心脏骤停，也是睡眠中猝死的重要原因。另外，缺氧引起脑损害，使病人智力减退、记忆力下降、性格改变或行为异常。

【护理评估】

（一）健康史

评估病人以往健康状况，有否肥胖、甲状腺功能低下、糖尿病等致病因素，有无白天嗜睡、疲倦、注意力不能集中、头痛、心慌、心悸等不适。评估肥胖病人体重超标状态、饮食习惯等。

了解病人夜间打鼾的程度、憋醒的频率和时间，以及家族中有无肥胖、鼾症病人。

（二）身体状况

OSAHS 的主要症状包括：

1. 打鼾 睡眠时鼾声如雷，影响同室居住者的睡眠而不能自觉。

2. 反复的呼吸暂停 呼吸暂停和打鼾常交替出现，严重者夜间常憋醒，或不能平卧。病人憋醒后常感心慌、胸闷、或心前区不适；早期病人打鼾和憋气常发生于仰卧位，侧卧位时减轻或消失。

3. 白天嗜睡，病人晨起感头痛、倦怠，甚者白天与人交谈时不自觉入睡，记忆力减退，注意力不能集中等。部分重症病人可出现性功能减退，夜尿次数增多，性格急躁，行为怪异等。

4. 心血管症状病程较长的病人可并发高血压、心律失常、心绞痛、心脏骤停，心肺功能衰竭等。

5. 儿童病人还可出现遗尿、学习成绩下降，胸廓发育畸形、生长发育差等。

（三）辅助检查

1. 多导睡眠描记仪（polysomnography，PSG） 对 OSAHS 病人进行整夜连续的睡眠观察和监测是诊断 OSAHS 的"金标准"。该设备除进行心电监护和肺功能测试外，还可自动记录眼电图、脑电图、肌电图、血氧饱和度等。通过分析以上记录，可以了解病人睡眠期机体的变化，确定睡眠呼吸暂停的性质和程度。

2. 纤维鼻咽镜检查　有助于明确病变性质、原因及部位。

3. 影像学检查　可行头部 X 线、CT 扫描或 MRI 检查，进一步明确呼吸道阻塞部位。

（四）心理 - 社会状况

因病人鼾声如雷，影响他人，性格改变、行为怪异等造成社会交往和人际关系疏离。病人因夜间睡眠质量差，白天嗜睡，工作效率低下，不宜从事高空作业、司机等职业。同时呼吸暂停频繁，家属非常担心，不得不整夜守候在旁，反复将其唤醒，从而严重影响家人的生活质量和身体健康。许多病人对 OSAHS 的危害认识不足，不将其认为是病，不愿积极治疗。因此，应注意评估病人的情绪、性格特征、行为特点、人际关系、职业、认知水平、教育程度、家庭居住情况、家庭关系、家庭成员的压力和对此病的认知等。

【常见护理诊断／问题】

1. 睡眠形态紊乱　与上呼吸道阻塞引起频繁呼吸暂停有关。

2. 社会交往障碍　与鼾声过大干扰他人及性格行为改变有关。

3. 肥胖　与饮食和行为习惯不良有关。

4. 知识缺乏：缺乏有关 OSAHS 的保健知识。

5. 有受伤的危险　与疾病引起的嗜睡、注意力不能集中有关。

6. 疼痛　与手术引起的黏膜机械性损伤有关。

7. 潜在并发症：术后切口出血、切口感染等。

【计划与实施】

OSAHS 的主要治疗措施包括非手术治疗和手术治疗两方面，应根据每个病人的不同情况，选择个性化的治疗方案。OSAHS 的治疗和护理目标为：①打鼾症状减轻或消失，呼吸暂停次数减少，睡眠质量提高；②自觉精神状态好转，工作效率提高，社交和生活状况恢复正常；③能认识此病的危害，主动控制饮食和不良生活习惯，体重得到控制；④主动避免可能造成意外伤害的工作或行为；⑤术后疼痛得到较好控制，切口愈合好；⑥手术前后均无并发症发生；⑦能够掌握OSAHS 的自我保健知识。

（一）非手术治疗和护理

1. 一般治疗

（1）指导肥胖或超重病人制订减肥计划，控制饮食，调整饮食习惯，戒烟酒，增加运动量，减轻体重，可在一定程度上减轻 OSAHS 的症状。

（2）调整睡眠姿势，尽量采用侧卧位，以减少舌后坠，减轻呼吸暂停症状。告知病人睡前不用安眠药，睡前 3～4 小时内不饮酒精饮料。

2. 持续气道正压通气治疗（nasal continuous positive airway pressure，CPAP）　是目前广泛应用且较有效的方法。即在病人睡眠时通过密闭的面罩将正压空气送入气道，保证 OSAHS 病人睡眠时呼吸道通畅，其工作压力维持在 4～20cmH$_2$O。接受 CPAP 治疗的病人需测定最低有效治疗压力，如果压力过低则达不到治疗目的，且有可能发生危险，压力过高则病人不易耐受。教会病人和家属 CPAP 装置的正确使用方法和使用目的，以及如何应对使用 CPAP 时带来的不适，如鼻腔黏膜干燥、出血、结膜炎等，可通过增加空气湿度来缓解，增加病人的依从性。便携式 CPAP 治疗仪，如图 13-2-1 所示。

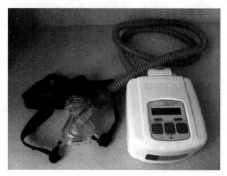

图 13-2-1　便携式 CPAP 治疗仪

3．应用口器治疗　睡眠时佩戴特定口内装置，将下颌向前拉伸，使舌根前移，以扩大舌根后气道。主要适用于以舌根后气道阻塞为主、病情较轻的病人。对使用口器治疗者，睡前可用舌保护器置于口中，使舌保持轻度前置位，增加喉腔前后距离，从而减轻上呼吸道阻塞症状。

（二）手术治疗和护理

若病因明确，则原则上予以手术祛除病因，如鼻息肉引起则行鼻息肉摘除，扁桃体或腺样体肥大引起则行扁桃体或腺样体切除。而对无上述疾病，但软腭和悬雍垂过长、增厚、咽部软组织增多，咽腔狭窄的病人，近年来常用的手术方法有腭咽成形术和悬雍垂腭咽成形术。术后可增加咽腔前后左右的间隙，以减少睡眠时上呼吸道的阻力。

1．术前护理

（1）按全麻病人术前常规准备。

（2）做好多导睡眠监测，了解病人血氧饱和度、呼吸暂停的类型和呼吸紊乱指数。

（3）观察病人血压、心律是否正常，评估病人夜间睡眠打鼾和呼吸暂停等症状的严重程度，以作为术后康复效果的对比。

（4）做好口腔护理，预防感冒，防止术后感染。

（5）根据医嘱术前静脉使用抗生素。

（6）心理护理：告知病人手术的基本方式、目的以及预后效果，帮助病人树立战胜疾病的信心。

2．术后护理

（1）疼痛护理：手术当日疼痛较剧，可给予冰袋冷敷颈部，嘱病人咳嗽打喷嚏时用舌尖抵住上腭，以减轻伤口缝合处的张力。术后 3 天内给予流质或半流质温凉饮食，以减轻对切口的刺激。病人取半卧位，减少头颈部充血。

（2）密切观察切口出血情况，嘱病人将口腔中分泌物吐出，以利伤口愈合，并避免胃部不适；注意血压的变化，防止血压过高。

（3）由于病人长期缺氧，对低氧刺激反应不明显，要注意观察病人呼吸是否畅通，重视病人胸闷、咽喉部阻塞感的主诉，观察有无口唇及面色发绀、喉鸣音等症状。同时注意观察术后病人的打鼾和呼吸暂停等情况有无改善。

（4）口腔护理：术后第一天开始，每次进餐后用漱口水漱口，保持口腔清洁。

（三）健康指导

1. 术后 2 周内，可能会出现饮食误呛、鼻腔反流现象，做好安慰解释工作，术后 1 个月内勿食粗糙、坚硬、辛辣刺激食物，进食后漱口，保持口腔清洁。

2. 鼓励病人和家属帮助病人坚持减肥计划，控制饮食，戒除烟酒，多做健身运动。定期监测心律、血压、血糖，预防并发症。

3. 避免高空作业、驾驶等行为，防止意外发生。

4. 半年后复查，行多导睡眠监测，遵医嘱行 CPAP 治疗。

【护理评价】

通过治疗和护理计划的实施，评价病人是否能够达到：①打鼾症状减轻或消失，呼吸暂停次数减少，睡眠质量提高；②精神状态好转，工作效率提高，社交和生活状况恢复正常；③能认识此病的原因和危害，主动控制饮食和不良习惯，体重得到控制；④主动避免可能造成意外伤害的工作或行为；⑤术后切口愈合好；⑥手术前后有无并发症发生；⑦掌握疾病有关的保健知识。

三、鼻咽癌病人的护理

鼻咽癌（carcinoma of nasopharynx）是我国常见恶性肿瘤之一，居头颈部肿瘤发病率之首，好发于我国南方。大量流行病学研究显示其发病有明显的地区聚集性、种族易感性和家族聚集现象，尤以我国广东、广西、湖南、福建、江西等省发病率高，居世界首位。男性发病率为女性的 2 ~ 3 倍，40 ~ 50 岁为高发年龄组。

【病因】

目前认为可能与遗传、病毒及环境等因素有关。

1. 遗传因素　有种族易患性和家庭聚集现象。如侨居国外的中国南方人后代仍保持着较高的鼻咽癌发病率。研究还发现决定人类白细胞抗原（HLA）的某些遗传因素和鼻咽癌的发生、发展密切相关。

2. EB 病毒　1966 年首次从鼻咽癌病人的血清中检测至 EB 病毒抗体，近年来有研究证实鼻咽癌病人体内不仅存在高滴度抗 EB 病毒抗体，而且抗体滴度随病情发展而升高。在鼻咽癌活组织培养的淋巴细胞中也能分离出 EB 病毒。

3. 环境因素　我国鼻咽癌高发区居民多有进食咸鱼、腊味等腌制品习惯，这些食物中亚硝酸盐含量高，可能诱发鼻咽癌。鼻咽癌高发区的大米和水中微量元素镍含量亦高，鼻咽癌病人头发中镍含量亦高。动物实验证实镍可以促进亚硝胺诱发鼻咽癌。另外，维生素缺乏和性激素失调也可改变黏膜对致癌物的敏感性。

【病理分型】

鼻咽癌病人中 95% ~ 98% 属低分化鳞癌。高分化鳞癌、腺癌、泡状核细胞癌、未分化癌少见。

【扩散转移】

鼻咽癌早期可出现颈淋巴结转移。晚期可出现远处转移，常见部位为骨、肺、肝等。

【护理评估】

（一）健康史

询问病人发病前的健康情况，有无 EB 病毒感染史，是否经常食用腌制、腊味食品，是否经常接触污染空气及饮用水情况，有无家族遗传史等。了解病人发病的症状，鼻腔出血情况，是否有自觉的耳部、颈部症状等，及发病时间。

（二）身体状况

鼻咽癌多发生于鼻咽顶前壁和咽隐窝，位置隐蔽，所以早期症状不典型。

1. **鼻部症状**　早期可出现涕中带血，病人常主诉为"晨起回缩涕中带血"，时有时无，量少且会自行停止，故容易被忽视。晚期则出血量较多。肿瘤阻塞后鼻孔，出现单侧鼻塞。当瘤体增大时，则出现双侧鼻塞。发生率约占30%。

2. **颈部出现无痛性肿块**　鼻咽癌早期即可向颈淋巴结转移，这是本病重要临床特征之一。颈部出现转移性肿块为其首发症状者占60%，常发生在颈淋巴结上群，位于乳突尖部的下方。肿大淋巴结质硬，界限不清，表面不平，活动度差，无压痛且进行性增大，始为单侧，继之发展为双侧。

3. **耳部症状**　肿瘤阻塞或压迫咽鼓管咽口，可引起该侧耳鸣、耳闷塞感及听力减退或伴有鼓室积液，临床上易误诊为分泌性中耳炎。

4. **脑神经症状**　肿瘤经咽隐窝的破裂孔侵入颅内，侵犯第Ⅱ~Ⅶ、Ⅸ、Ⅹ脑神经而产生头痛、面部麻木、眼球外展受限、上睑下垂、复视、软腭麻痹、反呛、声嘶、伸舌偏斜等脑神经症状。

5. **远处转移症状**　晚期鼻咽癌可发生骨、肺、肝等处转移，出现相应症状和体征。

（三）辅助检查

1. **鼻咽部检查**　鼻咽癌早期病变不典型，仅表现为黏膜充血，血管怒张或一侧咽隐窝较饱满。间接鼻咽镜、纤维鼻咽镜和鼻内镜等进行检查，反复双侧对比是否对称，可见鼻咽部局部黏膜粗糙不平，肉芽组织状或小结节状肿物。肿瘤逐渐发展可呈菜花状、结节型、溃疡型或黏膜下型等不同类型。

2. **颈部触诊**　颈上深部可触及质硬、活动度差或不活动、无痛性肿大淋巴结。

3. **影像学检查**　CT和MRI鼻咽颅底扫描检查，可了解肿瘤侵犯的范围及颅底骨质破坏的程度。

4. **EB病毒**　血清学检查EB病毒血清可以作为鼻咽癌诊断的辅助指标。因此，病毒壳抗原-免疫球蛋白A（EBVCA-IgA）抗体测定为鼻咽癌诊断、普查和随访监视的重要手段。

5. **活检**　为确诊鼻咽癌的依据。应尽可能做鼻咽部原发灶的活检，一次活检阴性不能否定鼻咽癌的存在，少数病例需多次活检才能明确诊断。

（四）心理-社会状况

鼻咽癌所在部位深而隐蔽，早期症状仅为少量鼻出血，病人常不加注意，早期诊断率低。当出现头痛、脑神经侵犯症状时，疾病已达晚期。反复多次活检，给病人造成极大的痛苦和精神压力。一旦确诊，病人对放疗、化疗有不同程度的恐惧心理。疗效不佳时病人有悲观绝望心理。因此，应注意评估病人的年龄、性别、文化层次、对疾病的认知程度、情绪状况、压力应对方式和经济状况等。

【常见护理诊断/问题】

1. **潜在并发症：鼻部出血。**

2. **舒适度减弱**　与鼻塞、头痛、耳鸣等与肿瘤对邻近组织的侵犯及放疗反应有关。

3. **恐惧**　与被诊断为恶性肿瘤，对治疗及预后不了解有关。

4. **口腔黏膜受损**　与放射治疗损伤黏膜及唾液腺有关。

5. **知识缺乏：缺乏有关鼻咽癌早期症状及治疗相关知识。**

【计划与实施】

鼻咽癌的早期确诊和治疗对其预后十分重要。放射治疗是主要的治疗手段。原发病灶、颈部转移淋巴结都对放射线敏感。由于鼻咽部与颅底接近，部位较深，故手术很少采用。另外，在放射治疗期间可配合化学治疗、中医中药及免疫治疗，提高治疗效果和减轻放射治疗并发症。经过治疗和护理：①病人涕中带血或痰中带血消失；②鼻塞、头痛、耳鸣等减轻或消失；③病人恐惧心理减轻；④口腔溃疡发生少；⑤病人能认知鼻咽癌早期症状并了解有关防治知识。

1. 鼻出血的护理　小量出血只需使用药物保守治疗。大量出血者参照鼻出血病人护理，失血严重者进行血型鉴定，做好输血准备。

2. 出现鼻塞、耳鸣等症状时应报告医师，及时处理。头痛严重者遵医嘱及时给予镇静或止痛药，以减轻病人痛苦。帮助病人尽可能完成放疗及化疗的正规疗程。多数病人经治疗后鼻塞、头痛能够明显减轻或消失。

3. 放疗的护理　指导病人坚持张口训练，每日进行口腔护理，饭前、饭后、睡前漱口。黏膜破溃者，可采用杀菌、抑菌、促进组织修复的漱口液含漱。放疗区皮肤不要用化学物品刺激，只用温水清洗即可（图13-2-2，见文末彩图）。

4. 心理护理

（1）鼓励病人说出恐惧的原因及心理感受，评估恐惧的程度，采取疏导措施，以提高病人对治疗的信心。

（2）行诊断性检查及放射治疗前，应说明目的和注意事项。放射治疗1周后病人会出现头痛、恶心、食欲减退和全身不适反应，护士应耐心解释和安慰，并辅以药物减轻痛苦。

（3）对晚期病人，应及时观察病情和心理变化，以免因癌痛难忍、瘫痪、失明等产生悲观、厌世情绪。

（4）争取家属亲友及有关社会团体的关心，陪伴病人，给予心理支持。

（5）鼓励病人运用合适的方法转移注意力，分散恐惧，如下棋、打扑克、听音乐以及放松疗法等。

5. 健康指导

（1）通过各种途径普及医疗、护理常识，如出现颈部肿块、剧烈头痛、回吸血涕、耳鸣耳聋等症状之一者，应及早到耳鼻咽喉科就诊，以免误诊误治。一经确诊，向病人说明鼻咽癌对放射治疗较为敏感，疗效好，应及时接受治疗。

（2）对有家族史者，应定期进行有关鼻咽癌的筛查，如免疫学检查、鼻咽部检查等。

（3）放射治疗时，注意骨髓抑制、消化道反应、皮肤反应、唾液腺萎缩、放射治疗性肺炎等并发症。定期检查血常规。注意口腔卫生，防止感染。

（4）避免进食咸鱼腊肉等腌制品，进食高蛋白、高热量、高维生素饮食，以改善营养状态，适当中药调理增强机体免疫功能和抵抗力。

（5）定期复查，建议时间分别为3个月、半年、1年。

【护理评价】

通过治疗和护理计划的实施，评价病人是否达到：①涕中带血或痰中带血消失；②鼻塞、头痛、耳鸣等减轻或消失；③情绪稳定，自信心及应对能力增强；④口腔无溃疡发生或溃疡愈合；⑤能认知鼻咽癌症状并了解有关防治知识，积极配合治疗。

（归纯漪）

第三节 喉部疾病病人的护理

❖ 学习目标 ··

识记：

1. 能正确陈述急性会厌炎的病因和发病机制、治疗原则。

2. 能准确描述声带小结和声带息肉的概念和主要症状。

3. 能准确叙述喉癌病人的临床分类、病理分型、转移途径、主要症状。

理解：

1. 能比较分析声带小结和声带息肉的病因和治疗原则。

2. 列举喉癌手术前后的主要护理诊断/问题和护理措施，言语康复的方法。

运用：

能查阅相关文献、参照本节所学的相关专业知识为喉切除病人制订全面的出院健康指导计划。

一、喉部炎症病人的护理

喉部炎症为喉部黏膜、结缔组织、软骨、韧带等结构的急性或慢性炎症，包括急性会厌炎、急性喉炎、慢性喉炎、声带小结、声带息肉等。

急性会厌炎病人的护理

急性会厌炎（acute epiglottitis）为耳鼻咽喉科常见急症，又称急性声门上喉炎。起病突然、发展迅速，以咽喉部剧烈疼痛为特征，严重时可造成上呼吸道阻塞而窒息死亡。成人、儿童均可患病，成人多见。四季均可发病，以冬春季节多见。

【病因与发病机制】

1. **感染** 为本病最常见原因，致病菌有乙型流感杆菌、葡萄球菌、链球菌、肺炎双球菌等，也可与病毒混合感染。

2. **全身性变态反应** 接触某种变应原而引起全身性变态反应，会厌也发生变态反应性炎症而高度肿胀。这类病人发生喉阻塞的机会高于其他感染引起的急性会厌炎。

3. **其他** 邻近器官炎症蔓延或侵及会厌部，如急性扁桃体炎、咽炎等。异物、外伤、吸入有害气体、放射线损伤等均可引起会厌的急性炎症。

【护理评估】

（一）健康史

评估病人有无上呼吸道感染，有无邻近器官感染，如咽炎、扁桃体炎等，有无过度疲劳、吸入有害气体、外伤、误吸异物、接触变应原或使用过敏药物等。询问发病的时间和经过，有无呼吸困难、声嘶等。

（二）身体状况

1. **全身症状** 多数病人起病急，常在夜间突然发生，病史很少超过 6～12 小时。伴有畏寒、发热等，体温多在 37.5～39.5℃，少数可达 40℃以上。发热程度与致病菌种类有关，如为混合感染，体温多较高。全身症状严重，精神萎靡。

2. **局部症状** 病人大多数喉痛剧烈，吞咽时加重，严重时唾液也难以咽下。讲话时语言含糊不清。会厌肿胀可引起不同程度的呼吸困难，严重者可引起窒息。急性会厌炎引起的呼吸困难可突然加重，因此，护士应告知病人不可轻视。由于本病多不累及声带，故很少有声音嘶哑。

3. **体征** 病人呈急性面容，间接喉镜下可见会厌舌面黏膜高度充血水肿，会厌肿胀似球状，易堵塞呼吸道。严重者伴喉阻塞体征。

（三）辅助检查

对主诉咽喉部剧烈疼痛，吞咽困难的病人，间接喉镜下发现会厌充血水肿严重时呈球形（图 13-3-1，见文末彩图），即可诊断为急性会厌炎，一般不需要其他辅助检查。如不能配合间接喉镜检查，对喉部进行 X 线颈侧位片检查，可协助诊断。

（四）心理－社会状况

此病起病急、发展快，咽喉部疼痛剧烈，伴吞咽困难，甚至呼吸困难，所以病人和家属就诊时非常焦急和担心，护士应注意评估病人及家属的心理和情绪状况。对于无呼吸困难的病人，往往容易轻视该疾病，认为只是一般的咽喉发炎，不愿住院观察，因此护士要注意评估病人对疾病的认识程度、病人的文化层次，使其对疾病能够有正确的理解和认识，防止意外情况发生。

【常见护理诊断／问题】

1. **有窒息的危险** 与会厌高度肿胀引起严重喉阻塞有关。
2. **急性疼痛** 与会厌炎症引起充血肿胀有关。
3. **体温过高** 与会厌感染引起炎症反应有关。
4. **知识缺乏**：缺乏本病相关的预防保健和自我护理知识。

【计划与实施】

急性会厌炎的治疗原则为一旦确诊，应尽快进行抗感染治疗，即静脉内使用足量的抗生素和糖皮质激素。一般住院留观，保持呼吸道通畅，如喉阻塞程度较严重则按喉阻塞的处理原则。急性会厌炎病人的治疗和护理目标为：①会厌炎症消退，充血肿胀消失，咽喉部疼痛解除，能正常交流和吞咽；②体温恢复正常；③呼吸道通畅，呼吸平稳；④掌握疾病的自我护理及预防保健知识。

1. 保持呼吸道通畅，预防窒息 按医嘱及时给予足量的抗生素和激素类药物，并观察用药后的效果。密切观察病人的呼吸情况，有无呼吸困难、吸气性软组织凹陷等喉阻塞症状（图 13-3-2），及时汇报医生，必要时吸氧。严重呼吸困难病人做好气管切开术准备。向病人说明本病的特点及危害，使病人理解并积极配合治疗护理措施，不随意离开病房。气管切开术者按气管切开术后护理。

2. 减轻疼痛 向病人解释疼痛原因及药物疗效，使病人树立信心。嘱病人卧床休息，进流质或半流质饮食，忌辛辣，食物温度以温凉为宜，减轻对会厌的刺激。保持口腔清洁，进食后用漱口液漱口。少讲话，轻咳嗽。

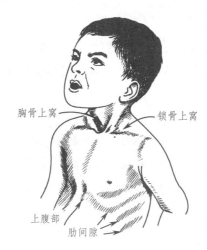

图 13-3-2　喉阻塞病人典型"四凹征"

3. 注意观察病人体温变化，必要时采用物理降温或根据医嘱药物降温。一般情况下，病人用药后，炎症消退，体温逐步恢复正常。

4. 健康指导　根据病人及家属的心理和情绪状态，讲解疾病的发病原因、治疗方案和大致转归，指导避免与变应原接触，生活有规律，不过度疲劳，邻近器官的疾病应积极治疗。发生咽喉剧痛、吞咽困难或呼吸不畅及时就医。

【护理评价】

通过治疗和护理计划的实施，评价病人是否能够达到：①呼吸型态正常；②疼痛消失；③体温恢复正常；④掌握疾病的自我护理及预防保健知识。

声带小结和声带息肉病人的护理

声带小结和声带息肉均为喉部慢性非特异性炎症。声带小结（vocal nodules）又称歌者小结（图 13-3-3，见文末彩图），典型的声带小结为双侧声带前、中 1/3 交界处对称性结节状隆起。声带息肉（polyps of vocal cords）（图 13-3-4，见文末彩图）为好发于一侧声带的前、中 1/3 交界处边缘，为半透明、白色或粉红色表面光滑的肿物，也可为双侧。两者均为引起声音嘶哑的常见疾病。

【病因与发病机制】

1. 多因发声不当或用声过度导致，也可为一次强烈发声之后引起，所以本病多见于职业用声或过度用声的病人，如教师、销售人员、歌唱演员、喜欢喊叫的儿童等。

2. 上呼吸道病变如感冒、急慢性喉炎等可诱发。

3. 长期慢性刺激，如长期吸烟可诱发本病。

因声带的前 2/3 是膜部，后 1/3 是软骨部，而膜部的中点即声带前、中 1/3 交界处在发声时振幅最大，用声过度或用声不当会导致该处形成小结或息肉。

【病理】

声带的任克间隙发生局限性水肿，血管扩张或充血，表面覆盖正常的鳞状上皮细胞，形成白色或粉红色的椭圆形肿物。

【护理评估】

（一）健康史

评估病人喉部不适和声音嘶哑发生与持续时间，有无明显诱因如用声不当或长期吸烟史，有无上呼吸道感染史。

（二）身体状况

主要表现为声嘶。声带小结早期症状轻，仅用声多时感声带疲劳，时好时坏，呈间歇性，以后逐渐加重，表现为持续性声嘶。声带息肉表现为长时间声嘶。声嘶程度与息肉大小和部位有关，轻者为间歇性声嘶，发声易疲劳，音色粗，发高音困难，重者声音严重沙哑。巨大的息肉位于两侧声带之间者，可完全失声，甚至引起呼吸困难和喘鸣。息肉垂于声门下腔者常因刺激引起咳嗽，并可随呼吸气流上下活动，偶嵌于声门时可致窒息。

（三）辅助检查

间接喉镜检查最为常用。直接喉镜或纤维喉镜检查可采集病变的彩色图片，利于多次随访对比。

（四）心理－社会状况

病人因持续声嘶影响工作而就诊，希望解决声音嘶哑问题，但对本病发生的原因、如何保护声带、促进声带康复缺乏了解。应注意评估病人的职业、文化层次、生活习惯等，以便提供针对性的护理措施。

【常见护理诊断／问题】

1．有窒息的危险　与声带过度充血肿胀或较大息肉嵌顿于声门有关。

2．知识缺乏：缺乏有关手术的配合知识和声带保健知识。

【计划与实施】

声带小结治疗原则为先行保守治疗、声休和发声训练，无效者可考虑手术治疗。声带息肉以手术切除为主，辅以糖皮质激素、抗生素等治疗。手术方法包括纤维喉镜、电子喉镜、直接喉镜以及显微喉镜下切除术。声带小结和声带息肉的治疗和护理目标为：①呼吸平稳，伤口愈合好；②掌握正确的发声方法和保护声带的知识。

（一）保守治疗和护理

1. 早期声带小结可通过禁声，使声带得到充分休息，小结可自行消失。

2. 进行一段时间（约3个月）的发声训练，改变错误的发声习惯，也可成功治疗声带小结。

（二）手术病人的护理

1．术前护理

（1）向病人简单说明手术的目的、基本过程、术中可能出现的不适以及如何与医生配合。

（2）直接喉镜及显微喉镜下切除的，需在全麻下进行，按全麻术前护理常规。表麻喉镜术前禁食3小时，防止术中引起呕吐。

2．术后护理

（1）病情观察：观察病人呼吸情况，如有异常及时与医生联系。嘱病人轻轻将口中分泌物吐出，观察并记录其性状。

（2）饮食护理：表面麻醉术后2小时、全身麻醉完全清醒后，可进温、凉流质，避免辛辣、硬食物。

（3）促进声带创面愈合：术后当天即可适当讲话，如每小时一次从1数到20，切忌使用假声，不可屏气及过度用力，如为双声带息肉应鼓励深呼吸，防止声带粘连。

（4）注意观察术后病人的颈部活动情况，防止颈椎脱位。

（三）健康指导

1. 告诉病人术后声休2～4周，注意保护嗓音，注意正确的发声方法，避免长时间用嗓或高声喊叫。手术后仍要注意保护嗓音，防止复发。

2. 戒除烟酒，忌辛辣刺激性食物。

3. 预防上呼吸道感染，感冒期间尽量少说话，使声带休息，同时积极治疗。

【护理评价】

通过治疗和护理计划的实施，评价病人是否能够达到：①配合手术顺利完成，呼吸平稳，伤口愈合；②掌握保护声带的知识。

二、喉癌病人的护理

喉癌（carcinoma of larynx）是头颈部常见的恶性肿瘤，在呼吸道肿瘤中为仅次于肺癌的第2位高发癌。据世界癌症报告（GLOBOCAN2008）的数据显示，全世界喉癌标化发病率为2.2/10万，发病率地区差别很大。在20世纪80年代中期对160个地区的人口调查得知，全世界喉癌发生率最高的国家为西班牙、法国、意大利和波兰。在我国，喉癌的发生率低于全球平均水平，根据2003—2007年统计资料显示，发病率为2.04/10万，占全部恶性肿瘤新发病例的0.77%，其中，男性是女性的7倍，城市是农村的2倍。喉癌高发年龄为40～60岁。

【病因与发病机制】

喉癌的致病原因迄今尚未明确，可能与下列因素有关。

1. **吸烟** 世界各地大量的研究表明，吸烟与喉癌的发生有密切关系，喉癌的发病率与每日吸烟的量和吸烟的总时间成正比。烟草燃烧时所产生的烟草焦油中苯并芘有致癌作用。长期被动吸烟亦可致癌。

2. **饮酒** 慢性酒精摄入与喉癌发生有一定相关性。饮酒者患喉癌的危险度是非饮酒者的1.5～4.4倍。且吸烟和饮酒有致癌的协同作用。

3. **病毒感染** 成年型喉乳头状瘤由人乳头状瘤病毒（HPV）引起，目前认为是喉癌的癌前病变。

4. **环境因素** 长期大量接触各种有机化合物（多环芳香烃，亚硝胺等），吸入生产性粉尘或工业废气，如二氧化硫、芥子气、砷、镍等，喉癌发生率高。另外，长期接触镭、铀、氡等放射性同位素可引起恶性肿瘤。有报道少数病人头颈部放疗可诱导喉癌、纤维肉瘤和腺癌等。

5. **其他** 喉癌的发生可能与性激素水平、免疫功能缺乏、体内微量元素如锌、镁缺乏有关。

【病理】

鳞状细胞癌占喉癌的96%～98%，且多分化较好，腺癌、未分化癌等极少见。喉鳞癌早期病变局限于上皮层，基底膜完整。喉癌的大体形态可分为：①溃疡浸润型：癌组织稍向黏膜面突起，表面可见深层浸润的凹陷溃疡，边界不整，界限不清。②菜花型：肿瘤外突生长，呈菜花状，边界清，一般表面无溃疡。③结节型或包块型：肿瘤表面为不规则隆起，多有较完整的包膜，边界较清，很少形成溃疡。④混合型：兼有溃疡和菜花型的外观，表面不平，常有较深的溃疡。喉癌的扩散转移与肿瘤的原发部位、肿瘤细胞的分化程度及癌肿的大小等密切相关，转移途径有直接扩散、淋巴转移和血行转移。直接扩散即喉癌循黏膜表面或黏膜下浸润扩散至周围组织包括会厌、舌根、梨状窝、前联合、甲状软骨等。淋巴转移部位多见于颈深上组的颈总动脉分叉处淋巴结，然后再沿颈内静脉向上、下部之淋巴结发展。血行转移指晚期癌细胞经血液循环向全身转移，可至肺、肝、骨、肾、脑垂体等处。

【护理评估】

（一）健康史

应注意询问病人发病前的健康状况，有无长期慢性喉炎或其他喉部疾病如喉白斑、喉角化症等，还要重点了解病人发病的危险因素，如有无长期吸烟、饮酒、接触工业废气、接触放射线等。

（二）身体状况

根据病变部位及范围，喉癌大致可分为四 4 种类型：声门上癌、声门癌、声门下癌和贯声门癌。各型临床表现不一。

1．声门上癌　原发部位在会厌喉面根部。早期无明显症状，或仅有轻微咽部不适感或异物感。声门上癌分化差，发展快，常在出现颈淋巴结转移时方被发现。癌肿向喉咽部发展时，有喉咽部疼痛，并可放射到同侧耳部。若侵犯到梨状窝，可影响吞咽。当癌肿表面溃烂时，有咳嗽和痰中带血，并有臭味。当癌肿向下侵及声带时才出现声嘶、呼吸困难等。呼吸困难、咽下困难、咳嗽、痰中带血或咯血等常为声门上癌的晚期症状。

2．声门癌　早期症状为声音改变，时轻时重，随着肿块增大，声嘶逐渐加重，甚至失声。呼吸困难是声门癌的另一常见症状，常因声带运动受限或固定，加上肿瘤组织堵塞声门所致。肿瘤组织表面糜烂可出现痰中带血。晚期，肿瘤向声门上区或下区进一步发展，除严重声嘶或失声外，还可出现放射性耳痛、呼吸困难、咽下困难、咳嗽、咳痰困难及口臭等症状。

3．声门下癌　即位于声带平面以下，环状软骨下缘以上的癌肿，临床少见。因位置隐蔽，早期无明显症状，肿块增大，可出现呼吸困难，肿瘤溃烂可出现咳嗽和痰中带血，肿瘤向上侵及声带，则出现声嘶。

4．贯声门癌　是指原发于喉室，跨越两个解剖区即声门上区及声门区的癌肿。癌组织在黏膜下广泛浸润扩展，以广泛浸润声门旁间隙为特征。由于肿瘤位置深且隐蔽，早期症状不明显，出现声嘶时，常已有声带固定，而喉镜检查仍未能窥见肿瘤。随着肿瘤向声门旁间隙扩展，浸润和破坏甲状软骨时，可引起咽喉痛。

5．颈部检查　仔细观察喉体大小是否正常，若喉体膨大则说明癌肿已向喉体外侵犯。并注意舌骨和甲状软骨间是否饱满，如有饱满，则癌肿可能已侵及会厌前间隙。再触摸颈部有无淋巴结肿大，并注意其大小、数量、质地和活动度。

（三）辅助检查

1．间接喉镜检查　为最实用的检查方法，借此了解癌肿的形态、大小、病变范围和喉各部分情况，观察声带运动情况等。

2．直接喉镜或纤维喉镜检查能直接观察癌肿大小和基底部，同时进行活检。

3．影像学检查　常用颈侧位片了解声门下区或气管上端有无浸润。颈部和喉部 CT 和 MRI 检查病变范围及有无淋巴结转移，协助确定手术范围和方案。

（四）心理－社会状况

喉癌的确诊会给病人和家属带来极大的精神打击，喉全切除的手术又会使病人丧失发声功能以及颈部遗留永久性造口，给病人的心理和形象上造成双重不良刺激，病人和家庭成员都需要重新适应，如果适应不良，病人易产生恐惧、抑郁、悲观、社会退缩等心理社会障碍，家庭则产生应对能力失调等障碍。

护士应了解病人的年龄、性别、文化层次、职业、社会职位、压力应对方式、对疾病的认知程度、经济收入、医疗费支付方式、家庭人员、关系、功能等。年龄越轻，社会地位和文化层次越高的病人对术后失声和形象改变可能越难以接受，因此，专业护士应根据病人的具体情况评估病人的心态，以便协助病人选择有效的、能够接受的治疗方案，同时有利于术后心理问题的解决。

【常见护理诊断/问题】

1. **焦虑**　与被诊断为癌症和缺乏治疗与预后的知识有关。

2. **有窒息的危险**　与癌肿过大有关，术后造口直接暴露于外界环境中有关。

3. **疼痛**　与手术引起局部组织机械性损伤有关。

4. **言语沟通障碍**　与喉切除有关。

5. **有感染的危险**　与皮肤完整性受损，切口经常被痰液污染，机体抵抗力下降有关。

6. **潜在并发症**：出血、感染、咽瘘等。

7. **营养失调：低于机体需要量**　与摄食途径改变，食物性状改变，机体需要量增加有关。

8. **体像紊乱**　与喉切除引起的颈部瘘口、瘢痕及言语功能改变有关。

9. **知识缺乏**：缺乏出院后自我护理知识和技能。

【计划与实施】

喉癌的治疗方式包括手术、放疗、化疗和生物治疗等。根据病变的部位、范围、扩散情况和全身情况，选择合适的治疗方案，目前多主张以手术为主的综合治疗。对喉癌病人的总体治疗和护理目标为：①识别引起焦虑的原因；②手术前后呼吸道保持通畅；③自诉疼痛减轻或消失；④能够用适当的方法有效交流；⑤切口愈合好，无出血和感染发生；⑥吞咽功能恢复正常，保证机体良好的营养状态；⑦能够正视身体结构和功能的改变，并表现出适应的行为；⑧能够掌握护理颈部切口和套管的技能和知识。

（一）手术治疗与护理

手术是治疗喉癌的主要手段，原则是在彻底切除癌肿的前提下，尽可能保留或重建喉的功能，以提高病人的生存质量。根据切除方式分为部分喉切除术和全喉切除术。部分喉切除包括显微 CO_2 激光手术、喉裂开术、垂直半喉切除术、水平半喉切除术、喉次全切除或近全切除术等，适用于病变较早期、部分喉切除能够去除病变范围的情况（图13-3-5）。全喉切除术适用于：①病变较晚期不能行部分喉切除。②放射治疗失败或部分喉切除术后肿瘤复发。③原发声门下癌。④喉咽癌不能保留喉功能者（图13-3-6）。

1. **术前护理**

（1）心理护理：评估病人的焦虑程度，多与病人交流，倾听其主诉，对病人的心情表示理解，安慰病人。鼓励家属给予情感支持。告知病人疾病的相关知识，治疗方法和预后的信息，以及术后如何保证生活质量的信息，如有哪些可替代的交流方法，在什么情况下可恢复工作等，帮助病人树立战胜疾病的信心。

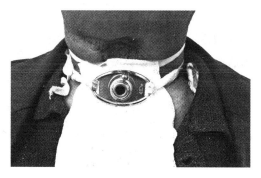
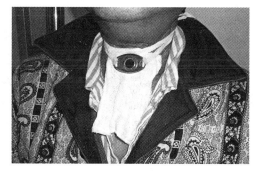

图 13-3-5　部分喉切除术后颈部佩戴金属气管套管　　　　图 13-3-6　全喉切除术后颈部佩戴全喉套管

（2）术前指导：告知病人所有全麻术前的准备工作，使病人能够对自己的情况进行控制，做好充分的术前准备，配合手术顺利进行。教会病人放松技巧，如肌肉放松、缓慢的深呼吸等。

（3）预防窒息：注意观察呼吸情况；避免剧烈运动；防止上呼吸道感染；限制活动范围；必要时备好床旁气管切开手术包。

2．术后护理

（1）疼痛的护理：评估疼痛的部位、程度，告知疼痛的原因和可能持续的时间；必要时按医嘱使用止痛药或镇痛泵；抬高床头 30°～45°，减轻颈部切口张力；教会病人起床时可用手掌托住枕部，使头、颈呈直线；防止剧烈咳嗽加剧切口疼痛。

（2）言语交流障碍护理：评估病人读写能力，术前教会病人简单的手语，以便术后与医护人员沟通，表达个人需要；术后也可使用写字板、笔或纸进行交流，对于不能读写的病人可用图片；主动关心病人，满足其需要；鼓励病人表达需求或不适，给予病人足够的交流时间；告知病人切口愈合后，可以学习其他发声方式如食管发声、电子喉等。

（3）防止呼吸道阻塞：向病人讲解新的呼吸方式，气体不从鼻进出而从颈部气管造口进出，不可遮盖或堵塞颈部造口；观察病人呼吸情况，监测血氧饱和度；定时湿化吸痰，防止痰液阻塞气道；室内湿度保持在 55%～65%，防止气道干燥结痂；鼓励病人深呼吸和咳嗽，排除气道分泌物，保持呼吸道通畅。

（4）防止切口出血：注意观察病人的血压、心率变化；切口加压包扎；吸痰动作要轻柔；仔细观察出血量包括敷料渗透情况、痰液性状、口腔有无大量血性分泌物、负压引流量及颜色；如有大量出血，应快速建立静脉通路，根据医嘱使用止血药或重新止血，必要时准备输血。

（5）防止切口感染：注意观察体温变化；换药或吸痰注意无菌操作；每日消毒气管筒；气管内定时滴入抗生素药水；气管垫潮湿或受污染后应及时更换；负压引流管保持通畅有效，防止无效腔形成；做好口腔护理；一周内不做吞咽动作，嘱病人有口水及时吐出；根据医嘱全身使用抗生素；增加营养摄入，提高自身免疫力。

（6）防止营养摄入不足：保证鼻饲量，鼓励少量多餐；注意鼻饲饮食中各种营养的供给，包括热量、蛋白质、维生素、纤维素等；病人鼻饲饮食发生不适时，如腹胀、腹泻、打嗝等，及时处理；作好鼻饲管护理。

（7）帮助病人适应自己的形象改变：鼓励病人倾诉自己的感受；关心同情病人，表示极大耐心，避免流露出嫌弃、厌恶或不耐烦；鼓励其面对现实，照镜子观察自己的造口；调动家庭支持系统；教会病人自我护理的方法，鼓励病人自己完成；教病人一些遮盖缺陷的技巧如自制围巾、饰品、保持自我形象整洁等。

（二）放射治疗与护理

适应证：小而表浅的单侧或双侧声带癌，声带运动正常。病变小于1cm的声门上癌。全身情况差，不宜手术者。病变范围广，术前先行放疗，术后补充放疗。

放疗病人的护理要点主要包括：告知病人放疗可能出现的副作用如皮肤损害、黏膜损害等及应对方法，放疗后局部皮肤可能有发黑、红肿、糜烂，注意用温水轻轻清洁，不可用肥皂、沐浴露等擦拭皮肤，局部可涂以抗生素油膏；鼓励病人树立信心，坚持完成疗程；注意观察呼吸，因放疗会引起喉部黏膜充血肿胀，加重喉阻塞，如病人出现呼吸困难，可先行气管切开，再行放疗。

（三）健康指导

○ 知识拓展　　　　　全喉切除术后病人出院指导的循证实践

运用循证护理的指导思想，系统检索关于全喉切除术后病人护理相关的最佳证据：①病人出院前应接受详细的出院健康指导（B级推荐）；②病人出院时应得到相关的健康教育资料，内容涵盖全喉切除术后护理和鼓励自我照护的内容（B级推荐）；③护士负责为出院病人联系安排社工的访视，以利于病人得到所需的咨询、或者能使用家庭不备的仪器设备以及其他自我护理相关用品（B级推荐）；④护士组织病人参加病友会活动，或者通过网络获取支持（B级推荐）。根据我国国情和临床实际，制订了5条质量审查标准：①全喉切除术后病人出院前给予详细的出院健康教育。②向病人提供书面健康教育资料，内容包括全喉切除术后护理和鼓励自我照护。③护士向病人提供全喉切除照护所需用品。④护士为病人提供持续的院外护理支持。⑤护士组织病人随访。采用澳大利亚乔安娜·布里格斯研究中心（Joanna Briggs Institute，JBI）的"临床证据实践应用系统"（Practical Application of Clinical Evidence System，PACES），经过为期半年的上海市一家三级甲等耳鼻喉科专科医院的临床实证，结果证明各条最佳证据能够在临床推广应用，结局指标良好。

出院前护士应教会病人或其家属注意以下事项：①清洗、消毒和更换气管筒或全喉筒的方法。②外出或沐浴时保护造口，外出时可用有系带的清洁纱布垫系在颈部，遮住气管造口入口，防止异物吸入。盆浴时水不可超过气管筒，淋浴时注意勿使水流入或气管筒。③自我观察、清洁、消毒造口：用镜子观察造口是否有痰液或痰痂附着，可用湿润棉签进行清洁，必要时用酒精棉球消毒造口周围皮肤。④湿化气道，预防痂皮。根据病人具体情况定时向气道内滴入抗生素湿化液，以稀释痰液防止痰液干燥结痂；多饮水，保证体内水分供给充足；天气干燥时注意对室内空气进行加湿。如果气道内有痂皮形成，应及时去医院清理，不可自行处置。⑤不要到人群密集处，防止上呼吸道感染；注意身体锻炼，增强抵抗力，但避免剧烈运动，不可进行水上运动。⑥加强恢复肩颈部功能的锻炼。⑦加强营养，多进高蛋白、高热量、富含维生素和纤维素的食物，禁烟酒，保持大便通畅。⑧定期随访，1个月内每两周一次，3个月内每个月一次，1年内每3个月一次，1年后每半年一次。⑨如发现出血、呼吸困难、造口有新生物或颈部扪及肿块，应立即到医院就诊。⑩向病人提供有关言语康复训练、参与社会活动组如喉癌俱乐部等的信息。

消毒气管内套管（全喉气管套管）法：取出气管内套管或全喉气管筒。先放入清水锅中煮沸

2～3分钟，软化痰液。将型号相当的细刷子根据套管弯曲度折弯，将套管在清水下边刷边冲洗，将管内管外分泌物刷净，并将管口对准亮光处检查管腔内壁是否洁净，管腔内是否有残留棉絮、刷毛等。如管壁外有污渍，可用纱布蘸取一些去污粉擦净，再用清水冲洗干净。锅子洗净，装入清水，将套管放入，煮沸20分钟后取出，将管内水甩干，冷却后重新放入外套管。全喉筒清洗后，应检查缚带是否牢固。

（四）言语康复

全喉切除术后，有几种不同的方法可以帮助病人发声重建。食管发声是最为经济、简便的方法。其基本原理是：经过训练后，病人把吞咽进入食管的空气从食管冲出，产生声音，再经咽腔和口腔动作调节，构成语言。缺点是需要长时间训练，需要病人有较好的体力，且发声断续，不能讲较长的句子。

电子喉发声也是全喉切除病人常用的交流方式。具体方法是将其置于病人颏部或颈部作说话动作，利用音频振荡器产生声音，即可发出语音。其缺点是发出的声音欠自然，常带有杂音。

气管食管音是通过外科手术在气管后壁与食管前壁之间造口，插入发音钮或以肌黏膜瓣缝合成管道。常用的发音钮包括 Blom-Singer 发音假体、Provox 发音钮等。

【护理评价】

通过治疗和护理计划的实施，病人是否能够达到：①焦虑减轻或消除；②呼吸道平稳、呼吸道通畅；③疼痛减轻或消失；④能够用其他交流方法有效交流；⑤切口愈合好，无出血和感染发生；⑥吞咽功能正常，机体营养状态良好；⑦主动参与自我护理并正视自己的造口，主动参与社会活动；⑧掌握护理颈部瘘口和套管的技能和知识。

（归纯漪）

第四节　急性上呼吸道感染病人的护理

❖ 学习目标

识记：

1. 能准确复述急性上呼吸道感染的概念。

2. 能正确概括急性上呼吸道感染的病因及诱因。

3. 能正确概括急性上呼吸道感染护理的主要内容。

理解：

能比较不同类型急性上呼吸道感染临床表现的特点。

运用：

能指导易感人群预防急性上呼吸道感染的发生。

急性上呼吸道感染（acute upper respiratory tract infection）是鼻腔、咽或喉部急性炎症的总称。常见病原体为病毒，仅有少数由细菌引起。病人不分年龄、性别、职业和地区，具有一定的传染性，有时可引起严重的并发症。

本病全年皆可发病，但冬春季节多发，可通过含有病毒的飞沫或被污染的手和用具传播，多为散发，但可在气候突变时流行。由于病毒类型较多，人体感染各种病毒后产生较弱而短暂的免疫力，且无交叉免疫，同时在健康人群中有病毒携带者，故一个人一年内可多次发病。

【病因与发病机制】

1. 病因　急性上呼吸道感染有 70%~80% 由病毒引起。其中主要包括流感病毒（甲型、乙型、丙型）、副流感病毒、呼吸道合胞病毒、腺病毒、鼻病毒、埃可病毒、柯萨奇病毒、麻疹病毒、风疹病毒等。细菌感染占 20%~30%，可直接或继发于病毒感染之后发生，以溶血性链球菌最为多见，其次为流感嗜血杆菌、肺炎链球菌和葡萄球菌等，偶见革兰阴性杆菌。

2. 诱因　各种可导致全身或呼吸道局部防御功能降低的原因，如受凉、淋雨、过度紧张或疲劳等均可诱发本病。

3. 发病机制　当机体或呼吸道局部防御能力降低时，原先存在于上呼吸道或外界侵入的病毒和细菌迅速繁殖，引起本病。年老体弱者、儿童和有慢性呼吸道疾病者易患本病。

【护理评估】

（一）健康史

急性上呼吸道感染可发生于各种人群，注意评估病人年龄、既往身体健康状况，关注年老体弱、儿童及慢性呼吸道疾病病人。

（二）身体状况

1. 症状和体征　根据病因和临床表现不同，可分为不同的类型。

（1）普通感冒（common cold）：又称急性鼻炎或上呼吸道卡他，俗称"伤风"。成人多为鼻病毒所致，好发于冬春季节。起病较急，以鼻咽部卡他症状为主。初期出现咽痒、咽干或咽痛，或伴有鼻塞、喷嚏、流清水样鼻涕，2~3 天后变稠。如有咽鼓管炎可引起听力减退，伴有味觉迟钝、流泪、声嘶和少量黏液痰。全身症状较轻或无症状，可仅有低热、轻度畏寒、头痛、肌痛等不适感等。可见鼻腔黏膜充血、水肿、有分泌物，咽部轻度充血等体征。如无并发症，经 5~7 天后痊愈。

（2）病毒性咽炎和喉炎

1）急性病毒性咽炎：常由鼻病毒、腺病毒、副流感病毒和呼吸道合胞病毒等引起。多发于冬春季节。表现为咽部发痒、不适和灼热感，咽痛短暂且轻，可伴有发热、乏力等。有咽部充血、水肿，颌下淋巴结肿大和触痛等。出现吞咽疼痛时，常提示有链球菌感染；腺病毒感染时常合并眼结膜炎。

2）急性病毒性喉炎：由鼻病毒、流感病毒、副流感病毒和腺病毒等所致。表现为声音嘶哑、说话困难、咳嗽时咽喉疼痛，可伴发热或咽炎。体检可见喉部充血、水肿，局部淋巴结肿大有触痛，可闻及喉部喘息声。

（3）疱疹性咽峡炎：主要由柯萨奇病毒 A 所致。好发于夏季，多见于学龄期儿童。表现为咽痛明显，常伴有发热，病程 1 周左右。体检可见咽部充血，软腭、悬雍垂、咽和扁桃体表面有灰白色丘疹、疱疹及浅表溃疡，周围有红晕。

（4）咽结膜热：常为腺病毒和柯萨奇病毒等引起。夏季好发，儿童多见，游泳传播为主。病程 4~6 天，表现为咽痛、畏光、流泪、发热和咽、结膜明显充血。

（5）细菌性咽-扁桃体炎：多由溶血性链球菌引起，其次由流感嗜血杆菌、肺炎链球菌和葡萄球菌等引起。起病急，咽痛明显，伴畏寒、发热，体温超过 39℃。可见咽部明显充血，扁桃体肿大、充血，表面有黄色点状渗出物，颌下淋巴结肿大伴压痛。肺部检查无异常体征。

2. 并发症 本病如不及时治疗，可并发急性鼻窦炎、中耳炎、气管－支气管炎。部分病人可继发病毒性心肌炎、肾小球肾炎、风湿热等。

（三）辅助检查

1. 血常规 病毒感染者，白细胞计数正常或偏低，淋巴细胞比例升高。细菌感染者，可见白细胞计数和中性粒细胞增多，并有核左移现象。

2. 病原学检查 病毒分离、病毒抗原的血清学检查等，有利于判断病毒类型。细菌培养可判断细菌类型和药物敏感试验。

（四）心理－社会状况

急性上呼吸道感染预后良好，仅有少数年老体弱、有严重并发症病人预后不良。病人一般无明显心理负担。部分病人可因鼻塞、流涕、咳嗽剧烈、咽痛或等典型症状影响饮食、休息和睡眠，进而影响日常生活、工作和学习。

【常见护理诊断／问题】

1. 舒适度减弱 与病毒和（或）细菌感染致鼻塞、流涕、咽痛、头痛、肌痛有关。
2. 体温过高 与病毒和（或）细菌感染有关。
3. 潜在并发症：鼻窦炎、气管－支气管炎、肾小球肾炎、心肌炎等。

【计划与实施】

急性上呼吸道感染目前尚无特异抗病毒药物，多以对症和中医治疗为主。经过治疗和护理，病人：①无不适症状；②体温恢复正常；③恢复正常工作或学习。

1. 环境与休息　病人以休息为主，保持室内适宜温、湿度和空气流通。

2. 给予清淡、高热量、丰富维生素、易消化食物，鼓励病人每天保持足够的饮水量，避免刺激性食物，戒烟、戒酒。

3. 防止交叉感染　注意隔离病人，戴口罩，避免交叉感染。病人咳嗽或打喷嚏时应避免对着他人。

4. 药物治疗与护理　急性上呼吸道感染常采用中西医结合用药，注意观察药物的不良反应。病毒或并发细菌感染，临床可根据病原菌和药敏试验选用抗菌药物，如青霉素类、头孢菌素、大环内酯类或氟喹诺酮类及磺胺类抗菌药物；广谱抗病毒药利巴韦林对流感病毒、呼吸道合胞病毒等均有较强的抑制作用；吗啉胍对流感病毒、腺病毒和鼻病毒有一定疗效；奥司他韦对甲型、乙型流感病毒神经氨酸酶有强效的抑制作用，可缩短病程。对发热、头痛者，可遵医嘱选用解热镇痛药，如对乙酰氨基酚、布洛芬等；鼻塞严重时，可用盐酸麻黄碱滴鼻液滴鼻，连续使用不宜超过 5 天；频繁喷嚏、流涕给予抗过敏药物；咳嗽明显可使用镇咳药。应注意部分治疗上呼吸道感染的中成药中常含有西药成分，如速感宁、维 C 银翘片中含有对乙酰氨基酚，如果中药、西药同时服用，可能有增加肝肾毒性的危险。

5. 健康指导

（1）避免诱发因素：帮助病人及家属掌握上呼吸道感染的常见诱因，避免受凉、过度疲劳，注意保暖；保持室内空气新鲜、阳光充足；戒烟；在高发季节少去人群密集的公共场所，外出戴口罩，防止交叉感染。

（2）增强免疫力：注意劳逸结合，加强体育活动，提高机体抵抗力及抗寒能力。秋冬季注射流感疫苗。

（3）识别并发症并及时就诊：药物治疗后症状不缓解；或出现耳鸣、耳痛、外耳道流脓等中耳炎症状；或恢复期出现胸闷、心悸，眼睑水肿、腰酸或关节痛者，应及时就诊。

【护理评价】

经过治疗和护理，病人是否达到：①掌握急性上呼吸道感染的诱发因素，并能进行有效预防；②鼻塞、流涕、咽痛、头痛症状减轻或消失；③恢复正常体温；④恢复健康的机体状态。

（王艳玲）

◇ 思考题

1. 男性，69 岁，因"鼻出血"就诊，主诉晚餐后左鼻流出鲜血，约 30ml，3 个月前也有过出血史，未正规治疗。既往有高血压病史 10 余年，自服降压药，并未定期监测血压。

（1）病人主要的护理问题是什么？

（2）护士对该病人进行的健康教育重点有哪些？

2. 王先生，47 岁，主诉"夜间睡眠打鼾 7 年，症状加重伴呼吸暂停半年"，于门诊就诊，行睡眠监测示：7 小时睡眠监测中，发生呼吸暂停 401 次，其中阻塞性暂停 289 次，睡眠呼吸暂停低通气指数为 60 次 / 小时（正常人 <5 次 / 小时）。呼吸暂停平均时间 45 秒，最长时间 128.1 秒，低通气平均时间 22.4 秒，最长时间 46.1 秒。整夜脉搏血氧饱和度监测显示夜间平均血氧 89.1%，最低血氧 56.0%（正常人 ≥ 90%）。病人主诉既往有高血压史，高脂血症病史。体格检查发现，病人左侧中、下鼻甲略肥大，扁桃体Ⅱ度肥大，悬雍垂过长肥厚，软腭组织肥厚松弛，口咽腔狭窄。为进一步缓解症状，以"阻塞性睡眠呼吸暂停低通气综合征"收治入院，准备行手术治疗。

（1）王先生此时现存的护理问题有哪些？

（2）护士应进行做好哪些方面的健康评估？

（3）在手术后可能发生的护理问题有哪些？护理重点是什么？

3. 周女士，26 岁，在家人陪同下走进急诊室，表情痛苦，手指咽喉处，示意此处疼痛，家属代主诉：周女士平素体弱，近期工作繁忙，屡屡熬夜加班，昨日受凉后出现高热，吞咽困难，不能进食。经间接喉镜检查后诊断为"急性会厌炎"，拟收治入院。但病人及家属认为这只是普通感冒，在门诊输液即可，不必住院。经反复劝说后，方同意住院治疗。

（1）周女士入院后，责任护士应从哪些方面进行评估？

（2）周女士存在的主要护理问题是什么？

（3）护士应为周女士提供哪些护理措施？

4. 刘大爷，男，62 岁，曾为油漆厂工人，现已退休；有吸烟史 30 年，每天 1 包；饮黄酒每日二两。平日体健，性格开朗，半年前出现声嘶，未予重视，近一月声嘶加重，伴活动后呼吸困难，即到医院就诊，经检查诊断为"喉癌"，择日行喉全切除术。

（1）该病人有哪些导致喉癌的危险因素？

（2）术后可能有哪些护理诊断或护理问题？

5. 张女士，65 岁，间断秋冬季咳嗽、咳痰 10 余年，平日无明显症状。2 日前洗澡后感头痛、鼻塞，继而出现咳嗽、咳痰，入院治疗。

（1）病人自诉鼻塞、咳嗽明显，影响睡眠，护士可给予哪些措施帮助病人？

（2）护士给予病人哪些健康指导，以预防呼吸道感染反复发生？

14

第十四章
下呼吸道及肺部疾病
病人的护理

第一节　急性气管－支气管炎病人的护理

❖ 学习目标

识记：
1. 能准确复述急性气管－支气管炎的概念。
2. 能正确概括急性气管－支气管的病因。
3. 能正确概括急性气管－支气管炎的治疗与护理的主要内容。

理解：
能比较急性上呼吸道感染与急性气管－支气管炎护理评估的异同。

运用：
为急性气管－支气管炎病人制订护理计划并进行健康教育。

急性气管－支气管炎是由生物、物理、化学刺激或过敏等因素引起的气管－支气管黏膜的急性炎症。临床主要症状有咳嗽和咳痰。常见于寒冷季节或气候突变时。可由急性上呼吸道感染蔓延而来，也好发于既往有慢性呼吸系统疾病的病人。

【病因与发病机制】

1. **感染**　导致急性气管－支气管炎的主要原因为上呼吸道感染的蔓延，感染可由病毒或细菌引起。常见病毒为腺病毒、流感病毒、冠状病毒、鼻病毒、单纯疱疹病毒、呼吸道合胞病毒和副流感病毒。常见细菌为流感嗜血杆菌、肺炎链球菌、卡他莫拉菌等。可在病毒感染的基础上继发细菌感染。亦可为支原体和衣原体感染。

2. **物理、化学因素**　物理、化学性刺激，如过冷空气、粉尘、刺激性气体或烟雾的吸入使气管－支气管黏膜遭受急性刺激和损伤，引起炎症反应。

3. **过敏反应**　吸入花粉、有机粉尘、真菌孢子等致敏原，或对细菌蛋白质过敏，均可引起气管－支气管炎症反应。

【护理评估】

1. **健康史**　评估病人有无上呼吸道感染史，如鼻炎、喉炎等。详细询问病人的工作环境，了解有无刺激性气体（如二氧化硫、二氧化氮、氨气、氯气等）和某些花粉接触史。有无气候骤然变冷的情况。

2. **身体状况**　咳嗽为最常见的症状，常为阵发性咳嗽，先为干咳或少量黏液性痰，随后可转为黏液脓性或脓性痰液，痰量增多，咳嗽加剧，偶可痰中带血。病人全身症状一般较轻，可表现为发热（多不超过 38℃）、头痛和不适感。如支气管发生痉挛，可出现程度不等的气促。发热和全身不适症状一般可于 3～5 天消退，咳嗽、咳痰可持续 2～3 周，甚至数周后才消失。

查体呼吸音可正常或粗糙，可以在两肺听到散在干、湿性啰音，啰音部位不固定，咳嗽后可减少或消失。

3. **辅助检查**　外周血白细胞计数和分类多无明显改变。细菌感染较重时，白细胞总数和中性粒细胞增高。X 线胸片检查，大多数表现正常或仅有肺纹理增粗。痰涂片或培养可发现致病菌。

4．心理－社会状况　急性气管－支气管炎预后良好，多数病人于一周内康复，仅少数病人可因咳嗽迁延不愈而发展为慢性支气管炎，病人一般无明显心理负担。但如果咳嗽较剧烈，加之伴有发热，可能会影响病人的生活、休息、睡眠，进而影响工作或学习，使病人产生急于缓解咳嗽等症状的焦急心理情绪。

【常见护理诊断／问题】

1．清理呼吸道无效　与气管－支气管感染、痰液黏稠有关。

2．体温过高　与气管－支气管感染有关。

3．睡眠型态紊乱　与剧烈咳嗽、咳痰影响休息有关。

【计划与实施】

急性气管－支气管炎病人较少需住院治疗，治疗主要是根据病情的轻重情况、感染的病原体及药物敏感试验选择抗菌药物抗感染治疗，对症治疗，以减轻症状、缩短病程和预防并发症。经过治疗和护理，病人：①保持呼吸道清洁；②体温恢复正常；③恢复正常工作或学习。

1．保持气道通畅　保持呼吸道通畅，排除气管、支气管内分泌物，减少痰液在气管、支气管内的聚积，去除细菌生存繁殖的场所，是控制感染、有效治疗的主要环节。协助病人采取舒适的体位，运用深呼吸进行有效性咳嗽。注意咳痰情况，如痰的颜色、性状、量、气味及咳嗽的频率及程度。如痰液较多且黏稠，可嘱病人多饮水，或遵医嘱给予雾化吸入治疗，以湿润气道、稀释痰液利于排出。

2．降低体温　如体温超过38.5℃可给予局部物理降温，可在额头上敷凉毛巾或物理降温贴、用微温或温水擦洗颈部、腋下或腹股沟处。对儿童尤其不要使用酒精擦浴，可能导致孩子昏迷或死亡。大部分有明显不适者，首选口服解热药，如对乙酰氨基酚或布洛芬进行降温。

3．饮食与饮水　由于体温升高，病人应多饮水，或及时补充水分，避免脱水。同时注意补充足够的热量，进食清淡易消化食物。

4．环境与休息　嘱病人适当卧床休息，特别是在发热期间，注意保暖，部分病人往往因剧烈咳嗽而影响正常的睡眠，可遵医嘱给予镇咳、祛痰及镇静药物。给病人提供容易入睡的休息环境，保持周围环境安静，关闭门窗，拉上窗帘。

5．药物治疗与护理　咳嗽无痰，可用止咳药，如右美沙芬、复方甲氧那明等。咳嗽有痰而不易咳出，可选用祛痰药，如盐酸氨溴索。一般未能得到病原菌阳性结果前，可根据医嘱选用抗菌药。亦可选择清热化痰、润肺止咳的中药治疗。根据医嘱用药，告知病人各种药物的作用、可能发生的副作用和服药的注意事项，如服药时间、用药方法；应用抗生素者，注意观察有无迟缓型过敏反应发生，发现异常及时就医等。

6．健康指导

（1）增强体质，防止感冒：平时应加强耐寒锻炼，提高机体免疫力，增强体质。生活要有规律，避免过度劳累。机体抵抗力低，易咳嗽、咳痰的病人，寒冷季节或气候骤然变化时，应注意保暖，外出时可戴口罩，避免寒冷空气对气管、支气管的刺激，积极预防和治疗上呼吸道感染。

（2）避免刺激及接触变应原：改善劳动和生活环境，减少空气污染，注意自我防护，避免接触或吸入变应原。

【护理评价】

通过治疗和护理，病人能否达到：①掌握急性气管－支气管炎的诱发因素，并能进行有效预防；②咳嗽、咳痰症状减轻，气道保持通畅；③恢复正常体温；④恢复健康的机体状态。

（王艳玲）

第二节　肺炎病人的护理

❖ 学习目标

识记：

1. 能准确复述肺炎的定义、分类。

2. 能正确概括常见肺炎的病因。

3. 能简述常见肺炎的发病机制。

4. 能准确说出常见肺炎的治疗方案。

理解：

1. 能比较常见肺炎临床症状的异同点。

2. 能判断病人是否存在重症肺炎的危险。

运用：

能结合肺炎典型案例，讨论相关护理计划及措施。

肺炎（pneumonia）是指肺泡、远端气道和肺间质的炎症，可由病原微生物、理化因素、免疫损伤、过敏及药物引起。通常肺炎主要是指由细菌、病毒、非典型病原体、真菌和寄生虫等引起的感染性炎症，其中细菌性肺炎最常见，也是最常见的感染性疾病之一。根据发病场所的不同，肺炎分为社区获得性肺炎（community-acquired pneumonia，CAP）和医院获得性肺炎（hospital-acquired pneumonia，HAP）。CAP 在全球的发病率和死亡率高，无论在发达国家还是发展中国家，都是导致死亡的重要原因之一。CAP 的年发病率和死亡率均随年龄增长而升高，欧洲及美国成人CAP 的年发病率为 5‰ ~ 11‰，美国 80 岁以上老人的 CAP 发病率达 16.4‰，日本 75 岁以上老人的 CAP 发病率达 42.9‰，病死率达 9.3%。欧洲地区 CAP 死亡率为 4% ~ 48%，每年带来的治疗支出高达 101 亿美元。本节重点介绍 CAP 的相关知识。

【分类】

肺炎可按病因、患病环境或解剖加以分类。

1. 按病因分类

（1）细菌性肺炎：肺炎链球菌、金黄色葡萄球菌、甲型溶血性链球菌、肺炎克雷伯杆菌、流感嗜血杆菌、铜绿假单胞菌肺炎等。

（2）非典型病原体所致肺炎：如军团菌、支原体、衣原体等。

（3）病毒性肺炎：如冠状病毒、腺病毒、呼吸道合胞病毒、流感病毒、单纯疱疹病毒等。

（4）真菌性肺炎：如白念珠菌、曲霉、放射菌等。

（5）其他病原体所致的肺炎：如立克次体、弓形虫、原虫、寄生虫等。

（6）理化因素所致的肺炎：如放射性操作引起的放射性肺炎等。

2．按患病环境分类

（1）社区获得性肺炎（CAP）：是指在医院外罹患的感染性肺实质（含肺泡壁）炎症，包括具有明确潜伏期的病原体感染而在入院后平均潜伏期内发病的肺炎。常见病原菌为肺炎链球菌、流感嗜血杆菌、呼吸道病毒和非典型病原体（肺炎支原体、肺炎衣原体、嗜肺军团菌）、金黄色葡萄球菌、卡他莫拉菌等。临床主要表现为新近出现的咳嗽、咳痰或原有呼吸道疾病症状加重，并出现脓性痰，伴或不伴胸痛；发热；肺实变体征和（或）闻及湿性啰音；白细胞异常；胸部 X 线检查显示片状、斑片状浸润性阴影或间质性改变，伴或不伴胸腔积液。

（2）医院获得性肺炎（HAP）：亦称为医院内肺炎，是指病人入院时不存在、也不处于潜伏期，而于入院后 48 小时后在医院内发生的肺炎。早发性 HAP（在入院 <5 天发生的 HAP）病原与 CAP 相似，晚发 HAP（入院 ≥ 5 天发生的 HAP）常见病原体为铜绿假单胞菌、不动杆菌属、金黄色葡萄球菌（尤其是甲氧西林耐药金黄色葡萄球菌）、肠杆菌科细菌，亦可见真菌和厌氧菌等，HAP 中混合感染常见。

3．按解剖分类

（1）大叶性肺炎：为肺实质炎症，通常不累及支气管。病原体先在肺泡引起炎症，继之导致部分或整个肺段、肺叶发生炎症改变，又称为肺泡性肺炎。致病菌多为肺炎链球菌。

（2）小叶性肺炎：指病原体经支气管入侵，引起细支气管、终末细支气管和肺泡的炎症，又称支气管肺炎。病原体有肺炎链球菌、葡萄球菌、病毒、肺炎支原体以及军团菌等。常继发于支气管炎、支气管扩张、上呼吸道病毒感染以及长期卧床的危重病人。由于支气管腔内有分泌物，常可闻及湿啰音。

（3）间质性肺炎：以肺间质炎症为主，包括支气管壁、支气管周围间质组织及肺泡壁。可由细菌、支原体、衣原体、病毒或卡氏肺囊虫等引起。呼吸道症状较轻，异常体征较少。

【病因与发病机制】

正常的呼吸道免疫防御机制（支气管内黏液－纤毛运载系统、肺泡内吞噬细胞等）使气管隆凸以下的呼吸道保持无菌。是否发生肺炎主要由病原体和宿主两个因素决定。如果病原体数量多、毒力强和（或）宿主呼吸道局部和全身免疫防御系统损害，即可发生肺炎。病原菌可通过空气吸入、血流播散、邻近感染部位蔓延、上呼吸道定植菌的误吸引起社区获得性肺炎。误吸胃肠道的定植菌（胃食管反流）和通过人工气道吸入环境中的致病菌可引起医院获得性肺炎。病原菌直接抵达下呼吸道，滋生繁殖，引起肺泡毛细血管充血、水肿，肺泡内纤维蛋白渗出及细胞浸润。

1．细菌性肺炎

（1）肺炎链球菌肺炎：是由肺炎链球菌或称肺炎球菌所引起的肺炎，约占社区获得性肺炎的半数，是导致婴幼儿肺炎、菌血症、脑膜炎等严重疾病的主要因素，也是引起鼻窦炎和急性中耳炎最常见的病因。儿童和年龄 ≥ 65 岁的成人是感染率最高的年龄段。肺炎链球菌也是导致我国儿童和老年人发病与死亡的重要病原体。据世界卫生组织（WHO）估算，2008 年全球约有 880 万名 5 岁以下儿童死亡，其中约 47.6 万名死于肺炎链球菌感染。机体免疫功能正常时，肺炎链球菌是寄居在口腔及鼻咽部的一种正常菌群。机体免疫功能受损时，有毒力的肺炎链球菌入侵人体而致病。其致病力是由于多糖荚膜对组织的侵袭作用，首先引起肺泡壁水肿，白细胞与红细胞渗出，含菌渗出液经肺泡间孔（Cohn）向肺的中央部分扩展，甚至累及几个肺段或整个肺叶。发病以冬季与初春多见，常与呼吸道病毒感染相平行。病人常为健康的男性青壮年或老年人。

（2）葡萄球菌肺炎：是由葡萄球菌引起的急性肺化脓性炎症。葡萄球菌的致病物质主要是毒素与酶，具有溶血、坏死、杀白细胞和致血管痉挛等作用。其致病力可用血浆凝固酶来测定，阳性者致病力较强，是化脓性感染的主要原因，但其他凝固酶阴性的葡萄球菌亦可引起感染。随着医院内感染的增多，由凝固酶阴性葡萄球菌引起的肺炎也不断增多。医院获得性肺炎中，葡萄球菌感染占 11%～25%。常发生于有糖尿病、血液病、艾滋病、肝病或支气管肺疾病等基础疾病者。若不及时有效治疗，病死率甚高。

2. 其他病原体所致肺炎

（1）肺炎支原体肺炎：是由肺炎支原体引起的呼吸道和肺部的急性炎症改变。常同时有咽炎、支气管炎和肺炎。肺炎支原体是介于细菌和病毒之间、兼性厌氧、能独立生活的最小微生物。健康人吸入病人咳嗽、打喷嚏时喷出的口鼻分泌物可感染，即通过呼吸道传播。病原体通常吸附于宿主呼吸道上皮细胞表面，纤毛上皮之间，不侵入肺实质，抑制纤毛活动与破坏上皮细胞。我国 2006 年 7 个城市的调研表明，肺炎支原体肺炎的比例已经超过肺炎链球菌，成为成人 CAP 的首要致病原。

（2）病毒性肺炎：是由上呼吸道病毒感染，向下蔓延所致的肺部炎症。常见病毒为甲、乙型流感病毒，腺病毒，副流感病毒，呼吸道合胞病毒和冠状病毒等。病人可同时受一种以上病毒感染，气道防御功能降低，常继发细菌感染。呼吸道病毒通过飞沫与直接接触而迅速传播，可暴发或散发流行。密切接触的人群或有心肺疾病者、老年人等易受感染。病毒性肺炎为吸入性感染，病毒侵入细支气管上皮引起细支气管炎，波及肺间质与肺泡而致肺炎。病变吸收后可留有肺纤维化。

（3）传染性非典型肺炎：是由 SARS 冠状病毒引起的一种具有明显传染性、可累及多个脏器系统的特殊肺炎，世界卫生组织（WHO）将其命名为严重急性呼吸综合征。SARS 病毒通过短距离飞沫、气溶胶或接触污染的物品传播。发病机制未明，可能是 SARS 病毒通过其表面蛋白与肺泡上皮等细胞上的相应受体结合，导致肺炎的发生。

（4）真菌性肺炎：肺部真菌感染的发生取决于真菌的致病性、机体的免疫状态及环境条件对机体与真菌之间关系的影响。广谱抗生素、糖皮质激素、细胞毒药物及免疫抑制剂的广泛使用，人免疫缺陷病毒（HIV）感染和艾滋病增多，使肺部真菌感染的机会增加。真菌的孢子极易被人体吸入到肺部引起肺真菌感染（外源性），或使机体致敏，引起表现为支气管哮喘的过敏性肺泡炎。静脉营养疗法的中心静脉插管如留置时间过长，白念珠菌能在高浓度葡萄糖溶液中生长，引起白念珠菌感染中毒症。空气中到处有曲霉属孢子，在秋冬及阴雨季节，储藏的谷草发热霉变时更多，若大量吸入可能引起急性气管 - 支气管炎或肺炎。

肺炎的病理改变主要呈现四个阶段，即充血期、红色肝变期、灰色肝变期及消散期。肺组织充血水肿，肺泡内浆液渗出及红、白细胞浸润，吞噬细菌，继而纤维蛋白渗出物溶解、吸收、肺泡重新充气。临床上，因早期应用抗生素治疗，此种典型的病理分期已很少见。

【护理评估】

（一）健康史

1. 评估病人年龄、吸烟史、长期饮酒史或是否营养不良，有无生活、饮食、睡眠变化。有无明显季节变化。

2. 评估病人是否近期曾有呼吸道感染病史，是否有肺癌、慢性支气管炎、支气管扩张、慢性阻塞性肺气肿、糖尿病、痴呆、中毒、过敏、艾滋病、血液病等慢性疾病或相关因素存在，有无免疫功能低下情况。询问是否使用过抗生素、激素、化疗药物。一年内是否有住院史，有无误吸、神志异常及胸部或腹部外科手术史。

（二）身体状况

常见症状为咳嗽、咳痰，并可出现脓痰或血痰，伴或不伴胸痛。大多病人有发热。病变范围大者可有呼吸困难，呼吸窘迫。重症病人可有呼吸频率增快、鼻翼扇动、发绀。肺实变时叩诊浊音、触觉语颤增强，可闻及支气管呼吸音及湿啰音。肺部革兰阴性杆菌感染容易形成多发性肺脓肿，常累及双肺下叶；若波及胸膜，可引起胸膜渗液或脓胸。

1. **肺炎链球菌肺炎** 常有受凉、淋雨、疲劳、醉酒、病毒感染等诱因。在发病前多有上呼吸道感染的前驱症状。起病急骤，有寒战、高热。体温在数小时内上升至 39～40℃，可呈稽留热型，高峰在下午或傍晚。痰少，可带血或呈铁锈色。食欲锐减，偶有恶心、呕吐、腹胀、腹泻等。患侧胸痛，可放射至肩部或腹部，随深呼吸或咳嗽加剧。肺炎发生于下叶者，炎症累及膈胸膜，重症病人有肠胀气、上腹部压痛，类似急腹症。病人呈急性面容，面颊绯红，呼吸急促，心率快、发绀。严重感染时，可伴发休克、急性呼吸窘迫综合征及神经精神症状，表现为神志模糊、烦躁不安、呼吸困难、嗜睡、谵妄和昏迷等。

2. **葡萄球菌肺炎** 起病多急骤，寒战、高热，体温高达 39～40℃，胸痛，咳大量脓性痰，带血丝或呈脓血状。全身肌肉和关节酸痛，精神萎靡，病情严重者可出现周围循环衰竭。院内感染者常起病隐袭，体温逐渐上升。老年人症状可不明显。

3. **肺炎支原体肺炎** 通常起病缓慢，潜伏期 1～3 周，发病形式多样。症状主要为乏力、咽痛、头痛、低热、食欲缺乏、肌肉酸痛等。呼吸道症状以干咳突出，咳少量黏液痰，咳嗽可持续 2～3 周，体温恢复正常后可能仍有咳嗽。偶伴有胸骨后疼痛。呼吸道以外的症状，以耳痛、麻疹样或猩红热样皮疹较多。

4. **病毒性肺炎** 一般临床症状较轻，与支原体肺炎症状相似。起病较急，发热、头痛、全身酸痛、乏力等较突出。有咳嗽、少痰或白色黏液痰、咽痛等症状。老年人或免疫功能受损的重症病人，可表现为呼吸困难、发绀、嗜睡、精神萎靡，甚至并发休克、心力衰竭和呼吸衰竭，严重者可发生急性呼吸窘迫综合征。

5. **传染性非典型肺炎** 起病急骤，多以发热为首发症状，体温在 38℃ 以上，可有寒战，咳嗽、少痰，心悸、气促，甚或呼吸窘迫。可伴有肌肉酸痛、头痛、关节痛、乏力、腹泻等。

（三）辅助检查

肺炎病人通常需要进行病原学检查，检查项目的选择需要综合病人的年龄、基础疾病、免疫状态、临床特点、病情严重程度以及先期的抗感染治疗情况。

1. **肺炎链球菌肺炎** 血白细胞计数（10～20）×10^9/L，中性粒细胞多在 80% 以上，并有核左移，细胞内可见中毒性颗粒。年老体弱、免疫功能低下者，中性粒细胞百分比增高，总计数可不升高或降低。痰直接涂片可见革兰阳性、带荚膜的双球菌或链球菌。

X 线检查早期仅见肺纹理增粗或受累的肺段、肺叶稍模糊。随病情进展，可为大片炎症浸润阴影或实变阴影。在实变阴影中可见支气管充气征，肋膈角可有少量的胸腔积液。在消散期，X 线显示炎性浸润逐渐吸收，片状区域吸收较快，呈现"假空洞"征。多数病例在起病 3～4 周后才完全吸收。老年人因病灶消散较慢而可能成为机化性肺炎，X 线征象为外形不整齐，显示不均匀的致密阴影。

2．**葡萄球菌肺炎**　胸部X线显示肺段或肺叶实变，可形成空洞，或呈小叶状浸润，其中有单个或多个液气囊腔。亦可表现为一处炎性浸润消失而另一处出现新的病灶，或很小的单一病灶发展为大片阴影。病变2～4周后完全消失，偶可遗留少许条索状阴影或肺纹理增多等。

3．**肺炎支原体肺炎**　血白细胞计数正常或略增高，以中性粒细胞为主。血清特异性抗体检测是目前诊断肺炎支原体肺炎的主要手段。急性期及恢复期的双份血清标本中，肺炎支原体特异性抗体滴度呈4倍或4倍以上增高或减低时，均可确诊为肺炎支原体感染。血清冷凝集试验曾是诊断肺炎支原体感染的重要方法，但其阳性率仅为50%左右，只能作为诊断肺炎支原体感染的参考。基于核酸技术的肺炎支原体检测方法（如PCR、实时PCR等）具有快速、简便、敏感度高的特点，但感染后肺炎支原体的持续存在、无症状的肺炎支原体携带都可能造成假阳性。

X线检查肺部可呈多种形态的浸润影，可呈大片实变影。部分表现为阶段性分布或双肺弥漫分布的网状及结节状。肺部阳性体征少而影像学表现明显是支原体肺炎的一个重要特点。病变多为边缘模糊、密度较低的云雾样片状浸润影，从肺门向外周肺野放射，肺间质浸润影。3～4周后病变可自行消失。

4．**病毒性肺炎**　白细胞计数正常、略增高或偏低。评估病毒培养、血清学检查以及病毒抗原的检测结果。呼吸道分泌物中细胞核内的包涵体可提示病毒感染，但并非一定来自肺部。需进一步评估下呼吸道分泌物或肺活检标本培养是否分离出病毒。X线检查可见双侧肺纹理增多，小片状或多叶间质性渗出，磨玻璃影。病情严重者，显示双肺呈弥漫性结节浸润。

5．**传染性非典型肺炎**　X线检查一周内逐渐出现肺纹理粗乱的间质性改变、斑片状或片状渗出影，典型的改变为磨玻璃影及肺实变影。可在2～3天内波及一侧肺野或两肺。病变后期部分病人肺部有纤维化改变。

（四）CAP病情严重程度评价

对CAP的动态病情变化观察非常重要。临床常用CURB-65评分评估肺炎病人的死亡风险。共5项指标，满足1项得1分。①意识障碍；②BUN>7mmol/L；③呼吸频率≥30次/分；④收缩压<90mmHg或舒张压≤60mmHg；⑤年龄≥65岁。0～1分为低危，2分中危，3～5分高危。

（五）重症CAP诊断标准

2016年，中华医学会呼吸病学分会颁布重症CAP诊断标准。主要标准：①需要气管插管行机械通气治疗；②脓毒症休克经积极液体复苏后仍需血管活性药物治疗。次要标准：①呼吸频率≥30次/分；②氧合指数（PaO_2/FiO_2）≤250；③多肺叶浸润；④意识障碍和（或）定向力障碍；⑤氮质血症（BUN≥7.14mmol/L）；⑥收缩压<90mmHg需要积极液体复苏。符合1项主要标准或≥3项次要标准可诊断为重症社区获得性肺炎。

（六）心理-社会状况

评估病人对健康意义的认识，对健康和维持健康以及对待生活的态度。评估病人和家属对疾病、疾病的严重程度、用药情况的认识，了解自我护理的态度和能力。评估家庭成员的关系，家庭的照顾能力，生活来源和经济收入，支付医疗费用的能力。有无诱发本病的应激事件以及个人应对状况。

【常见护理诊断／问题】

1．**气体交换障碍**　与肺部炎症、痰液黏稠等引起呼吸面积减少有关。

2．**清理呼吸道无效**　与肺部炎症、痰液黏稠、无力咳嗽有关。

3．**体温过高**　与致病菌引起肺部感染有关。

4. **疼痛**　与肺部炎症累及胸膜有关。

5. **潜在并发症**：感染性休克。

6. **知识缺乏**：缺乏疾病发生、发展、治疗等相关知识。

【计划与实施】

肺炎治疗的最主要环节是抗感染治疗。可根据本地区流行病学资料选择覆盖病原体的抗菌药物，或者根据细菌培养和药敏试验结果选择，还需考虑病人的年龄、有无基础疾病、是否有误吸、住普通病房还是重症监护病房、住院时间长短和肺炎的严重程度等，选择抗生素和给药途径。辅助支持治疗和对症处理，发生感染性休克时应及时进行抗休克和抗感染等处理。

经过治疗和护理，病人：①能够维持正常的呼吸功能，表现为能完成日常活动，血氧饱和度达 90% ~ 100%；②气道保持通畅；③体温恢复正常；④胸部疼痛缓解；⑤血压在正常范围之内；⑥能陈述并实施预防肺部感染的措施。

（一）促进有效的气体交换

1. **环境与休息**　保持室内空气清新，室温 18 ~ 20℃，湿度 55% ~ 60%。病室环境安静、清洁、舒适。保证病人足够的休息，限制活动，以减少氧气消耗。限制探视，避免因谈话过多影响体力。集中安排治疗和护理活动，尽量减少打扰病人休息。

2. **体位**　指导或协助病人采取合适的体位，对于意识障碍病人，如病情允许，可取半卧位，增加肺通气量，或侧卧位，以预防或减少分泌物吸入肺内。注意每 2 小时变换体位 1 次，以促进肺扩张，减少分泌物淤积在肺部而引起并发症。

3. **氧疗**　气急发绀者给予鼻导管或面罩吸氧，氧流量一般为 4 ~ 6L/min，维持血氧饱和度在90% 以上，增加病人舒适度，减轻焦虑程度。若为 COPD 病人，应给予低流量持续吸氧。注意观察病人呼吸频率、节律、深度的变化，有无皮肤色泽和意识状态改变，监测动脉血气分析值，如果病情恶化，准备气管插管和呼吸机辅助通气。

4. **药物治疗与护理**　肺炎诊断后要尽早使用抗感染药物，遵医嘱及时使用。肺炎抗感染治疗一般可在热退后 2 ~ 3 天且主要呼吸道症状改善后停药，多数轻至中度病人需 5 ~ 7 天的疗程，重症病人适当延长抗感染疗程。非典型病原体治疗反应较慢者疗程可延长至 10 ~ 14 天；金黄色葡萄球菌、铜绿假单胞菌或厌氧菌等容易导致肺组织坏死，抗菌疗程可至 14 ~ 21 天。肺炎球菌肺炎首选青霉素 G，青霉素过敏或耐药者常用氟喹诺酮类、头孢曲松、头孢噻肟等。支原体肺炎首选大环内酯类抗菌药物，但在我国肺炎支原体对大环内酯类耐药率高，对多西环素或米诺环素喹诺酮类抗菌药物敏感。多重耐药菌感染应选用万古霉素。使用过程中护士应注意观察药物的疗效及副作用，如用药后病人体温和症状的变化，发现皮疹、胃肠道症状等异常及时报告医生。

（二）保持气道通畅

1. **痰液观察**　观察痰液颜色、性状、气味和量，如肺炎球菌肺炎病人的痰呈铁锈色，厌氧菌感染者痰液多有恶臭味等。

2. **痰液检查**　遵医嘱留取新鲜痰标本进行痰培养和药物敏感试验。采集痰标本最好在抗生素应用前，取气道深部痰液，室温下采集后应在 2 小时内送检。

3. **咳嗽、咳痰的护理**　鼓励和协助病人有效咳嗽、排痰，及时清除口腔和呼吸道内痰液、呕吐物。痰液黏稠不易咳出时，病情允许时可扶病人坐起，给予叩背，协助咳痰。鼓励病人饮水，每日 2L，维持足够的液体摄入量；遵医嘱应用祛痰药以及雾化吸入，稀释痰液，促进痰的排出。必要时吸痰，预防窒息。吸痰前，注意提供知情告知。

4. 消毒隔离 注意预防医院内感染，严格执行消毒隔离制度。病人的痰液用含消毒液的容器盛装或塑料袋及卫生纸收集后妥善处理。

（三）维持机体正常体温

1. 体温监测 密切观察体温的变化，体温超过 37.5℃，应每 4 小时测体温 1 次，注意观察体温过高的早期症状和体征，体温突然升高或骤降时，应随时测量和记录，并及时报告医生。

2. 降温护理 体温大于 38.5℃时，应采取物理降温，如在额头上冷敷湿毛巾、温水擦浴等。如应用药物降温，病人出汗后应及时更换衣服和被褥，保持皮肤的清洁和干燥，并注意保暖。

3. 口腔护理 协助口腔护理，鼓励多漱口，口唇干燥时可涂防护唇油。

4. 饮食护理 给予高热量、高蛋白质、高维生素、易消化的流质或半流质饮食。宜少食多餐，避免压迫膈肌。若有明显麻痹性肠梗阻或胃扩张，应暂时禁食水，遵医嘱给予胃肠减压，直至肠蠕动恢复。

（四）缓解或消除胸痛

病人胸痛时，常随呼吸、咳嗽加重，可采取患侧卧位，在咳嗽时应用枕头等物夹紧胸部，必要时用宽胶布固定胸廓，以降低患侧胸廓活动度，减轻疼痛。注意维持病人舒适的体位。疼痛剧烈者，遵医嘱应用镇痛、止咳药，缓解疼痛和改善肺通气，如口服可待因，注意评价用药后效果。

（五）感染性休克的护理

1. 观察休克的征象 密切观察生命体征和病情的变化。发现病人神志模糊、烦躁、发绀、四肢湿冷、脉搏细数、脉压变小、呼吸浅快、面色苍白、尿量减少（每小时 <30ml）等休克早期症状时，及时报告医生，及时采取救治措施。

2. 环境与体位 应将感染性休克病人安置在重症监护室，注意保暖和安全。取仰卧中凹位，抬高头部 20°，抬高下肢 30°，以利于呼吸和静脉回流，增加心输出量。尽量减少搬动。

3. 补充血容量，纠正水、电解质和酸碱紊乱 尽快建立两条静脉通路，遵医嘱补充液体，维持有效血容量，减低血液的黏滞度，防止弥散性血管内凝血。有酸中毒者，静脉滴注 5% 碳酸氢钠时，因其配伍禁忌较多，宜单独输入。注意补液不宜过多过速，以免发生心力衰竭与肺水肿。伴有中毒性心肌炎时，应及时减慢输液速度，遵医嘱用毒毛花苷 K 或毛花苷丙静脉注射，防治心力衰竭。若血容量已补足而 24 小时尿量仍 <400ml、尿比重 <1.018 时，应及时报告医生，注意是否合并急性肾衰竭。随时观察病人全身情况、血压、尿量、尿比重、血细胞比容等，监测中心静脉压，作为调整补液速度的指标，以中心静脉压不超过 10cmH$_2$O，尿量每小时在 30ml 以上为宜。

4. 加强控制感染 严格按医嘱给予有效抗生素治疗。

5. 应用血管活性药物的护理 在应用血管活性药物，如多巴胺、间羟胺（阿拉明）时，应注意防止液体溢出血管外，引起局部组织坏死和影响疗效。可应用输液泵单独一路静脉输入血管活性药物，根据血压随时调整滴速，维持收缩压在 90～100mmHg，保证重要脏器的血液供应，改善微循环。

6. 心理护理 及时向病人介绍病情，解释各种症状和不适的原因，说明各项诊疗、护理操作目的、操作程序和配合要点，主动询问和关心病人的需要，帮助病人树立治愈疾病的信心。

7. 病情转归观察 随时监测和评估病人意识、血压、脉搏、呼吸、体温、皮肤、黏膜、尿量的变化，判断病情转归。如病人神志逐渐清醒、体温 ≤ 37.8℃、皮肤转红、氧饱和度 ≥ 90%（或动脉氧分压 ≥ 60mmHg，吸空气条件下）、脉搏有力、心率 ≤ 100 次 / 分、呼吸平稳规则，频率 ≤ 24

次/分、收缩压 ≥ 90mmHg、尿量增多、皮肤及肢体变暖，预示病情已好转。

（六）健康指导

向病人提供肺炎发生、发展、治疗和有效预防方面的知识。

1. 避免诱因　指导病人及家属了解肺炎的病因和诱因，避免受凉、淋雨、酗酒和过度疲劳，尤其是年老体弱和免疫功能低下者，如糖尿病、慢性肺病、慢性肝病、血液病、营养不良、艾滋病等。天气变化时随时增减衣服，预防上呼吸道感染，可注射流感或肺炎免疫疫苗，使之产生免疫力。

2. 休息与活动　注意休息，劳逸结合，生活有规律性，平时注意锻炼身体，增加营养物质摄入，提高机体抵抗疾病的能力。

3. 加强易感人群护理　对意识障碍、慢性病、长期卧床者，应注意经常改变体位、翻身、叩背，鼓励并协助病人排出气道分泌物，有感染征象时及时就诊。

4. 出院后护理　出院后需继续用药者，应指导病人遵医嘱按时服药，向病人介绍所服药物的疗效、用法、疗程、副作用，防止自行停药或减量。指导病人观察疾病复发症状，如出现发热、咳嗽、呼吸困难等不适症状时，应及时赴医院就诊。告之病人随诊的时间及需要准备的有关资料，如X线胸片等。

【护理评价】

经过治疗和护理后，病人是否达到：①能够维持正常的呼吸型态，血氧饱和度达90%～100%；②有痰能够咳出，或无痰；③体温在正常范围之内；④胸痛消失；⑤血压在正常范围之内；⑥能陈述并实施预防肺部感染的措施。

（王艳玲）

第三节　支气管哮喘病人的护理

❖ **学习目标**　· ·

识记：

1. 陈述支气管哮喘的相关概念、危险因素、典型症状、健康指导要点。

2. 列举支气管哮喘主要治疗药物的种类、用药途径和护理要点。

理解：

1. 解释支气管哮喘的危险因素、发病机制、临床分期及控制水平分级。

2. 说明支气管哮喘病人相关辅助检查的临床意义。

运用：

能为支气管哮喘病人进行护理评估，制订护理计划。

支气管哮喘（bronchial asthma），简称哮喘，是一种异质性疾病，由多种细胞（如嗜酸性粒细胞、肥大细胞、T淋巴细胞、中性粒细胞、气道上皮细胞等）和细胞组分参与的气道慢性炎症性疾患。这种慢性炎症可导致气道高反应性，通常出现广泛多变的可逆性气流受限，并引起反复发作性的喘息，气急、胸闷或咳嗽等症状，常在夜间和（或）清晨发作、加剧，多数病人可自行缓解或经治疗缓解。

全球约有3亿病人，各国患病率为1%～18%，发达国家高于发展中国家，城市高于农村。儿童患病率高于青壮年，老年人群患病率有增高的趋势，成人男女患病率大致相同。我国的患病率为0.5%～5%，是全球哮喘病死率最高的国家之一。

【病因】

哮喘是一种有多基因遗传倾向的疾病，其发病具有家族集聚现象。哮喘病人亲属患病率高于群体患病率，且亲缘关系越近，患病率越高；病人病情越严重，其亲属患病率也越高。具有哮喘易感基因的人群发病与否受环境因素影响。环境中常见的激发因素包括：

（一）变应原（allergen）因素

日常生活中常见变应原有：

1．室内变应原 尘螨、室内尘土、宠物毛屑、真菌，油烟、煤烟等。

2．室外变应原 各种花粉、草粉等。

3．职业性变应原 接触或吸入一些与职业有关的刺激性气体、化学物质、工业有机尘和无机尘、金属盐和职业性致敏物质等均可能诱发支气管哮喘。

4．食物因素 饮食过咸或过甜是引起哮喘发作的常见因素。食物过敏也是引起支气管哮喘发作的重要原因。研究证实，能引起支气管哮喘的食物包括面粉、鸡蛋、牛奶、海产品、豆制品、芝麻、花生、扁豆、西红柿、大蒜等。

5．药物因素 诱发哮喘的药物多达百余种，其中较为常见的包括阿司匹林类、磺胺类、抗生素类、各种蛋白制剂、碘油造影剂、β受体拮抗剂等。

（二）非变应原因素

由呼吸道病毒感染所诱发的气道炎症是引起支气管哮喘病人气道反应性增高的重要原因之一。细菌、原虫、寄生虫感染也可诱发哮喘。其他因素包括大气污染、运动、妊娠、精神因素、内分泌因素、社会和家庭因素等。

【发病机制】

哮喘的发病机制不完全清楚，目前认为哮喘与气道免疫－炎症反应、神经机制及其相互作用有关。

（一）气道的免疫－炎症机制

1．气道炎症形成机制 变应原进入具有特异性体质的机体后被抗原提呈细胞（如树突状细胞、巨噬细胞、嗜酸性粒细胞）内吞并激活T细胞，活化的辅助性Th2细胞产生白介素（IL）激活B淋巴细胞，可刺激机体合成特异性IgE，并结合于肥大细胞和嗜碱性粒细胞表面的IgE受体。当变应原再次进入体内，可与结合在IgE受体上的IgE交联，使该细胞合成并释放多种活性介质导致平滑肌收缩、黏液分泌增加、血管通透性增高和炎症细胞浸润，出现哮喘的临床症状。另外，活化的Th2细胞分泌的IL等细胞因子可以直接激活肥大细胞、嗜酸性粒细胞及肺泡巨噬细胞等多种炎症细胞，在气道浸润和聚集，这些细胞进一步分泌多种炎症介质和细胞因子，与炎症细胞相互作用，导致气道慢性炎症。

2．气道高反应性（airway hyperresponsiveness，AHR） 指气道对各种刺激因子呈现的高度敏感状态，表现为接触这些刺激因子时，气道出现过强或过早的收缩反应，是哮喘发生发展的重要因素之一。目前认为气道炎症是导致气道高反应性的重要机制之一，当气道受到变应原或其他刺激后，由于多种炎症细胞、炎症介质和细胞因子的参与，气道上皮的损害和上皮下神经的裸露等导致气道的高反应性。AHR是支气管哮喘的基本特征，有症状的哮喘病人几乎都存在AHR。但是，出现AHR者并非都是支气管哮喘，如长期吸烟、病毒性上呼吸道感染、COPD等也出现AHR。

3．气道重构（airway remodeling） 是哮喘的重要病理特征，表现为气道上皮细胞黏液化生，平滑肌肥大/增生、上皮下胶原沉积和纤维化、血管增生等，多出现在长期未能良好控制的哮喘病人。气道重构可导致哮喘病人对吸入激素的敏感性降低，出现不可逆的气流受限和持续的AHR。

（二）神经调节机制

支气管受复杂的自主神经支配，除受胆碱能神经和肾上腺素能神经支配外，还受非肾上腺素能非胆碱能神经系统支配。支气管哮喘与β肾上腺素受体功能低下和迷走神经张力亢进有关。非肾上腺素能非胆碱能神经能释放舒张支气管平滑肌的神经介质和收缩支气管平滑肌的介质，如两者平衡失调则可引起支气管平滑肌的收缩。

【护理评估】

（一）健康史

1．护士须了解病人是否暴露在污染、粉尘中；家中是否有宠物；天气变化、锻炼及呼吸道感染对健康的影响。了解吸烟史，包括吸烟的时间，每日吸烟量及吸烟的种类。

2．询问既往健康情况，有无过敏性鼻炎或鼻窦炎，胃食管反流，既往哮喘发作的情况。是否有其他过敏史。

3．询问家庭成员中哮喘患病情况。

（二）身体状况

1．症状 典型的症状为发作性伴有哮鸣音的呼气性呼吸困难。严重者被迫采取坐位或端坐呼吸，干咳或咳大量白色泡沫痰，甚至出现发绀。哮喘症状可在数分钟内发作，经数小时至数天，用支气管舒张药物治疗后或自行缓解。夜间及凌晨发作和加重是哮喘的重要特征。哮喘症状在运动时出现称为运动性哮喘。某些病人可表现为没有喘息症状的不典型哮喘，如发作性咳嗽、胸闷或其他症状。以咳嗽为唯一症状的不典型哮喘称为咳嗽变异型哮喘（cough variant asthma，CVA）。以胸闷为唯一症状的不典型哮喘称为胸闷变异型哮喘（chest tightness variant asthma）。

2．体征 哮喘发作时，病人会自然地采取坐姿，将身体向前倾。双肺可闻及广泛的哮鸣音、呼气音延长。严重哮喘者可出现呼吸频率和心率增快，出现奇脉、胸腹反常运动和发绀，可出现神态焦躁或模糊。非发作期可无异常表现。

（三）辅助检查

1．肺功能检查

（1）通气功能检测：哮喘发作时呈阻塞性通气功能障碍，呼气流速指标显著下降，第一秒用力呼气容积（FEV_1）、FEV_1占用力肺活量的比值（$FEV_1/FVC\%$）及呼气峰值流速（PEF）均减少。残气量及残气量与肺总量的比值增加。缓解期上述通气功能指标可逐渐恢复。

（2）支气管激发试验（bronchial provocation test，BPT）：用于测定气道反应性。吸入激发剂后通气功能下降、气道阻力增加。在设定的激发剂量范围内，如FEV_1下降≥20%，判读结果为阳性，提示存在气道高反应性。常用激发剂有乙酰甲胆碱、组胺等。BPT 适用于非哮喘发作期、FEV$_1$ 在正常预计值 70% 以上的病人检查。

（3）支气管舒张试验（bronchial dilation test，BDT）：用于测定气道的可逆性。有效的支气管舒张剂可使气道痉挛改善，常用的支气管舒张剂有沙丁胺醇、特布他林。使用支气管舒张剂 20 分钟后再次测定肺功能，如 FEV$_1$ 较用药前增加 ≥ 12%，且其绝对值增加 ≥ 200ml，判读结果为阳性，提示存在可逆性的气道阻塞。

（4）呼气峰值流速（peak expiratory flow，PEF）及其变异率测定：PEF 即充分吸气胸腔充满气体后用力呼气时，气流通过气道的最快速率，可反映气道通气功能的变化。哮喘发作时 PEF 下降。若每日昼夜 PEF 变异率 ≥ 20%，则符合气流受限可逆性改变的特点。

病人可以使用简易峰流速仪自行检测 PEF 变异率。

测定方法：受试者取立位，先平静呼吸数次，后深吸气到肺总量位，口含简易峰流速仪的口嘴，以最快的速度用力呼气至残气位，这时记录指针刻度显示为 PEF 值。间隔 5～10 分钟后重复 1 次，至少测 3 次，取最大 PEF 值为每次测定值。每日清晨和睡前定时测定 PEF，至少连续监测 1 周后，计算每日 PEF 变异率。

计算方法：PEF 日变异率 =（最大值 − 最小值）/[（最大值 + 最小值）/2] × 100%。

2．胸部 X 线 /CT 检查　哮喘发作时可见两肺透亮度增加；在缓解期多无明显异常。部分病人胸部 CT 可见支气管壁增厚、黏液阻塞。

3．痰液检查　痰涂片在显微镜下可见较多嗜酸性粒细胞。

4．血气分析　哮喘严重发作时可有缺氧，PaO$_2$ 降低。由于过度通气可使 PaCO$_2$ 降低，pH 升高，表现为呼吸性碱中毒。如重症哮喘，气道阻塞严重时，可致 CO$_2$ 潴留，PaCO$_2$ 升高，表现为呼吸性酸中毒。如缺氧明显时，可合并代谢性酸中毒。

5．特异性变应原的检测　哮喘病人大多为过敏体质，对众多的变应原和刺激物敏感。测定变应性指标结合病史，有助于对病人的病因诊断及减少或避免接触致敏因素。检测方法有：①外周血变应原特异性 IgE 检测：过敏性哮喘病人血清特异性 IgE 可较正常人明显增高，结合病史有助于病因诊断。②在体试验：包括皮肤变应原测试和吸入变应原测试。常用皮肤变应原测试，即根据病史和当地生活环境选择可疑变应原，通过皮肤点刺等方法进行，阳性提示病人对该变应原过敏。

（四）诊断标准

1. 反复发作的喘息、气急、胸闷或咳嗽，多与接触变应原、理化刺激、上呼吸道感染、运动等因素有关。

2. 发作时双肺可闻及散在或弥漫性、以呼气相为主的哮鸣音，呼气相延长。

3. 上述症状可经平喘治疗后缓解或自行缓解。

4. 除外其他疾病引起的喘息、气急、胸闷和咳嗽。

5. 临床表现不典型者应有下列三项中至少一项阳性：①支气管激发试验或运动试验阳性；②支气管舒张试验阳性；③昼夜 PEF 变异率 ≥ 20%。

（五）分期和分级

根据临床表现，支气管哮喘可分为急性发作期（acute exacerbation）和慢性持续期和临床缓解期。

1．急性发作期　是指气促、咳嗽、胸闷等症状突然发生或加剧，常有呼吸困难，以呼气流量降低为其特征，常因接触变应原等刺激物或治疗不当所致。哮喘急性发作时其程度轻重不一，病情加重可在数小时或数天出现。哮喘急性发作时的严重程度可分为轻度、中度、重度和危重，见表 14-3-1。

2．慢性持续期 指每周均不同频度和（或）不同程度地出现症状（喘息、气急、胸闷、咳嗽等）。

3．临床缓解期 是指病人无喘息、气急、胸闷、咳嗽等症状，并维持1年以上。目前以长期评估哮喘的控制水平作为更可靠、有用的严重度评估方法，见表14-3-2。

表 14-3-1 哮喘急性发作时病情严重程度分级

临床特点	轻度	中度	重度	危重
气短	步行、上楼时	稍事活动	休息时	
体位	可平卧	喜坐位	端坐呼吸	
讲话方式	连续成句	单词	单字	不能讲话
精神状态	可有焦虑，尚安静	时有焦虑或烦躁	常有焦虑、烦躁	嗜睡或意识模糊
出汗	无	有	大汗淋漓	
呼吸频率	轻度增加	增加	常 >30 次 / 分	
辅助呼吸肌活动及三凹征	常无	可有	常有	胸腹矛盾运动
哮鸣音	散在，呼吸末期	响亮，弥漫	响亮，弥漫	减弱至无
脉率	<100 次 / 分	100 ~ 120 次 / 分	>120 次 / 分	脉率变慢或不规则
奇脉	无，<10mmHg	可有，10 ~ 25mmHg	常有，>25 mmHg	无，提示呼吸肌疲劳
使用支气管舒张剂治疗后 PEF 占预计值	>80%	60% ~ 80%	<60% 或 <100L/min 或作用时间 <2 小时	
PaO_2（吸空气）	正常	≥ 60mmHg	<60mmHg	<60mmHg
$PaCO_2$	<45mmHg	≤ 45mmHg	>45mmHg	>45mmHg
SaO_2（吸空气）	>95%	91% ~ 95%	≤ 90%	≤ 90%
pH			可降低	降低

表 14-3-2 非急性发作期哮喘控制水平分级

临床特征	完全控制 （满足以下所有条件）	部分控制 （在任何1周内出现以下1~2项特征）	未控制 （在任何1周内）
日间症状	无（或≤2次/周）	>2次/周	
活动受限	无	有	
夜间症状/憋醒	无	有	出现≥3项部分控制特征
需要使用缓解药的次数	无（或≤2次/周）	>2次/周	
肺功能（PEF 或 FEV_1）	正常	< 正常预计值 / 本人最佳值的80%	
急性发作	无	≥每年1次	任何1周出现1次

（六）心理－社会状况

医学心理学研究提示，哮喘病人情绪不稳定，性格较敏感、内向、暗示性高。病人平时易紧张、忧愁、焦虑、易激动。哮喘发作时的呼吸困难可导致病人产生濒死感，伴随恐惧、焦虑、躁动和悲观失望，这些情绪又加重哮喘发作，形成恶性循环。心理因素与哮喘发病间互为因果，在护理中应注意细致了解病人精神及情绪状况，工作学习情况，家庭生活情况，经济状况等。

【常见护理诊断／问题】

1．低效性呼吸型态　与支气管痉挛，通气障碍，焦虑有关。

2．清理呼吸道无效　与支气管黏膜水肿，分泌物增多、黏稠有关。

3．焦虑　与哮喘急性发作，害怕窒息有关。

4．活动无耐力　与氧供与氧耗失衡，卧床有关。

5．执行治疗方案无效（个体的）　与缺乏自我保健知识有关。

6．潜在并发症：呼吸衰竭、水电解质失衡。

【计划与实施】

虽然哮喘目前尚不能根治，但以抑制炎症为主的规范治疗能够控制哮喘临床症状。哮喘的治疗应以病人的病情严重程度为基础，根据其控制水平类别选择适当的治疗方案。要为每个初诊病人制订哮喘防治计划，定期随访、监测，改善病人的依从性，并根据病人病情变化及时调整治疗方案。经过治疗和护理，病人能够：①达到并维持症状控制。②维持日常活动水平，包括运动。③减少急性发作。④能积极参与并配合治疗。

（一）维持气道通畅及有效的呼吸型态

1．监测呼吸及循环功能　评估心率、呼吸节律、呼吸音、黏膜和口唇的颜色，是否使用辅助呼吸肌，判断病人缺氧的情况。评估咳嗽的效果，痰液的量、颜色等。监测动脉血气分析及脉搏血氧饱和度。

2．体位　提供舒适的体位，如半坐卧位，可增加胸部扩张的程度。

3．咳嗽和深呼吸　教给病人深呼吸和缩唇呼吸以增加肺活量和血氧分压，减少呼吸速率。教给病人有效咳嗽技术（见本章第四节慢性阻塞性肺疾病病人的护理）。在深呼吸、咳嗽练习及胸部治疗之前，预先给予支气管舒张剂以有效开放气道和利于排痰。观察痰液的性质，判断有无感染。注意环境中有无可能导致哮喘发作的过敏源。

4．氧疗　哮喘持续发作状态的病人大多有缺氧现象。一般以鼻导管或面罩给氧。在给氧过程中，需监测动脉血气分析，如出现病人全身情况恶化，神志改变，$PaO_2 < 60mmHg$，$PaCO_2 > 50mmHg$ 时，应准备进行机械通气。

（二）药物治疗与护理

治疗哮喘的药物主要包括缓解药物及控制药物两类。前者指按需使用的药物，可迅速解除支气管痉挛而缓解症状，即解痉平喘药；后者需要长期使用以治疗气道慢性炎症，亦称抗炎药。支气管哮喘常用缓解药物有短效 β_2 受体激动剂（简称 SABA），短效吸入抗胆碱能药物（SAMA），短效茶碱。控制性药物有吸入型糖皮质激素（ICS），长效 β_2 受体激动剂（LABA，不单独使用），缓释茶碱，白三烯调节剂，色甘酸钠等。

1．糖皮质激素　哮喘的病理基础是慢性非特异性炎症，糖皮质激素是目前最有效的抗炎药物。主要作用机制是抑制炎症细胞的迁移和活化；抑制细胞因子的生成；抑制炎症介质的释放；增强平滑肌细胞 β_2 受体反应性；减少组胺形成及免疫调节作用。给药途径包括吸入、口服和静脉用药。

（1）吸入糖皮质激素：是目前推荐长期治疗哮喘的首选方法。这类药物局部抗炎作用强，药物直接作用于呼吸道，所需剂量小，可以减轻糖皮质激素全身疗法的副作用。常用的吸入用糖皮质激素有倍氯米松（beclomethasone），布地奈德（budesonide）、氟替卡松（fluticasone）等。通常需要规律使用1周以上才能生效。吸入治疗药物全身性不良反应少，少数病人可出现口咽念珠菌感染、声音嘶哑或呼吸道不适。吸药后及时用清水漱口或加用储雾罐可减少上述不良反应。对长期使用较大剂量者（>1000μg/d）应注意预防全身性不良反应。低、中剂量吸入糖皮质激素和长效β₂受体激动剂、白三烯调节剂联合使用可减少长期吸入大剂量激素的不良反应，增加病人的依从性，目前临床有此类复合制剂应用于哮喘病人的治疗。

（2）口服或静脉给药：吸入糖皮质激素无效或需要短期加强的病人，可口服泼尼松、泼尼龙。症状缓解后逐渐减量至停用，改用吸入剂，不建议口服激素用于维持哮喘的控制治疗。重度或严重哮喘发作时应用琥珀酸氢化可的松静脉滴注，症状缓解后减量，改为吸入剂维持治疗。

2. β₂受体激动剂 β₂受体激动剂主要通过对气道平滑肌和肥大细胞膜表面的β₂受体的兴奋，舒张气道平滑肌、减少肥大细胞和嗜碱性粒细胞脱颗粒及介质的释放、降低微血管的通透性、增加气道上皮纤毛的摆动等缓解哮喘的症状。

（1）短效β₂受体激动剂（SABA）：治疗哮喘急性发作的首选药物，首选吸入治疗，常用药物有沙丁胺醇（salbutamol）、特布他林（terbutaline），用药后数分钟内开始起效，15～30分钟达到峰值，持续疗效4～5小时，每次剂量100～200μg（每喷100μg），24小时内不超过8～12喷。

（2）长效β₂受体激动剂（LABA）：吸入LABA适用于哮喘（尤其是夜间哮喘和运动诱发哮喘）的预防和持续期的治疗。常用药物有福莫特罗（formoterol）和沙美特罗（salmeterol）。福莫特罗吸入后1～3分钟起效，作用持续12小时以上，因起效迅速，也可按需用于哮喘急性发作时的治疗。沙美特罗对支气管扩张的时间与福莫特罗相当，但是起效缓慢。LABA与糖皮质激素联合是目前最常用的哮喘控制药物，目前常用的联合制剂有布地奈德/福莫特罗吸入干粉剂和氟替卡松/沙美特罗吸入干粉剂。

用药途径：β₂受体激动剂以吸入方式给药效果好而不良反应小，因药物直接作用于呼吸道，局部浓度高且作用迅速，所用剂量较小，全身不良反应少。要取得吸入疗法的理想效果，病人正确的吸入方法很重要，见本节"健康指导"部分。目前常用的吸入方式包括定量气雾剂（metered-dose inhaler，MDI）吸入、干粉吸入和持续雾化吸入多种。儿童或重症病人可在MDI上加储雾器以利于药物的吸入。

注意事项：β₂受体激动剂应按需间歇使用，不宜长期、单一使用，也不宜过量使用，否则会引起骨骼肌震颤、低血钾、心律失常等不良反应。

3. 茶碱类 具有舒张支气管平滑肌的作用，并具有强心、利尿、扩张冠状动脉、兴奋呼吸中枢和呼吸肌等作用。研究显示，低浓度茶碱具有抗炎和免疫调节作用。可经口服或静脉给药，不能以气雾方式吸入。

（1）口服氨茶碱和缓释型茶碱：用于轻、中度哮喘发作和维持治疗，小剂量缓释茶碱与ICS联合使用常用于哮喘控制治疗。

（2）静脉输注：氨茶碱缓慢静脉注射或静脉滴注适用于重症和危重症哮喘病人。

（3）不良反应及使用注意事项：由于茶碱的"治疗窗"窄，以及茶碱代谢存在较大的个体差异，可引起心律失常、血压下降甚至死亡。茶碱血浓度监测对估计疗效和不良反应有一定意义。血茶碱浓度>5mg/L即有治疗作用；>15mg/L时不良反应明显增加。吸烟、饮酒、服用抗惊厥药、利福平等可引起肝脏酶受损并缩短茶碱半衰期；老人、持续发热、心力衰竭和肝功能明显障碍者，同时应用西咪替丁、大环内酯类药物（红霉素等）、氟喹诺酮类药物（环丙沙星等）和口服避孕药等都可能抑制茶碱的代谢，使茶碱血药浓度增加，合用时应减少药量。

其他不良反应有胃肠道症状（恶心、呕吐）、呼吸中枢兴奋，严重者可致抽搐乃至死亡。

4. 抗胆碱药物　通过阻断节后迷走神经通路，降低迷走神经张力而舒张支气管，并有减少痰液分泌的作用。包括短效和长效剂型。

（1）短效吸入抗胆碱能药物（SAMA）：为胆碱能受体（M 受体）拮抗剂，常用异丙托溴铵（ipratropine bromide），有 MDI 和雾化溶液两种剂型。吸入 10 分钟左右起效，30～60 分钟作用最强，维持 4～6 小时。与 β_2 受体激动剂联合吸入有协同作用。不良反应少见，反复用药的少数病人出现口干，头晕，头痛等，青光眼病人忌用。

（2）长效吸入抗胆碱能药物（LAMA）：噻托溴铵是近年发展的选择性 M_1、M_3 受体拮抗剂，主要用于哮喘合并 COPD 的长期治疗。

5. 白三烯调节剂　是目前除 ICS 外唯一可单独应用的哮喘控制药物，通过调节白三烯的生物活性而发挥抗炎作用，同时可以舒张支气管平滑肌。常用半胱氨酰白三烯受体拮抗剂，通过对平滑肌和其他细胞表面白三烯受体的拮抗，抑制肥大细胞和嗜酸性粒细胞释放出的半胱氨酰白三烯的致喘和致炎作用。通常口服给药。不良反应轻微，主要是胃肠道症状，常用药物如孟鲁司特（montelukast）。

6. 色甘酸钠及尼多酸钠　是非糖皮质激素抗炎药物，可部分抑制 IgE 介导的肥大细胞释放介质，并可选择性抑制其他炎症细胞介质的释放。可用于预防变应原、运动、干冷空气等引起的气道收缩。一般采用吸入疗法，最常用的是干粉吸入剂。安全性好，但作用弱，使用不便。

（三）维持液体和电解质平衡

哮喘发作时交感神经兴奋，用力呼吸，病人会大量流汗。另外，由于过度通气呼出大量水分，病人虚弱无力喝水，可能出现缺水及缺钠问题。

1. 记录病人每日的出入量，成人每日的水分摄入量应为 3000ml。

2. 监测血清中电解质的浓度。

3. 观察有无水电解质失衡的表现，包括皮肤黏膜，血压及神经肌肉功能等。

（四）保持身体清洁舒适

1. 哮喘病人常会大量出汗，应每天以温水擦浴，勤换衣服和床单，保持皮肤的清洁、干燥与舒适。

2. 协助并鼓励病人咳痰后，用温水漱口，保持口腔清洁。

（五）减轻焦虑

哮喘急性发作时，病人会出现极度焦虑，对不能呼吸及窒息的恐惧非常明显。哮喘反复发作和加重的病人可能对未来担心。护理措施包括：

（1）病室的环境保持舒适，避免过冷，过分潮湿或干燥，适当保暖。

（2）评估病人的焦虑水平，为病人提供生理和心理支持；陪伴病人，给病人信任感；倾听病人的想法，不要否认他们对死亡的恐惧；允许家属陪伴病人，给予心理支持以减轻焦虑。

（3）急性发作期，护士要保持镇静，给病人安全感和安慰，并给予必要的解释和保证。

（4）遵医嘱给予病人适量镇静剂，注意观察用药后病人的呼吸情况。

（六）健康指导

哮喘病人的教育和管理是哮喘防治工作中的重要组成部分。通过哮喘教育可以显著提高哮喘病人对疾病的认识，更好地配合治疗和预防，提高病人的依从性，达到减少哮喘发作，维持长期稳定，提高生活质量的目的。建立医患之间的伙伴关系是实现有效哮喘管理的首要措施，其目的是指导病人自我管理，对治疗目标达成共识。

1. 教育方式 根据教育的对象和条件的不同，可采用多种不同的教育方式、方法。主要包括：

（1）初诊教育：是基础教育和启蒙教育，也是医患合作关系起始的个体化教育。应了解病人对哮喘治疗的期望和可实现程度，提供教育资料。

（2）随访教育和评价：回答病人的疑问，评估控制水平。

（3）集中教育：定期举办健康教育讲座，面对面教育和答疑。

（4）互助学习：如病人联谊会、同伴教育活动等。

（5）基于互联网平台的监测和教育：近年随着信息和移动互联网的发展，利用互联网平台进行教育和病情监测成为有效的方式。

2. 教育内容

（1）明确哮喘的治疗目标：通过长期规范治疗能够有效控制哮喘。树立病人坚持治疗的信心。

（2）识别和避免触发因素：教育病人识别和避免已知的诱发因素，如减少变应原的吸入，避免剧烈运动，戴围巾或口罩避免冷空气刺激；避免使用阿司匹林和非甾体抗炎药；慎用 β 受体拮抗剂以免诱发哮喘。预防呼吸道感染，病毒流行时，哮喘病人应避免去公共场所；积极治疗上呼吸道病灶，如鼻窦炎、慢性扁桃体炎等；避免淋雨、过度劳累、受凉等刺激。

（3）自我监测病情 建议病人每日进行峰流速值监测，了解峰流速仪的测定和记录方法。峰流速仪可作为一个早期警告系统，因为病人的 PEF 变化可能在其出现症状前几小时或几天已出现。如出现 PEF 值降低或 PEF 变异增大，使用 β_2 受体激动剂后 PEF 值增加不明显等情况，应及时调整治疗方案或向医护人员寻求帮助。建议病人记录哮喘日记，通过长时间的观察和分析，找出哮喘的发病规律。哮喘日记的内容可包括气象情况，生活中的特殊事件，病情变化，用药种类，PEF 值，门诊及住院记录等。

（4）哮喘治疗的药物知识：哮喘病人常服用多种药物，应明白坚持服药的重要性。了解自己所用每一种药物的药名、用法、作用及使用时的注意事项，使按时用药成为病人日常生活的常规。如果不能持续监测，病人容易出现用药不足或过量。

（5）正确使用药物吸入装置：吸入疗法治疗哮喘因其良好的治疗效果而被推荐，但有些病人在使用吸入装置时有些困难。护士应示范正确的吸入方式并让病人反复练习，直至病人能正确使用吸入器。使用定量气雾吸入器（pMDI）的基本步骤，如图 14-3-1 所示。

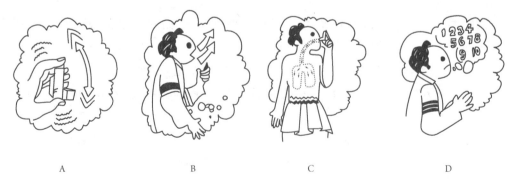

A   B   C   D

图 14-3-1 使用 pMDI 的方法

A. 将盖拉开并将气雾剂摇匀；B. 轻轻地呼气直到不再有空气从肺内呼出；C. 口唇含着喷口，用口慢慢吸气，同时用手指压下盛药小罐；D. 屏气 10 秒后，再慢慢呼气

吸入过程中，按药瓶以启动吸入器时同时慢慢吸气是重要的一步，病人常出现的问题是吸气太快而不能与气雾剂释放药物同步。

（6）松弛和呼吸运动：减低病人肌肉的紧张程度，减少氧耗量及二氧化碳的产生，减少呼吸速率。病人平时训练缩唇呼吸运动，可以有效降低呼吸节律并改善呼吸深度。另外，腹式呼吸可以加强膈肌、腹肌、肋间肌和胸部肌肉的活动，改善呼吸功能。

（7）饮食护理：饮食不当可激发或加重哮喘。护士应帮助病人找出与哮喘发作有关的食物，饮食宜清淡、易于消化。饮食过饱、太甜、太咸过于油腻的食物都不利于哮喘病人的健康。有胃食管反流问题的病人更应避免晚饭进食过多，晚餐不宜过迟，进食后至少3小时方可睡觉。哮喘病人不宜进食具有刺激性的食物和饮料，某些食物添加剂，如亚硝酸盐、酒石黄等也可能诱发哮喘的发作。

（8）运动和锻炼：体育锻炼是增强哮喘病人身体素质、增强肺通气功能、减少哮喘发作、巩固药物疗效和防止病情进一步发展的主要手段。病人进行运动时应注意以下几个问题：①避免竞争性强的项目；②避免在干燥寒冷的地方运动；③做好运动前的准备；④运动量适宜；⑤适当的配合药物：对于有运动性哮喘的病人应在运动前预防性吸入 β_2 受体激动剂或色甘酸钠，通常在吸入药物后 5～10 分钟后再运动。

（9）心理支持：精神因素在哮喘的发生发展过程中起重要作用，培养良好的情绪和战胜疾病的信心是哮喘治疗的重要内容。护士应体谅和同情病人的痛苦，尤其对于哮喘控制不佳的病人更应关注，邀请家属一起帮助病人。训练病人学会放松疗法。

【护理评价】

经过治疗和护理，病人是否达到：①了解哮喘发作的原因；②症状缓解；③有效的排出气道分泌物；④肺功能在正常范围；⑤安全有效地用药；⑥情绪稳定。

（郭爱敏）

第四节　慢性阻塞性肺疾病病人的护理

❖ **学习目标**　· ·

识记：

1. 陈述慢性阻塞性肺疾病的概念、病因、临床表现、严重程度分级。

2. 复述氧疗的原则和方法、呼吸训练的方法、健康指导内容。

3. 列出 COPD 常用治疗药物的种类、使用方法及观察要点。

理解：

1. 解释慢性阻塞性肺疾病的病理生理改变与临床表现的关系。

2. 阐释肺功能检查相关指标的临床意义。

应用：

为慢性阻塞性肺疾病进行护理评估，制订护理计划，提供健康教育。

慢性阻塞性肺疾病（chronic obstructive pulmonary disease，COPD）是一种可以预防和治疗的疾病，气流受限不完全可逆、呈进行性发展，与肺部对香烟烟雾等有害气体或有害颗粒的异常炎症反应有关。COPD 主要累及肺脏，但也可引起全身（或称肺外）的不良效应。急性加重和合并症影响病人整体疾病的严重程度。

COPD 与慢性支气管炎关系密切，但又有区别。慢性支气管炎是指在除外慢性咳嗽的其他已知原因后，病人每年咳嗽、咳痰 3 个月以上，并连续 2 年者。肺气肿则指肺部终末细支气管远端气腔出现异常持久的扩张，并伴有肺泡壁和细支气管的破坏而无明显的肺纤维化。如果慢性支气管炎、肺气肿病人肺功能检查出现气流受限，并且不能完全可逆时，则能诊断为 COPD。如病人只有"慢性支气管炎"和（或）"肺气肿"，而无气流受限，则不能诊断为 COPD。哮喘和 COPD 虽然都是慢性气道炎症性疾病，但二者的发病机制不同，大多数哮喘病人的气流受限具有显著的可逆性；但是，随着病情的延长，一些哮喘病人出现明显的气道重塑，导致气流受限的可逆性明显减小，临床很难与慢阻肺型鉴别。

○ **知识拓展**　哮喘 – 慢阻肺重叠综合征

具有慢性气道疾病症状的病人中，部分病例同时具有哮喘和慢阻肺的特征。对于这一类别的慢性气流受限，以往并没有普遍认可的术语或定义特征。2014 年慢阻肺全球防治创议（GOLD）和哮喘全球创议（GINA）科学委员会联合制定了有关指南，提出"哮喘 – 慢阻肺重叠综合征"（asthma–COPD overlap syndrome，ACOS）的概念。联合指南在哮喘和慢阻肺各自定义的基础上，提出了对 ACOS 的临床描述：ACOS 的特征是持续性气流受限，同时具有与哮喘相关的特征和与慢阻肺相关的特征。因此，ACOS 的诊断基于识别其余哮喘和慢阻肺共有的特征。

▶ 来源：Global strategy for diagnosis, management and prevention of chronic obstructive pulmonary disease update 2015.www.goldcopd.org.

【流行病学】

根据 WHO 估计，目前全球有 2 亿 1000 万 COPD 病人，其中 8000 万为晚期病人，且多数没有得到诊断和治疗。如果吸烟和其他的危险因素不能明显降低，至 2030 年，COPD 将会由 2002 年的第 5 位死因上升升为第 3 位。世界银行 / 世界卫生组织公布，至 2020 年 COPD 将位居世界疾病经济负担的第 5 位。我国对 7 个地区 2 万余人的调查显示，我国 40 岁成年中 COPD 的患病率达 8.2%，男性高于女性。COPD 因其患病率和死亡率高，社会负担重，已成为影响公众健康的重要问题。

【危险因素】

包括个体易感因素和环境因素，两者相互影响。

（一）个体因素

COPD 有遗传易感性，某些遗传因素可增加 COPD 发病的危险性。已知的遗传因素为 α_1– 抗胰蛋白酶缺乏，与非吸烟者的肺气肿形成相关。另外，哮喘和气道高反应性是 COPD 的危险因素，与机体某些基因和环境因素有关。

（二）环境因素

1. 吸烟 吸烟是 COPD 的独立危险因素。吸烟者慢性支气管炎的患病率比不吸烟者高 2 ～ 8 倍，烟龄越长，吸烟量越大，COPD 患病率越高。吸烟者肺功能的异常率高，FEV_1 的年下降率快。被动吸烟也可能导致呼吸道症状以及 COPD 的发生。孕期妇女吸烟可能会影响胎儿肺脏的生长及在子宫内的发育，并影响胎儿的免疫系统功能。

2. 职业性粉尘和化学物质 当职业性粉尘及化学物质（烟雾、变应原、工业废气及室内空气污染等）的浓度过大或接触时间过长，均可导致与吸烟无关的 COPD 发生。接触某些特殊的物质、刺激性物质、有机粉尘及变应原能使气道反应性增加。

3. 空气污染 吸入空气中的刺激性烟雾、有害气体如氯、二氧化硫等，对支气管黏膜有刺激和细胞毒性作用，致气道防御功能下降；其他粉尘如二氧化硅、煤尘、棉尘等也刺激支气管黏膜，使气道清除功能遭受损害，为细菌入侵创造条件。

4. 生物燃料烟雾 生物燃料指柴草、木头、庄稼杆和动物粪便等，其烟雾的主要有害成分包括碳氧化物、氮氧化物和未完全燃烧的碳氢化物颗粒与多环有机化合物等。使用生物燃料烹饪、取暖时产生的大量烟雾可能是发展中国家贫穷地区女性发生 COPD 的重要危险因素。

5. 感染 长期、反复呼吸道感染可破坏气道正常的防御功能，损伤细支气管和肺泡，是 COPD 发生和加剧的重要因素之一。病毒和（或）细菌感染是 COPD 急性加重的主要原因。

【发病机制】

发病机制尚未完全明了，吸入有害气体颗粒或气体可引起肺内氧化应激、蛋白酶和抗蛋白酶失衡及肺部的炎症反应。气道、肺实质和肺血管的慢性炎症为是 COPD 的特征性改变，COPD 病人的肺内炎症细胞以肺泡巨噬细胞、T 淋巴细胞和中性粒细胞为主，部分病人有嗜酸性粒细胞增多。激活的炎症细胞释放多种介质，这些介质能破坏肺的结构和（或）促进中性粒细胞炎症反应。

【病理改变】

COPD 的主要病理学改变存在于中央气道、外周气道、肺实质和肺的血管系统。

在中央气道，即气管、支气管以及内径 >2 ～ 4mm 的细支气管，炎症细胞浸润表层上皮，黏液分泌腺增大和杯状细胞增多使黏液分泌增加。在内径 <2mm 的小支气管和细支气管内，慢性炎症导致气道壁损伤和修复过程反复循环发生。修复过程导致气道壁结构重塑，胶原含量增加及瘢痕组织形成，这些病理改变造成气腔狭窄，引起固定性气道阻塞，是 COPD 气流受限的主要病理基础之一。

COPD 病人典型的肺实质破坏表现为小叶中央型肺气肿，涉及呼吸性细支气管的扩张和破坏。严重时可弥漫分布于全肺，并有肺毛细血管床的破坏。

COPD 肺血管的改变以血管壁的增厚为特征。最早的结构改变是内膜增厚，随后出现平滑肌增加和血管壁炎症细胞浸润。晚期继发肺源性心脏病时，部分病人可见多发性肺细小动脉原位血栓形成。

【病理生理】

COPD 特征性病理生理学改变，包括黏液高分泌、纤毛功能失调、气流受限、肺过度充气、气体交换异常、肺动脉高压和肺源性心脏病以及全身的不良效应。黏液高分泌和纤毛功能失调导致慢性咳嗽及多痰。小气道炎症、纤维化及管腔的渗出与 FEV_1、FEV_1/FVC 下降有关。随着 COPD

的进展，外周气道阻塞、肺实质破坏及肺血管的异常等减少了肺气体交换能力，产生低氧血症，以后可出现高碳酸血症。长期慢性缺氧可导致肺血管广泛收缩和肺动脉高压，常伴有血管内膜增生，某些血管发生纤维化和闭塞，造成肺循环的结构重组。COPD晚期出现的肺动脉高压是其重要的心血管并发症，并进而产生慢性肺源性心脏病及右心衰竭。COPD可以导致全身不良效应，包括全身炎症和骨骼肌功能不良等方面。

【护理评估】

（一）健康史

1. **吸烟史** 80%以上COPD病人的发病与吸烟有关，吸烟人群中COPD的发病率远远高于不吸烟人群。询问病人吸烟的时间，每日吸烟量，以包·年估计吸烟量（每日吸烟支数/20·吸烟年）。

2. **职业性或环境有害物质接触史** 询问是否有较长期粉尘、烟雾、有害颗粒或有害气体接触史，或生物燃料接触史。

3. **家族史** COPD有家族聚集倾向。

4. **发病年龄及好发季节** 多于中年以后发病，症状好发于秋冬寒冷季节，常有反复呼吸道感染及急性加重史。随病情进展，症状及急性加重逐渐频繁。

5. **既往史** 包括哮喘史、过敏史、儿童时期呼吸道感染及其他呼吸系统疾病。

6. **功能受损情况** 包括活动能力受限程度，抑郁、焦虑程度。

（二）身体状况

1. **症状**

（1）咳嗽、咳痰：慢性咳嗽通常为首发症状。初起呈间歇性，早晨较重，以后早晚或整日均有咳嗽，但夜间咳嗽并不显著。咳嗽后通常伴咳少量白色黏液性痰，合并感染时痰量增多，可呈脓性痰。慢性咳嗽和咳痰常先于气流受限多年存在。

（2）呼吸困难：气短或呼吸困难是COPD的标志性症状，也是很多病人体能丧失和焦虑的原因。早期仅于劳力时出现，后逐渐加重，以致日常活动甚至休息时也感气短，影响日常活动。部分重度病人有喘息或胸闷感觉。

（3）全身症状：在疾病的临床过程中，特别是一些较重病人，可能会发生全身性症状，表现有体重下降、食欲减退、营养失调、外周肌肉萎缩和功能障碍、精神抑郁和（或）焦虑等。

2. **体征** 早期体征可不明显，随病情进展出现以下体征。

（1）视诊及触诊：胸廓前后径增大，剑突下胸骨下角增宽（桶状胸）。部分病人呼吸变浅，频率增快，严重者可有缩唇呼吸等；呼吸困难加重时常采取前倾坐位；低氧血症者可出现黏膜及皮肤发绀，伴右心衰竭者可见下肢水肿、肝大。肺部触觉语颤减弱。

（2）叩诊：肺部呈过清音，心浊音界缩小，肺下界和肝浊音界下降。

（3）听诊：两肺呼吸音减弱，呼气延长，部分病人可闻及干、湿性啰音。

3. **并发症** COPD可并发慢性呼吸衰竭、自发性气胸、慢性肺源性心脏病，上述疾病表现见本篇相关章节。

（三）辅助检查

1. **肺功能检查** 肺功能检查是诊断COPD的"金指标"。气流受限是以FEV_1/FVC降低来确定的，这是一项比较敏感的指标，可检出轻度气流受限。吸入支气管舒张剂后$FEV_1/FVC<70\%$者，可确定为不能完全可逆的气流受限。FEV_1占预计值的百分比（$FEV_1\%$预计值）是中、重度气流受限的良好指标，变异性小。气流受限可导致肺过度充气，使肺总量（TLC）、功能残气量（FRC）

和残气容积（RV）增高，而肺活量（VC）减低。TCL 增加不及 RV 增加的程度大，故 RV/TLC 增高。肺泡隔破坏及肺毛细血管床丧失可使弥散功能受损，一氧化碳弥散量（DL$_{CO}$）降低。深吸气量（IC）是潮气量与补吸气量之和，IC/TLC 反映肺过度膨胀的程度，它在反映 COPD 呼吸困难程度甚至反映 COPD 生存率上具有意义。

2. 胸部影像检查

（1）胸部 X 线：COPD 早期 X 线胸片可无明显变化，以后出现肺纹理增多、紊乱等非特征性改变。肺气肿时 X 线征象为肺过度充气。

（2）胸部 CT 检查：一般不作为常规检查，但是，高分辨率 CT（HRCT）对辨别小叶中心型或全小叶型肺气肿及确定肺大疱的大小和数量，有很高的敏感性和特异性，对预计肺大疱切除或外科减容手术等的效果有一定价值。

3. 血气分析 当 FEV$_1$<40% 预计值时或具有呼吸衰竭或右心衰竭的 COPD 病人，均应做血气检查。血气异常首先表现为轻、中度低氧血症。随疾病进展，低氧血症逐渐加重，并出现高碳酸血症。

4. 血常规检查 因慢性缺氧病人红细胞代偿性增多，血红蛋白和血细胞比容可增加。并发细菌感染时，可见白细胞计数及中性粒细胞增多。

（四）COPD 的严重程度评估

COPD 严重程度评估需根据病人的症状、肺功能异常程度及并发症情况进行综合评估，目的是确定疾病的严重程度，病人的健康状况和未来加重的风险，以指导有效治疗。

1. 肺功能评估 依据气流受限的程度，即以 FEV$_1$ 占预计值的百分比为分级标准进行肺功能分级，COPD 病人的气流受限程度可分为 4 级（表 14-4-1）。

表 14-4-1 COPD 气流受限程度的肺功能分级（吸入支气管舒张剂后）

级别	特征
Gold 1 级 （轻度）	FEV$_1$/FVC<70%，FEV$_1$ ≥ 80% 预计值
Gold 2 级 （中度）	FEV$_1$/FVC<70%，50% ≤ FEV$_1$ <80% 预计值
Gold 3 级 （重度）	FEV$_1$/FVC<70%，30% ≤ FEV$_1$ <50% 预计值
Gold 4 级 （极重度）	FEV$_1$/FVC<70%，FEV$_1$<30% 预计值

2. 症状评估 目前改良版医学研究会呼吸困难量表（Modified Medical Research Council Scale mMRC）广泛用于对 COPD 病人呼吸困难严重程度的评价。0 级：除非剧烈活动，无明显呼吸困难；1 级：当快走或上缓坡时有气短；2 级：由于呼吸困难比同龄人步行得慢，或者以自己的速度在平地上行走时需要停下来呼吸；3 级：在平地上步行 100m 或数分钟后需要停下来呼吸；4 级：明显的呼吸困难而不能离开房屋或者穿脱衣服时出现气短。

COPD 病人自我评估测试（COPD assessment test，CAT）问卷或 COPD 控制问卷（COPD control questionnaire，CCQ）可用于 COPD 病人的症状及功能的全面评估。

3. 急性加重风险评估 COPD 急性加重的定义为呼吸症状加重，出现超过日常状况的持续恶化，需要调整药物治疗的急性发作。上一年 ≥ 2 次急性加重史者，预示今后频繁发生急性加重的风险大。急性加重风险会随着气流受限严重程度的升高而增加。需要入院治疗的 COPD 急性加重病人预后不良，死亡风险增加。

4. COPD 的综合评估（表 14-4-2） 临床医务人员要了解慢阻肺病情对病人的影响，应综合症状评估、肺功能分级和急性加重的风险，综合评估的目的是改善慢阻肺的疾病管理。目前临床上采用 mMRC 分级作为症状评估方法，mMRC 分级 ≥ 2 级表明症状较重。临床上评估 COPD 急性加重风险也有 2 种方法：①常用的是应用气流受限分级的肺功能评估法，气流受限分级Ⅲ级或Ⅳ级表明具有高风险；②根据病人急性加重的病史进行判断，在过去 1 年中急性加重次数 ≥ 2 次或上一年因急性加重住院 ≥ 1 次，表明具有高风险。当肺功能评估得出的风险分类与急性加重史获得的结果不一致时，应以评估得到的风险最高结果为准，即就高不就低。

表 14-4-2 COPD 综合评估

风险	Gold 4 级 Gold 3 级	C：风险高 症状少	D：风险高 症状多	≥ 2 次急性加重	风险
	Gold 2 级 Gold1 级	A：风险低 症状少	B：风险低 症状多	≤ 1 次急性加重	
		mMRC 0-1	mMRC ≥ 2		

5. 合并症评估 心血管疾病，骨质疏松，抑郁和焦虑，骨骼肌功能下降，代谢综合征和肺癌常见于 COPD 病人。这些合并症会影响 COPD 的病死率以及入院率，应对病人常规行相关检查，并选择合适的治疗方案。

（五）心理－社会状况

COPD 的发病与病人社会经济地位相关，COPD 在社会、经济和心理各方面影响病人的生活。因长期患病，社会活动减少、经济收入降低等方面发生的变化，病人易产生焦虑和压抑的心理状态，失去自信，躲避生活。焦虑、抑郁是 COPD 病人重要的肺外表现，发生率较高。由于经济原因，病人可能无法按医嘱长期使用某些药物，而只能在病情加重时应用。护士应详细了解病人及其家庭社会经济状况、对疾病的态度、心理、性格、生活方式等方面的因素。

【常见护理诊断／问题】

1. 气体交换障碍 与气道阻塞、通气不足、呼吸肌疲劳、分泌物过多和肺泡呼吸面积减少有关。

2. 清理呼吸道无效 与呼气气流受阻、分泌物增多而黏稠、气道湿度减低和无效咳嗽有关。

3. 活动无耐力 与疲劳、呼吸困难、氧供与氧耗失衡有关。

4. 焦虑 与呼吸困难、健康状况的改变、病情危重有关。

5. 营养失调：低于机体需要量 与食欲降低、腹胀、能量不足、呼吸困难、痰液增多、抑郁有关。

6. 潜在并发症：肺源性心脏病、呼吸衰竭。

【计划与实施】

COPD 的治疗根据病人的病情，在稳定期和急性加重期有所不同。COPD 稳定期的治疗和护理目标是：①缓解症状，改善运动耐量和健康状况；②降低未来风险，包括防止疾病进展，治疗急性加重及减少病死率。治疗原则包括：①教育和劝导病人戒烟；②应用支气管舒张药；③应用祛痰药；④长期家庭氧疗（LTOT）。

（一）促进有效的气体交换

1. 药物治疗和护理 药物治疗主要用于预防和控制症状，减少急性加重的频率和严重程度，提高运动耐力和生活质量。

（1）支气管舒张剂：支气管舒张剂是减轻 COPD 病人呼吸困难的主要药物，建议作为减轻 COPD 症状的一线治疗药物，可按需或规律使用。主要的支气管舒张剂有 β_2 受体激动剂，抗胆碱能药物及茶碱类药物。长效支气管舒张剂在肺功能和临床结局方面的效果优于短效制剂。

1）β_2 受体激动剂：选择性长效 β_2 受体激动剂（long-actingβ_2-agonist，LABA）发展很快，LABA 选择性作用于 β_2 受体，扩张支气管平滑肌，能够阻止平滑肌细胞增生和炎症介质释放，改善黏液纤毛运动，保护呼吸道黏液细胞，抑制中性粒细胞的聚集和活化。临床用于治疗 COPD 的 LABA 主要有福莫特罗、沙美特罗。新型 LABA 茚达特罗起效快，作用时间长达 24 小时，可明显改善肺功能和呼吸困难症状。短效定量雾化吸入剂如沙丁胺醇、特布他林等，主要用于快速缓解症状。

2）抗胆碱能药物：常用药物为异丙托溴铵（ipratropium）气雾剂，可阻断 M 胆碱受体，长期吸入可改善 COPD 病人健康状况。长效抗胆碱药溴化泰乌托品（噻托溴铵，tiotropium）用于 COPD 病人的维持治疗，其可选择性作用于 M_3 和 M_1 受体，作用长达 24 小时以上，吸入剂量为 18μg，每天 1 次，适合治疗 2 级以上的稳定期 COPD 病人，长期吸入可增加深吸气量（IC），减低呼气末肺容积（EELV），进而改善呼吸困难，提高运动耐力和生活质量。

3）茶碱类药物：茶碱对 COPD 的有效治疗除了源于其对支气管平滑肌的直接舒张作用外，更重要的是其抗炎和免疫调节作用。因茶碱的治疗窗窄，其中毒量与治疗量接近，不良反应较常见，故茶碱制剂在临床的使用受到一定限制。

支气管舒张剂的其他内容详见"支气管哮喘病人的护理"一节。

（2）糖皮质激素：COPD 稳定期长期应用糖皮质激素吸入治疗并不能阻止其 FEV_1 的降低趋势。长期规律地吸入糖皮质激素较适用于 FEV_1 小于 60% 预计值，并且有临床症状的 COPD 病人，可减少病人急性加重频率，改善生活质量。这类药物局部抗炎作用强，药物直接作用于呼吸道，所需剂量小，可以减轻糖皮质激素全身疗法的副作用。近年来，吸入糖皮质激素与长效 β 受体激动剂的复合制剂在稳定期 COPD 的治疗中逐渐广泛应用。吸入糖皮质激素的使用注意事项见"支气管哮喘病人的护理"一节。

（3）其他药物：包括祛痰药，如盐酸氨溴素，乙酰半胱氨酸和羧甲司坦等用于控制症状。流感疫苗可减少 COPD 的严重程度。某些中药对 COPD 的治疗也有一定的疗效。

2. 氧疗 吸氧可提高 COPD 合并慢性呼吸衰竭者的生活质量和生存率，对血流动力学、运动能力、肺生理和精神状态均会产生有益的影响。病人可在医生指导下进行家庭氧疗。长期氧疗指征：①$PaO_2 \leq 55$ mmHg 或 $SaO_2 \leq 88\%$，伴或不伴高碳酸血症；②PaO_2 55 ~ 60mmHg，或 $SaO_2 < 88\%$，合并有肺动脉高压、提示心力衰竭的外周水肿、或红细胞增多症（血细胞比容 >55%）的证据。氧流量一般为 1 ~ 2L/min，以避免二氧化碳潴留的加重和对呼吸的抑制，吸氧时间每天 10 ~ 15 小时。氧疗的目标使病人在海平面，静息状态下，达到 $PaO_2 \geq 60$ mmHg 和（或）使 SaO_2 升至 90%。常采用鼻导管或文丘里面罩给氧。

3. 保持气道通畅 COPD 病人可伴有通气障碍，导致呼吸费力和氧合不足。呼吸道分泌物过多容易引起呼吸道感染。应帮助和指导病人保持气道通畅。

（1）有效咳痰：多数 COPD 病人无法有效咳嗽，排出过多的呼吸道分泌物和痰液。护士应指导病人进行有效咳嗽，如晨起时咳嗽，可排出夜间聚积在肺内的痰液；就寝前咳嗽排痰有利于保证病人良好的睡眠。

方法：病人取坐位，头略前倾，双肩放松，屈膝，前臂垫枕，如果可能的话应使双足着地，从而有利于胸腔的扩展，增加咳痰的有效性。指导病人先进行3～4次深而缓慢的腹式呼吸，深吸气末屏气几秒，在呼吸的同时缓慢地身体前倾，用力咳嗽2～3次。病人排痰后恢复坐位，进行放松性深呼吸。重复上述过程2次以上。注意观察痰液的颜色、黏稠度和量。咳痰后让病人充分休息并注意口腔护理。COPD病人容易疲劳，充分休息对有效咳痰十分必要。

（2）胸部物理疗法：胸部物理疗法包括胸部叩击、振荡和体位引流。人工或机械的叩击和振荡有利于分泌物的松解。体位引流是利用重力原理辅助支气管分泌物的引流（见"支气管扩张病人的护理"一节）。胸部物理疗法可使外周气道内过多的分泌物引流至中央气道，促进塌陷的肺组织再膨胀。

（3）雾化吸入：行雾化吸入利于稀释气道分泌物，且可经雾化吸入给药，可用于雾化给药的有糖皮质激素（如布地奈德）、支气管舒张剂（如复方异丙托溴铵）等。小容量雾化器是临床常用的雾化吸入装置，包括喷射雾化器、超声雾化器、振动筛孔雾化器。雾化时指导病人平静呼吸，间歇深呼气。

（4）如无其他禁忌，COPD病人每天应饮水2～3L，以达到湿化气道，稀释痰液的目的。

（5）吸痰：适用于口腔或鼻腔内分泌物过多，而又无力排痰的病人。目的是吸出过多分泌物，改善气体交换。

○ **知识拓展**　　雾化吸入治疗的影响因素

　　药物雾化治疗的目的是输送治疗剂量的药物到达靶向部位，与其他给药方式相比，可达到较高的局部药物浓度，减少全身不良反应。临床常用的雾化吸入装置有小容量雾化器（small volume nebulizer, SVN），如喷射雾化器和超声雾化器，加压定量吸入器（pressure meter dose inhaler, pMDI）和干粉吸入器（dry power inhaler, DPI）。影响雾化吸入药物在呼吸道沉积的因素包括气溶胶的大小、气溶胶的形成和运动方式，以及病人的认知能力、气道结构和呼吸形式。气溶胶大小是决定雾化治疗作用的主要因素之一，肺内沉积的气溶胶大小最佳范围是1～5μm。应根据病人的特点选择雾化器类型，确保病人正确使用雾化装置。雾化治疗前应能够排除痰液阻塞和肺不张等因素。使用SVN时指导病人平静呼吸，间歇深吸气。pMDI治疗时应缓慢吸气4～5秒，增加吸气后屏气时间5～10秒，有利于气溶胶的肺内沉积。

4. 促进有效的呼吸模式　COPD病人需要增加呼吸频率来代偿呼吸困难，这种代偿多数是依赖于辅助呼吸肌参与呼吸，即胸式呼吸。胸式呼吸的有效性低于腹式呼吸，病人容易疲劳。因此，护士应注意指导病人通过呼吸锻炼、体位控制和节能法来提高呼吸的有效性。

（1）呼吸功能锻炼：主要包括缩唇呼吸和腹式呼吸训练。

1）缩唇呼吸：缩唇呼吸的技巧是通过缩唇形成的微弱阻力来延长呼气时间，增加气道压力，延缓气道塌陷。病人闭嘴经鼻吸气，然后通过缩唇（吹口哨样）缓慢呼气。呼气的时间应是吸气时间的3倍以上。鼓励病人通过腹式呼吸尽量将气体呼出。病人因感染或心衰而导致急性呼吸困难时，可利用缩唇呼吸原理减少呼吸频率。见图14-4-1。

2）膈式或腹式呼吸：病人通过有意识地增加腹式呼吸代替胸式呼吸，增大吸气量，减慢呼

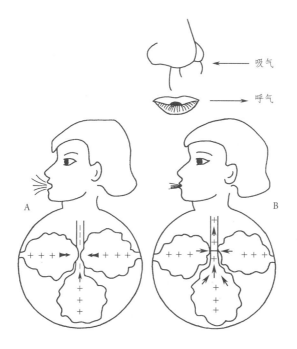

图 14-4-1 缩唇呼吸
A. 正常呼气; B. 缩唇呼气

吸频率。应让病人了解胸式呼吸与腹式呼吸的区别。病人可取平卧位或半卧位,两手分别放于前胸部和上腹部。用鼻缓慢吸气时,膈肌最大程度下降,腹肌松弛,腹部凸出,手感到腹部向上抬起。呼气时,腹肌收缩,膈肌松弛,膈肌随腹腔内压增加而上抬,推动肺部气体排出,手感到腹部下降。见图 14-4-2。

另外,可以在腹部放置小枕头、杂志或书锻炼腹式呼吸。如果吸气时物体上升,证明是腹式呼吸。缩唇呼吸和腹式呼吸每日训练 3 ~ 4 次,每次重复 8 ~ 10 次。腹式呼吸需要增加能量消耗,因此指导病人只能在疾病恢复期如出院前进行训练。

（2）体位控制:多种体位可扩张胸廓,松弛胸部肌肉,有利膈肌收缩,从而改善呼吸困难。可以通过支撑病人的手臂和上身而保存能量,利于辅助呼吸肌呼吸。见图 14-4-3。

（二）营养支持

COPD 病人经常有厌食、恶心、腹胀、食欲减退和食物相关性呼吸困难等症状。呼吸功的增加可使热量和蛋白质消耗增多,导致营养不良。护士应评估有营养不良危险的病人,测量体重并

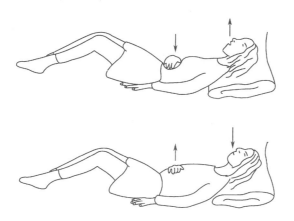

图 14-4-2 腹式呼吸

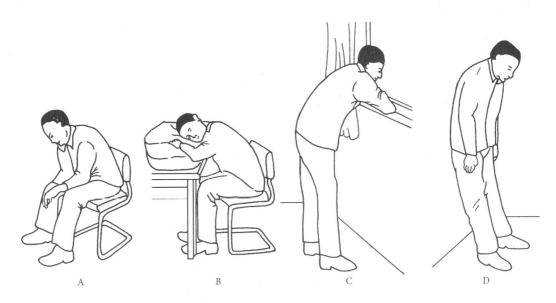

图 14-4-3　呼吸困难时可采取的体位
A. 松弛的坐位；B. 前倾坐位；C. 前倾站位；D. 松弛的站位

监测其他营养指标，如皮肤条件和血清蛋白水平。营养支持的目的是使病人达到理想的体重，同时避免过高碳水化合物饮食和过高热量摄入，以免产生过多二氧化碳。

为减少呼吸困难，保存能量，病人饭前至少休息 30 分钟。每日正餐应安排在病人饥饿、休息最好的时间。指导病人采用缩唇呼吸和腹式呼吸减轻呼吸困难。腹胀的病人应进软食，少食多餐，避免进食产气的食物。应避免干食和牛奶、巧克力等食物，干食可刺激咳嗽，牛奶、巧克力可使唾液和分泌物黏稠。肺气肿病人由于机体需要，应进高热量、高蛋白饮食。高蛋白、高热量营养的补充可在两餐间提供。舒适的就餐环境，喜爱的食物可以改善食欲减退和恶心，餐前提供口腔护理可以增加食欲，鼓励进餐时吸氧。如果病人不能通过进食吸收足够的营养，可应用管喂饮食或胃肠外营养。

（三）心理护理

COPD 病人呼吸困难急性发作时常常会有焦虑情绪。焦虑可以导致呼吸困难，影响呼吸功能。护士应和病人一起制订护理计划，帮助病人树立信心，掌握有效的应对措施。焦虑和恐惧时进行缩唇呼吸和腹式呼吸的重要性。家庭、朋友和社会支持对病人的康复有重要意义。

（四）康复治疗

康复治疗包括呼吸生理治疗、肌肉训练、营养支持、精神治疗和教育等多方面措施，可以改善 COPD 病人的活动能力，提高生活质量。呼吸生理治疗包括帮助病人咳嗽，促进分泌物清除，放松技术，缩唇呼吸等。肌肉训练有全身运动，包括步行、踏车等，呼吸肌锻炼主要是腹式呼吸锻炼。无论处于疾病哪一期的病人均可以从运动训练中获益。

（五）急性加重期的治疗与护理

气管 - 支气管的细菌或病毒感染是导致 COPD 加重的主要原因，常见致病菌有流感嗜血杆菌、肺炎链球菌及卡他莫拉菌等。主要表现有气促加重，伴喘息、胸闷、咳嗽加剧、痰量增多并有性质改变，活动耐力下降，发热等，亦可出现全身不适，失眠、疲乏、嗜睡、抑郁及其他精神症状。加重早期，病情较轻的病人可以在院外治疗，但需注意病情变化，及时决定送医院治疗的时机。

1．COPD 加重期的院外治疗 包括适当增加以往所用支气管舒张剂的剂量及频度，COPD 症状加重，特别是咳嗽痰量增多并呈脓性时应积极给予抗生素治疗，全身使用糖皮质激素可促进病情缓解和肺功能的恢复，如口服泼尼松龙。

2．COPD 急性加重病情严重者需住院治疗 主要治疗包括：①根据症状、血气、胸部 X 线片等评估病情的严重程度。②控制性氧疗：是加重期住院病人的基础治疗。注意吸入氧浓度不宜过高，采用鼻导管或文丘里面罩持续低流量给氧，$1 \sim 2L/min$。③抗生素治疗：根据 COPD 严重程度及相应的细菌分层情况，结合当地区常见致病菌类型及耐药流行趋势和药物敏感情况，尽早选择敏感抗生素治疗。④应用糖皮质激素：在应用支气管舒张剂的基础上口服或静脉滴注糖皮质激素，如口服泼尼松龙或静脉给予甲泼尼龙。⑤机械通气：根据病情需要，可通过无创或有创方式给予机械通气。COPD 急性加重期病人使用无创机械通气可降低 $PaCO_2$，减轻呼吸困难症状，降低气管插管和有创呼吸机的使用，缩短住院天数，降低病死率。经积极的药物治疗和无创机械通气治疗后，如病人的病情继续恶化，出现危及生命的酸碱失衡和（或）神志的改变时，应考虑采用有创机械通气治疗。⑥监测病人水电解质和酸碱平衡情况，合理补液及营养支持。

（六）外科治疗

严重的 COPD 病人可采取外科手术治疗。肺大疱切除术可减轻病人呼吸困难的程度并使肺功能得到改善。对于某些 COPD 晚期病人，肺移植术可延长生命，改善肺功能，提高生活质量。但这种手术技术要求高，花费大，实用性很低。肺部分切除手术的目的是通过切除高度膨胀的肺组织而改善气体交换。

（七）肺源性心脏病的护理

COPD 晚期严重阶段可并发肺源性心脏病。肺源性心脏病病人可出现肺动脉高压，右心室扩张或肥厚，伴或不伴右心衰竭。应密切注意观察有无呼吸困难加重，有无头痛、失眠、食欲下降、白天嗜睡，甚至表情淡漠、神志恍惚、谵妄等肺性脑病的表现。有皮肤潮红、多汗等周围血管扩张的表现，提示存在高碳酸血症。注意监测血气分析结果，当 $PaO_2<60mmHg$、$PaCO_2>50mmHg$ 时，提示有呼吸衰竭。如病人出现气促、发绀明显、心悸、食欲缺乏、腹胀、恶心以及颈静脉怒张，肝大且有压痛、下肢水肿等表现，提示右心衰竭，应按心力衰竭病人进行护理。详见第十五章第二节"肺动脉高压与肺源性心脏病病人的护理"及第二十章"心力衰竭病人的护理"。

（八）健康指导

通过教育与管理可以提高病人及家属对 COPD 的认识和自身处理疾病的能力，更好地配合治疗和加强预防措施，减少反复加重，维持病情稳定，提高生活质量。主要内容包括：

1．教育与督促病人戒烟 因戒烟是迄今证明有效延缓肺功能进行性下降的措施。医务人员对病人进行教育督促能够显著提高病人的主动戒烟率。尼古丁替代疗法，包括尼古丁口香糖，吸入剂，鼻喷雾剂，透皮贴，舌下含片或锭剂，以及伐尼克兰，安非他酮等药物治疗能够有效提高长期戒烟率。

2．避免危险因素暴露 消除和减少工作环境中有害物质的暴露；采取措施减低或避免在通风不良的地方，因烹饪或取暖燃烧生物燃料所造成的室内空气污染；病人留意当地发布的空气质量结果，污染严重时待在室内。

3．提高病人疾病的自我管理能力 ①帮助病人了解 COPD 的相关疾病知识；②介绍药物的种类、剂量、使用方法、作用及可能的不良反应，病人掌握一般和某些特殊的治疗方法；③教给病人呼吸锻炼的方法，如腹式呼吸及缩唇呼吸锻炼等；④鼓励病人独立完成日常生活活动，保持一定量的体育活动；⑤告知赴医院就诊的时机；⑥对有氧疗适应证的病人应讲解家庭氧疗的注意事项，鼓励坚持连续、长期的氧疗。

【护理评价】

通过治疗和护理，病人是否达到：①症状减轻，日常活动能力提高；②能遵医嘱正确使用药物；③急性加重次数及住院次数减少；④能自我管理疾病，保持良好的情绪。

（郭爱敏）

第五节　支气管扩张病人的护理

❖ 学习目标

识记：

1. 能复述支气管扩张的概念、病因。

2. 能复述支气管扩张的典型症状。

理解：

1. 能解释支气管扩张的发病机制。

2. 能理解支气管扩张的病理特点、病理生理特点。

3. 能识别支气管扩张常见护理诊断。

运用：

能为支气管扩张病人进行护理评估，制订护理计划并进行健康指导。

支气管扩张（bronchiectasis）大多继发于急、慢性呼吸道感染和支气管阻塞后，反复发生支气管炎，致使支气管壁结构破坏，引起支气管异常和持久性扩张。典型的症状是慢性咳嗽、咳大量脓性痰和（或）反复咯血。多起病于儿童及青少年时麻疹、百日咳后的支气管炎，迁延不愈的支气管肺炎等。随着急、慢性呼吸道感染的有效治疗，其发病率有降低趋势。

【病因与发病机制】

1. **支气管-肺组织感染**　婴幼儿期支气管-肺组织感染是支气管扩张最常见的原因。反复感染破坏支气管壁各层组织，尤其是平滑肌和弹性纤维的破坏削弱了对管壁的支撑作用。支气管炎使支气管黏膜充血、水肿，分泌物阻塞管腔，导致引流不畅而加重感染。支气管内膜结核引起管腔狭窄、阻塞，也可导致支气管扩张。肺结核纤维组织增生和收缩牵拉，可使支气管变形扩张。另外，吸入腐蚀性气体、支气管曲霉感染等也被认为是导致支气管扩张的原因。

2. **支气管阻塞**　各种阻塞因素，如肿瘤、呼吸道异物、感染、支气管周围肿大的淋巴结或肺癌的外部压迫可引起支气管腔内阻塞，导致肺不张，肺泡弹性组织失去缓冲，胸腔负压直接牵拉支气管管壁，致使支气管扩张。

3.支气管先天性发育障碍和遗传因素 支气管先天性发育障碍，如巨大气管－支气管症（tracheobronchomegaly）、先天性软骨缺失症（congenital cartilage deficiency）可能引起支气管扩张，但较少见。因软骨发育不全或弹性纤维不足，导致局部管壁薄弱或弹性较差导致的支气管扩张者，常伴有鼻窦炎及内脏转位（右位心），称为Kartagener综合征。

肺囊性纤维化、遗传性 α_1－抗胰蛋白酶缺乏症、先天性免疫缺乏症等与遗传因素有关的疾病也可伴有支气管扩张。

4.全身性疾病 约有30%支气管扩张病人病因不明，可能与全身疾病和机体免疫功能失调等因素有关。目前已发现类风湿关节炎、溃疡性结肠炎、系统性红斑狼疮、人体免疫缺陷病毒（HIV）感染等疾病可同时伴有支气管扩张。

【发病机制】

支气管－肺组织感染和支气管阻塞，两者相互影响，促使支气管扩张的发生和发展。管壁的慢性炎症破坏了管壁的平滑肌、弹性纤维甚至软骨，从而削弱了支气管管壁的支撑结构，逐渐形成支气管的持久性扩张。此外，支气管扩张病人血浆免疫球蛋白、类风湿因子及免疫复合物水平升高，肺组织内支气管相关淋巴组织显著增生，免疫组化检测证明，其中T细胞和B细胞均明显增多，表明在支气管扩张时局部体液免疫和细胞免疫应答增加，呈现超免疫状态。而且，在支气管上皮增生及增生的淋巴细胞中，表达降钙素和5－羟色胺的神经内分泌细胞也显著增多，提示有神经内分泌和免疫系统参与。

【病理生理】

支气管扩张可分为囊状和柱状两种，常混合存在。支气管扩张的病理改变是支气管的弹性组织、肌层和软骨等遭到破坏导致管腔的变形扩张，腔内含有大量分泌物，黏膜表面常有慢性溃疡及急慢性炎症改变，杯状细胞和黏液腺增生。常伴有毛细血管扩张，或支气管动脉和肺动脉终末支的扩张与吻合，形成血管瘤，可出现反复咯血。支气管扩张发生反复感染，常伴有慢性支气管炎的病理改变。一般支气管扩张多位于4～9级支气管，即亚段支气管以下。

【护理评估】

（一）健康史

护士应评估病人有无先天性支气管发育缺损以及肺囊性纤维化的家族史；有无支气管扩张的病史，包括发病程度和近期治疗的情况；有无导致支气管部分阻塞的因素，如黏稠分泌物、脓液、异物的吸入、支气管肿瘤等；评估与支气管扩张有关的其他危险因素，包括有毒气体的吸入，童年有无麻疹、百日咳或支气管肺炎迁延不愈病史，有无反复发作的下呼吸道感染和肺结核等病史。

（二）身体状况

1.症状

（1）慢性咳嗽伴大量脓痰：咳嗽为发作性的，与体位改变有关。严重度可用痰量估计：每天少于10ml为轻度；每天在10～150ml为中度；每天>150ml为重度。急性感染发作时痰量增多，每日可达数百毫升。痰液静置于玻璃瓶内可分3层：上层为泡沫和黏液，中层为混浊脓性黏液，底层为坏死组织沉淀物。

（2）反复咯血：50%～70%的病人有不同程度的咯血，可为痰中带血至反复大量咯血。咯血量与病情严重程度有时不一致。部分病人以反复咯血为唯一症状，平时无咳嗽、咳脓痰等症状，临床上称为"干性支气管扩张"。病变多位于引流良好的上叶支气管。

（3）反复肺部感染：同一肺段反复发生肺炎并迁延不愈。

（4）慢性感染中毒症状：如反复感染可出现发热、乏力、食欲减退、消瘦、贫血等。

2. 体征 早期或干性支气管扩张肺部可无异常体征。病变重或继发感染时，在下胸部、背部听诊可闻及干、湿啰音和哮鸣音。部分慢性病人伴有杵状指（趾）。

（三）辅助检查

1. X线检查 早期轻症病人无特殊所见，或仅有一侧或双侧肺纹理局部增多及增粗现象。支气管柱状扩张典型X线表现为轨道征，系增厚的支气管壁影；囊状扩张特征性X线表现为粗乱肺纹理中有多个不规则的环状透亮阴影或沿支气管的卷发状阴影。

2. 胸部高分辨CT（HRCT） CT显示支气管壁变厚的柱状扩张，或成串成簇的囊性改变，正常支气管逐渐变细的结构特点消失，气道连接处不规则和扩张的支气管内可见液平面。近年来，因高分辨CT具有更清晰的空间和密度分辨率，能够显示次级肺小叶为基本单位的肺内细微结构，目前已经取代支气管造影。

3. 支气管（碘油）造影和纤维支气管镜检查 支气管造影可明确支气管扩张的部位、形态、范围和病变严重程度，但有逐渐被HRCT取代的趋势。纤维支气管镜检查可明确部分病人出血扩张或阻塞的部位和原因，还可通过局部灌洗获取的灌洗液进行细菌学和细胞学检查。

4. 痰液检查 评估痰液的性质、量、颜色和所含微生物，痰培养的结果可指导临床应用敏感抗生素。

5. 肺功能检查 支气管扩张的早期病变轻且局限，肺功能测定可在正常范围。病变范围较大时，肺功能测定表现为轻度阻塞性通气功能障碍。病变严重而广泛且累及胸膜时，则表现以阻塞性为主的混合性通气功能障碍。

（四）心理－社会状况

由于慢性咳嗽、咯血和气短，病人会出现焦虑、恐惧和等心理反应，从而加重症状。尤其是年轻人，由于迁延不愈而影响到学业和前途，会出现自卑、抑郁等问题。

【常见护理诊断／问题】

1. **清理呼吸道无效** 与痰量增多和无效咳嗽有关。
2. **有窒息的危险** 与大量咯血和痰液黏稠有关。
3. **营养失调：低于机体需要量** 与反复慢性感染消耗和咯血有关。
4. **有感染的危险** 与痰多、黏稠、不易咳出有关。
5. **焦虑** 与长期迁延不愈，影响正常学习和工作有关。

【计划与实施】

支气管扩张的治疗原则是：①保持呼吸道引流通畅，可应用祛痰药及支气管舒张药稀释脓痰和促进排痰，再经体位引流清除痰液，以减少继发感染和减轻全身中毒症状；②控制感染；③处理咯血；④必要时手术治疗。支气管扩张病人主要的护理目标是能够清除气道内分泌物、痰液、血液，保持呼吸道引流通畅，预防窒息发生；获得足够的营养支持。

（一）保持呼吸道通畅

1. 药物治疗 遵医嘱应用抗生素、支气管舒张药物和祛痰药。应使病人理解如何正确服药才能达到最大药效，注意观察药物副作用。

2. 胸部物理治疗

（1）叩击法：是一种将手掌弓成杯形叩击胸部以促使呼吸道分泌物排出的方法。具体方法是手指和拇指并拢、手掌弓成杯形，以手腕力量，从肺底自下而上、由外向内，迅速而有节律地叩击胸壁。叩击时发出一种空而深的拍击音则表明手法正确。叩击应在肋弓范围内进行，避免直接叩击胸骨、肾、肝、脾、胃、脊柱或任何产生疼痛的部位。叩击的其他禁忌证有咯血、肺癌和支气管痉挛。叩击一般持续20～30秒，之后行振荡法。

（2）振荡法：应用胸部振荡法时，操作者双手掌重叠，肘部伸直，并将手掌置于欲引流的胸廓部位，吸气时手掌随胸廓扩张慢慢抬起，不施加任何压力，从吸气最高点开始，在整个呼气期手掌紧贴胸壁，施加一定压力并作轻柔的上下抖动，即快速收缩和松弛手臂及肩膀（肘部伸直），振荡病人胸壁5～7次，每一部位重复3～4个呼吸周期。

（3）体位引流：体位引流是利用重力作用促使呼吸道分泌物流入气管、支气管并排出体外。见图14-5-1。引流体位的选择取决于分泌物潴留的部位和病人的耐受程度。可以利用枕头、书籍或倾斜的物体调整倾斜的程度。通常保持正确引流姿势5～15分钟。如果病人不能耐受，应及时调整姿势。每日进行2～4次。头外伤、胸部创伤、咯血、严重心血管疾病和病人状况不稳定者，不宜采用头低仰卧位进行体位引流。

体位引流的具体方法如下。

1）体位引流于饭前1小时，饭后或鼻饲后1～3小时进行。

2）引流前15分钟遵医嘱给予支气管扩张剂（如有条件可使用雾化器或手按定量吸入器）。备好排痰的纸巾或可弃去的一次性容器。

3）指导病人采取适当体位，原则上抬高患肺位置，引流支气管开口向下。首先引流上叶，然后引流下叶后基底段。

4）观察病人有无出汗、脉搏细弱、头晕、疲劳、面色苍白等症状，评估病人对体位引流的耐受程度。

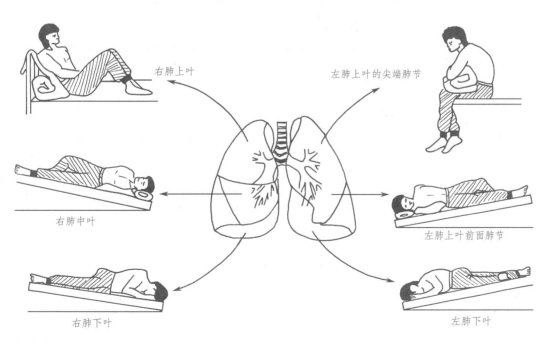

右肺上叶　　左肺上叶的尖端肺节　　右肺中叶　　左肺上叶前面肺节　　右肺下叶　　左肺下叶

图 14-5-1　体位引流

5）叩击病变相应的部位 1～2 分钟，胸部振荡 4～5 个深呼吸周期，提高引流效果。反复叩击、振荡、咳嗽直到无痰液咳出。

6）协助病人保持引流体位进行咳嗽，也可取坐位以产生足够的气流促使分泌物易于排出。如病人咳嗽无力，必要时可吸痰。

7）如病人出现心率超过 120 次 / 分、心律失常、高血压、低血压、眩晕或低氧血症，应立即停止引流并通知医生。

8）体位引流结束后，帮助病人采取舒适体位，给予口腔护理，弃掉污物。

9）观察病人咳痰的情况，如性质、量及颜色，并记录。引流结束后听诊肺部啰音及呼吸音的改变。评价体位引流的效果和病人的耐受程度。

3. 补充水分　充足的水分可稀释痰液，有利于排痰。鼓励病人多饮水，每天 1500ml 以上，充血性心衰或肾脏疾病等除外。指导病人饮用低钠液体，避免体液潴留。

（二）咯血护理

1. 体位　明确出血部位的病人取患侧卧位，防止病灶向健侧扩散。不能明确的取平卧位，头偏向一侧。告诉病人咯血时不能屏气，将血液轻轻咯出，以免诱发喉头痉挛，血液引流不畅形成血块，导致窒息。

2. 镇静　对极度紧张、咳嗽剧烈者，必要时遵医嘱给予小剂量镇静剂、镇咳剂。住院病人床位要与暖气保持一定的距离，以免诱发咯血。年老体弱、肺功能不全者要慎用强镇咳药，以免抑制咳嗽反射和呼吸中枢，使血块不能咯出而发生窒息。咯血时要注意防治阻塞性肺不张、肺部感染及休克等并发症。

3. 咯血量评估及护理　病人出现咯血后应评估咯血的量，有无大咯血倾向，有无早期窒息表现，以便确定护理措施。据咯血量可将其大致分为 4 类，临床护理也有不同。

（1）血痰：即痰中带血丝或有凝血块，但以痰为主。一般无需特殊处理。应嘱病人适当减少活动量，口服或肌注一般止血药。嘱病人如有反复血痰需进一步检查。

（2）小量咯血：一次或 24 小时咯血量在 100ml 以内。病人应卧床安静休息，口服镇静止咳药物，对频繁咳嗽、痰黏稠不易咳出者，雾化吸入以稀释血块和痰液，使痰便于咳出。每次咯血量较多或有继续咯血倾向者，可静注或静滴止血药。

（3）中量咯血：一次咯血量 100～300ml，或 24 小时内咯血 500ml 以内为中度咯血。病人需绝对卧床。紧张者可肌注地西泮 10mg 或苯巴比妥钠 0.1～0.2g，或口服地西泮镇静。剧咳者可口服或皮下注射可待因 0.03g，禁用吗啡。除病因治疗外需加用抗感染药，因为咯血后易造成感染。此阶段应积极治疗，防止发展为大咯血。

（4）大咯血：来势凶猛，一次咯血 300ml 以上，或 24 小时咯血 500ml 以上。出血速度和出血量是影响预后的主要因素，因此应就地紧急处理，不宜随便搬运。①绝对卧床，保持气道通畅，侧卧，病灶侧在下方，以免血液溢入健侧肺内。②咯血时取俯卧头低位，防止血吸入气管造成窒息。窒息是咯血致死的主要原因，一旦发生应紧急抢救。措施包括立即采取头低脚高 45° 的俯卧位，并轻拍背部，利于血块排出；可行气管插管，吸出气管内积血；高流量给氧。③大咯血除内科治疗外，还可行急诊肺切除手术治疗。

4. 止血及抗休克治疗　止血药物首选垂体后叶素，其药理作用是能直接兴奋平滑肌，使小动脉收缩，减少肺循环血量及肺血管收缩而达到止血目的。立即建立两条静脉通路，一条先缓慢推入 5～10U 垂体后叶素，然后用 10U 静滴，滴速随咯血情况增减。另一条补充血容量及抗感染治疗，必要时输入新鲜的同型全血，以补充凝血因子。

5. **介入治疗**　支气管动脉栓塞术是建立在支气管动脉造影基础上的一种介入治疗技术。在确定支气管扩张大咯血诊断后，首先必须进行支气管动脉造影。选择性支气管动脉造影及栓塞技术是一种有效的治疗手段。做好介入治疗前后的护理工作，使病人较好地配合。

（1）术前向病人详细介绍治疗的方法、过程及术中需注意的问题，说明介入治疗的效果，帮助病人消除焦虑、恐惧心理，协助病人完成术前各项检查，评估病人全身情况，指导病人加强营养，预防感冒，保证充足睡眠，必要时术前遵医嘱给予镇静催眠药。

（2）测量生命体征并记录。术后指导病人少量多次饮水，促进造影剂排出，嘱病人及时排尿，防止尿潴留。绝大多数病人术后需静卧24小时，可每隔2小时活动1次肢体。并注意观察穿刺部位敷料有无渗血、渗液情况。术后2～3小时，病人可能出现感觉障碍，应注意观察记录，发现异常立即通知主管医师。

（三）预防感染

咯血时需注意防治阻塞性肺不张、肺部感染等并发症，感染时病人表现为高热，需加用抗感染药物。

（四）营养支持与休息

加强支气管扩张病人的营养支持非常重要，但多数病人存在食欲缺乏。加强口腔护理，保持口腔清洁，为病人提供喜爱的食物可增加食欲。急性感染或病情严重者应卧床休息，避免寒冷和过劳。

（五）外科治疗与护理

多数支气管扩张病人内科治疗有效，一般不需要手术治疗。若经治疗反复呼吸道急性感染或大咯血，病变范围局限在一叶或一侧肺组织，尤以局限性病变反复发生威胁生命的大咯血，经药物治疗不易控制，支气管动脉栓塞无效，全身情况良好的病人，应作好外科手术治疗的准备。手术治疗病人的护理措施见肺癌手术病人的护理。

（六）健康指导

1. 支气管扩张与感染密切相关。因此，应指导病人及家属早期发现和治疗呼吸道感染，以免发展为支气管扩张。

2. 戒烟、避免烟雾和灰尘刺激有助于避免疾病的复发，防止病情恶化。

3. 教会病人掌握有效咳嗽、雾化吸入、体位引流方法，以及抗生素的作用、用法、不良反应等。

4. 指导病人和家属识别支气管扩张典型的临床表现：痰量增多、血痰、呼吸困难加重、发热、寒战和胸痛等。一旦发现症状加重，应及时就诊。

5. 鼓励病人参加体育锻炼，增强机体免疫力和抗病能力。建立良好的生活习惯，劳逸结合，消除紧张心理，防止病情进一步恶化。

【护理评价】

经过治疗和护理，病人是否达到：①进行有效的咳嗽，将痰液咳出；②配合体位引流，保持呼吸道的通畅；③能识别咯血的先兆，并采取有效的预防措施；④症状消失或明显改善。

（王秀华）

第六节　肺结核病人的护理

❖ 学习目标

　　识记：
　　1. 能准确复述肺结核的概念、临床症状、结核病的分类。
　　2. 能陈述肺结核的生物学传播途径。
　　3. 能陈述肺结核的感染控制方法。
　　理解：
　　1. 能理解肺结核的病因和发病机制、病理特点。
　　2. 能解释结核病相关检查的临床意义、化疗原则。
　　3. 能识别肺结核相关护理诊断／问题。
　　运用：
　　能为肺结核病人进行评估，制订护理计划并对病人进行健康指导。

　　肺结核（pulmonary tuberculosis）是由结核分枝杆菌引起的慢性传染性疾病，排菌肺结核病人为重要的传染源。结核分枝杆菌主要通过呼吸道传播。结核分枝杆菌可侵及全身多个脏器，如肾脏、骨骼、肾上腺、淋巴结和脑脊膜，但以肺部受累形成肺结核最为常见，占85%。

【流行病学】

　　据WHO报告（2014），目前全球约有结核病病人1300万，约有960万例新病例产生，150万人死于结核病。全球每年约新发48万例对两种最为有效的抗结核药物（异烟肼和利福平）耐药的耐多药肺结核（MDR-TB）病例。我国结核病流行形势十分严峻，为WHO确定的结核病、耐多药结核病、TB/HIV双重感染高负担国家。2014年，估算我国有新发结核病病人93万，占全球病人数的9.7%；现有结核病病人120万，占全球的9.2%。新发MDR-TB病例5.2万，占全球的17.3%。每年死于结核病的病人约为3.8万。

　　WHO发布了2016—2035年结核病控制新策略，即"终止结核策略"，其目标是到2035年结核病死亡率降低95%，发病率下降90%，即发病人数从2015年预计每10万人110例减至2035年每10万人10例以下。

【病因与发病机制】

　　（一）结核分枝杆菌

　　属放射菌目、分枝杆菌科、分枝杆菌属，因其涂片耐酸染色呈红色，又称抗酸杆菌。包括人型、牛型、非洲型和鼠型4类，其中前3种是主要的人致病菌，第4种对人类不致病。

　　1. **生长条件与速度**　结核分枝杆菌为需氧菌，适宜生长温度为37℃左右。生长缓慢。

　　2. **抵抗力**　对干燥、冷、酸、碱等抵抗力较强。干燥的痰标本中结核分枝杆菌能生存6～8个月以上，−8～−6℃环境下可存活4～5年。有些物理、化学方法可杀灭，如煮沸10分钟，阳光或紫外线照射2～7小时，将痰吐在纸上焚烧，70%～75%乙醇接触3～5分钟，1%～2%苯酚接触1～5分钟。

　　3. **菌体成分及其生物活动**　菌体成分中含大量类脂质，类脂质中的磷脂可增强菌体蛋白的致敏作用，致组织产生干酪性坏死；脂肪酸可促进结核结节的形成；多糖是菌体抗原的组成部分，与免疫反应有关。菌体含丰富的蛋白质，结合蛋白是变态反应的反应原，可引起过敏反应。

4. 耐药性 耐药是由微生物的变异现象造成的。耐药性可分为原发耐药性和继发耐药性。原发耐药性是从未接触抗结核药物病人的菌群对药物的敏感性下降或耐受性。继发耐药性是病人在结核化疗过程中，出现的感染菌群敏感性下降或耐受性现象。复治病人中很多为继发耐药病例，耐药结核病是当今结核病控制的最大难题。

（二）结核病在人群中的传播

1. 传染源 未经治疗的痰涂片阳性的肺结核病人是主要传染源，涂片阴性、培养阴性病人传染性很小。

2. 传播途径 结核杆菌主要通过呼吸道传播，健康人吸入病人咳嗽、打喷嚏、大声说话时喷出的带菌飞沫，或飞沫形成的带菌尘埃，可引起结核杆菌感染。此外，结核杆菌经消化道进入人体是次要的传播途径，饮用带牛型结核杆菌的牛奶可致消化道感染，但很少见。其他途径，如皮肤传播亦较罕见。

3. 易感人群 是指未受结核杆菌自然感染，也未接种过卡介苗者。对结核病的易感性决定于许多因素，其中人体的自然抵抗力甚为重要。影响人体抵抗力的因素很多：①年龄因素：婴幼儿、青春后期和成人早期（尤其该年龄期的女性）以及老年人的结核病患病率较高。②疾病因素：糖尿病、硅沉着病、麻疹、胃大部切除术、免疫抑制性疾病（如 HIV 感染）或应用免疫抑制剂的病人，其对结核杆菌的易感性和发病机会较常人高。③社会经济因素：资料显示目前 90% 的结核病人在发展中国家，这有力地说明了生活贫困、营养不良等社会经济因素对结核病易感性的影响。此外，遗传因素、心理健康等也是重要因素。

4. 影响传染性的因素 感染者排出结核菌数量的多少、空气中结核菌含量、通风情况、接触时间以及机体的易感程度等与肺结核的感染相关。HIV 感染者及免疫功能受损者比健康人更容易受到结核菌感染，而且感染后容易发病。

（三）结核病疫苗

目前唯一在结核病预防中使用的卡介苗对成人肺结核的保护效率差别很大（0～80%），对已感染结核分枝杆菌的人群没有保护作用。因此，迫切需要研制新型有效的结核病疫苗替代卡介苗或加强卡介苗的免疫保护力。目前的研究主要还是集中在重组亚单位疫苗及重组 DNA 疫苗方面，并取得了一些进展。此外，对一些可能作为有效免疫抗原的结核分枝杆菌蛋白也进行了一定的研究，例如丝氨酸、苏氨酸蛋白激酶等。

（四）结核病的发生与发展

1. 原发感染 感染后结核病的发生、发展与转归取决于入侵结核分枝杆菌的数量、毒力及肺泡内巨噬细胞固有的吞噬杀菌能力。如果结核分枝杆菌能够在体内存活，并可在肺泡巨噬细胞内外生长繁殖，这部分肺组织即出现炎性病变，称为原发病灶。原发病灶中的结核分枝杆菌沿着肺内引流淋巴管到达肺门淋巴结，引起淋巴结肿大。原发病灶和肿大的气管支气管淋巴结统称为原发综合征或原发性结核。原发病灶继续发展，可直接或经血流播散到邻近组织器官，引起结核病。肺结核的发生发展过程见图 14-6-1。

当结核分枝杆菌首次侵入人体开始繁殖时，人体通过免疫系统对结核分枝杆菌产生特异性免疫，使体内的结核分枝杆菌停止繁殖，播散到全身各器官的结核分枝杆菌大部分被消灭，原发病灶炎症迅速吸收或留下少量钙化灶，肿大的淋巴结逐渐缩小、纤维化或钙化，这是原发感染最常

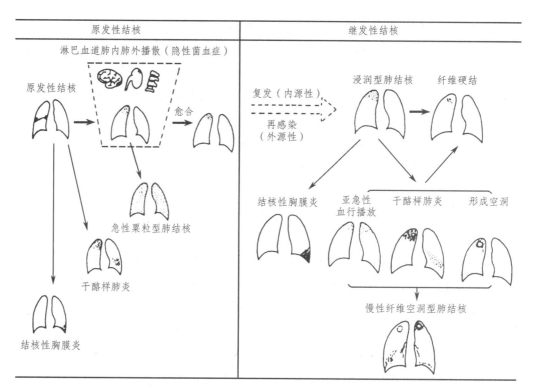

| 原发性结核 | 继发性结核 |

淋巴血道肺内肺外播散（隐性菌血症）

图 14-6-1　肺结核病自然过程示意图

见的良性过程。但仍然可能有少量结核分枝杆菌未被消灭，长期处于休眠状态，成为潜在病灶，当机体抵抗力低下时，这些结核分枝杆菌可重新活跃而发病，也可因再感染而发病。

2．结核病免疫和迟发性变态反应

（1）免疫力：人体对结核分枝杆菌的免疫力分非特异性免疫力（先天或自然免疫力）和特异性免疫力（后天性免疫力）两种。后者是通过接种卡介苗或感染结核分枝杆菌后所获得的免疫力，其免疫力强于自然免疫。但二者对防治结核病的保护作用都是相对的。结核病的免疫主要是细胞免疫。人体受结核分枝杆菌感染后，首先是巨噬细胞做出反应，肺泡中的巨噬细胞大量分泌白细胞介素（简称白介素）-1、白介素 -6 和肿瘤坏死因子（TNF-α）等细胞因子，使淋巴细胞和单核细胞聚集到结核分枝杆菌入侵部位，逐渐形成结核肉芽肿，限制结核分枝杆菌扩散并杀灭结核分枝杆菌。T 细胞能与巨噬细胞相互作用和协调，完善免疫保护作用。

（2）变态反应：结核杆菌侵入人体后 4～8 周，身体组织对结核分枝杆菌及其代谢产物所发生的敏感反应称为变态反应。人体对结核分枝杆菌及其代谢产物的此种细胞免疫反应，属于第Ⅳ型（迟发型）变态反应。可通过结核菌素试验来测定。

（3）初感染与再感染：给豚鼠初次接种一定量的结核分枝杆菌，10～14 天之后，注射局部红肿，溃疡，长期不愈合，结核分枝杆菌大量繁殖，到达局部淋巴结，使局部淋巴结肿大，并沿淋巴结及血液循环向全身播散，甚至造成豚鼠死亡。将同量结核分枝杆菌注入 4～6 周前已受少量结核分枝杆菌感染的豚鼠体内，2～3 天后，注射局部出现红肿、溃疡、坏死等剧烈反应，但不久就愈合，且无局部淋巴结肿大，无全身结核播散，亦不致死亡。机体对结核分枝杆菌初感染与再感染所表现出的这种不同反应的现象，称为科赫（Koch）现象。此现象提示肺部（常为小儿）在初次感染结核分枝杆菌后，细菌被吞噬细胞携至肺门淋巴结（淋巴结肿大），并可全身播散（隐性菌血症），此时若机体免疫力低下，可能发展为原发性进行性结核病。但如为成人，往往在儿童时期已经受过轻微结核感染，或已接种卡介苗，机体已有相当的免疫力，此时的再感染多不引起淋巴结肿大，亦不易发生全身播散，而在再感染局部发生剧烈组织反应，病灶多为渗出性，甚至干酪样坏死、液化而形成空洞。这说明机体在初次感染结核分枝杆菌后，产生了抗结核分枝杆菌的获得性免疫，同时又产生了结核迟发性变态反应，二者常同时存在。

初次感染结核分枝杆菌导致的肺结核，称为原发性肺结核。原发性结核感染时期遗留下来的潜在病灶中的结核分枝杆菌重新活动而发生的结核病，称为继发性肺结核。可为内源性复发，也可以是由于受到结核分枝杆菌的再感染而发病，称为外源性重染。继发性结核病有明显的临床症状，容易出现空洞和排菌，有传染性，是防治工作的重点。

【病理】

结核病是结核杆菌引起的炎症性疾病，表现为渗出、变质和增殖 3 种基本反应，在结核病疾病的过程中，上述 3 种基本病变常同时出现在同一个肺组织上，但往往以一种病变为主，在疾病的治疗和发展过程中，病变性质可有不同变化。

1. 渗出为主的病变 是病变处组织器官的充血、水肿等渗出性病变。机体感染结核杆菌后，组织器官中血管通透性高，炎症细胞和蛋白质向血管外渗出，则形成渗出性病变，是菌量大，毒力强，机体处于变态反应或病变在进展阶段的表现。渗出性反应发生在肺时，肺内出现细叶性、小叶性、小叶融合性或大叶范围的边界不清的灰白色实变区。

2. 变质为主的病变 变质反应是组织细胞的变性与坏死。坏死组织淡黄色、干燥、凝固状，状似干酪，故名干酪样坏死。与大量结核杆菌侵入、毒力强、机体变态反应增高，抵抗力弱相关。渗出性和增生性病变均可发生坏死。

3. 增生为主的病变 增生性反应是结核病病理形态上的特异性改变，表现为结核性肉芽肿，是感染结核杆菌菌量少、毒力低、机体免疫力强的表现。见于空洞壁、结核球的包膜等。

上述 3 种基本病变常同时出现在同一个肺组织上，但往往以一种病变为主，在疾病的治疗和发展过程中，病变性质可有不同的变化。

【肺结核分类标准】

（一）临床分类

肺结核分类是反映疾病的发生、发展与转归的客观规律，我国结核病分类如下：

1. 原发性肺结核 原发性肺结核为结核杆菌初次感染所致的临床病症，包括原发综合征及胸内淋巴结核。肺部病灶好发于胸膜下通气良好的上叶底部，中叶或下叶上部。典型病变包括肺部原发灶，淋巴管炎和局部淋巴结炎，统称为原发综合征。症状多轻微，可有低热、咳嗽、食欲缺乏、体重减轻等症状，但数周后即好转，90% 以上病人不治自愈，但结核杆菌可在局部病灶存活数年之久，具有潜在复发的可能。

2. 血行播散性肺结核 包括急性、亚急性、慢性血行播散性肺结核。血行播散性肺结核大多数由原发性肺结核发展而来，儿童较多见。在成人，则更多是继发于肺或肺外结核病灶溃破到血管引起，因一次性或短期内大量细菌入侵引起的急性粟粒型肺结核是血行播散性肺结核的一种，起病急，有全身毒血症状，常伴有结核性脑膜炎或其他脏器结核。X 线胸片上表现为散布于两肺野，分布较均匀，密度和大小相近的粟粒状阴影。当少量结核杆菌间歇性多次经血行进入肺部时，则形成亚急性或慢性血行播散性肺结核，临床上可无明显症状，病情发展较慢。

3. 继发性肺结核 继发性肺结核是结核中的一个主要类型，包括浸润性、纤维空洞及干酪性肺炎等。

（1）继发肺结核（浸润性）：由于原发感染后体内潜伏病灶中结核杆菌重新活动和释放而发病，极少数可以是由于与排菌病人密切接触，反复经呼吸道感染而引起。病变以渗出和细胞浸润为主，可伴有不同程度的干酪样坏死灶，临床症状因病灶性质、范围及人体反应性而异。有效的化学治疗可使炎症吸收消散，能使空洞缩小、闭合。

（2）继发肺结核（纤维空洞性）：由于肺结核未及时治疗或治疗不当，导致空洞长期不愈合，空洞壁逐渐变厚，病灶广泛纤维化。此型病人迁延不愈，症状起伏不定，痰中带有结核杆菌；是结核病的重要传染源，此型常导致并发肺气肿，慢性支气管炎，支气管扩张，继发感染和肺源性心脏病等。

4. 结核性胸膜炎 临床上已排除其他原因引起的胸膜炎，包括结核性干性胸膜炎、结核性渗出性胸膜炎、结核性脓胸。胸膜结核为结核杆菌经血液循环、淋巴或肺部结核病变直接波及胸膜而致病，虽不是肺结核，但在胸部结核中最为常见，且与肺结核之间存在一定关联性。

5. 肺外结核 如骨关节结核、结核性脑膜炎、肠结核、肾结核等。

（二）化疗史分类

分为初治肺结核和复治肺结核。

1. 初治 有下列情况之一者为初治：①尚未开始抗结核治疗的病人；②正进行标准化疗方案用药而未满疗程的病人；③不规则化疗未满 1 个月的病人。

2. 复治 有下列情况之一者为复治：①初治失败的病人；②规则用药满疗程后痰菌又复阳的病人；③不规律化疗超过 1 个月的病人；④慢性排菌病人。

（三）病变部位、范围分类

肺结核病变部位按右侧、左侧、双侧，病变范围按上、中、下记录。

【护理评估】

（一）健康史

询问病人的健康史时，出现如下情况警惕结核病的存在：

1. 近期有结核病接触史，尤其是与排菌肺结核病人密切接触者。

2. 近期反复感冒迁延不愈者，或咳嗽咳痰两周以上和（或）痰中带血者。

3. 有肺外结核病、糖尿病、硅沉着病、麻疹、胃大部切除、感染艾滋病等病史。

4. 近期内有长期使用肾上腺皮质激素或免疫抑制剂等药物。

5. 近期内生活不规律、过度劳累、营养不良、妊娠、分娩等。

6. 儿童要询问卡介苗接种史、结核菌素试验结果。3 岁以内结核菌素试验阳性、15 岁以内强阳性以及近期结核菌素试验阳转者，都应进一步检查。

（二）身体状况

1. 症状 肺结核的临床表现可多种多样，轻重不等,20% 病人可无症状或症状轻微而被忽视，其影响因素包括病人的年龄、机体的免疫、营养状况、并存疾病、有无接种过卡介苗、入侵结核杆菌的毒力和菌量、病变的部位及严重程度等。

（1）全身症状：典型肺结核的全身毒性症状表现为午后低热、乏力、食欲减退、体重减轻、盗汗等。有些女性病人还会伴有月经不调、易激怒、心悸、面颊潮红等表现。发热的特点多为长期低热，易于午后或傍晚开始，次晨降至正常；有的表现为体温不稳定，可能于轻微活动后或妇女月经前体温略升高；当肺部病灶急剧进展散播时，可出现高热。

（2）呼吸系统症状

1）咳嗽咳痰：多为干咳或只有少量黏液痰。若继发感染，则痰液黏液性或脓性。

2）咯血：约1/3病人在不同病期有咯血，结核病灶的炎症使毛细血管通透性增高，导致痰中带血。病变损伤小血管则血量增加；若空洞壁的肺动脉瘤破裂则引起大咯血；有时硬结钙化的结核病灶可因机械损伤血管，或因为结核性支气管扩张而咯血。咯血易于引起结核播散，特别是中大量咯血时。咯血后会有持续高热。大咯血可造成失血性休克，还可使血块阻塞大气道导致窒息。

3）胸痛：当炎症累及壁层胸膜时，相应的胸壁有固定性针刺样痛，随呼吸和咳嗽而加重，患侧卧位症状减轻。

4）呼吸困难：慢性重症肺结核时，呼吸功能受损，可出现渐进性呼吸困难。当发生气胸、大量胸腔积液时、重症肺结核呼吸功能受损等时，则可出现呼吸困难。

2．体征 取决于病变性质、部位、范围或程度。早期多无明显体征，若病变范围较大，患侧肺部呼吸运动减弱，叩诊呈浊音，听诊时呼吸音减低。继发性肺结核好发于上叶尖后段，故肩胛间区闻及细湿啰音有很大的提示诊断价值。慢性纤维空洞性肺结核的体征有患侧胸廓塌陷，气管和纵隔移位，叩诊浊音，听诊呼吸音降低或有湿啰音，对侧有肺气肿体征。

（三）辅助检查

1．痰结核杆菌检查 是确诊肺结核的特异性方法。痰菌阳性提示很可能具有传染性的，检查方法可分为涂片法和培养法。培养法更敏感，培养阳性者还能做药物敏感试验和菌型鉴定，可为治疗提供参考。在采集痰标本时，对于无痰和不会咳痰的儿童，可于清晨抽取胃液检查结核杆菌（痰液可能吞咽至胃中）。对于成人可应用雾化诱导痰液产生、纤维支气管镜或经气管穿刺吸引法采样。肺结核病人的排菌具有间断性和不均匀性的特点，因此要多次查痰。通常初诊病人要送3份痰标本，即清晨痰、夜间痰和即时痰；复诊病人每次送两份痰标本。

痰菌检查阳性以（＋）表示，阴性以（－）表示。需注明查痰方法，如涂片（涂）、培养（培）等，以涂（－）、涂（＋）、培（－）、培（＋）表示。

2．影像学检查 胸部X线检查、CT检查是肺结核诊断的必要手段，对于了解病变部位、范围、性质、发展情况，选择治疗方案和评价治疗效果具有重要的参考意义。

3．结核菌素试验 结核菌素试验广泛应用于检出结核分枝杆菌感染，而非检出结核病，对儿童、青少年的结核病诊断有参考意义。结核菌素是在液体培养基中提炼出来的结核杆菌的代谢产物。目前国际推荐使用的结核菌素为纯蛋白衍化物（purified protein derivation，PPD），0.1ml为5U。

方法：结核菌素试验常用皮内注射法，以0.1ml结核菌素稀释液在左前臂内侧皮内注射，使局部形成皮丘，72小时后观察和记录局部硬结直径大小，硬结小于4mm为阴性，5～9mm为弱阳性，10～19mm为阳性，≥20mm或虽<20mm但局部出现水泡和淋巴管炎为强阳性反应。

结核菌素试验阳性不能区分是结核分枝杆菌的自然感染还是卡介苗接种的免疫反应。我国城市居民成人结核感染率在60%以上，成人结核反应并无诊断意义。而3岁以下婴幼儿结核菌素阳性反应，即使无症状，也应视为活动性结核病，应给予治疗。对于结核菌素试验的阴性反应结果应予以分析，因为除无结核杆菌感染反应为阴性外，还有一些情况也会出现阴性反应，如应用免疫抑制剂、糖皮质激素或患麻疹、百日咳者；结核杆菌感染后在变态反应充分建立之前时；淋巴细胞免疫系统缺陷者和老年人等。

4．纤维支气管镜检查 经纤维支气管镜对支气管或肺内病灶活检，不仅可提供病理学诊断，而且可以同时收集分泌物或冲洗液标本进行病原学诊断，可以提高诊断的敏感性和特异性，对诊断困难的病例具有重要价值。

5. 免疫学诊断和基因诊断　这种诊断技术具有敏感性高、特异性强、快速、不依赖培养、便于检出低活力菌等优点，但目前仍处于研究探索阶段，预期它将为结核病的诊断开辟新途径。

（四）心理-社会状况

肺结核病人由于病程长、具有传染性，而与社会隔绝。病人感觉自卑，孤独无助，因而会产生悲观厌世情绪，不愿意与医护人员合作，但同时又强烈渴望与人进行交流，希望得到别人的支持与理解。护士应评估病人家庭、经济能力和社会支持状况，以及疾病带来的变化。

【常见护理诊断／问题】

1. 低效性呼吸型态　与痰多或咯血有关。

2. 窒息的危险　与大咯血有关。

3. 体温过高　与结核杆菌感染有关。

4. 急性疼痛　与病变累及胸膜或胸腔积液、引流管置入有关。

5. 焦虑　与疾病病程长有关。

6. 恐惧　与咯血或疾病恶化有关。

7. 知识缺乏：缺乏疾病治疗的相关知识。

8. 不依从行为　与长期化疗及药物的副作用有关。

9. 缺乏娱乐活动　与病程长、疾病有传染性有关。

【计划与实施】

治疗方法主要是化学药物治疗。治疗的原则是早期、联合、适量、规律、全程用药，目的是使疾病得到及时控制，减轻症状，病人尽早康复，避免或减少结核分枝杆菌对外界的传播，保护易感人群。护理目标是通过有效的护理，肺结核病人能够遵从治疗方案，不再复发，采取有效的措施避免结核分枝杆菌的扩散，肺功能恢复。

（一）药物治疗与护理

化学药物治疗（简称化疗）的主要作用是杀菌、抑菌和灭菌。

1. 常用化疗药物　治疗结核通常要同时应用至少2种杀菌药物，以提高疗效，通过交叉杀菌作用减少或防止耐药菌形成。异烟肼、利福平、吡嗪酰胺、乙胺丁醇和链霉素是首选的5种药物。常用抗结核药物成人剂量、主要不良反应和注意事项见表14-6-1。

2. 化疗原则　化疗的主要作用是缩短结核病传染期，降低死亡率、感染率和患病率。对于病人个人，是为了达到临床和生物治愈。化疗的适应证为活动性肺结核，即临床上有毒性症状、痰菌阳性、X线病灶具有炎症成分，或是病灶处于进展或好转阶段等。

（1）早期用药：活动性病灶内的结核杆菌生长代谢旺盛，病灶局部血管丰富，如此时用药局部药物浓度高，抗结核药物可以充分发挥其杀菌或抑菌作用，可使炎症成分吸收，空洞缩小或关闭，痰菌阴转。所以化疗应早期进行。

（2）联合用药：有实验证明，单一药物治疗可以消灭绝大部分敏感菌，但会留下少数耐药菌继续繁殖，形成耐药菌优势生长。但若联合两种或两种以上药物，则耐药现象很少出现。因此联合用药疗效优于单一用药。

（3）适量、规律、全程用药：临床上病人对此原则较难遵守，由于用药量较大，用药时间长，病人很难坚持用药，如果再有经济问题则更困难。但遵守上述原则是化疗成功的关键，否则

表 14-6-1　常用抗结核药物成人剂量、主要不良反应和注意事项

药名（缩写）	每日剂量（g）	间歇疗法一日量（g）	主要不良反应	注意事项
异烟肼（H，INH）	0.3	0.6 ~ 0.8	周围神经炎、偶有肝功能损害	避免与抗酸药同时服用，注意消化道反应、肢体远端感觉及精神状态
利福平（R，RFP）	0.45 ~ 0.6*	0.6 ~ 0.9	肝功能损害、发热、寒战、胃肠不适、变态反应	体液及分泌物会呈橘黄色，使接触镜（隐形眼镜）永久褪色；监测肝脏毒性及变态反应 加速口服避孕药、降糖药、茶碱、抗凝血剂等药物的排泄，使药效降低或失效
链霉素（S，SM）	0.75 ~ 1.0△	0.75 ~ 1.0	听力障碍、眩晕、肾功能损害、口周麻木、过敏性皮疹等	注意听力变化及有无平衡失调，用药前和用药后 1 ~ 2 个月进行听力检查。了解尿常规及肾功能的变化
吡嗪酰胺片（Z，PZA）	1.5 ~ 2.0	2 ~ 3	胃肠道不适、肝损伤、高尿酸血症、关节痛	警惕肝脏毒性反应，监测肝功能，定期监测 ALT 注意关节疼痛、皮疹等反应，监测血清尿酸
乙胺丁醇（E，EMB）	0.75 ~ 1.0**	1.5 ~ 2.0	视神经炎	检查视觉灵敏度和颜色的鉴别力（用药前、用药后每 1~2 个月 1 次）
对氨基水杨酸钠（P，PAS）	8 ~ 12***	10 ~ 12	胃肠道反应、变态反应、肝损伤	监测不良反应的症状、体征，定期复查肝功能

注：*体重 <50kg 用 0.45g，≥ 50kg 用 0.6g；S、Z 用量宜按体重调节；**前 2 个月 25mg/kg，其后减至 15mg/kg；***每日 2 次服用（其他药均为每天 1 次）；△老年人每次 0.75mg

非但不能完全治愈，还会出现继发性耐药这一严重问题，给今后的治疗带来更大的困难。多数病人采用不住院治疗，同样可以收到良好效果，关键在于对肺结核病人实施有效治疗管理，即目前推行的在医务人员直接面视下督导化疗（directly observed treatment short-course，简称 DOTS），确保肺结核病人在全疗程中规律、联合、足量和不间断地实施规范化疗，减少耐药性的产生，最终获得治愈。

3. 化疗方法与方案　由于临床上病人对抗结核药物耐受性不一样，肝、肾功能情况不同（尤其是老年病人）和存在耐多药结核（MDR-TB）病人，制订化疗方案时要注意个体化，以确保化疗顺利完成及提高耐药结核痰菌阴转率。

（1）初治：肺结核的治疗有下列情况之一者：①尚未开始抗结核治疗的病人；②正进行标准化疗方案用药而未满疗程的病人；③不规则化疗未满 1 个月的病人。

初治方案：强化期 2 个月 / 巩固期 4 个月。

常用方案：药名前数字表示用药月数，药名右下方数字表示每周用药次数，2HRZ/4HR；2HRZ/4H₃R₃；2HRZS(E)/4HRE。

（2）复治：肺结核的治疗有下列情况之一者：①初治失败的病人；②规则用药满疗程后痰菌又复阳的病人；③不规律化疗超过 1 个月的病人；④慢性排菌病人。

复治方案：复治病人的治疗要尽量个体化，根据药敏结果制订治疗方案，疗程一般为8～12个月。

常用方案 2HRZES/6HRE；2HRZES/6H$_3$R$_3$E$_3$；2H$_3$R$_3$Z$_3$E$_3$S$_3$/6H$_3$R$_3$E$_3$

（3）耐多药肺结核的治疗：对至少包括 INH 和 RFP 两种或两种以上药物产生耐药的结核病为 MDR-TB，耐多药肺结核必须要有痰结核杆菌药敏试验结果才能确诊。

耐多药肺结核化疗方案：主张采用每日用药，而非间歇用药。WHO 推荐一线和二线抗结核药物可以混合用于治疗 MDR-TB。一线药物中除 INH 和 RFP 已耐药外，仍可根据敏感情况选用 SM、PZA、EMB。二线抗结核药物是耐多药肺结核治疗的主药，包括卡那霉素（KM）、阿米卡星（AM）、卷曲霉素（CPM）、丙硫异烟胺（1321TH）、氧氟沙星（OFLX）、左氟沙星（LVFX）、环丝氨酸（CS）、克拉霉素、阿奇霉素等。

4. 用药观察 用药后病人症状会很快消失，痰结核菌转阴，胸部 X 线检查见病灶吸收好转。抗结核药物疗程长，易发生药物不良反应，常在治疗初 2 个月内发生，如过敏反应、皮疹、发热，重者可致剥脱性皮炎、急性肾衰竭。在联合用药时更易出现胃肠道反应及肝功能损害、不可逆性听神经损害、视力障碍等。故用药前及用药过程中应定期检查肝、肾功能及听力情况，一旦发现异常，及时与医生联系修改治疗方案。

（二）咯血病人的护理

详见本章第五节"支气管扩张病人的护理"。

（三）营养支持

肺结核病人身体处于慢性消耗状态，营养状态极差，需要合理的营养来增强机体的抵抗力，促进疾病的痊愈。

1. 进食高能量、高蛋白质、富含维生素的食物 结核病人由于长期发热、盗汗等增加了能量的消耗，对能量的需要较常人高，因此病人应进高热量饮食，每日总热量在 8368～12552kJ。结核杆菌长期感染造成组织破坏、蛋白丢失，病人多消瘦体弱，需要进食高蛋白饮食，15～20g/（kg·d）为宜，其中优质蛋白最好达到 1/2。可以选择瘦肉、家禽、鱼类、蛋类、豆类、乳类及其制品。其中首选推荐的是牛乳，因其含有丰富而全面的营养，不仅含有 8 种人体必需氨基酸，还含有多种维生素及较多钙、磷、铁等矿物质。不宜食用过多脂肪，因为过多的脂肪可增加消化系统的负担，尤其是肝脏，而且有些抗结核药物也有肝损害，更应注意保护肝功能。

2. 调理饮食以增进病人食欲 有些病人服用抗结核药物后，常会感到胃中不适、反酸、恶心、食欲减退、进食少，造成营养摄入更加不足。可嘱病人饭后服用对胃肠道有刺激的药物；营养师或家人尽量提供色香味美、细软易消化的食物，以增加病人食欲；病人进食时还应做到心情愉快、细嚼慢咽、少食多餐，以减轻胃肠负担。

（四）心理 - 社会支持

由于病人多为青年人，有些病人症状又不很明显，突然被诊断为肺结核往往难以接受。疾病造成的身体不适以及疾病的传染性使病人焦虑、敏感、自卑，医护人员应充分理解和尊重病人，主动与病人交往，拉近与病人的心理距离。向病人介绍有关的病情、治疗、护理的知识，使病人对疾病有良好的控制感。要引导病人减少对疾病的关注，增加对外界信息的了解，选择适合病人的娱乐消遣方式，丰富病人的生活。同时要做好病人家属的工作，保证家属既能做到消毒隔离，又能关心爱护病人，给予病人精神和经济上的支持，不能冷淡或歧视病人。

（五）感染控制

为了有效地控制结核病的传播，需要通过管理控制、环境控制、个人呼吸防护这三个层次的管理而实现结核病的感染控制。管理控制是采取管理措施来减少暴露于结核菌的风险，如要求肺结核病人佩戴外科口罩。环境控制是采取工程系统来预防结核菌的蔓延，减少空气中结核分枝杆菌飞沫核浓度，如开窗通风和采用紫外线灯。个人呼吸防护是通过个人防护进一步减少和暴露结核菌的风险，如医护人员佩戴医用防护口罩。结核病的感染控制是预防结核病传播的重要策略，所有医疗机构和人群聚集的地方都应该实施结核病感染控制措施。

（六）健康教育

1. 教育与指导病人正确服用抗结核药

（1）让病人知道抗结核药物的使用原则，病人每天服用药物的数量较多，往往会产生恐惧心理。因结核病疗程较长，尤其是复治病人，会产生悲观心理。告诉病人现代的治疗手段能使多数病人治愈，同时列举成功的例子以鼓励病人，增强病人的信心。

（2）向病人讲明不遵医嘱服药会导致复发难治的严重后果，尤其是经短期治疗后症状减轻或消失的病人，加强教育和管理，说明症状改善不是治愈的客观指标。有的病人虽然知道遵照医嘱服药的重要性，但却不能主动服药，对这类病人护理人员要做到督导作用，确保规律服药。

（3）有些病人在出现药物不良反应后不愿继续服药，例如利福平会出现食欲缺乏、恶心等消化道症状，可遵医嘱调整药物剂量和服药时间，同时应为病人制订合理的膳食，以保证病人能够配合药物治疗。

2. 消毒隔离知识的教育

（1）嘱病人不要随地吐痰，有痰吐在卫生纸里后放入收集袋，统一焚烧或深埋。

（2）告诉病人咳嗽、打喷嚏时用手帕遮住口鼻，以减少结核杆菌的传播。

（3）房间每日开窗通风，并用含氯消毒剂空气消毒，可以减少和杀灭房间空气中的病原微生物。

（4）单独使用餐具并定期煮沸消毒，病人使用过的物品可阳光下曝晒 2 小时以上。

3. 复查指导 肺结核病人治疗疗程长、难度大，一旦治疗失败将会引起更大的公共卫生问题。病人需按医生医嘱及时到医院随访复查，医务人员应提前提醒并指导病人事先留痰；如服药期间出现不良反应，应及时报告医生。

【护理评价】

通过积极的治疗，病人是否能够达到：①按照化疗原则遵医嘱服药；②科学膳食、规律生活；③病灶消退，肺功能正常，无并发症发生；④停止治疗前能恢复正常的活动；⑤有良好的心理状态，正确面对疾病；⑥采取预防传播的方法。

（王秀华）

第七节　肺癌病人的护理

❖ 学习目标

识记：

1. 能陈述肺癌的概念、分类和转移途径。

2. 能阐述肺癌的典型症状、治疗原则。

3. 能简述肺癌围术期护理要点。

理解：

1. 能解释肺癌的病理特点、病因和发病机制。

2. 能说明肺癌 TNM 分期的内容。

3. 能识别肺癌常见护理诊断。

运用：

能对肺癌病人进行评估，制订护理计划并进行健康指导。

原发性支气管肺癌，简称肺癌（lung cancer），是常见的肺部原发性恶性肿瘤。肿瘤细胞大多源于支气管黏膜或腺体，常有区域性淋巴结和血行转移。肺癌是严重危害人类健康的疾病。根据全国肿瘤登记中心 2014 年公布的资料显示，2010 年，我国新发肺癌病例 60.59 万（男性 41.63 万，女性 18.96 万），居恶性肿瘤首位。肺癌发病率为 35.23/10 万（男性 49.27/10 万，女性 21.66/10 万），死亡率为 27.93/10 万（男性 39.79/10 万，女性 16.62/10 万）。

【病因与发病机制】

肺癌的病因与发病机制尚未明确，一般认为肺癌的发病与下列因素有关。

（一）吸烟

吸烟已经被公认为是肺癌的重要危险因素。吸烟者肺癌死亡率比不吸烟者高 10 ~ 13 倍。研究表明，男性患肺癌的危险性随每日吸烟量和吸烟年限的增加而增加。吸烟量越多，吸烟年限越长，开始吸烟的年龄越早，肺癌死亡率越高。戒烟使患肺癌的危险性随戒烟年份的延长而逐渐降低。吸纸烟者比吸雪茄、烟斗者患病率高。纸烟中含有各种致癌物质，苯并芘为主要致癌物。另外，被动吸烟也容易引起肺癌。文献报道，美国 85% ~ 90% 的肺癌和吸烟有关，国内 80% ~ 90% 的男性、19.3% ~ 40% 的女性肺癌病人与吸烟有关，非吸烟肺癌病人有 17% 可归因于青少年时期的重度被动吸烟。

（二）职业致癌因子

已确认的职业致癌因素包括石棉、无机砷化合物、二氯甲醛、铬及其化合物等。研究表明，约 15% 的美国男性肺癌和 5% 的女性肺癌与职业因素有关。据统计，职业性接触所引起的肺癌占肺癌总数的 5% ~ 20%，目前研究较多的是石棉。

（三）空气污染

包括室内小环境和室外大环境污染。室内小环境污染如室内的被动吸烟、燃料燃烧和烹调过程的油烟可能产生的致癌物。室外污染如城市中的汽车废气、工业废气、公路沥青都有致癌物质存在，其中主要是苯并芘。资料表明，城市肺癌的发病率明显高于农村，大城市的发病率又高于中小城市。

（四）电离辐射

大剂量电离辐射可引起肺癌，如日本广岛的原子弹释放的中子和 α 射线，长崎仅有 α 射线，前者致肺癌的危险性高于后者。

（五）饮食因素

高脂、缺少蔬菜水果的饮食增加了肺癌发病的危险性。增加蔬菜和水果的摄取，无论对吸烟者、被动吸烟者和非吸烟者都有可能降低肺癌发病的危险性。动物实验证明，维生素 A 及其衍生物 β 胡萝卜素能够抑制化学致癌物诱发的肿瘤。一些调查报告认为，摄取食物中维生素 A 的含量少或血清维生素 A 含量低时，患肺癌的危险性增高。

（六）其他

个体的内在因素如免疫状态、代谢活动、遗传因素、肺部慢性感染等可能对肺癌的发病有影响。个体基因的差异或缺陷决定了不同个体对致癌的易感性不同。对肺癌的家族聚集性研究表明，肺癌病人的非吸烟直系亲属比非吸烟人群患肺癌的危险度要增加 2～4 倍。美国癌症协会将结核列为肺癌的发病因素之一。

【病理和分类】

（一）按解剖学部位分类

1. 中央型肺癌　发生在主支气管至段支气管的肺癌称为中央型肺癌，较多见鳞状上皮细胞癌和小细胞癌。

2. 周围型肺癌　发生在段支气管以下的肺癌称为周围型肺癌，多见腺癌。

（二）按组织病理学分类

根据细胞分化程度和形态特征，肺癌可分为非小细胞肺癌（non-small cell lung cancer，NSCLC）和小细胞肺癌（small cell lung cancer，SCLC）。非小细胞肺癌主要包括鳞状上皮细胞癌（简称鳞癌）、腺癌和大细胞癌。

1. 鳞状上皮细胞癌（epidermoid）　是肺癌中最常见的类型，约占原发性肺癌的 50%，病人多见于 50 岁以上男性，与吸烟关系非常密切。鳞癌大多起源于较大的支气管，常为中央型肺癌，生长缓慢，转移晚，可以选择外科手术切除，5 年生存率较高。

2. 腺癌（adenocarcinoma）　以女性相对多见，与吸烟关系不大，约占原发性肺癌的 25%，多为周围型肺癌。早期症状不明显，易转移至肝、脑和骨，更易累及胸膜引起胸腔积液。可以选择手术切除。细支气管肺泡癌是腺癌的一种类型，起源于细支气管黏膜上皮或肺泡上皮，发病率低，女性多见。一般分化程度较高，生长较慢。

3. 大细胞癌（large-cell cancer）　较为少见，该型分化程度低，常在发生脑转移后才被发现，预后很差。

4. 小细胞癌　为神经内分泌起源，是肺癌中恶性程度最高的一种，占原发性肺癌的 10%～15%。病人年龄较轻，多见于男性，多有吸烟史。一般起源于较大支气管，大多为中央型肺癌。癌细胞生长快，侵袭力强，较早出现淋巴和血行广泛转移，在各型肺癌中预后较差。小细胞癌对化疗和放疗反应敏感。

（三）转移途径

肺癌的转移途径有直接扩散，淋巴转移和血行转移。转移方式与肿瘤细胞的分型和肿瘤的解剖位置有关。

1. 直接扩散　支气管肿瘤可以沿支气管壁向支气管腔内生长，造成管腔的部分或全部阻塞。

肿瘤也可直接扩散侵入邻近肺组织，包括肺泡、神经、血管和淋巴管。

2．淋巴转移 淋巴转移是常见的扩散途径，癌细胞经支气管和肺血管周围的淋巴管道，先侵入邻近的肺段或肺叶支气管周围的淋巴结，然后根据肺癌的位置，到达肺门或支气管隆突下淋巴结，或侵入纵隔和气管旁淋巴结，最后锁骨上淋巴结和颈部淋巴结。

3．血行转移 血行转移是肺癌的晚期表现，通常癌细胞直接侵入肺静脉系统，然后进入体循环而转移到全身各处组织器官，常累及器官有肝、骨骼、中枢神经系统、肾上腺等。

【临床分期】

肺癌的分期对临床治疗方案的选择有重要指导意义。WHO 按照肿瘤（T），淋巴结转移（N）和远处转移（M）情况，将肺癌加以分期。该分期适用于非小细胞肺癌和小细胞肺癌。详见表 14-7-1。

表 14-7-1　肺癌 TNM 分期（第 7 版）

原发肿瘤（T）
Tx：原发肿瘤不能评价；或痰、支气管冲洗液找到癌细胞但影像学或支气管镜没有可视肿瘤
T_0：没有原发肿瘤的证据
T_{is}：原位癌
T_1：肿瘤最大径 ≤ 3cm，周围为肺或脏层胸膜所包绕，镜下肿瘤没有累及叶支气管以上（即没有累及主支气管）
① T_{1a}：肿瘤最大径 ≤ 2cm；
② T_{1b}：肿瘤最大径 2 ~ 3cm；
T_2：肿瘤大小或范围符合以下任何一点
①肿瘤最大径 >3cm，且 ≤ 7cm
②累及主支气管，但距隆突 ≥ 2cm
③累及脏层胸膜
④扩散到肺门造成肺不张或阻塞性肺炎（不累及全肺）
⑤ T_{2a}：肿瘤最大径为 3 ~ 5cm（或其他因素造成 T_2 但肿瘤最大径 ≤ 5cm）
⑥ T_{2b}：肿瘤最大径为 5 ~ 7cm
T_3：肿瘤大小任意，但直接侵及下列任何部位
①胸壁（含上沟瘤）、膈肌、纵隔胸膜、壁层心包
②肿瘤在主支气管，距隆突小于 2cm（未累及隆突）
③全肺的肺不张或阻塞性炎症
④同一叶内有肿瘤转移灶
⑤肿瘤最大径大于 7cm
T_4：无论肿瘤大小，但侵及下列部位
①纵隔、心脏、大血管、气管、食管、椎体、隆突
②原发灶同侧肺不同肺叶内有肿瘤转移灶
淋巴结（N）
Nx：无法判断区域淋巴结是否转移
N_0：没有区域淋巴结转移
N_1：转移至同侧气管旁和（或）同侧肺门淋巴结和原发肿瘤直接侵及肺内淋巴结
N_2：转移至同侧纵隔和（或）隆突下淋巴结
N_3：转移至对侧纵隔、对侧肺门淋巴结，同侧或对侧斜角肌或锁骨上淋巴结
远处转移（M）
Mx：无法估计是否有远处转移
M_0：没有远处转移
M_{1a}：恶性胸腔积液或恶性心包积液
M_{1b}：有远处转移（注：与原发肿瘤同侧、但不同肺叶的转移结节为 T_4）

【护理评估】

（一）健康史

在询问肺癌病人的健康史时，应重点询问肺癌的危险因素，包括：

1. 吸烟史　应包括吸烟时间，吸烟量，及有无戒烟。

2. 环境中是否有职业性危险因子。

3. 是否患有慢性支气管炎或其他呼吸系统慢性疾病。

（二）身体状况

肺癌的临床表现通常是非特异性的，通常发现较晚。临床表现与肿瘤的部位、大小、是否压迫、侵犯邻近器官及有无转移等情况有关。

1. **咳嗽和咯血**　慢性咳嗽为早期常见的症状，表现为刺激性咳嗽和少量黏液痰。应询问病人咳嗽持续的情况或咳嗽的改变，是否有痰，评估痰的量和性质；还应注意呼吸型态的改变，有无咯血或痰中带血。大量咯血比较少见。

2. **喘鸣和呼吸困难**　喘鸣和呼吸短促往往由于较大肿瘤引起气道阻塞所致。应评估病人在休息或活动时呼吸困难的程度。

3. **胸痛**　胸痛是由于肿瘤侵犯胸膜、肋骨和胸壁引起，可以出现在肿瘤发展的任何阶段。胸痛可以是局部的或单侧的，疼痛程度从轻微到严重。肿瘤转移到纵隔会导致钝痛；如肿瘤压迫肋间神经，胸痛可累及相应的分布区。应关注病人胸痛的程度和特点。

4. **胸腔积液**　胸腔积液是肺癌病人常出现的问题，由于肿瘤侵犯脏层胸膜或壁层胸膜所致，也可因纵隔淋巴阻塞或阻塞性肺炎所致，往往为血性液。大量积液可以引起气促。

5. **晚期症状和体征**　肺癌可以转移至淋巴结、脑、肝脏、骨骼和其他器官。肿瘤转移至骨骼可以引起骨痛、病理性骨折及可能出现脊髓压迫症状，如骨髓被侵犯可能出现血小板减少和贫血表现。脑转移时病人出现思维混乱、步态和平衡紊乱及人格改变。肝转移时出现肝功能异常和胆道梗阻症状。锁骨上淋巴结是肺癌转移的常见部位，淋巴结固定而坚硬，多无痛感。肺癌的晚期表现还可能包括一些非特异性系统症状，如疲乏、近期体重下降、厌食、言语困难、恶心和呕吐。

Horner 综合征：发生在肺上叶尖部肺癌，亦称 Pancoast 肿瘤，可以侵入纵隔和压迫位于胸廓上口的器官或组织。如肿瘤压迫颈部交感神经，可引起患侧上睑下垂，瞳孔缩小，眼球内陷，同侧额部与胸壁无汗或少汗。

上腔静脉阻塞综合征：肿瘤侵犯纵隔或纵隔淋巴结时，上腔静脉部分或全部阻塞，上腔静脉回流受阻，产生头部、颈部和上肢水肿及胸前部淤血和静脉曲张，可导致头痛，头晕，视物障碍和晕厥。

6. **肿瘤的肺外表现**　包括内分泌系统、神经肌肉系统、结缔组织、血液系统的异常改变，又称副癌综合征（paraneoplastic syndrome），如骨关节综合征（杵状指，骨关节痛，骨膜增生等），男性乳腺增大，Cushing 综合征（肌力减弱、水肿、高血压、尿糖增高等）。常见于小细胞肺癌。

（三）辅助检查

1. **影像学检查**

（1）胸部 X 线检查：是肺癌治疗前后基本的影像学检查方法。当对胸片基本影像有疑问时，或需要了解胸片显示影像的细节，寻找其他对影像诊断有帮助的信息时，应针对性选择进一步的影像检查方法。

（2）胸部 CT 检查：可显示薄层横断面结构图像，用于发现普通 X 线检查隐藏区的早期病变，可以有效地检出早期周围型肺癌，进一步验证病变所在部位和累及范围，是目前肺癌诊断、分期和疗效评价最常用、最重要的影响手段。对于高危人群的肺癌筛查，推荐采用胸部低剂量CT（low-dose computed tomography，LDCT），发现早期肺癌的敏感度是常规胸片的4～10倍。

（3）磁共振显像（magnetic resonance imaging，MRI）：在肺癌的诊断价值与CT相似，在明确肿瘤与大血管之间关系明显优于CT，而在发现小病灶（<5cm）方面不如CT敏感。

（4）PET-CT检查：在肿瘤的早期发现、分期及监测治疗效果方面是非常有用的诊断方法，可以较准确地诊断<1cm的肺癌及纵隔淋巴结有无肺癌转移。

2. 痰脱落细胞检查　40%～60%的病人可以通过晨起痰细胞学检查确诊肺癌。该检查价格低廉，容易进行，只需要病人早上起床后留取痰标本。痰细胞学检查的阳性率取决于标本是否合格、肿瘤的类型及送标本的次数（3～4次为宜）。如果在痰标本中找到癌细胞，该检查为阳性，病人可能需要做进一步昂贵和有创的检查；但痰细胞学检查的阴性结果不意味没有肿瘤存在。

3. 纤维支气管镜检查　诊断肺癌常用的方法，包括支气管镜直视下刷检、活检、针吸以及支气管灌洗获取细胞学和组织学诊断。

4. 电视胸腔镜检查　可以准确地进行肺癌的诊断和分期，对于经支气管肺活检术（TBLB）和经胸壁肺肿物穿刺针吸活检术（TTNA）等方法不能取得病理标本的早期肺癌，及肺部微小结节病变行胸腔镜下病灶楔形切除，可达到明确诊断和治疗的目的。电视辅助胸腔镜具有视野大，分辨率高、创伤小、恢复快等特点，可进行较复杂操作。

5. 其他检查　其他用来获取组织或细胞进行活检的方法包括抽取胸腔积液，经皮针吸活检，淋巴活检及远端转移部位活检，如肝、骨或骨髓。若经痰细胞学检查、支气管镜检查和针刺活检均未能确立细胞学诊断，可考虑开胸肺活检。

6. 血清学肿瘤标记物检测　目前具有足够灵敏度和特异性的肺癌标记物还不多，对临床诊断、分期和检测有临床意义的肺癌标记物包括癌胚抗原（CEA）、神经元特异性烯醇化酶（NSE）、细胞角蛋白片段19（CYFRA21-1）、胃泌素释放肽前体(pro-gastrin-releasing peptide，ProGRP)以及鳞状上皮细胞癌抗原（SCC）等。

（四）心理-社会状况

病人和家属要经受由于疾病导致的日常生活的突变，每天都可能面对最终失去生命而导致的预感性悲哀。肺癌病情的发展会增加病人的依赖性，减少活动耐力，自尊受影响。病人家属在病人的心理和生理治疗中都有很大作用，可以帮助减轻病人的焦虑水平，满足其需求，并在医务人员和病人之间起联系作用。

护士应在诊断和治疗阶段给予病人及家属支持，评估病人对疾病的知晓程度、对肺癌诊断的情感反应，关注肺癌病人害怕被遗弃和分离的感受，认真倾听病人和家属的意愿。评估病人的年龄，职业，既往史，婚姻状况，社会支持系统和常用的应对机制，评估治疗所需费用的承受能力，以及由于肺癌相关的一些症状给病人带来恐惧和焦虑。

【常见护理诊断／问题】

1. 焦虑　与缺乏诊断及治疗的相关知识，或对治疗及预后不可知有关。

2. 营养失调：低于机体需要量　与肿瘤导致代谢增加、厌食有关。

3. 气体交换受损　与切除全部或部分肺组织，通气血流／比例失调有关。

4. 清理呼吸道无效　与肿瘤阻塞及支气管分泌物增多，术后疼痛，咳嗽无力等有关。

5. 活动无耐力　与氧供和需求失衡、呼吸困难、疲乏、营养不良、疼痛、抑郁有关。

6.疼痛 与肿瘤压迫周围结构及组织浸润,手术所致组织损伤有关。

7.有出血的危险 与手术所致组织损伤有关。

8.潜在并发症:支气管胸膜瘘、肺水肿、肺栓塞、心律不齐。

【计划与实施】

肺癌的治疗应根据病人的机体状况,肿瘤的病理类型,侵犯的范围和发展趋向,合理地选用现有的治疗手段。目前主要有手术疗法、化学药物治疗、放射疗法、靶向治疗、中医中药治疗及免疫治疗等综合治疗方法。凡非小细胞肺癌病灶较小,局限在支气管和肺内,尚未发现远处转移,病人的全身情况较好者,均应采用手术治疗。通常 T_1 或 $T_2N_0M_0$ 病例以根治性手术治疗为主;而Ⅱ期和Ⅲ期病人则应加做手术前后化疗、放疗等综合治疗,以提高疗效。小细胞肺癌常在较早期即出现远处转移,手术很难治愈,治疗以化疗为主,辅以手术和(或)放疗。

经过治疗和护理,病人能够:①维持有效的呼吸型态;②保持呼吸道清洁;③维持充分的组织氧合;④主诉疼痛减轻至无痛;⑤表现出对治疗和预后的客观态度。

(一)手术病人的护理

解剖性肺切除术是早期肺癌的主要治疗手段,也是目前临床治愈肺癌的重要方法。手术切除应遵循的原则:手术前完成全面的治疗计划和必要的影像学检查;尽可能做到肿瘤和区域淋巴结的完全性切除,同时尽量保持有功能的正常肺组织。根据病人的情况可行楔形切除术(wedge resection),肺段切除术(segmental resection),肺叶切除术(lobectomy),全肺切除术(pneumonectomy)。电视辅助胸腔镜外科(video-assisted thoracic surgery,VATS)是近年成熟的胸部微创手术技术,具有创伤微小,术后恢复快,并发症少以及对美容破坏小等优点,在临床广泛开展。

全肺切除即切除整个肺脏,只有当肿瘤广泛转移到整个肺脏,包括主气管,或侵入肺门时才选择全肺切除术,该种手术必须考虑病人健侧肺脏功能和术前健康状况(图14-7-1)。如癌变位于一个肺叶内,但已侵及局部主支气管或中间支气管,为了保留正常的邻近肺叶,避免行一侧全肺切除术,可以切除病变的肺叶及一段受累的支气管,再吻合支气管上下切端,临床称为支气管袖状肺叶切除术(图14-7-2)。

1.手术前护理 开胸手术术前护理执行一般术前护理常规(见"围术期病人的护理"一章)。其他主要护理包括:

(1)减轻病人焦虑:病人往往对手术切除重要的脏器很担心,应向病人说明肺脏有很强的贮备功能,即使切除一侧肺脏,仍有足够的肺组织维持充分的氧合。护士应给病人时间提出疑问,鼓励病人表达其恐惧及所关心的问题,向病人及家属详细介绍手术情况及术后各种可能的医疗措

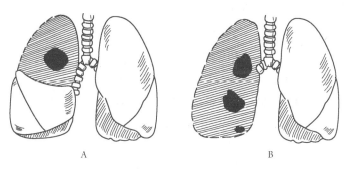

图14-7-1 肺叶切除术和全肺切除术
A.肺叶切除术;B.全肺切除术

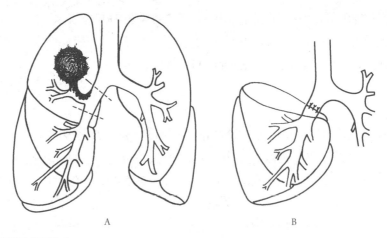

图 14-7-2　支气管袖状切除术

A. 点线示支气管切断处；B. 支气管吻合

施，并对手术过程及术后相关事项给予解释，应诚实回答病人及家属的问题。动员家属给病人以心理和经济方面的全力支持。

（2）改善呼吸功能，预防术后感染：鼓励病人戒烟，因为吸烟会刺激肺支气管，增加气管、支气管分泌物，且吸烟会妨碍纤毛的清洁功能，使支气管上皮纤毛活动减少或丧失活动力。若病人分泌物较多，指导病人有效咳嗽，深呼吸。肺部感染者，遵医嘱予以抗生素及支气管扩张剂、祛痰剂等。由于细菌易通过口腔进入下呼吸道引起感染，应注意口腔卫生，若有龋齿或上呼吸道感染应先治疗。对于存在不同程度心肺功能下降的病人，术前 2 周鼓励病人进行呼吸功能锻炼。呼吸功能锻炼可以增强呼吸肌肌力和耐力，改善肺功能，加大呼吸幅度，减少解剖无效腔，提高肺泡通气量和血氧饱和度。锻炼方式包括腹式呼吸、缩唇呼吸、呼吸功能锻炼器、快步走、爬楼梯等。呼吸训练主要是提高膈肌力量，增大膈肌上下移动幅度，改善肺通气功能。

（3）改善病人营养状况：由于肿瘤对机体的消耗较大，有些病人术前情况较差，如存在贫血和低蛋白血症等问题，往往影响病人对手术的耐受能力及切口的愈合和恢复。应提供病人良好的进食环境及口腔清洁以增进食欲；指导病人进食高蛋白、高热量、高维生素食物；鼓励病人摄取足够的水分。必要时遵医嘱给予肠内或肠外营养支持。

（4）术前指导

1）指导病人练习腹式呼吸及有效咳嗽，可促使肺扩张。

2）练习使用呼吸功能锻炼器，使病人术后会使用。

3）告诉病人术后 24 小时内会被叫醒做各种运动，应尽量利用时间短暂休息，以减轻疲劳。

4）介绍胸腔引流设备及放置胸管的注意事项。

2．手术后护理　术后护理目标包括保持呼吸道通畅；疼痛减轻，增进舒适；维持循环稳定；无术后并发症；主动配合手术的治疗和护理。

（1）促进肺扩张及气体交换

1）胸部手术后常会引起呼吸功能及循环功能不良，应监测病人的体温、血压、脉搏。监测并记录呼吸次数，深度和呼吸音，监测血氧饱和度和（或）血气结果并报告其变化。血氧的变化程度可能是呼吸功能受损的早期征象。

2）维持呼吸道通畅：病人麻醉清醒后，可采用半坐卧位以利于肺的扩张和通气。如生命体征平稳，护士应鼓励并协助其施行深呼吸，指导病人进行有效咳嗽。病人在术后 24 ～ 48 小时至少每1~2小时做一次，很多病人由于害怕疼痛或担心伤口由于震动裂开而不敢咳嗽，护士应向病人解释咳嗽及深呼吸的意义，并保证咳嗽不会引起肺或伤口损伤。术后最初几日护士应协助病人在咳嗽时保护伤口，以后可教病人自己固定胸部。病人咳嗽时，护士的头应在病人身后，以避免被咳出的分泌物溅到，告诉病人用手纸捂住口鼻咳嗽。如果病人疼痛剧烈，可在给予止痛剂后进行。在病人进行数次深呼吸后，护士应进行叩背协助病人咳痰，注意避免拍击伤口。也可按压刺激胸骨上窝处的颈部气管以诱发病人的咳嗽反射。注意充分湿化呼吸道，每日行雾化吸入。叩背和体位引流利于保持气道通畅和有效的呼吸。鼓励病人吹气球或使用呼吸训练仪进行锻炼，以促进肺膨胀，预防肺炎和肺不张。

3）氧疗：肺切除术后24~36小时内，由于肺通气量及气体交换面积的减少，病人会出现不同程度的缺氧。术后常规给予鼻导管或面罩吸氧，注意监测病人血氧饱和度的变化。

（2）疼痛管理：有研究表明良好的术后镇痛可使术后肺功能改善10%~15%。开胸手术由于创伤较大及留置胸腔引流管等原因，会导致病人术后疼痛剧烈，另外手术时肋间神经被切断也造成手术部位疼痛，麻木与沉重的感觉。术后疼痛可引发神经性低血压，并使病人无法进行咳嗽、深呼吸、翻身、下床活动等，所以术后止痛非常重要。护士应评估和记录病人疼痛的水平，需要时遵医嘱予止痛剂，记录病人对于疼痛治疗的效果，根据需要适当调整。翻身和深呼吸时帮助保护伤口；妥善固定胸腔引流管，保证胸管安全，防止因胸管移动造成的不适。提供合适的体位、卫生、按摩和放松技术。

（3）促进病人的活动耐力：鼓励病人术后早期下床活动，可预防肺不张，改善呼吸循环功能。术后1~2天协助病人床旁站立或活动，术后3天可室内活动，逐渐增加活动量，如出现心动过速、气急、出汗等症状应停止活动，以病人能耐受为宜。

（4）加强患肢功能康复锻炼：预防手术侧肩关节粘连与僵硬，及手臂的挛缩，手术侧肩与手臂的运动可维持正常的关节活动范围以预防功能受限。告诉病人术后可能出现的并发症，监测术后手臂和肩部活动受限问题，预防手臂粘连和僵硬。在术后第1个24小时，每4小时做2次手臂和肩的被动关节活动。术后第二天指导病人主动的关节活动。鼓励病人使用患肢进行日常活动，将日常用物放置床边，用患侧手臂取物以增强手臂力量。

（5）胸管及胸腔闭式引流的护理详见本章概论。

（6）全肺切除术护理：全肺切除即切除一侧整个肺脏，术后患侧胸膜腔成为空腔，纵隔可因两侧胸膜腔压力的不平衡而移位。明显的纵隔移位可造成胸腔内大血管移位，心搏出量减少，影响肺的通气和换气功能，严重者导致呼吸、循环衰竭。所以，全肺切除术后胸管保持夹闭状态，根据情况间断开放，目的是使患侧胸膜腔内保持适量的气体和液体，以平衡两侧胸膜腔压力，减少纵隔向患侧偏移。术后注意观察气管有无移位，注意健侧肺的呼吸情况。全肺切除术者，应避免完全卧向手术一侧，以免增加支气管残端的压力使缝线裂开。宜采取1/4侧卧位或半坐卧位。

（7）术后并发症的观察和护理

1）胸腔内活动性出血：多在术后数小时内发生。注意观察病人术后生命体征的变化，注意胸管引流的情况。

2）心脏并发症：病人在术后可能出现心律失常，常见有心动过速、房颤、室性或室上性期前收缩等；还可能出现心肌梗死、急性心力衰竭等。术后应密切注意心电监测，控制输液量和速度，必要时遵医嘱应用抗心律失常药物和强心药物。

3）肺部并发症：常见有肺炎、肺不张、呼吸衰竭等，表现为发热、气促、呼吸困难、呼吸道分泌物多且黏稠、发绀、脉速、心律失常等。肺切除后补液时，应严格掌握输液的量和速度，防止肺水肿。全肺切除术后 24 小时补液量一般在 2000ml 内，速度以 20～30 滴 / 分为宜。

4）感染：术后 3 天内病人的体温一般不超过 38.5℃。胸管拔除后，体温应逐日下降，如体温持续高于 38.5℃，提示有感染灶存在。

5）支气管胸膜瘘：多出现在术后 1～2 周内，表现为持续高热，患侧胸痛，呼吸困难，刺激性咳嗽，咳脓血性痰。患侧呼吸音低，气管向健侧偏移。胸腔穿刺可抽出脓液。如胸膜腔内注入亚甲蓝，病人咳出的痰呈蓝染。一旦确诊支气管胸膜瘘，护士应协助病人患侧卧位，协助医师行胸腔闭式引流。

6）肺栓塞：肺栓塞是来自静脉系统或右心室内栓子脱落或其他异物进入肺动脉，造成肺动脉或其分支栓塞，产生急性肺性心力衰竭和低氧血症。肺栓塞典型的临床表现为：呼吸困难、胸痛和咯血。多数病人是在下床活动或排便后出现，当观察到可疑肺栓塞症状时，需及时给予高流量面罩吸氧、心电监护，并及时通知医生处理，尽量做到早预防、早发现、早治疗。

（二）化疗病人的护理

化疗是肺癌治疗的常用方法，可分为姑息化疗、辅助化疗和新辅助化疗。小细胞肺癌推荐以化疗为主的综合治疗以延长病人生存期。非小细胞肺癌可为局限性，手术或放疗可根治，术前化疗（新辅助化疗）可使原先不能手术者争取手术机会。

1. 化疗方案

（1）小细胞肺癌：治疗小细胞肺癌的一线药物有依托泊苷（VP-16）、卡铂（CBP）、顺铂（DDP）、伊立替康等。常使用的联合方案是依托泊苷加顺铂或卡铂，3 周一次，共 4～6 个周期。

（2）非小细胞肺癌对化疗的反应较差，故非小细胞肺癌的治疗应以手术治疗为主，化疗主要作为不能手术及术后复发病人的姑息性治疗或作为手术治疗及放疗的辅助治疗措施。目前一线化疗推荐治疗方案为含铂两药联合化疗，如长春瑞滨 + 顺铂、紫杉醇 + 卡铂、吉西他滨 + 顺铂等。

2. 护理要点　护士应了解药物的作用及毒性反应，并对病人做详细的说明；做到安全用药，选择合适的静脉，采取留置针或外周中心静脉导管（PICC）静脉输液技术严防药物外渗；在化疗过程中，应密切观察和发现化疗的毒副反应，并予以及时处理。化疗的毒副作用主要有骨髓抑制、消化系统损害、脱发、肾脏损害等（详见"肿瘤病人的护理"一章）。

（三）放疗病人的护理

放疗是病人经手术治疗后采用的辅助治疗方法，也作为一种姑息治疗方法，用来抑制肿瘤的发展，延缓肿瘤的扩散及减少一些症状，如咳嗽、咯血、支气管阻塞及上腔静脉综合征等。放疗也用来治疗由于肿瘤骨转移和脑转移引起的疼痛。肺癌病人可单独进行放疗，也可与手术或化疗联合。放疗对小细胞肺癌效果较好，其次为鳞癌和腺癌，其放射剂量以腺癌最大，小细胞癌最小。虽然放疗能很好地抑制肿瘤细胞，但在治疗过程中一些正常细胞也受到损害。护士需要帮助病人应对由于放疗带来的副作用。护理措施包括：①评估病人由于治疗导致的不良反应，如皮肤损害。②监测病人放射性肺炎的表现，如呼吸困难、干咳和发热。③监测病人心包炎的表现，包括胸痛、心包摩擦音、奇脉和心电图的异常。④观察病人食管炎的征象，包括咽痛和吞咽困难。⑤不要使用肥皂、乳液、粉剂或其他制品清洁皮肤，以免放射损伤扩散；只需用温水轻轻清洁皮肤。⑥放疗期间嘱病人多饮水，以排出体内由于癌细胞破坏后的毒素，减轻放疗疲劳。

（四）其他治疗方法的护理

近年来一些局部治疗方法在肺癌治疗中得到了应用和发展，这些疗法可以缓解病人的症状，控制肿瘤的发展。如经支气管动脉和（或）肋间动脉灌注加栓塞治疗，经纤维支气管镜用电刀切割瘤体等。生物缓解调节剂为小细胞肺癌的治疗提供了新的治疗手段。另外，中医中药在肺癌的治疗中与西医治疗起协同作用，可以减少病人对化疗和放疗的反应，提高机体抗病能力。在进行这些治疗时，护士应采取相应的护理措施。

（五）姑息治疗

姑息治疗的目的是缓解症状、减轻痛苦、改善病人生活质量。所有肺癌病人都应全程接受姑息医学的症状筛查、评估和治疗。筛查德症状不仅包括疼痛、呼吸困难、乏力等常见躯体症状，也应包括睡眠障碍、焦虑、抑郁等心理问题。应将生活质量评价纳入肺癌病人整体评价体系中。

（六）健康指导

出院前护士应明确病人和家属的需求，给予病人相关指导，包括用药、安全用氧、活动及手臂和肩部锻炼的方法。术后需要定期复查以发现肿瘤转移的表现，如出现发热、血痰、胸痛、咽下困难、喘鸣等应及时与医生联系。提供病人进一步治疗的相关教育，如化疗和放疗的指导。

【护理评价】

经过治疗和护理病人是否达到：①呼吸平稳；②能有效咳痰，呼吸音清晰；③动脉血气分析在正常范围；④主诉疼痛或不适减轻；⑤主动配合治疗和护理；⑥没有手术、放疗及化疗并发症出现。

（王秀华　郭爱敏）

◇ 思考题

1. 男性，38岁，2天前受凉后出现阵发性干咳，伴胸闷，无气促，体温38.9℃，来院就诊，门诊以"急性支气管炎"收住院治疗，起病来，病人精神可，食纳欠佳。

（1）护士接诊后应重点评估病人哪些方面的问题？

（2）针对病人的病情可以采取哪些护理措施？

2. 男性，35岁，畏寒、高热2天，自服退烧药后，精神萎靡，来院就诊。血常规检查 WBC 11.9×10^9/L、中性91%，X线胸片示右下肺片状阴影，血压80/50mmHg，脉搏122次/分，皮肤湿冷。

（1）护士接诊后，针对病人的病情应配合医生采取哪些护理措施？

（2）在救治过程中，护士应注意监测哪些病情变化？

（3）经治疗病人病情平稳准备出院，护士应给予病人哪些健康指导？

3. 女性，40岁，间断胸闷、喘息10余年，未规律治疗。3天前闻油漆味后出现呼吸困难，夜间不能平卧，吸入沙丁胺醇后呼吸困难不能缓解就诊，考虑"支气管哮喘"急性发作住院治疗。病人大汗，讲话困难。查体：R 28次/分，HR 100次/分，可见三凹征，双肺满布哮喘音。

（1）目前对该病人的主要护理措施有哪些？

（2）病人经治疗后好转，出院时医生嘱其长期吸入糖皮质激素控制哮喘发作。病人询问责任护士症状好转后是否可停药？在使用时应注意哪些问题？应如何回答病人上述问题？

4. 女性，20岁，春游后出现胸闷、呼吸困难，夜间加重不能平卧，急诊就诊。予吸入沙丁胺醇（万托林）后呼吸困难缓解，考虑为支气管哮喘急性发作。

（1）沙丁胺醇的作用是什么？应该如何正确使用？

（2）应提供哪些健康指导，帮助该病人控制哮喘急性发作？

5. 女，65岁，慢性阻塞性肺疾病（COPD）病史20年，1周前受凉后出现咳嗽、喘息加重入院治疗。入院时神清，血气分析 PaO_2 40mmHg，$PaCO_2$ 75mmHg。吸入40%浓度氧后，病人出现呼之不应，查动脉血气分析示 PaO_2 85mmHg，$PaCO_2$ 100mmHg。请解释该病人出现意识障碍的原因是什么？应如何避免出现该问题？

6. 男，70岁，慢性咳嗽、咳痰10年，近一年出现活动后气喘，近日加重到门诊就诊。病人有吸烟史40年。行肺功能检查示，FEV_1/FVC 60%，FEV_1% 预计值55%，考虑为"COPD"。

（1）根据肺功能结果，该病人气流受限程度如何？若对病人的疾病严重程度综合评估，还应评估什么指标？

（2）针对该病人健康指导的内容主要有哪些？

7. 中年男性，43岁，既往有肺结核病史，药物治疗后得到有效控制，无高血压、糖尿病、冠心病病史。喜欢吸烟，平均每日约20支，近两年感冒频繁，自服感冒药，未给予规律治疗，病人主诉近3个月咳嗽咳痰加重，痰多不易咳出，痰液多为脓性，偶尔痰中带血。行X线及气管镜检查后确诊为支气管扩张。

（1）病人目前存在的主要护理诊断有哪些？

（2）根据护理诊断，应给予的护理措施是什么？

8. 男，56岁，10年前曾患肺结核，间断服药，自觉症状好转即自行停药，近一个月病人体重下降5kg，出现咳嗽，痰多不易咳出，遵医嘱给予一线抗结核药物，疗效不佳，病情继续恶化。留取该病人痰液进行检查，痰药敏试验检查结果为结核菌对异烟肼、利福平不敏感。

（1）请判断该病人是否为耐药肺结核？为什么？

（2）目前主要的护理问题及主要的护理措施是什么？

9. 男，68岁，入院诊断为右肺癌，行右肺下叶切除术。手术后给予心电、血压等监测显示正常，然而随着时间的推移，引流量增加，每小时约150ml，引流液为鲜红色，连续4小时不减少，病人HR 136次/分，BP 90/56mmHg，请说明该病人出现了什么并发症？应采取哪些措施进行处理？

15

第十五章

肺血管疾病病人的护理

15章

第一节　肺血栓栓塞症病人的护理

❖ 学习目标 ···

识记：
1. 能准确复述肺栓塞、肺梗死、深静脉血栓形成的概念。
2. 能正确概括肺血栓栓塞的危险因素。
3. 能正确概括急性肺栓塞护理的主要内容。
理解：
能正确识别并解释急性肺栓塞的病情严重程度。
运用：
能指导肺栓塞病人预防再栓塞和出血的发生。

肺栓塞（pulmonary embolism，PE）是指各种栓子阻塞肺动脉引起的一组以肺循环和右心功能障碍为主要临床和病理生理特征的临床综合征，当栓子为血栓时，称为肺血栓栓塞症（pulmonary thromboembolism，PTE），是肺栓塞中最常见的一种类型。来自静脉系统或右心的血栓栓塞占急性肺栓塞的绝大多数，栓子阻塞肺动脉或其分支，以肺循环和呼吸功能障碍为主要病理生理特征和临床表现，通常所称的急性肺栓塞即 PTE。肺动脉发生栓塞后，如其所支配区的肺组织因血流受阻或中断而发生坏死，称为肺梗死（pulmonary infarction，PI）。

深静脉血栓形成（deep venous thrombosis，DVT）是引起 PTE 的主要血栓来源，DVT 多发于下肢或骨盆深静脉，脱落后随血流循环进入肺动脉及其分支，PTE 常为 DVT 的合并症。由于 PTE 与 DVT 在发病机制上存在相互关联，是同一疾病病程中两个不同阶段的临床表现，因此两者合称为静脉血栓栓塞症（venous thromboembolism，VTE）。VTE 是临床急症之一，已成为世界性的重要医疗保健问题，其发病率和病死率均较高，其年发病率为 1‰～2‰。在西方国家，PTE 的病死率占全部疾病死亡原因的第 3 位，仅次于恶性肿瘤和心肌梗死。我国目前尚无 PTE 的流行病学资料，但近年来随着诊断意识和检查技术的提高，诊断例数明显增加，PTE 已不再为"少见病"。急性肺栓塞的发生风险与年龄相关，40 岁以上人群，每增龄 10 岁发生风险增加约 1 倍。

【病因】

危险因素

1. 原发性危险因素　遗传缺陷涉及血管内皮、凝血、抗凝、纤溶等系统相关基因的变异，某些先天性凝血因子、抗凝因子和纤溶系统异常的疾病有助于血栓的形成，称为遗传性血栓形成倾向，或遗传性易栓症。如凝血因子 V 突变、抗凝血酶Ⅲ（AT-Ⅲ）缺乏症、蛋白 C 缺乏症、蛋白 S 缺乏症等。

2. 继发性危险因素　是指后天获得的易发生 DVT 和 PTE 的病理和病理生理改变。包括重大创伤、外科手术、下肢骨折、关节置换、脊髓损伤、自身免疫疾病、恶性肿瘤、化疗、口服避孕药、激素替代治疗等，VTE 风险贯穿妊娠全程。

【发病机制】

外周静脉血栓形成后，一旦血栓脱落，即可随静脉血流移行至肺动脉内，形成 PTE。血流减少或中断，引起不同程度的血流动力学和气体交换障碍。轻者几乎无任何症状，重者因肺血管阻力突然增加，肺动脉压升高，压力超负荷导致右心室衰竭，是急性肺栓塞死亡的主要原因。

1. 对呼吸功能的影响 PTE发生后栓塞部位因血流减少，肺泡无效腔量增大，导致通气/血流比例增大，而非栓塞区由于血流重新分布，使通气/血流比例减小。局部肺组织的血流灌注减少，出现区域性低氧血症，各种炎症介质和血管活性物质释放导致支气管痉挛，通气受限，毛细血管通透性增加，间质和肺泡内液体增多；加之栓塞部位因血流终止使肺泡表面活性物质分泌减少，肺泡萎陷、呼吸面积减小和肺顺应性下降，导致肺不张。因肺组织接受肺动脉、支气管动脉和肺泡内气体弥散三重氧供，阻塞远端肺动脉压力降低，肺静脉血（富含氧气）可逆行滋养梗死区肺组织，故PTE病人很少发生肺梗死，只有当病人同时存在心肺基础疾病或病情严重影响到肺组织的多重氧供时，才会导致肺梗死。

2. 对循环功能的影响 栓子阻塞肺动脉及其分支后，肺血管床面积减少，肺动脉阻力增大，导致肺动脉高压，右心室后负荷增高，至一定程度出现急性肺源性心脏病，右心功能不全，体循环回心血量减少，静脉系统淤血。同时，右心房压力升高可引起功能性闭合的卵圆孔重新开放，产生心内右向左分流，心输出量降低，引起混合静脉血氧饱和度降低，并增加反常栓塞和卒中的风险。肺静脉回心血量减少，左室充盈压下降，导致心排出量下降，进而可引起低血压或休克。主动脉内低血压和右心房压升高，使冠状动脉灌注压下降，心肌血流灌注减少，加之PTE时心肌耗氧增加，可致心肌缺血，诱发心绞痛。

【护理评估】

（一）健康史

护士应关注肺栓塞病人的年龄、性别、文化背景等资料。了解近期是否有长期卧床、治疗性制动、长途旅行、下肢骨折、大手术史；是否有静脉血栓栓塞史、恶性肿瘤，尤其是胰腺和前列腺的肿瘤；是否妊娠等肺栓塞的高危因素。既往是否有心脑血管疾病史，如脑卒中、急性心肌梗死、心力衰竭等；了解吸烟史，每日吸烟量及吸烟的种类；是否有使用中心静脉导管、人工假肢植入、使用雌激素如口服避孕药。

（二）身体状况

1. 症状 肺栓塞的症状缺乏特异性，取决于栓子的大小、数量、栓塞的部位及病人是否存在心、肺等器官的基础疾病。典型表现包括呼吸困难、胸痛。

（1）呼吸困难：多于栓塞后即刻出现不明原因的呼吸困难及气促，尤在活动后明显，呼吸频率>20次/分，为PTE最多见的症状。

（2）胸痛：PTE引起的胸痛包括胸膜炎性胸痛或心绞痛性胸痛。当栓塞部位靠近胸膜时，由于胸膜的炎症反应可导致胸膜炎性胸痛，呼吸运动可加重胸痛。心绞痛样胸痛因冠状动脉血流减少、低氧血症和心肌耗氧量增加引起，不受呼吸运动影响。

（3）晕厥：可为PTE的唯一或首发症状，表现为突然发作的一过性意识丧失。

（4）咯血：常为小量咯血。急性PTE时，咯血主要反映局部肺泡的血性渗出，并不意味病情严重。在肺梗死后24小时内发生，呈鲜红色，数日内发生可为暗红色。

（5）情绪改变：由于严重的呼吸困难和剧烈胸痛，病人可表现烦躁不安、惊恐甚至濒死感。
当呼吸困难、胸痛和咯血同时出现时称为"肺梗死三联征"。

2. 体征

（1）呼吸系统体征：呼吸急促最常见。发绀；肺部可闻及哮鸣音和（或）细湿啰音；合并肺不张和胸腔积液时出现相应的体征。

（2）循环系统体征：颈静脉充盈或异常搏动；心率加快，肺动脉瓣区第二心音亢进或分裂，三尖瓣区收缩期杂音，严重时可出现血压下降甚至休克；

（3）发热：多为低热，少数病人体温可达38℃以上。

（4）深静脉血栓形成的表现：如肺栓塞继发于下肢深静脉血栓形成，可伴有患肢肿胀、周径增粗、疼痛或压痛、皮肤色素沉着和行走后患肢易疲劳或肿胀加重。

（三）辅助检查

1．**血浆 D- 二聚体（D-dimer）测定**　急性PTE时D-dimer升高，敏感性高，特异性差。但D-dimer阴性预测价值很高，若水平正常（<500μg/L）可基本排除急性PTE，故作为PTE的初筛指标。

2．**动脉血气分析**　无特异性，可表现为低氧血症、低碳酸血症，肺泡－动脉血氧分压差$[P_{(A-a)}O_2]$增大及呼吸性碱中毒。

3．**螺旋CT肺血管造影检查**　诊断质量高，无创、迅速、简便，是临床PTE病人首选的确诊检查。表现为肺血管半月形或环形充盈缺损、完全梗阻、轨道征等（图15-1-1）。碘造影过敏者禁用，可选择磁共振成像或核素肺通气/灌注扫描检查进行确诊。

4．**核素肺通气/灌注扫描**　是PTE重要的诊断方法。典型征象是呈肺段分布的肺灌注缺损，并与通气显像不匹配。扫描结果分为3类：①高度可能：其征象为至少一个或更多叶段的局部灌注缺损而该部位通气良好或X线胸片无异常；②正常或接近正常；③非诊断性异常：其征象介于高度可能与正常之间。

5．**胸部X线检查**　典型征象为尖端指向肺门的楔形阴影，但不常见。多数表现为区域性肺纹理变细、稀疏或消失，肺野透亮度增加。右下肺动脉干增宽或伴截断征，肺动脉段膨隆或瘤样扩张，右心室扩大。有肺不张侧膈肌抬高，偶见少量胸腔积液。

6．**超声心动图**　病情严重者可表现为右心室和（或）右心房扩大、室间隔左移和运动异常、近端肺动脉扩张、三尖瓣反流和下腔静脉扩张等。

7．**心电图**　大多数PTE病人可出现心电图异常，但无特异性。轻症可仅有窦性心动过速，房性心律失常尤其是心房颤动较多见。可出现V_1-V_4导联及肢体导联Ⅱ、Ⅲ、aVF导联ST段压低及T波倒置，V_1呈QR型，$S_ⅠQ_ⅢT_Ⅲ$征（即Ⅰ导联S波加深，Ⅲ导联出现大Q波且T波倒置）。

8．**肺动脉造影**　是诊断急性肺栓塞的"金指标"，直接征象是肺动脉内造影剂充盈缺损，伴或不伴有"轨道征"的血流阻断；间接征象是造影剂流动缓慢，局部低灌注，静脉回流延迟。

9．**下肢深静脉检查**　由于急性肺栓塞与DVT关系密切，且下肢静脉超声操作简便易行，对可疑急性肺栓塞病人可检测有无下肢DVT。

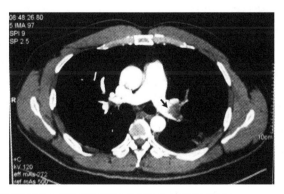

图 15-1-1　急性肺血栓栓塞 CT 检查（箭头指灰色部分为肺动脉内的巨大血栓）

（四）急性肺血栓栓塞症的危险程度分层

1．低危急性肺血栓栓塞症　血压正常，无右心功能不全，早期死亡风险 <1%。

2．中危急性肺血栓栓塞症　血压正常，但出现右心功能不全表现，早期死亡风险 3% ~ 15%。

3．高危急性肺血栓栓塞症　右心功能不全，伴心源性休克或低血压，收缩压 <90mmHg 或与基线值相比下降幅度 ≥ 40mmHg，持续 15 分钟以上，早期死亡风险 >15%。须除外新发生的心律失常、低血容量或感染中毒症所致的血压下降。

（五）心理 – 社会状况

急性肺栓塞时胸痛程度剧烈与急性心肌梗死相仿，可伴有濒死感，由此产生恐惧心理；病人因病情急危，多收入监护病房观察治疗，需短时间内进行一系列检查和治疗，如心电监护、吸氧、频繁的采血化验检查、两条以上静脉通路反复给药等，部分病人无既往病史，进一步增加了病人的焦虑或恐惧，迫切希望获得良好的医疗与护理，以便转危为安。

【常见护理诊断 / 问题】

1．低效型呼吸型态　与肺血管阻塞，通气 / 血流比例失调有关。

2．潜在并发症：呼吸衰竭，出血，再栓塞。

3．恐惧　与突发呼吸困难、剧烈胸痛、担心预后不良有关。

【计划与实施】

急性肺血栓栓塞症起病急骤，需根据病情严重程度制订相应的治疗方案。急性期的治疗包括血流动力学和呼吸支持、抗凝、溶栓治疗、外科血栓清除术和介入治疗。早期溶栓是治疗严重肺血栓栓塞症的最重要方法。经过治疗和护理，病人：①能够维持正常呼吸功能，表现为无气促、无发绀，血氧饱和度达 90% 以上；②在急性期不发生并发症，或并发症能被及时发现并正确处理；③胸痛症状缓解；④恐惧情绪减轻；⑤能陈述并实施预防肺栓塞的措施。

（一）恢复肺血液灌注

1．溶栓治疗与护理　溶栓治疗可迅速溶解血栓，缓解血栓栓塞造成的血管闭塞，恢复肺组织灌注，减轻血管内皮损伤，改善血流动力学和心功能，降低 PTE 病人的病死率和复发率。症状出现 48 小时内溶栓获益最大，但溶栓治疗对症状发生 6 ~ 14 天的病人仍有效。

（1）常用溶栓药物：①尿激酶（UK）：20 000U/kg 持续静滴 2 小时；②重组组织型纤溶酶原激活剂（rt–PA）：50 ~ 100mg 持续静滴 2 小时。

（2）用药前评估：溶栓治疗适用于心源性休克及（或）持续低血压的高危肺血栓栓塞病人，如无绝对禁忌证，溶栓治疗是一线治疗。但对非高危病人不推荐常规溶栓治疗，因此使用前应充分评估出血的危险性。溶栓治疗的绝对禁忌证有：任何时间出血性或不明来源的脑卒中；6 个月内缺血性脑卒中；中枢神经系统损伤或肿瘤；3 周内重大外伤、外科手术、头部损伤；近 1 个月内胃肠道出血、已知的活动性出血高风险病人。相对禁忌证包括 6 个月内短暂性脑缺血发作；应用口服抗凝药；近期大手术；妊娠和分娩后 1 周；活动性溃疡；严重创伤；难以控制的高血压（收缩压 >180mmHg）；严重肝、肾功能不全等。

（3）溶栓注意事项：①溶栓前行常规检查，作为基线资料，用于与溶栓后资料对比判断疗效；②备血；③使用尿激酶溶栓不能同时使用普通肝素；④溶栓后观察病人有无寒战、发热、皮疹等过敏反应。溶栓治疗后注意观察有无出血，最常见的出血部位为血管穿刺处，也可引起严重的腹膜后出血和颅内出血。因此应密切观察病人出血征象：有无血管穿刺处出血过多、血尿、腹部或背部疼痛、严重头疼、神志改变等。病人血压过高时及时通知医生进行适当处理。避免反复穿刺血管；穿刺部位压迫止血需加大力量、延长压迫时间。

2. 抗凝治疗与护理 肺栓塞初始抗凝治疗的目的是减少死亡及再发栓塞事件。可疑 PTE 时，即可使用肝素或低分子肝素进行抗凝治疗，后用华法林维持。

（1）用药前评估：评估病人是否有活动性出血、凝血功能障碍、未予控制的严重高血压等抗凝治疗的禁忌证。肝素应用前还应测定基础 APTT、PT 及血常规（含血小板计数、血红蛋白）。

（2）药物使用：一般肝素或低分子肝素需使用 5 天，直到临床情况平稳。大面积 PTE 或髂股静脉血栓者需延长至 10 天或更长。华法林在肝素开始应用后的第 1～3 天加用，需连续 2 天测定的国际标准化比率（INR）达到 2.0～3.0，或凝血酶原时间（PT）延长至正常值的 1.5～2.5 倍时，方可停用肝素。口服华法林可以防止肺动脉血栓再形成和抑制肺动脉高压进一步发展，对无用药禁忌证的高危人群可长期使用。

（3）用药后护理：抗凝治疗主要不良反应是出血，护理见"溶栓部分"。肝素还可引起血小板减少，主要发生于用药后 5～7 天时，因此在治疗的第 3～5 天、第 7～10 天和第 14 天复查血小板计数，若血小板迅速或持续降低达 30% 以上，或血小板计数 <100×10⁹/L，应停用肝素，一般停用 10 天，血小板数量开始恢复。华法林治疗的前几周还可引起血管性紫癜，导致皮肤坏死，需注意观察。育龄妇女服用华法林需注意避孕，计划怀孕的妇女或孕妇，在妊娠前 3 个月和最后 6 周禁用华法林，需改用肝素或低分子肝素治疗。产后和哺乳期妇女可以服用华法林。

（二）并发症的观察与护理

1. 呼吸、循环障碍

（1）呼吸衰竭：监测病人有无缺氧表现，如呼吸加速、浅表，动脉血氧饱和度降低，心率加快；烦躁不安、嗜睡、意识模糊、定向力障碍。有低氧血症者，采用鼻导管或面罩吸氧。合并呼吸衰竭时，可用经鼻面罩无创性机械通气或经气管插管行机械通气。

（2）循环功能不全：监测有无颈静脉充盈或怒张、肝大、肝颈静脉回流征阳性、下肢水肿及静脉压升高表现。严重缺氧的病人可导致心动过速和心律失常，需严密监测病人的心电改变。右心功能不全、心排血量下降但血压尚正常者，可给予多巴胺或多巴酚丁胺，具有扩张肺血管和正性肌力作用；若血压下降，可增大剂量或使用去甲肾上腺素。过多的液体可能加重右心室扩张并影响心排血量，一般所予负荷量限于 500ml 之内，并按"肺源性心脏病"进行护理。

（3）休息：病人应绝对卧床休息，抬高床头，指导病人进行深慢呼吸，采用放松术等方法减轻恐惧心理，以降低耗氧量。

2. 再栓塞

（1）急性期：病人除绝对卧床外，还需避免下肢过度屈曲，一般在充分抗凝的前提下卧床时间为 2～3 周；保持大便通畅，避免用力，以防下肢血管内压力突然升高，使血栓再次脱落形成新的危及生命的栓塞。

（2）恢复期：需预防下肢血栓形成，如病人仍需卧床，下肢须进行适当的活动或被动关节活动，穿抗栓袜，禁腘下垫枕，以免加重下肢循环障碍。

（3）下肢深静脉血栓形成的观察：下肢深静脉血栓形成以单侧下肢肿胀最为常见，可通过测量和比较双侧下肢周径，观察局部皮肤颜色的方法进行判断。下肢周径的测量方法：大、小腿周径的测量点分别为髌骨上缘以上 15cm 处和髌骨下缘以下 10cm 处，双侧下肢周径差 >1cm 有临床意义。检查是否存在 Homan 征阳性（轻轻按压膝关节并取屈膝、踝关节急速背曲时出现腘窝部、腓肠肌疼痛）。

（三）心理护理

当病人突然出现严重的呼吸困难和胸痛时，医务人员需保持冷静，避免引起紧张慌乱的气氛而加重病人的恐惧心理。护士应尽量陪伴病人，告诉病人目前的病情变化。采用非言语性沟通技巧，如抚摸、握住病人的手等增加病人的安全感，减轻其恐惧，并让病人知道医生护士正在积极处理，减轻其痛苦。另外，当病情剧变时，亲人的陪伴可有效地降低病人的焦虑和恐惧心理，因此，在不影响抢救的前提下，可允许家属陪伴病人。应用适当的沟通技巧，促使病人表达自己的担忧和疑虑。必要时按医嘱适当使用镇静、止痛、镇咳等对症治疗措施，减轻病人不适，缓解紧张情绪。

【健康指导】

1. 指导病人掌握预防肺栓塞的知识

（1）防止血液淤滞：避免可能增加静脉血流淤滞的行为，如长时间保持坐位，特别是架腿而坐；穿束膝长筒袜、长时间站立不活动等。鼓励卧床病人进行床上肢体活动，不能自主活动的病人需进行被动关节活动，病情允许时需协助早期下地活动和走路。制动的病人，将腿抬高致心脏以上水平，可促进下肢静脉血液回流。利用机械作用如穿加压弹力抗栓袜、应用下肢间歇序贯加压充气泵等促进下肢静脉血液回流。

（2）降低血液凝固度：适当增加液体摄入，防止血液浓缩。有高脂血症、糖尿病等病史的病人应积极治疗原发病。

（3）指导病人遵医嘱应用抗凝剂，防止血栓形成。

2. 指导病人认识 DVT 和 PTE 的表现　长期卧床病人，出现一侧肢体疼痛、肿胀，应注意 DVT 发生的可能；有肺栓塞危险因素的情况下，突然出现胸痛、呼吸困难、咯血痰等表现时应注意 PTE 的可能性，需及时告诉医护人员或及时就诊。

【护理评价】

经过治疗和护理，病人是否达到：①无气促、无发绀，血氧饱和度达 90% 以上；②呼吸衰竭、低血压、出血等并发症能被及时发现和正确处理；③胸痛症状缓解或减轻；④恐惧程度减轻、精神放松、配合治疗；⑤能说出预防肺栓塞的保健知识、治疗用药的作用、副作用及注意事项。

第二节　肺动脉高压与肺源性心脏病病人的护理

❖ 学习目标

识记：

1. 能准确复述肺动脉高压、慢性肺源性心脏病的概念。

2. 能准确复述肺动脉高压严重程度分度标准。

3. 能正确概括慢性肺源性心脏病的病因。

4. 能正确概括慢性肺源性心脏病病人治疗原则与护理要点。

理解：

1. 能正确解释慢性肺源性心脏病失代偿期的病情变化。

2. 能比较慢性肺源性心脏病代偿期与失代偿期护理内容的异同。

运用：

为慢性肺源性心脏病病人制订护理计划。

一、肺动脉高压

肺动脉高压（pulmonary hypertension，PH）是一类以肺动脉压力增高，伴或不伴有小肺动脉病变为特征的恶性肺血管疾病。PH 是一个血流动力学概念，指在静息状态下，通过右心导管测得平均肺动脉压（mean pulmonary artery pressure，MPAP）≥ 25mmHg。近年的研究表明 PH 是涉及多器官（包括右心室、免疫系统、骨髓及骨骼肌）的全身性疾病。肺动脉高压呈进行性发展，因肺循环阻力增加，右心负荷增大，最终导致右心衰竭，引起一系列临床表现。2015 年欧洲心脏病学会和欧洲呼吸病学会按照临床表现、病理、血流动力学特点和治疗策略，将 PH 分为五个大类：动脉型肺动脉高压（pulmonary arterial hypertension，PAH）、左心疾病相关性肺动脉高压、肺病疾病或（和）低氧血症所致肺动脉高压、慢性血栓或（和）栓塞性肺动脉高压、机制不明或多因素所致肺动脉高压。

特发性肺动脉高压（idiopathic pulmonary hypertension，IPH）是一种原因不明的肺血管阻力增加引起肺动脉压力持续升高的疾病，属于 PAH。目前认为发病与遗传、自身免疫及肺血管收缩等因素有关。可发生于任何年龄，多见于育龄期妇女。IPH 早期通常无症状，仅在剧烈活动时感到不适，随着肺动脉压力的升高逐渐出现右心负荷增加的表现，活动后气短乏力、呼吸困难、胸痛、头晕或晕厥、咯血、心悸等症状。由于病因不明，治疗主要为支持治疗，针对血管收缩、内膜损伤、血栓形成及心功能不全等方面进行，包括血管舒张药（如钙拮抗剂、前列环素类、内皮素受体拮抗剂，5 型磷酸二酯酶抑制剂）、抗凝药（首选华法林）、强心药、利尿药，晚期可行肺或心肺移植治疗。对病人有益的行为包括低强度有氧运动和康复训练，避免重体力劳动；吸氧（每天 >15 小时）使血氧饱和度维持在 90% 以上；限盐饮食。肺炎是导致 PAH 病人死亡的重要因素，常规免疫接种预防流感、肺炎等感染；病人常存在焦虑和抑郁等心理问题，家庭和社会的心理支持、心理疏导非常重要；育龄妇女避免妊娠或早期终止妊娠等。以上措施旨在恢复肺血管张力、阻力和压力，改善心功能，增加心排出量，提高生活质量。IPH 是一种进行性血管疾病，晚期出现进行性右心功能障碍，右心衰竭。

二、肺源性心脏病

肺源性心脏病（pulmonary heart disease），是指由支气管 - 肺组织、胸廓或肺血管病变致肺血管阻力增加，产生肺动脉高压，继而右心室结构或（和）功能改变的疾病。根据起病缓急和病程长短，可分为急性和慢性肺源性心脏病两类，临床上以后者多见。急性肺源性心脏病常见于急性大面积肺栓塞，详见本章第一节，本节主要讲述慢性肺源性心脏病病人的护理。慢性肺源性心脏病（chronic pulmonary heart disease）是由于肺组织、肺血管或胸廓的慢性病变引起肺组织结构和（或）功能异常，产生肺血管阻力增加，肺动脉压力增高，使右心室扩张和（或）肥厚，伴或不伴右心衰竭的心脏病，并排除先天性心脏病和左心病变引起者。慢性肺源性心脏病是我国呼吸系统的常见病，患病年龄多在 40 岁以上，且患病率随年龄增长而增高，男女无明显差异，但有地区差异，东北、西北、华北的患病率高于南方地区，农村高于城市。吸烟者比不吸烟者患病率明显增高。

冬春季节和气候骤变时，易出现急性发作。

【病因】

按原发病的不同部位，主要分为3类。

1. 支气管、肺疾病 最多见为COPD，占80%～90%，其次为支气管哮喘、支气管扩张、重症肺结核、尘肺、特发性肺间质纤维化等。

2. 胸廓运动障碍性疾病 较少见，严重脊椎侧后凸、脊椎结核、类风湿关节炎、胸膜广泛粘连及胸廓成形术后造成的严重胸廓或脊椎畸形，以及神经肌肉疾患如脊髓灰质炎等。

3. 肺血管疾病 慢性血栓栓塞性肺动脉高压、肺小动脉炎，以及原因不明的原发性肺动脉高压等引起肺血管阻力增加、肺动脉高压和右心室负荷加重，形成慢性肺源性心脏病。

4. 其他 原发性肺泡通气不足及先天性口咽畸形、睡眠呼吸暂停综合征等均可引起肺血管收缩，导致肺动脉高压而发展成慢性肺源性心脏病。

【发病机制】

引起右心室扩大、肥厚的因素很多。肺功能和结构的不可逆改变是先决条件，发生反复的气道感染和低氧血症，导致一系列体液因子和肺血管的变化，使肺血管阻力增加，肺动脉血管的结构重塑，产生肺动脉高压。

1. 肺动脉高压的形成

（1）肺血管阻力增高的功能性因素：缺氧、二氧化碳潴留和呼吸性酸中毒导致肺血管收缩、痉挛，缺氧是形成肺动脉高压的最重要因素，体液因素在缺氧性肺血管收缩中占重要地位，尤其是花生四烯酸环氧化酶产物前列腺素和脂氧化酶产物白三烯。缺氧时收缩血管的活性物质增多，使血管收缩，白三烯、5-羟色胺、血管紧张素Ⅱ、血小板活化因子等起收缩作用。缺氧性肺血管收缩主要取决于局部收缩血管物质和扩张血管物质的比例。缺氧时，平滑肌细胞膜对 Ca^{2+} 的通透性增加，使肺血管平滑肌收缩。高碳酸血症时，H^+ 产生增多，使血管对缺氧的收缩敏感性增强，致肺动脉压增高。

（2）肺血管阻力增加的解剖学因素：肺血管解剖结构的变化，形成肺循环血流动力学障碍。主要原因有：①肺血管炎症：长期反复发作的慢性阻塞性肺疾病及支气管周围炎，累及邻近肺小动脉，引起血管炎，管壁增厚、管腔狭窄或纤维化，甚至完全闭塞。②肺血管受压：肺气肿加重，肺泡内压增高，压迫肺泡毛细血管，使管腔狭窄或闭塞。③肺血管损毁：肺泡壁破坏造成毛细血管网的毁损，肺泡毛细血管床减损超过70%时肺循环阻力增大。④肺血管重塑：慢性缺氧使肺血管收缩，管壁张力增高可直接刺激管壁增生。缺氧时肺内产生多种生长因子。缺氧可使无肌型微动脉的内皮细胞向平滑肌细胞转化，使动脉管腔狭窄。

此外，肺血管疾病、肺间质疾病、神经肌肉疾病等可引起肺血管的狭窄、闭塞，肺血管阻力增加，导致肺动脉高压。

（3）血容量增多和血液黏稠度增加：慢性缺氧产生继发性红细胞增多，血液黏稠度增加，血流阻力随之增高。缺氧可使醛固酮增加，使水钠潴留，并使肾小动脉收缩，肾血流量减少而加重水钠潴留，血容量增多。血液黏稠度增加和血容量增多，使肺动脉压升高。

临床研究证明，COPD和慢性肺源性心脏病的肺动脉高压可表现为急性加重期和缓解期的肺动脉压均高于正常范围，也可表现为间歇性肺动脉高压，这可能是慢性肺源性心脏病不同发展阶段的临床表现，也可能是两种不同的类型。

2．心脏病变和心力衰竭　肺循环阻力增加时，右心发挥代偿作用而引起右心室肥厚。随着病情进展，肺动脉压持续升高，超过右心室的代偿能力，右心失代偿而致右心衰竭。此外，缺氧、高碳酸血症、酸中毒、相对血容量增多等因素，不但可引起右心室肥厚，也可以引起左心室肥厚，甚至导致左心衰竭。

3．其他重要器官的损伤　缺氧和高碳酸血症还可导致重要器官如脑、肝、肾、胃肠及内分泌系统、血液系统的病理改变，引起多器官的功能损害。

【护理评估】

（一）健康史

护士评估病人既往疾病史，是否有慢性阻塞性肺疾病、支气管哮喘、肺结核等慢性呼吸道疾病史，既往病情变化及治疗经历；评估本次入院是否有呼吸道感染等常见诱因，病情是否加重、日常活动受限程度；评估目前服药情况等。

（二）身体状况

本病病程缓慢，临床上除原有肺、胸疾病的各种症状和体征外，主要是逐步出现肺、心功能衰竭以及其他器官损害的表现。按其功能可分为代偿期与失代偿期。

1．肺、心功能代偿期

（1）症状：咳嗽、咳痰、气促，活动后可有心悸、呼吸困难、乏力和活动耐力下降。急性感染可加重上述症状。

（2）体征：可有不同程度的发绀和肺气肿体征。偶有干、湿啰音，心音遥远。三尖瓣区闻及收缩期杂音和剑突下心脏搏动，提示右心室肥大。部分病人因肺气肿使胸膜腔内压升高，阻碍上腔静脉回流，可有颈静脉充盈。

2．肺、心功能失代偿期

（1）呼吸衰竭

1）症状：呼吸困难加重，夜间更明显，常有头痛、失眠、食欲下降、白天嗜睡，甚至出现表情淡漠、神志恍惚、谵妄等肺性脑病的表现。

2）体征：明显发绀、球结膜充血、水肿，严重时出现颅内压升高的表现，如视网膜血管扩张和视盘水肿等。可出现周围血管扩张的表现，如皮肤潮红、多汗。

（2）右心衰竭

1）症状：明显气促、心悸、食欲缺乏、腹胀、恶心等。

2）体征：发绀更明显，颈静脉怒张，心率增快，可出现心律失常，剑突下可闻及收缩期杂音，甚至出现舒张期杂音。肝大并有压痛，肝颈静脉回流征阳性，下肢水肿，重者可有腹水。少数病人可出现肺水肿及全心衰竭体征。

3．并发症　肺性脑病是慢性肺源性心脏病的首要死因，还可能出现酸碱失衡及电解质紊乱、心律失常、休克、消化道出血和弥散性血管内凝血等。

（三）辅助检查

1．血液检查　红细胞及血红蛋白可升高，全血黏度及血浆黏度增加；合并感染时白细胞计数增高，中性粒细胞增加。部分病人可有肝、肾功能的改变；以及电解质的紊乱。

2．血气分析　慢性肺源性心脏病代偿期可出现低氧血症或高碳酸血症。呼吸衰竭时 $PaO_2<60mmHg$、$PaCO_2>50mmHg$。

3．X线检查　除原有肺、胸基础疾病及急性肺部感染的特征外，尚可有肺动脉高压征，如右下肺动脉干增宽，肺动脉段明显突出，心尖圆隆、上翘。

4. 超声心动图检查 典型表现为肺动脉高压征象，右心房增大、右心室肥厚、增大。

5. 心电图 典型心电图表现为电轴右偏、顺钟向转位、肺性 P 波，V_1 导联 QRS 波群呈 qR，$V_5R/S<1$，$R_{V1}+S_{V5} \geqslant 1.05mV$。

6. 其他 肺功能检查对早期或缓解期慢性肺源性心脏病病人有意义。痰细菌学检查可指导急性加重期慢性肺源性心脏病病人的抗生素选用。

（四）心理－社会状况

COPD 是慢性肺源性心脏病最常见的病因，因此与 COPD 病人相似，慢性肺源性心脏病的发生、发展过程与病人的社会、经济和心理等各方面因素关系密切。另外，因慢性肺源性心脏病病人反复经历呼吸、循环衰竭，且病情不断加重，多数预后不良，进而产生严重的不良情绪，进一步加重病情进展。护士应详细了解病人的心理、性格、生活方式、对疾病的态度及其家庭和社会经济状况等方面的因素。

【常见护理诊断／问题】

1. 气体交换障碍 与肺血管阻力增高有关。

2. 活动无耐力 与疲劳、呼吸困难、氧供与氧耗失衡有关。

3. 清理呼吸道无效 与分泌物增多而黏稠、气道湿度减低和无效咳嗽有关。

4. 营养失调：低于机体需要量 与食欲降低、腹胀、能量不足、呼吸困难有关。

5. 有皮肤完整性受损的危险 与水肿和长期卧床有关。

6. 潜在并发症：呼吸衰竭、心力衰竭、肺性脑病。

【计划与实施】

慢性肺源性心脏病的治疗在肺心功能代偿期和肺心功能失代偿期有所不同。代偿期治疗原则是采用中西医结合的综合治疗措施，增强免疫功能，祛除急性发作的诱发因素，减少或避免急性加重期的发生，使肺、心功能得到部分或全部恢复。失代偿期治疗原则是积极控制感染，保持呼吸道通畅，改善呼吸功能，纠正缺氧和二氧化碳潴留，控制呼吸衰竭和心力衰竭，积极处理并发症。经过治疗和护理，病人：①症状减轻；②呼吸道通畅，气道分泌物减少；③活动能力改善，生活质量提高；④并发症能被及时发现并正确处理或不出现并发症；⑤情绪稳定，能配合各种治疗与护理。

（一）促进有效的呼吸

1. 病情观察 密切观察病人的生命体征及意识状态；注意有无发绀和呼吸困难，判断其严重程度；观察有无心悸、胸闷、腹胀、尿量减少、下肢水肿等右心衰竭的表现；定期监测动脉血气分析，密切观察病人有无头痛、烦躁不安、神志改变等肺性脑病的表现。

2. 药物治疗与护理

（1）镇静催眠药物：对二氧化碳潴留、呼吸道分泌物多的重症病人慎用镇静药、麻醉药、催眠药，如必须用药，使用后注意观察是否有抑制呼吸和咳嗽反射的情况出现。

（2）利尿药：利尿药有减少血容量、减轻右心负荷、消除水肿的作用。原则上选用作用轻的利尿药，短疗程、小剂量使用，如氢氯噻嗪。使用排钾利尿药时，用后易出现低钾、低氯性碱中毒而加重缺氧，过度脱水引起血液浓缩、痰液黏稠不易排出等不良反应，应注意观察及预防。督促病人遵医嘱补钾。尽可能在白天给药，避免夜间频繁排尿而影响病人睡眠。

（3）洋地黄类药物：应询问有无洋地黄用药史，遵医嘱准确用药。选用作用快、排泄快的洋地黄类药物，如毒毛花苷 K 或毛花苷丙加入 10% 葡萄糖注射液中静脉缓慢注射，剂量宜小、一般为常规剂量的 1/2 或 2/3 量。用药前注意纠正缺氧，防治低钾血症，以免发生药物毒性反应。

（4）血管扩张剂：血管扩张药可减轻心脏前、后负荷，降低心肌耗氧量，增加心肌收缩力，对部分顽固性心衰有一定效果，如硝酸甘油。应用时注意观察病人心率及血压情况。血管扩张药在扩张肺动脉的同时也扩张体动脉，往往造成体循环血压下降，反射性心率增快、氧分压下降、二氧化碳分压上升等不良反应。

（二）增加活动耐力

1．休息与活动 充分休息有助于心肺功能恢复。心肺功能失代偿期绝对卧床休息，协助病人采取半卧位或坐位，减少机体耗氧量，促进心肺功能的恢复，减慢心率和减轻呼吸困难。卧床期间，协助病人定时翻身、更换姿势，保持舒适体位。依据病人的耐受能力指导病人在床上进行缓慢的肌肉松弛活动。鼓励病人进行呼吸功能锻炼，提高活动耐力。

2．减少体力消耗 指导病人采取有利于气体交换又节省能量的姿势（见"慢性阻塞性肺疾病病人的护理"一节 图 14-4-3）。

（三）保持气道通畅

协助病人进行有效排痰，进行适合的胸部物理治疗。参见"COPD 的护理"。

（四）饮食护理

给予高纤维素、易消化清淡饮食，防止因便秘、腹胀而加重呼吸困难。避免含糖高的食物，以免引起痰液黏稠。如病人出现水肿、腹水或尿少时，应限制钠、水摄入，钠盐 <3g/d，水分 <1500ml/d。每天热量摄入至少达到 125kJ/kg（30kcal/kg），其中蛋白质为 1.0 ~ 1.5g/（kg·d），因碳水化合物可增加 CO_2 生成量，增加呼吸负担，故一般碳水化合物 ≤ 60%。少食多餐，减少用餐时的疲劳，进餐前后漱口，保持口腔清洁，促进食欲。必要时遵医嘱静脉补充营养。

（五）皮肤护理

注意观察全身水肿情况、有无压疮发生。指导病人穿宽松、柔软的衣服；定时更换体位，必要时在受压部位垫气圈、海绵垫或使用气垫床。

（六）肺性脑病的护理

1．休息和安全 病人绝对卧床休息，呼吸困难者取半卧位，有意识障碍者，予床栏及约束带进行安全保护，必要时专人护理。

2．病情观察 定期监测动脉血气分析，密切观察病情变化，出现头痛、烦躁不安、表情淡漠、神志恍惚、精神错乱、嗜睡和昏迷等症状时，及时通知医生并协助处理。

3．氧疗 持续低流量、低浓度给氧，氧流量 1 ~ 2L/min，吸入氧浓度在 25% ~ 29%。防止高浓度吸氧抑制呼吸，加重二氧化碳潴留。

4．呼吸兴奋剂的使用 遵医嘱应用呼吸兴奋剂，观察药物的疗效和不良反应。出现心悸、呕吐、震颤、惊厥等症状，立即通知医生。

（七）健康指导

1．疾病知识指导 指导病人和家属了解疾病发生、发展过程及防治原发病的重要性，减少反复发作的次数。积极防治原发病，避免和防治各种可能导致病情急性加重的诱因。坚持家庭氧疗等。

2．康复保健知识指导 加强饮食营养，以保证机体康复的需要。病情缓解期应根据肺、心功能及体力情况进行适当的体育锻炼和呼吸功能锻炼，如散步、气功、太极拳、腹式呼吸、缩唇呼吸等，改善呼吸功能，提高机体免疫功能。

3. 定期门诊随访　告知病人及家属病情变化的征象，如体温升高、呼吸困难加重、咳嗽剧烈、咳痰不畅、尿量减少、水肿明显或发现病人神志淡漠、嗜睡、躁动、口唇发绀加重等，均提示病情变化或加重，需及时就医诊治。

【护理评价】

通过治疗和护理，病人是否达到：①动脉血氧分压和二氧化碳分压在适当范围，血氧饱和度 >90%；②呼吸困难、心力衰竭症状减轻，日常活动能力提高；③能遵医嘱正确使用药物，未出现药物不良反应；④出现肺性脑病等并发症，能被及时发现并正确及时处理；⑤发生急性加重及住院的次数减少。

（王艳玲）

◇ 思考题

1. 女性，40 岁，既往体检，有长期口服避孕药史。某日上班途中，突然发生呼吸困难、气促，立即来院就诊。实验室检查：血浆 D-二聚体 900μg/L，以"急性肺栓塞"收入院。

（1）接诊后，护士应配合医生实施哪些护理措施？

（2）护士观察到哪些症状或体征，提示病人病情加重，需立即通知医生？

（3）护士应给予病人哪些健康指导？

2. 男性，65 岁，咳嗽、咳痰、胸闷、气短 15 年，受凉后症状加重伴双下肢水肿 1 周，以"慢性肺源性心脏病，呼吸衰竭"收入院。

（1）住院期间应给予病人哪种吸氧方式？

（2）护士指导该病人饮食方面应注意什么？

（3）入院时血气 PaO_2 50mmHg，$PaCO_2$ 70mmHg，给予机械通气治疗。护士需作哪些护理工作？并应注意什么问题？

第十六章
呼吸衰竭病人的护理

学习目标

识记
1. 能准确复述呼吸衰竭的概念、分类，呼吸窘迫综合征的概念。
2. 能正确说出急性呼吸衰竭、慢性呼吸衰竭、急性呼吸窘迫综合征病人的护理评估要点。

理解
1. 能正确解释呼吸衰竭、急性呼吸窘迫综合征的病因和发病机制。
2. 能识别急性呼吸衰竭、慢性呼吸衰竭、急性呼吸窘迫综合征病人常见护理诊断 / 问题。

运用
能够正确评估急性呼吸衰竭、慢性呼吸衰竭、急性呼吸窘迫综合征病人，为急性呼吸衰竭、慢性呼吸衰竭、急性呼吸窘迫综合征病人制订护理计划。

第一节 概 述

呼吸衰竭（respiratory failure）是指各种原因引起的肺通气和（或）换气功能严重障碍，以致在静息状态下亦不能维持足够的气体交换，导致低氧血症伴（或不伴）高碳酸血症，进而引起一系列相应的病理生理改变和相应临床表现的综合征。其临床表现缺乏特异性，明确诊断有赖于动脉血气分析：在海平面、静息状态、呼吸空气条件下，动脉血氧分压（PaO_2）<60mmHg，伴或不伴二氧化碳分压（$PaCO_2$）>50mmHg，可诊断为呼吸衰竭。

【分类】

临床上，呼吸衰竭有几种分类方法：通常可按动脉血气分析、发病急缓及发病机制进行分类。

（一）按动脉血气分析分类

分为：① Ⅰ型呼吸衰竭：即缺氧性呼吸衰竭，血气分析示 PaO_2<60mmHg，$PaCO_2$ 降低或正常。主要见于肺换气功能障碍疾病。② Ⅱ型呼吸衰竭：即高碳酸性呼吸衰竭，既有缺氧，又有二氧化碳潴留，血气分析示 PaO_2<60mmHg，伴有 $PaCO_2$>50mmHg，系肺泡通气不足所致。单纯通气不足，低氧血症和高碳酸血症的程度是平行的；若同时伴有换气功能障碍，则缺 O_2 更为严重，如COPD。

（二）按发病急缓分类

1. 急性呼吸衰竭 某些突发的致病因素，可使肺通气和（或）换气功能迅速出现严重障碍，短时间内可发生呼吸衰竭，如严重肺损伤、创伤、休克等原因。

2. 慢性呼吸衰竭 一些慢性疾病可使呼吸功能的损害逐渐加重，经过较长时间发展为呼吸衰竭，如COPD、肺结核、间质性肺疾病等原因。

（三）按发病机制分类

分为泵衰竭（pump failure）和肺衰竭（lung failure）。

1. 泵衰竭 驱动或制约呼吸运动的中枢神经系统、外周神经系统、神经肌肉组织（包括神经肌肉接头和呼吸肌）以及胸廓统称为呼吸泵，该部位功能障碍所致的呼吸衰竭称为泵衰竭，主要引起通气功能障碍，表现为Ⅱ型呼吸衰竭。

2. 肺衰竭 肺组织、气道阻塞和肺血管病变造成的呼吸衰竭，称为肺衰竭。肺组织和肺血管病变常引起换气功能障碍，表现为Ⅰ型呼吸衰竭。严重的气道阻塞性疾病（如COPD）影响通气功能，可造成Ⅱ型呼吸衰竭。

【病因与发病机制】

（一）病因

各种导致肺通气和肺换气功能障碍的严重病变均可引起呼吸衰竭。

1. 气道阻塞性病变 慢性阻塞性肺疾病、重症哮喘等引起气道阻塞和肺通气不足，或伴有通气/血流比例失调，导致缺氧和二氧化碳潴留，发生呼吸衰竭。

2. 肺组织病变 肺炎、肺气肿、严重肺结核、弥漫性肺纤维化、矽肺、心源性或非心源性肺水肿等累及肺泡和（或）肺间质的病变。

3. 肺血管疾病 肺栓塞、肺血管炎等可引起通气/血流比例失调，导致呼吸衰竭。

4．胸廓、胸膜疾病　胸部外伤造成连枷胸、胸部手术、胸廓畸形、广泛胸膜增厚、重症肌无力等亦可导致呼吸衰竭。

5．神经、肌肉疾病　脑血管疾病、颅脑外伤、脑炎以及电击、药物中毒等可直接或间接抑制呼吸中枢。脊髓颈段或高位胸段损伤（肿瘤或外伤）、脊髓灰质炎、多发性神经炎、重症肌无力、有机磷中毒、破伤风以及严重的钾代谢紊乱均可累及呼吸肌功能，造成呼吸肌无力、疲劳乃至麻痹，致使呼吸动力下降、肺通气不足，导致呼吸衰竭。

6．心脏疾病　各种缺血性心脏疾病、严重心瓣膜病、心肌病、心包疾病、严重心律失常等均可导致通气和换气功能障碍，从而导致缺氧和（或）CO_2潴留。

（二）发病机制

肺泡通气不足、弥散障碍、肺泡通气／血流比例失调和肺内动－静脉解剖分流增加、氧耗量增加是导致呼吸衰竭的5个主要机制。临床上常为多种机制并存或随着病情的发展先后参与发挥作用，单一机制引起的呼吸衰竭很少见。

1．低氧血症和高碳酸血症的发生机制

（1）肺泡通气不足（hypoventilation）：健康成人在静息状态下，有效肺泡通气量（V_A）约为4L/min，可维持正常肺泡氧（P_AO_2）和二氧化碳分压（P_ACO_2）与肺泡之间的分压差，使气体交换能有效进行。呼吸空气条件下，肺泡CO_2分压与肺泡通气量（V_A）和肺泡CO_2产生量（VCO_2）的关系可用下列公式反映：$P_ACO_2=0.863 \times VCO_2/V_A$。若$VCO_2$是常数，可见肺泡通气不足时，$P_ACO_2$升高，而$P_ACO_2$直接影响$PaCO_2$（图16-1-1）。

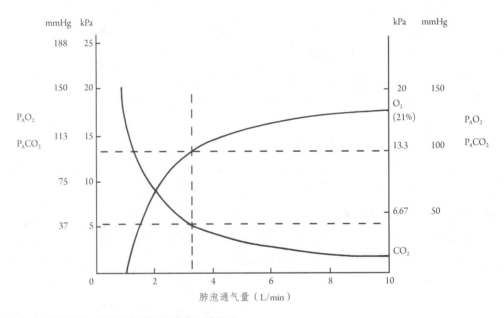

图16-1-1　肺泡氧和二氧化碳分压与肺泡通气量的关系

（2）弥散障碍（diffusion abnormality）：系指O_2、CO_2等气体通过肺泡膜进行交换的物理弥散过程发生障碍。正常静息状态时，流经肺泡壁毛细血管的血液与肺泡接触的时间约为0.72秒。氧完成气体交换时间为0.25～0.3秒，CO_2则只需0.13秒，且氧弥散能力仅为CO_2的1/20，故在弥散障碍时，通常以低氧血症为主。

（3）通气／血流比例失调（ventilation-perfusion mismatch）：肺泡通气与其周围毛细血管血流量的比例正常，才能保证有效的气体交换。通气／血流比例是指每分钟肺泡通气量与每分钟肺毛细血管总血流量之比，正常成人静息状态时，通气/血流比值约为 0.8（4L/5L）。肺泡通气/血流比值失调主要表现为：①通气/血流比值减少：主要原因是部分肺泡通气不足，如肺泡萎陷、肺炎、肺水肿等引起病变部位的肺泡通气不足，部分血液流经通气不良的肺泡，未能充分氧合，通过肺泡的毛细血管或短路流入动脉，形成肺动-静脉样分流。②通气/血流比值增大：主要原因是部分肺泡血流不足，如肺栓塞引起栓塞部位血流阻塞或减少，部分肺泡通气未能与血液进行充分的气体交换，又称为无效腔样通气（dead space-like ventilation）（图 16-1-2）。

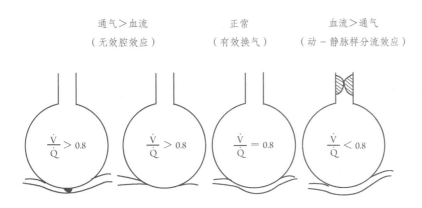

图 16-1-2　通气/血流比例对气体交换的影响

通气/血流比例失调通常仅产生缺 O_2，而无 CO_2 潴留。其原因主要是：①动、静脉血液之间 O_2 分压差（59mmHg）比 CO_2 分压差（5.9mmHg）大 10 倍，所以动-静脉短路时，动脉血 PaO_2 下降的程度大于 $PaCO_2$ 升高的程度。②氧离曲线呈 S 形，正常肺泡毛细血管氧饱和度已处于曲线的平台，无法携带更多的氧以代偿低 $PaCO_2$ 区的血氧含量下降。而 CO_2 解离曲线在生理范围内呈直线，有利于通气良好区对通气不足区的代偿，排出足够的 CO_2，不至于出现 CO_2 潴留。然而，严重的通气/血流比例失调亦可导致 CO_2 潴留。

（4）肺内动-静脉解剖分流增加：肺动脉内的静脉血未经氧合直接流入肺静脉，导致缺氧，是通气/血流比例失调的特例，常见于肺-动静脉瘘。分流量越大，吸氧后提高动脉血的氧分压效果越差，如分流量超过 30% 以上，吸氧并不能明显提高 PaO_2。

（5）氧耗量增加：发热、寒战、呼吸困难和抽搐均将增加氧耗量。寒战耗氧量可达每分钟500ml，严重哮喘者，随着呼吸功的增加，氧耗量可达正常的十几倍。氧耗量增加，肺泡氧分压下降，正常人通过增加通气量以防止缺氧。故氧耗量增加的病人，若同时伴有通气功能障碍，则会出现严重的低氧血症。

2. 低氧血症和高碳酸血症对机体的影响　呼吸衰竭时发生的低氧血症和高碳酸血症能够影响全身各系统器官的代谢、功能，甚至使组织结构发生变化。通常首先通过各系统器官的功能和代谢发生一系列代偿适应反应，以改善组织供氧，调节酸碱平衡和适应改变了的内环境。然而，当呼吸衰竭进入严重阶段时，则出现代偿功能不全，表现为各系统器官严重的功能和代谢紊乱，直至衰竭。

（1）对中枢神经系统的影响：脑组织耗氧量大，占全身耗氧量的 1/5～1/4，所以脑对缺氧十分敏感，通常完全停止供氧 4～5 分钟即可引起不可逆的脑损害。缺氧对中枢神经影响的程度与缺氧的程度和发生的速度有关。当 PaO_2<60mmHg 时，可出现注意力不集中，智力和视力轻度减

退；当 PaO_2 迅速降至 40～50mmHg 时，会引起头痛、烦躁不安、定向力与记忆力障碍、谵妄、嗜睡等一系列神经精神症状；$PaO_2<30mmHg$ 时，神志丧失，甚至昏迷；$PaO_2<20mmHg$ 时，数分钟内即造成神经细胞不可逆性损伤。

轻度 CO_2 增加，对皮质下层刺激增强，间接引起皮质兴奋。CO_2 潴留可引起头痛、头晕、烦躁不安、言语不清、精神错乱、扑翼样震颤、嗜睡、昏迷、呼吸抑制，这种由缺氧和 CO_2 潴留导致的神经精神障碍综合征称为肺性脑病（pulmonary encephalopathy），又称 CO_2 麻醉（carbon dioxide narcosis）。肺性脑病早期病人往往出现失眠、精神兴奋、烦躁不安等兴奋症状，还可出现球结膜水肿、视力障碍及发绀等；若 $PaCO_2$ 继续升高，皮质下层受抑制，可使中枢神经处于麻醉状态。目前认为低氧血症、CO_2 潴留和酸中毒 3 个因素共同损伤脑血管和脑细胞是肺性脑病最根本的发病机制。

严重的缺 O_2 和 CO_2 潴留均会使脑血管扩张、脑血管通透性增强，引起脑细胞、脑间质水肿，导致脑组织充血、水肿和颅内压增高，压迫脑血管，使脑组织缺血、缺 O_2 更加严重，形成恶性循环，严重时出现脑疝。

（2）对循环系统的影响：缺 O_2 和 CO_2 潴留均可刺激心脏，引起反射性心率加快、心肌收缩力增强，心排血量增加，血压上升；严重缺 O_2 可直接抑制心血管中枢，造成心脏活动受抑制和血管扩张、血压下降和心律失常，甚至发生心室颤动致死。长期慢性缺氧可导致心肌纤维化、心肌硬化，使心肌的舒缩功能下降，导致心力衰竭。在呼吸衰竭的发病过程中，缺 O_2 引起肺小动脉收缩，肺循环阻力增加，导致肺动脉高压，右心负荷加重，最终导致肺源性心脏病。$PaCO_2$ 轻至中度升高时，脑血管、冠状血管舒张，皮下浅毛细血管和静脉扩张，而肾、脾和肌肉血管收缩，因此病人四肢红润、温暖、多汗。

（3）对呼吸系统的影响：缺氧主要通过颈动脉窦和主动脉体化学感受器的反射作用刺激通气。但若缺 O_2 缓慢加重，这种反射迟钝。只有当 $PaO_2<60mmHg$ 时，才出现兴奋呼吸中枢的作用。CO_2 是强有力的呼吸中枢兴奋剂，$PaCO_2$ 浓度急骤升高时，呼吸加深加快，通气量明显增加。长时间严重的 CO_2 潴留，会造成中枢化学感受器对 CO_2 的刺激作用发生适应；当 $PaCO_2>80mmHg$ 时，会对呼吸中枢产生抑制和麻醉效应，此时呼吸运动主要靠 PaO_2 降低对外周化学感受器的刺激作用得以维持。因此给病人吸入高浓度氧，由于解除了低氧对呼吸的刺激作用，可造成呼吸抑制，通气量反而降低。

（4）对肾功能的影响：严重缺 O_2 和 CO_2 潴留时，可引起肾血管痉挛、肾血流量减少，肾小球滤过率降低，钠再吸收增加，尿量减少。若及时治疗，随着缺氧的纠正，肾功能可以恢复。

（5）对血液系统的影响：组织氧分压低可使红细胞生成素增加，促进红细胞的增生，有利于增加血液携氧量，但亦增加血液黏稠度，从而加重肺循环和右心负担。

（6）对消化系统的影响：呼吸衰竭病人常合并消化道功能障碍，表现为消化不良、食欲缺乏，甚至出现胃肠黏膜糜烂、坏死、溃疡和出血。缺氧可直接或间接损害肝细胞，使丙氨酸氨基转移酶上升。若缺氧能够及时纠正，肝功能可逐渐恢复正常。

（7）对酸碱平衡和电解质的影响：呼吸功能障碍会导致首先发生呼吸性酸中毒，早期病人出现血压增高，中枢神经系统受累，表现为躁动、嗜睡、精神错乱、扑翼样震颤等。持续或严重缺 O_2 可引起代谢性酸中毒，病人表现为呼吸性酸中毒合并代谢性酸中毒，可出现意识障碍、血压下降、心律失常甚至心脏骤停。由于能量不足，造成细胞内酸中毒和高钾血症。慢性呼吸衰竭 CO_2 潴留发展缓慢，可通过肾脏等调节，导致呼吸性酸中毒合并代谢性碱中毒。当呼吸衰竭恶化，会呈现失代偿性呼吸性酸中毒合并代谢性碱中毒。

第二节　急性呼吸衰竭病人的护理

因某些突发的致病因素，如严重肺疾患、创伤、休克、颅脑病变、神经－肌肉病变等，引起肺通气或换气功能迅速出现严重障碍所致。急性呼吸衰竭进展迅速，若不及时抢救，将危及病人生命。

【护理评估】

（一）健康史

评估病人有无慢性肺疾病、神经系统疾患、胸部或脊柱的外伤、肥胖或意识改变等任何可能导致急性呼吸衰竭的情况。

（二）身体状况

急性呼吸衰竭临床表现主要是低氧血症所致的呼吸困难和多器官功能障碍。

1．**呼吸困难**（dyspnea）　是呼吸衰竭的典型症状。多数病人有明显的呼吸困难，呼吸困难是低氧血症的主要表现。应评估病人呼吸频率、呼吸节律以及呼吸音的变化。早期表现为呼吸频率快而浅，病情加重时，呼吸困难则更为严重，辅助呼吸肌活动加强，出现三凹征。中枢性疾病或中枢神经抑制性药物所致的呼吸衰竭，表现为呼吸节律改变，如潮式呼吸（Cheyne-Stokes respiration）、比奥呼吸（Biot respiration）等。

2．**发绀**　是缺氧的典型表现。当 SaO_2 低于 90% 时，可在口唇、指甲、舌等处出现发绀。由动脉血氧饱和度降低引起的发绀，称为中央性发绀；末梢循环障碍者出现发绀，称为外周性发绀。因发绀的程度与还原型血红蛋白含量相关，所以红细胞增多者发绀明显，而贫血病人则不明显。还应注意发绀可受皮肤色素及心功能情况的影响。

3．**精神－神经症状**　急性缺氧时可迅速出现精神错乱、狂躁、昏迷、抽搐等症状。若合并急性二氧化碳潴留，可出现嗜睡、淡漠、扑翼样震颤，以致呼吸骤停。

4．**循环系统表现**　缺氧早期，心率增快、血压升高。严重缺氧、酸中毒时，可引起心肌损害、周围循环衰竭、血压下降、心律失常，甚至心脏骤停。CO_2 潴留使体表静脉充盈、皮肤潮红、温暖多汗。

5．**消化和泌尿系统表现**　严重呼吸衰竭对肝、肾功能都有影响，部分病人可出现丙氨酸氨基转移酶和血浆尿素氮升高，尿中有蛋白、红细胞和管型。因胃肠道黏膜屏障功能受损。可引起胃肠道黏膜充血水肿、糜烂渗血或应激性溃疡而发生上消化道出血。上述症状均可随缺 O_2 和 CO_2 潴留的纠正而消失。

（三）辅助检查

1．**动脉血气分析**（ABG）　ABG 可以有效评估氧合的程度，判断高碳酸血症和低氧血症的程度。单纯 $PaCO_2 < 60mmHg$ 为 I 型呼吸衰竭；若伴有 $PaCO_2 > 50mmHg$，则为 II 型呼吸衰竭。结合 pH、离子情况可判断酸碱失衡的类型。动脉血氧分压迅速下降或二氧化碳分压迅速升高均提示病情恶化，可有生命危险。

2．**其他检查**　包括胸部 X 线、肺功能、血液、尿、心电图和纤维支气管镜等检查。

（四）心理－社会状况

呼吸衰竭的病人常因呼吸困难产生焦虑或恐惧。由于治疗的需要，病人可能需要接受气管插管或气管切开进行机械通气治疗，因此加重焦虑情绪，各种监测和治疗仪器也可能加重病人的心理负担。

【常见护理诊断/问题】

1. 清理呼吸道无效　与分泌物增加、意识障碍、人工气道、神经-肌肉功能障碍有关。

2. 气体交换障碍　与通气不足、肺内分流增加、通气/血流失调和弥散障碍有关。

3. 焦虑　与呼吸困难、气管插管、病情失去个人控制及对预后的不确定有关。

4. 营养失调：低于机体需要量　与食欲缺乏、呼吸困难、人工气道及机体的消耗增加有关。

5. 有受伤的危险　与意识障碍、气管插管及机械通气有关。

6. 潜在并发症：多器官功能障碍综合征。

【计划与实施】

对呼吸衰竭病人的治疗原则是在保持呼吸道通畅的条件下，纠正缺氧、CO_2潴留和酸碱失衡所致的代谢紊乱，争取时间和创造条件，积极治疗原发病和诱因，配合适当的支持疗法。经过治疗和护理，病人表现为：①ABG在正常范围；②呼吸平稳，呼吸音基本正常；③能通过有效的咳嗽排除气道分泌物；④焦虑减轻，能配合各项治疗与护理，无并发症出现。

（一）保持气道通畅

1. 有效地咳嗽　如果分泌物阻塞气道，应鼓励病人咳嗽。病人可能由于疾病或乏力无法有效地咳痰，应教会病人排痰的技巧。可按压胸骨上窝，刺激气管，以引起咳嗽反射。

2. 清除气道内分泌物及异物　严重呼吸衰竭、意识不清的病人可采用仰头提颌法打开气道。因口、咽及舌部肌肉松弛、咳嗽无力、神志不清、分泌物黏稠不易咳出或分泌物及舌堵塞气道，导致不能有效排痰者，可给予吸痰。叩背、振荡和体位引流均有助于排痰。

3. 建立人工气道　病情危重者，必要时应建立人工气道，目的是：①解除气道梗阻；②及时清除呼吸道内分泌物；③防止误吸；④严重低氧血症时施行正压通气治疗。人工气道包括简便人工气道和气管内导管。简便人工气道主要有口咽通气道、鼻咽通气道和喉罩（图16-2-1），是气管内导管的临时替代方式，在病情危重不具备插管时应用。气管内导管是重建气道最可靠的方法。可分为喉上途径和喉下途径。喉上途径主要是指经口或经鼻气管插管，喉下途径是指环甲膜穿刺或气管切开。

需要长期保持人工气道或气管插管发生气道并发症的病人应行气管切开。虽然气管切开便于管理、病人相对较舒适，但存在诸多缺点包括：创伤较大，可发生切口出血或感染；操作复杂，不适用于紧急抢救；对护理要求高，且痊愈后颈部留有瘢痕，可能造成气管狭窄等。

4. 缓解支气管痉挛　遵医嘱静脉给予支气管扩张药物，必要时给予糖皮质激素。

（二）促进气体交换

1. 体位　协助和指导病人取舒适易于呼吸的体位，如半卧位或坐位，趴伏在床上桌。床头

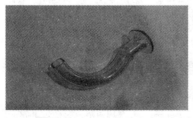 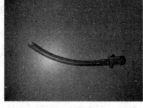 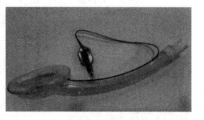

　　　　A　　　　　　　　　　　B　　　　　　　　　　　C

图16-2-1　常用人工气道装置

A.口咽导管；B.鼻咽导管；C.喉罩

抬高45°可以使胸腔扩张，也易于排痰。坐位可以改善肺功能，并有利于静脉回流。单侧肺疾病的病人，患侧卧位有利于改善通气／血流比例失调。

2．氧疗 氧疗是通过增加吸入氧浓度来纠正病人缺氧状态的治疗方法。氧疗可以有效改善急性呼吸衰竭导致的低氧血症。

（1）给氧浓度：急性呼吸衰竭病人确定吸氧浓度的原则是保证 PaO_2 迅速提高到 60mmHg 或血氧饱和度达 90% 以上的前提下，尽量降低吸氧浓度。Ⅰ型呼吸衰竭的主要问题为氧合功能障碍而通气功能基本正常，较高浓度（>35%）给氧可以迅速缓解低氧血症而不会引起 CO_2 潴留。对于伴有高碳酸血症的急性衰竭，往往需要将给氧浓度设定为达到上述氧合目标的最低值。

（2）给氧方法：包括鼻导管或鼻塞、普通面罩、无重复呼吸面罩、文丘里（Venturi）面罩等（图 16-2-2）。也可经人工气道给氧。这些装置可以提供 24% ～ 100% 的氧。常用的给氧方法及护理要点见表 16-2-1。近年来，又出现了高流量呼吸湿化治疗仪，通过高流量氧气吸入来减少鼻腔无效腔样通气量和吸气阻力，同时为病人提供足够的温湿气体，从而提高病人肺顺应性、促进肺复张。

（3）氧疗效果观察：氧疗实施过程中，应注意密切观察氧疗效果，如吸氧后呼吸困难缓解、发绀减轻、心率减慢，表示氧疗有效。如果意识障碍加深或呼吸过度表浅、缓慢，可能为 CO_2 潴留加重，应根据动脉血气分析结果和病人的临床表现及时调整吸氧流量或浓度，达到既保证氧疗效果，又可防止氧中毒和 CO_2 麻醉的目的。

（4）氧疗并发症：①氧中毒：目前认为 60% ～ 70% 吸氧可安全使用 24 小时；40% ～ 50% 安全使用 48 小时；大于 40% 吸氧，2 ～ 3 天后氧中毒可能性大为增加。病人表现为胸闷、胸痛、胸部灼热感，继而出现呼吸增快、干咳、恶心、呕吐、烦躁。②呼吸抑制：多见于Ⅱ型呼吸衰竭者，高浓度吸氧失去了缺氧对外周化学感受器的刺激，使呼吸中枢抑制加重，所以对需要低流量吸氧者应进行控制性氧疗：低浓度、低流量（ 1 ～ 2L/min）给氧，保持 PaO_2 在 60 ～ 65mmHg 或血氧饱和度 90% ～ 92% 即可。③吸收性肺不张：正常呼吸会吸入相当比例的氮气，由于它不被吸收，所以可以保持肺泡的膨胀。如果吸入高浓度的氧，吸入氮气的比例会下降，氧气被吸收后，肺泡会塌

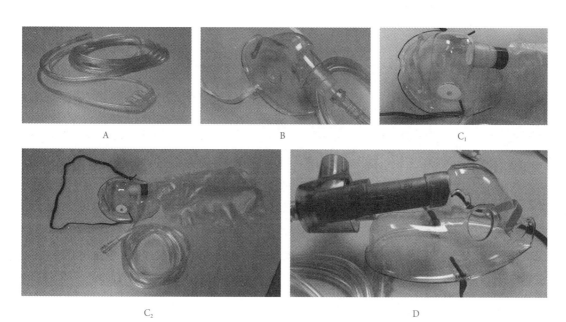

图 16-2-2　常用给氧装置

A. 双鼻导管；B. 重复呼吸面罩；C_1. 无重复呼吸面罩；C_2. 无重复呼吸面罩；D. 文丘里面罩

表16-2-1 常用的给氧方法和护理要点

优点	缺点	护理要点
鼻导管 以25%～40%FiO_2供氧,适用于有自主呼吸、需氧流量低者。安全、简便、较舒适,病人易接受。吃饭、讲话以及床上活动等均不受限制	吸入的氧气浓度不恒定,受病人呼吸频率、潮气量、张口呼吸度的影响。鼻导管容易滑脱、堵塞,如果流量大于7L/min会造成鼻黏膜干燥、局部刺激	指导病人调整呼吸的频率和深度,保证供氧的浓度适宜。固定躁动病人的鼻导管;保证吸氧湿化,避免鼻黏膜干燥
普通面罩 以35%～50%FiO_2供氧,且能保证足够的湿度,鼻黏膜刺激小。适用于紧急情况下短期需要中到高浓度氧疗且有自主呼吸的病人	供氧浓度受病人的呼吸频率和面罩贴合度的影响,有窒息的危险。病人可能感到不舒适;咳痰、进食受影响;不易保持口腔清洁;面罩和固定带压迫皮肤以及面罩内皮肤由于压力大和潮湿而易发生颜面部和耳根的皮肤破损	指导病人调整呼吸的频率和深度,保证供氧的浓度适宜。尽量舒适地固定面罩;保持流量在5L/min以上;在病人进食时改为鼻导管给氧;避免呼出气体在面罩内聚集;观察皮肤的改变,加强固定带和面罩压迫处、面罩内皮肤的护理
无重复呼吸面罩 可以高浓度供氧(65%～95%);吸气时氧气进入气袋和面罩,呼气时活瓣可以防止呼出的气体进入气袋。适用于需要高流量氧、有自主呼吸的病人	同普通面罩。病人自觉舒适度差,有憋闷感;不能维持较高的湿度	除普通面罩的护理要点外,还要注意保持活瓣功能良好;保持储气袋膨胀、储气袋没有扭曲和漏气
文丘里(Venturi)面罩 可以精确调节供氧的浓度,并可以保证足够的湿度	同普通面罩	监测氧流量是否适度;注意面罩放置舒适,通气管道没有缠绕和扭结;注意观察黏膜是否干燥;在病人进食时改为鼻导管给氧

陷,称之为吸收性肺不张。病人可以表现为烦躁、呼吸急促、心率增快、血压上升,继而出现呼吸困难、发绀、昏迷。可通过促进病人排痰来预防。④呼吸道干燥:病人呼吸道分泌物黏稠,不易咳出,有损气道黏膜纤毛运动。应注意保持吸入氧气的湿化,鼓励病人饮水,以免干燥的氧气对呼吸道产生刺激和气道黏液栓的形成。

(5)用氧安全:氧气易燃,因此氧疗时应避免使用易燃物品,如室内禁止吸烟,并应有显著标识。电路、电线如发生老化应及时更换,以免电流过大时产生火花。

(6)其他注意事项:输送氧气的导管、面罩、气管导管等应妥善固定,保持其清洁与通畅,定时更换消毒,防止交叉感染。向病人及家属说明氧疗的重要性,嘱其不要擅自停止吸氧或变动氧流量。

3.机械通气 如果上述措施无法使病人的呼吸衰竭症状得到改善,病人昏迷逐渐加深,呼吸不规则或出现暂停,呼吸道分泌物增多,咳嗽和吞咽反射明显减弱或消失时,应准备进行人工辅助通气装置来改善通气和(或)换气功能,即机械通气。呼吸衰竭时应用机械通气能维持必要的肺泡通气量,降低$PaCO_2$,改善肺的交换功能,也使呼吸肌得以休息,有利于恢复呼吸肌的功能。无创正压通气(NPPV)近年来被应用到急性呼吸衰竭病人的治疗中并取得良好的效果。NPPV可有效地缓解呼吸困难,促进气体交换和氧合,改善通气功能,减少与机械通气相关严重并发症的发生。(详见第十二章第三节中"机械通气"内容)。

(三)病情观察

严密监测生命体征、意识、尿量变化,观察病人呼吸速率、深度、规律、胸腹部起伏是否一致、呼吸困难程度。观察病人有无缺氧和高碳酸血症的症状。观察病人精神症状，呼吸困难、发绀的程度，ABG；血流动力学指标；有无消化道出血等，及时做好抢救准备。严格记录24小时出入液量，维持体液平衡。

（四）药物治疗与护理

急性呼吸衰竭药物治疗的目的是解除支气管痉挛，抗炎和改善通气。

1. 支气管舒张剂　支气管扩张药物能松弛支气管平滑肌，减少气道阻力，改善气道功能，缓解呼吸困难，如 β_2 肾上腺能受体兴奋剂、抗胆碱药、茶碱类等，急性呼吸衰竭时一般采用静脉给药。

2. 抗生素　急性呼吸衰竭病人多伴有感染，而且某些呼吸衰竭是由于肺部感染引起，所以应用抗生素是必要的。常用的抗生素有青霉素类、头孢类、氟喹诺酮类等。有效地应用抗生素可以减少气道分泌物，使痰液由脓性变为黏液样，以及改善血气结果。

3. 呼吸兴奋剂　呼吸兴奋剂主要适用于以中枢抑制为主、通气量不足引起的呼吸衰竭，不宜用于以换气功能障碍为主所致的呼吸衰竭。呼吸兴奋剂通过刺激呼吸中枢或周围化学感受器，增加呼吸频率和潮气量，改善通气，但同时增加呼吸做功，增加耗氧量和 CO_2 的产生量。所以使用呼吸兴奋剂时要保持呼吸道通畅，适当提高吸入氧浓度。静脉滴注时速度不宜过快，注意观察呼吸频率、节律、睫毛反应、神志变化以及动脉血气的变化，以便调节剂量。如出现恶心、呕吐、烦躁、面色潮红、皮肤瘙痒等现象，需要减慢滴速。若经 4～12 小时未见效，或出现肌肉抽搐等严重副作用时，应及时通知医生停用药物。多沙普仑对于镇静催眠药过量引起的呼吸抑制和 COPD 并发急性呼吸衰竭均有显著的呼吸兴奋效果。

（五）心理支持

由于缺 O_2、CO_2 潴留引起病人烦躁不安、易怒，气管插管、机械通气以及无法自主呼吸等易使病人产生焦虑情绪，从而增加耗氧，进一步加重低氧血症。为缓解病人的焦虑，可采取下述护理措施：①评估病人的焦虑程度。②冷静、准确地施行护理措施。③让病人了解身边的事物或事件，有助于缓解焦虑，如可向病人解释监护仪、各项操作、异常声音和器械的作用等。④教会病人采用缓慢缩唇呼吸、渐进性放松等方法放松。⑤采用写字板、图片等与插管的病人建立简单有效的交流方式，表达自己的意愿；护士要告诉病人插管不会影响语言功能，插管拔出后即可恢复语言交流能力。⑥告诉病人插管和机械通气是暂时的治疗手段，疾病治愈后病人将恢复自主呼吸。⑦提供及时、周到的照顾，使病人感到舒适和安心，避免因孤独和无助产生的焦虑。⑧必要时可应用镇静和抗焦虑药物，因为情绪激动会增加病人的呼吸用功，加重低氧血症。对于重症监护的严重躁动的病人，按需应用镇静剂和肌松药物，避免"人机对抗"。

（六）营养支持

营养缺乏会导致包括呼吸肌在内的肌肉萎缩，从而延长康复的时间。在呼吸衰竭的急性期，为避免误吸不宜采用经口饮食，应根据临床需要为病人提供高蛋白、高热量的肠内或肠外营养。如果可以经口进食，应少食多餐（6次/天），可在两餐之间加餐，以提供足够的能量，降低因进食增加的氧消耗。如果经鼻胃/肠管进食，应从小量、低速开始，逐渐加量，监测胃残余量，预防腹胀、腹泻等肠内营养并发症。进餐时应维持给氧，防止气短和进餐时血氧降低，床头抬高30°以上，避免反流和误吸。

（七）预防受伤

许多因素会导致呼吸衰竭的病人受伤。缺氧和二氧化碳潴留会导致病人意识障碍；气管插管和机械通气可能造成病人气道或肺部的损伤；长期卧床和营养不良可能出现受压部位皮肤的损伤；应用肌松药物的病人，由于无法自主呼吸、说话和移动，也增加了受伤的危险。护士应注意观察病人，必要时征得知情同意给予约束带，防止上述危险因素导致受伤。

（八）健康指导

出院前护士应根据病人的情况为病人和家属提供有针对性的健康指导。健康指导的内容可包括：①呼吸衰竭的发病机制、发展和转归；②有效咳嗽和叩击、振荡、体位引流的正确方法；③遵医嘱正确用药的重要性，所服用药物的剂量、用法和注意事项；④家庭氧疗的方法及注意事项；⑤避免各种引起呼吸衰竭的诱因，如 COPD 的病人避免接触气道刺激物，空气污染严重时室内可安装空气滤过器或空调，注射流感疫苗，避免接触吸烟者等；⑥需再就医时的症状，如痰液增多变色，咳嗽加剧，气急加重或出现神志改变等。

【护理评价】

通过治疗和护理，病人是否达到：①动脉血氧分压和二氧化碳分压在正常范围；②呼吸频率、幅度和节律正常；③呼吸音正常，没有干湿啰音；④能够有效地咳嗽、排痰；⑤无周围性水肿或减轻；⑥焦虑缓解，期望康复；⑦无明显体重减轻；⑧没有与低氧血症和高碳酸血症相关的损害，并发症被及时发现并处理或未发生。

第三节　慢性呼吸衰竭病人的护理

慢性呼吸衰竭多由支气管 - 肺疾病引起，如慢性阻塞性肺病、间质性肺疾病、重度肺结核等，其中以 COPD 最常见，造成呼吸功能损害逐渐加重，经过较长时间发展为呼吸衰竭。慢性呼吸衰竭病人在并发呼吸道感染，或因其他原因如气道痉挛或并发气胸等情况增加呼吸生理负担所致代偿失调，病情急性加重，在短时间内出现 PaO_2 显著下降和 $PaCO_2$ 显著升高，称为慢性呼吸衰竭急性加重，尽管归属于慢性呼吸衰竭，但其病理生理学改变和临床情况兼有急性呼吸衰竭的特点。

【病因与发病机制】

慢性呼吸衰竭多由支气管 - 肺疾病引起，如 COPD、严重肺结核、肺间质纤维化、肺尘埃沉着症等。胸廓和神经肌肉病变如胸部手术、外伤、广泛胸膜增厚、胸廓畸形、脊髓侧索硬化症等，亦可导致慢性呼吸衰竭。

【护理评估】

（一）健康史

评估病人以往的健康状况，有无慢性肺疾病、与肺疾病相关的住院史、胸部或脊柱的畸形、手术、外伤等。

（二）身体状况

慢性呼吸衰竭与急性呼吸衰竭的临床表现大致相似。但以下几方面有所不同。

1. 呼吸困难　慢性阻塞性肺疾病所致的呼吸衰竭，病情较轻时表现为呼吸费力伴呼气延长，严重时发展成浅快呼吸。若并发 CO_2 潴留，$PaCO_2$ 升高过快或显著升高以致发生 CO_2 麻醉时，病人可由呼吸过速转为浅慢呼吸或潮式呼吸。

2. 神经症状　慢性呼吸衰竭伴 CO_2 潴留时，随 $PaCO_2$ 升高可表现为先兴奋后抑制现象。兴奋症状包括失眠、烦躁、躁动、夜间失眠而白天嗜睡（昼夜颠倒现象）。此时忌用镇静或催眠药，以免加重 CO_2 潴留，发生肺性脑病。肺性脑病表现为神志淡漠、肌肉震颤或扑翼样震颤、间歇抽搐、昏睡，甚至昏迷等。亦可出现腱反射减弱或消失，锥体束征阳性等。此时应与合并脑部病变作鉴别。

3. 循环系统表现　CO_2 潴留使外周体表静脉充盈、皮肤充血、温暖多汗、血压升高、心排出量增多而致脉搏洪大；多数病人有心率加快；因脑血管扩张产生搏动性头痛。

（三）辅助检查

慢性呼吸衰竭的血气分析诊断标准参见急性呼吸衰竭，但在临床上 II 型呼吸衰竭病人还常见于另一种情况，即吸氧治疗后，PaO_2>60mmHg，但 $PaCO_2$ 仍高于正常水平。

（四）心理－社会状况

慢性呼吸衰竭的病人因疾病长期反复发作，以及由此导致的经济压力和社会支持减少而出现焦虑不安、悲观失望甚至恐惧；同时因为呼吸困难等症状影响病人的日常生活，降低了病人的生活质量，出现抑郁等负性情绪。

【常见护理诊断／问题】

1. 清理呼吸道无效　与呼吸道感染、分泌物过多或黏稠、咳嗽无力等有关。

2. 气体交换障碍　与通气不足、通气／血流失调和弥散障碍有关。

3. 焦虑　与疾病反复发作及预后不佳等有关。

4. 营养失调：低于机体需要量　与食欲缺乏、呼吸困难、人工气道及机体的消耗增加有关。

5. 有受伤的危险　与意识障碍、气管插管及机械通气有关。

6. 潜在并发症：酸碱失衡、电解质紊乱、重要器官缺氧性损伤。

【计划与实施】

对慢性呼吸衰竭的治疗原则和护理措施与急性呼吸衰竭基本一致。

（一）促进气体交换

1. 氧疗　COPD 是导致慢性呼吸衰竭的常见呼吸系统疾病，病人常伴有 CO_2 潴留，氧疗时需注意保持低浓度吸氧，防止血氧含量过高。CO_2 潴留是通气功能不良的结果。慢性高碳酸血症病人呼吸中枢的化学感受器对 CO_2 反应性差，呼吸主要靠低氧血症对颈动脉体、主动脉体化学感受器的刺激来维持。若吸入高浓度氧，使血氧迅速上升，解除了低氧对外周化学感受器的刺激，便会抑制病人呼吸，造成通气状况进一步恶化，CO_2 上升，严重时陷入 CO_2 麻醉状态。慢性呼吸衰竭病人长期家庭氧疗，可以明显改善病人的生活质量和延长寿命。氧疗指征是活动时血氧饱和度 <88% 或静息状态 PaO_2<55mmHg，建议吸氧时间至少 10 ～ 15 小时／天，时间短则远期预后效果不理想。

2. 增加肺泡通气量　使用呼吸兴奋剂和进行机械通气。根据病情选用无创机械通气或有创机械通气。在 COPD 急性加重早期给予无创机械通气可以防止呼吸功能不全加重，缓解呼吸肌疲劳，减少后期气管插管率，改善预后；同时对于早期拔管后序贯无创通气治疗，可以避免拔管引起的呼吸机相关性肺炎或院内感染的发生，降低病人的死亡率（详见第十二章第三节"机械通气"内容）。

（二）预防受伤

慢性呼吸衰竭的病人应注意活动时不要过于剧烈，动作幅度不宜过大，速度不宜过快，病人应具有自我防护的意识，防止意外受伤。对于老年人，应在他人的协助下进行一些适宜的活动。当出现呼吸异常时应马上休息，并及时到医院就诊。

（三）肺性脑病的护理

病人绝对卧床休息，有意识障碍者，予以床栏及约束带进行安全保护，必要时专人护理。严密观察病情变化。持续低流量、低浓度给氧，氧流量每分钟 1～2L，浓度在 25%～29%。

（四）其他护理措施

参见急性呼吸衰竭。

第四节　急性呼吸窘迫综合征病人的护理

急性呼吸窘迫综合征（acute respiratory distress syndrome，ARDS）是指由各种肺内和肺外致病因素导致的急性弥漫性肺损伤和进而发展的急性呼吸衰竭。急性肺损伤（acute lung injury，ALI）和 ARDS 为同一疾病过程的两个阶段，具有性质相同的病理生理改变，ALI 代表早期和病情相对较轻的阶段，而 ARDS 代表后期病情较严重的阶段。鉴于用不同名称区分严重程度可能给临床和研究带来困惑，2012 年发表在 JAMA 上的 ARDS 柏林定义取消了 ALI 命名，将本病统一称为 ARDS，原 ALI 基本相当于现在的轻症 ARDS。其主要病理特征为由于肺微细血管通透性增加而导致的肺泡渗出液中富含蛋白质的肺水肿及透明膜形成。临床表现为呼吸窘迫、顽固性低氧血症以及呼吸衰竭。

【病因与发病机制】

引起 ARDS 的病因及危险因素可归纳为肺内因素（直接因素）和肺外因素（间接因素）。主要包括：①感染性因素：病毒、细菌导致的肺炎、脓毒血症；②误吸：胃内容物、溺水、腐蚀性液体；③创伤：肺挫裂伤；④吸入：烟雾、有毒气体；⑤胰腺炎；⑥药物：百草枯；⑦间质性肺病或自身免疫疾病：特发性肺纤维化、皮肌炎、系统性红斑狼疮。高龄、酗酒、代谢性酸中毒、病情严重度等情况与 ARDS 易感正相关，而糖尿病病人发生 ARDS 的概率相对偏低。

确切的肺泡–毛细血管膜损伤机制仍不清楚。ARDS 本质是多种炎症细胞（巨噬细胞、中性粒细胞、血管内皮细胞、血小板等）及其释放的炎症介质和细胞因子间接介导的肺炎症反应，在肺部产生一系列反应包括：肺泡膜损伤、通透性增加和微血栓形成，并可造成肺泡上皮损伤，表面活性物质减少或消失，加重肺水肿和肺不张，从而引起肺的氧合功能障碍，导致顽固性低氧血症。在此基础上，可进一步发生弥散障碍、通气功能障碍以及通气／血流比例失调，导致 ARDS。上述病变发生不均匀，以重力依赖区（仰卧位时靠近背部的肺区）最重，而在非重力依赖区（仰卧位时靠近胸前壁的肺区）的肺泡通气功能基本正常。由于肺泡萎陷和功能残气量减少，有效参与气体交换的肺泡数量减少，因而称 ARDS 肺为"婴儿肺"（baby lung）、"小肺"（small lung）。

ARDS 的主要病理改变是弥漫性肺泡损伤，表现为肺广泛性充血水肿和肺泡内透明膜形成。病理过程可分为 3 个阶段：渗出期、增生期和纤维化期。三个阶段常重叠存在。ARDS 病人容易合并肺部继发感染，可形成肺小脓肿等炎症改变。

【护理评估】

（一）健康史

询问病人有无原发病因，如感染、误吸、外伤等，了解以上情况出现的时间。

（二）身体状况

ARDS 的首发症状多不明显，多于原发病起病后 3 天内发生，不超过 7 天。除原发病的相应症状和体征外，最早出现的症状是呼吸加快，并呈进行性加重的呼吸困难、发绀，常伴有烦躁、咳嗽和出汗等。随着病程的进展，症状加重。病人出现进行性加重的呼吸窘迫，呼吸深快，严重憋气，不能用通常的氧疗方法改善。肺部早期无阳性体征，或在双肺闻及少量细湿啰音，有时可闻及哮鸣音，后期多可闻及水泡音、管状呼吸音。

（三）辅助检查

1．**动脉血气分析**　典型的改变为 PaO_2、$PaCO_2$ 降低，pH 升高。根据动脉血气分析和吸入氧浓度可计算肺氧合功能指标，PaO_2/FiO_2 降低是诊断 ARDS 的必要条件，其正常值为 400～500，在 ARDS 时 ≤ 300。考虑到 ARDS 的病理生理特点，新的柏林定义对监测该值时病人的呼吸支持形式进行了限制，规定在监测动脉血气分析时病人应用的 PEEP 或 CPAP 不低于 $5cmH_2O$。

2．**X 线胸片**　早期可无异常，或呈轻度间质改变，表现为只有少量散在浸润性表现，进而出现肺纹理增多和斑片状阴影，逐渐融合成大片状浸润阴影。其演变过程快速多变；后期可出现肺间质纤维化的改变。

3．**血流动力学监测**　可置入 Swan-Ganz 导管监测肺动脉楔压（PAWP）。PAWP 是反映左心房压较可靠的指标。ARDS 病人肺动脉楔压（PAWP）<12mmHg。监测 PAWP 有助于与左心衰竭相鉴别，若 PAWP>18mmHg，考虑是否有左心衰竭存在。

4．**肺功能监测**　ARDS 时肺顺应性降低，肺活量尤其是功能残气量（FRC）降低。

（四）诊断

根据 ARDS 柏林定义，满足如下 4 项条件方可诊断为 ARDS（表 16-4-1）：①明确诱因下，1 周内出现的急性或进展性呼吸困难。②胸部 X 线平片 / 胸部 CT 显示双肺浸润影，不能完全用胸腔积液、肺叶 / 全肺不张和结节影解释。③呼吸衰竭不能完全用心力衰竭和液体负荷过重解释。如果临床没有危险因素，需要用客观检查（如超声心动图）来评价心源性肺水肿。④低氧血症：根据 PaO_2/FiO_2 确立 ARDS 诊断，并将其按严重程度分为轻度、中度和重度。

表 16-4-1　急性呼吸窘迫综合征的柏林定义 2012

急性呼吸窘迫综合征的柏林定义	
时程	已知临床发病或呼吸症状新发或加重后 1 周内
胸部影像学[a]	双肺斑片影——不能完全用渗出、小叶 / 肺塌陷或结节解释
水肿起源	无法用心力衰竭或体液超负荷完全解释的呼吸衰竭。如果不存在危险因素，则需要进行客观评估（例如超声心动图）以排除流体静力型水肿
氧合[b] 轻度 中度 重度	$200mmHg<PaO_2/FiO_2 \leqslant 300mmHg$ 伴 PEEP 或 CPAP $\geqslant 5 cmH_2O$[c] $100mmHg<PaO_2/FiO_2 \leqslant 200mmHg$ 伴 PEEP $\geqslant 5 cmH_2O$ $PaO_2/FiO_2 \leqslant 100mmHg$ 伴 PEEP $\geqslant 5 cmH_2O$

注：[a] 胸片或 CT 扫描

[b] 如果海拔大于 1000m，需要通过以下方式校正：$[PaO_2/FiO_2（大气压 /760）]$

[c] 在轻度急性呼吸窘迫综合征病人，可通过非侵入性方式传送 PEEP

（五）心理－社会状况

ARDS起病急，病情发展快，病人常感到胸廓紧束，呼吸费力、憋气等进行性呼吸窘迫，伴有焦虑、烦躁、恐惧等心理反应，进而加重缺氧状态。护士在评估病人生理状况的同时，应重视病人的心理反应，而家属的心理反应常与病人相似，应注意治疗过程中与家属的沟通。

【常见护理诊断／问题】

1. **低效性呼吸型态** 与肺顺应性降低、通气／血流比例失调有关。
2. **有心脏组织灌注不足的危险** 与机械通气有关。
3. **心输出量减少** 与肺泡－毛细血管膜的损伤有关。
4. **营养失调：低于机体需要量** 与食欲缺乏、呼吸困难、人工气道及机体的消耗增加有关。
5. **潜在并发症**：多器官功能障碍综合征、重要器官缺氧性损伤。

【计划与实施】

ARDS的治疗原则是改善肺氧合功能，纠正缺氧，保护器官功能，防治并发症和治疗基础病。治疗措施包括：积极治疗原发病，氧疗，机械通气以及调节机体液体平衡等。治疗和护理目标是病人表现为：①动脉血氧浓度恢复正常，血氧饱和度大于90%；②气道保持通畅；③肺部无异常呼吸音；④并发症被及时发现并处理。

（一）维持有效呼吸，改善氧合

1. **氧疗** 一般需高浓度给氧，使$PaO_2 \geqslant 60mmHg$或$SaO_2 \geqslant 90\%$。轻症者可使用面罩给氧，但多数病人往往无法满足机体的需要，需应用机械通气。

2. **机械通气与护理** 早期机械通气是纠正和改善顽固性低氧血症的关键手段，一旦诊断ARDS，应尽早准备进行机械通气，机械通气的关键在于复张萎陷的肺泡使其维持开放状态，以增加肺容积和改善氧合，同时避免肺泡过度扩张和反复开闭造成的损伤。目前，ARDS的机械通气治疗主要采用如下措施。

（1）无创正压通气（NIPPV）：当ARDS病人意识清楚、血流动力学稳定，并能够得到严密监测和随时可进行气管插管时，可尝试NIPPV治疗。应用NIPPV可使部分合并免疫抑制的ALI/ARDS病人避免有创机械通气，从而避免呼吸机相关性肺炎（VAP）的发生，并可能改善预后。如NIPPV治疗1～2小时后，低氧血症和全身情况得到改善，可继续应用NIPPV；若低氧血症不能改善或全身情况恶化，提示NIPPV治疗失败，应及时改为有创机械通气。

（2）有创机械通气：对ARDS病人机械通气时如何选择通气模式尚无统一标准。临床医务人员可以根据个人经验选择PCV或VCV模式。压力控制通气可以保证气道吸气压不超过预设水平，避免呼吸机相关肺损伤，因而较容量控制通气更常用。其他可选的通气模式包括双相气道正压通气、反比通气、压力释放通气等，并可联用肺复张法（recruitment maneuver）、俯卧位通气等进一步改善氧合。ARDS的机械通气推荐采用肺保护性通气策略。具体包括以下几方面：①吸气压：由于ARDS病人大量肺泡塌陷，肺容积明显减少，常规或大潮气量通气易导致肺泡过度膨胀和气道平台压过高，加重肺及肺外器官损伤，导致呼吸机相关性肺损伤（VALI），建议将吸气平台压控制在≤$30cmH_2O$以下。②小潮气量：ARDS的机械通气建议小潮气量，即≤$7ml/kg$，防止肺泡过度扩张。为保证小潮气量，允许一定程度的CO_2潴留和呼吸性酸中毒（pH 7.25～7.30）。③呼气末正压（PEEP）：应使用能防止肺泡塌陷的最低PEEP，有条件的情况下，应根据静态P-V曲线低位转折点压力+$2cmH_2O$来确定PEEP。塌陷肺泡充分复张后应采用防止呼气末肺泡塌陷的最低水平 PEEP，改善低氧血症，避免剪切力，防治 VALI。PEEP 一般从低水平开始，先用 5cmH₂O，逐渐增加至合适的水平，争取维持 PaO_2 大于 60mmHg 而 FiO_2 小于 0.6。一般 PEEP 水平为 8～18cmH₂O。应用 PEEP 同时可增加胸膜腔内压，减少回心血量，所以需要关注血流动力学情况，对血容量不足的病人，应补充足够的血容量以代偿回心血量的不足；同时不能过量补液，以免加重肺水肿。最新指南建议对于中至重度 ARDS 病人，早期可采用较高 PEEP（>12cmH₂O）。④肺复张：充分复张 ARDS 塌陷肺泡是纠正低氧血症和保证 PEEP 效应的重要手段。目前临床常用的肺复张手法包括控制性肺膨胀、PEEP 递增法及压力控制法（PCV）。应该注意的是，肺复张手法可能引起病人的血流动力学波动及气压伤，实施过程中应密切监测病人血压、心率、心律、SpO_2，出现明显波动应及时停止肺复张。⑤自主呼吸：自主呼吸过程中膈肌主动收缩可增加 ARDS 病人肺重力依赖区的通气，改善通气血流比例失调，改善氧合。⑥调节 FiO_2 水平，维持 ARDS 病人 SpO_2 88%～95% 和 PaO_2 55～88mmHg。俯卧位通气通过降低胸腔内压力梯度、促进分泌物引流和促进肺内液体移动，明显改善氧合，降低疾病的病死率，因此对于常规机械通气治疗无效的重度 ARDS 病人（PaO_2/FiO_2<100mmHg），可考虑采用俯卧位通气。

（3）液体通气：在常规机械通气基础上，经气管插管向肺内注入相当于功能残气量的全氟碳化合物，以降低肺泡表面张力，促进肺重力依赖区塌陷肺泡复张。部分液体通气，能改善 ARDS 病人气体交换，增加肺顺应性，可作为常规治疗无效的严重 ARDS 病人的治疗选择。该治疗会引起心输出量减少、气道阻力增高、专业技术人员要求高、费用昂贵等，故临床应用受限。

（4）体外膜氧合技术（ECMO）：将静脉血引到体外经膜氧合器动脉化后再泵回到病人体内的治疗方法，可减轻肺负担、有利于受损的肺脏充分休息和愈合及肺功能的恢复。目前研究显示 ECMO 并不改善 ARDS 病人的预后，所以不作为一线治疗，仅作为常规治疗无效的补充治疗，同时因其操作起来技术设备复杂、价格昂贵、创伤大，故临床应用受限。

（5）体位：ARDS 病人合并 VAP 往往使肺损伤进一步恶化，机械通气病人平卧位易发生 VAP，半卧位（30°～45°）可显著降低机械通气病人 VAP 的发生。严重的低血压、室性心律失常、颜面部创伤及未处理的不稳定性骨折病人应尽可能避免使用俯卧位通气。

（6）镇静、镇痛与肌松药物：早前中至重度 ARDS（PaO_2/FiO_2 ≤ 150mmHg）机械通气病人可短时间使用肌松药，以缓解焦虑、躁动、疼痛，减少过度的氧耗。合适的镇静状态、适当的镇痛是保证病人安全和舒适的基本环节。应用镇静剂时应先制订镇静方案，并实施每日唤醒。不建议常规使用肌松剂。

（二）维持液体平衡

应合理限制液体入量，以可允许的较低循环血容量来维持有效循环。在保证足够血容量、血压稳定的前提下，出入液体量宜轻度负平衡。注意避免血容量过低导致的心排出量降低和全身组织缺氧。特别是应用 PEEP 的病人心输出量已减低，如应用强利尿药容易导致组织器官灌注不足。低容量状态理想的补液应使 PAWP 维持在 14～16cmH₂O。一般 ARDS 早期宜用晶体液，不宜输注胶体液。对于存在低蛋白血症的 ARDS 病人，在应用利尿药的同时应补充白蛋白等胶体溶液。创伤出血多必须输血的病人，最好输新鲜血，输血量不要过多，滴速不宜过快，输库存 1 周以上的血时，可加用微过滤器，避免库存血含微型颗粒引起微栓塞而加重 ARDS。

（三）积极治疗原发病

原发病是 ARDS 发生和发展的最重要病因，必须积极治疗，防止进一步损伤。应根据医嘱及时给予广谱抗生素，积极配合纠正休克、固定骨折等。

（四）营养支持

ARDS 处于高代谢状态，能量消耗增多，应补充足够的营养。首先准备按医嘱给予全胃肠营养，以保护胃肠黏膜，防止肠道菌群异位，避免静脉营养的不足。给予静脉营养时，注意预防感染和血栓形成等并发症。血糖建议控制在 7.7～10mmol/L。危重病病人高血糖预后较差，太低的血糖控制阈值容易导致低血糖。

（五）重要脏器功能监测

随着病情发展，ARDS 炎症反应可能序贯多个脏器衰竭，也可由于 ARDS 导致的严重缺氧、合并感染及不适当的治疗使其他脏器损伤。所以，在 ARDS 治疗中，应对循环功能、肾功能、肝功能及胃肠等器官功能予以支持和监测。

其他护理要点参照本章第二节"急性呼吸衰竭病人的护理"。

【护理评价】

通过治疗和护理，评价病人是否达到：①动脉血氧分压和二氧化碳分压在正常范围；②呼吸频率、幅度和节律正常；③呼吸音正常，没有干湿啰音；④没有与低氧血症相关的并发症。

（孙龙凤）

◇ 思考题

1. 男性，68 岁，慢性支气管炎、肺气肿病史 30 年，一周前发热、咳嗽、咳痰，气促加剧，今晨出现嗜睡。体格检查：T 37.9℃，P 100 次/分，RR 24 次/分，BP 120/80mmHg，发育正常，胸廓对称无畸形，呼吸幅度浅，触诊语颤减弱，叩诊浊音，肺底闻及湿啰音。血气分析 PaO_2 55mmHg，$PaCO_2$ 85mmHg，pH7.1，BE +1mmol，HCO_3^- 26mmol/L。

（1）该病人的护理诊断/问题是什么？

（2）针对病人的病情，护士应最先采取哪些护理措施？

2. 男性，22 岁，因车祸致胸部外伤，伤后有进行性加重的呼吸困难，咯血及泡沫痰。听诊双肺可闻及水泡音，胸片双肺可见斑片状影。PaO_2 50mmHg（并有下降趋势），$PaCO_2$ 35mmHg，诊断为急性呼吸窘迫综合征。给予无创通气辅助通气。

（1）病人目前主要的护理诊断是什么？

（2）针对病人的病情，应采取哪些护理措施维持该病人的有效呼吸？

第十七章
胸部损伤病人的护理

学习目标

识记

1. 能准确复述气胸、血胸、连枷胸、反常呼吸运动、纵隔摆动等概念。
2. 能正确叙述肋骨骨折病人疼痛的管理、维持有效气体交换的方法。
3. 能够简述气胸的病因、临床分类、处理方法和护理要点。
4. 能准确说出血胸的常见病因、主要临床表现。
5. 能正确复述健康指导的内容。

理解

1. 能够解释血胸的病理生理特点，比较血胸、凝固性血胸、感染性血胸的概念。
2. 比较3种临床类型气胸病人的病理生理改变及临床表现。

运用

能对肋骨骨折、气胸、血胸病人进行护理评估，并制订有效的护理计划。

胸部由胸壁、胸膜及胸腔内器官三部分组成。胸壁由软组织和骨性胸廓组成。软组织包括皮肤、皮下组织、筋膜和肌肉。骨性胸廓包括1块胸骨、12块胸椎、12对肋骨及肋软骨，支撑和保护胸内脏器、参与呼吸功能。不同的损伤暴力可造成骨性胸廓的损伤程度和范围不同。根据损伤暴力性质不同，胸部损伤（thoracic trauma）可分为钝性伤和穿透伤。钝性胸部损伤多由挤压、撞击或冲击暴力所致，多有肋骨或胸骨骨折，并常合并其他部位损伤。穿透性胸部损伤多为火器或锐器暴力致伤。

常见的胸部损伤包括肋骨骨折、气胸和血胸。

第一节　肋骨骨折病人的护理

肋骨骨折（rib fractures）是最常见的胸部损伤类型，暴力直接作用于肋骨，可使肋骨向内弯曲折断，前后挤压暴力使肋骨腋段向外弯曲折断。第1～3肋骨粗短，有周围组织的保护，不易骨折；第4～7肋骨最易发生骨折；第8～10肋前端肋软骨形成肋弓与胸骨相连，第11～12肋前端游离，弹性都较大，均不易骨折。根据骨折部位分为单根单处、多根单处及多根多处肋骨骨折，2根或2根以上肋骨骨折称为多发性肋骨骨折。根据骨折端是否与外界相通分为开放性、闭合性肋骨骨折。

【病理生理】

肋骨骨折时，肋骨断端发生移位，可刺破壁层胸膜和肺组织，产生气胸、血胸、皮下气肿或引起血痰、咯血等。如刺破动脉如肋间动脉并发胸腔内大量出血，伤情往往迅速恶化。骨折处疼痛使病人不敢咳嗽、咳痰，致呼吸功能进一步恶化。

单纯肋骨骨折是最常见的胸壁损伤类型。致伤暴力不同，可以产生单根或多根肋骨骨折，每根肋骨又可在一处或多处折断。由于受肋间肌及上下位肋骨的支撑，一般不会发生移位，对呼吸功能影响较小。如无胸腔内脏器损伤多不严重，多数肋骨骨折可以自行愈合。多根多处肋骨骨折可使局部胸壁失去完整肋骨支撑而软化，出现反常呼吸运动（paradoxic movement），即吸气时软化的胸壁向内凹陷，呼气时向外凸出，称连枷胸（flail chest）。连枷胸大多合并肺挫伤，肺组织出血、水肿，影响肺扩张运动和肺通气，导致体内缺氧和二氧化碳滞留，严重时可发生呼吸和循环衰竭（图17-1-1）。

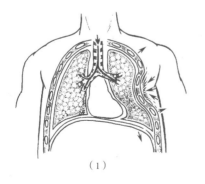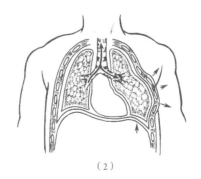

（1）　　　　　　　　　　　　　　　（2）

图17-1-1　胸壁软化区的反常呼吸运动
（1）吸气；（2）呼气

【护理评估】

（一）健康史

询问病人的外伤史及外伤发生的时间；是否有骨质疏松，老年人肋骨骨质疏松易发生骨折。了解是否患恶性肿瘤，恶性肿瘤转移至肋骨亦可发生病理性骨折。

（二）身体状况

1. 症状

（1）疼痛：肋骨骨折断端可刺激肋间神经产生疼痛，当病人深呼吸、咳嗽或转动体位时疼痛加剧。按压胸骨或肋骨的非骨折部位而出现骨折处疼痛（间接压痛）。

（2）呼吸困难：根据损伤范围的不同出现不同程度的呼吸困难。多根多处肋骨骨折可有反常呼吸运动，损伤严重的病人可有休克表现。

2. 体征　单纯肋骨骨折病人呈被动体位，呼吸浅快，咳嗽无力。查体可见受伤胸壁肿胀、畸形；骨折部位瘀斑，压痛；合并皮下气肿病人触诊可及捻发感；合并气胸病人患侧呼吸运动可减小，叩诊呈过清音，呼吸音减弱或消失；合并血胸时，患侧叩诊浊音，呼吸音减弱或消失。多根多处肋骨骨折者，伤处可见反常呼吸运动。触诊两侧胸部扩张不对称。连枷胸常伴有广泛肺挫伤，挫伤区域的肺间质或肺泡水肿导致弥散障碍而出现低氧血症。

（三）辅助检查

1. 胸部 X 线检查　X 线可清晰显示肋骨骨折线、断端错位，有无血胸、气胸，但不能显示肋软骨折断征象。

2. 动脉血气分析　判断通气和换气受损的程度，有无低氧血症存在。

3. 诊断性穿刺　可以帮助发现有无血、气胸。

（四）心理 – 社会状况

外伤是肋骨骨折常见的原因，外伤后疼痛、呼吸困难会致病人产生紧张情绪。严重肋骨骨折，如连枷胸发生时会影响呼吸功能，加重紧张情绪。病人也可能因为不清楚病情的严重程度而产生恐惧。

【常见护理诊断 / 问题】

1. 疼痛　与组织损伤有关。

2. 低效型呼吸型态　与肋骨骨折导致的疼痛、胸廓运动受限、反常呼吸运动有关。

3. 潜在并发症：肺部感染、肺不张。

【计划与实施】

处理的原则是镇痛、保持呼吸道通畅，防治肺部并发症、固定胸廓。经过治疗和护理，病人主诉疼痛减轻，无低氧血症的发生。

（一）疼痛管理

疼痛可影响肋骨骨折病人的肺部扩张及咳嗽，所以止痛是治疗和护理的关键步骤。闭合性单处肋骨骨折多可自行愈合，可采用宽胶布条、多带条胸布或弹性胸带固定胸廓，以减少肋骨断端的活动，减轻疼痛。对多发肋骨骨折病人，必要时给予口服布洛芬、可待因、曲马多、吗啡等镇痛药；也可采用静脉镇痛法、肋间神经阻滞法，胸膜内镇痛法和硬膜外镇痛法。定时规律地给病人使用止痛剂有较好的止痛效果。观察使用止痛剂后的效果，同时要注意止痛药物的副作用，如呼吸抑制。给予足够的对呼吸无抑制的镇痛药。

（二）维持有效的气体交换

1. 评估病人的呼吸频率、节律和深浅度，听诊呼吸音；给予病人半卧位，利于肺部的扩张。

2. 病人常因胸部疼痛，包扎等原因使呼吸运动受限而致咳嗽无效，指导病人采用腹式呼吸，即吸气时胸部保持不动，腹部隆起，呼气时腹部下降；咳嗽时使用毯子或软枕固定患侧胸壁以减轻疼痛。

3. 鼓励病人使用肺量仪锻炼肺功能。在锻炼过程中如出现呼吸音减低、干（湿）啰音、叩诊浊音或过清音、两侧呼吸运动不对称、咯血、发热或寒战及生命体征的改变等并发症，应及时汇报医生。

（三）连枷胸的护理

保证病人充分的肺通气，予湿化给氧，静脉补液。连枷胸病人常合并肺挫伤，因而补液时避免过快过多输入晶体液，减轻肺水肿。止痛方法可采用肋间神经阻滞或持续硬膜外止痛。根据病情可实施软化胸壁的牵引固定，即在伤侧胸壁放置牵引支架，或用厚棉垫加压包扎，减轻或消除胸壁的反常呼吸，促进患侧肺复张。近年来可在电视胸腔镜下导入钢丝的方法固定连枷胸。对咳嗽无力、不能有效排痰或呼吸衰竭者，需行气管插管或气管切开，以利于痰液排出和辅助呼吸。

（四）健康指导

单纯肋骨骨折或不严重的胸壁损伤可在门诊处理。应告诉病人止痛的方法及如何预防并发症，有效咳嗽和深呼吸的重要性，指导其如何进行有效咳嗽，深呼吸训练。当出现下列情况时应及时就医，如发热或寒战、咳嗽加重、呼吸困难、血痰、胸痛加重等。

对需要住院治疗的病人，护士应告知其治疗的程序，包括止痛的方法，如病人自控镇痛（PCA），肋间神经阻断或持续硬膜外止痛等方法。如果病人需要气管插管和机械通气治疗，应告诉病人和家属治疗的目的和方法，并说明治疗时间不超过 2～3 周。

【护理评价】

经过治疗和护理，病人能否达到：①主诉疼痛缓解；②维持有效的气体交换；③无肺部并发症出现。

第二节　气胸病人的护理

胸膜腔是由脏层胸膜与壁层胸膜所构成的密闭、潜在的腔隙，腔内没有气体，只有少量起润滑作用的浆液。腔内压力维持在 $-0.78～-0.98kPa$（$-8～-10cmH_2O$），吸气时负压增加，呼气时减低。稳定的胸膜腔负压既能维持呼吸正常，又能防止肺萎陷。当气体进入胸膜腔造成胸膜腔内空气蓄积，致使肺部分或完全塌陷称为气胸（pneumothorax）。气胸发生后，胸膜腔内负压可变成正压，致静脉回心血流受阻，产生不同程度的心、肺功能障碍。

【病因和病理生理】

气胸可分为自发性、外伤性和医源性 3 类。自发性气胸又可分为原发性和继发性。原发性自发性气胸多见于瘦高体形的男性青壮年，常规 X 线检查可见胸膜下大疱，多在肺尖部，原因尚不清楚，可能与吸烟、身高和小气道炎症有关，也可能与非特异性炎症瘢痕或弹性纤维先天性发育不良有关。继发性自发性气胸多见于有基础肺部病变者，由于病变引起细支气管不完全阻塞，形成肺大疱破裂，如肺结核、COPD、肺癌等。外伤性气胸系胸壁的直接或间接损伤所致。医源性气胸由诊断和治疗操作所致。

正常情况下胸膜腔内压在呼吸周期均为负压，是胸廓向外扩张、肺向内弹性回缩对抗产生。气胸时失去了负压对肺的牵引作用，甚至因正压对肺产生压迫，使肺失去膨胀能力，表现为肺容积缩小、肺活量减低、最大通气量减低的限制性通气障碍，造成通气 / 血流比例减少，动静脉分流，出现低氧血症。

【临床类型】

根据脏层胸膜破裂的不同情况及气胸发生后对胸腔内压力的影响，气胸可分为 3 种类型。

（一）闭合性（单纯性）气胸

闭合性气胸（closed pneumothorax）一般与外部创伤无关，空气在胸膜腔内聚集至两侧胸腔压力相等或破口被封闭。自发性气胸是最常见的形式，常由于脏层胸膜肺大疱破裂形成。胸膜腔的积气量决定患侧肺萎陷的程度。患侧肺萎陷使肺呼吸面积减少，影响肺通气和换气功能。患侧胸膜腔内压增加可引起纵隔向健侧移位。

（二）开放性（交通性）气胸

由于刺伤、枪伤等胸部穿透伤使外界空气经胸壁伤口或软组织缺口处，随呼吸自由进出胸膜腔，形成开放性气胸（open pneumothorax）。空气出入量与伤口大小有密切关系，伤口小于气管口径时，空气进入量较少，患侧肺脏还有部分呼吸功能；如伤口大于气管口径时，空气出入量较多，患侧胸膜腔负压消失，胸膜腔内压几乎等于大气压，则导致患侧肺完全萎陷，丧失呼吸功能。伤侧胸膜腔内压力显著高于健侧，纵隔向健侧移位，健侧肺扩张受阻。呼、吸气时，两侧胸膜腔压力不均衡出现周期性变化，使纵隔在吸气时移向健侧，呼气时移向伤侧（图 17-2-1），称为纵隔摆动（mediastinal flutter），影响静脉回心血流，引起循环功能障碍。

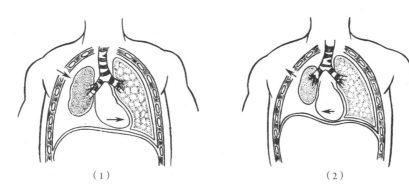

（1）　　　　　　　　　　　　　　　（2）

图 17-2-1　开放性气胸的纵隔摆动
（1）吸气；（2）呼气

（三）张力性（高压性）气胸

张力性气胸（tension pneumothorax）为气管、支气管或肺损伤处形成单向活瓣，吸气时空气进入胸膜腔并积累增多，导致胸膜腔内压力高于大气压，又称高压性气胸。患侧肺严重萎陷，纵隔向健侧偏移，健侧肺受压，胸腔压力增高导致静脉回流减少。高于大气压的腔内压，驱使气体经支气管、气管周围疏松结缔组织或壁胸膜裂伤处，进入纵隔或胸壁软组织，形成纵隔气肿或面、颈、胸部的皮下气肿。张力性气胸因其对呼吸循环的影响，属于临床的危急问题，需要立即处理。胸膜腔的压力如果不能解除，病人可能因心排出量减少和低氧血症而死亡。

【护理评估】

（一）健康史

详细询问病人有无抬举重物、剧烈体力活动、屏气等情况，既往有无肺部疾病、胸部受伤及胸部手术史。本次受伤时间和经过，暴力大小，受伤部位等。女性病人还要考虑有无子宫内膜异位的情况。对于无特殊病史的青年病人，可行 CT、胸腔镜检查，多可发现胸膜下肺大疱。

（二）身体状况

1.**闭合性气胸**　临床表现取决于胸膜腔内积气的量和速度及基础肺部疾病。临床常以肺萎陷的程度判断气胸的大小。肺萎陷在 30% 以下者为小量气胸，病人可无明显呼吸和循环功能紊乱的症状；肺萎陷在 30%～50% 者为中量气胸；肺萎陷在 50% 以上者为大量气胸。后两者均可出现明显低氧血症的症状。典型表现为突然出现胸痛和呼吸困难，体检可见呼吸频率和心率增快，患侧呼吸运动减弱，患侧叩诊呈过清音，听诊呼吸音降低。

2.**开放性气胸**　病人出现明显的呼吸困难、鼻翼扇动、口唇发绀，严重者可伴休克。病人呼吸时可闻及空气进出胸腔伤口的吸吮样音；胸部及颈部皮下可触及捻发音。患侧叩诊鼓音，听诊呼吸音减弱甚至消失。气管向健侧移位。由于健侧胸腔压力低于患侧，使纵隔向健侧移位，严重者可出现纵隔摆动。纵隔摆动引起心脏大血管来回扭曲，静脉回流受阻，心排血量减少，严重影响呼吸及循环。

3.**张力性气胸**　表现为严重或极度呼吸困难、烦躁、意识障碍、发绀、大汗淋漓、昏迷、休克，甚至窒息。伤侧胸部饱满，肋间隙增宽，呼吸幅度减小。叩诊呈鼓音，听诊呼吸音消失；气管和心影由于纵隔偏移而移向健侧，颈静脉怒张，胸部广泛皮下气肿。

（三）辅助检查

胸部 X 线检查是诊断气胸简单、有效的方法，可显示胸膜腔积气和肺萎陷的程度，并可见纵隔向健侧移位。胸腔穿刺既能明确有无气胸的存在，又能抽出气体减轻胸膜内压力，缓解症状。

（四）心理－社会状况

气胸病人可能因突发持续性尖锐的胸痛而感到恐惧，烦躁或精神不振。加之活动能力受到限制，并伴有严重呼吸困难，病人及其家属极度紧张，迫切希望得到及时诊断和治疗。但对于慢性气胸病人，由于呈慢性持续状态，常影响生活质量。病人家属希望能及时有效地控制病情，防止气胸复发。对于需要手术治疗的病人，需要评估病人心理状态与认知程度，以及能否配合进行术后早期活动及康复锻炼等。

【常见护理诊断／问题】

1.**气体交换障碍**　与胸膜腔负压破坏及肺萎陷有关。

2.**低效性呼吸型态**　与通气不足，疼痛及焦虑有关。

3.**心输出量减少**　与纵隔偏移，静脉回流减少有关。

4.**疼痛**　与组织损伤有关。

5.**潜在并发症：肺或胸腔感染。**

【计划与实施】

气胸病人的治疗依据病情的严重程度决定，主要治疗方法有保守治疗、排气治疗、经胸腔镜手术或开胸手术。少量自发性气胸不需治疗，胸膜腔内少量气体可自行吸收。大量气胸需进行胸膜腔穿刺抽气，或行胸腔闭式引流术。复发性气胸则需要手术治疗。经过治疗和护理，病人能够：①维持有效的肺通气和肺换气；②主诉疼痛减轻或消失；③肺或胸膜腔无感染发生。

（一）维持充分的通气和气体交换

1. 评估并记录病人的生命体征及呼吸状况，包括呼吸速率、深度和节律。评估胸部运动情况，气管及心影位置，早期发现张力性气胸的征象，并采取措施保护循环和呼吸功能。

2. 协助病人采取半坐卧位，该体位利于肺部扩张和胸腔引流。遵医嘱给氧，以提高血氧水平。协助病人更换体位及活动，促进肺的扩张。

3. 给予病人心理疏导，减轻病人因呼吸困难和低氧血症导致的焦虑和不安，促使病人积极配合治疗。

4. 保证足够的休息，充分的休息可以保存能量，降低氧耗。

（二）协助医生进行排气治疗

1. **闭合性气胸** 闭合性气胸气量少于该侧胸腔容积的 20% 时，气体可在 1～2 周内自行吸收，可不抽气，但应定期作胸部 X 线检查，直到气胸消失。气量较多时，应进行抽气或行胸腔闭式引流术，排出积气，促使肺尽早膨胀。通常选择患侧锁骨中线第 2 肋间为穿刺点。一次抽气量不宜超过 1000ml，每日或隔日抽气一次。遵医嘱应用抗生素防治感染。

2. **开放性气胸** 紧急处理要点：将开放性气胸转变为闭合性气胸。可使用无菌敷料，如凡士林纱布、棉垫盖住伤口，以绷带包扎固定；在紧急时也可利用手边的清洁物品，如手帕、围巾、衣物等封盖伤口，并加压包扎后迅速转送医院。在转送途中应严密观察病人有无张力性气胸的征象，如果出现严重呼吸困难，应在病人呼气末开放敷料排出高压气体或行胸腔穿刺抽气减压，暂时解除呼吸困难。到达医院后立即清创、缝合胸壁伤口，并行胸腔闭式引流。对疑胸腔内器官损伤或进行性出血者，应进行开胸探查给予手术止血、修复损伤或清除异物，同时给予补充血容量、纠正休克、吸氧、应用抗生素预防感染。

3. **张力性气胸** 由于病情危急，必须紧急进行减压处理，迅速解除胸腔内正压以避免发生严重的并发症。紧急时，可将消毒粗针头从患侧肋间隙刺入胸膜腔以排出胸膜腔内高压气体。亦可外接单向活瓣装置即用粗注射针，在其尾端加一橡皮手指套，指套顶端剪出一小口，插入胸腔做临时排气。在呼气时小口开放，气体外逸；吸气时橡皮指套闭合，外界空气不能进入胸腔（图 17-2-2）。为了有效地持续排气，一般安装胸腔闭式引流。持续漏气而肺难以膨胀应需考虑开胸探查手术或电视胸腔镜手术探查。

（三）胸腔闭式引流术的护理

胸腔闭式引流的目的是排出胸膜腔内的积气、积液，重建胸膜腔负压，保持纵隔的正常位置，促进肺复张。胸腔闭式引流管可根据情况在病人床旁放置或经手术放置（图 17-2-3）。根据临床诊断确定插管的部位，气胸引流胸管一般放置在锁骨中线第 2 肋间隙，血胸引流胸管放置在腋中线与腋后线间第 6 或第 7 肋间隙。引流管的侧孔应深入胸腔 2～3cm。引流管外接闭式引流装置，其原理是利用水的作用，维持引流单一方向，避免逆流，以顺利排出胸腔的气体或液体。胸腔闭式引流的护理详见第十二章第三节"呼吸系统常见诊疗技术与护理"。

（四）病情观察

对于气胸病人应密切观察病情变化，如体温升高、寒战、胸痛加剧，呼吸困难，血白细胞计

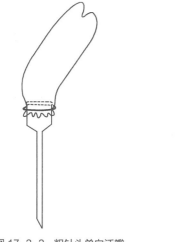

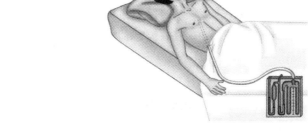

图 17-2-2　粗针头单向活瓣　　　　图 17-2-3　闭式胸膜腔引流术

数升高，则可能并发胸膜炎或脓气胸，应及时通知医生。对于原发疾病，则应根据年龄、病情采取相应的治疗和护理。观察病人有无气促、呼吸困难、发绀等症状；呼吸的频率、节律和深浅度等；气管移位或皮下气肿有无改善。同时应注意血压、脉搏的变化，如出现血压下降、脉搏细弱等休克症状，应立即通知医生进行抢救。

（五）健康指导

气胸是一种良性疾病，大部分可痊愈，但约有 1/3 的病人 2～3 年内可同侧复发，自发性气胸的复发率为 50%。因此应向病人及其家属讲解气胸的相关知识，让其了解气胸的发病情况，能分辨气胸的类型，发生气胸时的症状及如何避免诱发因素，预防气胸的复发。同时根据病人的理解能力，教会病人发生气胸时将开放性气胸变为闭合性气胸的急救方法。建议气胸病人戒烟。告诉病人应逐渐增加体育活动和运动水平，避免参加不适当的体育运动。向病人强调监测病情的重要性，告诉病人出现以下症状应报告医生，如发热或呼吸困难；突然出现胸痛；胸管插入处伤口出现红、肿、疼痛或分泌物等。

【护理评价】

经过治疗和护理，病人是否达到：①主诉疼痛或不适消失或减轻；②呼吸困难解除或缓解；③保持充分的肺泡通气和气体交换；④血气分析结果在正常范围；⑤肺部并发症得到有效的预防或控制。

第三节　血胸病人的护理

血液在胸膜腔内聚集称为血胸。血胸通常与气胸同时存在，又称血气胸。

【病因】

临床常见的血胸多为心脏、胸腔内大血管及其分支、肺组织或胸壁血管损伤所致。

（一）心脏和大血管受损破裂

包括主动脉及其分支，上、下腔静脉和肺动、静脉出血，出血量多而猛，如不及时救治，往往于短期内因出血导致失血性休克而死亡。

（二）胸壁血管损伤

这是导致血胸最常见的原因，多来自肋间动、静脉和胸廓内动、静脉，由于是体循环，压力高，出血量大且不易自然停止，往往需要剖胸手术止血。

（三）肺组织裂伤出血

由于属于肺循环血管，血压仅为体循环血压的 1/3～1/4，而且受压萎陷的肺血管通过的循环血量比正常时明显减少，一般出血量少且缓慢，多可自行停止。

【病理生理】

血胸的病理生理改变早期主要有两方面：一是血液在胸膜腔内积聚，导致有效循环血量减少，严重者可导致休克甚至迅速死亡；二是随着血液在胸膜腔内积聚和压力升高，患侧肺受压萎陷，并将纵隔推向健侧，因而严重地影响呼吸和循环功能，甚至发生呼吸、循环衰竭。

1. 持续大量出血所致胸膜腔积血称进行性血胸。

2. 当胸腔内迅速积聚大量血液，超过肺、心包和膈肌运动所起的去纤维蛋白的作用时，胸腔内积血发生凝固，形成凝固性血胸。

3. 血块机化后，形成纤维组织，限制肺脏和胸廓的活动，损害呼吸功能。血液是良好的细菌培养基，从伤口或肺破裂处进入的细菌很快滋生繁殖，引起感染性血胸，最终形成脓血胸。

【护理评估】

（一）健康史

血胸病人往往有胸部外伤史，因此要详细了解病人胸部受伤的性质、部位、程度及时间，受伤后呼吸频率、幅度的改变，以掌握病情，及时给予诊治。

（二）身体状况

血胸的临床表现随出血量、出血速度、胸内器官损伤情况及病人体质的不同而有所不同。成人积血量 500ml 以下为少量血胸，积血量 500～1000ml 为中量血胸，积血量 1000ml 以上为大量血胸。少量血胸可无明显症状，中度以上病人可呈现面色苍白、脉搏快弱、呼吸急促、血压下降、四肢湿冷、末梢血管充盈不良等低血容量休克症状；胸膜腔大量积血压迫肺和纵隔导致呼吸困难和缺氧。少量血胸常无异常体征，中量以上血胸则可呈现气管向健侧移位，患侧肋间隙饱满，呼吸运动减弱，胸部叩诊呈浊音，心界向健侧偏移，呼吸音减弱或消失。

早期胸部损伤发现有血胸，必须判断胸内出血是否停止。以下征象提示进行性血胸：①脉搏逐渐增快、血压下降，经补充血容量治疗后血压仍不稳定；②血红蛋白、红细胞计数和红细胞比容等进行性降低，引流胸腔积血的血红蛋白量和红细胞计数与周围血接近，且迅速凝固；③胸腔闭式引流每小时引流量超过 200ml，连续 3 小时，或初始 1 小时内引流血性液值大于 500ml。

胸膜腔积血可引起低热，如果血胸并发感染时，则出现寒战、高热、出汗、疲乏、白细胞计数增多等征象。

（三）辅助检查

1. X 线检查 少量血胸胸部 X 线检查可见肋膈角消失，下胸部密度增高。中量以上血胸，胸部 X 线示患侧胸膜腔有大片积液阴影和纵隔移位征象，如合并气胸时则显示气液平面。

2. **胸膜腔穿刺** 胸膜腔穿刺抽液不仅可以确立诊断，并且可以通过白细胞计数和细菌培养来明确有无继发感染。

3. **胸部 B 超** 可明确积血的位置与量。

（四）心理－社会状况

病人由于意外创伤的打击，尤其是出现中量以上血胸，病情紧急，往往思想准备不足，情绪极度紧张，焦虑不安，同时担心疾病的预后情况，家庭经济情况及工作、学习等，迫切希望得到及时的救治。

【常见护理诊断／问题】

1. **气体交换障碍** 与胸膜腔负压消失、肺萎陷有关。

2. **心输血量减少** 与静脉回流减少有关。

3. **体液不足的危险** 与大量失血有关。

4. **潜在并发症**：感染性血胸。

【计划与实施】

非进行性血胸可根据积血量多少，采用胸腔穿刺或胸腔闭式引流术治疗，及时排出积血，促使肺膨胀。进行性血胸应及时行开胸探查手术。凝固性血胸应待病人情况稳定后尽早手术，清除血块。经过治疗和护理，病人能够：①保持充分的肺通气和换气功能；②维持有效心排血量和组织灌注量；③无肺部并发症发生。

（一）一般护理

提供舒适安静的环境，保持室内空气新鲜，温湿度适宜。取半卧位，利于呼吸和引流。指导病人有效咳嗽和深呼吸，协助病人有效咳嗽，保持呼吸道通畅。做好心理护理，态度和蔼，安慰病人，耐心解释，解除其紧张情绪，帮助病人树立信心。

（二）病情观察

严密观察生命体征变化，有无缺氧症状，必要时予以吸氧。观察胸腔引流量、色、质和性状并做好记录。若每小时引流量超过 200ml，并持续 3 小时以上，引流出的血液很快凝固，持续脉搏加快，血压降低，补充血容量后血压仍不稳定，血红细胞计数、血红蛋白及血细胞比容持续下降，胸部 X 线显示胸腔大片阴影，则提示有活动性出血的可能，应做好开胸止血术的准备工作，及时补足血容量，纠正休克。对于已感染的血胸，遵医嘱早期给予抗生素抗感染治疗，行胸腔闭式引流术，补充营养、维生素，注意水、电解质及酸碱平衡等全身支持治疗。

（三）健康指导

血胸为胸部损伤的常见并发症，中量以上血胸者病情危急，如延误治疗时机，往往导致死亡。故应让病人及其家属了解该疾病的病因和危重性；护士要讲解血胸的主要治疗过程及有关自我护理知识，急性期告知各项治疗程序以减轻其焦虑并使病人配合治疗。如果需要给病人自体输血，应说明自体输血的优点。告诉病人放置胸管及胸腔闭式引流的作用及注意事项。对自发性血胸或创伤性血胸，护士应和病人共同讨论可能的危险因素，预防复发。

【护理评价】

经过治疗和护理，病人是否达到：①无严重呼吸困难；②保持充分的肺泡通气和气体交换；③维持有效的心排血量和组织灌注量；④无肺部并发症发生。

创伤性窒息

创伤性窒息是钝性暴力作用于胸部所致的上半身广泛皮肤、黏膜的末梢毛细血管瘀血及出血性损害。当胸部与上腹部受到暴力挤压时，病人声门禁闭，胸膜腔内压骤然剧增，右心房血液经无静脉瓣的上腔静脉系统逆行，造成末梢静脉及毛细血管过度充盈扩张并破裂出血。临床表现为面、颈、上胸部皮肤出现针尖大小的紫蓝色瘀点和瘀斑，以面部与眼眶部为明显。口腔、球结膜、鼻腔黏膜瘀斑，甚至出血。视网膜或视神经出血，可产生暂时性或永久性视力障碍。鼓膜破裂可致外耳道出血、耳鸣，甚至听力障碍。伤后多数病人有暂时性意识障碍、烦躁不安、头晕、谵妄，甚至四肢痉挛性抽搐，瞳孔可扩大或极度缩小，上述表现可能与脑内轻微点状出血和脑水肿有关。若有颅内静脉破裂，病人可发生昏迷，甚至死亡。创伤性窒息所致的出血点及瘀斑一般于 2～3 周后自行吸收消退。一般病人需在严密观察下对症处理，有合并伤者应针对具体伤情给予积极治疗。

（邓海波）

◇ **思考题**

1. 李某，男性，27 岁，10 分钟前左上胸部被汽车撞伤，既往体健。BP 80/50mmHg，HR 148 次/分，R 40 次/分。神情合作，痛苦状，呼吸急促，吸氧下呼吸紧迫反而加重，伴口唇青紫，颈静脉怒张不明显，气管移向右侧，左胸扩饱满，呼吸运动较右胸弱。左胸壁（第 4、5、6 肋处）有骨擦音、局部压痛明显，有皮下气肿，范围为上自颈部、胸部下至上腹部。左胸叩诊呈鼓音，呼吸音消失，心律齐，心率 148 次/分，未闻及杂音。

（1）该病人的主要诊断是什么？

（2）病人最主要的护理诊断和护理问题是什么？

（3）针对此病人，护士应采取哪些护理措施？

2. 男性，38 岁，左侧刀刺伤后出现极度呼吸困难，发绀，冷汗。体检：HR 112 次/分，BP 80/50mmHg，纵隔向右偏移，胸壁皮下气肿，左侧肺叩诊呈鼓音，呼吸音消失。诊断：张力性气胸。

（1）护士接诊后应如何配合医生进行紧急处理？

（2）该病人目前主要的护理问题有哪些？

3. 女性病人，35 岁，左前胸锁骨中线第 4 肋间处被刀刺伤，局部伤口溢血，BP 79/64mmHg，脉快，气促，心前区搏动减弱，颈静脉怒张。

（1）病人最主要的处理原则是什么？

（2）此时最主要的护理诊断和护理问题是什么？

第三篇
心血管系统疾病病人的护理

18

第十八章
概　论

学习目标   识记
1. 能说出循环系统主要结构的名称和解剖位置。
2. 能阐明心脏和血管的功能。
3. 能够列举循环系统疾病患者的主要健康问题。
4. 能够说出循环系统主要诊疗技术的适应证、禁忌证、护理要点。

                        理解
1. 能阐述循环系统的体液调节和神经调节。
2. 能够区别不同程度的心源性呼吸困难。
3. 能够区别不同病因胸痛的特点。
4. 能够区别心源性水肿和下肢血管病引起的肢体肿胀。

                        运用
能够详实地收集循环系统疾病患者的健康史和正确进行身体评估。

18章

循环系统疾病包括心脏和血管疾病，是现代社会严重威胁人类健康，引起死亡的主要疾病。2011年初，WHO公布的心血管病最新研究结果显示，心血管病是全球范围造成死亡的最主要原因。《中国心血管病年度报告2015》概要指出，我国心血管病发病的危险因素持续增长，发病率和死亡率居高不下，估计我国心血管疾病现病人数约2.3亿人，其中高血压2亿，心肌梗死200万，心力衰竭420万，肺源性心脏病500万，风湿性心脏病250万，先天性心脏病200万。每5个成年人中有1人患心血管疾病。中国城市居民冠心病死亡率为57.1/10万，占所有心脏病死亡的60.9%；农村居民冠心病死亡率为33.7/10万，占心脏病总死亡的47%。全国每年死于心血管病者300万人，占总死亡原因的41%，农村居民心血管病死亡率增加速度高于城市居民。流行病学资料显示，高血压、吸烟、高胆固醇血症、肥胖和糖尿病等是我国心血管病的主要危险因素。

近20多年来，我国高血压和冠心病发病率的增长和心血管疾病谱的变迁，预示在未来几十年里我国心血管疾病发病率和死亡率将快速增长，这将给人民健康造成严重威胁并给社会带来沉重负担。所以，积极开展心血管疾病的预防和治疗，对保护人民的健康和维持经济的发展十分重要。

第一节　循环系统结构与功能

循环系统（cardiovascular system）由心脏、血管和调节血液循环的神经体液组成。循环系统的主要功能是为全身组织器官运输血液，通过血液将氧、营养物质和激素等供给组织并将组织代谢产物运走，以保证机体正常新陈代谢的需要，维持生命活动。此外，心脏还可产生和分泌心房钠尿肽、血管紧张素等多种生物活性物质。

（一）心脏的结构和功能

1. 心脏的解剖结构　心脏是一个中空的肌性器官，位于胸腔的前下部，中纵隔内，形似倒置的、前后稍扁的圆锥体，大小约与成人的拳头相当，外面有心包覆盖。心脏的2/3位于人体正中线左侧，1/3位于正中线右侧（图18-1-1），心脏的长轴向左前下方倾斜。心脏前方平对胸骨体和第2～6肋软骨，后方平对第5～8胸椎。心脏前面大部分被肺和胸膜遮盖，仅下部有一小三角形区域（心包裸区）借心包直接与胸骨体下半和左第4～6肋软骨相邻。心脏两侧与胸膜腔和肺相邻，后方紧邻支气管、食管、迷走神经和胸主动脉。心脏下方膈肌中心腱与肝左叶和胃底相邻。

（1）心包：心脏和大血管外裹有心包（pericardium），心包由壁层和脏层组成，两层之间形成心包腔，内有30～50ml的淡黄色心包液，在心脏收缩舒张时起润滑作用。心包有支持心脏的作用，限制心脏在纵隔内移动，同时心包又像一个屏障，隔离来自肺和胸膜的感染。

（2）心腔：主要由右、左心房，右、左心室构成。心房（atrium）的主要功能是分别接受、储存与转运体静脉和肺静脉的回心血液；心室（ventricle）的功能是充分接收心房的血液后，排入肺动脉和主动脉及其分支，分别将血液输入肺进行气体交换（摄氧和排出二氧化碳）和输送至组织以供代谢需要。在房室口与动脉口，心内膜折叠成瓣膜，如在左心房和左心室之间有二尖瓣（mitral valve）、在右心房与右心室之间有三尖瓣（tricuspid valve）、在左心室与主动脉口有主动脉瓣（aortic valve）亦称半月瓣、在右心室和肺动脉之间有肺动脉瓣（pulmonary valve），这些瓣膜开放使血液沿血流方向流动，当它们关闭时，防止血液逆流。人体的血液循环分为体循环和肺循环。血液由左心室泵出，经主动脉及其分支到达全身毛细血管，再通过各级静脉，最后经上、下腔静脉

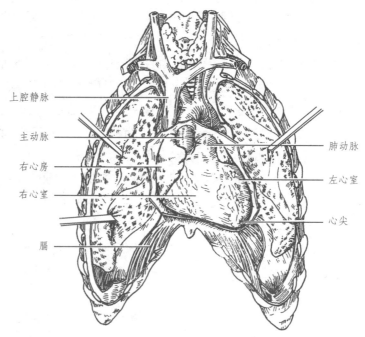

图 18-1-1　心脏的位置

返回右心房，此为体循环；血液由右心室泵出，经肺动脉及其分支到达肺泡毛细血管，再经肺静脉进入左心房，此为肺循环。

（3）心壁：心壁由心内膜（endocardium）、心肌（myocardium）、心外膜（epicardium）三层构成，内、外两层膜很薄，而肌层肥厚，心脏的舒缩是靠后者进行的。心内膜紧贴于心腔内壁，由含弹性纤维的结缔组织表面被覆内皮细胞所构成，平滑光亮。心脏各瓣膜都是由心内膜皱折而成。心外膜由单层扁平上皮细胞和少量结缔组织构成，透明而光滑，紧密贴附于心脏表面及大血管起始部。心肌层是心壁的主要部分，由心肌纤维构成。心肌把心脏分成四个腔，上部由房间隔分为左心房和右心房，下部由室间隔分为左心室和右心室，其中心房肌薄，心室肌层厚，二者由房室口上的纤维环隔开，故心房与心室可在不同时间内收缩，形成心脏的节律性舒缩活动。

（4）冠状动脉：由左、右冠状动脉（coronary artery）构成（图 18-1-2），分别开口于主动脉窦的左前及右前窦内，是主动脉的第一个分支动脉，为心腔的营养血管。左冠状动脉主干很短，起自左冠状动脉窦，到达冠状沟后分成前降支和回旋支。前降支行径弯曲，末稍多超过心尖到达膈面，供血给左室前壁及部分侧壁、前乳头肌、心尖、室间隔前 2/3、右室前壁一小部分。左回旋支行走于冠状沟中，呈弧形弯曲向左直达膈面，供血给左房、左室侧壁、左室前壁一小部分、左室后壁的一部分或大部分及窦房结（40% 的人）。右冠状动脉起自右冠状动脉窦，沿右冠状沟右行，右冠状动脉一般分布于右房、右室前壁大部分、右室侧壁和后壁的全部、左室后壁的一部分及室间隔的后 1/3，包括房室结（约 93% 的人）和窦房结（约 60% 的人）。窦房结和房室结的血供多数人来自右冠状动脉，少数人来自左冠状动脉。

（5）心脏传导系统：心肌细胞按形态和功能可分为普通心肌细胞和特殊心肌细胞。前者构成心房壁和心室壁，主要功能是收缩；后者具有自律性、兴奋性和传导性，其主要功能是产生和传导冲动，控制心脏的节律性活动。心脏传导系统由特殊心肌细胞构成，包括窦房结（sinus node）、结间束（internodal tract）、房室结（atrioventricular node）、希氏束（His bundle）、左右束支及其分支和浦肯野纤维（图 18-1-3）。心脏传导系统的细胞均能发出冲动（自律性）。窦房结位于右心房上

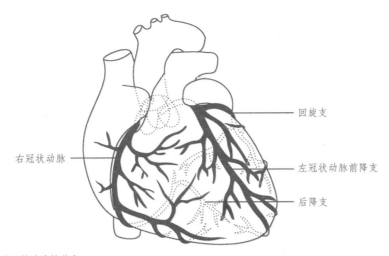

图 18-1-2　心脏冠状动脉的分布

右冠状动脉

回旋支

左冠状动脉前降支

后降支

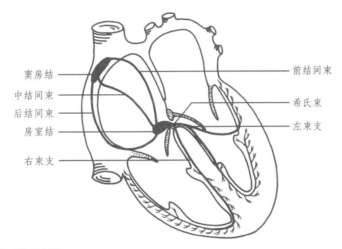

图 18-1-3　心脏传导系统示意图

窦房结

中结间束

后结间束

房室结

右束支

前结间束

希氏束

左束支

腔静脉入口处，此处起搏细胞冲动发放频率最高，为正常人心脏的起搏点。窦房结与房室结间有
3 条传导途径，称前、中、后结间束。3 条结间束中以前结间束最短，故在正常情况下，冲动优先
通过其传导。冲动在窦房结形成后，随即由结间通道和普通心房肌传递，抵达房室结及左心房。
房室结位于房间隔右侧壁的后下方，其上端与三条结间束相连，下端延续至房室束。房室结为房
室间正常传导的唯一通路。房室束，亦称希氏束，在房室结下部传导纤维逐渐排列呈束状，向下
延续成房室束，及左、右束支和浦肯野纤维。冲动在房室结内传导速度极为缓慢，抵达希氏束后
传导速度加快，束支及浦肯野纤维的传导速度极为快捷，使全部心室肌几乎同时被激动，完成一
次心动周期。

2. 心脏的功能

（1）心肌的电生理特性：心肌组织具有兴奋性、自律性、传导性和收缩性 4 种生理特性，其
中兴奋性、自律性和传导性是以心肌细胞膜的生物电活动为基础，属于电生理特性。收缩性是以
收缩蛋白的功能活动为基础，是心肌的一种机械特性。在心脏内，通过电生理特性形成兴奋的产
生和传导，并影响心肌的收缩特性。窦房结是心脏的正常起搏点，由窦房结发出的兴奋沿一定的
途径传遍整个心脏，控制心脏的节律活动。正常情况下窦房结发出的兴奋通过心房肌传播到整个
右心房和左心房，尤其是沿着心房肌组成的"优势传导通路"迅速传到房室交界区，经房室束和

左、右束支传到浦肯野纤维网，引起心室肌兴奋，再直接通过心室肌将兴奋由内膜侧向外膜侧心室肌扩布，引起整个心室兴奋。若心脏内兴奋传播速度和传播途径发生异常，可导致心律失常的发生。

（2）心脏的泵血功能：在生命过程中，心脏不断进行收缩和舒张交替的活动，舒张时容纳静脉血返回心脏，收缩时把血液射入动脉，为血液流动提供能量。通过心脏的这种节律性活动以及由此而引起的瓣膜规律性开启和关闭，推动血液沿单一方向循环流动。心脏的这种活动形式与水泵相似，因此可以把心脏视为实现泵血功能的肌肉器官。健康成年人在安静状态下，心率的正常范围为每分钟 60～100 次。心输出量是搏出量与心率的乘积，心跳频率最适宜时，心输出量最大，心率过快或过慢，心输出量都会减少。健康成年人静息状态下心率每分钟 75 次，搏出量约 70ml，心输出量为 5L 左右。心输出量随机体代谢需要而增加的能力，称为泵功能贮备，或心力贮备。健康人有相当大的心力贮备，如训练有素的运动员，心脏的最大输出量可达 35L 以上，为静息时的 8 倍，比普通人能耐受剧烈运动。而某些心脏疾患的病人，静息时心输出量与健康人没明显差别，尚能够满足静息状态下的代谢需要，但在代谢活动增强时，输出量却不能相应增加，即出现心悸、气短等症状。

（3）神经－体液调节功能：心脏可分泌心房钠尿肽（atrial natriuretic peptide，ANP），亦称心钠素，降钙素基因相关肽和血管紧张素等多种生物活性物质，参与机体水电解质平衡、血压等的调节。因此心脏不仅是血液循环的器官，也是重要的内分泌器官。

（二）血管的结构与功能

循环系统的血管分动脉、毛细血管和静脉 3 类。血液经心室射出后，经过动脉－毛细血管－静脉相互串联形成的血管网络，然后返回心房。在体循环中，供应各器官的血管相互间又呈并联关系。各类血管因其在血管系统中所处的部位不同，故具有不同的结构和功能特点。

动脉的主要功能为输送血液到组织器官，其管壁含平滑肌和弹性纤维，能在各种血管活性物质的作用下收缩和舒张，影响局部血流量，改变血流阻力，故又称"阻力血管"。毛细血管是血液与组织液进行物质交换的场所，故又称"功能血管"。静脉的主要功能是汇集从毛细血管来的血液，将血液送回心脏，其容量大，故又称"容量血管"。阻力血管与容量血管对维持和调节心功能有重要作用。

（三）循环系统的神经－体液调节

1. 调节循环系统的神经　调节循环系统的神经有两组，即交感神经和副交感神经。当交感神经兴奋时，通过肾上腺素能 α 和 β₁ 受体，使心率加快，心脏收缩力增强，外周血管收缩，血管阻力增大，血压升高；当副交感神经兴奋时，通过乙酰胆碱能受体，使心率减慢，心脏收缩力减弱，周围血管扩张，血管阻力减小，血压下降。

2. 调节循环系统的体液因素　各种影响循环系统的体液因素中，有些是由内分泌腺分泌的激素，通过血液携带作用于心脏和血管；有些则是在组织中形成，主要作用于局部的血管平滑肌，对局部组织的血流量起调节作用。其中最重要的体液因素包括：

（1）肾素－血管紧张素－醛固酮系统（RAAS）：当大量失血或血压下降时，RAAS 系统启动，产生血管紧张素 II，其主要生理作用有：①使全身微动脉收缩，外周阻力增大，血压升高，也使静脉收缩，回心血量增多；②作用于交感神经末梢上的血管紧张素受体和中枢神经系统内一些神经元的血管紧张素受体，使外周阻力增大，血压升高；③强烈刺激肾上腺皮质球状带细胞合成和释放醛固酮，促进肾小管和集合管对 Na^+ 和水的重吸收，升高血压。RAAS 在调节钠钾平衡、血容量和血压方面有重要作用。过度激活的肾素－血管紧张素－醛固酮系统是产生高血压的原因之一。

（2）肾上腺素和去甲肾上腺素：血液中这两种物质主要来自肾上腺髓质的分泌，两者对心脏和血管的作用相似，但不完全相同。肾上腺素与心肌的 β 受体结合，使心率加快、心肌收缩力增强，心输出量增加；作用于皮肤、肾脏和胃肠道等器官的血管平滑肌上的 α 受体使血管收缩；作用于骨骼肌及肝脏血管平滑肌上的 β 受体使血管扩张。去甲肾上腺素可使全身各器官的血管广泛收缩，动脉血压明显升高，刺激压力感受器使心率减慢，掩盖了其使心率增快的作用。

（3）血管升压素：又称抗利尿激素，由下丘脑合成，经神经垂体分泌到血液中，可使血管收缩，血压升高，作用于肾小管有增加水钠潴留，抗利尿的作用。

（4）心钠素：其作用为排钠利尿，移植 RAAS，对抗去甲肾上腺素等，故可使血管舒张，血压降低。

此外，尚有组胺、前列腺素、缓激肽等，对循环系统亦有一定的影响。

（郎延梅）

第二节　循环系统疾病病人的评估

循环系统疾病病因众多，包括缺血、感染、肿瘤、变性、代谢异常、发育畸形、外伤、功能紊乱等。同时，由于循环系统结构上是一个"密闭"的动力环路系统，其中某一部位病变导致的血流动力学异常往往可以影响循环系统的其他部分，甚至其他系统的器官、组织，而身体其他系统的疾病反过来又可不同程度地作用于循环系统，表现出循环系统的症状和体征。因此，循环系统疾病病人的评估要从详细地询问健康史和完整的身体状况评估开始，配合相应的辅助检查，同时注意病人的心理 – 社会问题。

【健康史】

1. **一般资料**　姓名、性别、出生年月、民族、婚姻状况、职业、医疗费用支付形式、病人家属的联系方式等资料。

2. **现病史**　为了完整地收集病人此次就医的过程，护士可以从以下几方面进行询问：健康问题发生的时间、在何种情况下发生及其发生的急缓；主要症状出现的部位、性质、范围、强度、持续时间、缓解因素等；有无伴随症状或新的症状出现；病人接受过哪些诊疗或护理，效果如何等。

3. **既往史**　护士需要了解病人过去的情况，包括以前曾患疾病、外科手术史、外伤史、输血史、用药史、过敏史、辅助治疗手段、并发症、治疗效果、医疗机构的名称等。尤其注意病人是否合并与循环系统相关的疾病，如糖尿病、贫血、甲亢、风湿热、反复多次链球菌感染等病史。护士在收集资料时注意应用一定的技巧，可以使用相关表格保证评估的全面性和准确性。

4. **药物使用情况**　包括药物名称、用药时间、用法和剂量、效果和不良反应以及病人的遵从情况等。

5. **家族史**　询问病人家族成员所患的特殊严重疾病或死亡原因，特别注意询问是否患有同样的疾病，以明确遗传、家庭及环境等对其目前健康状况的影响。

6. 职业史和社会经济状况 包括病人所从事过的工种、有无影响正常的生活规律、工作环境中的卫生状况、工作中面临的压力等。家庭情况，如婚姻状态、子女情况、家庭关系是否和睦、病人在家庭中的地位、生病后对家庭的影响。居住情况，如病人的居住地和居住条件如何。家庭的经济状况，治疗费用对家庭是否形成压力，有无医疗保障等。

7. 生活习惯 日常生活是否规律，生活能否自理，排尿、排便是否规律正常，有无吸烟史、饮酒史、其他药物滥用史，饮食习惯如何（是否经常摄入高热量、高胆固醇、高脂肪、高盐食物）以及是否有规律地进行体育锻炼等。

【身体状况】

（一）目前主要的症状

1. 心脏大血管疾病 心脏大血管疾病的主要症状包括心源性呼吸困难、心源性水肿、胸痛、心悸、晕厥、发绀等。

（1）心源性呼吸困难（cardiogenic dyspnea）：是指由于各种心血管疾病引起病人呼吸时感到空气不足，呼吸费力，并伴有呼吸频率、深度与节律异常。最常见的病因是左心衰竭，亦可见于右心衰竭、心包积液、心脏压塞时。心源性呼吸困难因疾病性质和程度不同，可以表现为：①劳力性呼吸困难：在体力活动时发生或加重，休息后缓解或消失，常为左心衰竭最早出现的症状。②夜间阵发性呼吸困难：常发生在夜间，病人于入睡后 2～4 小时因突然胸闷、气急而憋醒，被迫坐起，呼吸深快，常伴咳嗽、哮鸣音和出汗，病人感到恐惧，呼吸困难常因病人坐在床沿或起床而改善，数分钟至数十分钟后症状逐渐缓解，称为心源性哮喘。③端坐呼吸：病人常因平卧时呼吸困难加重而被迫采取高枕卧位、半卧位或坐位，常为严重心衰表现之一。此外，病人在坐位或采取某种体位时突然发生严重呼吸困难可提示左心房黏液瘤；下蹲后可缓解的呼吸困难最常见于法洛四联症等右向左分流的先天性心脏病。

（2）心源性水肿（cardiogenic edema）：是指液体在组织间隙过多积聚。心源性水肿最常见的病因是右心衰竭，发生机制为水钠潴留和静脉压增高。心源性水肿的特点是首先出现在身体最低垂的部位，如卧床病人的背骶部、会阴或阴囊部，非卧床病人的足踝部、胫前。用指端加压水肿部位，局部可出现凹陷，称为凹陷性水肿。心源性水肿发展时常上升累及小腿、大腿、生殖器和腹壁，重者可延及全身，出现胸腔积液、腹腔积液。最常见的主诉包括：不能将双足穿入鞋内；佩戴的手表、戒指变紧；有肝大伴腹水的病人常诉腰带变紧。此外，病人还会出现尿量减少、近期体重增加等。

（3）胸痛（chest pain）：多种心血管疾病可产生胸痛，如心绞痛、急性心肌梗死、梗阻性肥厚型心肌病、急性主动脉夹层、急性心包炎、心血管神经症等，其特点见表 18-2-1。其他组织器官疾病也可表现出类似症状，如食管反流或痉挛、消化性溃疡、胆道疾病等。询问病史是判断病人情况最有价值的方法，包括询问病人胸痛部位、性质、辐射方向、诱发和缓解的因素、持续时间、发生频率、伴随症状等。

（4）心悸（palpitation）：心悸是病人对心脏跳动感觉不适的自觉症状，病人感受为心慌，心脏下沉感、震动感、停顿感等。引起心悸的病因主要有：①心律失常：最常见，如心动过速、心动过缓、期前收缩、心房扑动或颤动等。②各种器质性心血管病心功能代偿期及全身性疾病，如甲亢、贫血、发热等。③生理因素：如剧烈活动后、情绪激动、精神紧张、过量吸烟、饮酒、饮浓茶或咖啡时。④应用某些药物：如肾上腺素、阿托品、氨茶碱等可引起心肌收缩力增强、心率加快而致心悸。医护人员可以通过脉搏触诊或心脏听诊证实这些症状。心悸症状是否属于异常，

表 18-2-1　几种常见胸痛特点比较

病因	特点
心绞痛	多位于胸骨后，呈阵发性压榨样痛，于体力活动或情绪激动时诱发，休息或含服硝酸甘油后多可缓解
急性心肌梗死	疼痛多无明显诱因，程度较重，持续时间较长，伴心律、血压改变，含服硝酸甘油多不能缓解
急性主动脉夹层	可出现胸骨后或心前区撕裂样剧痛或烧灼痛，可向背部放射
急性心包炎	疼痛可因呼吸或咳嗽而加剧，呈刺痛，持续时间较长
肺动脉栓塞	在休息时突然发生并伴呼吸困难，表现为胸部紧压感，伴有或随后出现胸膜炎性胸痛
心血管神经症	可出现心前区针刺样疼痛，但部位常不固定，与体力活动无关，且多在休息时发生，伴神经衰弱症状

取决于有无诱因、突然发生还是逐渐发生、心跳频率、是否有心律不齐及其严重程度等。心悸与其他症状如气促、胸痛、乏力和倦怠、眩晕等一起出现时常提示有心律失常或其他严重疾病存在。需要注意的是，心悸严重程度不一定与病情成正比，但少数由严重心律失常所致者可发生猝死，需要对其原因和潜在危险性作出正确判断。

（5）晕厥（syncope）：晕厥是意识的丧失，最常见于脑血流灌注减少。晕厥因病因不同，可分为心源性、血管神经性、代谢性、药物性及脑血管病变等。其中，心源性晕厥（cardiogenic syncope）是由于心排血量骤减、中断或严重低血压而引起脑供血骤然减少或停止而出现的短暂意识丧失，常伴有肌张力丧失而不能维持一定的体位；近乎晕厥指一过性黑蒙，肌张力降低或丧失，但不伴意识丧失。心脏供血暂停 3 秒以上可发生近乎晕厥；5 秒以上可发生晕厥；超过 10 秒则可出现抽搐，称阿 - 斯综合征（Adams-Stokes syndrome）。心源性晕厥的常见病因包括：①严重心律失常，如病态窦房结综合征、房室传导阻滞、室性心动过速等；②器质性心脏病，如严重主动脉狭窄、梗阻性肥厚型心肌病、急性心肌梗死、急性主动脉夹层、心脏压塞、左房黏液瘤等。心源性晕厥常无先兆而突然发生，持续时间甚短。血管神经性晕厥与神经介导的、反射性的、短暂的低血压和心动过缓有关；体位性晕厥可见于服用抗高血压药物或利尿药后。大部分晕厥病人预后良好，反复发作的晕厥系病情严重和危险的征兆，应加以重视。

（6）发绀（cyanosis）：是由于血液中还原血红蛋白增多，或血液中含有异常血红蛋白衍生物所致的皮肤和黏膜弥漫性青紫现象。在皮肤较薄、色素较少和毛细血管丰富的末梢部位，如舌、口唇、鼻尖、颊部和指（趾）甲床明显。发绀既是症状又是体征，有两种主要类型，即中心性发绀和周围性发绀。由动脉血氧饱和度下降引起的发绀为中心性发绀，主要见于由右向左分流的先天性心脏病，分流 >30% 的左心搏出量时即可出现。由周围循环血流障碍所致的发绀称为周围性发绀，常继发于皮肤血管收缩，由于低心排血量或暴露于冷空气、冷水中所致。如果周围性发绀只局限于一个肢体，应高度怀疑有局部动脉或静脉阻塞。发绀史始于婴儿期，并伴蹲踞提示先天性心脏病伴右向左分流；先天性心脏病病人 5～20 岁时出现发绀提示艾森曼格综合征（Eisenmenger syndrome），即由于进行性肺动脉高压发展至器质性肺动脉阻塞性病变，先天性心脏病病人由原来的左向右分流出现右向左分流，皮肤黏膜从无青紫发展至有青紫。

2. 周围血管疾病　周围血管病主要的病理改变是狭窄、闭塞、扩张、破裂及静脉瓣膜关闭不全等。周围血管病具有普遍意义的症状和体征是：①感觉异常，如疼痛、冷热等；②形态和色泽改变，如肿胀、瘦细、发红、苍白等；③结构变化，如静脉曲张、杂音等；④组织丧失，如溃疡、坏疽等。其中最重要的是肢体疼痛、肿胀、静脉曲张和溃疡。

（1）肢体疼痛：常是病人就诊最常见的原因。血管疾病所造成的疼痛主要是由于：①供血不足，如急性动脉栓塞、慢性动脉功能不全；②回流障碍，如急性静脉阻塞、慢性静脉功能不全；③循环异常，如动静脉瘘等。肢体疼痛由间歇性发展为持续性疼痛时，常意味着所造成的损伤已加重并失去代偿功能。

（2）肿胀（swell）：是下肢血管病的常见症状。当静脉或淋巴回流障碍时，血管内压力升高，导致组织间隙和组织内液体积聚形成肿胀。周围静脉病变致血液回流障碍而引起的肿胀呈硬实感，一般有凹陷性，愈向远端愈明显，但足部往往幸免，同时伴有色素沉着、皮下组织炎症和纤维化、溃疡等静脉功能不全的表现。淋巴性肿胀是非凹陷性的，似橡皮海绵，一般自组织开始向近侧蔓延，皮肤和皮下组织增生变厚，后期形成象皮肿，色素形成和溃疡形成者罕见。

（3）静脉曲张（varicosity）：由静脉高压引起，单纯性静脉曲张多见于大隐静脉，其次为小隐静脉，静脉扭曲、扩张、呈囊袋状隆起，甚至蜷曲成团。继发性静脉曲张常见的原发病是下肢深静脉瓣膜关闭不全和血栓形成，除静脉曲张外，病人尚表现有深静脉功能不全的其他体征。

（4）溃疡（ulcer）：95% 以上的溃疡是由缺血、淤积或神经性原因所造成。缺血性溃疡的主要病因是血栓闭塞性脉管炎或动脉硬化性狭窄或闭塞。淤积性溃疡的主要病因是下肢静脉曲张和下肢深静脉功能不全。脊髓损伤、脊髓空洞症等常引起神经性溃疡。

（二）身体检查

视、触、叩、听是循环系统疾病诊断的基本手段，许多心血管疾病经过上述检查，再结合详细病史，常可得出正确诊断。检查时环境应安静，光线及温度适宜，检查过程中注意为病人保暖，避免着凉。

1．一般状况 ①评估脉搏的频率、节律、强弱及两侧是否对称。如心律失常时脉搏节律不规则；心脏压塞时可出现奇脉。②面容及表情：高血压急症或急性心肌梗死时病人常表情痛苦；二尖瓣狭窄的病人可出现双颧发红的"二尖瓣面容"。③体位：严重心力衰竭的病人常取半卧位或端坐位。

2．心脏检查

（1）视诊：检查者站在病人的右侧或足端，两眼与病人胸廓同高或视线与心脏搏动点呈切线位置。

1）心前区隆起：正常人心前区胸壁与右侧相应部位基本对称。大量心包积液时，心前区外观饱满。

2）心尖搏动：正常心尖搏动的中心点位于左侧第 5 肋间锁骨中线内侧 0.5～1.0cm 处，搏动范围直径为 2.0～2.5cm。左心室增大时，心尖搏动向左下移位，心尖搏动增强；右心室增大时，心尖搏动向左移位；右位心时，心尖搏动在右侧第 5 肋间，即正常心尖搏动的镜相位。心肌病变伴收缩功能降低时心尖搏动减弱。

（2）触诊：检查心尖搏动时，可采用示指、中指和环指略弯曲，将指尖分别置于第 4、5、6 肋间隙，用由外向内逐步移动法触诊。

1）心尖搏动及心前区搏动：检查心尖搏动的位置、强弱和范围，触诊法比视诊法更正确，尤其在视诊看不清心前区搏动的情况下。触诊的手指被强有力的心尖搏动抬起并停留片刻，称为抬举性搏动，是左心室肥大的可靠体征。

2）震颤：又名猫喘，是用手触诊时感觉到的一种细微振动，它是器质性心血管疾病的特征性体征之一，常见于某些先天性心脏病和心脏瓣膜狭窄。

3）心包摩擦感：是心包炎时在心前区触及的一种摩擦振动感。特点为：在胸骨中、下段左缘处较易触及；心脏收缩期和舒张期均能触及，收缩期更明显；坐位前倾或呼气末更易触及。如心包腔内渗液增多，摩擦感消失。

（3）叩诊：心脏叩诊可确定心脏的大小、形态及其在胸腔内的位置。叩诊时，病人取仰卧位或者坐位，叩诊力度适当，用力均匀，叩诊的顺序为先左后右，由内向外，自上而下。

1）正常心界（相对浊音界）：正常人心左界在第2肋几乎与肋骨左缘一致，其下方则逐渐左移形成一向左下方凸起的弧形。心右界除第4肋间处位于胸骨右缘稍外方，其余各肋间几乎与胸骨右缘一致。

2）异常心浊音界：心浊音界大小、形态和位置可因心脏病变的影响而发生改变。左心室增大时，心左界向左下扩大，心浊音界呈靴形，常见于主动脉瓣关闭不全，故又称主动脉型心，亦可见于高血压心脏病。右心室轻度增大时，仅心绝对浊音界增大；显著增大时，相对浊音界向两侧扩大，常见于肺源性心脏病、单纯二尖瓣狭窄等。左房及肺动脉扩大时，心浊音界呈梨形，因常见于二尖瓣狭窄，故又称二尖瓣型心。双心室增大及心包积液时，心界向两侧扩大，见于扩张型心肌病、重症心肌炎、全心衰竭等。

（4）听诊：心脏听诊是心脏疾病诊断的重要方法，听诊时病人一般取仰卧位或坐位，环境应安静，听诊器应直接与病人胸部接触，听诊过程应认真仔细，规范而有序。

1）心脏瓣膜听诊区：传统的听诊区有二尖瓣区、主动脉瓣区、肺动脉瓣区和三尖瓣区。各瓣膜听诊区的听诊部位见表18-2-2。听诊通常从心尖部按逆时针顺序进行，即二尖瓣区、肺动脉瓣区、主动脉瓣区、主动脉瓣第二听诊区、三尖瓣区。亦可按瓣膜病变好发部位的次序进行，即二尖瓣区、主动脉瓣区、主动脉瓣第二听诊区、肺动脉瓣区和三尖瓣区。

表18-2-2　心脏瓣膜听诊区

瓣膜听诊区	瓣膜听诊部位
二尖瓣区	位于心尖部，即左侧第5肋间锁骨中线稍内侧。心脏增大心尖发生移位时，选择心尖搏动最强点作为听诊区
主动脉瓣区	有两个听诊区，即胸骨右缘第2肋间及胸骨左缘第3、4肋间，后者称主动脉第二听诊区
肺动脉瓣区	胸骨左缘第2肋间
三尖瓣区	在胸骨体下端靠近心脏右缘或左缘处

2）心脏听诊内容：主要为心率、心律、心音、额外心音、杂音、心包摩擦音等。

心率：正常成人心率60~100次/分，超过100次/分为窦性心动过速，低于60次/分为窦性心动过缓。

心律：正常心律规整，听诊能确定的心律失常最常见的为期前收缩（又称过早搏动，简称早搏）和心房颤动（简称房颤）。

心音：心音有4个，按出现的先后顺序命名为第一心音（S_1）、第二心音（S_2）、第三心音（S_3）和第四心音（S_4），通常听到的是S_1和S_2，在部分健康儿童和青少年中能听到S_3，S_4一般听不到，如听到大多数为病理性。

额外心音：额外心音是指在S_1和S_2之外，额外出现的病理性附加音，按其出现的时期，可分为收缩期和舒张期额外心音。收缩期额外心音可发生于收缩早期、中期或晚期，舒张期额外心音包括奔马律、二尖瓣开放拍击音及心包叩击音。心音异常还可见于医源性额外音，如人工起搏音、人工瓣膜音。

杂音：心脏杂音（heart murmur）是指除心音和额外心音之外出现的具有不同频率、不同强度、持续时间较长的夹杂声音。心脏杂音可分为功能性杂音和器质性杂音，功能性杂音属于生理性杂音，而器质性杂音属于病理性杂音。听诊到的心包摩擦音性质粗糙，类似于用手指搔抓贴靠于耳部的手背所发出的声音，摩擦音在收缩期和舒张期均能听到，以收缩期明显，心包摩擦音常见于心包炎。

3．血管的评估

（1）视诊

1）颈静脉：颈静脉充盈的高度反映静脉压水平。检查时病人取平卧位、半卧位、坐位或者站立位，体位的选择取决于静脉压的高低，应能较好地显露最高充盈点。正常人坐位或立位时，颈静脉常不显露，平卧时可见颈静脉充盈，30°半卧位时充盈水平限于锁骨上缘至下颌角的下1/3内。颈静脉压的测量和判断可采用胸骨角作为参考点，正常颈静脉最高充盈点距胸骨角的垂直距离小于4cm，大于此值则为静脉压增高。静脉压异常增高导致的颈静脉充盈，称为颈静脉怒张，见于右心衰竭、缩窄性心包炎、心包积液或上腔静脉阻塞综合征。

2）颈动脉：正常人在安静状态下不易看到颈动脉搏动，如在安静状态下出现颈动脉的明显搏动，则多见于主动脉关闭不全及严重贫血病人。

3）毛细血管搏动征：用手指轻压病人指甲甲床末端，见到红、白交替的节律性毛细血管搏动现象，称为毛细血管搏动征阳性，见于脉压增大的疾病，如主动脉关闭不全、严重贫血等。

（2）触诊：血管的触诊一般指动脉的触诊，检查动脉时应选择浅表动脉，一般多用桡动脉、颈动脉、股动脉、肱动脉、足背动脉和胫后动脉。检查时，除仔细感觉脉搏搏动外，还应注意两侧对称部位脉搏和上下肢脉搏的比较，正常人差异很小。另外还应注意脉搏的速率、节律、强弱和波形的情况。

1）脉率：正常成人60～100次/分。病理状态下，脉率可增快或减慢，如贫血、心功能不全等脉率增快；病态窦房结综合征、Ⅱ度房室传导阻滞等脉率减慢。正常脉率与心率相等，但在房颤时，由于部分心搏的搏出量过少，使周围动脉不能产生搏动，则脉率少于心率。

2）脉律：正常人脉律较规整，心律失常时，脉律不整齐，可出现二联脉、三联脉或脉搏脱落，心房颤动时脉搏完全无规律。

3）强弱：脉搏的强弱取决于心脏每搏输血量、脉压和周围血管阻力大小。每搏输血量增大、脉压增大、周围血管阻力降低时，脉搏强而振幅大，称为洪脉，见于主动脉瓣关闭不全等；反之，脉搏弱而振幅小，称为细脉或丝脉，见于心力衰竭、主动脉瓣狭窄等。

4）温度：检查各肢体皮肤温度，如两侧对称部位温度相差达2℃，或肢体某一部分皮肤温度有显著改变，对了解血液循环和估计肢体血流量方面有一定的临床意义。

（3）听诊：正常情况下，在锁骨上窝靠近颈总动脉和锁骨下动脉处，可听到相当于第一心音和第二心音的血管搏动音。病理情况下，则产生异常血管搏动音。将听诊器放在浅表大动脉处听到"Ta-Ta"音，称为枪击音，是脉压增大时血流冲击血管壁所致。如将听诊器稍加压力，则可听到收缩期和舒张期非连续性双重杂音，称为Duroziez双重杂音，这是由于脉压增大，血流往返于听诊器加压造成的动脉狭窄处所致。枪击音和Duroziez双重杂音常见于主动脉瓣关闭不全，与水冲脉、毛细血管搏动征一起，统称为周围血管征。

（4）血压测量：应测量双上肢、双下肢血压。主动脉狭窄或主动脉弓中断的病人双下肢血压明显低于双上肢。左锁骨下动脉阻塞时，左上肢血压明显低于右上肢。

【辅助检查】

循环系统疾病的评估还可通过实验性检查和诊断性检查进行,很多检查可帮助获得快速、准确的诊断。这些技术包括心电图检查、X线、超声心动图、计算机体层摄影(CT)和心导管术等。

（一）实验室检查

实验室检查不仅有利于了解循环系统疾病的危险因素,协助病因诊断,还有助于判断病程演变,了解治疗效果。实验室检查主要包括常规血、尿、多种生化检查,包括动脉粥样硬化时血液中各种脂质检查;急性心肌梗死时血肌钙蛋白、肌红蛋白和心肌酶的测定;心力衰竭时脑钠肽的测定等。此外,微生物和免疫学检查有助于诊断,如感染性心脏病时体液的微生物培养、血液细菌、病毒核酸及抗体等检查;风湿性心脏病时有关链球菌抗体和炎症反应(如抗"O"、血沉、C反应蛋白)的血液检查。

（二）心电图检查

心电图(electrocardiogram,ECG)是一种快速、简便、无痛的检查技术,它能将心脏产生的电冲动放大并将其记录在条形记录纸上。通过对ECG的分析,医生能了解心脏起搏点、心脏传导通路、心率及心律等情况。包括常规心电图、24小时动态心电图、心电图运动负荷试验、遥测心电图、心室晚电位和心率变异性分析等。

1. 常规心电图　12导联常规心电图对诊断各种类型的心律失常、心脏传导阻滞、心肌梗死和缺血、房室肥大、心肌和心包疾病、血清电解质紊乱,观察药物(如洋地黄、抗心律失常药物等)对心脏的作用,具有重要意义。分析内容主要包括心率、节律、传导时间、波形振幅及形态等,了解是否存在各种心律失常、心肌缺血/梗死、房室肥大或电解质紊乱等。但是,有的心电图改变不具有诊断的特异性,应结合其他临床资料判断心电图改变的临床意义。

2. 运动心电图(exercise electrocardiography)　是通过增加受检者的运动量,在运动中监测心电图和血压,能揭示那些在静息状态下不能显示的心脏疾患,特别是能判断是否存在冠心病及其严重程度。当冠状动脉仅部分阻塞时,休息状态下心脏仍能获得足够的血供,但当病人运动时将发生缺血。运动心电图包括踏车和运动平板试验两种。试验中受检者按医生要求,逐渐增加运动量,同时进行持续的心电图监测及间断测量血压。通常,在受检者心率达到根据其年龄和性别计算的最大心率值的80%～90%前不能终止运动,除非试验中病人出现症状(如气促、胸痛或非常不适)或在心电图或血压记录上出现明显异常,此时应终止试验。如出现肯定的心电图异常、心绞痛或血压下降等情况时,提示存在冠心病。

3. 动态心电图(ambulatory electrocardiogram)　受检者随身携带一台由电池供电、能记录24小时或更长时间心电图的小型监护仪(Holter监护仪),通过电极与人体胸壁接触,从而连续地记录心脏的电活动(图18-2-1)。由于异常心律和心肌缺血的发生可能只是短暂的或不可预料的,医生可通过24小时动态心电图发现这些问题。检查中,受检者同时记录检查期间的主要活动及症状,随后,用计算机对记录进行分析,了解心率及心律,找寻能引起心肌血供不足的心脏电活动改变以及分析日志中记录的症状与心电图改变的关系。动态心电图可以提高对非持续性心律失常,尤其是对一过性心律失常及短暂的心肌缺血发作的检出率,对于诊断各种心律失常、晕厥原因、了解起搏器工作情况和采取措施预防猝死有重要意义。

（三）动态血压监测

动态血压监测(ambulatory blood pressure monitoring,ABPM)是指采用特殊血压测量和记录装置,按设定的时间间隔测量并记录24小时血压,以了解不同生理状态下的血压波动。ABPM对轻型高血压、阵发性高血压和假性高血压的监测具有重要意义。还可用来评价抗高血压药的降压效果,

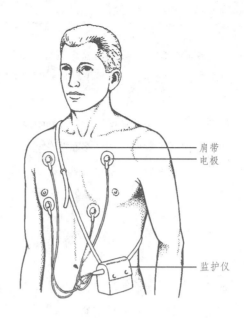

图 18-2-1 动态心电图

有助于选择合理的剂量和方法，维持平稳的降压效应。

（四）影像学检查

1. 常规 X 线检查 包括透视和摄片，可以观察心脏、大血管的大小、形态及搏动情况。肺循环影像有助于先天性心脏病、肺动脉高压、肺淤血和肺水肿的诊断。二尖瓣型心脏常见于二尖瓣狭窄，主动脉型心脏常见于高血压、主动脉瓣关闭不全，普遍增大型心脏常见于全心衰竭、心肌炎、心包积液。

2. 计算机体层摄影（computed tomography，CT） 通常 CT 检查并不用于心脏病的诊断，然而它能检出心脏、心包、大血管、肺和胸腔支撑结构异常，能够精确定位异常的解剖结构。64 层螺旋 CT 能提供心脏的三维动态图像，因此，可被用于冠心病的临床诊断和分层评估。以往心脏 CT 主要用于观察心脏结构、心肌、心包和大血管改变，近几年，冠状动脉 CT 造影（CTA）发展迅速，逐渐成为评估冠状动脉粥样硬化的有效无创成像方法，是筛查和诊断冠心病的重要手段。

3. 心脏 MRI 心脏 MRI 除了可以观察心脏结构、功能、心肌心包病变外，随着技术进步，近年来 MRI 可用于识别急性心肌梗死后冠状动脉再灌注后的微血管阻塞；采用延迟增强技术可定量测定心肌瘢痕大小，识别存活的心肌。

4. 超声心动图 属于无创的、不用 X 线的检查，无害、无痛、费用相对便宜，又能够提供清晰的图像，在临床上的应用极为广泛。方法为通过记录探头（传感器）发射高频超声波并记录下由心脏和血管组织结构产生的反射波，产生和显示出清晰的动态图像并可被记录。通过探头变换不同的探查部位和角度，能获取心脏和血管不同角度的图像，从而获得心脏及血管结构和功能的诊断线索，包括心脏壁的活动情况、心脏每搏泵血量（每搏输出量）、心包膜的厚度及疾病、心包内的液体量等。要获得更为清晰的图像或分析心脏后方的结构，可将超声探头通过咽喉部放入食管，称为经食管超声心动图。

5. 放射核素显像（radionuclide examination） 常用的成像技术包括单光子发射计算机断层显像（SPECT）和正电子发射计算机断层显像（positron emission tomography，PET）。与 SPECT 相比，PET 特异性、敏感性更高。显像技术包括心肌灌注显像、心血池显像、心肌代谢显像、心室功能测定、核素心血管造影等。临床上常用的显像剂包括 ^{201}Tl、$^{99m}Tc-MIBI$ 及 ^{18}FDG 等。检查中通过静脉推入少量放射活性标记物（示踪剂），这些示踪剂快速分布于全身（包括分布在心脏），然后通过一种伽玛计数器接收这些射线，形成图像。心肌各部位放射性物质聚集的多少与该部位冠状动脉血流灌注量呈正相关，局部心肌缺血、细胞坏死及瘢痕形成表现为放射性稀疏区或缺损。运动或药物负荷可提高诊断的敏感性。主要用于评价心肌缺血的范围和严重程度，了解冠状动脉血流和侧支循环情况，检测存活心肌等。

（五）心导管术和血管造影

经外周血管，采用经皮穿刺技术，在 X 线透视下，将特制的导管送入右心或左心系统或分支血管内，测量不同部位的压力、血氧饱和度，测定心功能，记录心内局部电活动或注射造影剂显示心脏和血管图像，可获得准确的诊断资料。

（六）心脏电生理检查

心脏电生理检查是以整体心脏或心脏的一部分为对象，记录心内心电图、标测心电图和应用各种特定的电脉冲刺激，借以诊断和研究心律失常的一种方法。对于窦房结、房室结功能评价，预激综合征旁路定位，室上性心动过速和室性心动过速的机制研究以及筛选抗心律失常药物和拟订最佳治疗方案，均有实际重要意义。对埋藏式心脏起搏器、植入型自动心律转复除颤器（ICD）和抗心动过速起搏器适应证的选择和临床功能参数的选定也是必不可少的。对导管射频消融治疗心动过速更是必需的。

（七）腔内成像技术

1. **心腔内超声**　将带超声探头的导管经周围静脉插入右心系统，显示的心脏结构图像清晰，对瓣膜介入及房间隔穿刺等有较大帮助。

2. **血管内超声（IVUS）**　将小型超声换能器安装于心导管顶端，送入血管腔内，可显示血管的横截面图像，并进行三维重建，可评价冠状动脉病变的性质，定量测定其最小管径、面积、斑块大小及血管狭窄百分比等，对估计冠脉病变严重程度、指导介入治疗等有重要价值。

3. **光学相干断层扫描（OCT）**　将利用红外光的成像导丝送入血管内，可显示血管的横截面图像，并进行三维重建，其成像分辨率较血管内超声提高约 10 倍。

（八）心内膜和心肌活检

利用活检钳夹取心脏内壁组织，以了解心脏组织结构及其病理变化。一般多采用经静脉右心室途径，偶用经动脉左心室途径。对于心肌炎、心肌病、心脏淀粉样变性、心肌纤维化等疾病具有确诊意义。对心脏移植后排异反应的判断及疗效评价具有重要意义。

（九）心包穿刺

借助穿刺针直接刺入心包腔的诊疗技术。其目的是：①引流心包腔内积液，降低心包腔内压，是急性心脏压塞的急救措施；②通过穿刺抽取心包积液，做生化测定，涂片寻找细菌和病理细胞，做结核分枝杆菌或其他细菌培养，以鉴别诊断各种性质的心包疾病；③通过心包穿刺，注射抗生素等药物进行治疗。

【心理－社会状况】

1. **心理状态**　循环系统疾病大部分属于慢性病，病程长，有时治疗效果不明显或缓慢。不同疾病、不同病程的病人会有不同的反应，如急性期病人常因疾病引起的严重症状或担心介入手术、手术风险和预后等产生恐惧或焦虑；在康复期，部分病人由于疾病带来生活上的限制、病情的反复、职业的改变或提前退休、在家中角色地位的改变、家人过分保护等因素而感到自尊受到威胁，进而产生自卑、抑郁、悲观。

2. 性格特征　病人是否容易情绪激动、精神紧张。研究证实，A 型性格是冠心病、原发性高血压的危险因素之一。A 型性格者有以下特征：有时间紧迫感、易不耐烦、言语和举止粗鲁、对工作过度地提出保证、为取得成就而努力奋斗等。此外，情绪激动和精神紧张也是引起心绞痛发作、发作性高血压病情加重的最常见诱因之一。

护士应重视评估循环系统疾病病人的心理 – 社会状态，鼓励病人表达情感，建立良好的护患沟通和信任感。护士在评估中应注意多方面获得准确资料，包括：①患病对病人日常生活、学习和工作的影响；②病人对所患疾病的性质、过程、预后和防治知识的了解程度；③有无焦虑、抑郁等情绪反应及其程度；④病人的性格特征，是否容易情绪激动，有无精神紧张；⑤病人的家庭、经济、文化、教育背景、就医条件及社会支持情况。

（郎延梅）

第三节　循环系统常见诊疗技术的护理

一、冠状动脉造影术

冠状动脉造影（coronary arteriography）是确定有无冠状动脉疾病的首选影像方法。自 1959 年 Sones 首先进行了冠状动脉造影后，三十余年的发展使它逐渐成为心血管内科应用最广泛、最精确的检查手段之一。冠状动脉造影主要用于了解病人的冠状动脉有无病变及病变的部位和程度，以协助诊断疾病，对治疗方案的确定、手术方法的选择及手术预后的估计均起到重要的作用。

评定冠状动脉狭窄程度一般用 TIMI（thrombolysis in myocardial infarction）试验所提出的分级标准。①0 级：无血流灌注，闭塞部位及远端无血流；② I 级：微灌流，造影剂部分通过，但在冠状动脉狭窄远端不能完全充盈；③ II 级：部分灌流，造影剂通过冠状动脉狭窄远端可完全充盈，但显影慢，造影剂消除也慢；④ III 级：完全灌流，冠状动脉远端造影剂完全且快速充盈和消除，同正常冠状动脉血流。

【适应证】

1. 为明确诊断　①不明原因的胸痛；②老年人出现心力衰竭、心律失常和心电图异常，而无创检查（如超声心动图等）不能确诊者；③无症状但运动试验阳性，或有症状但运动试验阴性者。

2. 为指导治疗　①各种类型的心绞痛病人，经药物治疗症状仍不能满意控制；②急性心肌梗死的病人或曾有心肌梗死病史的病人；③经皮冠状动脉血管成形术（percutaneous transluminal coronary angioplasty，PTCA）或冠状动脉旁路移植术（coronary artery bypass grafting，CABG）术后心绞痛复发，怀疑再狭窄的病人；④某些非冠心病病人在行心脏外科手术前常规进行冠状动脉造影，如 ≥ 50 岁的心脏瓣膜病病人，先天性心脏病怀疑合并冠状动脉发育畸形的病人，梗阻性肥厚型心脏病病人。考虑将对病人进行冠状动脉介入治疗（percutaneous coronary intervention，PCI）或冠状动脉旁路移植术时，必须首先进行冠状动脉造影和左心室造影，以确定病变的部位、程度以及左心室功能情况，以确定治疗方案。

【禁忌证】

冠状动脉造影术的禁忌证有：①不明原因的发热及未控制的感染；②严重的贫血和活动性出血；③造影剂过敏；④主要脏器功能衰竭；⑤电解质紊乱尚未纠正；⑥洋地黄中毒；⑦未控制的高血压。

【并发症】

冠状动脉造影术常见的并发症有：①心律失常（在检查过程中常见心动过缓以及不同程度的房室传导阻滞，个别病人可出现心室颤动）；②心绞痛、急性心肌梗死；③栓塞（以脑栓塞和周围动脉栓塞常见）；④穿刺部位出血、血肿；⑤感染；⑥造影剂反应。

二、冠状动脉介入治疗

经皮冠状动脉介入，既往称为经皮冠状动脉血管成形术，是指经导管通过各种方法扩张狭窄的冠状动脉，从而达到解除狭窄，改善心肌血供的治疗方法。

【冠状动脉介入治疗方法】

1. 经皮冠状动脉球囊扩张术 既往 PTCA 是一种单纯经皮冠状动脉球囊扩张术，由 Gruentzig 于 1977 年首先施行。采用股动脉途径或桡动脉途径，将指引导管送至待扩张的冠状动脉口，再将相应大小的球囊沿导引钢丝送至欲扩张的病变处，根据病变的性质和部位选择不同的时间和压力进行扩张，可重复多次直到造影结果满意或辅以其他治疗措施。由于单做 PTCA 发生冠状动脉急性闭塞的风险大和术后较高的再狭窄率（术后 6 个月 30% ~ 50%），目前已很少单独使用。

2. 冠状动脉支架植入术（图 18-3-1） 1986 年 Puel 将第一枚冠状动脉支架应用于临床，改变了冠状动脉介入治疗的模式。裸金属支架（bare metal stent，BMS）能有效解决冠状动脉夹层，大大减少了 PTCA 术中急性血管闭塞的发生，并使术后 6 个月内再狭窄率降低到 20% ~ 30%，改善了冠心病介入治疗的效果。药物洗脱支架（drug eluting stent，DES）在裸支架的金属表面增加具有良好生物相容性的涂层和药物，支架上局部释放的药物能有效降低支架内再狭窄（restenosis，RS）和靶血管重建（target vessel revascularization，TVR）率。目前，90% 左右的病人在球囊扩张后均需要支架植入。

3. 高频旋磨术（high frequency rotational atherectomy，HFRA） 采用超高速的钻头将动脉粥样硬化斑块研磨成极细小的微粒，从而消除斑块，增大管腔。研磨下的微粒直径相当于红细胞的大小，不会堵塞远端血管。

4. 冠状动脉内定向旋切术（directional coronary atherectomy，DCA） 指通过导管技术将堵塞管腔的物质切除并取出体外。

5. 腔内斑块切吸术（transluminal extraction atherectomy，TEA） 主要用于含血栓的冠状动脉病变和退行性变的大隐静脉桥血管病变，旨在球囊扩张或支架植入前消除血栓或易碎的病变。

6. 激光冠状动脉成形术 利用激光可消融斑块等组织的特点，通过光导纤维将激光引入病变处，并向该处发射激光，从而达到消除血管狭窄目的。

7. 冠脉内血栓抽吸术 + 远端保护装置 在 PTCA 的基础上，利用负压抽吸原理使血栓通过抽吸导管抽吸到血管外；远端保护装置是通过在目标血管远端放置一个球囊或伞状物，以防止介入操作过程中小的血栓或斑块脱落至血管远端导致栓塞。

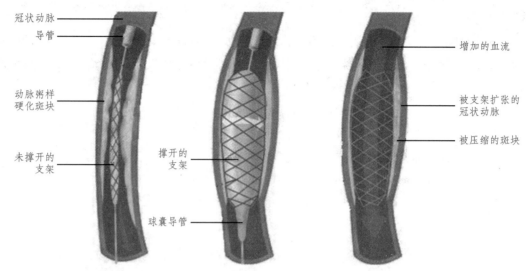

冠状动脉

导管

增加的血流

动脉粥样
硬化斑块

被支架扩张的
冠状动脉

被压缩的斑块

未撑开的
支架

撑开的
支架

球囊导管

图 18-3-1　冠状动脉支架植入术

【适应证和禁忌证】

PCI 的方法选择需要结合冠状动脉造影的结果、左心室功能、病人的症状和心肌缺血的范围、危险评分模型等综合判断。根据《中国经皮冠状动脉介入治疗指南 2012》所达成的共识，认为 PCI 适于任何血管狭窄 ≥ 70% 伴心绞痛、且优化药物治疗无效者；伴左心室功能减低的 2 支或 3 支病变；大面积心肌缺血；急性冠脉综合征，尤其是急性 ST 段抬高型心肌梗死病人；非 ST 段抬高型心肌梗死应根据冠状动脉影像特点和心电图来识别罪犯血管并实施介入治疗。对于病变既适于 PCI 又适于 CABG 而预期外科手术死亡率低的病人，可以采用危险评分模型帮助制定治疗决策。

不宜采用 PCI 的情况包括：①冠状动脉狭窄 <50% 者；②合并糖尿病、左主干 + 多支血管病变、严重左心功能不全、左主干远端以及伴有前降支近段病变的多支血管病变以及通过 PCI 不能达到完全血管重建的病人；③存在尚未控制的感染或凝血功能障碍的病人；④严重肾功能不全；⑤3 个月内缺血性卒中；⑥可疑主动脉夹层；⑦严重未控制的高血压。

【并发症】

PCI 的常见并发症有：①急性冠状动脉闭塞；②慢血流或无复流，即冠状动脉狭窄解除，但远端前向血流明显减慢或丧失；③冠状动脉穿孔；④支架血栓形成；⑤支架脱落；⑥周围血管并发症，如血栓形成或栓塞、出血和血肿形成、假性动脉瘤、动静脉瘘等。

【操作前准备】

1. 完善术前各项常规检查　包括血常规、尿常规、便常规、血电解质、血糖、肝肾功能、凝血功能、血沉、心肌酶谱、甲状腺功能以及心电图、超声心动图和胸部 X 线片等。

2. 术前宣教　向病人介绍手术目的、过程及术前、术后注意事项，消除病人紧张、恐惧心理，取得病人的合作。

3. 碘过敏试验　详细询问病人有无过敏史，并做碘过敏试验。

4. 皮肤准备　采用股动脉穿刺的病人进行双侧腹股沟及会阴部备皮，采用桡动脉穿刺的病人无需皮肤准备，局部体毛较长者可进行局部备皮。

5. **术前用药** 部分病人需遵医嘱使用盐酸异丙嗪、地塞米松。另外，拟行介入治疗的病人术前用药如阿司匹林、氯吡格雷需用足负荷剂量。阿司匹林：所有无禁忌证的病人均应立即口服水溶性阿司匹林或嚼服肠溶阿司匹林 300 mg，若应用小剂量阿司匹林（75～100mg），至少应于术前 24 小时服药。氯吡格雷：PCI 术前 6 小时以上预先给予氯吡格雷负荷量 300mg，6 小时内行 PCI 病人可加大负荷剂量致 600mg。

6. 拟桡动脉穿刺者，术前行 Allen 试验，判断尺动脉功能是否良好，并于非术侧上肢留置静脉套管针。

7. 肾功能不全者术前应适当补液，停用双胍类药物。

【操作过程】

1. **准备工作** ①建立静脉输液通道，并将备用药品抽入空针内，如阿托品 1mg，利多卡因 400mg，异丙肾上腺素 0.5mg；②电击除颤器的电极板涂以导电糊，以备应用。

2. **动脉导管** ①动脉穿刺成功后，立即由静脉内注射肝素，防止血栓并发症；②将压力换能器、三通接头和心导管连成一个完整的密闭系统，注意排气，并注意观察，切勿混入气泡；③严密监测压力，压力下降 2.67kPa（20mmHg）以上，怀疑导管顶端堵住冠状动脉时，立即撤离导管；④病情严重或原有心动过缓者，造影前可安置临时起搏器。

3. **病情观察与监测** ①注意听取病人主诉，有无胸痛、呼吸困难等情况发生；②心电监测，内容包括 QRS 波幅、ST 段及 T 波、心律等，尤其是球囊扩张时可能出现再灌注心律失常；③注意可能发生的造影剂过敏反应，如病人是否出现灼热感、恶心、呕吐、皮肤瘙痒、皮疹、呼吸困难等。

4. **急救处理** ①操作过程中病人心绞痛发作时，应予硝酸甘油含服，或静脉滴注硝酸异山梨酯，必要时应用吗啡静脉注射，并予以氧气吸入；②如病人出现心动过缓或窦性停搏，立即静脉注射硫酸阿托品 0.5～1mg；③如病人发生室性期前收缩、室性心动过速，应立即静脉注射胺碘酮 75～150mg，发生室颤时立即予以电除颤；④遵医嘱及时处理严重的造影剂过敏反应；⑤静脉滴注替罗非班有助于预防或减轻无复流，对严重无复流病人，主动脉内气囊反搏有助于稳定血液动力学。

5. **心理护理** 安慰鼓励病人，尽量避免可能造成病人紧张不安的语言和行为。

【操作后护理】

1. 将病人平移至床上，嘱病人不要用力，连接心电监测、测血压、检查静脉输液是否通畅，查看穿刺部位有无出血及血肿。

2. 密切观察病人的生命体征，术后留取第一次尿常规检验、血常规、电解质、肝肾功能及心肌酶谱等。

3. 遵医嘱使用低分子抗凝治疗 3～7 日。

4. 鼓励病人饮水，予静脉补液 1000～1500ml，以利于造影剂的排出，术后 4 小时尿量应达 800ml。

5. 动脉穿刺点局部加压 6～8 小时，定时观察双侧动脉搏动和远端肢体温度，及时听取病人主诉。如动脉穿刺处远端肢体出现动脉搏动减弱或消失、肢体皮肤温度异常，应怀疑动脉穿刺点压迫造成远端肢体供血不足，需立即汇报医生。

6. 行股动脉穿刺者应卧床 12～24 小时。

7. 术后可进食易消化半流质饮食，少食奶制品或其他容易导致腹胀的食物。

8. 及时识别和处理手术相关并发症，如穿刺部位出血/血肿、腹膜后血肿、穿刺动脉血栓形成或栓塞、尿潴留、血管迷走反射、造影剂反应及心肌梗死等。

三、气囊漂浮导管监测技术

气囊漂浮导管监测技术是指利用气囊漂浮导管经外周静脉插入心脏右心系统和肺动脉，进行测量和分析心脏及肺血管压力和心排血量等参数的方法。气囊漂浮导管在 1970 年首先由 Swan 和 Ganz 首先推出并成功应用，使人们对心脏功能状态的判断有了突破性进展。

【适应证和禁忌证】

气囊漂浮导管监测技术适用于：①急性心肌梗死合并心力衰竭的病人；②各种类型的休克病人；③心脏血管手术后监护；④其他各科危重症需了解血流动力学变化的病人；⑤监测药物对急、慢性心功能不全治疗的血流动力学效应；⑥需要评估心内分流情况的病人。

禁忌证主要包括在导管经过的通道上有严重的解剖畸形，导管无法通过或导管本身即可使原发疾病加重，如右室流出道梗阻、肺动脉瓣或三尖瓣狭窄及肺动脉严重畸形等。

【操作前准备】

（一）气囊漂浮导管的选择和准备

判断危重病人心血管功能状况的信息来源，主要是通过应用气囊漂浮导管行血流动力学的监测而实现的。Swan-Ganz 气囊漂浮导管（图 18-3-2）全长 110cm，每 10cm 有一刻度，气囊距导管顶端约 1mm，可用 0.8 ~ 1.5ml 的空气充盈，导管尾部经一开关连接一容积为 1.5ml 的注射器。导管顶端有一腔开口，可做肺动脉压力监测，此为双腔心导管。三腔管是在距导管顶部约 30cm 处，有另一腔开口，可做右心房压力监测。如在距顶部 4cm 处加一热敏电阻探头，就可做心输出量的测定，此为完整的四腔气囊漂浮导管。临床根据实际需要选择 2 ~ 5 腔气囊漂浮导管。

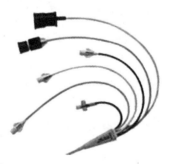

图 18-3-2　Swan-Ganz 气囊漂浮导管

（二）监测仪器及其配件的准备

各种检测仪器均有相匹配的压力传感器及配件，漂浮导管置入前需认真检查及准备齐全。调试检测仪器的性能，将压力传感器与肝素盐水冲洗装置连接并排气，固定压力传感器使之与病人右心房水平（右腋中线第 4 肋间）同高，然后校正零点。

（三）病人的准备

1．术前宣教　告知病人及家属血流动力学监测的意义，气囊漂浮导管置入术的过程，可能出现的并发症，病人应如何配合等。了解病人及家属对此所产生的反应，尽量减少病人的压力，取得其配合。

2．皮肤准备　根据穿刺部位做好皮肤准备，剃去毛发并清洗局部皮肤。最常选用的穿刺部位是颈内静脉、锁骨下静脉或股静脉。

【操作过程】

（一）导管置入过程

在常规无菌操作和局麻下，从外周较大静脉（锁骨下静脉、颈内静脉、股静脉或贵要静脉）穿刺成功，将导管体外端与压力转换器相连接监测压力波形，在静脉内缓缓推进漂浮导管至出现右房压波形时，向气囊内注入规定量的气体（1.2～1.5ml）使之充盈。然后在压力波形监测下借助气囊漂浮作用继续缓缓推进导管，让导管顺血流进入右心室、肺动脉、肺动脉分支，分别测压，最终测得肺动脉楔压，将气囊排气后测到的压力为肺动脉压，采用热稀释法测定心排血量。反复试验2～3次，确定最佳位置后妥善固定导管位置（图18-3-3）。

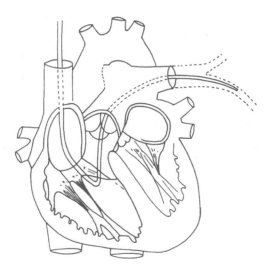

图18-3-3　气囊漂浮导管留置示意图

置管过程中应密切监测和记录病人的心率、心律、血压、呼吸等生命体征变化，监测和记录导管顶端到达各部位的压力变化。

（二）压力值测定法

从Swan-Ganz气囊漂浮导管所获得的指标为右心房压力（right atrial pressure，RAP）、右心室压力（right ventricular pressure，RVP）、肺动脉压力（pulmonary artery pressure，PAP）、肺动脉楔压（pulmonary artery wedge pressure，PAWP）、心输出量（cardiac output，CO）。测定压力值的方法如下：

1. 调节零点　使换能器与病人心脏在同一水平，扭转三通，使换能器与大气相通。待监护仪压力数值显示为零时，表示零点调整完毕。

2. 换能器与每一管腔相通。

3. 准备心输出量监测仪，调至预备工作状态，输入病人血温、体外对照冰水温度。用注射器反复抽吸无菌冰盐水，使其接通于右心房腔导管尾端。

4. 在 4 秒之内迅速将 5 ～ 10ml 冰盐水推入，同时按心输出量计算键，机器即显示心输出量数值。

5. 同步记录　①PAP：将换能器与通向肺动脉管腔相通测得；②PAWP：在以上基础上，使导管气囊充气，导管漂入肺毛细血管测得；③RAP：将换能器与通向右心房管腔相通测得；④BP、HR：常规方法测得。

（三）主要监测指标及其临床意义

1. **右心房压（RAP）**　右房压也代表中心静脉压（central venous pressure，CVP），正常值为 4 ～ 9mmHg。右心房压常在血容量增加、右心衰竭、三尖瓣病变、限制性心包心肌病变及心脏压塞时升高。

2. **右心室压（RVP）**　在漂浮导管插入过程中，当导管进入右心室时，出现明显高大的右心室压力波形，是导管推进过程中一个重要定位标志。正常收缩压 15 ～ 28mmHg，舒张压 0 ～ 6mmHg。

3. **肺动脉压（PAP）**　正常值为收缩压 15 ～ 28mmHg，舒张压 5 ～ 14mmHg，平均压为 10 ～ 20mmHg。当肺动脉压 >30mmHg 为轻度肺动脉高压，>60mmHg 为中度肺动脉高压，>90mmHg 为重度肺动脉高压。

4. **肺动脉楔压（PAWP）**　正常值为 8 ～ 12mmHg。在各瓣膜正常的条件下，PAWP 相当于左心室充盈末压，反映左心室前负荷。PAWP 升高，可见于左心功能不全、心源性休克、二尖瓣狭窄、左室顺应性下降或血容量过多。PAWP 降低，见于血容量不足。

5. **心输出量（CO）**　指每分钟心脏泵出的血量，正常值 4 ～ 8L/min，是衡量心室功能的重要指标。测量方法较为特殊，称为热稀释法。与心排量有关的参数还包括心指数（cardiac index，CI），即每平方米体表面积的心排血量，正常值为 2.4 ～ 4.0L/（min·m²）。当心输出量轻度减少，CI 为 2.3 ～ 2.6L/（min·m²）时，血压可以维持正常，没有低灌注的临床表现；当心输出量显著减少，CI 为 1.8 ～ 2.2 L/（min·m²）时，表现为组织的低灌注状态，可能出现低血压；当心输出量进一步减少，CI 低于 1.8 L/（min·m²）时，会出现心源性休克。高心排血量出现于某些高动力性心力衰竭，如甲状腺功能亢进、贫血等。

【操作后护理】

（一）正确掌握测量方法

1. **压力传感器**　压力传感器应位于正确的位置校正零点（右心房水平为标准零点，仰卧位时为右腋中线第 4 肋间），病人变换体位后应重新校正零点。

2. **气囊导管**　①妥善固定并注意气囊导管的位置变化，当波形改变时，应调整位置，必要时 X 线摄片了解导管位置；②气囊充气时间不超过两个呼吸周期，充气量不超过 1.5ml，应间断、缓慢充气，以免气囊破裂或引起肺出血。

3. **影响因素**　①每次测压前均应调整零点；②咳嗽、呕吐、躁动、抽搐和用力等均可影响测值，故病人应在安静休息 10 ～ 15 分钟后再行测压；③测定心输出量时应重复测量 3 次，取平均值；④呼吸机正压通气会影响 CVP、PAP 及 PCWP，故在病情允许的情况下应脱开呼吸机测压；⑤经压力传感器通过导管肺动脉体外部分接口持续缓慢正压滴肝素液，防止凝血，保持管腔通畅。

4. **监测指标**　如发现测定的压力值有较大变化，护士应首先排除人为造成的误差，并立即通知医生。

（二）并发症的预防和处理

1. **心律失常** 由于导管尖端接触心肌壁或心瓣膜所致，可出现室性期前收缩、室性心动过速等，将导管退出后很快消失。但如出现严重心律失常时应立即拔除心导管，给予药物治疗及急救处理。气囊漂浮导管操作中必须有心电图持续监护，插入的导管如遇到阻力时不可强行进入。

2. **导管气囊破裂** 常见于气囊弹性丧失所致。气囊破裂后致使肺动脉楔入压指标丧失，且可能由于再次的气囊充气造成气栓。故在操作过程中应注意气囊充气最大量不能超过 1.5ml。气囊破裂而暂不需拔除心导管者应在导管尾端做好标记并应交班，以避免其他人再做气囊充胀试验。

3. **感染** 由于置管术中无菌操作不严格，导管维护中的污染而致直接的血行污染，临床中可见病人出现高热、寒战，甚至败血症。操作中应强调无菌，皮肤插管处伤口每日换药 1 次，并保持局部清洁干燥。心导管留置时间以不超过 72 小时为佳。如病人出现高热、寒战等临床表现，应立即拔出导管，并将导管进行细菌培养。

4. **肺出血** 操作中注意气囊每次充气时间不超过两个呼吸周期，对肺动脉高压的病人充其量要少，充气过程柔和，避免肺血管的损伤。如有导管致肺血管创伤出血，X 线胸片显示导管末端周围肺组织血肿影，应及时回撤导管，在机械通气情况下辅用 PEEP 止血。持续出血的病人则需根据情况应用纤维支气管镜或外科手术方法治疗。

5. **导管在心腔内扭曲、打结** 应注意导管置入长度，从右心房进入肺动脉一般不应超过 15cm，发现扭曲应退出。如已打结，可用导引丝插入导管内解除打结退出，如不奏效，应将结拉紧，缓缓拔出。

四、心脏电复律术

心脏电复律术（cardioversion）是通过电能来治疗异位快速型心律失常，使之转复为正常窦性心律的方法。电复律的机制是指在短时间内给心肌通入高压强电流，使所有的心肌纤维瞬间同时除极，抑制心肌内异位兴奋灶和打断折返途径，延长心肌不应期，从而使自律性最高的窦房结恢复其起搏点的作用（图 18-3-4，图 18-3-5）。

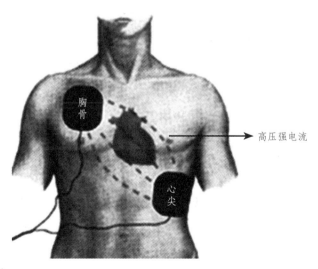

图 18-3-4 心脏电复律

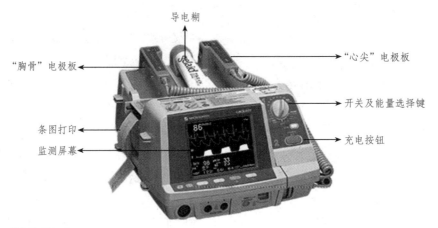

导电糊

"胸骨"电极板 ←

"心尖"电极板

开关及能量选择键

条图打印 ←

充电按钮

监测屏幕 ←

图 18-3-5 除颤器的组成

电复律分为同步与非同步两种方式。同步电复律是指除颤器的放电时间与心脏搏动的某个固定时期（R 波时段）同时进行，放电方式由 R 波触发放电。非同步电复律指除颤器的放电时间是任意的，与病人心电活动的时间毫不相干。

非同步电复律（电除颤）

【适应证】

室颤，无脉室速。

【操作前准备】

定期检查除颤器性能（如时间校对、放电试验及充电功能等）和备用物品是否齐备（如导电糊或盐水纱布、监测记录图纸和电极片等），以便紧急状态下随时可以使用。

【操作过程】

1. 发现病人突然意识丧失、自主呼吸和大动脉搏动消失，立即呼救，请另一人取除颤器、抢救车，同时为病人取复苏体位，行心肺复苏，同时评估病人除颤部位皮肤是否完整、干燥，有无起搏器植入或敷有外用药。

2. 除颤器到位后，开机，选择电极板（Paddles）方式，评估病人心律是否为室颤或无脉室速，选择"非同步"模式（一般开机状态下默认为"非同步"模式）。

3. 电极板迅速均匀涂抹导电糊或垫盐水纱布。其目的是使电极板与皮肤紧密接触，以减少皮肤阻力、易于导电，并防止皮肤电灼伤。

4. 选择电量，按充电按钮。电量选择标准：双向除颤器，首次充电量衰减指数波选择 150～200J；方波选择 120J；不明选择 200J。单向除颤器首次充电量为 360J。如需再次除颤，选择除颤电量应等于或高于前一次的电量，但最高能量不能超过 360J。

5. 电极板放置正确，与病人皮肤密切接触。电极板放置位置：一电极板（标注"胸骨"）置于胸骨右缘 2-3 肋间，另一电极板（标注"心尖"）置于左腋中线第 5 肋间（图 18-3-6）。双手下压，使每个电极板上的压力相当于 10～12kg。当电极板紧密接触皮肤并且压力适当时，电极板接触指示灯显示绿色。

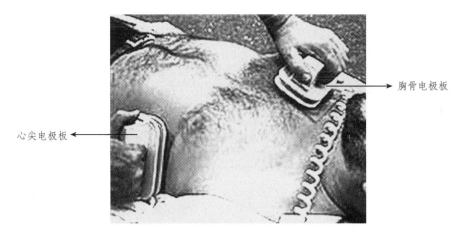

图 18-3-6　电极板放置位置

6. 确认操作者及床旁所有人员身体未接触病人、避开床缘，并大声告知除颤开始。

7. 按放电按钮。

8. 除颤完成，立即行以胸外按压为起始的 5 个周期心肺复苏，然后评估病人心律是否转复。

9. 如病人心律转复、大动脉搏动恢复，证明除颤成功；如仍为室颤或无脉室速，则应立即再次除颤，并继续进行心肺复苏。

◎ **学科前沿**　　　　先给予除颤还是先进行心肺复苏

　　　　　　　2015 年《美国心脏协会心肺复苏与心血管急救指南》指出，当可以立即取得除颤器时，对于有目击的成人心脏骤停，应尽快使用除颤器。若成人在未受监控的情况下发生心脏骤停，或不能立即取得除颤器时，应该在他人前往获取以及准备除颤器的时候开始心肺复苏，而且视病人情况，应在设备可供使用后尽快尝试进行除颤。

【操作后护理】

1. 除颤成功后整理病人衣物，取舒适卧位，评估皮肤有无电灼伤并清洁，并安慰病人。
2. 清洁、整理除颤器，充电备用。
3. 记录和总结抢救过程、查找潜在病因，进行进一步治疗和护理。

同步电复律

【适应证】

　　伴有血流动力学改变、药物治疗后无效的各种异位快速型心律失常，如：心房颤动、心房扑动、阵发性室上性心动过速、室性心动过速及不明类型宽 QRS 心动过速。

【操作前准备】

1. 应对病人进行详细的体格检查，记录 12 导联心电图；复查血气、电解质指标，纠正血液酸碱和电解质平衡紊乱。

2. 向病人及家属简述电复律的过程，解除思想顾虑，取得病人的合作，并签署知情同意书。

3. 遵医嘱维持抗心律失常药物治疗。其目的为有些病人在服药后心律有转复的可能性，另外可提高电复律的成功率，减少严重心律失常的发生及防止复发。

4. 有左房附壁血栓者需遵医嘱抗凝治疗，预防电复律后的栓塞并发症。

5. 嘱病人摘掉义齿，取平卧位。

6. 确认除颤器、心电监护仪、心电图机等并检查仪器设备的性能完好，备好急救设备和药品。

7. 评估病人呼吸型态、功能、血氧饱和度或动脉血气分析水平，根据病情准备镇静剂。

【操作过程】

1. 建立静脉通路，吸氧。

2. 建立护理记录，持续心电监测，测量血压。选择以 R 波为主的导联进行监护，监测电极片注意避开除颤部位。

3. 遵医嘱使用镇静剂，如地西泮、咪达唑仑等，直至睫毛反射消失；注意观察有无镇静剂引起的呼吸抑制现象。

4. 术前 5 ~ 10 分钟起至术中给予病人 100% 浓度氧气。必要时用气囊面罩辅助其呼吸，避免发生低氧血症。

5. 除颤器开机后，选择"同步"模式，观察除颤器监测波形中是否出现"同步"信号。

6. 遵医嘱根据心律情况选择电量，充电。

7. 电极板放置位置和方法同前，确认操作者及床旁所有人员身体未接触病人、避开床缘后，暂时关闭氧气，按放电按钮（放电后电极板不要急于拿开）。

8. 判断病人心电示波是否转复，并测量血压。

【操作后护理】

1. 复律后持续观察病人心律、心率、血压、呼吸、意识和肢体活动状态。

2. 继续记录及心电监测 4 小时，如无异常、病情允许，可下床活动。

3. 根据病情、遵医嘱可予抗凝治疗。

【护士职责】

1. 护士应建立并使用除颤器检查记录，避免除颤设备性能障碍和不正确操作，使除颤器应随时处于备用状态。

2. 及时发现病人的病情变化，如病人出现心脏骤停，护士有责任实施心肺复苏，并有权行电除颤治疗。

3. 对高危人群的救护人员（是指与高危病人同住的家人或朋友）进行基本生命支持培训，使他们掌握在家人或朋友可能发生心脏性猝死时如何进行心肺复苏并使用自动体外除颤器的方法。自动体外除颤器（automated external defibrillation，AED）又称公众除颤器，最大特点是无需使用者具备高水平心脏专科知识，其内安装有操作指南录音，只要打开开关，根据语音提示按动放电按钮，即可完成心电图自动分析及除颤。由于心脏性猝死大多发生在院外，应用 AED 使在心脏骤停发生现场早期除颤成为可能。相关指南提出，为尽量缩短为心脏骤停病人除颤的时间，AED 不能只限于让经过训练的人员获取（虽然仍然建议进行培训）。

五、心脏起搏技术

心脏起搏（cardiac pacemaker）是利用电子技术模拟心脏冲动的发生和传导等生理功能，用一定强度的电脉冲暂时性或永久性地刺激心脏跳动，以此治疗某些严重的心律失常。

心脏起搏器由两部分组成，即脉冲发生器和起搏导线。临时起搏器的脉冲发生器置于病人体外，永久性起搏器则被植入病人一侧锁骨下的胸部皮下。起搏器导线通常经静脉进入心脏，并将脉冲发生器与心脏连接起来，电脉冲通过导线发放到心脏，从心脏收集的信息也经导线反馈到起搏器（图18-3-7）。

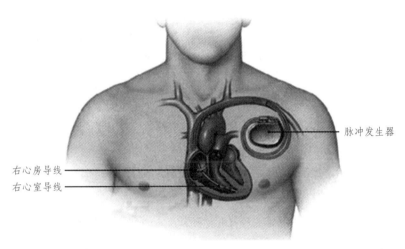

图18-3-7　永久性起搏器的组成

为了反映不同起搏器的工作性能、便于临床应用，国际心律失常学会制定了起搏器的代码（NBG代码）。其中第1个字母代表起搏的心腔；第2个字母代表感知的心腔；第3个字母代表工作模式，感知后反应；第4个字母则表示程控功能，第5个字母表示是否多部位起搏（表18-3-1）。目前临床上一般只使用前4位字母，例如，DDD、DDDR或VVI（R）等。

为使起搏器适应不同病人的需要和观察起搏器工作情况，起搏器上有一些基本参数，包括：

1. 起搏阈值　引起有效心搏的最低电脉冲强度，以电流表示。

2. 感知灵敏度　指起搏器感知P波和R波的能力，是按需型和各种同步型起搏器的特殊指标，以电压表示。

3. 起搏频率　指起搏器发放脉冲的频率。

4. 脉冲宽度　指单个起搏脉冲电流持续的时间，以毫秒为单位。

【适应证】

1. 治疗严重缓慢型心律失常　包括窦房结功能不全、成人获得性房室传导阻滞、慢性双束支阻滞、颈动脉窦过敏综合征和神经心源性晕厥等，以及各种原因如各种心脏病、心脏手术、电解质紊乱、感染、药物等所引起的急性、慢性完全性或高度房室传导阻滞以及病态窦房结综合征，并有以下情况。

（1）伴有或曾伴有阿-斯综合征发作者：应用心脏起搏增快心率、提高心排血量，以抢救或防止发作。

表 18-3-1 NBG 代码说明

位置	I	II	III	IV	V
	起搏心腔	感知心腔	感知后反应	程控功能	抗心动过速
分类	O= 无	O= 无	O= 无	O= 无	O= 无
	A= 心房	A= 心房	T= 触发	P= 单项程控	P= 起搏
	V= 心室	V= 心室	I= 抑制	M= 多项程控	S= 电击
	D= 双腔（A+V）	D= 双腔（A+V）	D= 均有	C= 遥控	D= 均有
				R= 频率调节	

（2）心动过速－心动过缓综合征者：是病态窦房结综合征的一种类型。药物治疗困难，此时安装心脏起搏器不仅可保证心率不低于所需的合适水平，而且可为在心动过速发作时进行药物治疗创造条件。

2. 保护性起搏　主要起预防保驾的作用，如束支传导阻滞的病人在接受全身麻醉和大手术前；急性心肌梗死后二度 II 型房室传导阻滞有发展为完全性房室传导阻滞的可能性者；永久性起搏器植入前的保护性起搏等。

3. 控制严重快速型心律失常　如室性心动过速、反复发作的室上性心律失常，可选用超速起搏治疗。

4. 协助诊断　协助诊断心脏功能、传导系统病变、心律失常类型等。

【禁忌证】

1. 临时性心脏起搏无绝对禁忌证，但是感染尚未控制的病人使用时应慎重。

2. 永久性心脏起搏的禁忌证

（1）尚未控制的感染。

（2）严重的肝肾功能不全及心功能不全。

（3）电解质紊乱及酸碱平衡失调尚未被纠正。

（4）出血性疾病及有出血倾向者。

【心脏起搏器的选择】

1. 紧急性临时性心脏起搏　主要应用于如急性心肌梗死、病毒性心肌炎、洋地黄中毒等原因引起心脏传导系统功能障碍或传导阻滞，病人因此出现血流动力学改变。此时应用临时性心脏起搏器可在最短时间内改善血流动力学，保证重要脏器的灌注。待病人窦房结功能恢复或传导阻滞消失后可逐渐停用临时起搏器，如不能恢复则需要安装永久性起搏器。

2. 选择性临时性心脏起搏　①作为保护性起搏；②用于协助诊断；③治疗严重心律失常；④为安置永久心脏起搏创造条件，或为提高操作的安全性。

3. 永久性心脏起搏器　适用于慢性或反复发作、估计经起搏治疗短时间内不能恢复或不可能恢复，以及经临时起搏治疗未能恢复者。

【操作前准备】

1. 皮肤准备　准备行永久起搏器安置术的病人行颈、胸、腋窝备皮；准备行临时起搏器安置术的病人还应同时行双侧腹股沟及会阴部备皮。

2. 向病人及家属说明手术的必要性、手术过程及可能发生的并发症，取得病人及家属的配合，消除紧张恐惧心理，并签署知情同意书。

3. 准备相应的起搏器和导管电极，临时起搏器应检查起搏器电池及机器的性能是否完好。

4. 练习床上大小便，告诉病人术后需要卧床以预防电极脱落。

5. 术前 1 日晚给予镇静药物帮助睡眠；术日晨不吃胀气食物，不宜过饱。

6. 建立静脉通路。

【操作过程】

1. 临时起搏器电极安装的途径

（1）经静脉临时起搏：经静脉穿刺进行临时起搏可使用股静脉、锁骨下静脉、颈内静脉等途径，在 X 线透视下（无 X 线透视时，则应用尖端带气囊的漂浮起搏电极导管），将起搏电极插入需要起搏的腔室如心房或心室。由于操作简单，并发症少，是目前临床最常用的临时起搏途径。

（2）心外膜临时起搏法：对在心脏手术中发生的传导阻滞或心动过缓者，将电极线直接缝到心房和（或）心室外膜上，外接临时起搏器，可行心外膜心脏起搏。

（3）体外心脏临时起搏法（经胸壁心脏起搏）：经胸壁体外起搏是一种临时性、紧急性、非侵入性的心脏起搏方式，用于严重心动过缓的病人。此方法是将大面积、高阻抗电极板粘贴在病人前后胸壁的皮肤上，以较宽脉冲间期（20～40 毫秒）和较强电流（50～100mA）的脉冲经胸壁刺激心脏。优点是操作简单，迅速起效。但病人有时不能耐受胸壁的疼痛。

2. 永久起搏器安装过程

（1）采用利多卡因局部麻醉，极少数情况下需作全身麻醉。

（2）静脉途径一般可选择的静脉有头静脉、颈外静脉、颈内静脉和锁骨下静脉。

（3）穿刺成功后送入起搏电极。心室电极的安放位置为右室心尖部，心房电极送至右房心耳部。通过电极进行起搏器参数测定（如起搏阈值、R 波振幅、阻抗等），观察起搏与感知情况。取得满意参数后，将电极缝扎固定在肌肉上。

（4）用手术刀做一个 5cm 左右的横切口后分离皮下组织至胸大肌筋膜，做一与脉冲发生器大小相适应的囊袋。囊袋充分止血后植入起搏器，将起搏电极与起搏器连接。

（5）检查起搏器工作状况，如无异常逐层关闭切口。

【操作后护理】

1. 对安装起搏器的病人需要连续心电监测，及时了解起搏器的工作情况，及时发现有无电极移位或起搏、感知障碍等。起搏心电图最显著的特点是起搏信号，表示起搏器向心肌发放电脉冲（图 18-3-8）。

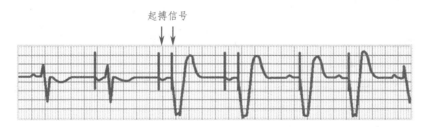

图 18-3-8　起搏器心电图

2. 常规应用抗生素并注意病人的体温变化情况。

3. 永久起搏器病人伤口局部以沙袋加压 8 小时，期间间断解除压迫 5 分钟。保持伤口清洁干燥，术后 24 小时无菌换药一次。

4. 为避免电极脱位，永久起搏器病人要保持平卧或略向左侧卧位 8～12 小时，绝对卧床 24 小时；临时起搏器病人卧床直至拔除电极。

5. 永久起搏器病人应注意起搏器囊袋部位是否有渗血或血肿、肿胀，局部皮肤有无疼痛、变暗发紫及波动感；临时起搏器病人注意穿刺部位有无出血及血肿。

6. 永久起搏器置入术病人若无异常，7 天可拆线。

7. 采用股静脉穿刺的安装临时起搏器者，应防止并及时识别下肢深静脉血栓的形成。对采用锁骨下静脉或颈内静脉的病人可将床头适当抬高。

8. 临时起搏器穿刺部位每日更换敷料，防止感染。

9. 临时起搏器要经常检查起搏器与电极的连接处是否松脱。

10. 密切观察临时起搏器的工作状况，如电池电量是否不足、感知功能是否良好等。要随时准备备用电池，更换电池时要有医师在场，如有起搏依赖现象，应先将起搏频率逐渐减慢，再迅速更换，或用其他临时起搏器替代后再行更换。

11. 临时起搏电极拔除后，需要指压 20 分钟左右，再以无菌敷料盖之，沙袋压迫 4 小时。若无特殊情况，12 小时后可下床活动。

12. 观察有无腹壁肌肉抽动、呃逆及心脏穿孔等表现，及时报告医生并协助处理。

【出院指导】

1. 认真填写起搏器随访卡，指导病人随身携带注有姓名、年龄、安装起搏器日期、类型、家庭住址、电话和随访医师姓名的起搏卡。

2. 告知病人起搏器设置频率和平均使用年限，教会病人自我检查脉搏，每天至少早晚各 1 次，脉搏若比原起搏心率低 10% 以上，或感到胸闷、心悸、头晕、头胀、水肿、乏力及其他不适，则应立即到医院就诊。

3. 生活指导。病人术后避免较重的体力劳动，选择一些不太剧烈的运动，避免过分使用肩、臂。远离较强的磁场，如不要离电视过近、接听移动电话时要在安置起搏器的对侧、因其他疾病需要行磁共振检查时要向医师讲明情况。

4. 保持起搏器囊袋表面皮肤清洁，并观察有无红肿、破溃，如出现这些表现，应及时复诊。

5. 定期随访。一般最初 1、3、6 个月各随访 1 次，以后 3～6 个月 1 次，接近起搏器使用年限时应缩短随访间隔时间。随访内容为：复查心电图以了解起搏器的起搏功能、感知功能、带动功能；复查胸部 X 线片，了解起搏器电极位置；检查起搏器电源情况；询问病人有无特殊不适；检查起搏器埋植处皮肤有无炎症。

6. 遵医嘱服用其他治疗心脏病的药物。

六、射频消融术

射频消融术（radio frequency catheter ablation，RFCA）是治疗快速型心律失常的一种导管治疗术，通过 300～1000kHz 的高频正弦交流电射频能量，使特定的局部心肌细胞脱水、变形、坏死，自律性和传导性均发生改变，从而消融异常传导组织，使心律失常得以根治（图 18-3-9）。

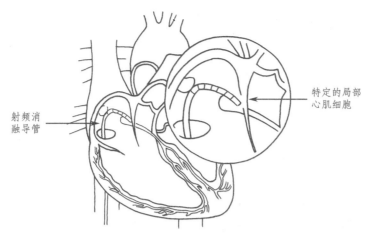

图 18-3-9　射频消融术

【适应证】

药物治疗无效或不能耐受、症状明显的室上速（包括房室结折返性心动过速、房室折返性心动过速、房速、房扑、房颤等）、预激综合征和持续性单行性室速等心律失常。

【禁忌证】

严重感染性疾病，严重心律失常，有出血倾向，外周静脉血栓性静脉炎，严重肝肾功能损害等。

【操作前准备】

1. 病人完善常规检查　血液检查、心电图、心脏超声、X 线、体格检查等。

2. 术前 1 日为病人备皮，备皮范围为腹股沟、会阴部、颈胸部。

3. 向病人和家属解释手术目的和方法，介绍术前和术后的注意事项，签署手术同意书。

4. 术前 1 日晚，为保证充足睡眠，遵医嘱给病人口服镇静剂。

5. 手术当日晨不用禁食水，但以吃六成饱为宜，选择低脂、易消化的清淡饮食。

6. 遵医嘱停用可能对电生理检查有影响的抗心律失常药物 5 个半衰期以上。

7. 建立静脉通路。

【操作过程】

1. 射频消融穿刺部位根据消融需要进入的心腔进行选择。静脉途径是由股静脉或锁骨下静脉和颈内静脉穿刺，经上、下腔静脉进入右心房。动脉途径则由股动脉穿刺经主动脉逆行进入左心室行左侧旁道的消融治疗。首先对病人进行电生理检查，标测引起心律失常的心脏特异位点；将消融导管插进静脉或前进至心脏，发放射频波破坏组织靶点。使其不能再传导电冲动。

2. 术中为了准确定位，术者可能会使用心内电击或者药物的方法来诱发心律失常的发生，护士要告诉病人做好准备，如有不适要告知医生。

3. 备好急救物品和药品。

4. 密切监测生命体征，病人如果出现持续心悸气短、恶心、胸痛等症状，要警惕发生心脏穿孔和心脏压塞等并发症。

5. 消融时病人可能会有心前区疼痛感，很快会消失，必要时遵医嘱给予吗啡镇痛。

6. 消融成功后术者即刻拔出鞘管，护士配合包扎。静脉穿刺处直接用无菌纱布覆盖，股动脉穿刺处要压迫 15～30 分钟后加压包扎，并用沙袋压迫止血。

【操作后护理】

1. 术后心电监测 24 小时，监测心率（律）的变化和生命体征，观察术后并发症，如房室传导阻滞、心脏压塞等。

2. 观察穿刺局部有无出血血肿，远端肢体皮温和皮肤颜色改变。

3. 医嘱使用抗生素预防感染。

4. 穿刺股静脉者沙袋压迫 2 小时后撤除，6 小时可以下地活动；穿刺股动脉者沙袋压迫 8 小时，12 小时后可以下床活动。

5. 术后口服阿司匹林 100mg 每日 1 次，服用 1～3 个月防止血栓形成。

6. 出院 1 个月复查心电图。

7. 术后 1～2 周病人即可进行正常生活和工作，但应避免重体力劳动和运动。1～2 个月后可以恢复完全正常的生活和工作。

七、主动脉内球囊反搏术

主动脉内球囊反搏（intra-aortic balloon bump，IABP）是一种机械循环辅助的重要方式，其方法是将一根气囊导管经股动脉置于锁骨下动脉远端 1～2cm 和肾动脉开口近端的降主动脉内，另一端接反搏器。工作原理为在左心室舒张早期球囊迅速充气，使舒张期峰压增加，改善冠状动脉血流灌注及全身重要器官的血流灌注；在左心室舒张末期球囊放气，使收缩期左心室射血阻力明显下降，降低左室后负荷及肺动脉压，增加心排血量（图 18-3-10）。

【适应证】

1. 心肌梗死的各种并发症　心源性休克、室间隔穿孔、进展性心肌梗死、难以控制的心律失常等。

2. 各种原因引起的心泵衰竭　围术期发生的心肌梗死、心脏手术后难以纠正的心源性休克、难治性心力衰竭、病毒性心肌炎。

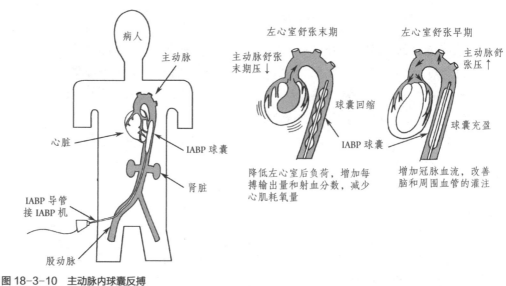

图 18-3-10　主动脉内球囊反搏

3. 冠状动脉介入治疗过程中、冠状动脉旁路手术和术后支持治疗。

4. 心脏移植前后的辅助治疗、人工心脏的过渡治疗。

【禁忌证】

1. 主动脉瓣关闭不全。

2. 主动脉夹层动脉瘤或主动脉瘤。

3. 不可逆的脑损害。

4. 严重的主动脉或髂动脉血管病变。

5. 心脏病或其他疾病的终末期。

6. 心脏停搏、心室颤动、严重低血压等。

7. 存在严重的凝血功能障碍。

【操作前准备】

1. 向病人及家属进行告知IABP的重要性、手术过程、可能的并发症和术后注意事项，签署同意书，尽早实施IABP术。

2. 检查双侧足背动脉搏动情况并作标记。

3. 完善血常规及血型、尿常规、出凝血时间等检查，必要时备血。

4. 股动脉穿刺术区备皮。

5. 备齐术中用物、抢救物品和药品。选择IABP导管时，其气囊的容量应在气囊充气时可阻塞主动脉管腔的90%～95%。一般成人使用40ml或50ml的气囊导管。

【操作过程】

1. 经股动脉穿刺法是目前使用最广泛的方法。腹股沟处常规消毒局麻，以穿刺针穿刺股动脉，送入导引钢丝并拔除穿刺针，沿导引钢丝送扩张器至股动脉，将扩张器拔除后再沿导引钢丝送入鞘管，将气囊导管经导引钢丝送入鞘管内插入股动脉，测量欲进入的球囊导管长度，将球囊导管鞘管退至留在体内2～4cm后固定连接三通及压力装置，连接反搏机。

2. 护士应记录IABP前病人生命体征，以利于术后评价效果。

3. 严密监护病人的意识、血压、心律、心率和呼吸等变化，一旦出现紧急情况，积极配合医生进行抢救。

【操作后护理】

1. 术侧肢体制动，病人半卧位时勿超过30°，防止球囊导管打折引起停搏。

2. 密切观察病人足背动脉搏动、穿刺局部有无出血和血肿、皮肤温度和病人自我感觉情况，预防深静脉血栓形成。

3. 保持肝素盐水持续滴注、冲洗测压管道。

4. 监测记录生命体征、意识状态、尿量、心电监测变化。

5. 监测反搏波形和数值变化情况、搏动压力情况，反搏压力（舒张峰压）应保持较收缩压高10～20mmHg（图18-3-11）。

6. 严密观察病人的心电图、酶学、血气及尿量的变化情况，如有必要可行血流动力学监测心功能。

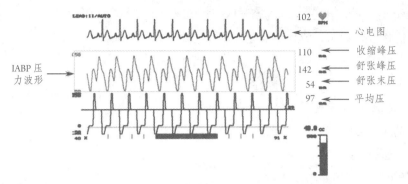

图 18-3-11 反搏波形和数值

7. 依据 ECG 触发球囊周期性活动时，注意观察电极情况，如有脱落及时更换，以确保 IABP 的有效触发。

8. 观察循环辅助的效果，如出现异常及时报告医生。反搏满意的表现为血流动力学稳定、循环有所改善、血气正常、升压或硝酸酯类药物剂量逐渐减少。

9. 严格按操作规程操作反搏机，发现问题及时解决。若因故障使 IABP 临时中断，不应超过 30 分钟。

10. 协助做好生活护理和基础护理，对意识不清病人应注意做好约束和安全护理。

11. 观察和询问病人是否出现双下肢疼痛、麻木、苍白或水肿，突发的持续性撕裂样胸痛以及导管内出现血液、反搏波形消失等情况，及时发现和处理并发症。

12. 撤除时，脱开 IABP 管后放气囊，缓慢拔除球囊导管及鞘管后，压迫止血并随时检查足背动脉搏动情况。

13. 导管拔除后护理同冠状动脉介入术后护理。

（刘　庚）

◇ 思考题

张某，女，69 岁，心前区疼痛 5 小时，心电图示急性广泛前壁心肌梗死伴室性期前收缩，入院体检：气急不能平卧，血压 130/80mmHg，心率 176 次 / 分。两肺散在湿啰音，伴少许哮鸣音。肝颈静脉回流征阴性。

1. 病人入院进行 PCI 治疗，术后针对穿刺点，护士应注意做好哪些护理？

2. PCI 当晚，病人感到呼吸困难，咳嗽，咳粉红色泡沫痰，护士认为其出现什么情况？

3. 如病人心电监护显示其出现室颤，护士应选择哪项措施？

第十九章
心律失常病人的护理

学习目标

识记
1. 列举心律失常的病因。
2. 简述心律失常的发病机制和常见分类。
3. 列出心律失常的常用护理诊断。

理解
1. 阐明各类心律失常的概念和典型症状。
2. 识别各类心律失常的心电图特征。
3. 阐述心律失常的药物治疗和非药物治疗法。

运用
能够对各种心律失常病人进行护理评估，并根据护理评估资料准确提出护理诊断、制订相应护理措施。

19章

第一节 概 述

心律失常（cardiac arrhythmia）是指心脏冲动的频率、节律、起源部位、传导速度与激动次序的异常，使心脏的活动规律发生紊乱。心律失常不是一种疾病，而是一组复杂的临床症候。

【病因】

引起心律失常的原因比较复杂，可以是生理性的，但更多见于病理状况。正常人在疲劳、紧张、激动、吸烟、饮酒、饱餐等情况下可出现心律失常。病理状况包括各种器质性心脏病、自主神经功能紊乱、药物中毒、电解质紊乱和酸碱平衡失调、内分泌代谢失常、急性感染、手术、心导管直接刺激等；某些心律失常可以引起和发展为其他类型的心律失常。此外，一些心律失常为家族遗传性，是某些致病基因突变所导致，如长Q-T间期综合征、Brugada综合征、早期复极综合征和特发性室颤等。

【发病机制】

正常心脏冲动起源于窦房结，经结间束、房室结、房室束、左右束支及浦肯野纤维传导到心房与心室，形成正常窦性心律，使心房肌和心室肌顺序除极，引起心脏的有效收缩。正常情况下，窦房结的自律性最高，整个心脏受窦房结冲动控制，其他部位的自律性受到抑制，成为潜在的起搏点。各种原因引起心肌细胞的自律性、兴奋性、传导性改变，使心脏的冲动形成异常和（或）传导异常，均会导致心律失常。

（一）冲动形成异常

1. 自律性异常 引起心律失常有以下机制：窦房结起搏细胞自律性增高或降低，但其仍是心脏的起搏点，形成窦性异常心律。窦房结冲动的频率低至下位起搏点频率以下，出现逸搏或逸搏心律，形成被动性异位心律；潜在起搏点的自律性异常增高，超过窦房结时，形成主动性异位心律。此外，一些无自律性的心肌细胞，在病理状态下亦可出现异常自律性。

2. 后除极和触发活动 细胞损伤、药物中毒或其他因素可产生后除极。后除极是一种阈下除极，发生在动作电位除极波后。后除极的振幅增高并抵达阈值，便可造成异位自律活动，引起一次兴奋，即产生一次期前收缩；如触发一连串动作电位，则导致持续性快速型心律失常。

（二）冲动传导异常

1. 传导阻滞 是指冲动传导系统和心肌传导出现障碍。阻滞可以发生在心脏的任何部位，如窦房阻滞、房室传导阻滞及心室内传导阻滞。阻滞的程度可分为三度：①第一度为传导延迟，即传导时间延长，但每个冲动都能通过；②第二度为部分阻滞，即部分冲动不能传导，呈不完全性传导阻滞；③第三度为完全性传导阻滞，所有的冲动都不能传导。

2. 折返现象 心脏内传导的激动在心脏一次电活动后仍不消失，经过一定时间从另一条途径返回原处，使该处的心肌再一次激动，称为折返激动。折返是大多数快速型心律失常最常见的发生机制。产生折返的基本条件是：①心脏至少存在两条传导路径，相互连接形成一个有效的折返环路；②其中一条通道发生单向传导阻滞，另一条通道传导缓慢，使发生阻滞的通道有足够的时间恢复兴奋性；③原先阻滞的通道再次激动，形成一次折返激动，冲动在环内反复循环，产生持续而快速的心律失常。

【分类】

根据不同的分类标准，心律失常有不同的分类方法。

1. 根据心律失常的发生原理分类

（1）冲动形成异常：包括窦性心律失常，被动性异位心律（逸搏和逸搏心律）和主动性异位心律（期前收缩、阵发性心动过速、心房扑动和心房颤动、心室扑动和心室颤动）等。

（2）冲动传导异常：如各种传导阻滞（如窦房传导阻滞、房内传导阻滞、房室传导阻滞、室内传导阻滞）、预激综合征等。

2. 根据心律失常的速率分类

（1）快速型心律失常：包括窦性心动过速、期前收缩、心动过速、扑动和颤动等。

（2）缓慢型心律失常：包括窦性缓慢型心律失常、逸搏和逸搏心律、房室传导阻滞、心室内传导阻滞等。

第二节　常见的心律失常

一、窦性心律失常

由窦房结冲动引起的心律，统称为窦性心律（sinus rhythm），其正常频率成人为 60～100 次/分。窦性心律失常是指窦房结的冲动形成过快、过慢、节律不规则或传导障碍时所致的心律失常。窦性心律的频率超过 100 次/分，称为窦性心动过速（sinus tachycardia）；低于 60 次/分，称为窦性心动过缓（sinus bradycardia）；当其节律不均，快慢不一，长与短的 P-P 间期之差大于 0.12 秒时，称为窦性心律不齐（sinus anisorhythmia）。

病态窦房结综合征（sick sinus syndrome），是由于窦房结及其周围组织的器质性病变，导致窦房结起搏障碍或传导障碍而产生的多种心律失常的综合表现。

【病因】

1. 窦性心动过速　可见于健康人吸烟、饮茶或咖啡和酒、运动、情绪激动时；亦常见于某些病理状态，如发热、贫血、失血、休克、心力衰竭、甲状腺功能亢进以及应用肾上腺素、阿托品等药物。

2. 窦性心动过缓　常见于健康的青年人、运动员、睡眠状态；也可见于颅内高压、甲状腺功能低下、阻塞性黄疸、服用洋地黄及抗心律失常的药物（如 β 受体拮抗剂、胺碘酮、钙通道阻滞剂等）；器质性心脏病中常见于冠心病、心肌炎、心肌病。

3. 窦性心律不齐　常见于青少年、老年人、自主神经功能不稳定者，多与呼吸周期有关。也可见于器质性心脏病或洋地黄药物中毒等病理情况。

4. 病态窦房结综合征　常见病因为心肌缺血性损伤或梗死、老化所致心脏传导阻滞纤维化、心肌病、自主神经系统功能紊乱、药物影响及心脏手术或外伤损伤窦房结。

【临床表现】

窦性心动过速通常无症状或仅有心悸感，但如果代偿机制失调，病人可出现低血压、晕厥和视物模糊；通常情况下，窦性心动过缓无症状，但心率过慢导致低血压和外周灌注不足时，可引起头晕、乏力、胸痛等。病态窦房结综合征轻者出现头晕、黑蒙、乏力、心绞痛等，重者可出现阿-斯综合征或猝死。阿-斯综合征（Adams-Stokes syndrome），系指心脏供血暂停时间较长，产生心源性晕厥伴有抽搐。

体检时病人心率超过100次/分或低于60次/分；窦性心律不齐时表现为心律快慢稍不规则，常在吸气时心率加快，呼气时心率减慢。

【心电图特征】

1. 均可见P波，有规律出现，钝圆形，在Ⅰ、Ⅱ、aVF、V$_{4-6}$导联直立，aVR导联倒置，P-R间期0.12~0.20秒。

2. 窦性心动过速时P-P或R-R间期<0.6秒，频率大于100次/分（图19-2-1）；窦性心动过缓时P-P或R-R间期>1.0秒，频率小于60次/分（图19-2-2）。

3. 窦性心律不齐时同一导联P-P间期不等，最长与最短的P-P间期之差>0.12秒，常与窦性心动过缓同时存在（图19-2-3）。

4. **病态窦房结综合征**　包括以下一种心律失常或几种心律失常合并存在（图19-2-4）：①持续性窦性心动过缓，心率小于50次/分，不宜用阿托品纠正；②多发的窦性停搏或严重的窦房传导阻滞；③心动过缓-心动过速综合征，指窦性心动过缓与房性心动过速的心房扑动或颤动等交替出现；④可同时出现窦房传导阻滞与房室传导阻滞；⑤运动时窦房结频率不能增加。

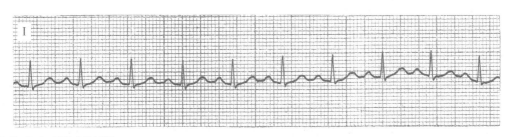

图 19-2-1　窦性心动过速

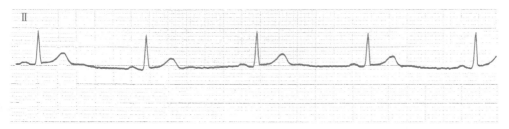

图 19-2-2　窦性心动过缓

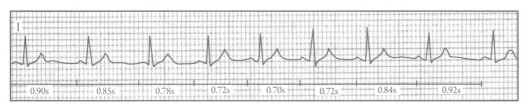

图 19-2-3　窦性心律不齐

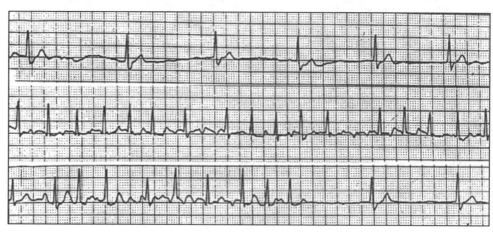

图 19-2-4　病态窦房结综合征

二、期前收缩

期前收缩（premature beats）是指源于窦房结以外的异位起搏点提前发出的冲动使心脏收缩，又称过早搏动，是临床上最常见的心律失常。

按其起源部位不同，期前收缩分为房性、房室交界性、室性 3 类，其中以室性期前收缩最为常见。此外，根据期前收缩出现的频度不同，分为偶发性和频发性期前收缩。如与正常基础心律交替出现，即一个正常节律后出现一个期前收缩或两个正常节律后出现一个期前收缩，连续出现 3 次或 3 次以上，分别称为二联律、三联律。在同一导联的心电图上期前收缩的形态不同，称为多源性期前收缩。提前出现的异位搏动代替了一个正常窦性搏动，其后出现的一个较正常心动周期为长的间歇，称为代偿间歇。

【病因】

期前收缩可发生于健康人精神或身体过分疲劳、情绪紧张，烟酒过量、饱餐时，为生理性期前收缩；也常见于各种心脏病病人，如冠心病、风湿性心脏病、心肌炎、心肌病等，属病理性期前收缩。此外，甲亢、缺氧、高碳酸血症、药物中毒和电解质紊乱等亦可引起期前收缩。

【临床表现】

偶发期前收缩时，病人可无症状，部分病人有心悸或漏跳感；当期前收缩频发或连续出现时可使心排血量降低，出现心悸、乏力、头晕、胸闷、憋气、晕厥等症状，并可诱发或加重心绞痛、心力衰竭。

体检：听诊呈心律不齐，期前收缩后出现较长的间歇，第一心音常增强，第二心音相对减弱甚至消失。

【心电图特征】

1. **房性期前收缩**（premature atrial beats）　① 提前出现 P′ 波，形态与窦性 P 波略有不同；② P′-R 间期 >0.12 秒；③ P′ 波后的 QRS 波形态多正常，其后常可见一不完全代偿间歇，即期前收缩前后两个窦性搏动的间歇小于正常 R-R 间歇的两倍（图 19-2-5）。

2. **房室交界性期前收缩**（premature atrioventricular junctional beats）　① 提前出现 QRS 波群，形

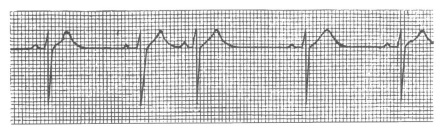

图 19-2-5　房性期前收缩

态与窦性心律的 QRS 波群基本相同；②提前出现的 QRS 波群前或后可见逆行 P′ 波，或重叠于 QRS 波群而见不到 P 波；③P′-R 间期 <0.12 秒或 R-P′ 间期 <0.20 秒；④期前收缩后多见一完全代偿间歇，即期前收缩前后两个窦性搏动的间歇等于正常 R-R 间歇的两倍（图 19-2-6）。

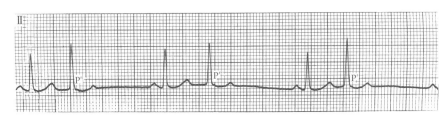

图 19-2-6　房室交界性期前收缩

3.**室性期前收缩**（premature ventricular beats）　①提前出现 QRS 波群，形态异常，宽大畸形，时限 ≥ 0.12 秒；②提前出现的 QRS 波群其前无相关 P 波；③T 波与 QRS 波群主波方向相反；④期前收缩后可见一完全代偿间歇（图 19-2-7～图 19-2-10）。

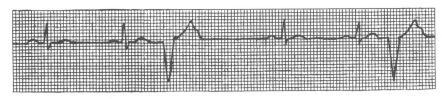

图 19-2-7　室性期前收缩

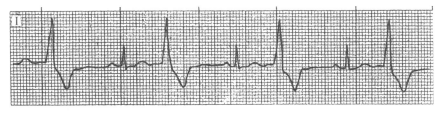

图 19-2-8　室性期前收缩呈二联律

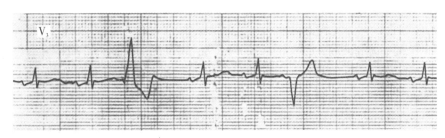

图 19-2-9　多源性室性期前收缩

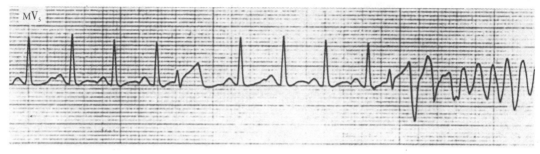

图 19-2-10　R-on-T 现象及多形性室性心动过速

三、阵发性心动过速

阵发性心动过速（paroxysmal tachycardia）是异位起搏点自律性增强或折返激动形成的一种阵发、快速而规律的心律失常，由 3 个或 3 个以上连续发生的期前收缩形成，又称异位性心动过速。根据异位起搏点的部位不同，可分为房性、房室交界性和室性阵发心动过速。由于房性与房室交界性阵发心动过速在临床上常难以区别，故统称为室上性阵发性心动过速（paroxysmal supra ventricular tachycardia，PSVT），简称室上速；临床特点为突然发作，突然终止，可持续数秒、数小时甚至数日，自动停止或经治疗后停止。室性心动过速（ventricular tachycardia，VT）分为持续性室速（发作持续时间超过 30 秒并伴血流动力学障碍）和非持续性室速，又称短阵室速（持续时间在 30 秒以内自行终止发作）。

【病因】

1. **室上性阵发性心动过速**　可发生在无明显器质性心脏病的病人，也可见于风湿性心脏病、冠心病、甲状腺功能亢进、洋地黄中毒等。大部分室上速由折返机制引起，其中，房室结折返性心动过速与房室折返性心动过速是最常见的类型。

2. **室性阵发性心动过速**　多见于有器质性心脏病的病人，最常见者为冠心病急性心肌梗死，也见于心肌病、心肌炎、风湿性心脏病、洋地黄中毒、电解质紊乱、胺碘酮中毒、代谢障碍等。特发性室性心动过速可见于无器质性心脏病者。

【临床表现】

1. **室上性阵发性心动过速**　临床特点为突然发生和终止，一般持续数秒、数分钟至数小时。发作时病人最常见的临床症状是心悸（22%），少数人表现为胸痛（5%）、晕厥（4%）以及心脏性猝死（0.2%）等，部分病人发作时会主诉衬衫扑动或者被敲打颈部的感觉。体检时听诊心律规则，心率可达 150～250 次/分，心尖部第一心音强度一致。

2. **室性阵发性心动过速**　反复短阵室速对血流动力学影响不大，临床症状不多。持续室速常伴有血流动力学障碍和心肌缺血，病人多有低血压、心绞痛、呼吸困难、晕厥、抽搐甚至猝死等。体检时听诊心律略不规则，心率多在 140～220 次/分，第一心音强度可不一致。

【心电图特征】

1. **室上性阵发性心动过速**　①频率 150～250 次/分，节律规则；②QRS 波形态正常（伴有室内差异性传导或原有束支传导阻滞者可增宽变形）；③逆行 P' 波常不易辨认，P' 波与 QRS 波群关系恒定（图 19-2-11）。

2．室性阵发性心动过速 ①3 个或以上的室性期前收缩连续出现；②频率一般为 100～250 次 / 分，节律可稍不规则；③QRS 波群宽大畸形，时限大于 0.12 秒；④继发 ST-T 改变，T 波方向与 QRS 波群主波方向相反；⑤如能发现 P 波，则 P 波与 QRS 波无关，即呈房室分离现象（图 19-2-12）。

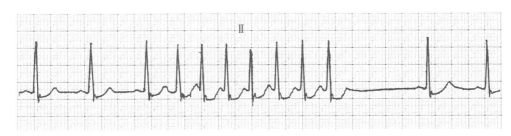

图 19-2-11　室上性阵发性心动过速

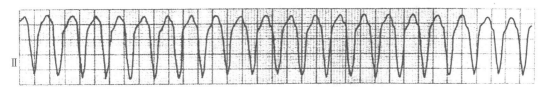

图 19-2-12　室性阵发性心动过速

四、扑动与颤动

当自发性异位搏动的频率超过阵发性心动过速的范围时，即形成扑动或颤动。根据异位搏动起源的部位不同，可分为心房扑动（atrial flutter，AF）与心房颤动（atrial fibrillation，Af）、心室扑动（ventricular flutter，VF）与心室颤动（ventricular fibrillation，Vf）。心房颤动是仅次于期前收缩的常见心律失常，远较心房扑动多见；心室扑动与心室颤动是极危重的心律失常。

【病因】

1．心房扑动与颤动 病因基本相同，大多数见于器质性心脏病病人，也可见于部分无心脏结构异常者。最常见于风湿性心脏病二尖瓣狭窄，也可见于冠心病、心肌病、心力衰竭及甲状腺功能亢进、洋地黄中毒、酒精中毒等。目前，一般将房颤分为首诊房颤、阵发性房颤、持续性房颤、长期持续性房颤和永久性房颤。

○ **知识拓展**　　重视房颤的"恶之花"

整个人群中，房颤的发病率为 1%～2%，并随年龄增长而增加。对于大多数病人而言，其危害是悄然进行的，不易引起警觉。房颤的危害主要表现在"三升四降"七方面：死亡率、脑卒中发生率和住院率上升，认知功能、左心室功能、生活质量和运动耐量下降。因此，应重视无症状房颤的积极筛查，其中对老年人群随时脉搏触诊最为简便实用。发现房颤后，应及早予以干预，包括血栓栓塞事件预防、节律控制、心室率控制及上游治疗等，其中血栓栓塞事件预防最为重要，因其是主要的致死、致残原因。

2.心室扑动与颤动 常为严重器质性心脏病（尤其是急性心肌梗死）、心脏骤停、心脏性猝死及其他疾病病人临终前发生的心律失常，亦可见于严重药物中毒、电解质紊乱、急性缺氧、麻醉和心脏外伤等。

【临床表现】

1.心房扑动与颤动 心房扑动有不稳定趋向，可恢复窦性心律或进展为房颤，其临床症状取决于心室率的快慢，心率快者可有心悸、胸闷、心绞痛等；听诊时心律可规则，亦可不规则。心房颤动症状亦取决于心室率的快慢和基础病变的严重程度，心率快时病人多有心悸、胸闷、乏力，严重者可发生心力衰竭、休克、昏厥及诱发心绞痛发作；典型体征为听诊第一心音强弱不等，心律绝对不规则，有脉搏短绌；病人左心耳或左心房易形成血栓，心房内附壁血栓脱落可引起脑栓塞、肢体动脉栓塞、视网膜动脉栓塞等而出现相应的临床表现。

2.心室扑动与颤动 一旦发生，病人意识丧失、大动脉搏动消失、呼吸骤停；听诊心音消失，脉搏摸不到，血压测不到。

【心电图特征】

1.心房扑动 ①P波消失，代之以间隔均匀、振幅相等、形状相似的锯齿状F波（扑动波），频率250～350次/分；②QRS波群与F波成某种固定的比例，心室律规则，最常见的比例为2∶1或4∶1，比例关系不固定时则引起心室律不规则；③QRS波形态正常（图19-2-13）。

2.心房颤动 ①P波消失，代之以间隔不均匀、振幅不等、形状不同的f波，频率350～600次/分；②QRS波群间隔绝对不规则，心室率<60次/分时为缓慢型房颤，心室率>100～110次/分为快速型房颤；③QRS波形态一般正常（图19-2-14）。

3.心室扑动 ①QRS波群消失，代之以连续、相对规则、振幅较大的正弦波图形；②频率为150～300次/分（图19-2-15）。

4.心室颤动 ①QRS-T波群完全消失，代之为连续快速、大小不等、极不规则的波动；②频率为150～500次/分（图19-2-16）。

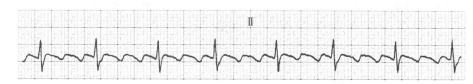

图19-2-13 心房扑动

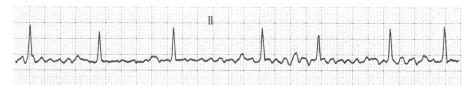

图19-2-14 心房颤动

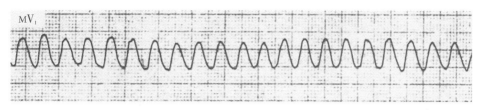

图 19-2-15　心室扑动

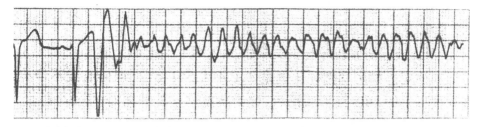

图 19-2-16　心室颤动

五、房室传导阻滞

房室传导阻滞（atrioventricular block，AVB）是指窦性冲动从心房传入心室过程中受到不同程度的阻滞，出现传导迟缓或传导中断，是心脏传导系统中最常见的一种传导阻滞。根据阻滞的程度分为三度，第一度、第二度又称为不完全性房室传导阻滞，第三度称为完全性房室传导阻滞。第二度房室传导阻滞又分为 Ⅰ 型（文氏现象或莫氏 Ⅰ 型）和 Ⅱ 型（莫氏 Ⅱ 型），Ⅱ 型易发展成高度房室传导阻滞或完全性房室传导阻滞。

【病因】

正常人在迷走神经张力增高时，可出现不完全性房室传导阻滞。但临床上常见于器质性心脏病病人，如冠心病（急性心肌梗死）、心肌炎、心内膜炎、心肌病、先天性心脏病、高血压等；亦可见于药物过量或药物反应过强（如洋地黄、胺碘酮和 β 受体拮抗剂等）、心脏手术、电解质紊乱、甲状腺功能低下等。

【临床表现】

第一度房室传导阻滞病人常无症状，听诊第一心音减弱。第二度 Ⅰ 型可有心悸与心脏停顿感，听诊第一心音强度逐渐减弱，并有心搏脱漏；第二度 Ⅱ 型病人有乏力、头晕、胸闷、活动后气急、短暂晕厥感，听诊有间歇性心搏脱漏，但第一心音强度恒定。第三度房室传导阻滞的临床症状取决于心室率的快慢，心室率过慢时可出现脑缺血症状，严重时出现阿 - 斯综合征，甚至猝死。听诊心率慢而规则，第一心音强弱不等，可闻及大炮音，心率通常为 20 ～ 40 次 / 分，血压偏低。

【心电图特征】

1. 第一度房室传导阻滞　①P-R 间期 >0.20 秒；②每个 P 波后均有 QRS 波群（图 19-2-17）。

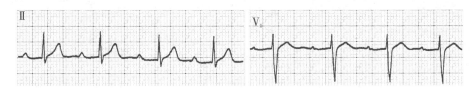

图 19-2-17　第一度房室传导阻滞

2．第二度房室传导阻滞

（1）Ⅰ型：①P-R间期逐渐延长，直至P波后QRS波群脱落一次；②在心室脱漏后的第一个P-R间期又恢复到初始的时限，然后再次逐渐延长直到QRS波群脱落，周而复始（图 19-2-18）。

（2）Ⅱ型：①P-R间期固定，可正常或延长；②部分P波后QRS波群脱落，常呈2∶1或3∶1脱落；③QRS波群形态一般正常（图 19-2-19）。二度房室传导阻滞中，连续3个或以上的P波不能下传者常称为高度房室传导阻滞。

3．第三度房室传导阻滞

①缓慢心室率，一般为20～60次/分；②P-P间隔相等，R-R间隔相等，P波与QRS波群无关；③P波频率大于QRS波频率；④QRS波群形态可正常（心室起搏点在希氏束分支以上）或增宽畸形（起搏点在希氏束分支以下）（图 19-2-20，图 19-2-21）。

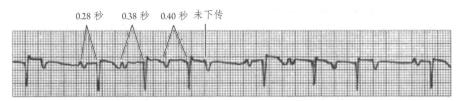

图 19-2-18　第二度Ⅰ型房室传导阻滞

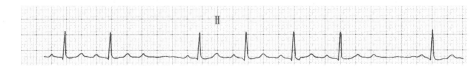

图 19-2-19　第二度Ⅱ型房室传导阻滞

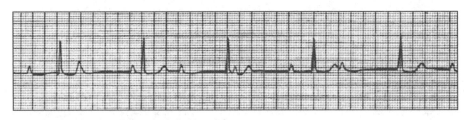

图 19-2-20　第三度房室传导阻滞（QRS波群形态正常）

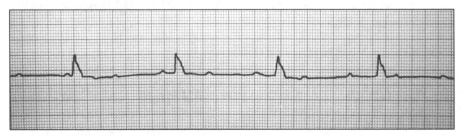

图 19-2-21　第三度房室传导阻滞（QRS波群增宽畸形）

六、预激综合征

预激综合征（pre-excitation syndrome）是指心房冲动经由附加的传导束抢先到达心室，使部分（或全部）心室肌提前激动。当病人出现预激心电图表现，临床上有心动过速发作时，可称为沃 – 帕 – 怀综合征（Wolff-Parkinson-White syndrome，WPW）。发生预激的解剖学基础是：房室间除有正常的传导组织以外，还存在附加的房室肌束连接，称为房室旁路或 Kent 束。另外尚有房 – 希束（James 束）、结室纤维束（Mahaim 束），较少见。

【病因】

可见于正常心脏者，也可见于器质性心脏病病人，如先天性心血管病如三尖瓣下移畸形、二尖瓣脱垂与心肌病等，均可并发预激综合征。

【临床表现】

预激综合征本身无任何症状，当引起快速室上性心动过速、心房颤动时，可诱发心悸、胸闷、心绞痛、休克及心功能不全，甚至发生猝死。出现快速室上性心律失常时，心率增快，伴房颤时可检测到脉搏短绌。

【心电图特征】

由房室旁路引起的典型预激综合征表现为：①P-R 间期 <0.12 秒；②QRS 波群起始部分粗钝，形成预激波或 δ（delta）波，终末部分正常；③QRS 波群增宽，时间 >0.11 秒；④继发性 ST 段改变，T 波与 QRS 波群主波方向相反（图 19-2-22）。

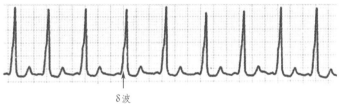

图 19-2-22　预激综合征

第三节　心律失常病人的护理

【护理评估】

（一）健康史

1. **家族和既往史**　详细的病史对判断心律失常的病因、性质、程度可提供有用的线索。仔细询问是否患有器质性心脏病（如冠心病、风湿性心脏病、高血压心脏病、心肌疾病、心力衰竭等）、其他全身性疾病（如甲状腺功能亢进或低下、低氧血症或高碳酸血症等）以及是否有血容量突然减少、全身性感染、药物中毒、电解质紊乱和机械性刺激等。了解病人心律失常发作史，包括发作时间、频率、持续时间等。

2. **诱因** 了解有无诱发因素，如吸烟、饮茶或咖啡、饮酒、运动、情绪紧张或激动、过度疲劳、饱餐等。

3. **药物或非药物治疗史** 有无服用肾上腺素、阿托品、洋地黄及抗心律失常药物等；是否行电复律、起搏器安置术、射频消融术及外科手术治疗等。

（二）身体状况

了解心律失常的类型、发作的频率与起止方式及对病人日常生活带来的影响，认真询问和观察病人的临床表现。

1. **症状** 某些心律失常发生时可无症状，常见的症状有心悸、头晕、乏力、胸闷、气短、黑蒙，严重时可出现昏厥、抽搐，发生呼吸困难、心绞痛、心力衰竭、休克等，甚至猝死。

2. **体征** 进行系统的体格检查时，应特别注意心音、心率、心律、脉搏等的变化，部分心律失常依靠体格检查即能基本确诊，如心房颤动常见的体征有心率过快或过慢、心律不齐、心音增强、减弱或强弱不等、脉搏增快、缓慢或不齐、脉短绌等。严重时可有低血压、血氧饱和度下降等低灌注体征。

（三）辅助检查

1. **心电图检查** 心律失常通过心电图检查几乎都能得到正确的诊断。护士应掌握心电图检查的方法。当病人心律失常发作时，及时描记心电图，标明病人姓名和检查时间。常规记录12导联心电图，并选择P波清楚的导联做一段较长的记录，通常选用Ⅱ和V_1导联。逐项观察与判断，如：P波与QRS波的形态与时限是否正常；P-P或R-R间距是否规则；P波与QRS波的频率的快或慢、是否一致；P波与QRS波的关系，测量P-R间期等。

2. **持续心电监测** 可随时观察病人是否出现心律失常及其类型、发作起止方式、持续时间和治疗效果等。

3. **特殊检查** 如动态心电图检查、运动试验检查、食管内心电图和心内电生理检查等。

4. **实验室检查** 如血气分析、血清电解质、血清药物浓度、心肌酶测定、血糖监测、X线检查和超声心动图等，查找心律失常潜在的病因和诱因。

5. **基因检测** 协助查找致病基因突变。

（四）心理-社会状况

病人常因心律失常症状的出现而紧张不安，过于注意脉搏和心跳的感觉；严重心律失常发作时易出现焦虑、恐惧情绪和濒死感。因为日常生活和工作会有一定影响，病人可能会面临压力。安装心脏起搏器治疗的病人，因所需费用昂贵，给家庭带来经济负担，可能表现为极度担忧，还可能存在自我认同障碍的问题。病人及家属对手术、自我护理知识不足，易情绪低落、信心不足。

【常见护理诊断/问题】

1. **心输出量减少** 与心率过慢/过快、心室充盈不足、心房和（或）心室收缩不协调有关。

2. **活动无耐力** 与心律失常导致心排血量减少、组织脏器供血不足有关。

3. **恐惧** 与心律失常反复发作影响日常生活、预感生命安全受到威胁及缺乏相关知识有关。

4. **有受伤的危险** 与心律失常引起昏厥有关。

5. **潜在并发症**：心力衰竭，阿-斯综合征或猝死。

【计划与实施】

一般无症状的心律失常无需治疗。如症状明显或有可能并发严重心律失常者，处理原则包括识别和纠正血流动力学障碍，如电复律；祛除病因或诱因，如积极治疗原发病变、纠正电解质紊乱及酸碱平衡失调、停用可引发心律失常的药物等；使用抗心律失常药物；刺激迷走神经；采用电学治疗方法治疗顽固性心律失常等。经过治疗和护理，病人能够维持心功能正常或未进一步恶化；活动耐力增强；获得心律失常的有关知识和自我护理技能，焦虑减轻或消失；无心力衰竭、猝死等发生或能得到及时抢救。

（一）一般护理

1. 活动与休息　对无器质性心脏病的良性心律失常病人，鼓励其正常工作和生活，建立健康的生活方式，注意劳逸结合，避免剧烈活动和过度劳累。当发生严重心律失常时，病人应绝对卧床休息，以减少心肌耗氧量和对交感神经的刺激。同时，减少和避免任何不良刺激，协助生活护理，促进身心休息。对于存在猝死风险的病人，限制或避免竞技性运或剧烈运动，尽量避免处于紧张的环境中。

2. 卧位　当心律失常发作导致胸闷、心悸、头晕时，嘱病人采取高枕卧位、半坐位或其他舒适体位，尽量避免左侧卧位，以免病人感觉心脏的波动而加重不适感。必要时应用床栏，防止病人跌倒或坠床。

3. 饮食与排泄　识别和纠正可能由腹泻、呕吐和减肥过程中因代谢状态或饮食不均衡引发的电解质紊乱。给予低热量、易消化的饮食，增加富含维生素 C 的蔬菜和水果；保持大便的通畅，切忌排便用力，以免加重病情。避免过度饮酒。

4. 给氧　对伴有缺氧指征的病人，给予氧气持续吸入。

5. 查找和祛除致心律失常的各种危险因素，如血流动力学变化、电解质水平、心功能等。

（二）病情监护

1. **观察病情**　加强巡视，密切观察生命体征、皮肤颜色、温度、尿量、心电图等，判断心律失常的类型；观察有无头晕、晕厥、气短、烦躁不安等表现。

2. **心电监护**　密切观察并记录有无引起猝死危险的心律失常，如频发、多源性、成联律的室性期前收缩，或室性期前收缩落在前一心搏的 T 波上（R on T），第二度 II 型房室传导阻滞，室性阵发性心动过速，心室颤动，第三度房室传导阻滞。一旦发现上述情况应立即报告医生，配合紧急处理。

3. **其他**　监测血气分析、电解质、血药浓度、心肌酶、血糖、X 线检查和超声心动图结果。

（三）药物治疗与护理

1. 仔细分析致心律失常原因，立即停用和避免使用相关致心律失常的药物。

2. 遵医嘱使用抗心律失常药物控制发作。对室上性快速型心律失常，可给予普罗帕酮、胺碘酮或腺苷等药物；室性快速型心律失常多选用胺碘酮、利多卡因、美托洛尔等药物；缓慢型心律失常可用阿托品、异丙肾上腺素等药物。口服药应按时按量服用，静脉注射时速度应缓慢。

3. 熟悉常用抗心律失常药物的适应证，严格遵医嘱正确给药，观察疗效和不良反应（表 19-3-1）。

4. 观察用药过程中及用药后的心率、心律、血压、脉搏、呼吸、意识变化，必要时应持续心电监测，及时发现用药而引起的心律失常。

5. 协助对非瓣膜病房颤病人进行脑卒中风险评价，风险较高者需口服抗凝治疗（包括华法林、达比加群酯、利伐沙班等），监测凝血功能、注意出血倾向。

6. 配合医师执行各种急救措施。

（四）非药物治疗与护理

1. **刺激迷走神经**　对初次发作的阵发性室上性心动过速病人，如心功能和血压正常，可协

表19-3-1　常用抗心律失常药物的分类、作用特点、适应证、不良反应与护理

药物分类		作用机制	适应证	不良反应	护理要点
I类 钠通道阻滞剂	I_a类 奎尼丁 （临床较少使用）	—	—	—	—
	I_b类 利多卡因	减慢传导 减低自律性	室性心动过速或心室颤动（不做首选）	心动过缓 低血压 语言不清、意识改变 肌肉抽动、眩晕	稀释后缓慢静注（2~3min）；心室颤动可快速注射 监测心率和血压变化 观察神志、语言变化 预防跌倒损伤
	I_c类 普罗帕酮 （心律平）	减慢传导 减低自律性	口服适用于室性心律失常 静脉注射适用于终止室上速	室内传导障碍增加，QRS波增宽 诱发或使原有心力衰竭加重 头痛、头晕、恶心	稀释后缓慢静注（10min） 监测心律、心率和血压变化 监测心功能不全表现 询问病人不适主诉、及时处理
II类 β受体拮抗剂 美托洛尔 艾司洛尔		减低或阻断交感神经作用 延长房室结传导时间	窄QRS心动过速 室性心动过速 控制心房颤动/心房扑动心室率	低血压 心动过缓和（或）心脏传导阻滞心衰 体液潴留、诱发加重心衰 可能诱发支气管哮喘	稀释后缓慢静注（5min） 监测血压、避免体位突然改变 监测脉搏/心率和心律 观察病人原有心力衰竭症状是否加重 支气管哮喘、阻塞性肺部疾病、预激综合征病人避免注射
III类 钾通道阻滞剂 胺碘酮 伊布利特		延迟复极时间，延长动作电位间期	室性心律失常 心房颤动/心房扑动，房性心动过速 心肺复苏	心动过缓 低血压 Q-T间期延长 静脉炎 肝功能、甲状腺功能紊乱 肺纤维化	稀释后缓慢静注（>10min）；心肺复苏时可快速注射 监测心率、血压 监测Q-T间期、电解质水平 注意注射部位局部，建议使用中心静脉 监测肝功能、甲状腺功能 监测肺毒性反应
IV类 钙通道阻滞剂 维拉帕米 地尔硫䓬		减慢房室结传导，延长房室结不应期	控制心房颤动/心房扑动心室率 室上性心动过速	低血压 心动过缓 诱发或加重心力衰竭	稀释后缓慢静注（>2min） 监测心率、血压 观察病人是否出现心力衰竭症状或原有症状是否加重 预激综合征病人避免使用
毛花苷地黄苷 西地兰		正性肌力作用，提高迷走神经张力，减慢房室传导	控制心房颤动心室率 室上性心动过速	心动过缓 洋地黄中毒	稀释后缓慢静注（5min） 监测心率、心律 监测血液黄浓度 识别洋地黄中毒表现 预激综合征病人避免使用

同医生试用刺激迷走神经的方法终止发作。①用压舌板刺激腭垂，诱发恶心呕吐；②深吸气后屏气，再用力做呼吸动作；③颈动脉窦按压，病人取仰卧位，先按压右侧 5～10 秒，如无效再按压左侧，不能两侧同时进行；按压的同时听诊心率，当心率减慢时立即停止（老年人不推荐使用此种方法）；④压迫眼球，病人取平卧位，闭眼并眼球向下，用拇指在一侧眶下压迫眼球，每次 10 秒，青光眼或高度近视者禁忌。

2. 安装心脏起搏器 起搏器可以被用作临时或永久措施来治疗某些心律失常。临时性心脏起搏主要应用于紧急性心脏传导系统功能障碍或传导阻滞，可在最短时间内改善血流动力学，保证重要脏器的灌注。如窦房结或传导功能不能恢复，则需要安装永久性起搏器。安装永久心脏起搏器适应证不断发展，除了对明确的窦房结功能障碍和房室阻滞有肯定的治疗效果外，一些非心动过缓型病症如梗阻性肥厚型心肌病、长 Q-T 间期综合征等也列入临床起搏治疗适应证范围。永久起搏器术后，护士通过病史、起搏器卡片等了解起搏器的模式和基本设置；观察病人的 12 导联心电图以评价起搏器的功能、识别起搏器故障；评估病人有无心排出量降低、囊袋感染、气胸、呃逆、心脏压塞等症状和体征。

3. 安装埋藏式心脏电复律除颤器 埋藏式心脏电复律除颤器（implantable cardioverter and defibrillator，ICD）是一种植入在体内的电子设备，可以对心动过缓、室性心动过速以及室颤进行持续监测，适时给予电击或起搏以治疗危险的心律失常。ICD 适用于药物治疗、外科手术或导管消融都难以控制的心律失常病人。ICD 的植入过程与永久起搏器相似，由可程控的脉冲发生器和 1 根或多根导线组成。ICD 可检测并记录心律失常并且自动应答进行合适的治疗，如心动过缓起搏、抗心动过速起搏、心脏复律和除颤（图 19-3-1）。安装 ICD 病人术前和术后护理可参考永久起搏器的护理内容。术后室速、室颤发作时，ICD 会自动电击，这时病人突然全身抽动或有重锤击打的感觉，因此恐惧电击是术后病人常见的心理障碍，护士应提供心理支持，介绍 ICD 对心肌损伤极小，医生会及时调整治疗方案，并通过程控调整 ICD 工作参数来控制心律失常的发作和电击现象，鼓励病人乐观地配合检查和治疗。

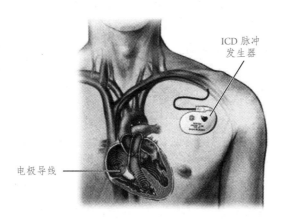

图 19-3-1　埋藏式心脏电复律除颤器

○ **知识拓展**　　　埋藏式心脏复律除颤器治疗的社会心理影响

植入 ICD 的病人焦虑（8%～63%）及抑郁（5%～41%）常见，尤其见于 ICD 不恰当放电或反复放电的病人。2015 年 ESC 室性心律失常治疗和心脏性猝死预防指南首次高度关注 ICD 治疗对病人的社会心理影响，明确提出推荐并将对病人心理异常的评估及治疗列为临床治疗的一部分，包括：对 ICD 植入后反复不恰当放电病人进行心理评估并对其心理异常进行治疗；ICD 植入前和疾病进程中，建议评估病人的生活质量改变。

4. 射频消融术 射频消融是一种侵入性操作，对房颤、房扑、室性心动过速、房室结折返性心动过速以及 WPW 综合征有效。术后应连续心电监测，评价有无心律失常或心肌缺血改变，监测生命体征，检查穿刺口有无出血和血肿形成，监测并发症，如出血、心脏穿孔、心律失常、膈神经损伤、卒中以及猝死等。

5. 手术治疗 针对室性心律失常的外科手术治疗包括切除异位兴奋灶和阻断参与心动过速生成、维持和传导的组织；针对房颤可行外科消融手术治疗。

（五）并发症的观察与护理

1. 心力衰竭 避免劳累，情绪激动、感染等诱发心力衰竭的因素，遵医嘱给予纠正心律失常的药物，并观察药物疗效和副作用。一旦发生心力衰竭，积极采取相应的护理措施。

2. 阿-斯综合征及心脏性猝死 心脏性猝死（sudden cardiac death，SCD）严重威胁着人类的生命，在欧美国家，≥ 35 岁成人 SCD 的年发生率为 0.1%～0.2%；在全球每年约 1700 万例心血管病相关死亡中，SCD 占 25%。严重心律失常病人突然出现短暂意识障碍、黑蒙、晕厥等，提示阿-斯综合征；持续心前区疼痛、心悸、头晕、呼吸困难等症状，提示发生猝死先兆。嘱病人立即卧床休息，给予氧气吸入，进行心电监护，密切观察病人的意识状态及生命体征变化并通知医生。同时，建立静脉通道，备好纠正心律失常的药物及其他抢救药品、除颤器、临时起搏器等。病人出现意识丧失、抽搐、大动脉搏动消失、呼吸停止、瞳孔散大等心脏骤停表现时，应立即配合医生进行心肺复苏、非同步电复律、临时起搏及药物治疗等。

（六）心理护理

1. 加强巡视病房，观察并了解病人的心理状态，分析有无焦虑、恐惧等以及原因。及时与病人进行沟通，鼓励病人说出焦虑的原因，评估焦虑的等级；说明心律失常的可治性，解除病人的思想顾虑；解释焦虑和恐惧情绪不仅加重心脏负荷，还易诱发和加重心律失常。

2. 指导病人采用放松技术，如全身肌肉放松、缓慢深呼吸；鼓励病人参加力所能及的活动或适当的娱乐，以分散注意力。嘱病人积极配合治疗，尽早控制病情，从而减轻躯体不适和紧张情绪。焦虑程度严重而影响休息或加重病情时，按医嘱适当使用镇静、抗焦虑药。

（七）健康指导

1. 向病人及家属讲解心律失常的常见病因、诱因及防治知识，指导病人保持乐观、稳定的情绪，不要过分注意心悸的感受。

2. 嘱病人注意劳逸结合、生活规律，保证充足的休息和睡眠；无器质性心脏病者，应积极参加体育锻炼，调节自主神经功能；有器质性心脏病者，根据心功能情况适度活动。

3. 指导病人戒烟酒、避免摄入刺激性食物如咖啡、浓茶等；饮食应低脂、易消化、富营养，少食多餐，避免饱餐，保持大便通畅，避免用力排便；避免劳累、情绪激动、感染，以防止诱发心律失常。

4. 说明服用抗心律失常药物的重要性，嘱病人遵医嘱按时服药，不可随意增减药量、停药或更换药物，教会病人观察药物疗效和不良反应，有异常时及时就诊。

5. 教会病人及家属测量脉搏的方法，以利于自我监测病情；对反复发生严重心律失常、有高危猝死风险者，教会病人家属心肺复苏术。

6. 有晕厥史的病人避免从事驾驶、高空作业等有危险的工作，有头晕、黑蒙时立即平卧，以免晕厥发作时摔伤。

7. 定期随访，复查心电图，及早发现病情变化。

8. 建议临床上确定或者怀疑遗传性心律失常疾病为病因的心脏性猝死病人幸存者及其直系亲属，在专业临床中心接受评估、致病基因筛查和遗传咨询。

【护理评价】

通过治疗和护理，病人是否达到：①维持正常心功能；②活动耐力增强；③情绪稳定，焦虑/恐惧减轻或消失；④获得心律失常的有关知识和自我护理技能；⑤不发生心力衰竭、阿-斯综合征及猝死等，或得到及时抢救。

（刘　庚）

◇ 思考题

1. 女性，52岁，风湿性心脏病病史7年，近日感心悸、胸闷，来院就诊，护士予心电监护，发现其心电图特点是：P波消失，代之以间隔不均匀、振幅不等、形状不同的f波，频率400次/分；QRS波群间隔绝对不规则心室率112次/分；③QRS波形态正常。

（1）该病人最可能的心律失常是什么？

（2）护士为此病人进行身体评估时，可以发现哪些典型体征？

2. 男性，48岁，以慢性心力衰竭入院，既往扩张型心肌病病史9年，遵医嘱予地高辛0.25mg每日1次口服。入院1周后，病人突然感到头晕、乏力，BP 100/70mmHg，血氧饱和度95%。心电图示：心率42次/分；P-P间隔相等，R-R间隔相等，但P波与QRS波群无关；P波频率大于QRS波频率；QRS增宽畸形。

（1）该病人最可能的心律失常是什么？

（2）此病人发生这种心律失常，最为可能的原因是什么？

3. 男性，48岁，以急性前壁心肌梗死入院。心电图示：心率85次/分；提前出现宽大畸形QRS波群，时限0.14秒；提前出现的QRS波群其前无相关P波；T波与QRS波群主波方向相反；期前收缩后可见一完全代偿间歇。

（1）该病人最可能的心律失常是什么？

（2）如果病人这种心律失常频繁出现，护士应准备好哪些药物？

（3）在护理过程中，病人突然意识丧失，血压测不到，颈动脉搏动未触及，心电监护示"心室颤动"。此时护士应采取哪些急救措施？

第二十章
心力衰竭病人的护理

学习目标

识记
1. 陈述心力衰竭的概念、诱因、进展分期和心功能分级。
2. 列出心力衰竭的常用药物种类。
3. 阐述洋地黄作用机制和使用的注意事项,利尿药的种类及使用注意事项。

理解
1. 阐明心力衰竭的基本病因。
2. 解释心力衰竭的代偿和失代偿机制。
3. 分析心力衰竭的临床表现。

运用
1. 能够对心力衰竭患者进行护理评估,并根据护理评估资料准确提出护理诊断、制订相应的护理措施。
2. 能够根据病情准确判断急性心力衰竭的发生,并采取相应的抢救措施。

第二十章
心力衰竭病人的护理

第一节 概 述

心力衰竭（heart failure，HF）简称心衰，是各种心脏结构或功能性疾病导致心室充盈和（或）射血功能受损，心排血量不能满足机体组织代谢需要，以肺循环和（或）体循环淤血，器官、组织血液灌注不足为临床表现的一组综合征，主要表现为呼吸困难、体力活动受限和体液潴留。心功能不全（cardiac dysfunction）或心功能障碍理论上是一个更广泛的概念，伴有临床症状的心功能不全称之为心力衰竭（简称心衰）。心力衰竭按其发病的缓急，可分为慢性心力衰竭和急性心力衰竭，以慢性居多。按其发生部位可分为左心衰、右心衰和全心衰。按左心室射血分数是否正常，可分为射血分数降低和射血分数正常两类。

心衰是一种复杂的临床症状群，为各种心脏病的严重阶段，其发病率高，5 年存活率与恶性肿瘤相仿。近期内心衰的发病率仍将继续增长，正在成为 21 世纪最重要的心血管病症。

第二节 慢性心力衰竭病人的护理

慢性心力衰竭（chronic heart failure，CHF）是心血管疾病的终末期表现和最主要的死因，是本世纪心血管领域的两大挑战之一。2007 年中国《慢性心力衰竭诊断治疗指南》中指出，成人心衰患病率为 0.9%，城市高于农村，北方明显高于南方。发达国家心衰患病率为 1%～2%，每年发病率为 0.5%～1%。随着年龄的增长，心衰患病率迅速增加，70 岁以上人群患病率更上升至 10% 以上。心力衰竭病人 4 年病死率达 50%，严重心衰病人 1 年死亡率高达 50%，而年龄校正的心衰死亡率亦呈上升趋势。尽管心力衰竭治疗有了很大进展，心衰病人死亡数仍在不断增加。冠心病、高血压已成为慢性心力衰竭的最主要病因，据 2005 年对我国 17 个地区的 CHF 病因调查，冠心病占 57.1% 居首位，高血压占 30.4%。风湿性心脏病虽在病因构成中的比例已趋下降，但瓣膜性心脏病仍不可忽视。同时，慢性肺源性心脏病和高原性心脏病在我国也具有一定的地域高发性。

【病因和诱因】

心衰的病因复杂多样。临床上左心衰的常见原因可能是：①高血压、心肌梗死引起的非功能性心肌损伤；②病毒性心肌炎；③氧供不足导致冠状动脉狭窄；④瓣膜关闭不全、房间隔缺损或室间隔缺损。右心衰最常继发于左心衰，另外可由任何增加肺内压力的因素造成，如肺气肿、肿瘤、早期肺动脉高压、阻塞性睡眠呼吸暂停以及机械通气。

（一）基本病因

1．心肌病变

（1）缺血性心肌损害：冠心病心肌缺血、心肌梗死是引起心衰最常见的原因之一。

（2）心肌炎和心肌病：各种类型的心肌炎及心肌病均可导致心力衰竭，以病毒性心肌炎及原发性扩张型心肌病最为常见。

（3）心肌代谢障碍性疾病：以糖尿病心肌病最为常见，其他如继发于甲状腺功能亢进或减低的心肌病、心肌淀粉样变性等。

2．心脏负荷过重

（1）容量负荷（前负荷）过重：左心室容量负荷过度见于主动脉瓣、二尖瓣关闭不全，先天性心脏病右向左或左向右分流；右心室容量负荷过度见于房间隔缺损、肺动脉瓣或三尖瓣关闭不全等；双心室容量负荷过度见于严重贫血、甲状腺功能亢进症、脚气性心脏病，动静脉瘘等。

（2）压力负荷（后负荷）过重：左心室压力负荷过度见于高血压、主动脉流出道受阻（主动脉狭窄、主动脉瓣狭窄）；右心室压力负荷过度见于肺动脉高压、肺动脉瓣膜狭窄、肺阻塞性疾病和肺栓塞等。

（3）心脏舒张受限：常见于心室舒张期顺应性降低（如冠心病心肌缺血、高血压心肌肥厚、肥厚型心肌病）、限制型心肌病和缩窄性心包炎。二尖瓣狭窄和三尖瓣狭窄限制心室充盈，导致心房衰竭。

（二）诱因

有基础心脏病的病人，80%～90%的病人心力衰竭症状常由一些增加心脏负荷的因素所诱发，常见的诱因有：

1．**感染**　是最主要的诱因，以呼吸道感染最常见，其次如感染性心内膜炎、全身感染等。

2．**心律失常**　心房颤动是诱发心力衰竭的最重要因素之一。其他各种类型的快速型心律失常以及严重的缓慢型心律失常均可诱发心力衰竭。

3．**肺栓塞**　心衰病人长期卧床容易产生深部静脉血栓，发生肺栓塞，增加右心室负荷，加重右心衰。

4．**过度劳累或情绪激动**　体力活动、情绪激动和气候突变、进食过度或摄盐过多均可以引发血流动力学变化，诱发心衰。

5．**妊娠和分娩**　有基础心脏病或围生期心肌病病人，妊娠分娩加重心脏负荷，可以诱发心衰。

6．**贫血与出血**　慢性贫血病人表现为高排出量性心衰。大量出血引发低心排出量和反射性心率加快，诱发心衰。

7．**治疗不当**　如不恰当停用利尿药物或降血压药等。

8．**其他**　输液过多、过快，可以引发急性肺水肿；电解质紊乱诱发和加重心衰，常见于低血钠、低血钾、低血镁。

【病理生理】

（一）代偿机制

1．**Frank-Starling 机制**　根据 Frank-Starling 定律，心脏的前负荷增加，使回心血量增多，心室舒张末期容积增加，从而增加心排血量及心脏做功量。心室舒张末期容积增加，意味着心室扩张，舒张末压力也增高，相应地心房压、静脉压也随之升高，达到一定程度时可出现肺循环和（或）体循环静脉淤血。如图 20-2-1 所示，心力衰竭时心功能曲线向右下偏移。当左心室舒张末压 >18mmHg 时，出现肺充血的症状和体征，若心脏指数 <2.2L /（min·m²）时，出现低心排血量的症状和体征。

2．**心肌肥厚**　当心脏后负荷增高时，常以心肌肥厚作为主要的代偿机制，可伴或不伴心室扩张。心肌肥厚以心肌细胞肥大、心肌纤维化为主，但心肌细胞数量并不增多。细胞核及线粒体的增大、增多均落后于心肌的纤维化，致心肌供能不足，继续发展终致心肌细胞死亡。心肌肥厚时心肌收缩力增强，克服后负荷阻力，使心排血量在相当长时间内维持正常，但心肌顺应性差，

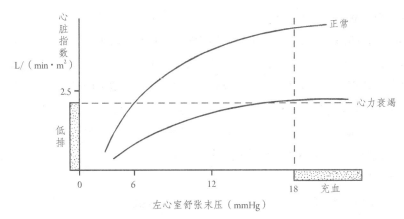

图 20-2-1　左心室功能曲线

舒张功能降低，心室舒张末压升高。

前两种代偿机制启动迅速，在严重心功能不全发生的数个心脏周期内即可发生并相互作用，使心功能维持相对正常的水平。心肌肥厚进展缓慢，在心脏后负荷增高的长期代偿中起到重要作用。但任何一种代偿机制均作用有限，最终导致失代偿。

3. 神经体液的代偿机制

（1）交感神经兴奋性增强：心力衰竭病人血液中去甲肾上腺素水平升高，作用于心肌 β_1 肾上腺素受体，增强心肌收缩力并提高心率，以增加心排血量，但同时周围血管收缩，心脏后负荷增加，心率加快，使心肌耗氧量增加。去甲肾上腺素还对心肌细胞有直接毒性作用，促使心肌细胞凋亡，参与心室重塑的病理过程。此外，交感神经兴奋还可使心肌应激性增强而有促心律失常作用。

（2）肾素 - 血管紧张素 - 醛固酮系统（renin-angiotensin-aldosterone system，RAAS）激活：心排血量降低致肾血流量减低，RAAS 激活，心肌收缩力增强，周围血管收缩维持血压，调节血液再分配，保证心、脑等重要脏器的血供，并促进醛固酮分泌，水、钠潴留，增加体液量及心脏前负荷，起到代偿作用。近年的研究表明，RAAS 被激活后，血管紧张素 U（AT Ⅱ）及醛固酮使心肌、血管平滑肌、血管内皮细胞发生重构，促使心肌间质纤维化，并使血管舒张受影响。RAAS 促进心脏和血管重塑，加重心肌损伤和心功能恶化。

（二）体液因子的改变

1. 利钠肽类　人类有 3 种利钠肽类：心钠肽（atrial natriuretic peptide，ANP）、脑钠肽（brain natriuretic peptide，BNP）和 C 型利钠肽（C-type natriuretic peptide，CNP）。ANP 主要由心房分泌，心室肌也有少量表达，心房压力增高时释放，其生理作用为扩张血管和利尿排钠，对抗肾上腺素、肾素 - 血管紧张素和 AVP 系统的水、钠潴留效应。BNP 主要由心室肌细胞分泌，生理作用与 ANP 相似但较弱，BNP 水平随心室壁张力而变化，并对心室充盈压具有负反馈调节作用。CNP 主要位于血管系统内，生理作用尚不明确，可能参与或协同 RAAS 的调节作用。心力衰竭时，心室壁张力增加，BNP 及 ANP 分泌明显增加，其增高的程度与心衰的严重程度呈正相关，可作为评定心衰进程和判断预后的指标。

2. 精氨酸加压素（arginine vasopressin，AVP）　由垂体释放，具有抗利尿和促周围血管收缩作用。其释放受心房牵张感受器（atrial stretch receptors）调控，心力衰竭时心房牵张感受器敏感性下降，不能抑制 AVP 释放而使血浆 AVP 水平升高。AVP 引起全身血管收缩，水潴留增加，同时增加心脏前、后负荷。心衰早期，AVP 的效应有一定的代偿作用，而长期的 AVP 增加将使心衰进一步恶化。

3. 内皮素（endothelin，ET） 由循环系统内皮细胞释放的强效血管收缩肽。心力衰竭时，血管活性物质及细胞因子促进内皮素分泌，且血浆内皮素水平直接与肺动脉压特别是肺血管阻力与全身血管阻力的比值相关。除血流动力学效应外，内皮素还可导致细胞肥大增生，参与心脏重塑过程。临床应用内皮素受体拮抗剂初步显示其在心力衰竭的急、慢性治疗中具有一定疗效。

4. 细胞因子，心肌细胞和成纤维细胞等能表达肽类生长因子如转化生长因子 −β，在心力衰竭时能诱导心肌细胞、血管平滑肌细胞、内皮细胞、成纤维细胞的生长并调节基因的表达，血流动力学超负荷和去甲肾上腺素能促进该类细胞因子表达。它们在调节心力衰竭的心肌结构和功能改变中可能起着重要作用。心力衰竭时，血液循环中的炎症细胞因子、肿瘤坏死因子 −α（tumor necrosis factorα，TNF−α）水平升高，均可能参与慢性心力衰竭的病理生理过程。

（三）心肌损害和心室重塑

在心脏功能受损，心腔扩大、心肌肥厚的代偿过程中，心肌细胞、胞外基质、胶原纤维网等均发生相应变化，即心室重塑（ventricular remodeling），是心力衰竭发生发展的基本病理机制。除了因为代偿能力有限、代偿机制的负面影响外，心肌细胞的能量供应不足及利用障碍导致心肌细胞坏死、纤维化也是失代偿发生的一个重要因素。心肌细胞减少使心肌整体收缩力下降；纤维化的增加又使心室顺应性下降，重塑更趋明显，心肌收缩力不能发挥其应有的射血效应，形成恶性循环，最终导致不可逆转的终末阶段。

【护理评估】

（一）健康史

护士要了解病人导致心衰的病因和诱因，如有无呼吸道感染、心律失常、劳累过度等诱发因素，仔细询问病人相关病史，如是否有过高血压，冠心病，风湿性心脏病，心瓣膜疾病，心内膜炎和心包炎等。询问是否有夜间呼吸困难、端坐呼吸、静息状态下的呼吸困难。若有劳力性呼吸困难，需了解病人产生呼吸困难的体力活动类型，还应了解病人是否有恶心、呕吐、食欲缺乏、体重增加及身体低垂部位水肿，并要了解病人对心衰的认知水平。

（二）身体状况

根据病变的心脏和淤血部位的不同，心力衰竭分为左心衰竭、右心衰竭和全心衰竭。以左心衰竭开始较多见，以后继发性肺动脉高压而导致右心衰竭。单独的右心衰竭较少见。

1. **左心衰竭** 以肺循环淤血和心排血量降低为主要表现。最常见的病因是冠心病、扩张型心肌病、高血压、心瓣膜病。

（1）症状

1）不同程度的呼吸困难：①劳力性呼吸困难：是左心衰竭最早出现的症状。因运动使回心血量增加，左心房压力升高，加重肺淤血。引起呼吸困难的运动量随心衰程度加重而减少。②端坐呼吸：肺淤血达到一定程度时，病人不能平卧，因平卧时回心血量增多且膈肌上抬，呼吸更为困难。高枕卧位、半卧位甚至端坐时方可好转。③夜间阵发性呼吸困难：病人入睡后突然因憋气而惊醒，被迫取坐位，重者可有哮鸣音，称为"心源性哮喘"。多于端坐休息后缓解。其发生机制除睡眠平卧血液重新分配使肺血量增加外，夜间迷走神经张力增加、小支气管收缩、横膈抬高、肺活量减少等也是促发因素。④急性肺水肿：是"心源性哮喘"的进一步发展，是左心衰竭呼吸困难最严重的形式（见本章第三节急性心力衰竭）。

2）咳嗽、咳痰和咯血：咳嗽、咳痰是肺泡和支气管黏膜淤血所致，开始常于夜间发生，坐位或立位时咳嗽可减轻，白色浆液性泡沫状痰为其特点，偶可见痰中带血丝。急性左心衰发作时可出现粉红色泡沫样痰。长期慢性肺淤血肺静脉压力升高，导致肺循环和支气管血液循环之间在支气管黏膜下形成侧支，此种血管一旦破裂可引起大咯血。

3）疲倦、乏力、头晕、心悸：其原因主要是由于心排血量降低导致心、脑、骨骼肌等脏器组织血液灌注不足及代偿性心率加快。

4）少尿及肾功能损害症状：严重左心衰竭时血液进行再分配，首先是肾血流量明显减少，病人可出现少尿。长期慢性肾血流量减少可出现血尿素氮、肌酐升高并可有肾功能不全的相应症状。

（2）体征

1）肺部湿啰音：由于肺毛细血管压力增高，液体可渗出到肺泡而出现湿啰音。随着病情由轻到重，肺部湿啰音可从局限于肺底部直至布满全肺。侧卧位时下垂的一侧啰音较多。

2）心脏体征：除基础心脏病的固有体征外，一般均有心脏扩大、心尖部舒张期奔马律、肺动脉瓣区第二心音亢进。

2. 右心衰竭 以体循环静脉淤血表现为主的综合征。常继发于左心衰竭，也可单独发生。最常见的病因是严重的二尖瓣狭窄伴肺动脉高压，肺动脉瓣狭窄，肺源性心脏病，原发性肺动脉高压伴三尖瓣关闭不全，右心室梗死等。

（1）症状

1）消化道症状：胃肠道及肝淤血引起腹胀、食欲缺乏、恶心、呕吐等是右心衰最常见的症状。

2）劳力性呼吸困难：继发于左心衰的右心衰呼吸困难业已存在。单纯性右心衰为分流性先天性心脏病或肺部疾患所致，也均有明显的呼吸困难。

（2）体征

1）颈静脉充盈或怒张：当病人半卧位或坐位时可见到充盈的颈外静脉，其程度和体静脉压升高的程度呈正相关。当压迫病人肝或上腹部时，由于静脉回流增加，可见到颈外静脉充盈加剧或怒张，称肝颈静脉反流征阳性。这一体征有助于鉴别心力衰竭和其他原因引起的肝大。

2）肝大和压痛：常发生于皮下水肿出现之前。急性肝淤血者，肝质地较软，压痛明显，还可出现轻度黄疸和血清转氨酶升高。长期右心衰竭可致肝脏慢性持续性淤血，肝细胞缺氧坏死，可发展成心源性肝硬化。此时肝质地较硬，压痛和肝颈反流征阳性反而不明显，常伴黄疸、腹水和慢性肝功能损害。

3）水肿：心力衰竭的水肿主要由于水钠潴留和静脉淤血致毛细血管压增高，亦称为心源性水肿。心源性水肿由于下垂部位的流体静压较高，故首先出现于身体下垂部位，经常卧位者以腰骶部为明显，能起床活动者以脚、踝内侧较明显。常于晚间出现，休息一夜后可消失，颜面部一般不肿。心衰病程晚期可出现全身性水肿。水肿为对称性，凹陷性。

4）胸腔积液和腹水：右心或全心衰竭时，均可出现胸腔积液。以双侧胸腔积液较多见。如为单侧，多位于右侧，可能与右膈下肝淤血有关。因胸膜静脉部分回流到肺静脉，故胸腔积液更多见于全心衰竭。单侧性左侧胸腔积液提示有肺栓塞的可能。心力衰竭好转后，胸腔积液一般可吸收，但叶间积液可持续存在。腹水多发生在病程晚期，多半与心源性肝硬化有关，但如病人有三尖瓣关闭不全，腹水可较早出现，且较皮下水肿明显。

3. 全心衰竭 此时左、右心衰的临床表现同时存在。因有右心衰竭存在，右心排血量减少，因此阵发性夜间呼吸困难等肺淤血表现反而减轻。扩张型心肌病病人表现为左、右心室同时衰竭者，肺淤血征常不明显，此时左心衰竭的主要表现为心尖部舒张期奔马律和脉压减小。

（三）心功能不全的程度判断

1. 心力衰竭分期 2001 年 ACC/AHA《心力衰竭的评估及处理指南》将心衰的发生发展分为 A、B、C、D 四个阶段。

A：前心衰阶段（pre-heart failure）：病人存在心衰高危因素，但目前尚无心脏结构或功能异常，也无心衰的症状和（或）体征。包括高血压、冠心病、糖尿病和肥胖、代谢综合征等最终可累及心脏的疾病以及应用心脏毒性药物史、酗酒史、风湿热史或心肌病家族史等。

B：前临床心衰阶段（pre-clinical heart failure）：病人无心衰的症状和（或）体征，但已发展为结构性心脏病，如左心室肥厚、无症状瓣膜性心脏病、既往心肌梗死史等。

C：临床心衰阶段（clinical heart failure）：病人已有基础结构性心脏病，既往或目前有心衰的症状和（或）体征。

D：难治性终末期心衰阶段（refractory end-stage heart failure）：病人虽经严格优化内科治疗，但休息时仍有症状，常伴心源性恶病质，须反复长期住院。

心衰分期全面评价了病情进展阶段，提出对不同阶段进行相应的治疗。通过治疗只能延缓而不可能逆转病情进展。

2. 美国纽约心脏病协会（NYHA）心功能分级 NYHA 提出的心功能分级方案，主要根据病人的自觉活动能力分级（表 20-2-1）。这种分级方案的优点是简便易行，但缺点是仅凭病人的主观感受和（或）医生的主观评价，短时间内变化的可能性较大，病人个体间的差异也较大，有时症状与客观检查有很大差距。

表 20-2-1　心功能分级（NYHA）

心功能分级	特点
I级	体力活动不受限。病人患有心脏病，但平时一般活动不引起疲乏、心悸、呼吸困难、心绞痛等症状
II级	体力活动轻度受限。休息时无自觉症状，但平时一般活动可出现上述症状，休息后很快缓解
III级	体力活动明显受限。休息时无症状，低于平时一般活动量时即可引起上述症状，休息较长时间后症状方可缓解
IV级	体力活动严重受限。休息时亦有心衰的症状，体力活动后加重

3. 6 分钟步行试验 要求病人在 30m 长的平直走廊里尽可能快地行走，测定 6 分钟的步行距离。此方法安全、简便、易行，已逐渐在临床应用，不但能评定病人的运动耐力，而且可预测病人预后。6 分钟步行距离 <150m 为重度心衰；150～425m 为中度心衰；426～550m 为轻度心衰，如 6 分钟步行距离 <300m，提示预后不良。

（四）液体潴留及其严重程度判断

液体潴留对决定是否应用利尿药治疗十分重要，短时间内体重增加是液体潴留的可靠指标。病人应每日记录体重，随访时携带体重记录。医护人员应在随访中注意评估颈静脉充盈的程度、肝颈静脉回流征、肺和肝充血的程度（肺部啰音，肝大），并检查是否有下肢和骶部水肿、腹部移动性浊音，以发现腹水。

（五）辅助检查

1. 超声心动图及多普勒超声 可用于：①诊断心包、心肌或瓣膜疾病；②定量或定性房室内径、心脏几何形状、室壁厚度、室壁运动，以及心包、瓣膜和血管结构；定量瓣膜狭窄、关闭不全程度，测量左心室射血分数（left ventricular ejection fraction，LVEF）、左心室舒张末期和收缩末期容量；③区别舒张功能不全和收缩功能不全；④估测肺动脉压；⑤为评价治疗效果提供客观指标。

（1）收缩功能：以收缩末及舒张末的容量差计算 LVEF 作为收缩性心力衰竭的诊断指标，虽不够精确，但方便实用。正常 LVEF>50%。

（2）舒张功能：超声多普勒是临床上最实用的判断舒张功能的方法。可有导致舒张期功能不全的结构基础，如左心房肥大、左心室壁增厚等。心动周期中舒张早期心室充盈速度最大值为 E 峰，舒张晚期（心房收缩）心室充盈最大值为 A 峰，E/A 比值正常人不应小于 1.2，中青年更大。舒张功能不全时，E 峰下降，A 峰增高，E/A 比值降低。对于难以准确评价 A 峰的心房颤动病人，可利用组织多普勒评估二尖瓣环测得 E/E' 比值，若 >15，则提示存在舒张功能不全。

2. 核素心室造影及核素心肌灌注显像 放射性核素心血池显影能相对准确地评价心脏大小和 LVEF，还可通过记录放射活性 – 时间曲线计算左心室最大充盈速率，以反映心脏舒张功能。常同时行心肌灌注显像评价存活 / 缺血心肌，但在测量心室容积或更精细的心功能指标方面价值有限。

3. X 线胸片 是确诊左心衰竭肺水肿的主要依据，并有助于心衰与肺部疾病的鉴别。

4. 心电图 提供既往心肌梗死、左室肥厚、广泛心肌损害及心律失常信息。有心律失常时应作 24 小时动态心电图记录。

5. 有创性血流动力学检查 主要用于严重威胁生命，并对治疗无反应的泵衰竭病人，或需对呼吸困难和低血压休克作鉴别诊断的病人。

对急性重症心衰病人，必要时采取漂浮导管在床边进行，经静脉插管直至肺小动脉，测定各部位的压力及血液含氧量，计算心脏指数（CI）及肺动脉楔压（PAWP），直接反映左心功能，正常时 CI>2.5L/（min·m²），PAWP<12mmHg。

6. 实验室检查

（1）血浆脑钠肽（brain natriuretic peptide，BNP）：是心衰诊断、病人管理、临床事件风险评估中的重要指标，临床上常用 BNP 及 NT-proBNP。未经治疗者若利钠肽水平正常可基本排除心衰诊断，已接受治疗者利钠肽水平高则提示预后差，但左心室肥厚、心动过速、心肌缺血、肺动脉栓塞、慢性阻塞性肺疾病（COPD）等缺氧状态、肾功能不全、肝硬化、感染、败血症、高龄等均可引起利钠肽升高，因此其特异性不高。

（2）肌钙蛋白：严重心衰或心衰失代偿期、败血症病人的肌钙蛋白可有轻微升高，但心衰病人检测肌钙蛋白更重要的目的是明确是否存在急性冠状动脉综合征。肌钙蛋白升高，特别是同时伴有利钠肽升高，也是心衰预后的强预测因子。

（3）常规检查：包括血常规、尿常规、肝肾功能、血糖、血脂、电解质等，对于老年及长期服用利尿药、RASS 抑制剂类药物的病人尤为重要，在接受药物治疗的心衰病人随访中也需要适当监测。甲状腺功能检测不容忽视，因为无论甲状腺功能亢进或减退均可导致心力衰竭。

【常见护理诊断 / 问题】

1. **心输出量减少** 与心肌结构改变和（或）功能降低有关。

2. **活动无耐力** 与机体需氧和供氧失衡，电解质失衡有关。

3. **气体交换障碍** 与肺循环淤血致气体弥散功能下降、通气 / 血流比例失调有关。

4. **体液过多** 与右心衰导致体循环淤血、水钠潴留有关。

5. 潜在并发症：洋地黄中毒。

6. 有皮肤完整性受损的危险　与卧床时间长、水肿严重、营养不良有关。

7. 恐惧/焦虑　与机体功能减弱状态难以改变有关。

【计划与实施】

慢性心力衰竭采取综合治疗措施，包括对各种可致心功能受损的疾病如冠心病、高血压、糖尿病的早期管理，调节心力衰竭的代偿机制，减少其负面效应，如拮抗神经体液因子的过度激活，阻止或延缓心室重塑的进展。慢性心力衰竭的治疗目标为防止和延缓心力衰竭的发生发展；缓解临床症状，提高生活质量；改善长期预后，降低病死率与住院率。护理目标是：①病人心功能得到改善或维持；②病人维持理想的气体交换；③病人活动耐力增加；④病人了解心衰的病因和诱因及其预防措施，能够掌握心力衰竭的自我护理知识。

（一）药物治疗，改善心输出量

1. 利尿药　利尿药是心力衰竭治疗中改善症状的基石，是心衰治疗中唯一能够控制体液潴留的药物，但不能作为单一治疗。原则上在慢性心衰急性发作和明显体液潴留时应用。常用的利尿药：①袢利尿药：以呋塞米（速尿）为代表，作用于髓袢升支粗段，排钠排钾，为强效利尿药。对轻度心衰病人一般小剂量（20mg 口服）起始，逐渐加量，一般控制体重下降 0.5～1.0kg/d 直至干重；重度慢性心力衰竭者可增至 100mg 每日 2 次，静脉注射效果优于口服。②噻嗪类利尿药：以氢氯噻嗪（双氢克尿噻）为代表，作用于肾远曲小管近端和髓袢升支远端，抑制钠的重吸收，并因 Na^+-K^+ 交换同时降低钾的重吸收。轻度心力衰竭可首选此药。注意电解质平衡，常与保钾利尿药合用。因可抑制尿酸排泄引起高尿酸血症，长期大剂量应用可影响糖、脂代谢。③保钾利尿药：作用于肾远曲小管远端，通过拮抗醛固酮或直接抑制 Na^+-K^+ 交换而具有保钾作用，利尿作用弱，多与上述两类利尿药联用以加强利尿效果并预防低血钾。常用药物有螺内酯（安体舒通）、氨苯蝶啶、阿米洛利。

电解质紊乱是利尿药长期使用最常见的副作用，特别是低血钾或高血钾均可导致严重后果，应注意监测。对于低钠血症，应谨慎区分缺钠性（容量减少性）与稀释性（难治性水肿）。前者尿少而比重高，应给予高渗盐水补充钠盐；后者见于心力衰竭进行性恶化病人，尿少而比重低，应严格限制水的摄入，并按利尿药抵抗处理。

2. 肾素-血管紧张素-醛固酮系统抑制剂

（1）血管紧张素转换酶抑制剂（angiotensin converting enzyme inhibitors，ACEI）：ACEI 是抑制慢性心衰病人肾素-血管紧张素系统的首选药物。ACEI 用于治疗心衰时主要作用机制除了发挥扩血管作用，改善心衰时血流动力学，减轻淤血症状外，更重要的是降低心衰病人代偿性神经-体液变化的不利影响，限制心肌、小血管的重塑，以达到维护心肌功能，推迟心衰进展，降低远期死亡率的目的。目前 ACEI 种类很多，如卡托普利、贝那普利等。ACEI 的副作用主要包括低血压、肾功能一过性恶化、高血钾、干咳和血管性水肿等。有威胁生命的不良反应（血管性水肿和无尿性肾衰竭）、妊娠期妇女及 ACEI 过敏者应禁用；低血压、双侧肾动脉狭窄、血肌酐明显升高（>265μmol/L）、高血钾（>5.5mmol/L）者慎用。非甾体类抗炎药（NSAIDs）会阻断 ACEI 的疗效并加重其副作用，应避免使用。ACEI 使用时应注意监测血压、电解质、尿量。

（2）血管紧张素受体拮抗剂（angiotensin receptor blocker，ARB）：ARB 可阻断经 ACE 和非 ACE 途径产生的 AT Ⅱ 与 AT_1 受体结合，阻断 RAS 的效应，但无抑制缓激肽降解作用，因此干咳和血管性水肿的副作用较少见。心衰病人治疗首选 ACEI，当 ACEI 引起干咳、血管性水肿时，不能耐受者可改用 ARB，但已使用 ARB 且症状控制良好者无需换为 ACEI。研究证实 ACEI 与 ARB 联用并不能使心衰病人获益更多，反而增加不良反应，特别是低血压和肾功能损害的发生，因此目前不主张心衰病人 ACEI 与 ARB 联合应用。

（3）醛固酮抑制剂：螺内酯是应用最广泛的醛固酮抑制剂。小剂量螺内酯可阻断醛固酮效应，对抑制心血管重塑、改善慢性心力衰竭的远期预后有很好的作用。但必须注意血钾的监测，近期有肾功能不全、血肌酐升高或高钾血症者不宜使用。依普利酮（eplerenone）是一种新型选择性醛固酮受体拮抗剂，可显著降低轻度心衰病人心血管事件的发生风险、减少住院率、降低心血管病死亡率，且尤适用于老龄、糖尿病和肾功能不全病人。

3. β 受体拮抗剂　β 受体拮抗剂能改善内源性心肌功能，长期使用能改善临床症状和左室功能，降低死亡率和住院率。β 受体拮抗剂能导致低血压、液体潴留和心衰恶化、心动过缓和房室传导阻滞、无力等不良反应，故使用时应注意监测：① 低血压，一般在开始用药或增加剂量的 24～48 小时内发生。② 液体潴留和心衰恶化，治疗前和治疗中应监测病人体重情况，如在 3 天内体重增加 >2kg，立即加大利尿药用量。③ 心动过缓和房室阻滞，如心率 <55 次 / 分，或伴有眩晕等症状，或出现 Ⅱ、Ⅲ 度房室传导阻滞时，应将 β 受体拮抗剂减量。

4. 血管扩张剂　慢性心力衰竭的治疗并不推荐血管扩张药物的应用，仅在伴有心绞痛或高血压的病人可考虑联合治疗，对存在心脏流出道或瓣膜狭窄的病人应禁用。

5. 洋地黄制剂　洋地黄可增强心肌收缩力，抑制心脏传导系统，对迷走神经系统有直接兴奋作用，从而减慢心率，改善心力衰竭病人的血流动力学变化。伴有快速心房颤动 / 心房扑动的收缩性心力衰竭是应用洋地黄的最佳指征，包括扩张型心肌病、二尖瓣或主动脉瓣病变、陈旧性心肌梗死及高血压心脏病所致的慢性心力衰竭。常用的洋地黄制剂有地高辛，毛花苷丙（西地兰）。

使用洋地黄类药物时应注意：① 洋地黄用量个体差异很大，老年人、心肌缺血缺氧如冠心病、重度心力衰竭、低钾、低镁血症、肾功能减退等情况对洋地黄较敏感，使用时应严密观察病人反应；② 注意不与奎尼丁、普罗帕酮（心律平）、维拉帕米（异搏定）、钙剂、胺碘酮等药物合用，以免增加药物毒性；③ 必要时监测血清地高辛浓度；④ 严格按照医嘱给药，教会病人服用地高辛时自测脉搏，当脉搏 <60 次 / 分或节律不规则时应暂停服药并报告医生；⑤ 密切观察洋地黄毒性反应，洋地黄中毒最重要的表现为各类心律失常，常见为室性期前收缩，多表现为二联律，非阵发性交界区心动过速，房性期前收缩，心房颤动及房室传导阻滞等。快速房性心律失常伴传导阻滞是洋地黄中毒的特征性表现。胃肠道表现如恶心、呕吐，以及神经系统症状如视物模糊、黄视、绿视、定向力障碍、意识障碍等。

出现洋地黄中毒时处理方法：① 立即停用洋地黄；② 补充钾盐，可口服或静脉补充氯化钾，停用排钾利尿药；③ 纠正心律失常，快速型心律失常首选苯妥英钠或利多卡因，电复律一般禁用，因易致心室颤动；有传导阻滞及患慢性心律失常者，可用阿托品静脉注射或安置临时起搏器，异丙肾上腺素易诱发室性心律失常，不宜应用。

6. 其他药物　① 肾上腺素能受体兴奋剂，如多巴胺及多巴酚丁胺，两者均只能短期静脉应用，在慢性心衰加重时起到帮助病人渡过难关的作用，连续用药超过 72 小时可能出现耐药，长期使用将增加死亡率。② 磷酸二酯酶抑制剂，如氨力农、米力农等，仅对心脏术后急性收缩性心力衰竭、难治性心力衰竭及心脏移植前的终末期心力衰竭的病人短期应用。

7. 抗心力衰竭药物治疗进展　① 人重组脑钠肽（rhBNP）：如奈西立肽（nesiritide），具有排钠利尿、抑制交感神经系统、扩张血管等作用，适用于急性失代偿性心衰。② 左西孟旦

（levosimendan）：能扩张冠状动脉和外周血管，改善顿抑心肌的功能，减轻缺血并纠正血流动力学紊乱，适用于无显著低血压或低血压倾向的急性左心衰病人。③伊伐布雷定（ivabradine）：首个选择性特异性窦房结 If 电流抑制剂，对心脏内传导、心肌收缩或心室复极化无影响，且无 β 受体拮抗剂的不良反应或反跳现象。④AVP 受体拮抗剂（托伐普坦 tolvaptan）：通过结合 V_2 受体减少水的重吸收，因不增加排钠而优于利尿药，因此可用于治疗伴有低钠血症的心力衰竭。

心衰病人的心肌处于血液或能量供应不足的状态，过度或长期应用正性肌力药物将扩大能量的供需矛盾，加重心肌损害，增加死亡率。为此，在心衰治疗中不应以正性肌力药取代其他治疗用药。

（二）逐渐提高活动耐力

1. 制订活动目标与计划 鼓励病人坚持动静结合，循序渐进地增加活动量。可根据病人心功能分级，结合 6 分钟步行试验、超声或核素检查测定左室射血分数（LVEF）值、病人年龄等，与病人及家属一起制订个体化的运动方案（表 20-2-2）。

表 20-2-2 根据 NYHA 心功能分级的活动建议

心功能分级	活动建议
Ⅰ级	不限制一般的体力活动。积极参加体育锻炼，但必须避免剧烈运动和重体力劳动
Ⅱ级	适当限制体力活动。增加午睡时间，强调下午多休息，但不影响轻体力工作和家务劳动
Ⅲ级	严格限制一般的体力活动。每天有充分的休息时间，但日常生活可以自理或在他人协助下自理
Ⅳ级	绝对卧床休息，取舒适体位，生活由他人照顾。可在床上做肢体被动运动，逐步过渡到坐床边或下床活动。不鼓励延长卧床时间，病情好转尽早适量增加运动

2. 活动过程中注意监测 若活动中有呼吸困难、胸痛、心悸、头晕、疲劳、大汗、面色苍白、低血压等不适时应立即停止活动，并以此作为限制最大活动量的指征。如病人经休息后症状仍不能缓解，应及时通知医生。ACC/AHA 指出，运动治疗中需要进行心电监护的指征包括：LVEF<30%；安静或运动时出现室性心律失常；运动时收缩压降低；心脏性猝死、心肌梗死、心源性休克的幸存者等。

3. 休息和适度运动 心衰失代偿期需卧床休息，多做被动运动以预防深部静脉血栓形成。临床情况改善后，应鼓励在不引起症状的情况下进行体力活动，以防止肌肉的"去适应状态"，但要避免用力的等长运动。较重病人可在床边围椅小坐，其他病人可每日步行多次，每次 5～10 分钟，并酌情逐步延长步行时间。NYHA 心功能 Ⅱ–Ⅲ级病人，可在专业人员指导下进行运动训练，能改善症状、提高生活质量。

4. 运动安全 护士应教会病人：①如何使用周围环境以保证自身安全，如增加扶手、浴室中放置椅子、使用床边便器等。②在日常活动中缓慢行动，避免突然用力消耗过多体力。③节约体能的方法，如抬高床头使自己容易坐起、将经常使用的物品放在容易取放的位置、培养坐下来做事的习惯（刷牙、洗脸、洗衣服等）、多用"推"的动作而不是"拉"等。

（三）改善呼吸困难

1. 病情观察 注意观察生命体征的变化，包括体温、心率（律）、血压、呼吸和意识状态。特别要了解呼吸困难在何种情况下出现，有无心悸、咳嗽、咳痰、胸痛、食欲减退、腹胀等。

2. 氧气治疗 无肺水肿的心衰病人，给氧可导致血流动力学恶化，但对心衰伴夜间睡眠呼吸障碍者，夜间给氧可减少低氧血症的发生。氧疗的方法包括鼻导管吸氧（氧流量一般为 2～4L/min）、面罩吸氧、无创正压通气吸氧等。

3．体位　根据病人呼吸困难的类型和程度帮助病人采取适当的体位，如给病人2～3个枕头、摇高床头。严重呼吸困难时，应协助病人取端坐位（图20-2-2），使用床上小桌，让病人扶桌休息，必要时双腿下垂。半卧位、端坐位可使横膈下移，增加肺活量，双腿下垂可减少回心血量，均有利于改善呼吸困难。注意病人体位的舒适与安全，可用枕或软垫支托肩、臂、骶、膝部，避免局部受压发生压疮及身体下滑，加用床栏确保病人安全。

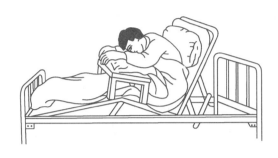

图 20-2-2　端坐位

（四）减轻水肿

1．体重监测　帮助病人认识到每日测定体重对早期发现液体潴留非常重要。如在3天内体重突然增加2kg以上，应尽快与医生护士取得联系，此时应考虑病人已有钠水潴留（隐性水肿），需加大利尿药剂量。

2．限钠　心衰病人的潴钠能力明显增强，限制钠盐摄入对于恢复钠平衡很重要。要告知病人避免腌制食物、碳酸饮料、海产品、发酵面食、罐头等，因为这些食物含钠量较高。轻度心衰病人钠盐摄入应控制在2～3g/d，中到重度心衰病人应<2g/d。盐代用品则应慎用，因常富含钾盐，如与血管紧张素转化酶抑制剂（ACEI）合用，可致高钾血症。

3．限水　严重低钠血症（血钠<130mmol/L）病人，液体摄入量应<2L/d。

4．营养支持　给予高蛋白、高维生素的易消化清淡饮食，少量多餐，避免过饱。严重心衰伴明显消瘦（心脏恶病质）者，应给予营养支持，包括给予血清白蛋白。

5．利尿药　利尿药是心衰治疗中最常用的药物，通过排钠排水对缓解淤血症状，减轻水肿有十分显著的效果。护士应遵医嘱正确使用利尿药，注意观察和预防药物副作用。

（五）心理和精神治疗

抑郁、焦虑和孤独在心衰恶化中发挥重要作用，也是心衰病人死亡的主要预测因素。综合性情感干预包括心理疏导可改善心功能状态，必要时可考虑酌情应用抗抑郁药物。

（六）非药物治疗

指在药物治疗无效时，使用人工机械类辅助或代替部分心腔功能，以改善衰竭心脏循环状态的治疗方法，其基本原理是降低心脏的前负荷和后负荷，使心室做功减少，能量消耗降低，心脏容量储备增加，从而使心脏功能逐步恢复。包括主动脉内气囊反搏术（intra-aortic balloon pump，IABP）和左室辅助装置（left ventricular assistant device，LVAD），如心脏再同步化治疗（cardiac resynchronization therapy，CRT）、埋藏式心律转复除颤器（implantable cardioverter-defibrillator，ICD）、心脏移植、细胞替代治疗等。

【健康指导】

1．避免诱因　指导病人积极治疗原发疾病，帮助病人预防、识别与治疗能引起或加重心衰的特殊事件，特别是感染。在呼吸道疾病流行或冬春季节，可给予流行性感冒、肺炎链球菌疫苗以预防呼吸道感染。过度劳累、情绪激动、钠盐摄入过多、输液过快过多也可诱发心衰。育龄妇女应在医师指导下控制妊娠和分娩。戒烟酒。

2. 营养和饮食 宜清淡、低脂饮食、易消化、富营养，每餐不宜过饱，多食蔬菜、水果，防止便秘。肥胖病人应减轻体重。

3. 活动与休息 合理安排活动与休息，解释即便心功能恢复也应尽量从事轻工作，避免重体力劳动，建议病人进行散步、打太极拳、练气功等运动。适当活动有利于提高心脏储备力，提高活动耐力，改善心力状态和生活质量。

4. 治疗依从性 嘱病人定期门诊随访，防止病情发展，强调严格遵医嘱服药，不随意增减或撤换药物的重要性。服洋地黄者应会识别其中毒反应并及时就诊；用血管扩张剂者改变体位时动作不宜过快，以防止发生直立性低血压。

5. 自我护理 指导病人自我监测呼吸情况、体重，控制钠、水的摄入，保证对各项治疗护理行为的依从性。帮助病人做好心力衰竭的自我护理，做到：①感觉呼吸困难时不紧张；②控制液体摄入量（每日不超过 1.5 ~ 2L）；③白天适当休息；④出现以下现象时及时就医：感觉呼吸困难加剧、脚（腿）水肿比平时加重、一周内体重增加 2kg、乏力感增加。

6. 心理支持 教育家属给予病人积极的支持，帮助病人树立战胜疾病的信心，保持情绪稳定。

【护理评价】

通过治疗和护理，病人心衰发生的病因、诱因得到控制或消除，达到：①呼吸正常，无发绀表现，肺部无啰音，血气指标恢复至正常水平；②能说出低盐饮食的重要性和服用利尿药的注意事项，水肿、腹水消失；③疲乏、气急、虚弱感消失，活动时无不适感，活动耐力增加；④学会自测脉搏，未发生洋地黄中毒；⑤相应的心力衰竭知识增加，了解自己用药的名称、作用、用法、剂量和副作用，尤其是应能够识别地高辛，利尿药的副作用；⑥积极寻求治疗，心理适应。

第三节 急性心力衰竭病人的护理

急性心力衰竭（acute heart failure，AHF）是指由于心脏功能异常而出现的急性临床发作。无论既往有无心脏病病史均可发生。临床上以急性左心衰竭较为常见，以急性肺水肿或心源性休克为主要表现，是临床最常见的急危重症之一，抢救是否及时合理与预后密切相关。

所有引起慢性心衰的疾病都可导致急性心衰。近年来，随慢性心衰病人数量逐渐增加，慢性心功能失代偿和急性心衰发作已成为心衰病人住院的主因。急性心衰预后很差，急性心肌梗死所致的急性心衰则病死率更高。

【病因】

（一）急性左心衰竭的常见病因

1. 慢性心衰急性加重。

2. 急性心肌坏死和（或）损伤 ①急性冠状动脉综合征；②急性重症心肌炎；③围生期心肌病；④药物所致的心肌损伤与坏死。

3. 急性血流动力学障碍 ①急性瓣膜大量反流和（或）原有瓣膜反流加重，；②高血压危象；③重度主动脉瓣或二尖瓣狭窄；④主动脉夹层；⑤心包压塞；⑥急性舒张性左心衰竭，多见于老年控制不良的高血压病人。

（二）急性右心衰竭的病因

急性右心衰竭多见于右心室梗死、急性大块肺栓塞和右侧心瓣膜病。

【发病机制】

（一）急性左心衰竭的发病机制

1. 急性心肌损伤和坏死 缺血性心脏病合并急性心衰主要有下列3种情况：①急性心肌梗死；②急性心肌缺血；③原有慢性心功能不全，在缺血发作或其他诱因下可出现急性心衰。

2. 血流动力学障碍 急性心衰主要的血流动力学紊乱有：①心排血量（CO）下降，血压绝对或相对下降以及外周组织和器官灌注不足，导致出现脏器功能障碍和末梢循环障碍，发生心源性休克。②左心室舒张末压和肺毛细血管楔压（ACWV）升高，可发生低氧血症、代谢性酸中毒和急性肺水肿。③右心室充盈压升高，使体循环静脉压升高、体循环和主要脏器淤血、水钠滞留和水肿等。

3. 神经内分泌激活 交感神经系统和RAAS的过度兴奋原是机体在急性心衰时的一种保护性代偿机制，但长期的过度兴奋就会产生不良影响，使多种内源性神经内分泌与细胞因子激活，加重心肌损伤、心功能下降和血流动力学紊乱，这又反过来刺激交感神经系统和RAAS的兴奋，形成恶性循环。

4. 心肾综合征 心衰和肾衰竭常并存，并互为因果。临床上将此种状态称之为心肾综合征。

5. 慢性心衰的急性失代偿 稳定的慢性心衰可以在短时间内急剧恶化，心功能失代偿，表现为急性心衰。其促发因素中较多见为药物治疗缺乏依从性、严重心肌缺血、重症感染、严重的影响血流动力学的各种心律失常、肺栓塞以及肾功能损伤等。

（二）急性右心衰竭的发病机制

1. 右心室心肌梗死 右心室梗死很少单独出现，常合并于左心室下壁梗死。病人往往有不同程度的右心室功能障碍，其中10%～15%可出现明显的血流动力学障碍。

2. 急性大块肺栓塞 肺血流受阻，出现持续性严重肺动脉高压，使右心室后负荷增加和扩张，导致右心衰竭。

【护理评估】

1. 健康史 尽快追问病人及家属既往史、病因及诱发因素、治疗情况；及早诊断，进行抢救。

2. 身体状况 急性左心衰竭病情发展常极为迅速且危重。表现为突发严重呼吸困难，呼吸频率可达30～40次/分，端坐呼吸、频繁咳嗽、咳大量粉红色泡沫样痰，有窒息感而极度烦躁不安、恐惧，面色灰白或发绀，大汗、皮肤湿冷。肺水肿早期血压可一度升高，随后下降，如不能及时纠正，血压持续下降可致心源性休克。听诊两肺布满湿啰音和哮鸣音，心率增快，心尖部可闻及舒张期奔马律，肺动脉瓣第二心音亢进。

3. 严重程度分类 Killip分级适用于评价急性心肌梗死时心力衰竭的严重程度。

Ⅰ级：无心力衰竭的临床症状与体征。

Ⅱ级：有心力衰竭的临床症状与体征。肺部 50% 以下肺野湿性啰音，心脏第三心音奔马律，肺静脉高压，胸片见肺淤血。

Ⅲ级：严重的心力衰竭临床症状与体征。严重肺水肿，肺部 50% 以上肺野湿性啰音。

Ⅳ级：心源性休克。

4．辅助检查　X 线胸片显示以肺门为中心特有的蝴蝶形片状阴影。

5．心理－社会状况　急性左心衰竭的病人，常表现出紧张和恐惧；护士要及时确定病人心理问题并作好护理。

【常见护理诊断／问题】

1．气体交换障碍　与肺静脉淤血有关。

2．心输出量减少　与心肌功能降低，通气／血流比例失调致心排血量减少有关。

3．潜在并发症：心源性休克。

4．恐惧　与呼吸困难产生濒死感有关。

【计划与实施】

治疗原则是迅速采取有效措施，挽救病人生命。治疗与护理的目的是使病人呼吸困难情况改善，生命体征平稳，病情缓解，转危为安。

（一）抢救准备与监测

1．静脉通道　至少开放 2 条静脉通道，并保持通畅。必要时可采用深静脉穿刺置管，以随时满足用药的需要。血管活性药物一般应用微量泵泵入，以维持稳定的速度和正确的剂量。

2．环境准备　保持室内适宜的温度、湿度，灯光柔和，环境安静。

3．病情监测　严密观察病人呼吸频率、深度，意识，精神状态，皮肤颜色及温度，肺部啰音的变化，监测血气分析结果，对安置漂浮导管者应监测血流动力学指标的变化，以判断药物疗效和病情进展。准备、固定、维护好漂浮导管、深静脉置管、心电监护的电极和导联线、鼻导管或面罩、导尿管以及指端无创血氧仪测定电极等。

（二）改善气体交换

1．体位　静息时明显呼吸困难者应半卧位或端坐位，双腿下垂以减少回心血量，降低心脏前负荷。

2．四肢交换加压　四肢轮流绑扎止血带或血压计袖带，通常同一时间只绑扎三肢，每隔 15～20 分钟轮流放松一肢。血压计袖带的充气压力应较舒张压低 10 mmHg，使动脉血流仍可顺利通过，而静脉血回流受阻。此法可降低前负荷，减轻肺淤血和肺水肿。

3．吸氧　通过氧疗将血氧饱和度维持在 95%～98% 非常重要，予鼻导管吸氧。病情严重者可予面罩给氧或采用无创性机械通气支持，包括持续气道正压通气（CPAP）或无创性正压机械通气（NIPPV），必要时可行机械通气辅助呼吸。

4．氨茶碱　对解除支气管痉挛有效，并有一定的正性肌力及扩血管、利尿作用，缓慢静注给药。

5．保持呼吸道通畅　急性肺水肿病人会咳大量粉红色泡沫痰，故护士应注意观察病人咳嗽、咳痰的情况，协助病人排痰，保持呼吸道通畅。

（三）增加心输出量

1．洋地黄制剂　尤其适用于快速心房颤动或已知有心脏增大伴左心室收缩功能不全的病人。

可用毛花苷丙 0.4～0.8mg 稀释后静脉注射，推注速度宜缓慢，同时应观察心电图变化。

2. 快速利尿药 如呋塞米 20～40mg 静注，4 小时后可重复 1 次。护士应注意观察并记录病人尿量。

3. 血管扩张剂 可选用硝普钠、硝酸甘油静脉滴注，根据血压调整剂量，使收缩压维持在 100mg 左右。须密切监测血压变化，小剂量慢速给药并合用正性肌力药物。

（1）硝普钠：为动、静脉血管扩张剂，静脉注射后 2～5 分钟起效，起始剂量 0.3μg/（kg·min）静脉滴注，根据血压逐步增加剂量，因含有氰化物，用药时间不宜连续超过 24 小时。

（2）硝酸酯类：扩张小静脉，降低回心血量，使 LVEDP 及肺血管压降低，病人对本药的耐受量个体差异很大，常用药物包括硝酸甘油、双硝酸异山梨醇酯，后者作用机制基本类似于硝酸甘油。以硝酸异山梨酯（异舒吉）为例，1～3mg/h 扩张小静脉，减轻心脏前负荷；3～7mg/h 扩张动脉，改善冠状动脉血流；7～12mg/h 扩张阻力血管，降低心脏后负荷。其耐药性和血压、浓度稳定性优于硝酸甘油。

（3）α 受体拮抗剂：选择性结合 α 肾上腺受体，扩张血管，降低外周阻力，减轻心脏后负荷，并降低肺毛细血管压，减轻肺水肿，也有利于改善冠状动脉供血。常用药物乌拉地尔（urapidil）扩张静脉的作用大于动脉，并能降低肾血管阻力，还可激活中枢 5- 羟色胺 1A 受体，降低延髓心血管调节中枢交感神经冲动发放，且对心率无明显影响。

4. 机械辅助治疗 主动脉内球囊反搏（IABP）可用于冠心病急性左心衰病人。对极危重病人，有条件的医院可采用 LVAD 和体外膜肺氧合（ECMO）。

（四）减轻恐惧

1. 吗啡 吗啡 5～10mg 皮下注射或静脉注射可使病人镇静，降低心率，同时扩张小血管而减轻心脏负荷，必要时间隔 15 分钟重复使用，共 2～3 次。但肺水肿伴颅内出血、神志障碍、慢性肺部疾病时禁用，年老体弱者应减量或改为肌注。使用吗啡应注意病人有无呼吸抑制、心动过缓。

2. 心理护理 肺水肿所致的呼吸困难常使病人感到紧张和恐惧，而恐惧可导致交感神经系统兴奋性增高，使呼吸困难加重。护士要向病人简要讲解本病的救治措施及使用监测设备的必要性。在抢救时医护人员必须保持镇静、操作熟练、忙而不乱，使病人产生信任、安全感。避免在病人面前讨论病情，以减少误解。必要时可留亲属陪伴病人，护士应与病人及家属保持密切联系，提供情感支持。

（五）监测出入量

肺淤血、体循环淤血及水肿明显者应严格限制饮水量和静脉输液速度，对无明显低血容量因素（大出血、严重脱水、大汗淋漓等）者的每天摄入液体量一般宜在 1500ml 以内，不要超过 2000ml。每天液体出入量保持负平衡约 500ml/d，严重肺水肿者的水负平衡为 1000～2000ml/d，甚至可达 3000～5000ml/d，以减少水钠潴留和缓解症状。3～5 天后，如淤血、水肿明显消退，应减少水负平衡量，逐渐过渡到出入水量大体平衡。在水负平衡下应注意防止发生低血容量、低血钾和低血钠等。

（六）饮食护理

进食易消化食物，避免一次大量进食，不要饱餐。在总量控制下，可少量多餐（6～8 次/日）。应用袢利尿药的情况下不要过分限制钠盐摄入量，以避免低钠血症，导致低血压。利尿药应用时间较长的病人要补充多种维生素和微量元素。

【健康指导】

内容同本章第二节慢性心力衰竭病人的护理中"健康指导"。

【护理评价】

通过治疗和护理，病人能否达到：①病人的呼吸困难和缺氧得到改善，表现为动脉血气分析值正常，血氧饱和度 >90%，呼吸平稳；②未发生心源性休克，表现为生命体征平稳；③病人对医疗护理表现出平静和信任。

（郎延梅）

◇ 思考题

女性，78 岁，患风湿性心脏病伴二尖瓣狭窄，30 多年前曾做二尖瓣扩张手术，术后病情一度稳定好转，近年又逐渐加重。病人先有气短、发绀、泡沫痰、不能平卧，近一年上述情况减轻，但出现水肿、腹胀。以慢性心力衰竭诊断收治入院。查体：无发绀，坐位即见颈静脉怒张，卧位加重。心界向两侧扩大，心音遥远，心率 110 次/分，杂音不明显，肺底少量湿啰音。肝肋下 5 指，剑突下 8 指，伴压痛，腹水征（＋）。

（1）此病人处于心衰的哪一阶段，心衰的部位如何，应予病人哪些护理诊断和护理措施？

（2）如此病人住院期间突发严重气急，端坐呼吸，面色苍白、口唇发绀、大汗、满肺湿啰音、血压降低，你考虑病人发生什么问题，应采取哪些抢救措施？

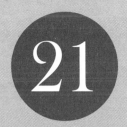

第二十一章
心脏瓣膜病病人的护理

学习目标

识记
1. 能复述心脏瓣膜病的定义、病因。
2. 能简述 4 种心脏瓣膜病的病理解剖和病理生理。
3. 能概述 4 种心脏瓣膜病病人的临床表现。

理解
1. 能比较各种心脏瓣膜病的病理解剖和病理生理特点，说明病理生理与病人的临床表现之间的关系。
2. 能列举心脏瓣膜病相关辅助检查的意义。

运用
能为心脏瓣膜病病人进行护理评估，并制订相应的护理计划。

第一节 概　述

　　心脏瓣膜病（valvular heart disease，VHD）是由于炎症性损害、退行性改变、黏液瘤样变性、缺血性坏死、钙质沉着、先天发育畸形或创伤等原因，使单个或多个心脏瓣膜发生急性或慢性狭窄或关闭不全等结构异常和功能障碍。临床最常见的心脏瓣膜病为风湿热（rheumatic fever）所致的风湿性心脏瓣膜病（rheumatic valvular heart disease，RHD），其次可见动脉硬化或老年退行性变所致的瓣膜钙化、增厚，其他原因如感染性心内膜炎、先天性发育畸形亦能见到。本章中主要介绍最常见的风湿性心脏瓣膜病病人的护理。

　　风湿性心脏瓣膜病又称为风湿性心脏病，简称风心病，是指急性风湿性心脏炎引起的心脏瓣膜（包括瓣叶、瓣环、腱索或乳头肌等）的炎症性损害，形成瓣膜增厚、粘连等一系列病理改变，病变逐渐加重，可累及瓣膜支持结构，如乳头肌和腱索，最终导致瓣膜狭窄和（或）关闭不全。风湿性心脏病主要累及 40 岁以下人群，女性发病率高于男性。我国风湿性心脏病人群患病率，20 世纪 70 年代成人为 1.9‰ ~ 2.9‰，儿童为 0.4‰ ~ 2.7‰；80 年代分别为 1.99‰和 0.25‰。近年来风湿性心脏病的发病率虽有所下降，但仍是引起心脏瓣膜病常见的疾病之一。据《中国心血管病年度报告 2014》报道，目前全国约有风湿性心脏病病人 250 万人。

【病因】

　　风湿热是引起心脏瓣膜病的最常见病因。风湿性心脏炎是风湿热的主要表现之一，心脏受累部分包括心包、心肌和心内膜（瓣膜），其中心瓣膜的受累最为重要。风湿热可以侵犯任何一个心脏瓣膜，使瓣膜的正常功能遭到破坏，以侵犯二尖瓣最为多见，其次是主动脉瓣，三尖瓣受累较少见，肺动脉瓣受累罕见。

【病理解剖和病理生理】

　　心脏瓣膜的功能是使血液在流经心脏各腔室时能维持单一方向的流动。二尖瓣和三尖瓣阻止血液在心室收缩期由心室逆流入心房，主动脉瓣和肺动脉瓣阻止血液在心室舒张期由主动脉和肺动脉逆流回心室。风湿性心脏炎在愈合过程中受血流动力学的影响，瓣膜小叶发生纤维化、增厚、瓣叶交界处粘连、形成钙化或结节，并可累及腱索和乳头肌，使之发生增粗、融合和缩短等改变，限制了瓣膜的正常功能。心脏瓣膜阻碍血液由一个腔室流入下一个腔室为瓣膜狭窄；因瓣膜病变导致血液逆流回排血的腔室内为瓣膜关闭不全。

　　（一）二尖瓣狭窄（mitral valve stenosis，MS）

　　二尖瓣狭窄是风湿性心脏瓣膜病中最常见的病变。一般从初次感染至形成狭窄，约需两年时间。病变时瓣膜小叶增厚、钙化与融合，腱索缩短、增厚，导致二尖瓣开口狭窄。狭窄的瓣膜呈漏斗状，瓣口常呈"鱼口"状。瓣叶钙化沉积有时累及瓣环，使瓣环显著增厚。正常成人二尖瓣口面积为 4 ~ 6cm²。当瓣口面积减少一半即出现狭窄的相应表现。瓣口面积 1.5cm² 以上为轻度狭窄、1 ~ 1.5cm² 为中度狭窄、小于 1cm² 为重度狭窄。轻度狭窄时，左心房压力升高，左心房代偿性扩张及肥厚以增强心肌收缩力，此时病人多无症状，此阶段为代偿期。当瓣口中度狭窄甚至重度狭窄时，左心房压力明显升高，使肺静脉和肺毛细血管压力相继增高，肺顺应性降低，从而发生劳力性呼吸困难，称左房失代偿期。由于左房压和肺静脉压升高，引起肺小动脉反应性收缩，最终导致肺小动脉硬化，肺血管阻力增高，肺动脉压力升高。重度肺动脉高压使右心室后负荷增加，右心室肥厚扩张，导致右心衰竭，称右心受累期。

（二）二尖瓣关闭不全（mitral valve incompetence，MI）

在急性风湿性心脏炎过程中，出现二尖瓣瓣叶穿孔或挛缩，瓣环扩大，腱索、乳头肌受累后粘连缩短，牵连瓣膜或瓣膜粘连而使二尖瓣不能完全闭合。

二尖瓣关闭不全时，左室收缩期血液除大部分进入主动脉外，尚有部分血液通过关闭不全的二尖瓣反流入左房，使左房血容量增加而扩大。左心室由于有相当量的血液反流至左房，因而左心室心排血量降低。在舒张期由于左心室除接受正常由肺循环回流的血液外，尚需容纳上次收缩期反流到左心房的血液，因此左心室舒张期容量负荷过重，而发生扩张，甚至出现左心功能不全。然而由于收缩时排血并未受阻，因此左心房压力增高的程度不如二尖瓣狭窄显著，且左心室代偿功能较好，因此无症状期较长。但一旦发生症状，多较严重。

（三）主动脉瓣狭窄（aortic valve stenosis，AS）

风湿性炎症改变使主动脉瓣瓣叶增厚、交界处粘连融合，瓣膜逐渐钙化，造成瓣口狭窄。风湿性主动脉瓣狭窄大多合并关闭不全和（或）二尖瓣病变。

正常成人主动脉瓣瓣口面积为 2.5~3.5cm²，瓣口面积小于 1.5cm² 时为轻度狭窄，小于 1.0cm² 为中度狭窄，小于 0.4cm² 为重度狭窄。主动脉瓣狭窄发展到一定程度后，左心室射血阻力（后负荷）增大，左心室收缩时压力增高而导致心排血量降低，射血后的残余血量增加，因而舒张期容量也增加，造成左心室心肌肥厚扩张，最终出现左心功能不全。因心排出量减少，使脑动脉、冠状动脉供血量减少，临床出现相应症状。

（四）主动脉瓣关闭不全（aortic valve incompetence，AI）

主动脉瓣发生风湿性病变后，瓣膜纤维化，钙化或变形，造成瓣膜关闭不全。单纯风湿性主动脉瓣狭窄较少见，多合并主动脉瓣狭窄或二尖瓣病变。

主动脉瓣关闭不全形成后，舒张期左心室除接受左心房流入的血液外，还要接受由关闭不全的主动脉瓣反流回左心室的血液，左心室做功增加，导致左心室肥大和心腔扩大。随着病情进展会导致心排血量减少，左心衰竭及右心衰竭。

第二节　风湿性心脏瓣膜病病人的护理

【护理评估】

（一）健康史

1. 一般资料　包括病人的姓名、性别、年龄、民族、婚姻状况、住址、职业、工作单位、医疗费用支付形式、病人家属的联系方式等。

2. 通过以下几点评估病人的瓣膜性心脏病是否为风湿热引起：

（1）青少年时期是否常患感冒、咽喉发炎及发热。感冒、咽喉痛、发热后能否及时就医并得到有效的治疗。

（2）是否出现过多发性关节炎、关节痛、皮下结节或边缘性红斑、舞蹈症等风湿热的主要症状。

（3）同一家族中是否有其他兄弟姐妹有过上述症状。

（4）居住地在城市还是农村，居住条件是否拥挤、潮湿。

3. 存在的问题　患心脏瓣膜病的起始时间及疾病发展的急缓；开始出现活动受限、心悸、呼吸困难、咯血、胸痛、水肿或食欲缺乏等症状的时间；出现以上症状后是否进行过治疗及治疗的经过和效果。

4. 既往史　了解病人过去的情况，包括以往就诊时的辅助检查和用药情况等资料以及患过的主要疾病、外科手术史、外伤史、输血史、过敏史等。

5. 生活习惯、家庭关系、家庭的经济状况等。

（二）身体状况

1. 二尖瓣狭窄

（1）症状：与二尖瓣口狭窄的严重程度相关。轻度狭窄的病人多无症状，一般在二尖瓣中度狭窄（瓣口面积 <1.5cm²）时开始出现明显呼吸困难，感染、劳力时症状加重，严重时可出现端坐呼吸或夜间阵发性呼吸困难。发生急性肺水肿时为粉红色泡沫痰。肺淤血常导致病人咳嗽痰中带血，有些病人由于肺静脉高压时肺静脉和支气管静脉间的侧支循环破裂，而出现较大量的咯血。病程较长的病人会出现右心衰竭，由于右心排血量的减少，肺淤血症状减轻，代之以上腹部饱胀感、食欲缺乏、恶心、呕吐、夜尿增多、肝大、腹水、下肢水肿等表现。

（2）体征：重度二尖瓣狭窄病人常出现双颧绀红的"二尖瓣面容"，口唇轻度发绀。心前区可隆起，伴抬举性搏动。心界向左下扩大。心尖部常可触及舒张期震颤。心尖区可闻及第一心音亢进，可闻及舒张中晚期低调的隆隆样杂音，局限，不传导。肺动脉高压时肺动脉瓣区第二心音亢进或伴分裂。右心室扩大伴相对性三尖瓣关闭不全时，在三尖瓣区可闻及全收缩期吹风样杂音。

2. 二尖瓣关闭不全

（1）症状：轻度二尖瓣关闭不全者可终身无症状或仅有轻微劳力性呼吸困难。严重反流时心排出量减少，首先出现的突出症状是疲乏无力、心悸、活动能力差；肺淤血症状（如：呼吸困难）出现较晚。随着病情发展，肺循环阻力进一步升高导致右心后负荷增加，出现肝脏淤血肿大，下肢水肿等一系列右心衰竭的表现。

（2）体征：病变严重者心脏向左下扩大，心尖部可见抬举性搏动，可触及收缩期震颤。第一心音减弱，可闻及第三心音。心尖区可闻及全收缩期高调一贯性吹风样杂音，向左腋下和左肩胛下区传导。

3. 主动脉瓣狭窄

（1）症状：轻度主动脉瓣狭窄病人多长期无明显症状，狭窄加重致中度狭窄时可出现疲乏无力、眩晕等早期症状。重度主动脉瓣狭窄的三联症为呼吸困难、心绞痛和晕厥。劳力性呼吸困难见于 90% 的有症状病人，进而可发生夜间阵发性呼吸困难、端坐呼吸和急性肺水肿。心绞痛见于 60% 的有症状病人，常由运动诱发，休息后缓解，主要由于瓣膜严重狭窄时进入冠状动脉的血流减少，心肌缺血引起。晕厥见于 1/3 的有症状病人，多发生于直立、运动中或运动后即刻，少数在休息时发生，由于脑缺血引起。

（2）体征：心脏扩大，心尖搏动增强，且向左下移位。第一心音正常，第二心音常为单一性，严重狭窄者呈逆分裂。肥厚的左心房强有力收缩产生明显的第四心音。主动脉瓣第一听诊区可闻及收缩期粗糙而响亮的吹风样杂音，呈递增－递减型，主要向颈动脉传导，常伴震颤。动脉脉搏上升缓慢、细小而持续（细迟脉）。在晚期，收缩压和脉压均下降。

4. 主动脉瓣关闭不全

（1）症状：左心室代偿期内多年无症状。最先出现的症状为心悸、心前区不适、头部动脉强烈搏动感等心排出量增多有关的表现。晚期可出现左心室衰竭的表现，常有劳力性呼吸困难、夜间阵发性呼吸困难或端坐呼吸。部分病人还表现为心肌缺血的症状及活动时的疼痛、晕厥，但头晕、心绞痛较主动脉瓣狭窄时少见。

（2）体征：心脏向左下扩大，心尖搏动向左下移位，呈抬举性搏动。胸骨左缘第3、4肋间可闻及舒张早期高调叹气样递减型杂音，坐位前倾和深呼气时易听到。重度反流者，常在心尖区听到舒张中晚期隆隆样杂音（Austin-Flint杂音），其产生机制为严重的主动脉反流使左心室舒张压快速升高，使二尖瓣前叶上抬导致二尖瓣相对性狭窄。收缩压升高，舒张压降低，脉压增大。周围血管征常见，包括随心脏搏动的点头征、颈动脉和桡动脉扪及水冲脉、毛细血管搏动征、股动脉枪击音等。

（三）辅助检查

辅助检查见表21-2-1。

表21-2-1 风湿性心脏瓣膜病的辅助检查

疾病	胸部X线	心电图	超声心动图
二尖瓣狭窄	轻度狭窄者，心影正常。病变较重时，左心房增大，右心室增大，肺动脉段突出及肺门影增宽，心影呈梨形	轻者心电图正常或电轴右偏，重者因左心房增大，P波呈双峰，伴切迹，右心室肥厚，常伴发心房颤动	二尖瓣增厚，呈"城墙样"改变，瓣口狭窄，左心房扩大
二尖瓣关闭不全	左心房扩大，左心室增大，肺动脉段突出，不同程度的肺淤血和间质性肺水肿	左心室肥厚劳损及非特异性ST-T改变，左心房扩大，可出现心房纤颤、窦性心动过速	二尖瓣运动异常，左心房、左心室不同程度扩大。脉冲多普勒超声可在二尖瓣左心房侧探及明显收缩期反流束
主动脉瓣狭窄	左心房、左心室轻度扩大，升主动脉发生狭窄后扩张	左心室肥厚劳损伴继发性ST-T改变	主动脉瓣增厚，心室壁增厚，主动脉瓣膜小叶运动异常
主动脉瓣关闭不全	主动脉弓突出，左心室不同程度扩大，升主动脉轻度扩张，心影呈靴形	电轴左偏，左心室肥厚劳损及非特异性ST-T改变，窦性心动过速	左心室扩大，心室壁增厚，主动脉瓣活动异常。脉冲多普勒超声可在主动脉瓣的心室侧探及全舒张期反流束

（四）心理-社会状况

多数风湿性心脏病病人病程较长，症状逐渐加重，劳动力逐渐减弱，病人出现呼吸困难、易疲乏、心悸、心绞痛等症状，严重影响了病人的学习、工作和生活。病人担心预后及今后的生活质量，常表现为焦虑不安、悲伤。有手术适应证的病人需要接受心脏外科手术治疗，对手术产生恐惧感。部分需施行人工瓣膜置换术的病人，术后长期服用抗凝剂，将面临一系列问题：有的病人会对人工瓣膜的使用寿命十分担心；有的病人对心腔内人工瓣膜开启和关闭的声音十分敏感，需要适应等。同时家属面临一定的经济和心理压力。护士应多与病人及家属沟通，及时解答病人及家属关心的问题，帮助病人和家属调整至安静平和的状态，与医护人员密切配合，选择最佳的治疗方法和取得最佳疗效。

【常见护理诊断／问题】

1. **体温过高** 与风湿活动、并发感染有关。

2. **心输出量减少** 与心脏瓣膜病变引起的血流动力学改变有关。

3. **气体交换障碍** 与肺淤血、肺动脉高压或急性肺水肿有关。

4. **活动无耐力** 与心输出量减少，组织缺氧有关。

5. **营养失调：低于机体需要量** 与食欲缺乏、恶心、呕吐及家庭经济状况等有关。

6. **潜在并发症：**上呼吸道感染、感染性心内膜炎、电解质紊乱、出血或栓塞。

7. **知识缺乏：**缺乏风湿性心脏瓣膜病及手术前、后的预防保健知识。

8. **焦虑** 与病程长，反复发作，部分或全部劳动能力丧失，女性病人生育受影响，治疗费用较高有关。

9. **无能性家庭应对** 与家属长期照顾病人导致体力、精神、经济上负担过重有关。

【计划与实施】

风湿性心脏病的治疗包括药物与手术两方面。药物治疗的目的在于积极预防和治疗风湿活动，避免瓣膜病变加重，对已出现的症状对症处理，避免并发症的发生。慢性瓣膜病变的病人，可通过手术治疗矫治瓣膜病变，缓解症状，改善心功能，常见的手术方法为心脏瓣膜成形术（cardiac valvuloplasty）和瓣膜置换术（valve replacement）等。近年来，随着心脏介入医学的迅猛发展，经导管行瓣膜置换或修复术也成为病人的治疗选择。通过治疗与护理，病人能够达到：①体温维持在正常范围；②心功能状态改善，活动耐力提高；③呼吸困难改善；④营养状况改善；⑤出现上呼吸道感染、感染性心内膜炎、电解质紊乱等并发症时，能得到及时发现和处理；⑥抗凝治疗期间不出现出血或栓塞等并发症；⑦情绪稳定，能积极配合治疗与护理；⑧能说出与疾病有关的保健知识和注意事项；⑨得到足够的社会支持。

（一）体温监测与高热护理

对于发热病人，每 4 小时测量体温 1 次，注意热型，以协助诊断。观察有无风湿活动的表现，如皮肤环形红斑、皮下结节、关节红肿及疼痛不适等。体温超过 38.5℃时，给予物理降温或遵医嘱药物降温，半小时后测量体温并记录降温效果。

（二）减轻呼吸困难症状，维持有效呼吸

1. 症状严重者应卧床休息，限制活动量，减少机体消耗。

2. 协助病人取舒适体位，改善呼吸困难，减少静脉回心血量，减轻心脏负荷，缓解呼吸困难。

3. 遵医嘱给予氧气吸入，减轻病人的呼吸困难或出现的心绞痛、头晕、晕厥等症状。

4. 评估病人对活动的耐受情况，根据病人的症状合理制订活动计划，必要时给予协助。

5. 保持病室环境安静、整洁；阳光充足、温度适宜，避免过度潮湿。限制探视，保证病人的休息和睡眠时间。

（三）营养支持

1. 给予高热量、高蛋白、高维生素易消化饮食，保证营养供给，增加机体抵抗力，促进病人康复。心力衰竭的病人应限制食盐及钠的摄入，少量多餐，避免过饱加重心脏负担。

2. 鼓励病人多食水果、蔬菜及高纤维食品，保持大便通畅，预防便秘（用力排便使会厌关闭，胸腹腔内压力升高，导致收缩压升高，心脏负荷增加）。

3. 监测体重变化，必要时记录出入量，及时防治水肿的发生。

（四）药物治疗及护理

1. **预防风湿热复发** 有风湿活动尤其合并感染性心内膜炎的病人或经常有上呼吸道感染病史者应长期甚至终身应用苄星青霉素 120 万 U，每个月肌内注射 1 次。苄星青霉素溶解后为白色乳剂，若按一般的肌注方法针头易堵塞，冬季天气寒冷时尤其如此。操作时应选择9号针头，用8～10ml生理盐水稀释后，更换注射针头，勿排气，快速肌注。

2．心功能不全　常用药物包括强心药、利尿药、血管扩张剂等（详见心力衰竭病人的护理）。对于主动脉瓣狭窄的病人，应禁用或慎用小动脉血管扩张药，以防血压过低。

3．心房颤动　合并心房颤动病人的治疗原则是控制快速的心室率，争取恢复窦性心律，预防栓塞发生。护士应积极配合医生正确使用抗心律失常药物或施行电复律术，注意观察治疗效果和病人的病情变化。遵医嘱使用华法林、达比加群、利伐沙班等药物行抗凝治疗，以减少附壁血栓的形成，防止栓塞发生。达比加群可导致胃肠道反应、出血（牙龈出血、血尿、柏油样便）等不良反应，应饭后服药并观察有无出血。利伐沙班的主要副作用为出血。

（五）预防电解质紊乱

1．严密监测病人体内电解质的变化，避免电解质紊乱造成恶性心律失常，甚至猝死。每日抽血查血清钾、钠、氯的离子浓度，将电解质水平控制在正常范围，尤其应注意血清钾离子的变化（风湿性瓣膜病病人尿中排钾量高，容易导致低钾及补钾困难）。低钾时心肌应激性增高，会出现以室性为主的各种心律失常；而高钾又会抑制心肌，甚至造成心脏骤停。一般将血清钾离子浓度保持在正常偏高的范围内，即4.5～5.5mmol/L。

2．遵医嘱补钾　如血清钾离子浓度偏低，在病人能进食的情况下，可先给予口服钾制剂，如10%氯化钾溶液、氯化钾缓释片等并及时复查血钾。鼓励病人进食含钾量较高的食品，如各种豆类、紫菜、海带、蘑菇、香蕉、桂圆、芒果、柑橘等。若病人不能经口进食，应从胃管补钾或经静脉通道补钾。补足半量后复查血钾，以防血钾过高。有条件时给病人行心电监测，以便早期发现低钾征象以及观察有无恶性心律失常发生。

（六）手术治疗及护理

对症状明显、有手术适应证的病人应尽早行手术治疗，以免增加手术危险性，影响手术效果。外科手术包括心脏瓣膜成形和心脏瓣膜置换两种基本方法。心脏瓣膜成形术包括瓣环的重建和环缩，乳头肌和腱索的缩短、延长及转移，人工瓣环和人工腱索的植入，瓣叶的修复。手术要求相对较高，需术中食管超声监测来判定瓣膜成形的效果，其主要适用于瓣膜病变较轻，瓣环无明显扩大，腱索及乳头肌功能良好的病人。如瓣膜、腱索及乳头肌病变较为严重，丧失功能的关闭不全或狭窄等，则需行瓣膜置换术。人工心脏瓣膜分为两大类。

（1）生物瓣（biological valve）：生物瓣用猪、牛等动物的心包或主动脉瓣膜经消除抗原性处理制成，血栓栓塞率低，仅需抗凝6个月，不需终身抗凝，因而减少了抗凝所致的出血等并发症，但其耐受性较机械瓣差，其平均工作寿命在10年左右。

（2）机械瓣（mechanical valve）：机械瓣由金属及高级复合材料制成，耐久性强，需终身接受抗凝治疗。每日需服用抗凝药，并定期化验，以保证抗凝指标在一个合适的范围内。抗凝不当可发生栓塞或出血。机械瓣一旦失灵或卡瓣，病情常较危急。

年轻有抗凝条件者可选用机械瓣。老年病人（一般大于60岁）、需生育子女的妇女、边远地区无条件监测抗凝指标者、抗凝禁忌证者（如胃溃疡或出血倾向的病人），可选用生物瓣。

手术前后护理参照第二十八章"心脏血管手术病人的护理"相关内容。

（七）抗凝治疗（anticoagulant therapy）与护理

1．抗凝剂（anticoagulants）　人工瓣膜置换术后的病人需终身服用抗凝剂。常见的抗凝剂有华法林及肝素，阿司匹林也可用作辅助抗凝药物。因使用后栓塞发生率最低，故首选华法林进行抗凝，用法为每日1次，每日用药时间可固定在上午或下午。

2．抗凝标准　包括凝血酶原时间（prothrombin，PTT），凝血酶原活动度（prothrombin activity，PTA）和国际比值（international ratio，INR）。根据上述三项指标中的一至两项，调整抗凝药物用，最常选用 INR 值作为抗凝标准。在选择一个最佳的目标 INR 时，应当综合考虑病人的血栓危险因素和不同种类人工瓣的促凝性。尽管 2012 ESC《心脏瓣膜病治疗指南》和 2014 AHA/ACC《心脏瓣膜病病人管理指南》给出了人工瓣膜置换术后的 INR 目标值，但多年来国内的临床实践表明，国人抗凝标准普遍低于欧美。综观国内近年的相关研究，总体平均 INR 水平在 2.5 以下，血栓发生率不高于国际水平而出血率有所下降，则"低抗凝"水平在业界已经成为"共识"。因此建议：对于人工机械瓣和生物瓣置换病人，主动脉瓣置换术后 INR 控制在 1.5～1.8 范围内，二尖瓣置换术后 INR 控制在 1.8～2.3 范围内；生物瓣置换病人如果无心房纤颤，术后半年可以停用华法林抗凝治疗，反之，应该继续正规抗凝治疗。人工机械瓣置换病人无论有无心房纤颤，均按上述标准正规抗凝治疗。接受正规抗凝进行 INR 监测的病人，仍有可能会发生各种抗凝并发症，因为人工瓣膜置换术后抗凝治疗的效果并非只受抗凝强度的影响。抗凝治疗应以抗凝强度标准作为指导，同时也要注意病人的个体特征。个体化抗凝治疗是减少抗凝并发症的关键要素。

3．注意观察有无出血倾向　应根据抗凝结果调整抗凝剂的用量。密切观察病人有无皮肤黏膜出血、牙龈出血、内脏出血或脑出血的征象。护理过程中尽量减少有创伤性操作，如不能避免则操作后应长时间按压创口，防止创面出血或形成皮下血肿。指导病人用软毛刷刷牙，防治牙龈出血；少食干硬食物，避免损伤食管；活动时避免磕碰。

4．观察有无栓塞的征象　鼓励病人在床上做肢体运动，早期下床活动，穿弹力袜，以预防血栓性静脉炎或肺栓塞的发生。

（八）心脏瓣膜病治疗新进展

近十年来，随着微创外科手术技术的成熟和介入治疗突飞猛进的发展，心脏瓣膜修复和置换术取得了长足进步，瓣膜病治疗的选择更为多样化，并且使很多过去被认为不适宜手术的病人获得了有效治疗。

1．心脏瓣膜病手术治疗　在主动脉瓣膜疾病外科治疗领域，近十年出现了两大新的治疗趋势。首先，在瓣膜置换的选择上全球范围内开始倾向于使用生物瓣膜，这是由于新一代生物瓣膜可以保证良好的血流动力学特征并且更为持久。其次，微创外科手术广泛开展，比如心脏不停跳经心尖主动脉瓣膜微创置换手术，其与传统标准正中胸骨切开手术安全及有效性相当。同样，二尖瓣疾病的微创化外科治疗也已广泛实现，二尖瓣置换和修复重建均可以通过微创手术或机器人辅助技术完成操作。

2．心脏瓣膜病介入治疗　经导管瓣膜植入是 2002 年以来心血管介入治疗的一个热点，虽然在适应证选择、并发症防治、远期疗效等方面还需要更大规模的临床试验和更长时间的随访观察以进一步明确，但对不能经外科换瓣的病人已被认为是最佳治疗选择。经导管主动脉瓣置换术（transcatheter aortic valve replacement，TAVR）是目前最有代表性的手术。TAVR 术后护理融合了介入手术护理常规以及全麻术后护理常规，需特别注重对瓣周漏的观察、心肾功能的维护以及外周血管并发症的观察。

（九）健康指导

1. 疾病知识指导　根据病人的理解能力向其讲解有关风湿性心脏病的相关知识，目前的治疗护理措施，以及病人如何活动、休息、饮食、服药及预防感染。鼓励病人树立信心，做好长期与疾病作斗争以控制病情进展的思想准备。有手术适应证者，劝病人尽早择期手术，提高生活质量，以免失去最佳手术时机。

2. 预防上呼吸道感染、风湿活动、感染性心内膜炎。

（1）防治上呼吸道感染：吸烟病人必须劝导其戒烟，同时告诫病人注意保暖，避免感冒；平时应尽量少出入公共场所，避开空气污浊的环境，避免与上呼吸道感染者接触；如发生上呼吸道感染，应立即治疗。

（2）防治风湿活动：反复的风湿活动将加重瓣膜损害，因此应高度重视防治风湿活动。一旦出现关节酸痛、皮疹、发热、血沉增快等风湿活动的表现，应接受系统的抗风湿治疗。

（3）防治感染性心内膜炎：风湿性瓣膜病病人要高度警惕自身局灶性感染，特别容易被忽略的感染灶，要接受积极彻底的治疗。如出现不明原因的发热，应及早就医，接受抗生素治疗。接受口咽部手术、支气管镜、心导管等有创性检查前应预防性使用抗生素。

3. 育龄妇女保健

（1）术前：心功能较差的育龄期妇女应指导避孕方法，以避免妊娠加重病情。

（2）术后：置换生物瓣的妇女可以正常怀孕生产，但应注意：至少待换瓣术后半年停用抗凝药后，心功能恢复良好方可考虑怀孕。做好孕期保健，尤其要防止围生期心功能不全。置换机械瓣的妇女注意避孕，最好不要妊娠分娩。因有报道妊娠前3个月服用华法林有致胎儿畸形的危险，另外抗凝过程中妊娠分娩会增加出血的危险。

4. 出院后注意事项

（1）休息与活动：根据心功能及体质情况制订活动计划，换瓣术后恢复的快慢及程度取决于心功能状态及全身体质。一般术后3个月以休息为主，3个月后复查，若心功能Ⅰ～Ⅱ级，体质良好，则可逐步恢复劳动和工作。至于劳动强度则以不感心悸、气促、劳累为宜。3～6个月后，绝大多数病人能从事正常体力活动和工作。少数术前心功能极差的病人手术后虽有明显改善，也只能从事轻体力工作。

（2）饮食：摄取均衡饮食，保证优质蛋白（如鱼、蛋、瘦肉等）及维生素的摄入。心功能较差的病人应限制饮水量，不宜进食大量稀饭和汤类，以免液体入量过多。对抗凝药物治疗有影响的食物，如菠菜、胡萝卜、猪肝、花菜等，应注意不可过多或长期食用。

（3）药物：继续服用强心、利尿、抗凝等药物，未经医生许可不得擅自停药或改变剂量。服用其他药物时，应注意其对抗凝药物药效的影响，请及时向医师请教，并增加复查次数。

出院前医师已初步制订出病人的抗凝药物剂量，出院后按照初步剂量用药，每隔3～5日化验一次，并对照抗凝标准学会自己调整用量。抗凝治疗以预防出血为重点，病人应学会观察出血或栓塞的征象。如出现皮肤黏膜瘀青、牙龈出血、尿血、便血，或肢体疼痛、偏瘫、失语等异常情况，必须及时就医。抗凝药物剂量稳定后（大约需1个月），每周化验一次；术后2～3个月抗凝效果进一步稳定，可间隔2～4周化验一次，最长可3个月化验一次。抗凝期间的月经、妊娠和分娩问题：一般来说抗凝治疗对月经的影响不大。月经期若出血量不多，抗凝药物剂量暂不改变。如出血量多，根据血液检查结果考虑注射维生素K。如发生大出血时，应就诊于妇产科。

（4）避免劳累、受凉、发热、感冒：及时发现并治疗自身感染病灶，尤其是呼吸道感染、牙周炎、皮肤疖肿、泌尿系感染等。对不明原因的间歇或持续性发热，应及时就医，以免延误治疗。在接受牙科治疗或各种有创性检查和治疗时，应事先告知医师自己有风湿热病史及目前正在服用抗凝药。

（5）复查与就诊：当病人出现下列情况之一时应及时就诊：某些症状和表现使病人自觉心功能不全症状加重；突然发生心律失常；身体某些部位出现感染病灶；某些症状和表现使病人怀疑抗凝剂过量或不足等。

【护理评价】

经过治疗和护理，病人是否达到：①了解本病的病因和严重程度；②合理休息，合理饮食、合理安排活动；③正确判断是否有并发症；④坚持用药治疗；⑤焦虑减轻，情绪稳定，能在身心最佳状况下接受手术；⑥术后病人生命体征稳定，心功能改善；⑦做好自我保健。

（李　菀）

◇ 思考题

　　某女，32岁，风湿性心脏病二尖瓣狭窄并关闭不全、全心衰竭6年，每年冬季好发心衰，平日坚持服用地高辛及利尿药。近10天来咳嗽呕吐，咳黄痰、发热，2天来心跳加速、气短加重入院。体检：T 38℃，BP 100/70mmHg，R 28次/分，神清，半坐卧位，口唇、面颊、甲床发绀，可见颈静脉怒张，心界扩大，HR 120次/分，律齐，双肺满布干、湿啰音，肝肋下2指，脾（－），无腹腔积液，双下肢凹陷性水肿。

　　1. 导致该病人入院的主要原因是什么？

　　2. 该病人平日坚持服用地高辛，护士应告知病人注意哪些表现以防止发生洋地黄中毒？

第二十二章
感染性心内膜炎病人的护理

学习目标

识记

1. 能准确复述感染性心内膜炎的定义、分类和病因。
2. 能正确概述感染性心内膜炎患者的身体状况。
3. 能列举感染性心内膜炎主要辅助检查的临床意义。

理解

能理解病理生理特点，并说明病理生理与临床表现之间的关系。

运用

能为感染性心内膜炎患者进行护理评估，制订相应的护理计划。

感染性心内膜炎（infective endocarditis，IE）是心内膜表面感染微生物所导致的炎症病变，最常累及心瓣膜，但亦可发生在房、室间隔缺损、腱索或心腔壁内膜等部位。许多不同种类的细菌、真菌、分枝杆菌、立克次体、衣原体均可引起感染性心内膜炎，但寄居于口腔和上呼吸道的链球菌、葡萄球菌、肠球菌和厌氧性革兰阴性杆菌是感染性心内膜炎的主要病菌。本病死亡率高、预后差。

感染性心内膜炎根据病程分为急性和亚急性。急性感染性心内膜炎表现为严重中毒症状，在数天至数周内发展为瓣膜破坏，少数可引起其他器官或组织（包括脾、肾、脑、脑膜、心包、骨等）的迁移性感染，主要由金黄色葡萄球菌引起。亚急性感染性心内膜炎的发展需数周至数个月，仅有轻度中毒症状，很少引起迁移性感染，主要由绿色链球菌、肠球菌、凝固酶阴性葡萄球菌或革兰阴性杆菌引起。据统计，欧洲最常见的感染细菌类型已由链球菌转变为葡萄球菌，美国以葡萄球菌感染增长率为最高，我国病例报告显示链球菌和葡萄球菌感染居最前列。

近十多年来，随着我国人口的老龄化，老年退行性心瓣膜病病人增加，人工心瓣膜置换术、植入器械术以及各种血管内检查操作的增加，感染性心内膜炎（IE）呈显著增长趋势。静脉用药等又导致右心 IE 患病率增加。IE 患病率在我国尚缺乏确切的流行病学数据，欧洲的数据为每年 3/10 万～10/10 万，随年龄增长而升高，70～80 岁老年人为每年 14.5/10 万，男女之比大于 2：1。

【病因】

1. 自体瓣膜心内膜炎（native valve endocarditis） 约 3/4 的感染性心内膜炎病人有基础心脏病。先天性心脏病、风湿性心脏病、二尖瓣脱垂以及心脏手术后的成人易发生感染性心内膜炎。链球菌和金黄色葡萄球菌是最常见的两大致病菌。75%～90% 发生感染性心内膜炎的儿童为先天性心脏病患儿，其中 50% 在接受心脏外科手术后发生感染性心内膜炎。其余发病因素可能与静脉穿刺、右心导管检查等有关。新生儿心内膜炎主要由金黄色葡萄球菌、凝固酶阴性葡萄球菌和 B 族链球菌引起。

2. 静脉药瘾者心内膜炎（endocarditis in intravenous drug abusers） 近年来由于吸毒人数增加，因静脉滥用药物导致的感染性心内膜炎发病率呈上升趋势。多见于年轻男性。致病菌来源于感染的皮肤、污染的药物及各种注射器。金黄色葡萄球菌为最常见的致病菌，占 50% 以上，其次为链球菌、革兰阴性杆菌和真菌。大多累及正常心瓣膜，三尖瓣受累占 50% 以上，其次为主动脉瓣和二尖瓣。出现感染性心内膜炎的表现，有明显的中毒症状且有迁移感染。

3. 人工瓣膜心内膜炎（prosthetic valve endocarditis） 流行病学资料显示，在发达国家，人工瓣膜心内膜炎占感染性心内膜炎的 10%～20%。瓣膜置换术后 60 天以内出现症状者为早期人工瓣膜心内膜炎，常由瓣膜手术并发症引起。60 天以后发生者为晚期人工瓣膜心内膜炎，病原菌可能来自牙科、胃肠道和泌尿道的操作、皮肤破损和间歇性感染所致的菌血症。术后 1 年内的人工瓣膜心内膜炎致病菌主要为表皮葡萄球菌、金黄色葡萄球菌、革兰阴性杆菌和真菌等。术后 1 年以上的人工瓣膜心内膜炎致病菌主要为链球菌、金黄色葡萄球菌、肠球菌、革兰阴性杆菌等。

【病理生理和发病机制】

当体内出现 3 种血流动力学状态时可损伤心内膜：①高速喷射血流冲击内膜；②血流从高压腔室流向低压腔室；③血液高速流经狭窄的瓣口。实验研究证实，当心内膜受损时，内膜的内皮受损暴露其下结缔组织的胶原纤维时，血小板在该处聚集，形成血小板微血栓和纤维蛋白沉着，成为结节样无菌性赘生物，称非细菌性血栓性心内膜炎，是细菌定居瓣膜的重要因素。细菌通过各种途径进入血流，黏附在无菌性赘生物上，持续存活并迅速繁殖，促使血小板素进一步聚集和纤维蛋白沉积，形成血栓和感染性赘生物，发生感染性心内膜炎。赘生物脆性高，易脱落导致外周血管栓塞。受累瓣膜可形成溃疡、变形甚至穿孔或发生邻近组织的脓肿，严重者可导致瓣膜脱落，累及腱索和乳头肌时可导致断裂。持续的菌血症还可导致迁移性感染。发生感染性心内膜炎时，由于免疫系统被激活，可出现脾大、肾小球肾炎、关节炎、腱鞘炎、心包炎及皮肤、黏膜的各种病变。

【护理评估】

（一）健康史

1. 有无先天性心脏病、风湿性心脏病等器质性心脏病史，是否接受过心脏手术，有无人工心脏瓣膜，手术时间及医疗机构名称。

2. 有无皮肤和其他组织器官的感染，感染时间及治疗情况。

3. 是否接受过口腔科检查和治疗，是否接受过其他创伤性检查和治疗，具体时间及用药情况。

4. 是否有静脉滥用药物史。

5. 是否有全身不适、厌食、疲倦乏力，高热伴寒战的病史，是否出现体重下降等，是否有身体其他部位栓塞病史。

6. 以往就诊的检查资料。

7. 病人的生活居住环境、工作环境、经济状况、家庭关系以及精神压力状况等。

（二）身体状况

感染性心内膜炎的临床表现最常见为感染引起的发热等症状、其次为栓塞和慢性心力衰竭等。

1. **感染** 大部分病人菌血症可持续存在。感染可通过赘生物导致的心瓣膜脓肿形成。细菌感染的迁移性损害可见于脾、肾、脑、脑膜、心包、骨等组织和器官。

（1）发热：发热为感染性心内膜炎的最常见症状。急性感染性心内膜炎起病急骤，呈暴发性败血症过程，体温较高且难以控制，病人常伴有寒战、全身不适、盗汗、头痛、食欲缺乏、体重下降等非特异性症状。但老年人、充血性心力衰竭、肾衰竭等病人无发热症状或仅有轻微发热。亚急性感染性心内膜炎起病隐匿，伴有非特异性症状。可有弛张性低热，一般不超过39℃，常伴有头痛、背痛和肌肉关节痛。

（2）贫血：由于感染抑制骨髓造血功能，病人多呈轻至中度贫血，晚期病人亦可出现重度贫血。红细胞和血红蛋白计数进行性下降，病人表现为全身营养不良、软弱无力、面色苍白或皮肤干燥，呈现恶病质。

（3）杵状指：20%～40%感染性心内膜炎病人在晚期可出现杵状指而无发绀。

（4）脾大：发生率为50%～70%。脾大但质地软。

2. **栓塞** 栓塞是常见的临床表现，各组织器官均可发生，1/3病人栓塞为首发症状。

（1）脑栓塞：可引起各种短暂或持久性神经系统损害，如剧烈头痛、偏瘫、失明、失语、癫痫等。

（2）肾栓塞：表现为肾区疼痛、血尿、蛋白尿，甚至出现肾衰竭。

（3）脾栓塞：表现为左上腹痛、左肩部疼痛和左侧胸膜少量渗出。

（4）肺栓塞：表现为突发性胸痛、呼吸困难、发绀、咯血等症状。

（5）冠状动脉栓塞：突然发生胸痛、休克、心力衰竭或严重心律失常等心肌梗死的表现。

（6）四肢动脉栓塞：栓塞部位以下的皮肤变白、发冷、肢体无力和疼痛。

（7）肠系膜动脉栓塞：表现为腹痛、肠绞痛和大便隐血阳性。

3．心力衰竭 心力衰竭是感染性心内膜炎最常见的并发症，可发生在病程的任何阶段，主要原因为瓣膜破坏或变形、腱索断裂，冠状动脉栓塞以及基础心脏疾病等。如不采用外科手术治疗纠正瓣膜功能不全，死亡率很高。

4．体征

（1）心脏杂音：绝大多数病人有病理性杂音，可由基础心脏病和（或）心内膜炎导致瓣膜损害所致。急性者比亚急性者更易出现杂音强度和性质的变化，或出现新的杂音。

（2）周围体征：多为非特异性，近年已不多见，可能的原因是微血管炎或微栓塞，包括：①瘀点：可出现在任何部位，以锁骨以上皮肤、口腔黏膜和睑结膜多见；②指（趾）甲下线状出血；③Osler 结节：常见于亚急性者，在指和趾垫出现豌豆大的红或紫色痛性结节，直径 5～15mm，略高于皮面，有压痛；④Roth 斑：视网膜的卵圆形出血斑，中心呈白色；⑤Janeway 损害：为手掌和足底处直径 1～4mm 的无痛性出血红斑。

（三）辅助检查

1．血培养 最重要的诊断方法，药物敏感试验可为治疗提供依据。近期未接受过抗生素治疗的病人阳性率可高达 95% 以上，2 周内用过抗生素或采血、培养技术不当，常降低血培养的阳性率。凡原因不明的发热持续 1 周以上，且有心脏病病史或心脏手术史者均应反复多次进行血培养。为提高血培养的阳性率，应在抗生素治疗开始前在严格无菌操作下采集血标本，每次取血 10～15ml。血培养阴性时应调整检测方法。

2．尿液检查 可见镜下血尿和轻度蛋白尿，肉眼血尿提示肾梗死。红细胞管型和大量蛋白尿提示弥漫性肾小球性肾炎。晚期病人可出现肾功能不全表现。

3．血常规检查 进行性贫血较常见，白细胞计数正常或轻度升高，分类计数中性粒细胞轻度左移。血小板多正常，偶有严重血小板减少伴出血倾向。活动期红细胞沉降率升高。

4．组织学、免疫学及分子生物学检查 瓣膜或栓子的病理学检查是诊断 IE 的"金标准"。直接免疫荧光及酶联免疫吸附测定法也可检测病原体，但有待进一步试验确定其诊断意义。应对外科切除的瓣膜或赘生物进行组织培养以检测细菌种类，组织培养阴性的病人可应用聚合酶链式反应技术，因其具有在组织切片上直接对病原菌定位、定性检测的优点。

5．超声心动图 经胸超声可诊断出 40%～63% 的赘生物，经食管超声可检出 <5mm 的赘生物，敏感性高达 90% 以上。未发现赘生物时需密切结合临床表现。

6．其他 X 线检查可了解心脏外形、肺部表现等。心电图可发现心律失常。磁共振成像能发现瓣周感染的范围、主动脉根部动脉瘤等。

（四）心理 - 社会状况

感染性心内膜炎病人病情危重，病人全身状况恶化，甚至出现器官功能衰竭、全身多处动脉栓塞等并发症。病人情感异常脆弱，容易出现悲观失望、甚至绝望等情绪反应，表现为拒绝治疗、不合作等行为。大多数家属难以接受现实，常感到无能为力而陷入痛苦。对于有机会接受心脏手术的病人，担心手术后的效果、惧怕心脏手术危险而产生焦虑、恐惧等情绪反应。若术后出现新的并发症或感染性心内膜炎复发、对病人会造成更大的心理压力，甚至会丧失进一步治疗的信心。高额的医疗费用给大多数家庭造成一定的经济压力。

【常见护理诊断／问题】

1. **体温过高** 与感染有关。

2. **心输出量减少** 与疾病晚期出现心力衰竭有关。

3. **营养失调：低于机体需要量** 与发热、能量消耗和营养摄入不足有关。

4. **潜在并发症：栓塞和梗死、脾大、贫血、肾衰竭、脑栓塞。**

5. **焦虑** 与缺乏诊断、治疗及预后的相关知识等有关。

【计划与实施】

感染性心内膜炎侵害心脏瓣膜、腱索和乳头肌，很多病人最终发展为严重充血性心力衰竭，故在积极、有效、合理地使用抗生素控制感染的同时，应积极维护病人的心脏功能。对抗生素治疗无效、严重心脏并发症、有瓣膜再置换适应证者应早期手术治疗。经过治疗和护理，病人能够达到：①有效控制感染症状；②心脏功能改善；③营养状态改善；④及时发现并处理潜在的并发症；⑤手术后恢复顺利；⑥焦虑程度减轻。

（一）维持机体正常体温

1. 观察体温及皮肤黏膜变化 动态监测体温变化，每4～6小时测量体温1次并准确绘制体温曲线，判断病情进展及治疗效果。

2. 正确采集血标本 告知病人及家属为提高血培养结果的准确率，需多次采血且采血量较多，在必要时甚至需暂停抗生素，以取得理解和配合。对于未经治疗的亚急性病人，应在第1天每间隔1小时采血1次，共3次。如次日未见细菌生长，重复采血3次后，开始抗生素治疗。已用过抗生素者，停药2～7天后采血。急性病人应在入院后立即安排采血，在3小时内每隔1小时采血1次，共取3次血标本后，按医嘱开始治疗。

3. 高热病人卧床休息，注意病室的温度和湿度。可予以冰袋物理降温，并记录降温后的体温变化。出汗较多时可在衣服与皮肤之间垫一柔软毛巾，便于潮湿后及时更换，增加舒适感，并防止因频繁更衣而导致病人受凉。

（二）加强营养支持

感染性心内膜炎病人由于发热、贫血及其他感染中毒症状的影响，多数处于营养不良、虚弱无力的状态。护士应注意保持病人口腔清洁，为其创造良好的进餐环境。鼓励病人进食高热量、高蛋白、高维生素、易消化的食物并摄取足够的水分，同时注意补充各种维生素和矿物质。必要时遵医嘱给予白蛋白，丙种球蛋白、新鲜血／血浆等静脉输入。

（三）药物治疗及护理

IE的核心问题是各种致病菌的感染，有效的抗生素治疗是控制疾病进展的关键。

1. **抗生素应用** 2014年我国首部《成人感染性心内膜炎预防、诊断和治疗专家共识》指出，抗生素的选择原则为：①杀菌剂；②联合应用，包括至少两种具有协同作用的抗菌药物；③大剂量；④静脉给药；⑤长疗程，一般为4～6周，人工瓣膜心内膜炎需6～8周或更长。严格按时间用药，以确保维持有效的血药浓度。注意保护静脉，可使用静脉留置针，避免多次穿刺增加病人痛苦。

2. **维护心脏功能** 每日听诊心脏杂音，观察心脏杂音是否有改变或出现新杂音。如病人已出现心脏功能不全，应积极遵医嘱用药，并做好用药期间的观察与护理（参照第二十章"心力衰竭病人的护理"）。

（四）手术治疗及护理

外科手术主要是清理心脏内的感染病灶，清除赘生物及与其相连的组织，切开脓肿；修复或更换心脏瓣膜、闭合缺损，同时矫正心脏的其他病变或感染并发症等。手术死亡率为5%~15%，国内报道为4.1%。但手术治疗的效果明显优于内科治疗。

1.手术前护理 参照第二十八章第一节"心脏血管手术前病人的护理"，应准备好术中做血和赘生物等组织细菌培养的容器，以便选用合适的抗生素。

2.手术时机及手术指征 外科手术主要适用于左心瓣膜IE（病变累及二尖瓣或主动脉瓣），其中约50%的病人存在严重的并发症而需手术治疗。活跃期（病人仍在接受抗生素治疗阶段）的手术指征是心力衰竭、感染无法控制及预防栓塞，但在活跃期进行手术存在很大的风险。是否选择手术治疗，如手术是选择急诊、限期还是择期手术，应在权衡外科手术的获益与风险，并个体化评价病人的一般状况及合并症的基础上，再确定治疗方案。

3.手术方法 包括病灶清除后瓣膜成形术和病灶清除后瓣膜置换术两大类。根据不同瓣膜及受损瓣膜的具体情况，选择相应的术式。

（1）二尖瓣病变：应尽可能做二尖瓣成形术。首先必须切除感染组织，二尖瓣前叶缺损可用自体心包修复；二尖瓣前叶游离边缘缺损，可将后叶腱索转移至前叶；二尖瓣后叶缺损，可视病变范围大小，修整瓣叶后直接缝合，也可用自体心包修补成形，如无法成形，瓣膜置换仍是治疗感染性心内膜炎的主要方法。

（2）主动脉瓣病变：主动脉瓣感染心内膜炎后，除瓣叶组织损害之外，还经常在瓣环附近形成脓肿，难以施行成形术，必须施行主动脉瓣置换。常见的有主动脉瓣周脓肿和主动脉瓣上脓肿。瓣周脓肿多损伤主动脉瓣环和二尖瓣前叶；主动脉瓣上脓肿可向主动脉壁外突出，形成假性动脉瘤，随时有主动脉大出血的危险，应在清除感染组织后修补主动脉壁缺损。最为严重的是主动脉根部脓肿，感染可累及主动脉瓣叶、瓣环和升主动脉，甚至心脏支架结构，应在彻底清除病灶后采用低温保存的同种带瓣主动脉或人工带瓣外管道行主动脉根部替换，然后移植左、右冠状动脉。手术中应避免损伤传导束。

（3）三尖瓣损害：三尖瓣区心内膜炎，病变多局限于瓣叶，应争取做瓣膜成形术。由于静脉药瘾所致的右心感染，三尖瓣往往损害很重，需行三尖瓣置换。

4.手术后护理 参照第二十八章第三节"心脏血管手术后病人的护理"。重点监测体温、血常规及全身感染征象，以了解感染是否控制。可间断输新鲜血、丙种球蛋白或白蛋白等，以增强机体抵抗力和加快术后恢复。

5.手术并发症 出血、心脏压塞、低心排综合征、肾衰竭、卒中、肺部感染、瓣周漏等。

（五）并发症的观察与护理

心脏超声可见巨大赘生物的病人，应绝对卧床休息，防止赘生物脱落。观察病人有无栓塞征象，重点观察瞳孔、神志、肢体活动及皮肤温度等。当病人突然出现胸痛、气急、发绀和咯血等症状，要考虑肺栓塞的可能；出现腰痛、血尿等应考虑肾栓塞的可能；当病人出现神志和精神改变、失语、吞咽困难、肢体功能障碍、瞳孔大小不对称，甚至抽搐或昏迷征象时，警惕脑血管栓塞的可能；当出现肢体突发剧烈疼痛，局部皮肤温度下降，动脉搏动减弱或消失，要考虑外周动脉栓塞的可能。出现可疑征象，应及时报告医生并协助处理。

（六）心理护理

由于受较长时间疾病的困扰以及治疗效果的不确定性和家庭经济方面的压力等因素影响，病人都存在着一定的心理问题。对存在诸多痛苦和压力的病人，护士应让病人感受到真挚的同情心和热心，在不违反医院规定的前提下为病人解决生活上的困难，稳定病人和家属的情绪，减轻他们的心理压力，调动家属的积极性，与护士共同鼓励病人，增强其战胜疾病的信心。

（七）健康指导

1. 疾病知识指导　向病人和家属讲解本病的病因与发病机制、致病菌侵入途径、坚持足够剂量和足够疗程抗生素治疗的重要性。病人在施行口腔手术如拔牙、扁桃体摘除术、上呼吸道手术或操作、泌尿、生殖、消化道侵入性诊治或其他外科手术治疗前，应告知自己患有心脏瓣膜病、心内膜炎等病史，以预防性使用抗生素。

2. 生活指导　嘱病人平时注意防寒保暖，避免感冒，加强营养，增强机体抵抗力，合理安排休息。保持口腔和皮肤清洁，少去公共场所。勿挤压痤疮、疖、痈等感染病灶，减少病原体入侵的机会。

3. 病情自我监测指导　对已经发生感染性心内膜炎的病人，应教会病人自我监测体温变化；告诉病人及家属按时按量遵医嘱服药的重要性，不可擅自停药；用药期间可能出现的不良反应，出现异常及时报告医生；有无心力衰竭、身体其他器官组织栓塞的临床表现；定期门诊复查。

4. 同病人和家属一起探讨营养丰富且易消化的食物，制订合理的食谱。

【护理评价】

经过治疗和护理，病人是否达到：①学会自测体温和降温促进舒适的方法；②了解抗生素的作用、副作用和使用注意事项并坚持遵医嘱服药；③心功能状态改善；④能够选择适当的食物提高机体免疫力；⑤手术后康复过程顺利；⑥对医护人员信任，能够表达出内心感受并主动配合治疗和护理；⑦能够自述有关疾病和保健的知识。

（李　苑）

◇ 思考题

1. 女性，26岁，超声诊断为动脉导管未闭8年，因发热14天入院，查体：T 38.7℃，P 106次/分，R 24次/分，BP 110/70mmHg，心脏听诊心尖部出现2/6级收缩期吹风样杂音，脾大。考虑为感染性心内膜炎。

（1）确诊该病最有意义的辅助检查是什么？

（2）感染性心内膜炎病人出现的体征主要有哪些？

2. 男性，30岁，风湿性心脏病主动脉瓣狭窄10年，近3周出现乏力不适。查体：皮肤有少量瘀点，主动脉瓣区有收缩期和舒张期杂音，脾可触及。血红蛋白80g/L，诊断为风湿性心脏病合并感染性心内膜炎。

（1）责任护士在进行护理评估时，认为最有助于确诊的化验检查是什么？

（2）应注意观察哪些并发症？

第二十三章
心包疾病病人的护理

学习目标

识记

1. 能准确复述心包疾病的分类，急性心包炎和缩窄型心包炎的概念。
2. 能简述心包疾病的病因、病理解剖和病理生理。
3. 能概述心包疾病患者的临床表现。
4. 能简述心包疾病的辅助检查特点。

理解

1. 能比较两种心包疾病的病理解剖和病理生理，说明病理解剖和病理生理与相应的临床表现之间的关系。
2. 能比较两种心包疾病患者的临床表现，说明它们之间的异同点。

运用

1. 能做好心包穿刺的护理配合。
2. 能为心包疾病患者进行护理评估，制订相应的护理计划。

23章

心包疾病除原发感染性心包炎症外，尚有肿瘤、代谢性疾病、自身免疫性疾病、尿毒症等所致非感染性心包炎。按病程进展，可分为急性心包炎（伴或不伴心包积液）、慢性心包积液、粘连性心包炎、亚急性渗出性缩窄性心包炎、慢性缩窄性心包炎等。临床上以急性心包炎和慢性缩窄性心包炎最为常见。本章重点介绍以上两种类型心包炎。

急性心包炎（acute pericarditis）为心包脏层和壁层的急性炎症，可由细菌、病毒、自身免疫、物理、化学等因素引起。心包炎作为某种疾病表现的一部分或并发症，常被原发疾病所掩盖，但也可单独存在。

缩窄性心包炎（constrictive pericarditis）是指心脏被致密厚实的纤维化或钙化心包所包围，使心室舒张期充盈受限而产生的一系列循环障碍的病征。

【病因】

（一）急性心包炎

过去常见的病因为风湿热、结核及细菌性感染。近年来，病毒感染、肿瘤、尿毒症及心肌梗死所致心包炎的发病率明显增多。

1. 感染性　病毒、细菌、真菌、寄生虫、立克次体等。

2. 非感染性　常见的有急性非特异性心包炎、自身免疫性（风湿热、系统性红斑狼疮、结节性多动脉炎、类风湿关节炎等）、肿瘤性、代谢性疾病如尿毒症、痛风等、外伤或放射性等物理因素及心肌梗死等邻近器官疾病。

（二）缩窄性心包炎

缩窄性心包炎多继发于急性心包炎，在我国，以结核性心包炎最为常见，其次为急性非特异性心包炎、化脓性或创伤性心包炎后演变而来。放射性心包炎和心脏直视手术后引起者也逐渐增多。少数与心包肿瘤等有关。也有部分病人其病因不明。

【病理解剖与病理生理】

（一）急性心包炎

根据病理变化，急性心包炎可为分为纤维蛋白性和渗出性两种。心包腔是心包脏层与壁层之间的间隙，正常腔内约有 50ml 的浆液，以润滑心脏，减少搏动时的摩擦。急性炎症反应时，心包脏层和壁层出现纤维蛋白、白细胞和少量内皮细胞组成的炎性渗出，此时尚无明显液体积聚，为纤维蛋白性心包炎。随着病程发展，心包腔内渗出液增多，则转变为渗出性心包炎，常为浆液纤维蛋白性，液体量由 100ml 至 2000 ~ 3000ml，多为黄而清的液体，偶可混浊不清、呈血性或脓性。积液一般在数周至数个月内吸收，但也可伴随发生壁层与脏层的粘连、增厚及缩窄。当渗出液短时间内大量增多时，心包腔内压力迅速上升，导致心室舒张期充盈受限，并使外周静脉压升高，最终导致心排出量降低，血压下降，出现急性心脏压塞的临床表现。

（二）缩窄性心包炎

急性心包炎后，随着渗出液逐渐吸收，可有纤维组织增生，心包增厚粘连、钙化，最终形成坚厚的瘢痕，使心包失去伸缩性，致使心室舒张期扩张受阻、充盈减少，心排出量下降而产生血液循环障碍。长期缩窄，心肌可萎缩。心包病理显示为透明样变性组织，为非特异性；如有结核性肉芽组织或干酪样病变，提示为结核性病因。

【护理评估】

（一）健康史

1. 评估病人的年龄、性别、患病的起始时间、患病后是否进行过治疗、治疗的经过和效果、目前的主要症状及其对日常活动、饮食、睡眠等的影响。

2. 是否有下列病史 病毒、细菌（反复链球菌扁桃体炎或咽峡炎）、真菌、寄生虫、立克次体等感染史；原发性或继发性肿瘤；自身免疫性疾病：风湿热、其他结缔组织疾病（系统性红斑狼疮、结节性多动脉炎、类风湿关节炎、艾滋病、药物性）；代谢性疾病（尿毒症、痛风）；物理因素（外伤、放射性）；邻近器官疾病（急性心肌梗死、胸膜炎、主动脉夹层、肺梗死等）。

（二）身体状况

1. **纤维蛋白性心包炎**

（1）症状：胸痛（典型的锐痛，坐位前倾减轻）为主要症状，多见于急性非特异性心包炎和感染性心包炎，缓慢进展的结核性或肿瘤性心包炎疼痛症状可能不明显。疼痛可位于心前区，性质尖锐，与呼吸运动有关，常因咳嗽、变换体位或吞咽动作而加重。疼痛也可为压榨性，位于胸骨后，需注意与心肌梗死相鉴别。

（2）体征：心包摩擦音是纤维蛋白性心包炎的典型体征，因炎症而变得粗糙的壁层与脏层在心脏活动时相互摩擦而发生，呈抓刮样粗糙音，与心音的发生无相关性。多位于心前区，以胸骨左缘第3、4肋间最为明显，坐位时身体前倾、深吸气或将听诊器胸件加压更易听到。心包摩擦音可持续数小时或持续数天、数周，当积液增多将两层心包分开时，摩擦音即可消失。心前区听到心包摩擦音可作出心包炎的诊断。

2. **渗出性心包炎**

（1）症状：临床症状取决于积液对心脏的压塞程度，轻者尚能维持正常的血流动力学，重者则出现循环障碍或衰竭。呼吸困难是最突出的症状，可能与支气管、肺受压及肺淤血有关。严重时可有端坐呼吸，伴身体前倾、呼吸浅速、面色苍白、发绀等。也可因压迫气管、喉返神经、食管而产生干咳、声音嘶哑及吞咽困难。全身症状可表现为发冷、发热、乏力、烦躁、上腹胀痛等。

（2）体征：心尖搏动减弱或消失，心音低而遥远，心脏叩诊浊音界向两侧扩大，皆为绝对浊音区。大量积液时可在左肩胛骨下出现浊音及左肺受压迫所引起的支气管呼吸音，称心包积液征（Ewart sign）。大量心包积液可使收缩压下降，而舒张压变化不大，故脉压变小，可累及静脉回流，出现颈静脉怒张、肝大、水肿及腹水等。

3. **心脏压塞** 急性心脏压塞表现为心动过速、血压下降、脉压变小和静脉压明显上升，如心排出量显著下降可引起急性循环衰竭、休克。亚急性或慢性心脏压塞表现为体循环静脉淤血、颈静脉怒张、静脉压升高、奇脉等。

4. **缩窄性心包炎**

（1）症状：心包缩窄多于急性心包炎后1年内形成，少数可长达数年。常见症状为劳力性呼吸困难，主要与心排出量降低有关。可伴有疲乏、食欲缺乏、上腹胀满或疼痛等症状。

（2）体征：颈静脉怒张、肝大、腹水、下肢水肿、心率增快等；可见Kussmaul征，即吸气时周围静脉回流增多而已缩窄的心包使心室失去适应性扩张的能力，致静脉压增高，吸气时颈静脉怒张更明显。心脏体检可见心浊音界正常或稍大，心尖搏动减弱或消失，心音减低，可出现奇脉和心包叩击音。

（三）辅助检查

1. 急性心包炎

（1）实验室检查：取决于原发病，感染性者常有外周血白细胞计数增加、红细胞沉降率增快、C反应蛋白升高等炎症反应。此外，还应检查肾功能、肝功能和心肌损伤标志物等。

（2）X线检查：可见心影向两侧增大，而肺部无明显充血现象，是心包积液的有力证据。

（3）心电图：常规导联（除aVR外）普遍ST段抬高呈弓背向下型，一至数天后，ST段回到基线，出现T波低平及倒置，持续数周至数个月后T波逐渐恢复正常。渗出性心包炎时可有QRS波群低电压及电交替，无病理性Q波。

（4）超声心动图：对诊断心包积液简单易行，迅速可靠。M型或二维超声心动图中均可见液性暗区。

（5）心包穿刺：心包穿刺的主要指征是心脏压塞和未能明确病因的渗出性心包炎。抽取心包穿刺液进行常规涂片、细菌培养和寻找肿瘤细胞等。

2. 缩窄性心包炎 X线检查心影偏小、正常或轻度增大。心电图有QRS波群低电压、T波低平或倒置。超声心动图可见心包增厚、室壁活动减弱、室间隔矛盾运动等。右心导管检查血流动力学可有相应改变。

（四）心理－社会状况

病人有结核、肿瘤等病史，心包积液量增多时，出现呼吸困难、疼痛等症状，而严重影响其生活质量，病人担心疾病及预后等可出现焦虑、恐惧等心理反应，应加强病人的心理支持。

【常见护理诊断/问题】

1. 气体交换受损 与肺淤血、肺或支气管受压有关。

2. 疼痛 与心包炎症引起的胸痛有关。

3. 体液过多 与渗出性、缩窄性心包炎有关。

4. 体温过高 与心包炎症有关。

5. 活动无耐力 与心排出量减少有关。

6. 焦虑 与病因诊断不明、病情重、疗效不佳有关。

【计划与实施】

（一）改善呼吸困难状况

1. 呼吸状况监测 观察病人呼吸困难的程度，有无呼吸浅快、发绀，血气分析结果如何。胸闷气促者给予氧气吸入。

2. 体位 协助病人取舒适卧位，如半卧位或坐位，使膈肌下降，利于呼吸。出现心脏压塞的病人往往被迫采取前倾坐位，应提供可以依靠的床上小桌，使病人取舒适体位。协助病人满足生活需要。

3. 遵医嘱用药 控制输液速度，防止加重心脏负荷。

（二）休息与活动

1. 根据病人的病情合理安排休息与活动，症状严重者应卧床休息。

2. 评估病人的活动耐力 根据病人的年龄、一般状况等，与病人及家属共同制订个体化的运动方案。非运动员急性心包炎病人应限制运动，直至症状缓解，C反应蛋白、心电图和超声心动图恢复正常；运动员急性心包炎病人，推荐限制运动的期限应至症状缓解，上述检查恢复正常至少 3 个月。

3. 做好活动过程中的监测 若病人活动中出现呼吸困难、胸痛、心悸、头晕、疲劳、大汗、面色苍白、低血压等情况时，应停止活动并及时通知医师。

4. 保持病室环境安静和整洁舒适。限制探视，温度和湿度控制在标准范围内。避免病人受凉，以免发生呼吸道感染而加重呼吸困难。病人衣着应宽松，以免妨碍胸廓运动。

（三）疼痛的护理

1. 评估疼痛情况 如病人疼痛的部位、性质及其变化情况，是否可闻及心包摩擦音。

2. 休息与卧位 指导病人卧床休息，勿用力咳嗽、深呼吸或突然改变体位，以免引起疼痛加重。

3. 药物止痛 疼痛明显者给予止痛剂，以减轻疼痛对呼吸功能的影响。医嘱给予解热镇痛剂，注意观察病人有无胃肠道反应、出血等不良反应。若疼痛加重，可应用吗啡类药物。

（四）高热的护理

1. 动态监测体温变化情况，每 4~6 小时测量体温 1 次并记录。

2. 高热时病人应卧床休息，注意病室的温度和湿度。遵医嘱给予物理降温时，做好皮肤护理，并记录降温后的体温变化。

3. 遵医嘱应用抗生素或解热镇痛治疗时，观察药物疗效，发现异常及时报告医师。

（五）减轻病人的焦虑

1. 评估病人的焦虑水平。

2. 为病人提供生理和心理支持。做好与病人的沟通和交流，给病人信任感。倾听病人的想法，为其提供相关指导。发动家属的社会支持作用，给予心理支持以减轻焦虑。

3. 为病人创造舒适的休养环境。

（六）药物治疗及护理

1. 急性心包炎 针对病因，应用抗生素、抗结核药物、化疗药物等治疗。秋水仙碱与阿司匹林联用，用于急性心包炎。药物应用过程中应严格遵医嘱用药，做好相应的观察与护理。主要应观察抗结核药物的副作用并做好使用化疗药物的护理。病人出现呼吸困难、疼痛、高热等症状时，做好相应症状的治疗与护理。

2. 缩窄性心包炎在术后继续用药 1 年。

（七）缩窄性心包炎的手术治疗及护理

慢性永久性缩窄性心包炎最主要的治疗方法是心包切除术。病人早期实施心包切除术以避免病情发展到心源性恶病质、严重肝功能不全、心肌萎缩等。通常在心包感染被控制，结核活动已静止即应手术。手术方法通常采取胸骨正中切口切除心包。心包切除的范围，两侧达膈神经，上方超越大血管基部，下方到达心包膈面。有些病人的上、下腔静脉入口处形成瘢痕组织环，亦应予以剥离切除。剥离心包时，应避免损伤心肌和冠状血管。如钙斑嵌入心肌，难以剥离时，可留下局部钙斑。

手术前后护理参照第二十八章"心脏血管手术病人的护理"第一、三节相关内容。

（八）心包穿刺术的配合与护理

心包穿刺术适应证包括心脏压塞、症状性中大量心包积液对药物治疗无反应，怀疑未知细菌或肿瘤原因。心包穿刺或切开引流术，可解除心脏压塞和减轻大量渗液引起的压迫症状，必要时可经穿刺在心包腔内注入抗菌药物或化疗药物等达到治疗目的。

1. 术前护理 备齐物品，向病人说明手术的意义和必要性，解除思想顾虑，必要时应用少量镇静剂；询问病人是否有咳嗽，必要时给予可待因镇咳治疗；提供屏风或隐蔽的空间以维护病人隐私；操作前开放静脉通路，准备抢救药如阿托品等以备急用；进行心电、血压监测；术前需行超声检查，以确定积液量和穿刺部位，并对最佳穿刺点做好标记。

2. 术中配合 嘱病人勿剧烈咳嗽或深呼吸，穿刺过程中有任何不适应立即告知医护人员。严格无菌操作，抽液过程中随时夹闭胶管，防止空气进入心包腔；抽液要缓慢，每次抽液量不超过1L，以防急性右室扩张，一般第1次抽液量不宜超过200～300ml，若抽出新鲜血，立即停止抽吸，密切观察有无心脏压塞症状；记录抽液量、性质，按要求及时送检。密切观察病人的反应和主诉，如面色、呼吸、血压、脉搏、心电等变化，如有异常，及时协助医生处理。

3. 术后护理 术毕拔除穿刺针后，穿刺部位覆盖无菌纱布，用胶布固定；穿刺后2小时内继续心电及血压监测，嘱病人休息，并密切观察生命体征变化。心包引流者需做好引流管的护理，待心包引流液 <25ml/d 时拔除导管。

（九）健康指导

1. 疾病知识指导 嘱病人注意休息，加强营养，增强机体抵抗力。进食高热量、高蛋白、高维生素的易消化饮食，限制钠盐摄入。注意防寒保暖，防止呼吸道感染。

2. 用药与治疗指导 告诉病人坚持足够疗程药物治疗（如抗结核治疗）的重要性，不可擅自停药，防止复发；注意药物不良反应；定期随访检查肝、肾功能。对缩窄性心包炎病人讲明行心包切除术的重要性，解除思想顾虑，尽早接受手术治疗。术后病人仍应坚持休息半年左右，加强营养，以利于心功能的恢复。

【护理评价】

经过治疗和护理，病人是否达到：① 了解心包炎发生的病因；② 维持正常的呼吸；③ 疼痛减轻；④ 体温正常；⑤ 按照计划活动，活动耐力增强；⑥ 安全有效的用药；⑦ 营养平衡；⑧ 焦虑减轻，感觉平静。

（李 苑 刘 庚）

◇ 思考题

    1. 男性，42岁，近2个月来感胸闷、气促、乏力，逐渐出现下肢水肿。体检：血压：90/60mmHg，颈静脉充盈，心浊音界向两侧扩大，心音低钝，肝脏肋下3cm，肝颈静脉反流征（＋）。心电图检查：肢体导联低电压，Ⅱ、Ⅲ、aVF、ST段弓背向下抬高0.1～0.2mV；X线检查示心脏阴影向两侧扩大，心脏搏动减弱，诊断为心包积液，现为病人行心包穿刺。

    （1）当病人询问为什么要进行心包穿刺时，护士应如何解释？

    （2）责任护士如何做好心包穿刺的护理配合？

    2. 男性，25岁，低热伴心前区疼痛2周，呼吸急促。体检：轻度发绀，颈静脉怒张，心界扩大，心音低弱，吸气时脉搏减弱，动脉收缩压下降20mmHg，肝大，肋下3cm，诊断为心包积液。

    （1）该病人会出现哪种类型的脉搏？

    （2）该类型脉搏的临床特点是什么？

24

第二十四章
心肌疾病病人的护理

▶ 心肌疾病（cardiomyopathy）是指除心脏瓣膜病、冠心病、高血压心脏病、肺源性心脏病、先天性心血管病和甲状腺功能亢进性心脏病等以外的以心肌病变为主要表现的一组疾病，其中的心肌病以前被定义为"原因不明的心肌疾病"。心肌炎是指以心肌炎症为主的心肌疾病，其与心肌病关系密切，部分病毒性心肌炎可演变为扩张型心肌病。

▶ 本章主要介绍心肌炎和心肌病病人的护理。

第一节 心肌炎病人的护理

❖ 学习目标 ···

识记：

1. 能复述心肌炎及病毒性心肌炎的概念。

2. 能列出病毒性心肌炎辅助检查的主要内容。

理解：

1. 能阐明病毒性心肌炎的病因和发病机制。

2. 能解释病毒性心肌炎的症状。

3. 能阐述病毒性心肌炎的常用药物治疗方法。

运用：

能够对病毒性心肌炎病人进行护理评估，并根据护理评估资料准确提出护理诊断、制订相应的护理措施。

心肌炎（myocarditis）是指心肌的炎症性疾病，以心肌细胞坏死和间质炎症细胞浸润为主要表现，分为感染性和非感染性。感染性可由病毒、细菌、螺旋体、立克次体、真菌、原虫和蠕虫等引起，其中以病毒最为常见；非感染性包括免疫介导（变应原或自身抗原等）、药物、毒性物质（如铅、可卡因、酒精等）和放射照射等。临床上分为急性、亚急性或慢性心肌炎。其中，病毒感染是心肌炎的最常见原因。故本节重点叙述病毒性心肌炎。

病毒性心肌炎（viral myocarditis）是指由病毒感染所致的局限性或弥漫性心肌炎性病变。可发生于各个年龄段，但从临床发病情况看，以儿童和40岁以下成人居多。大多数病人没有特异性心血管系统的症状、体征和心电图改变，通常可以自愈；部分病人可迁延而遗留各种心律失常，少数可演变为扩张型心肌病。

【病因与发病机制】

很多RNA类和DNA类病毒被证实与心脏炎症有关，包括肠病毒、腺病毒、流感病毒、人疱疹病毒6型、EB病毒、细小病毒B19、人免疫缺陷病毒等，其中RNA的肠道病毒是致心肌炎的常见病毒，主要包括柯萨奇A病毒、柯萨奇B病毒、腺病毒、埃柯病毒、脊髓灰质炎病毒、肝炎病毒等，其中尤以柯萨奇B病毒多见，占病毒性心肌炎的30%~50%。近期，细小病毒B19感染有所增加。

病毒性心肌炎的发病机制至今尚未完全阐明。目前多数动物模型实验研究认为，病毒性心肌炎的发病机制包括病毒的直接作用和免疫反应。病变早期以病毒直接侵犯心肌为主，造成心肌细胞的溶解，间质水肿以及功能障碍；后期通过病毒介导的免疫损伤作用（主要是T细胞免疫），导致心肌损害和微血管损伤而致病。多数病人病原体会被清除，免疫反应下调，几乎没有后遗症；部分病人病毒未被清除并引起持久性心肌细胞损伤，心脏特异性炎症有可能持续存在。

【病理生理】

以心肌病变为主的实质性病变和以间质为主的间质性病变。病变范围大小不一，轻重程度悬殊。病变较轻时，可见局灶性心肌间质增生，水肿及充血，内有多量炎症细胞浸润，多见单核细胞、淋巴细胞，病灶中纤维细胞开始增生，最终出现纤维化。病变较重时，上述变化是弥漫性的，心肌细胞坏死、溶解，肉眼可见心肌非常松弛，呈灰色或黄色，心腔扩大。病变主要侵犯心肌的脏层，且以心内膜下心肌为主，还可侵犯心肌的起搏与传导系统而致心律失常，甚至引发猝死。

【护理评估】

（一）健康史

护士应关注病人在发病前 1~3 周有无病毒感染史，表现为发热、乏力、全身酸痛、流涕等"感冒"样症状和呕吐、腹泻等消化道症状；部分病人因症状轻微而忽略。此外，细菌感染、过度疲劳、受凉、营养不良、酗酒、妊娠及缺氧等情况下，因机体抵抗力下降，易导致病毒感染而发病。

（二）身体状况

病人临床表现差异很大，轻者可无明显症状，重者呈暴发性过程，引起急性心力衰竭、心源性休克或猝死。

1. **症状**　常出现心悸、胸闷、气急、胸痛，乏力等心脏受累表现，部分病人可有心功能不全表现。重症者可出现晕厥、阿－斯综合征。

2. **体征**　出现各种心律失常，以期前收缩最常见，其次为房室传导阻滞；心率改变，可见与体温不成比例的持续性窦性心动过速；听诊第一心音减弱，出现第三心音或第四心音，重者可出现奔马律、心包摩擦音；心脏不同程度扩大。危重者血压下降，脉细弱，出现肺部湿啰音及肝大等心力衰竭体征。

（三）辅助检查

1. **炎性标志物**　白细胞计数轻度增高；红细胞沉降率增快；高敏 C 反应蛋白增高。

2. **心肌损伤的血清学指标**　血清心肌肌钙蛋白 I 或肌钙蛋白 T（强调定量测定）、肌红蛋白、肌酸激酶及其同工酶、BNP 水平增高。

3. **病毒学检查**　血清中同型病毒抗体滴度较 2 周前血清升高 4 倍或一次抗体效价大于 1∶640 为阳性。由于病毒血清学与心内膜活检之间缺乏相关性，不推荐常规进行检测。

4. **心电图检查**　窦性心动过速，有两个以上导联 ST-T 改变，房室传导阻滞，各种心律失常特别是室性心律失常。心电图在心肌炎病人是常规检查，但缺乏特异性和敏感性。

5. **超声心动图**　可出现广泛的心室功能障碍、局部的室壁运动异常以及射血分数保留的心脏舒张功能障碍。

6. **心血管磁共振成像**　为心肌的组织特点描述提供了一种无创性手段，可以帮助诊断心肌炎。

7. **心内膜活检**　可以确诊心肌炎并提示心肌炎的潜在病因及炎症类型（如巨细胞性、嗜酸性粒细胞性、结节病），对心肌炎的治疗及预后判断有帮助。

（四）心理－社会状况

病毒性心肌炎病人中以青壮年居多，起病急骤，患病常影响其生活、工作或学习，尤其当病情严重、出现症状时，病人可能会出现担忧、烦躁或恐惧情绪。另外，心肌炎一旦确诊，有一定知识文化的病人可能担心自己会发展为扩张型心肌病，非常紧张。

【常见护理诊断／问题】

1. **活动无耐力**　与心肌受损，心律失常有关。

2. **有心输出量减少的危险**　与心肌受损，心功能不全有关。

3. **恐惧**　与缺乏相关疾病知识，担心疾病预后、学习和前途等有关。

4. **潜在并发症：** 心力衰竭，心律失常，心源性休克。

【计划与实施】

病毒性心肌炎的处理原则有卧床休息以减低心脏负荷，降低氧耗；对症治疗，维持血流动力学稳定，处理心力衰竭和心律失常，减轻心肌炎症反应程度和心肌损伤，减少并发症发生；有证据支持的病原学治疗；教育和管理病人。经过治疗和护理，病人能够获得有效的休息和适当的活动；合理饮食，保证充足的营养；不发生心力衰竭、心律失常和心源性休克或发生时得到及时救治；了解疾病相关知识，作好自我护理。

（一）休息与活动

1. 根据2013年欧洲心脏病学会专家共识意见，无论是否是运动员，心肌炎急性期应限制体力活动至少6个月。

2. 向病人解释严格卧床休息和病情稳定后逐渐增加活动量的重要性，帮助病人卧床期间进行被动运动。

3. 休养环境应安静、舒适，限制探视，减少不必要的干扰，保证病人获得充足的休息和睡眠。

4. 准备床旁坐便器，与卧位大小便相比，起床大小便对心脏负荷的影响较小。必要时协助病人床上洗澡。

5. 让病人表达自己对限制性活动的担忧，减轻病人的焦虑；告知病人只是暂时地限制活动。

6. 病情稳定后，制订并实施每日活动计划。指导病人及家属在活动过程中，要注意病人心率、心律和血压的变化，出现胸闷、气急、心悸等应停止活动。

（二）饮食护理

1. 摄取易消化、富含蛋白质和维生素的食物，多吃新鲜蔬菜和水果。

2. 进食不宜过饱。禁烟酒，禁用浓茶、咖啡及其他刺激性食物。

3. 心力衰竭者限制钠盐和液体摄入。

（三）药物治疗与护理

由于病毒性心肌炎的发病机制仍未彻底阐明，因此目前尚无特效治疗方法，仍以对症治疗为主。

1. 使用改善心肌营养与代谢的药物，如维生素 C、复合维生素 B、肌苷、辅酶 Q_{10} 等。遵医嘱正确使用药物，并观察效果。

2. 心肌炎病人对洋地黄的耐受性差，易发生中毒，所以应慎用洋地黄药物，使用过程中应特别注意其毒性反应及其他可能加重毒性的因素，如电解质紊乱及缺氧。

3. 心肌炎病人在发病早期一般不应用激素，以免抑制免疫反应而加重心肌损害；但如出现严重毒血症状、心源性休克、严重心衰或严重恶性心律失常时，可以尽早使用激素，抑制抗原 - 抗体作用，保护心肌细胞，减轻水肿，控制并发症进一步发展。

4. 根据既往指南，抗病毒治疗、免疫治疗均为较中立的意见，不推荐常规使用。

（四）并发症的观察与护理

病毒性心肌炎病人可发生心力衰竭、心源性休克和各种类型的心律失常，护理过程中应密切观察病情变化，准备好抢救药品和物品。

1. 持续吸氧，指导病人尽量避免呼吸道感染、剧烈运动、情绪激动、饱餐、用力排便等诱发因素。

2. 可选用利尿药、ACEI 或 ARB 和 β 受体拮抗剂，以减轻心脏负荷；对持续心力衰竭症状的病人，应考虑加用醛固酮受体拮抗剂。使用过程中应注意观察药物疗效和不良反应。

3. 持续心电监测，如出现窦性心动过缓或多源性期前收缩且伴有明显症状、高度或完全房室传导阻滞、QRS 波增宽等，应立即与医师联系，备好除颤器或临时起搏器。

4. 加强床边巡视，观察生命体征、神志、尿量、皮肤黏膜颜色、中心静脉压和血氧饱和度变化，注意有无急性心衰表现，准确记录 24 小时出入量。

5. 发现病人病情变化，协助其绝对卧床，报告医生，建立静脉通路。

6. 如病人经常规治疗后病情进一步恶化、伴有心源性休克或严重心室功能障碍，应协助医生备好其他抢救药品和设备，如血管活性药物、呼吸机和主动脉内球囊反搏机、心室辅助装置或体外膜肺氧合等。

○ **知识拓展**　体外膜肺氧合辅助治疗重症心肌炎

根据 2013 年欧洲心脏病学会专家共识意见，重症心肌炎常伴有血流动力学不稳定，可能需要体外膜肺氧合来辅助病人恢复。体外膜肺氧合是将病人静脉血引流至体外，经气体交换后再回输至病人的动脉或静脉，用于暂时部分心肺替代治疗。其核心部分是膜肺和血泵，分别起到人工肺和人工心的作用，可提供一定的氧供和稳定的循环血量，为病人后续治疗争取宝贵时间。在护理方面应注意监测生命体征和肢端循环、体外循环管道护理、呼吸道护理以及对缺血、出血、肾衰竭和感染等并发症的监测和预防。

（五）心理护理

心肌炎的临床结局和预后决定于其病因、临床表现和疾病阶段。约 50% 的急性心肌炎病例在 2 ~ 4 周恢复，但是约 25% 的病例发展为持续的心功能障碍，12% ~ 25% 的病例会急剧恶化或者死亡。因此，病人可能会出现担忧、烦躁、恐惧等心理变化，护士应对他们进行耐心的康复指导，介绍治疗方法和进展情况，告知他们大多数病人经治疗后可痊愈，并进行相关健康指导，解除思想顾虑，利于恢复。

（六）健康指导

1. 向病人及家属宣讲本病的有关知识，强调抗感染、按医嘱服用处方药、限制活动、适当锻炼和加强营养的重要性。

2. 指导病人进食营养丰富、易消化的食物，尤其是补充富含维生素 C 的食物如新鲜蔬菜、水果等，以促进心肌代谢与修复，戒烟酒、浓茶和咖啡。

3. 和家属一起讨论家庭环境及生活方式等可能与心肌炎有关的因素，积极避免各种诱因，如过劳、缺氧、营养不良、呼吸道感染等。

4. 定期随访，所有心肌炎病人都应该接受临床评估、心电图和超声心动图的长期随诊；病情变化时应及时就医。

5. 向病人说明病毒性心肌炎经适当治疗大多可以治愈，病人出院后需继续休息，避免劳累。在恢复期，告知病人可逐渐恢复正常活动，不要急于求成，避免竞赛类运动。在临床表现消失后（起病以后至少 6 个月），可逐步开始日常活动。

6. 运动员参加竞赛运动之前应该进行临床评估，以后每 6 个月都应该进行普查。

【护理评价】

经过治疗和护理，病人是否达到：① 有效的休息和恰当活动；② 维持正常心输出量；③ 不发生并发症，或发生时得到及时救治；④ 了解疾病相关知识，情绪平稳，主动配合治疗和护理。

第二节　心肌病病人的护理

❖ 学习目标

识记：

1. 能列举心肌病的常见分类。

2. 能复述各类常见心肌病的概念。

3. 能陈述扩张型心肌病和肥厚型心肌病的典型症状，X 线检查、超声心动图的特点。

理解：

1. 能阐明扩张型心肌病和肥厚型心肌病的病因与发病机制。

2. 能阐述扩张型心肌病和肥厚型心肌病的常用药物与非药物治疗方法。

3. 能解释扩张型心肌病和肥厚型心肌病的病理生理改变。

运用：

能够对扩张型心肌病和肥厚型心肌病的病人进行护理评估，并根据护理评估资料准确提出护理诊断、制订相应的护理措施。

心肌病（cardiomyopathy）是指非冠心病、高血压、瓣膜病和先天性心脏病等原因所引起的心肌结构和功能异常。2008 年欧洲心脏病学会关于心肌病的分类是建立在疾病特殊形态及功能表型之上，取代了以往在病理生理机制之上的分类方法。心肌病根据形态学特异性和不同功能表现，分为扩张型心肌病、肥厚型心肌病、限制型心肌病、致心律失常性右室心肌病和未分类心肌病（包括左室致密化不全、Tako-Tsubo 心肌病等）。此外，新的分类注重心肌病的遗传决定因素，将心肌病进一步划分为家族性和非家族性，且此分类方法不再对原发性和继发性心肌病进行区分。2013 年世界心脏联盟建议依据心肌病 5 种特征进行该种疾病的分类，包括形态功能特性（M）、累及的器官（O）、遗传模式（G）、明确的病因（E）、按照 ACC/AHA 分级（A~D）和 NYHA 心功能 I ~IV 级进行功能状态分级（S），提供了 MOGE（S）命名分类。临床中以扩张型心肌病、肥厚型心肌病和限制型心肌病最为常见（图 24-2-1）。

扩张型心肌病（dilated cardiomyopathy，DCM），是指无引起整体收缩功能障碍的异常负荷因素（高血压、瓣膜病）或冠脉疾病而发生的左室扩张合并左室收缩功能障碍性疾病，伴或不伴右室扩张和功能障碍。常发生心力衰竭和心律失常、病死率较高，男性多于女性，比例为 2.5：1。多数病例为遗传性，称为家族性扩张型心肌病，可能占所有扩张型心肌病的 20%~48%。

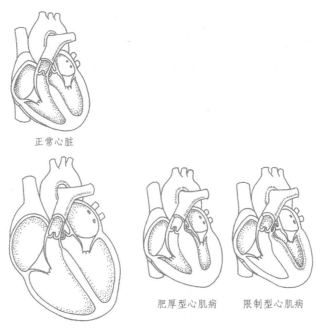

正常心脏

肥厚型心肌病　　限制型心肌病

扩张型心肌病

图 24-2-1　心肌病常见分类

肥厚型心肌病（hypertrophic cardiomyopathy，HCM），是指无高血压、瓣膜病等因素导致心肌异常的负荷因素而发生的心室壁增厚或质量增加。根据左心室流出道有无梗阻，又可分为梗阻性和非梗阻性。本病常为青年猝死的原因，后期可出现心力衰竭。HCM 的成人患病率是 0.02% ~ 0.23%。许多研究表明该病与年龄相关，在 25 岁以下发病率很低。

限制型心肌病（restrictive cardiomyopathy，RCM），是指在收缩容积正常或降低（单 / 双心室）、舒张容积正常或降低以及室壁厚度正常的情况下发生的限制性左室生理学异常。RCM 发病率较低，约占心肌疾病的 4.5%，但预后较差。大多数 RCM 病人发病年龄较早，男女比例 2：1 ~ 3：1。

【病因与发病机制】

心肌病的病因与发病机制，因分类不同而不同。

遗传易感性在原发性和继发性 DCM 的形成中可能起决定性作用。DCM 除家族性（肌原纤维结蛋白变异、细胞骨架基因等）外，心肌炎（感染性 / 中毒性 / 免疫性）、病毒持续感染、药物、酒精、妊娠、营养不良等是其常见病因。上述因素除直接引起心肌细胞损伤外，尚通过免疫反应（包括细胞因子和抗体）损伤心肌细胞，还会累及心脏纤维支架系统，影响心肌顺应性，从而参与心室扩大的发生与发展。

HCM 约 50% 病人有明确家族史，高达 60% 的青少年和成人 HCM 病人是由心脏肌球蛋白基因突变引起的常染色体显性遗传。此外，家族性因素还包括糖原累积病、溶酶体累积病、脂肪酸代谢障碍等；非家族性因素包括肥胖、老年淀粉样变性、糖尿病母亲的婴儿等。

RCM 除家族性因素外，非家族性因素常见有淀粉样变、结节病、辐射性心肌炎、心肌心内膜纤维化、血色沉着病和糖原累积病等。

【病理生理】

扩张型心肌病以心腔扩大为主，以左心室为显著。心内膜增厚及纤维化，心肌纤维不均匀性肥大，并发生非特异性退行性变，心肌细胞变性、坏死、纤维化，导致心室收缩性下降、顺应性降低，可发生各种心律失常，扩大的心房和心室易致血栓形成。

肥厚型心肌病以心脏重量增加和心肌肥厚为特征，以室间隔肥厚最常见。典型表现是室间隔的不对称肥厚，亦有心肌均匀肥厚或心尖部肥厚。肥厚的室间隔于收缩期凸向左室流出道及二尖瓣前叶前移靠近室间隔，是造成左心室流出道狭窄的主要原因。大约 25% 的病人有流出道梗阻，导致左心室与流出道之间于收缩期出现压力阶差，此压力阶差增高可使心排出量降低及心室充盈压升高，引起活动后气短、反射性晕厥。心肌细胞排列紊乱引起严重室性心律失常，亦可发生晕厥。冠脉血流的增加不能满足肥厚心肌的需氧量，导致相对性心肌缺血，故心绞痛相当常见。

限制型心肌病主要是心内膜及心内膜下有数毫米的纤维性增厚，心室内膜硬化，可使心室顺应性降低，心室舒张充盈明显受限。

【护理评估】

（一）健康史

仔细询问病人家族中是否有人被诊断或被怀疑有心肌病；了解病人出现症状前是否有感冒、发热及腹泻病史，症状的出现与妊娠、生育是否有关，是否有长期大量的饮酒史等，了解有无劳累、情绪激动、高强度运动等因素。

（二）身体状况

1. 扩张型心肌病　临床上以心力衰竭为主要表现，常有活动后气急、心悸、胸闷、乏力、夜间阵发性呼吸困难、水肿、肝大等。严重者出现急性肺水肿。常合并各种心律失常，晚期常发生室速、室颤而发生阿-斯综合征或猝死。部分病人可发生脑、心、肾等脏器的栓塞。体检可见心脏浊音界向两侧扩大，多数病人出现奔马律。

2. 肥厚型心肌病　心悸、心绞痛、劳力性呼吸困难是常见症状，伴有流出道梗阻的病人可有眩晕、意识障碍等表现，可发生猝死。部分病人可完全无自觉症状，因猝死或体检才被发现。体检可见心脏轻度扩大，部分病人可在胸骨左缘或心尖部闻及收缩中、晚期粗糙的吹风样杂音，含服硝酸甘油时杂音增强。

3. 限制型心肌病　以发热、全身倦怠为初发症状，以后逐渐出现心悸、呼吸困难、水肿、肝大、颈静脉怒张、腹水等心力衰竭的表现，终末期出现右心衰竭为主，部分可出现左心衰竭，酷似缩窄性心包炎。

（三）辅助检查

1. 扩张型心肌病　X 线检查可见心影明显增大、心胸比 >50%，肺淤血；心电图可见各种心律失常、ST-T 改变、病理性 Q 波、宽 QRS 波、低电压等；超声心动图示左室扩张，左室流出道扩大，室壁运动减弱等；心脏磁共振成像可通过延迟钆成像和节段性心肌功能障碍鉴别缺血性与非缺血性心肌病。

2. 肥厚型心肌病　X 线检查心影增大不明显；心电图常见 ST-T 改变、巨大倒置 T 波及病理性 Q 波；超声心动图对诊断本病有重要意义，可显示室间隔的非对称性肥厚，舒张期室间隔厚度与左心室后壁厚度之比 ≥ 1.3，左心室壁某节段或多个节段厚度 ≥ 13mm。

3. 限制型心肌病　心电图示窦性心动过速、心房肥大、T 波低平或倒置；超声心动图显示左、右心房明显增大，可见心内膜增厚；心导管检查示舒张期心室压力曲线呈早期下陷，收缩面积指数较低。

（四）心理－社会状况

由于心肌病具有病程长、见效慢、易反复、预后不良等特点，有些病人逐渐失去劳动能力，易产生焦虑、抑郁、悲观失望等情绪，不敢活动、外出，在社会功能和心理健康方面受限较为严重。而另一些病人在疾病早期、症状不明显时，表现出满不在乎的态度，与医护合作、接受健康指导有一定困难。

【常见护理诊断／问题】

1. **心输出量减少**　与心肌受损，心功能不全有关。
2. **活动无耐力**　与心力衰竭、心律失常有关。
3. **有受伤的危险**　与梗阻性肥厚型心肌病致晕厥有关。
4. **恐惧**　与身体不舒适、担心预后等有关。
5. **潜在并发症**：栓塞，晕厥，心绞痛，阿－斯综合征，猝死。

【计划与实施】

心肌病的处理原则因类型不同而异。扩张型心肌病的治疗原则是针对心力衰竭和各种心律失常，采取限制体力活动，低盐饮食，药物治疗等方法。此外，还可采用心脏再同步化治疗。除行心脏移植术外，目前尚无彻底的治疗方法。肥厚型心肌病的治疗原则是改善舒张功能，减少加重左室流出道梗阻，防止心律失常发生。以β受体拮抗剂及钙通道阻滞剂为最常用，能减轻流出道肥厚心肌的收缩，降低流出道梗阻程度，改善症状。对重症梗阻病人可行经皮经腔间隔心肌消融术。限制型心肌病只能对症治疗，心力衰竭的治疗效果差。

经过治疗和护理，病人能够获得有效的休息和适当的活动；发生栓塞、心律失常、晕厥、心绞痛时得到及时救治；适应患病的现实，不良情绪改善；了解疾病相关知识，配合治疗和护理。

（一）限制活动

症状较轻者应避免过劳，症状明显者应卧床休息，给予半卧位和吸氧。嘱病人避免劳累、情绪激动、饱餐、寒冷及烟酒刺激，以防诱发心力衰竭或心绞痛。肥厚型心肌病病人应避免突然屏气、提取重物等动作，避免较强的活动，如跑步、打球等，以免加重左室流出道梗阻或诱发室颤发生，减少晕厥和猝死的危险。

（二）合理饮食

予低盐、高蛋白、维生素和纤维素丰富、营养易消化的饮食，少量多餐。避免摄入高热量和刺激性食物，防止因饮食不当造成水钠潴留、心肌耗氧增加及便秘等。

（三）加强心理疏导

主动关怀和鼓励病人，倾听病人感受，反复耐心地进行教育指导，必要时给予适当的控制和监督，协助病人尽快进入角色，力争达到最好的治疗效果。同时，给予家属情绪支持，帮助家属共同关心病人，尽可能满足其需求，以增强病人战胜疾病的信心。

（四）密切观察病情

密切观察心率、心律、血压、呼吸的变化，必要时进行心电监护，警惕恶性心律失常的发生。监测病人周围血管灌流情况，如脉搏、皮肤温度、皮肤颜色、毛细血管充盈等。监测心力衰竭的征象，注意有无心输出量减少、体液潴留的表现，发生头晕、黑蒙时应立即下蹲或平卧，防止发生晕厥，一旦出现明显胸痛，应立即休息或使用β受体拮抗剂。

（五）药物及手术治疗与护理

1.扩张型心肌病 以控制心力衰竭和心律失常为主，选用血管紧张素转换酶抑制剂、β受体拮抗剂、利尿药、血管扩张剂和洋地黄制剂。因心肌病病人对洋地黄敏感性增强、易致中毒，需慎用，使用时应密切观察，剂量宜小。如无禁忌证，宜口服阿司匹林预防心房心室腔内附壁血栓形成。对于已有附壁血栓形成或发生血栓栓塞的病人，须口服华法林。对于充分抗心衰药物治疗后、心功能仍为Ⅲ或Ⅳ级，左室射血分数≤35%，QRS波时限≥120毫秒的病人，可采用心脏再同步化治疗，以改善心功能，缓解症状（图24-2-2）。少数病人有严重的心律失常，危及生命，药物治疗不能控制，临床状态预后尚好，可置入埋藏式心脏电复律除颤器（implantable cardioverter and defibrillator，ICD），预防猝死发生。对长期严重心力衰竭，内科治疗无效的病人，可考虑进行心脏移植。

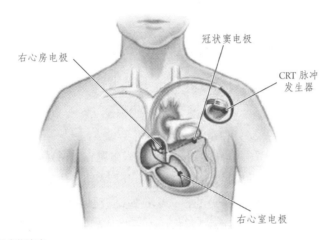

图24-2-2　心脏再同步化治疗

2.肥厚型心肌病 主要是长期应用β受体拮抗剂、钙离子拮抗剂，对于晚期病人，梗阻症状不明显而心功能已减退者不宜多用。当心力衰竭时应慎用洋地黄和利尿药，因可使心室收缩力加强及减少心室充盈量，加重流出道梗阻，使病情加重；心绞痛发作时，不宜用硝酸类制剂，以免加重左心室流出道梗阻。对于NYHA功能分级Ⅲ-Ⅳ级、静息或刺激后最大左心室流出道压差≥50mmHg而反复发作劳力性晕厥的病人，建议接受室间隔消融手术，使心室前间隔基底段心肌变薄，从而减少或消除左心室肥厚及流出道压力阶差，减轻症状（图24-2-3）。对于同时出现室间隔消融适应证和其他需要手术干预的病人，建议进行室间隔切除。对于部分难治性HCM病人，应考虑进行心脏再同步化治疗或心脏移植。

（六）并发症的观察与护理

1.栓塞 遵医嘱给予抗凝血剂，以防血栓形成。心脏附壁血栓脱落则致动脉栓塞，发生栓塞之前一般无预兆，因此需随时观察有无偏瘫、失语、血尿、胸痛、咯血等症状出现，以便及时作出处理。

2.晕厥/心绞痛 肥厚型心肌病发生晕厥时应立即取平卧位，抬高下肢，使心室充盈增加，从而增加心搏量。安慰病人，解除紧张情绪。如有心绞痛应及时报告医生，做心电图检查，不宜用硝酸类制剂，必要时给予β受体拮抗剂和持续吸氧。

3.阿-斯综合征/猝死 本病猝死机会多，有心律失常者发生阿-斯综合征或猝死率高，应备好抢救用物和药品。

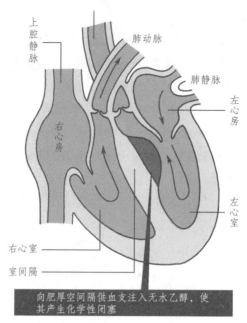

上腔静脉
肺动脉
肺静脉
右心房
左心房
左心室
右心室
室间隔

向肥厚空间隔供血支注入无水乙醇，使其产生化学性闭塞

图 24-2-3　经皮经腔间隔心肌消融术

（七）健康指导

1. 根据病人情况合理安排活动和休息。心肌病病人出现心力衰竭症状时，限制体力活动甚为重要，可使心率减慢，心脏负荷减轻，心力衰竭得以缓解。当心力衰竭控制后，仍应限制活动量。HCM 病人休息可使心肌收缩力下降，心室充盈量增多，梗阻症状减轻。有晕厥史者应避免独自外出活动，以免发生意外。另一方面，适当规律的运动训练可以改变疾病的自然进程，减少发病率和病死率，提高心肌病病人的生活质量。

2. DCM 病人强调避免病毒感染、酒精中毒及其他毒素对心肌的损害。肥厚型心肌病病人须避免剧烈运动、情绪激动、屏气、突然用力或提起重物，以免心肌收缩力增加，加重流出道梗阻而发生猝死。

3. 向病人及家属说明药物的名称、剂量、用法，教会他们观察药物的疗效和副作用，如抗凝药物、利尿药和洋地黄制剂等。

4. 教会病人如何计算食物的含水量及准确记录出入量和体重。

5. 严密注意病情变化，症状加重时立即就医。

6. 嘱病人戒烟、戒酒，少食多餐，控制总入量。原则为入量不应大于出量。

7. 有条件的病人家中最好准备氧气。

8. 对于合并 HCM 的女性在妊娠前应当进行风险评估和咨询；所有合并 HCM 的男性和女性在生育前应当咨询疾病遗传的风险。

【护理评价】

经过治疗和护理，病人是否达到：①维持正常心输出量；②限制体力活动，获得休息；③发生并发症时得到及时救治；④情绪平稳；⑤获得疾病相关知识，主动配合治疗和护理。

（刘　庚）

1. 女性，20 岁，2 周前上呼吸道感染，咳嗽、流涕，近 3 日出现心悸、气促，发热。查体 37.7℃，心率 119 次 / 分，律齐，心尖部可闻及舒张早期奔马律，红细胞沉降率增快，肌钙蛋白 T、肌酸激酶及其同工酶增高，诊断为"病毒性心肌炎"。

（1）病人此次的发病原因可能是什么？

（2）当病人主诉食欲欠佳、想进食辛辣食物时，护士应如何提供正确的饮食指导？

2. 男性，25 岁，心悸 1 周，半个月前有淋雨史，活动后略有气喘，诊为"病毒性心肌炎"。

（1）针对该病人，护士在协助医生进行药物治疗过程中应特别注意什么？

（2）当病人询问何时能正常活动时，护士应如何给予病人合理的指导？

3. 男性，45 岁，9 年前曾因"病毒性心肌炎"住院治疗。近 5 年来逐渐出现心悸、气短，近半年来尿少，下肢水肿，呼吸困难。查体：心界扩大，心律不齐，频发室性期前收缩，双肺下部闻及湿啰音，肝大。X 线检查可见心影明显增大、心胸比 56%。诊断为"扩张型心肌病"。

（1）护士根据上述评估结果，判断该病人患病可能的原因是什么？

（2）护士在询问病史过程中，病人突然发生晕厥，四肢抽搐，心音消失，几秒钟后发作停止，逐步恢复神志，应考虑发生了何种并发症？

4. 女性，42 岁，1 年来反复发作晕厥，近 2 周出现心悸、胸痛。查体：心界不大，心率 62 次 / 分，血压 120/75mmHg，胸骨左缘闻及收缩晚期吹风样杂音。超声心动图显示，舒张期室间隔厚度与左心室后壁厚度之比为 1.5。诊为"肥厚型心肌病"。病人自诉父亲和兄弟均不明原因猝死。

（1）护士根据上述评估结果，判断该病人患病可能的原因是什么？

（2）根据目前病人情况，护士应如何指导病人进行活动？

第二十五章
冠状动脉粥样硬化性心脏病
病人的护理

学习目标

识记
1. 正确复述冠状动脉粥样硬化性心脏病、心绞痛、心肌梗死的概念。
2. 陈述引起冠状动脉粥样硬化的主要危险因素。
3. 复述冠心病的临床分型。

理解
1. 比较心绞痛和心肌梗死的临床表现。
2. 解释心绞痛、心肌梗死病人相关辅助检查的临床意义。

运用
1. 结合案例能为心绞痛和心肌梗死病人进行护理评估，制订护理计划。
2. 结合案例能为心绞痛和心肌梗死病人提供健康指导。

第二十五章
冠状动脉粥样硬化性心脏病病人的护理

25章

第一节 概 述

冠状动脉粥样硬化性心脏病（coronary atherosclerotic heart disease），简称冠心病，是由于冠状动脉粥样硬化引起血管腔狭窄或闭塞，导致心肌缺血缺氧或坏死而引起的心脏病，简称冠心病，亦称缺血性心脏病。

【病因】

本病病因尚未完全确定，引起冠状动脉粥样硬化的原因是多方面的，即多种因素作用于不同环节，这些因素称为危险因素或易感因素。主要的危险因素为：

（一）年龄、性别

临床上多见于年龄在 40 岁以上的中老年人，男性多于女性。女性更年期后发病率增加。近年来，发病年龄有年轻化趋势。年龄和性别属于不可改变的危险因素。

（二）血脂异常

脂质代谢异常是动脉粥样硬化形成最重要的因素。血脂异常为总胆固醇（TC）、甘油三酯（TG）、低密度脂蛋白（LDL）或极低密度脂蛋白（VLDL）增高。高密度脂蛋白尤其是它的亚组分 II（HDL$_{II}$）减低，载脂蛋白 A（ApoA）降低和载脂蛋白 B（ApoB）增高也被认为是致病因素。新近研究认为脂蛋白（a）增高是独立的致病因素。在临床实践中，以 TC 及 LDL 增高最受关注。

（三）高血压

血压增高与本病关系密切。60%～70% 冠状动脉粥样硬化病人有高血压，高血压病人患本病者较血压正常者高 3～4 倍。收缩压和舒张压增高都与本病密切相关。

（四）吸烟

吸烟者与不吸烟者比较，前者本病的发病率和病死率增高 2～6 倍，且与每日吸烟的支数呈正比。被动吸烟也是危险因素。

（五）糖尿病和糖耐量异常

糖尿病多伴有高脂血症，动脉粥样硬化的发病率明显增加。糖尿病病人中本病的发病率较非糖尿病病人高 2 倍。

（六）家族史

家族史中有较年轻时患冠心病者，比无此家族史者患病危险性明显增高达 5 倍。

（七）其他

次要的危险因素如肥胖，从事体力活动少，脑力活动紧张。性情急躁、竞争性强、不善于劳逸结合的 A 型性格者均易患冠心病。近年来发现的危险因素还有血中同型半胱氨酸增高，胰岛素抵抗增强，血中纤维蛋白原及一些凝血因子增高，病毒、衣原体感染等。

【分型】

由于病理解剖范围和病理生理变化的不同，冠心病有不同的临床分型。世界卫生组织（WHO）曾将本病归类为以下 5 型：①隐匿性或无症状性冠心病；②心绞痛；③心肌梗死；④缺血性心肌病；⑤猝死。近年来，从提高诊治效果和降低死亡率出发，根据发病特点和治疗原则不同，冠心病分为两大类：①慢性冠脉病（chronic coronary artery disease，CAD），也称慢性心肌缺血综合征（chronic ischemic syndrome，CIS），包括隐匿性或无症状性冠心病、稳定型心绞痛和缺血性心肌病等。② 急性冠脉综合征（acute coronary syndrome，ACS），包括不稳定型心绞痛（unstable angina，UA）、非 ST 段抬高型心肌梗死（non-ST-elevation myocardial infarction，NSTEMI）、ST 段抬高型心肌梗死（ST-elevation myocardial infarction，STEMI），也有将冠心病猝死包括在内。

本章将重点讨论"心绞痛"和"心肌梗死"两种类型。

第二节　心绞痛病人的护理

心绞痛（angina pectoris）是冠状动脉供血不足，导致心肌急剧的、暂时的缺血与缺氧所引起的临床综合征。其特点为阵发性的前胸压榨性疼痛感觉，主要位于胸骨后部，可放射至心前区和左上肢，常发生于劳动或情绪激动时，持续数分钟，休息或用硝酸酯制剂后消失。

【发病机制】

机械性刺激心脏并不引起疼痛，但心肌缺血缺氧则引起疼痛。当冠状动脉病变导致管腔狭窄时，其扩张性减弱，限制了血流量的增加，使心肌的供血量相对地比较固定。一旦心脏负荷突然增加，如体力活动或情绪激动等使心肌氧耗量增加时，心肌对血液的需求增加；或当冠状动脉发生痉挛时，其血流量减少；或在突然发生循环血流量减少的情况下，冠脉血液灌注量突降，其结果均导致心肌血液供求之间矛盾加深，心肌血液供给不足，引起心绞痛发作。

在缺血缺氧的情况下，心肌内积聚过多的代谢产物如乳酸、丙酮酸等酸性物质或类似激肽的多肽类物质，刺激心脏内自主神经的传入纤维末梢，传至大脑，产生疼痛感觉。

【病理】

病理解剖显示心绞痛病人至少有一支冠状动脉的主支管腔发生狭窄，占横切面的 70%～75%。侧支循环形成的病人，冠状动脉要有更严重的狭窄才会发生心绞痛，也有一些病人冠状动脉没有明显的病变，提示这些病人的心肌供血不足可能是冠状动脉痉挛、冠状循环的小动脉病变、血红蛋白和氧的解离异常、交感神经过度活动、儿茶酚胺分泌过多或心肌代谢异常所致。

【护理评估】

（一）健康史

护士关注冠心病的危险因素，进行资料收集，了解发作前的诱因。病人常因体力劳动或情绪激动诱发，也可在饱餐、寒冷、阴雨天气、吸烟或休息时发作。护士需了解病人一般资料，包括年龄、职业、工作、环境、家庭情况，既往史及家族史。

（二）身体状况

1. 症状　以发作性胸痛为主要临床表现，疼痛的特点为：

（1）部位：位于胸骨体上段或中段之后方，可波及心前区，有手掌大小范围，界限不很清楚。常放射至左肩、左臂内侧达无名指和小指，或至咽、颈、背、上腹部等。

（2）性质：为压迫性不适或紧缩、发闷、堵塞、烧灼感，但无锐痛或刺痛，偶伴濒死感。休息或舌下含服硝酸甘油后 1～5 分钟缓解。可数天、数周发作一次，亦可一日内多次发作。

2．体征 平时一般无异常体征。心绞痛发作时常见面色苍白、表情焦虑、皮肤冷或出汗、血压升高、心率增快，有时心尖部可出现第四心音、一过性收缩期杂音。

（三）辅助检查

1．心电图检查 静息心电图约有半数病人为正常，亦可出现非特异性 ST 段和 T 波异常，也可能有陈旧性心肌梗死的改变。心绞痛发作时常可出现暂时性心肌缺血性的 ST 段压低，有时出现 T 波倒置。变异型心绞痛发作时可出现 ST 段抬高。

运动负荷试验及 24 小时动态心电图检查可明显提高缺血性心电图的检出率，目前已作为常用的心电图检查方法。

2．放射性核素检查 利用放射性铊心肌显像所示灌注缺损，提示心肌血流供血不足或消失区域，对心肌缺血诊断极有价值。如同时兼作运动负荷试验，则能大大提高诊断的阳性率；放射性核素锝心腔内血池显影，可测定左心室射血分数，显示室壁局部运动障碍。

3．冠状动脉造影 选择性冠状动脉造影可使左、右冠状动脉及其主要分支得到清楚的显影。一般认为，管腔面积缩小 70%～75% 以上会严重影响血供，50%～70% 也有一定意义。本检查具有确诊价值，并对选择治疗方案及判断预后极为重要。

4．多层螺旋 CT 冠状动脉成像（CTA） 进行冠状动脉二维或三维重建，用于判断冠脉管腔狭窄程度和管壁钙化情况，对判断管壁内斑块分布范围和性质也有一定意义。该检查有较高的阴性预测价值，若未见狭窄，一般可不进行有创检查。

5．其他检查 二维超声心动图可探测到缺血区心室壁的运动异常，冠状动脉内超声显像可显示血管壁的粥样硬化病变。

（四）临床分型

1．稳定型心绞痛（stable angina pectoris） 心绞痛发作常由于体力劳动或其他增加心肌需氧量的因素而诱发，休息或含服硝酸甘油后可迅速缓解。其原因主要是冠状动脉狭窄使血流不能按需求相应地增加，出现心肌氧的供求不平衡。

2．不稳定型心绞痛（unstable angina） 临床上常将除稳定型心绞痛之外的心绞痛及冠脉成形术后心绞痛、冠脉旁路术后心绞痛等均归入"不稳定型心绞痛"。这不仅是基于对不稳定粥样斑块的深刻认识，也说明这类心绞痛病人临床上的不稳定性和进展至心肌梗死的危险性，必须予以足够的重视。

知识拓展　　　　　不稳定型心绞痛的危险性分层

　　　　　　　　　　1．低危组　新发的或原有劳力性心绞痛恶化加重，发作时 ST 段下移≤ 1mm，持续时间 <20 分钟。

　　　　　　　　　　2．中危组　就诊前 1 个月内（但 48 小时内未发）发作 1 次或数次，静息心绞痛及梗死后心绞痛，发作时 ST 段下移 >1mm，持续时间 <20 分钟。

　　　　　　　　　　3．高危组　就诊前 48 小时内反复发作，静息心绞痛 ST 段下移 >1mm，持续时间 >20 分钟。

（五）心理 - 社会状况

心绞痛型冠心病病人大多数能生存很多年，但有发生急性心肌梗死或猝死的危险，所以很多病人会产生害怕、焦虑或认知不足的情形；医学心理学研究提示，一些冠心病病人的性格特征是性情急躁、进取心和竞争性强、强制自己为成就而奋斗的 A 型性格。这些不良的心理反应与状态直接或间接地影响着病情的治疗、护理与预后。为此护士应耐心、细致地分析病人的心理状态，以及家庭、工作背景等影响因素，加强保健指导，实施有效的心理护理。

【常见护理诊断／问题】

1. **疼痛** 与心肌缺血、缺氧有关。
2. **活动无耐力** 与心肌氧的供需失调有关。
3. **潜在并发症**：心肌梗死。
4. **知识缺乏**：缺乏控制诱发因素及预防性药物应用知识。

【计划与实施】

心绞痛病人的治疗原则是改善冠状动脉的血供和减轻心肌的耗氧，目的在于预防心肌梗死和猝死；减轻症状和缺血发作，改善生活质量。在选择治疗药物时，应首先考虑预防心肌梗死和死亡。此外，应积极处理危险因素。经过治疗和护理，病人：①胸痛缓解；②并发症能及时被发现并处理；③活动耐力增加；④有关冠心病危险因素的知识增加。

（一）发作时缓解疼痛，预防并发症

1. 心绞痛发作时立即停止活动，卧床休息，安慰病人，解除紧张不安情绪。
2. 指导病人舌下含服硝酸甘油，以减少心肌耗氧量。
3. 给氧 必要时给予氧气吸入。
4. 疼痛的观察 评估疼痛的部位、性质、程度、持续时间及诱发因素，严密观察血压、心率、心律变化和有无面色改变、大汗、恶心、呕吐等。告诉病人疼痛发作或加重时告诉护士，通知医生，做心电图，警惕心肌梗死的发生。
5. 药物治疗与护理 给予硝酸甘油或硝酸异山梨酯舌下含服，若服药后 3～5 分钟仍不缓解，可再服 1 片。对于心绞痛发作频繁或含服硝酸甘油效果差的病人，遵医嘱静滴硝酸甘油，监测血压及心率的变化，注意滴速的调节，并嘱病人及家属切不可擅自调节滴速，以免造成低血压。部分病人用药后可出现面部潮红、头部胀痛、头晕、心动过速、心悸等不适，应告诉病人是由于药物导致血管扩张造成的，以解除其顾虑。

（二）缓解期积极处理危险因素，减轻心肌耗氧量，增加活动耐力

1. 改善预后的药物

（1）阿司匹林：阿司匹林的最佳剂量范围为 75～150mg/d。其主要不良反应为胃肠道出血或对阿司匹林过敏。不能耐受阿司匹林的病人，可改用氯吡格雷或替格瑞洛作为替代治疗。

（2）氯吡格雷或替格瑞洛：主要用于支架植入以后及阿司匹林有禁忌证的病人。该药起效快，氯吡格雷顿服 300mg 后 2 小时即能达到有效血药浓度，常用维持剂量为 75mg/d，1 次口服。替格瑞洛顿服 180mg 后半小时即能达到有效血药浓度，常用维持剂量为 180mg/d，2 次口服。

（3）β 受体拮抗剂：推荐使用无内在拟交感活性的 β 受体拮抗剂。β 受体拮抗剂的使用剂量应个体化，从较小剂量开始，逐级增加剂量，以能缓解症状，心率不低于 50 次／分为宜。只要无禁忌证，β 受体拮抗剂应作为稳定型心绞痛的初始治疗药物。其中更倾向于使用选择性 $β_1$ 受体拮抗剂，如美托洛尔、阿替洛尔及比索洛尔。

（4）他汀类药物：他汀类药物能有效降低 TC 和 LDL-C，还有延缓斑块进展，稳定斑块和抗炎等调脂以外的作用。常用他汀类药物包括辛伐他汀，阿托伐他汀，普伐他汀，氟伐他汀等。在

应用他汀类药物时，应严密监测转氨酶及肌酸激酶等生化指标，及时发现药物可能引起的肝脏损害和肌病。采用强化降脂治疗时，更应注意监测药物的安全性。

（5）血管紧张素转换酶抑制剂（ACEI）：在稳定型心绞痛病人中，合并糖尿病、心力衰竭或左心室收缩功能不全的高危病人应该使用ACEI。所有冠心病病人均能从ACEI治疗中获益，但低危病人获益可能较小。

（6）钙拮抗剂：钙拮抗剂通过改善冠状动脉血流和减少心肌耗氧，起缓解心绞痛作用，对变异型心绞痛或以冠状动脉痉挛为主的心绞痛，钙拮抗剂是一线药物。常用药物有维拉帕米、硝苯地平、氨氯地平、地尔硫䓬。外周水肿、便秘、心悸、面部潮红是所有钙拮抗剂常见的副作用，低血压也时有发生，其他不良反应还包括头痛、头晕、虚弱无力等。

2. 非药物治疗

（1）减少或避免诱因：病人疼痛缓解后，与其一起讨论引起心绞痛发作的诱因，总结预防发作的方法。如避免过度劳累、情绪过分激动或悲伤、寒风刺激；调节饮食，特别是一次进食不应过饱；保持大便通畅；禁烟酒；保持心境平和，改变急躁易怒、争强好胜的性格等。

（2）运动锻炼疗法：①制订活动原则：鼓励病人参加适当的体力劳动和体育锻炼，最大活动量以不致发生疼痛症状为度。一般不需卧床休息，适当运动有利于侧支循环建立，从而提高病人的活动耐力。建议稳定型心绞痛病人每日运动30分钟，每周运动不少于5天。但对于初发型、恶化型、卧位型、变异型、梗死后心绞痛及急性冠状动脉功能不全，应予以卧床休息一段时间，并严密观察。按心绞痛发作的规律，在必要的体力活动前，舌下含服硝酸甘油预防发作。避免重体力劳动、竞赛性运动和屏气用力动作如推、拉、抬、举、用力排便等；避免精神过度紧张的工作或过长的工作时间，以免诱发心绞痛。②活动中不良反应的观察与处理：观察病人在活动中有无呼吸困难、胸痛、脉搏过快伴出冷汗等反应，一旦出现上述症状，应立即停止活动，并给予积极的处理，含服硝酸甘油、吸氧。

3. 血管重建治疗 稳定型心绞痛的血管重建治疗，主要包括经皮冠状动脉介入治疗（PCI）和冠状动脉旁路移植术（CABG）等。对于慢性稳定型心绞痛的病人，PCI和CABG是常用的治疗方法。

（三）健康指导

1. 控制冠心病危险因素 强调生活方式的改变是冠心病治疗的基础。应指导病人：①合理膳食：摄入低热量、低脂、低胆固醇、低盐、高纤维素饮食，肥胖者控制体重。告诉病人保持大便通畅等。②戒烟和限酒。③适量运动：如日常调整生活与工作量，适当参加体力劳动和身体锻炼。④注意安全：告诉病人洗澡时应让家属知道，且不宜在饱餐或饥饿时进行，水温勿过冷过热，时间不宜过长，门不要上锁，以防发生意外。

2. 用药指导 指导病人坚持按医嘱服药，自我监测药物副作用。如服用降血脂药物时，要注意监测肝功能等，不要擅自增减药量。如β受体拮抗剂与钙通道阻滞剂合用时有过度抑制心脏的危险，应密切注意脉搏，发生心动过缓时应暂停服药并到医院就诊。外出时随身携带硝酸甘油以应急；在家中，硝酸甘油应放在易取之处，用后放回原处，家人也应知道药物的位置，以便需要时能及时找到。此外，硝酸甘油见光易分解，应放在棕色瓶中，6个月更换1次，以防药物受潮、变质而失效。

3. 病情监测指导 告知病人定期进行心电图、血糖、血脂检查，积极治疗高血压、糖尿病、高脂血症。教会病人及家属心绞痛发作时的缓解方法。嘱病人如出现疼痛较以往频繁、程度加重、服用硝酸甘油不易缓解等情况时，应即刻由家属护送到医院就诊，警惕心肌梗死的发生。

【护理评价】

经过治疗和护理，病人是否能达到：①心绞痛次数减少，程度减轻；②病人活动时，不出现缺氧的体征，表现为脉搏、血压、呼吸正常；③病人主诉了解心绞痛的疾病过程及其诱发因素，以及所用药物的名称、用法、作用和副作用。

第三节　心肌梗死病人的护理

心肌梗死（myocardial infarction）是心肌缺血性坏死，指在冠状动脉病变的基础上，发生冠状动脉供血急剧减少或中断，使相应的心肌严重而持久地缺血导致心肌坏死。临床上表现为持久的胸骨后剧烈疼痛、发热、白细胞计数及血清心肌坏死标志物增高、心电图进行性改变；可发生心律失常、休克或心力衰竭，属急性冠脉综合征（ACS）的严重类型。

本病男性多于女性，男女之比约为（2～5）:1，40岁以上占绝大多数。冬春两季发病较多，北方地区较南方地区为多。其发病的危险因素有原发性高血压、高脂血症、糖尿病、吸烟等。

【病因与发病机制】

心肌梗死的基本病因是冠状动脉粥样硬化（偶为冠状动脉栓塞、炎症、先天性畸形、痉挛所致），造成一支或多支血管管腔狭窄和心肌供血不足，一旦狭窄部血管粥样斑块增大、破溃、出血，局部血栓形成、栓塞或出现血管持续痉挛，使管腔完全闭塞，而侧支循环未完全建立；在此基础上，心排血量下降，冠脉血流量锐减，导致心肌严重而持久地急性缺血达20～30分钟以上，即可发生心肌梗死。

当急性心肌梗死发生后，常伴有不同程度的左心衰竭和血流动力学改变，主要包括心脏收缩力减弱，心排血量下降，动脉血压下降，心率增快或有心律失常，外周血管阻力有不同程度的增加，均可使冠状动脉灌流量进一步降低，心肌坏死范围扩大。

促使粥样斑块破溃出血及血栓形成的诱因有：

1. 晨起6时至12时交感神经活动增加，机体应激反应增强，心肌收缩力、心率、血压增高，冠状动脉张力增高。

2. 饱餐特别是进食多量高脂饮食后，血脂增高，血黏度增高。

3. 重体力活动、情绪过分激动、血压剧升或用力排便时，左心室负荷明显加重心肌需氧量猛增。

4. 休克、脱水、出血、外科手术或严重心律失常，使心排血量骤降，冠状动脉灌流量锐减。

【病理】

（一）冠状动脉病变

绝大多数心肌梗死病人的冠状动脉内均可见在粥样斑块的基础上有血栓形成，使管腔闭塞，但是由冠状动脉痉挛引起管腔闭塞病人中，个别病人可无明显粥样硬化病变。此外，梗死的发生与原来冠状动脉受粥样硬化病变累及的支数以及所造成的管腔狭窄程度之间未必呈平行关系。

1. 左冠状动脉前降支闭塞，引起左心室前壁、心尖部、下侧壁、前间隔和二尖瓣前乳头肌梗死。

2. 右冠状动脉闭塞，引起左心室膈面（右冠状动脉占优势时）、后间隔和右心室梗死，并可累及窦房结和房室结。

3. 左冠状动脉回旋支闭塞，引起左心室高侧壁、膈面（左冠状动脉占优势时）和左心房梗死，可能累及房室结。

4. 左冠状动脉主干闭塞，引起左心室广泛梗死。

（二）心肌病变

冠状动脉闭塞后 20～30 分钟，受其供血的心肌即有少数坏死，开始急性心肌梗死的病理过程。1～2 小时之间绝大多数心肌呈凝固性坏死，心肌间质则充血、水肿，伴多量炎症细胞浸润。以后，坏死的心肌纤维逐渐溶解，形成肌溶灶，随后渐有肉芽组织形成。大块的心肌梗死累及心室壁的全层或大部分者常见，心电图上相继出现 ST 段抬高和 T 波倒置、Q 波，称为 Q 波性心肌梗死。它可波及心包引起心包炎症；波及心内膜诱致心室腔内附壁血栓形成。心电图上不出现 Q 波的称为非 Q 波性心肌梗死，较少见。它包括冠状动脉闭塞不完全或自行再通形成小范围心肌梗死，呈灶性分布，但急性期心电图上仍有 ST 段抬高者；缺血坏死仅累及心室壁的内层，不到心室壁厚度的一半伴有 ST 段压低，过去称为心内膜下心肌梗死者；范围更小的心肌梗死可无 ST 段变化，而只有动态的 T 波变化。

继发性病理变化在心腔内压力的作用下，坏死心壁向外膨出，可产生心壁破裂（心室游离壁破裂、心室间隔穿孔或乳头肌断裂）或逐渐形成心室壁瘤。坏死组织 1～2 周后开始吸收，并逐渐纤维化，在 6～8 周形成瘢痕愈合，称为陈旧性或愈合性心肌梗死（OMI 或 HMI）。

【护理评估】

（一）健康史

应重点评估冠心病的危险因素，如病人的性别、年龄、职业；工作环境、家庭情况；有无高脂血症、高血压、糖尿病、吸烟、肥胖等危险因素。询问此次胸痛发作的特征，并与以往心绞痛发作相比较，尤其是其剧烈程度、持续时间，有无伴随症状。

（二）身体状况

与梗死的大小、部位、侧支循环情况密切相关。

1. 先兆　大多数病人在起病前数日至数周有乏力、胸部不适、活动时心悸、气急、烦躁等前驱症状，其中以初发型心绞痛或恶化型心绞痛最为突出。心绞痛发作较以往频繁，程度较重，时间较长，硝酸甘油疗效较差，诱发因素不明显。心电图呈现明显缺血性改变。及时处理先兆症状，可使部分病人避免发生心肌梗死。

2. 症状

（1）疼痛：为最早出现的症状。其性质和部位与心绞痛相似，但多无明显诱因，且常发生于安静时，程度更剧烈，呈难以忍受的压榨、窒息或烧灼样，伴有大汗、烦躁不安、恐惧及濒死感，持续时间可长达数小时或数天，休息和服硝酸甘油多不能缓解。部分病人疼痛可向上腹部、下颌、颈部、背部放射而被误诊。少数急性心肌梗死病人可无疼痛，一开始即表现为休克或急性心力衰竭。

（2）全身症状：有发热，体温一般在 38℃ 左右，持续约 1 周。伴心动过速或过缓。

（3）胃肠道症状：疼痛剧烈时常伴有频繁的恶心、呕吐和上腹胀痛，肠胀气亦不少见。重症者可发生呃逆。

（4）心律失常：见于75%～95%的病人，多发生在起病的1～2天，24小时内最多见。各种心律失常中以室性心律失常最多，尤其是室性期前收缩。频发的、成对出现的、多源性或呈R on T现象的室性期前收缩以及短阵室性心动过速常为心室颤动的先兆；室颤是急性心肌梗死早期，特别是入院前主要的死因；下壁梗死易发生房室传导阻滞。

（5）低血压和休克：一般多发生在起病后数小时至一周内，急性心肌梗死时由于剧烈疼痛、恶心、呕吐、出汗、血容量不足、心律失常等，可引起低血压，大面积心肌梗死（梗死面积大于40%）时心排血量急剧减少，可引起心源性休克，收缩压<80mmHg，面色苍白，皮肤湿冷，烦躁不安或神志淡漠，心率增快，尿量减少（<20ml/h）。

（6）心力衰竭：主要是急性左心衰竭，在起病的最初几小时内易发生，也可在发病数日后发生，表现为呼吸困难、咳嗽、发绀、烦躁等症状。

3．体征

（1）心脏体征：心脏浊音界可正常或轻至中度增大。心率多增快，也可减慢；心律不齐；心尖部第一心音减弱，可闻及第四心音奔马律；部分病人在心前区可闻及收缩期杂音或喀喇音，为二尖瓣乳头肌功能失调或断裂所致；亦有部分病人在起病2～3天出现心包摩擦音，为反应性纤维性心包炎所致。

（2）血压：除极早期血压可增高外，几乎所有病人都有血压降低。

（3）其他：当伴有心律失常、休克、心力衰竭时可出现相应的体征。重者出现肺水肿，随后可发生颈静脉怒张、肝大、水肿等右心衰体征。

4．并发症

（1）乳头肌功能失调或断裂：主要为二尖瓣乳头因缺血、坏死等而收缩无力或断裂，造成二尖瓣关闭不全，心尖区有响亮的吹风样收缩期杂音，并易引起心力衰竭。

（2）心脏破裂：为早期少见但严重的并发症，常在发病一周内出现，多为心室游离壁破裂，因产生心包积血和急性心包堵塞而猝死。

（3）栓塞：为心室附壁血栓或下肢静脉血栓破碎脱落所致，见于起病后1～2周。如栓子来自左心室，可产生脑、肾、脾或四肢等动脉栓塞；如栓子来自下肢深部静脉，可产生肺动脉栓塞。

（4）心室壁瘤：主要见于左心室，常于起病数周后才被发现。体检可见右心界扩大，心脏搏动较广泛，可有收缩期杂音。发生附壁血栓时，心音减弱。心电图示ST段持续抬高。X线检查可见心缘有局部膨出，可显示膨胀瘤。超声心动图检查可显示室壁膨胀瘤的异常搏动。并发室壁膨胀瘤易发生心力衰竭、心律失常或栓塞，但在心肌梗塞愈合后少有破裂的危险。

（5）心肌梗死后综合征：于心肌梗死后数周至数个月内出现，偶可发生于数天后，可反复发生。表现为心包炎、胸膜炎或肺炎，有发热、胸痛、气急、咳嗽等症状，可能为机体对坏死物质产生过敏反应所致。

（三）辅助检查

1．心电图　急性透壁性心肌梗死的心电图常有特征性改变及动态演变过程。

（1）特征性改变：急性期可见异常深而宽的Q波（反映心肌坏死），ST段呈弓背向上明显抬高（反映心肌损伤）及T波倒置（反映心肌缺血）。

（2）动态性演变：急性心肌梗死的心电图演变过程为抬高的ST段可在数日至2周内逐渐回到基线水平；T波倒置加深呈冠状T，此后逐渐变浅、平坦，部分可恢复直立；Q波大多永久存在。

此外，可根据特征性心电图改变的导联数来进行心肌梗死的定位诊断。如 V_1、V_2、V_3 导联示前间壁心肌梗死；$V_1 \sim V_5$ 导联示广泛前壁心肌梗死；II、III、aVF 导联示下壁心肌梗死；I、aVL 导联示高侧壁心肌梗死。

2. 超声心动图 可了解心室各壁的运动情况，评估左心室梗死面积，测量左心功能，诊断室壁瘤和乳头肌功能不全，为临床治疗及判断预后提供重要依据。

3. 放射性核素检查 可显示心肌梗死的部位与范围，观察左心室壁的运动和左心室的射血分数。目前多用单光子发射计算机化体层显像（SPECT）来检查；正电子发射计算机体层扫描（PET）可观察心肌的代谢变化，更好地判断心肌的死活，为一种新的检查方法。

4. 实验室检查

（1）白细胞总数增高，红细胞沉降率增快，可持续 1 ~ 3 周。

（2）血心肌坏死标记物增高：心肌肌红蛋白和肌钙蛋白增高被认为是反映急性心肌梗死更具敏感性和特异性的生化指标。

（3）血清心肌酶：血清肌酸激酶（CK）可在起病后 6 小时以内升高，24 小时达高峰，3 ~ 4 天恢复正常；天冬氨酸氨基转移酶（AST）在起病 6 ~ 12 小时内升高，24 ~ 48 小时达高峰，3 ~ 6 天后恢复正常；乳酸脱氢酶（LDH）在起病 8 ~ 10 小时后升高，2 ~ 3 天达到高峰，1 ~ 2 周后恢复正常。其中 CK 的同工酶 CK-MB 和 LDH 的同工酶 LDH 对诊断的特异性最高，CK-MB 增高的程度能较准确地反映心肌梗死的范围，其高峰出现时间是否提前有助于判断溶栓治疗是否成功。

（四）心理 - 社会状况

病人性格与心理状态是否为 A 型性格；急性心肌梗死时胸痛程度异常剧烈，可伴有濒死感，由此产生恐惧心理；由于心肌坏死使病人自理能力和活动耐力大大下降，病人易产生焦虑。此外，病人入院后住冠心病监护病房，常需在短时间内进行一系列检查和治疗，如心电监护、吸氧、多次抽血、两条以上静脉通路反复给药等，这些都是病人从未经历过的，进一步增加了病人的焦虑或恐惧，迫切希望获得良好的医疗与护理，以便转危为安。

【常见护理诊断／问题】

1. 潜在并发症：心律失常、心力衰竭、心源性休克。

2. 疼痛 与心肌缺血坏死有关。

3. 活动无耐力 与氧的供需失调有关。

4. 焦虑 与害怕死亡、担心预后有关。

【计划与实施】

急性心肌梗死的治疗原则是保护和维持心脏功能，以挽救濒死的心肌、防止梗死扩大或缩小心肌缺血范围，尽快恢复心肌的血液灌注，及时发现和处理各种并发症，防止猝死。经过治疗和护理，病人能够：①在急性期间并发症能被及时发现和处理；②胸痛症状迅速缓解或减轻；③可按照活动计划进行活动，活动耐力逐渐增加；④能采取正确的方法应对焦虑或恐惧；⑤能了解心肌梗死的预防知识和康复知识，以提高生活质量。

（一）恢复心肌的血液灌注，保护和维持心脏功能

1. 缓解疼痛，减轻心肌耗氧

（1）迅速建立静脉通道，保持输液通畅。遵医嘱给予吗啡或哌替啶止痛，给予硝酸甘油或硝酸异山梨酯，烦躁不安者可肌注地西泮，并及时询问病人疼痛及其伴随症状的变化情况，注意有

无呼吸抑制、脉搏加快等不良反应，随时监测血压的变化。

（2）给氧：给予持续鼻导管或面罩吸氧，4～10L/min，以增加心肌氧的供应。

（3）休息：绝对卧床休息，包括精神和体力休息。保持环境安静，限制探视，减少干扰。告诉病人这样做的目的是减少心肌氧耗量，有利于缓解疼痛。

2. 严密监护，及早发现并发症 急性期持续心电监护，及时发现和评估心律失常的性质，如频发室性期前收缩，多源性的、成对的呈 R on T 现象的室性期前收缩或严重的房室传导阻滞时，应立即通知医师，遵医嘱使用利多卡因等药物，警惕室颤或心脏停搏的发生。准备好急救药物和抢救设备如除颤器、起搏器等，随时准备抢救。

3. 抗血小板治疗 抗血小板聚集，应当迅速开始抗血小板治疗，首选阿司匹林，一旦出现胸痛症状，立即给药，首次口服 150～300mg，随后 75～100mg 每日一次长期维持；阿司匹林过敏或胃肠道疾病不能耐受阿司匹林的病人，应当使用氯吡格雷。

4. 再灌注心肌治疗与护理 再灌注治疗包括静脉溶栓、急诊 PCI、CABG 三种方法，因外科手术不可能达到适时再灌注，现代临床实践中占主导地位的主要为前两种。起病 3～6 小时最多在 12 小时内，使闭塞的冠状动脉再通，心肌得到再灌注，濒临坏死的心肌可能得以存活或使坏死范围缩小，对梗死后心肌重塑有利。

（1）溶栓治疗（thrombolytic therapy）的护理

1）常用的溶栓剂有尿激酶（UK）、链激酶（SK）和组织型纤溶酶原激活剂（t-PA）。其护理包括：询问病人是否有脑血管病病史、活动性出血、消化性溃疡、近期大手术或外伤史等溶栓禁忌证；溶栓前先检查血常规、血小板、出凝血时间和血型，配血备用；准确、迅速地配制并输注溶栓药物；观察病人用药后有无寒战、发热、皮疹等过敏反应，是否发生皮肤、黏膜及内脏出血等副作用，一旦出血严重应立即中止治疗，紧急处理。使用溶栓药物后，应定时描记心电图、抽血查心肌酶，询问病人胸痛有无缓解。

2）溶栓后可根据下列指标间接判断溶栓是否成功：①胸痛 2 小时内基本消失；②心电图抬高的 ST 段于 2 小时内回降 >50%；③2 小时内出现再灌注性心律失常；④血清 CK-MB 酶峰值提前出现（14 小时以内），或根据冠状动脉造影直接判断冠脉是否再通。

（2）介入治疗（PCI）及护理，详见循环系统概论相关章节。

5. 饮食护理 进食不宜过饱，可少量多餐，食物以含必需的热量和营养，以消化、低钠、低脂的流质或半流质为宜。病人卧床期间护士协助其洗漱、进食。

6. 排便护理 首先评估病人排便状况如排便次数、性状、排便难易程度，平时有无习惯性便秘，是否已服通便药物，是否适应床上排便等。指导病人采取通便措施，如进食清淡、易消化、含纤维素丰富的食物；每日清晨给予蜂蜜 20ml 加适量温开水同饮；适当腹部按摩（按顺时针方向）以促进肠蠕动；遵医嘱给予通便药物如麻仁丸、果导等。嘱病人勿用力排便，病人卧床期间，护士协助其大小便及个人卫生等生活护理；病情允许时，尽量使用床边坐便器，必要时含服硝酸甘油，使用开塞露。向病人解释床上排便对控制病情的重要意义。指导病人不要因怕弄脏床单而不敢床上排便，或因为怕床上排便而不敢进食，从而加重便秘的危险。病人排便时应提供隐蔽条件，如屏风遮挡。

（二）并发症的观察与护理

1. 心律失常 见于 75%～95% 的病人，多发生在起病 1～2 天内，尤以 24 小时内最多见，可伴乏力、头晕、晕厥等症状。监测电解质和酸碱平衡状况，因电解质紊乱或酸碱平衡失调时更容易并发心律失常。

2．**低血压和休克**　疼痛期血压下降常见，未必是休克。休克多在起病后数小时至1周内发生，发生率约为20%，主要是心源性休克。病人表现为面色苍白、皮肤湿冷、收缩压低于80mmHg、脉细而快、大汗淋漓、烦躁不安、尿量减少，严重者可出现昏迷。近年来由于早期采用冠状动脉再通的措施，使心肌坏死的面积及时缩小，从而使休克的发生率大幅度下降。

3．**心力衰竭**　主要为急性左心衰竭，可在起病最初几天内发生，或在疼痛休克好转阶段出现，为梗死后心肌收缩力显著减弱或不协调所致。病人表现为呼吸困难、咳嗽、烦躁、发绀等，其发生率为32%～48%。右心室心肌梗死者可一开始即出现右心衰竭表现，伴血压下降。密切观察病人有无呼吸困难、咳嗽、咳痰、尿少等表现，听诊肺部有无湿性啰音；避免情绪烦躁、饱餐、用力排便等可加重心脏负担的因素。

4．**乳头肌功能失调或断裂**　总发生率可高达50%。二尖瓣乳头肌因缺血、坏死等使收缩功能发生障碍，造成二尖瓣脱垂及关闭不全。轻者可以恢复，重者可严重损害左心功能致使发生急性左心衰竭，最终导致死亡。一旦发生，则按急性心力衰竭进行护理。

（1）立即让病人端坐或半卧位，两腿下垂，以减少静脉回流。

（2）密切观察病人神志、出汗、发绀、尿量、咳痰、心率、心律、呼吸、血压及末梢循环情况，随时报告病情变化。

（3）遵医嘱给予药物治疗，严格掌握输液速度，准确记录出入量。

5．**栓塞**　发生率1%～6%，见于起病后1～2周，如为左心室附壁血栓脱落所致，则引起脑、肾、脾或四肢等动脉栓塞。由下肢静脉血栓脱落所致，则产生肺动脉栓塞。为预防静脉血栓形成和肺动脉栓塞，可用肝素抗凝治疗。使用前要注意病人是否有出血病史、消化性溃疡或肝功能不全。使用过程中监测病人出凝血时间，注意有无黏膜出血等。

（三）心理护理

当病人胸痛剧烈时，应有一名护士陪伴在病人身旁，避免只忙于抢救而忽略病人的感受，允许病人表达出内心的感受，接受病人的行为反应如呻吟、易激怒等。向病人介绍CCU的环境、监护仪的作用等，帮助病人树立战胜疾病的信心。解释不良情绪会增加心脏负荷和心肌耗氧量，不利于病情的控制。医护人员应以一种紧张但有条不紊的方式进行工作，不要表现出慌张而忙乱，以免病人产生不信任感和不安全感。更不要在病人面前讨论其病情。

（四）活动及康复训练指导，促进心脏康复

1．**评估进行康复治疗的适应证**　适应证为：生命体征平稳，无明显心绞痛，安静时心率低于110次/分，无严重心律失常、心力衰竭和心源性休克。

2．**解释合理活动的意义**　向病人解释急性期卧床休息可减轻心脏负荷，减少心肌氧耗量，缩小梗死范围，有利于心功能的恢复；病情稳定后逐渐增加活动量可促进侧支循环的形成，提高活动耐力，防止深静脉血栓形成、便秘、肺部感染等并发症。活动耐力的恢复是一个渐进的过程，既不能操之过急，过度活动，也不能因担心病情而不活动。

3．**指导病人进行康复训练**　根据病情和病人活动过程中的反应，逐渐增加活动量、活动持续时间和次数。若有并发症，则应适当延长卧床时间。

开始进行训练时，必须在医务人员监测下进行，最好有心电监护。运动以不引起任何不适为度，心率增加10～20次/分为正常反应，运动时心率增加小于10次/分，可加大运动量，进入高一阶段的训练。若运动时心率增加超过20次/分，收缩压降低超过15mmHg，出现心律失常或心电图ST段缺血型下降≥0.1mV或上升≥0.2mV则应退回到前一运动水平，若仍不能纠正，应停止活动。

（五）健康指导

1. 指导病人掌握积极预防和控制冠心病危险因素的预防保健知识，如控制高血脂、高血压，提倡低脂、低胆固醇饮食，控制体重，肥胖者限制热量摄入，减轻体重；调整生活方式，戒烟酒；克服急躁、焦虑情绪，保持乐观、平和的心情；平时避免饱餐，防止便秘；坚持服药，定期复查等。

2. 用药指导与监测 指导病人遵医嘱服用β受体拮抗剂、血管扩张剂、钙通道阻滞剂、降血脂药及抗血小板药物等。

3. 指导病人出院后继续康复门诊随访，进行康复治疗。一般分阶段循序渐进地增加活动量，提倡小量、重复、多次运动，适当的间隔休息，可以提高运动总量而避免超过心脏负荷。活动内容包括个人卫生、家务劳动、娱乐活动、步行活动（是应用最广泛的方法），避免剧烈运动、竞技性活动、举重或活动时间过长。病人在上下两层楼或步行 2km 而无任何不适时，可以恢复性生活。经 2~4 个月的体力活动锻炼后，酌情恢复部分或轻工作，以后部分病人可恢复全天工作，但对重体力劳动、驾驶员、高空作业及其他精神紧张或工作量过大的工种应予更换。

4. 照顾者指导，病人生活方式的改变需要家人的积极配合与支持，家属应给病人创造一个良好的身心休养环境。学会识别心绞痛和心肌梗死的简单知识。指导病人和家属备有医院急救电话，知道心肌梗死发作时的救助方法，宜立即将病人送到最近的医院或叫救护车运送。运送过程中尽可能不让病人用力。应教会家属心肺复苏的基本技术，以备急用。

【护理评价】

经过治疗和护理，病人是否能达到：①心律失常、心力衰竭、心源性休克等并发症能被及时发现和救治；②病人主诉疼痛程度减轻或消失；③焦虑程度减轻，表现为精神放松，积极配合治疗；④能按照活动计划进行活动，主诉进行活动时耐力逐步增加；⑤病人能说出心肌梗死的预防保健知识，及治疗用药的作用、副作用和注意事项。

（张香娟）

◇ 思考题

男性，56 岁。晚饭饱餐后突然感到胸骨后疼痛，伴呕吐、冷汗和濒死感，持续 1 小时，口服硝酸甘油不缓解而急诊。既往健康。体检：体温 37.6℃，脉搏 46 次 / 分，呼吸 16 次 / 分，血压 90/55mmHg，大汗淋漓，面色苍白，口唇轻度发绀，两肺呼吸音清晰，心界叩诊不大，心律齐，各瓣膜听诊区无病理性杂音。腹部平软，肝脾未及，双下肢无水肿。辅助检查：血白细胞 10.0×10^9/L，中性 67%，淋巴 23%。ECG 示 Ⅱ、Ⅲ、aVF 导联 ST 段弓背向上抬高，并有深而宽的 Q 波，Ⅰ、aVL 导联 ST 段压低，偶见室性期前收缩。

（1）该病人可能出现了什么问题？

（2）该病人易发生何种类型的心律失常？

第二十六章
高血压病人的护理

学习目标

识记　　1. 复述高血压的概念、诊断标准，高血压急症的
　　　　　　　表现及护理要点。
　　　　　 2. 陈述抗高血压药物的种类及观察要点，健康指
　　　　　　　导要点。

理解　　1. 列举原发性高血压和继发性高血压的病因。
　　　　　 2. 解释高血压对重要靶器官的影响。

运用　　结合案例为高血压病人进行护理评估，制订护理
　　　　　　计划。

第一节　原发性高血压病人的护理

原发性高血压（Primary hypertension）是以体循环动脉压升高为主要临床表现的心血管综合征，通常简称为高血压。高血压常与其他心血管病危险因素共存，是重要的心脑血管疾病危险因素，可损伤重要脏器，如心、脑、肾的结构功能，最终可导致这些器官的功能衰竭，严重影响病人的生存质量，给家庭和国家造成沉重负担。在血压升高的病人中，约 5% 为继发性高血压，即由某些明确而独立的疾病引起的血压升高。

【定义和分类】

高血压的诊断标准是根据临床及流行病学资料人为界定的。目前，我国采用国际上统一的诊断标准（表 26-1-1），高血压定义为未使用降压药物的情况下，收缩压 ≥ 140mmHg 和（或）舒张压 ≥ 90mmHg。根据血压升高水平，进一步将高血压分为 1 ~ 3 级。

表 26-1-1　血压水平分类和定义（单位：mmHg）

分类	收缩压		舒张压
正常血压	<120	和	<80
正常高值血压	120 ~ 139	和（或）	80 ~ 89
高血压	≥ 140	和（或）	≥ 90
1 级高血压（轻度）	140 ~ 159	和（或）	90 ~ 99
2 级高血压（中度）	160 ~ 179	和（或）	100 ~ 109
3 级高血压（重度）	≥ 180	和（或）	≥ 110
单纯收缩期高血压	≥ 140	和	<90

注：当收缩压和舒张压分属于不同级时，以较高的级别作为标准。以上标准适用于男、女性任何年龄的成人。儿童则采用不同年龄组血压的 95% 位数，通常低于成人水平

【流行病学】

在世界各国高血压都是常见病，其患病率和发病率在不同国家、地区或种族之间有差别，工业化国家较发展中国家高，欧美等国家较亚非国家高。高血压患病率、发病率及血压水平随年龄增长而升高，高血压在老年人较为常见，尤其是收缩期高血压。根据最新发布的《中国居民营养与慢性病状况报告（2015）》，2012 年我国 18 岁及以上居民高血压患病率为 25.2%，患病率呈明显上升趋势。然而，我国人群高血压知晓率、治疗率和控制率分别低于 40%、30% 和 10%。我国高血压患病率和流行存在地区、城乡和民族差别，北方高于南方，华北和东北属于高发区；沿海高于内地；城市高于农村；高原少数民族地区患病率较高。男、女性高血压患病率差别不大，青年男性略高于女性，中年后女性稍高于男性。

【病因】

原发性高血压的病因为多因素，流行病学研究发现高血压与下列因素有关。

（一）遗传因素

高血压具有明显的家族聚集性，若父母均有高血压，子女的发病率高达 46%，约 60% 高血压

病人可询问到有高血压家族史。在遗传表型上，不仅血压升高发生率体现遗传性，而且在血压高度、并发症发生以及其他有关因素方面，如肥胖，也有遗传性。

（二）环境因素

1. **饮食** 饮食因素对高血压的影响是多种因素综合作用的结果。食物中不仅有升压的因素，也有对抗升压的因素。

摄盐与高血压患病率呈线性相关。不同地区人群血压水平和高血压患病率与钠盐平均摄入量显著有关，摄盐越多，血压水平和患病率越高，但是同一地区人群中个体间血压水平与摄盐量并不相关，摄盐过多导致血压升高主要见于对盐敏感的人群中。

高蛋白质摄入属于升压因素，动物和植物蛋白质均能升压。饮食中饱和脂肪酸/不饱和脂肪酸比值较高也属于升压因素。饮酒量与血压水平线性相关，尤其与收缩压，每天饮酒量超过 50g 乙醇者高血压发病率明显增高。

钾摄入量与血压呈负相关。相关研究表明膳食中有充足的钾、钙、优质蛋白可对抗血压升高。

2. **精神应激** 不同的社会结构、经济条件、职业及各种生活事件的影响与高血压的发生有关。心理因素对高血压的发病有一定作用。从事精神紧张度高的职业者发生高血压的可能性较大，长时间的情绪紧张或有焦虑、恐惧、愤怒、抑郁都能导致血压升高，此外与病人的性格特征也有关系。城市脑力劳动者高血压患病率超过体力劳动者，长期生活在噪声环境中听力敏感性减退者高血压也较多。

3. **吸烟** 吸烟可使交感神经末梢释放去甲肾上腺素增加而使血压增高，同时可以通过氧化应激损害一氧化氮介导的血管舒张，引起血压增高。

（三）其他因素

1. **体重** 肥胖是血压升高的重要危险因素。体重常是衡量肥胖程度的指标，一般采用体重指数（BMI），即体重（kg）/［身高（m）］^{2}。血压与 BMI 呈显著正相关。高血压病人约 1/3 有不同程度肥胖。肥胖与高血压的关系不仅取决于总体重，还与脂肪的分布有很大关系。成年人的肥胖主要表现为向心性肥胖，其高血压患病率较高。

2. **药物** 服避孕药妇女血压升高发生率及程度与服用时间长短有关。35 岁以上妇女容易出现血压升高。口服避孕药引起的高血压一般为轻度，并且可以逆转，在终止避孕药后 3 ~ 6 个月血压常恢复正常。其他如麻黄碱、肾上腺皮质激素、非甾体类抗炎药、甘草等也可使血压增高。

3. **阻塞性睡眠呼吸暂停综合征（OSAHS）** OSAHS 是指睡眠时间反复发作性呼吸暂停。OSAHS 常伴有重度打鼾，其病因主要是上呼吸道咽部肌肉收缩或狭窄、腺样和扁桃体组织增生、舌根部脂肪浸润后垂以及下颌畸形。OSAHS 病人 50% 有高血压，血压升高程度与 OSAHS 病程有关。

【发病机制】

原发性高血压的发病机制尚未阐明。目前认为是在一定的遗传和环境因素等相关因素的相互作用下，使正常血压调节机制失代偿所致。

1. **神经机制** 各种原因使大脑皮质下神经中枢功能发生变化，各种神经递质浓度与活性异常，导致交感神经活动亢进，儿茶酚胺类介质的释放使小动脉收缩并继发引起血管平滑肌增殖肥大有关。血浆儿茶酚胺浓度升高，阻力小动脉收缩增强而导致血压增高。

2. **肾脏机制** 各种原因引起肾性水、钠潴留，增加心排血量，通过全身血流自身调节使外周阻力和血压升高。也可能通过排钠激素分泌释放增加使外周阻力增高。

3．激素机制 肾素－血管紧张素－醛固酮系统（RAAS）激活肾小球入球小动脉球旁细胞分泌的肾素，可作用于肝合成的血管紧张素原而生成血管紧张素Ⅰ，经血管紧张素转换酶的作用转变为血管紧张素Ⅱ。该物质可使小动脉平滑肌收缩，外周血管阻力增加；并可刺激肾上腺皮质球状带分泌醛固酮，使水钠潴留，血容量增加。以上机制均可使血压升高。近年来发现，很多组织如血管壁、心脏、中枢神经、肾脏及肾上腺中也有 RAAS 各种组成成分，因此，在高血压形成中可能具有更大作用。

4．血管机制 血管内皮通过代谢、生成、激活和释放各种血管活性物质而在血液循环、心血管功能的调节中起着极为重要的作用。内皮细胞可生成血管舒张物质如前列环素（PGI_2）、内皮源性舒张因子（IDRF，nitric oxide，NO）及收缩物质如内皮素（ET-1）、血管收缩因子（EDCF）、血管紧张素Ⅱ等。高血压时 NO 生成减少，而 ET-1 生成增加，血管平滑肌细胞对舒张因子的反应减弱而对收缩因子反应增强。

5．胰岛素抵抗 胰岛素抵抗（insulin resistance）是指必须以高于正常的血胰岛素释放水平来维持正常的糖耐量，表示机体组织对胰岛素处理葡萄糖的能力减退。大多数高血压病人空腹胰岛素水平增高，而糖耐量有不同程度降低，提示有胰岛素抵抗现象。它使外周组织的葡萄糖摄取受阻，影响糖原合成引起胰岛素代偿性分泌增加，导致高胰岛素血症，其引起肾小管钠再吸收增加，交感神经活动性增高；调解离子转运的一些酶活性降低；而发生动脉粥样硬化。

【病理】

高血压早期无明显病理改变。长期高血压引起全身小动脉病变，表现为小动脉中层平滑肌细胞增殖和纤维化，管壁增厚和管腔狭窄，导致重要靶器官如心、脑、肾组织缺血。长期高血压及伴随的危险因素可促进动脉粥样硬化的形成及发展，该病变主要累及中、大动脉。

1．心脏 高血压的心脏改变主要是左心室肥厚和扩大。压力复合增高，儿茶酚胺与血管紧张素Ⅱ等生长因子都可以刺激心肌细胞肥大和间质纤维化。高血压发生心脏肥厚或扩大，称为高血压心脏病，最终可导致心力衰竭。长期高血压常合并冠状动脉粥样硬化和微血管病变。

2．脑 长期高血压使脑血管发生缺血与变性，容易形成微动脉瘤，从而发生脑出血。高血压促使脑动脉粥样硬化，可并发脑血栓形成。脑小动脉闭塞性病变，主要发生在大脑中动脉的垂直穿透支，引起腔隙性脑梗死。

3．肾脏 长期持续高血压使肾小球内囊压力升高，肾小球纤维化、萎缩，以及肾动脉硬化，因肾实质缺血和肾单位不断减少，最终导致肾衰竭。恶性高血压时，入球小动脉及小叶间动脉发生增殖性内膜炎及纤维素样坏死，可在短期内出现肾衰竭。

4．视网膜 视网膜小动脉早期发生痉挛，随着病程进展出现硬化改变。血压急骤升高可引起视网膜渗出和出血。

【护理评估】

（一）健康史

护士应围绕与高血压有关的危险因素和患高血压的发生经过及其治疗情况进行评估，如是否有家族史，与心血管有关的其他危险因素包括吸烟、高血脂、肥胖、糖尿病等，询问发病年龄、既往最高血压值及其伴随症状、服用药物的效果及相关知识的了解程度。

○ **知识拓展** 高血压病人的筛查

1. 定期筛查 建议成人至少每两年测血压一次。

2. 机会性筛查 在日常诊疗过程中检测发现血压异常升高者，健康体检、单位医务室等偶然发现血压升高者。

3. 重点人群筛查 35岁首诊测血压；高血压易患人群：包括①血压高值（收缩压130~139mmHg和（或）舒张压85~89mmHg）；②超重（BMI 24~27.9kg/m²）或肥胖（BMI≥28kg/m²），和（或）腹型肥胖：腰围男≥90cm（2.7尺），女≥85cm（2.5尺）；③高血压家族史（一、二级亲属）；④长期膳食高盐；⑤长期过量饮酒[每日饮白酒≥100ml（2两）]；⑥年龄≥55岁。建议每半年测血压。

（二）身体状况

1. **症状** 原发性高血压通常起病缓慢，早期多无症状，偶于体检时发现血压升高，少数病人则在出现心、脑、肾等并发症后才被发现。高血压病人可有头痛、头晕、心悸、耳鸣、失眠、疲劳等症状，与血压增高程度不一致。但高血压严重时，常表现为枕骨下的波动性头痛，清晨加重，除了减低血压外，头痛常难以缓解。

2. **体征** 血压随季节、昼夜、情绪等因素有较大波动。冬季血压较高，夏季较低；血压有明显昼夜波动，一般夜间血压较低，清晨起床活动后血压迅速升高，形成清晨血压高峰。体格检查时可闻及主动脉瓣区第二心音亢进，长期持续高血压可有左心室肥厚并可闻及第四心音随病程进展，血压持久升高可导致心、脑、肾、血管等靶器官受损的表现。

3. **并发症**

（1）脑血管病：最常见，如出血性脑卒中、缺血性脑卒中、高血压脑病等。

（2）心脏并发症：如高血压心脏病、冠心病导致心绞痛和心肌梗死、心力衰竭、急性肺水肿等。

（3）肾损害：如进展缓慢的小动脉性肾硬化症、恶性小动脉性肾硬化症、慢性肾衰竭。

（4）其他：眼底改变及视力、视野异常；鼻出血；主动脉夹层等。

4. **高血压急症和亚急症** 高血压急症是指在原发性或继发性高血压病人，在某些诱因作用下，血压突然和显著升高（一般超过180/120mmHg），同时伴有进行性心、脑、肾等重要靶器官功能急性损害的一种严重危及生命的临床综合征。高血压急症包括高血压脑病、颅内出血（脑出血和蛛网膜下腔出血）、脑梗死、急性心力衰竭、肺水肿、急性冠脉综合征、主动脉夹层、子痫等。应注意血压水平的高低与急性靶器官损害的程度并非成正比，如不能及时控制血压，在短时间内使病情缓解，将对脏器功能产生严重影响，甚至危及生命。

高血压亚急症是指血压显著升高但不伴靶器官损害。病人可以有血压明显升高造成的症状，如头痛、胸闷、鼻出血和烦躁不安等。相当多的病人有服药顺从性不好或治疗不足的问题。

血压升高的程度不是区别高血压急症与高血压亚急症的标准，区别两者的唯一标准是有无新近发生的急性进行性的严重靶器官损害。

（1）恶性高血压：发病较急骤，多见于中、青年；舒张压持续≥130mmHg；头痛、视物模糊、眼底出血、渗出或视盘水肿；肾脏损害突出，表现为持续蛋白尿、血尿、管型尿，并可伴肾功能不全。进展迅速，如不给予及时治疗，预后不佳，可死于肾衰竭、脑卒中或心力衰竭。

（2）高血压危象：在高血压病程中，血压显著升高，以收缩压升高为主，收缩压可达260mmHg，舒张压120mmHg以上；出现头痛、烦躁、眩晕、心悸、气急、恶心、呕吐、视物模糊等症状。危象发作时交感神经活动亢进，血中儿茶酚胺升高。

（3）高血压脑病：表现为血压极度升高的同时伴有严重头痛、呕吐、神志改变，轻者可仅有烦躁、意识模糊，重者可发生抽搐、昏迷。其发生机制可能为过高的血压突破了脑血管的自身调节机制导致脑灌注过多，引起脑水肿。

（4）主动脉夹层：本症是血液渗入主动脉壁中层形成的夹层血肿，并沿着主动脉壁延伸剥离的严重心血管急症，也是猝死的病因之一。高血压是导致本病的重要因素。突发剧烈的胸痛常易误诊为急性心肌梗死。疼痛发作时心动过速，血压更高。可迅速出现夹层破裂或压迫主动脉大分支的各种不同表现。

5．老年人高血压　年龄超过 60 岁而达高血压诊断标准者即为老年人高血压。临床特点：

（1）半数以上以收缩压升高为主，即单纯收缩期高血压。

（2）部分是由中年原发性高血压延续而来，属收缩压和舒张压均增高的混合型。

（3）老年人高血压病人心、脑、肾靶器官并发症较为常见。

（4）易造成血压波动及直立性低血压。

（三）辅助检查

1．心电图　可见左心室肥大、劳损。

2．X 线检查　可见主动脉弓迂曲延长、左室增大。

3．眼底检查　有助于对高血压严重程度的了解，目前采用 Keith-Wagener 分级法。其分级标准如下：Ⅰ级：视网膜动脉变细，反光增强；Ⅱ级：视网膜动脉狭窄，动静脉交叉压迫；Ⅲ级：眼底出血或棉絮状渗出；Ⅳ级：视乳头水肿。

4．动态血压监测　用小型便携式血压记录仪自动定时测量血压，连续 24 小时或更长时间。可用于诊断"白大衣性高血压"，即在诊所内血压升高，而诊所外血压正常；判断高血压的严重程度，了解其血压变异性和血压昼夜节律；指导降压治疗和评价降压药物疗效；诊断发作性高血压或低血压。

5．实验室检查　血常规、尿常规、肾功能、血糖、血脂分析等可有相应变化。

（四）高血压危险度的分层

根据血压水平级别，结合心血管疾病危险因素，靶器官损害合并的器官受损情况，将病人分为低、中、高和很高危险组。具体危险分层标准根据血压升高水平（1、2、3 级）、其他心血管危险因素、糖尿病、靶器官、损害以及并发症情况，见表 26-1-2。

表 26-1-2　高血压病人心血管危险分层标准

其他危险因素和病史	高血压		
	1 级	2 级	3 级
无	低危	中危	高危
1～2 个其他危险因素	中危	中危	很高危
≥ 3 个其他危险因素或靶器官损害	高危	高危	很高危
临床并发症或合并糖尿病	很高危	很高危	很高危

1．心血管疾病危险因素　吸烟、高脂血症、糖尿病、年龄 >60 岁、男性或绝经后女性、心血管疾病家族史。

2. 靶器官损害及合并的临床疾病 心脏疾病（左心室肥大、心绞痛、心肌梗死、既往曾接受冠状动脉旁路手术、心力衰竭），脑血管疾病（脑卒中或短暂性脑缺血发作），肾脏疾病（蛋白尿或血肌酐升高），周围动脉疾病，高血压视网膜病变≥Ⅲ级。

（五）心理 - 社会状况

要重点收集病人的职业、压力、家庭、工作和经济情况。通过交谈了解病人的性格特征；病人是否有焦虑、恐惧、愤怒、抑郁；了解病人对疾病的认识，判断疾病对病人的心理产生什么影响。

【常见护理诊断/问题】

1. **潜在并发症**：高血压急重症。

2. **疼痛** 与血压升高导致头痛有关。

3. **有受伤的危险** 与头晕、急性低血压反应、视物模糊或意识改变有关。

4. **知识缺乏**：缺乏原发性高血压饮食、药物治疗有关知识。

5. **焦虑** 与血压控制不满意及发生并发症有关。

6. **营养失调：高于机体需要量** 与摄入过多、缺少运动有关。

【计划与实施】

原发性高血压的治疗原则是使病人改善生活行为，并用药物使血压降至正常范围；防止和减少心、脑血管及肾脏并发症，降低病死率和病残率。护理目标是及早发现并发症，减轻病痛，防止发生意外，使病人可主动寻求健康帮助，能够明确高血压的危害，明确药物治疗的重要性，了解药物的作用、副作用。

（一）治疗性生活方式干预

1. 合理饮食

（1）限制钠盐摄入，一般每天摄入食盐量以不超过 6g 为宜。

（2）减少膳食脂肪，少吃或不吃肥肉和动物内脏；补充适量蛋白质，多吃蔬菜及水果，摄入足量钾、镁、钙。每人每日吃新鲜蔬菜 400～500g，喝牛奶 500ml，可以补充钾 1000mg 和钙 400mg。

（3）限制饮酒和戒烟，一般正常人群应不饮酒，如饮酒，应少于每日 30g 酒精（约相当于少于 50g 白酒）。

2. 减轻体重 可通过降低每日热量的摄入，加强体育活动等方法达到减轻体重的目的。尽量将体重指数（BMI）控制在 24 以下。

3. 适当运动 运动不仅有利于血压下降，且对减轻体重、增强体力、降低胰岛素抵抗有利。运动频度一般每周 3～5 次，每次持续 20～60 分钟。

4. 注意生活规律和劳逸结合，控制紧张情绪，避免过于紧张的脑力劳动。指导病人使用放松技术，如心理训练、音乐治疗、缓慢呼吸等。

5. 头痛护理

（1）评估病人头痛情况：如疼痛程度、呕吐等症状。

（2）减少引起或加重头痛的因素：保持病室安静，光线柔和，尽量减少探视，保证充足的睡眠。护理人员操作亦相对集中，动作轻巧，防止过多干扰病人。嘱病人头痛时卧床休息，抬高床头，改变体位时动作要慢。避免劳累、情绪激动、精神紧张、吸烟、酗酒、环境嘈杂、不规律服药等。向病人解释头痛主要与血压升高有关，血压恢复正常且平稳后可减轻或消除。

（3）密切观察血压、脉搏、呼吸、瞳孔及意识状态，注意有无脑疝的前驱症状。必要时遵医嘱给予镇痛药、降压药、止吐药及脱水药。

（二）药物治疗与护理

1. 降压药物治疗对象及控制目标

（1）治疗对象：①高血压 2 级或以上者；②高血压合并糖尿病，或者已经有心、脑、肾靶器官损害或并发症病人；③凡血压持续升高，改善生活方式后血压仍未获得有效控制者。从心血管危险分层的角度，高危和很高危病人必须使用降压药物强化治疗。

（2）药物治疗控制的目标是使血压降至正常范围，即在 140/90mmHg 以下，对于中青年病人（<60 岁），若合并糖尿病或肾脏病变，治疗应使血压控制目标降至 130/80mmHg 以下。对老年（65 岁及以上）高血压常伴有多种危险因素、靶器官损害或临床疾患；易发生直立性低血压。降压目标为收缩压 <150mmHg，如能耐受，可降至 <140mmHg；80 岁以上高龄老年人血压目标 <150/90mmHg。凡能有效控制血压，并适宜长期治疗的药物，就是合理的选择，包括不引起明显副作用，不影响生活质量等。

2. 降压药物应用基本原则

（1）小剂量开始：采用较小的有效剂量以获得疗效而使不良反应最小，逐渐增加剂量或联合用药。

（2）优先选择长效药：为了有效地防止靶器官损害，要求每天 24 小时血压稳定于目标范围内，积极推荐使用 1 天给药 1 次而药效能持续 24 小时的长效药物。若使用中效或短效药，每天须用药 2～3 次。以有效控制夜间血压与晨峰血压，更有效预防心脑血管并发症的发生。

（3）联合用药：为使降压效果增大而不增加不良反应，可以采用 2 种或多种不同作用机制的降压药联合治疗。实际治疗过程中，2 级以上高血压或高危病人要达到目标血压，常需要降压药联合治疗。

（4）个体化治疗：根据病人的具体情况选用更适合该病人的降压药。

3. 常用降压药物及副作用观察　目前常用降压药物归纳为 5 大类，详见表 26-1-3。

（1）利尿药：主要作用是抑制肾小管对钠和水的重吸收，使血容量减少，心排出量减低，血压下降。常用的有氢氯噻嗪和氯噻酮。长期应用可引起各种代谢副作用，如低钾血症等。

（2）β 受体拮抗剂：其降压作用可能是通过抑制中枢和周围的肾素－血管紧张素－醛固酮系统（RAAS），以及血流动力学自动调节机制。常用的有美托洛尔、阿替洛尔、比索洛尔、卡维地洛、拉贝洛尔。副作用主要有心动过缓、乏力、四肢发冷。

（3）钙通道阻滞剂：又称钙拮抗剂，其降压作用是通过阻滞钙离子内流和细胞内钙离子移动而影响心肌和平滑肌细胞收缩，使心肌收缩性降低，外周血管扩张，阻力下降，血压下降。常用的有硝苯地平、维拉帕米和硫氮唑酮。主要副作用有面部潮红、头痛、下肢水肿、心动过速。

（4）血管紧张素转换酶抑制剂：降压作用主要是通过抑制周围和组织的转换酶而使血管紧张素 II 生成减少。常用的有卡托普利、依那普利。不良反应主要是刺激性干咳和血管性水肿。

（5）血管紧张素 II 受体拮抗剂：降压作用主要通过阻滞组织的血管紧张素 II 受体亚型 AT_1，具有强的缩血管作用，使醛固酮生成和分泌增加，起到水钠潴留和使交感神经发放冲动增加的作用。常用的有氯沙坦，与药物有关的不良反应很少。

表 26-1-3　常用降压药物名称、剂量及用法

药物分类	药物名称	单次剂量	用法（每日）
利尿药	氢氯噻嗪（hydrochlorothiazide）	12.5mg	1～2次
	氨苯蝶啶（triamterene）	50mg	1～2次
	阿米洛利（amiloride）	5～10mg	1次
	呋塞米（furosemide）	20～40mg	1～2次
	吲达帕胺（indapamide）	1.25～2.5mg	1次
β 受体拮抗剂	普萘洛尔（propranolol）	10～20mg	2～3次
	美托洛尔（metoprolol）	25～50mg	2次
	阿替洛尔（atenolol）	50～100mg	1次
	倍他洛尔（betaxolol）	10～20mg	1次
	比索洛尔（bisoprolol）	5～10mg	1次
	卡维地洛（carvedilol）	12.5～25mg	1～2次
	拉贝洛尔（labetalol）	100mg	2～3次
	硝苯地平控释剂（nifedipine GITS）	30～60mg	1次
	尼卡地平（nicardipine）	40mg	2次
	尼群地平（nitredipine）	10mg	2次
	非洛地平缓释剂（felodipine SR）	5～10mg	1次
	氨氯地平（amlodipine）	5～10mg	1次
	左旋氨氯地平（levamlodipine）	1.25～5mg	1次
	拉西地平（lacidipine）	4～6mg	1次
	乐卡地平（lercanidipine）	10～20mg	1次
	维拉帕米缓释剂（verapamil SR）	240mg	1次
	地尔硫䓬缓释剂（diltiazem SR）	90～180mg	1次
血管紧张素转换酶抑制剂	卡托普利（captopril）	12.5～50mg	2～3次
	依那普利（enalapril）	10～20mg	2次
	贝那普利（benazepril）	10～20mg	1次
	赖诺普利（lisinopril）	10～20mg	1次
	培哚普利（perindopril）	4～8mg	1次
血管紧张素 Ⅱ 受体拮抗剂	氯沙坦（losartan）	50～100mg	1次
	缬沙坦（balsartan）	80～160mg	1次
	厄贝沙坦（irbesartan）	150～300mg	1次
	替米沙坦（telmisartan）	40～80mg	1次
	奥美沙坦（olmesartan）	20～40mg	1次
	坎地沙坦（candesartan）	8～16mg	1次

4. 用药指导　原发性高血压诊断一旦确立，通常需要终身治疗（包括非药物治疗）。对于轻、中型高血压病人，宜从小剂量或一般剂量开始，2～3周后如血压未能满意控制，可增加剂量或换用其他类药，必要时可用2种或2种以上药物联合治疗。尽可能用每日1片的长效制剂，便于长期治疗且可减少血压波动。护理人员要向病人讲解控制和治疗高血压是终身的过程，坚持定时定量服药的重要性。如果有不良反应，应及时去医院就诊，不能擅自减药、停药，否则会出现停药综合征，即表现为血压反弹迅速升高，心悸、烦躁、多汗、心动过速等；有冠心病者，心肌缺血加重而出现心绞痛、急性心肌梗死或心律失常。

（三）防止发生意外

1. 警惕急性低血压反应　服降压药后如有晕厥、恶心、乏力时，立即平卧，头低足高位，以促进静脉回流，增加脑部血流量；避免体位突然改变，服药后不要站立太久，因长时间站立会使腿部血管扩张，血液淤积于下肢，脑部血流量减少；避免用过热的水洗澡或蒸汽浴，防止周围血管扩张导致晕厥。

2. 病人有头晕、眼花、耳鸣等症状时，应卧床休息，上厕所或外出时有人陪伴，若头晕严重，应协助在床上大小便。伴恶心、呕吐的病人，应将痰盂放在病人伸手可及处，呼叫器也应放在病人手边，防止取物时摔倒。

3. 避免潜在的危险因素　如剧烈运动、迅速改变体位、有障碍物、地面滑、厕所无扶手等，必要时病床加用床栏。

（四）防治高血压急症，减少死亡率

1. 护理与观察

（1）要密切观察病情，生命体征、瞳孔、意识变化及肢体活动情况，发现血压急剧升高、剧烈头痛、呕吐、大汗、视物模糊、面色及神志改变、肢体运动障碍等症状，立即通知医生。

（2）保持呼吸道通畅，吸氧。安定病人情绪，必要时用镇静剂。连接好心电、血压、呼吸监护。迅速建立静脉通道，遵医嘱尽早准确给药，如硝普钠静滴过程中应避光，调整给药速度，严密监测血压；脱水剂滴速宜快等。

（3）绝对卧床休息，侧卧位，床头抬高15°～30°。避免搬动病人，加床栏，防止坠床。对躁动病人进行保护性约束，避免一切不良刺激和不必要的活动，并做好口腔护理和皮肤护理。

（4）避免危险因素：向病人阐明保持良好的心理状态和遵医嘱服药对于预防高血压急症的重要意义。

2. 药物治疗

（1）快速降压：首选硝普钠静滴至血压降至安全范围。开始剂量10～25μg/min，以后可根据血压情况逐渐加量；亦可用硝酸甘油静滴，从5～10μg/min开始，可逐渐增至20～50μg/min。

（2）有高血压脑病时，宜给予脱水剂如甘露醇；亦可用快速利尿药如呋塞米40mg，静注。

（3）有烦躁、抽搐者则予地西泮、巴比妥类药物肌注或水合氯醛保留灌肠。

（五）健康指导

1. 向病人及家属解释积极预防和控制高血压危险因素的重要性以及原发性高血压对健康的危害，以引起病人足够的重视。明确坚持长期饮食、运动、药物等综合治疗，可将血压控制在接近正常的水平，以减少对靶器官的进一步损害。

2. 指导病人坚持低盐、低脂、低胆固醇饮食，限制动物脂肪、内脏、鱼子、软体动物、甲壳类食物，补充适量蛋白质，多吃新鲜蔬菜、水果，防止便秘。肥胖者控制体重，减少每日总热量摄入，养成良好的饮食习惯，细嚼慢咽，避免过饱，少吃零食等。

3. 改变不良的生活方式　戒烟，限饮酒，劳逸结合，保证充分的睡眠。学会自我心理调节，保持乐观情绪。家属也应给予病人理解、宽容与支持。

4. 根据年龄及病情选择慢跑、快步走、太极拳等运动。当运动中出现头晕、心慌、气急等症状时应就地休息，避免竞技性运动和力量型运动如球类比赛、举重、俯卧撑等。适当运动有利于大脑皮质功能恢复，还能增加病人对生活的信心。

5. 教会病人及家属测量血压，定期、定时、定部位监测血压。

6. 告诉病人及家属有关降压药的名称、剂量、用法、作用与副作用，并提供书面资料。教育病人服药剂量必须遵医嘱执行，不可随意增减药量或突然撤换药物。定期门诊复查。若血压控制不满意或有心动过缓等不良反应随时就诊。

【护理评价】

经过治疗和护理，病人能否达到：①高血压急症得到有效救治和预防；②主诉头痛减轻或消失；③未发生外伤；④能够陈述高血压的非药物治疗方法；⑤能够解释常用降压药的剂量、用法、副作用和使用注意事项。

知识拓展

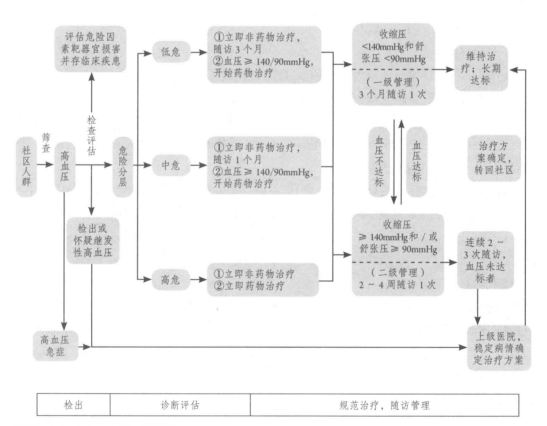

图 26-1-1　高血压基础管理流程图

第二节　继发性高血压病人的护理

继发性高血压（secondary hypertension）是指由某些确定的疾病或病因引起的高血压，占所有高血压病人的 5%。

【病因】

继发性高血压尽管所占比例并不高，但绝大多数人却很常见。继发性高血压的病因如下（表26-2-1）。不少继发性高血压，如原发性醛固酮增多症、嗜铬细胞瘤等，可通过手术得到根治或改善。因此，及早找到病因能明显提高治愈率或阻止病情发展。

表 26-2-1　常见的继发性高血压的病因

1. 肾脏疾病	肾小球肾炎、肾盂肾炎、结缔组织病、糖尿病肾病、先天性疾病（多囊肾）
2. 内分泌疾病	原发性醛固酮增多症、嗜铬细胞瘤、库欣综合征、肾上腺性变态综合征、甲状腺功能亢进
3. 颅脑病变	颅脑肿瘤、颅内压增高、脑干感染动脉
4. 动脉	肾动脉狭窄、主动脉狭窄、多发性大动脉炎
5. 其他	药物（避孕药、甘草、拟交感神经药）、红细胞增多症、高血钙、妊娠高血压综合征

【护理评估】

（一）健康史

护士需了解继发性高血压的病因，包括是否有夜尿增多和周期性瘫痪史；多汗、心悸和面色苍白史；尿痛、尿急和血尿史；贫血和水肿史；避孕药服用史和性功能发育史；月经史；以及高血压发病时间，最高、最低及平时血压水平，高血压是持续或阵发性。服用抗高血压的药物及效果。体征方面要观察体型、面色和四肢末梢温度；四肢血压及血管搏动；立卧位血压测定；第二性征的发育情况如包括阴毛、乳房发育是否正常等。

（二）临床常见的继发性高血压

1. 肾实质性高血压　是最常见的继发性高血压。常见病因有急慢性肾小球肾炎、间质性肾炎、糖尿病肾病、结缔组织病、肾衰竭引起高血压。病人一般有急、慢性肾炎的病史；以面部水肿为主；对一般的降压药物反应差；贫血；异常的眼底变化；尿常规可见血尿、蛋白尿或颗粒管型；血清尿素氮和肌酐含量增高；腹部超声检查可显示双肾脏的形态改变及肾实质弥漫性病变；静脉肾盂造影可显示双侧肾脏形态和排泄功能；肾穿刺及活检可显示肾脏病理变化等。

2. 肾血管性高血压　常见病因有多发性大动脉炎，肾动脉纤维肌性发育不良和动脉粥样硬化，由于肾动脉狭窄，使肾血流减少；肾素分泌增加而引起高血压。多数病人 30 岁以下；女性较男性多见；一般无高血压家族史；临床表现为中至重度血压升高；对一般的降压药物反应差，病程短、进展快，有时呈恶性高血压表现；上腹、腰、背可闻及血管杂音；肾动脉造影可明确诊断。

3. 原发性醛固酮增多症（PA）　本症是肾上腺皮质增生或肿瘤，分泌过多醛固酮引起的综合征。以高血压、低血钾、代谢性碱中毒为主要特征。血压中等程度升高，约 1/3 表现为顽固性高血压。病程进展缓慢，口渴、多尿、乏力、肌无力或肌麻痹。血钾低，多低于 3.0mmol/L，并出现低钾性心电图表现；血、尿醛固酮升高，血浆醛固酮/血浆肾素活性比值增大有较高诊断敏感性和特异性。CT可确定病变性质和部位。

4. 嗜铬细胞瘤 大多为良性，约10%为恶性。起源于肾上腺髓质的成熟嗜铬细胞瘤，可发生在肾上腺髓质、交感神经节或其他部位的嗜铬细胞组织。可持续或间断地释放大量儿茶酚胺而引起持续性或阵发性高血压，临床表现具有多样性、易变性和突发性。常出现高血压、头痛、心悸、高代谢状态、高血糖症和多汗。血、尿儿茶酚胺及其代谢产物测定有助于诊断。CT或磁共振可作定位诊断。

5. 库欣综合征 又称皮质醇增多症，主要是由于促肾上腺皮质激素（ACTH）分泌过多，ACTH导致肾上腺皮质增生或者肾上腺皮质腺瘤，分泌糖皮质激素过多，使水钠潴留而致高血压。临床表现有高血压、向心性肥胖、满月脸、多毛、皮肤细薄而有紫纹、血糖增高等特征性表现。24小时尿中17-羟皮质激素或17-酮激素增多，地塞米松抑制实验及促肾上腺皮质激素兴奋实验阳性有助于诊断。

6. 主动脉狭窄 为常见的先天性血管畸形，本病的症状与狭窄的部位、严重程度及有无并发症有关。主要表现为头晕、头痛、心悸、头颈部有动脉搏动感；下肢无力，活动差；两侧上下肢血压对称；上肢血压明显高于下肢血压；肋间可闻及血管杂音；胸片示肋骨切迹；MRI可示主动脉的狭窄；主动脉数字减影造影可显示狭窄的部位、形态及与周围血管的关系。

7. 肾素瘤 其分泌的肾素可导致恶性急进性高血压，产生严重并发症，甚至死亡。多数病人较年轻，多在30岁以下；病程短、发展快，呈恶性高血压表现；低血钾；夜尿增多；周围血浆肾素活性（PRA）明显增高，且呈自动分泌状态；双侧肾静脉取血测PRA，其比值小于1.5；腹部CT、MRI可显示直径大于1cm的瘤体影像，放射性核素肾显影可显示一定缺损区。

8. 妊娠高血压 若孕前血压正常，孕中期开始血压升高，称为妊娠高血压综合征，简称妊高征。若孕前有原发性高血压，称为高血压合并妊娠。妊高征是妊娠期特有的疾病，常于20周开始发病，以高血压、水肿和蛋白尿为特征，严重者会出现子痫。

（三）辅助检查

同原发性高血压外，还应注意核医学检查、CT、MRI检查、心导管及血管造影的结果。

（四）心理-社会状况

根据继发性高血压的病因，主要了解病人对疾病的认识，判断疾病对病人的心理产生什么影响，病人是否有焦虑、恐惧、愤怒、抑郁。

【常见护理诊断/问题】

1. **有外伤的危险** 与血压急剧增高有关。

2. **潜在并发症**：心力衰竭、肾衰竭、水电解质紊乱。

3. **体液过多** 与高血压水肿有关。

4. **活动无耐力** 与高血压所致心功能下降、电解质紊乱、内分泌变化有关。

5. **体像紊乱** 与激素分泌失调或激素治疗有关。

【计划与实施】

继发性高血压因病因不同，治疗和护理的目标要根据疾病的具体情况而定，相应的疾病病人护理会在相关章节详述，此节只作治疗简介。

1. **肾实质性高血压** 治疗包括必须严格限制钠盐的摄入，每天<3g；使用利尿药和降压药

物联合治疗；肾衰竭严重时需透析治疗。

2．主动脉狭窄 如无手术禁忌证（如感染、严重心功能不全）应及早手术解除狭窄。

3．肾血管性高血压 可行外科治疗，经皮肾动脉成形术（PTA）和药物治疗。手术治疗可根据狭窄部位、肾功能等选用血流重建术、自体肾移植或肾切除术。常用药物钙离子拮抗剂，而双侧肾动脉狭窄或肾功能受损者，不宜服用转换酶抑制剂以防止肾功能恶化。

4．原发性醛固酮增多症 如无手术禁忌证，要考虑手术治疗。手术前一般采用低盐饮食，使用螺内酯治疗，使血压明显下降或恢复正常；适量补充氯化钾等纠正低钾血症，血钾恢复正常时再手术。

5．嗜铬细胞瘤 一般首选手术切除肿瘤；只有当临床已确诊为恶性嗜铬细胞瘤，或疾病不能耐受手术，或手术难以切除肿瘤时，才进行内科治疗；选择 α 和 β 受体拮抗剂联合降压治疗。

【护理评价】

通过治疗与护理，病人能否达到：①原发疾病得到早期治疗；②高血压治疗期间不发生外伤；③并发症没有出现或得到及时治疗；④水肿减轻或消失；⑤活动耐力增加；⑥有关继发性高血压的健康知识增加；⑦能够表达对自我形象改变的看法和感受。

（张香娟）

◇ 思考题

病人，女性，65 岁，丧偶，独立生活。身高 156cm，体重 60kg。诊为高血压 3 年，最高时 170/100mmHg，间断服药，药名记不清；因近期阵发头痛，难以缓解，收入病房住院治疗。

入院后主诉干咳，多梦，易惊醒，清晨感觉气短，心跳快。测血压：白天 162/92mmHg，夜间 152/82mmHg，心率 85 次 / 分。

否认烟酒嗜好，父亲死于脑卒中，母亲死于宫颈癌。

医嘱用药情况：卡托普利 25mg Tid，阿司匹林 75mg Qd，辛伐他汀 20mg Qd。

（1）该病人高血压属于哪级？

（2）该病人主要的护理诊断及相应护理措施是什么？

（3）该病人的健康指导重点是什么？

（4）该病人用哪类高血压药？观察要点是什么？

27

第二十七章

血管疾病病人的护理

第一节 下肢动脉硬化闭塞症病人的护理

❖ 学习目标 ....

识记：

1. 能解释间歇性跛行、静息痛的概念。

2. 能陈述下肢动脉硬化闭塞症的治疗原则。

理解：

1. 能识别下肢动脉硬化闭塞症的易患因素、症状和体征。

2. 能分析常用辅助检查的临床意义，总结常用的护理措施。

运用：

能针对下肢动脉硬化闭塞症病人的临床特点制订健康教育计划。

下肢动脉硬化闭塞症（arteriosclerosis obliterance，ASO）是全身动脉硬化病变的重要部分，表现为动脉内膜增厚、钙化、继发性血栓形成等导致动脉腔狭窄甚至闭塞的一组慢性进展性缺血性疾病。好发于中老年人，70 岁以上人群的发病率为 15%～20%，男性略高于女性。

【病因与病理】

病因与发病机制目前尚不清楚，与动脉内膜损伤、脂质代谢紊乱、动脉分叉处血流动力学改变有一定关系。流行病学研究提示：吸烟、糖尿病、高血压是主要易患因素，高脂血症、C- 反应蛋白增高、慢性肾功能不全者发病率明显增高。主要病理变化是动脉内膜损伤后，血小板和纤维蛋白聚集形成血栓，或因内膜通透性增加，低密度脂蛋白和胆固醇聚集在内膜下形成粥样斑块，并不断沉积，使病变处血管壁逐渐增厚，管腔狭窄，最后闭塞或因硬化斑块脱落导致远端细小动脉栓塞，出现缺血坏死。动脉硬化斑块形成易发生在大动脉分叉处，其中腹主动脉、髂动脉、股动脉及腘动脉分叉处是病变集中部位。阻塞肢体的缺血程度与病变部位、狭窄程度及有无侧支循环形成等因素有关。

【护理评估】

（一）健康史

1. 一般情况　了解病人的年龄、性别，有无长期高脂饮食、吸烟等不良生活习惯。有无长期寒冷潮湿环境工作史。

2. 既往史　了解病人有无高血压、糖尿病、高脂血症、高胆固醇及感染和外伤等病史。既往应用止痛药物的情况。

（二）身体状况

1. 症状　症状的轻重与动脉闭塞程度、侧支循环建立情况紧密相关。疾病严重程度根据 Fontaine 分期划分为 4 期。

Ⅰ期（症状轻微期）：病人症状轻微，表现为患肢怕冷，发凉，行走后患肢有疲劳、沉重感。

Ⅱ期（间歇性跛行期）：由于动脉狭窄，患肢缺血缺氧，行走一段距离后，患肢出现疲乏、疼痛或痉挛，被迫休息后症状缓解，当再次运动时又出现相同症状，这种"行走－疼痛－休息－缓解"反复出现的现象称为间歇性跛行（intermittent claudication），它是下肢动脉硬化闭塞症的特有典型症状。根据病人跛行距离又分为Ⅱa期和Ⅱb期。Ⅱa期为轻度间歇性跛行，一次性步行距离≥200m；Ⅱb期为中至重度间歇性跛行，一次性步行距离<200m。

Ⅲ期（静息痛期）：随着病情加重，患肢处于休息状态时仍存在缺血缺氧状态，出现持续性缺血性疼痛。疼痛部位多在前足或足趾，夜间和平卧时为甚。病人通过屈膝护足而坐或将患肢下垂床边来缓解疼痛，疼痛致使病人彻夜难眠。静息痛出现预示患肢存在缺血坏死风险。

Ⅳ期（溃疡和坏死期）：患肢缺血缺氧症状进一步加重，指（趾）端坏死发黑或发生缺血性溃疡或坏疽。继发感染者出现发热、烦躁等全身中毒症状。如粥样斑块或血栓脱落，发生急性动脉栓塞，则有患肢疼痛、苍白、无脉、麻痹和感觉异常的缺血"5P"征。

2. **体征** 缺血早期，患肢出现麻木、肢端皮温下降、皮肤菲薄、毛发脱落等营养障碍性改变，下垂时因继发性充血而发红，运动后动脉搏动减弱。严重缺血时，病变远端动脉搏动明显减弱或消失，肢端冰凉、苍白，近端闻及血管杂音，指（趾）端溃疡、坏疽。

（三）辅助检查

1. **实验室检查** 包括红细胞计数、血糖、血脂和肾功能检查，以便发现易患因素和评价器官功能状态。

2. **ABI测定** ABI指数（Ankle/Brachial Index，ABI）即踝部动脉收缩压与同侧上臂收缩压的比值。正常值为1.00～1.40，如ABI≤0.9提示动脉缺血，ABI<0.4表明有严重缺血。有资料显示，病人ABI值与脑动脉硬化也有一定关系。

3. **多普勒超声检查** 能显示动脉形态，测量管壁厚度及斑块大小，可以明确动脉狭窄或闭塞的部位、程度。超声检查是目前临床筛查ASO的首选方法。

4. **CT血管造影（CTA）和磁共振血管造影（MRA）检查** 因其具有无创、血管显影清晰和可以反复检查的优点，现已成为ASO常规检查手段。

5. **数字减影血管造影（DSA）检查** 是诊断ASO的一种有创检查方法，可以准确显示病变部位、性质、范围和程度，目前仍然是诊断ASO的"金标准"。

（四）心理-社会状况

由于患肢疼痛，行走受限，病人生活质量下降，常存在明显的焦虑、抑郁情绪。应评估病人心理状态，对疾病知识掌握程度，家庭的支持帮助能力等心理和社会因素。

【常见护理诊断/问题】

1. **慢性疼痛** 与患肢缺血缺氧，组织坏死有关。

2. **皮肤完整性受损** 与患肢缺血坏死或溃疡有关。

3. **焦虑/恐惧** 与长期疼痛、患肢坏死、溃疡有关。

4. **潜在并发症**：远端血管栓塞、吻合口假性动脉瘤、术后出血、感染。

【计划与实施】

下肢动脉硬化闭塞症好发于老年人，并发症多，治疗比较困难。治疗方法包括：①非手术治疗：其目的是通过降血脂、降血压、降血糖来改善高凝状态，使用扩血管药物，促进患肢侧支循环建立，延缓疾病发展，尽可能保存肢体。②手术治疗：根据病变部位、疾病严重程度、病人的全身情况，选择不同的手术方式，包括血管介入术（经皮腔内血管成形术＋支架植入术），动脉旁路手术和血栓内膜切除术等重建血管手术，其主要目的是恢复患肢血流通畅，患肢已大片坏疽者则需要行截肢术。通过治疗和护理，病人能够控制易患因素，改善患肢血液循环，疾病症状减轻，病情发展延缓。

（一）非手术治疗护理

1．疼痛护理　①绝对戒烟，消除烟碱对血管的收缩作用。②鼓励适量步行，每日坚持做 Buerger 运动，即平卧，抬高患肢 45°，维持 2～3 分钟，坐起，下肢水平放置，转动踝部，伸曲脚趾约 2 分钟，患肢垂于床旁 2～5 分钟，再平卧，如此重复 5 个循环，每日锻炼 5 次。休息时采取头高足低位，以促进侧支循环建立。③遵医嘱使用扩血管药物，解除血管痉挛。④疼痛剧烈者，遵医嘱使用止痛药物。

2．患肢护理　①肢体保暖，避免受寒冷刺激，因寒冷可使血管收缩，加重肢体缺血缺氧。②禁用热水袋、电热毯、热敷等热疗方法。因热疗可以增加局部组织耗氧量，加重患肢缺血、缺氧。③保持足部清洁舒适，选择宽松、舒适的鞋、袜，不穿高跟鞋、紧身裤，以免影响患肢血流。④患肢涂抹保湿霜，防止外伤。指导病人用水温计或手试水温，勿用脚趾试水温，以免烫伤。⑤坏死肢端或溃疡创面应保持清洁，干燥，加强创面换药，必要时使用抗生素治疗。

3．饮食护理　病人进食低脂肪、低胆固醇，高蛋白、易消化、勿过咸的食物。

4．心理护理　因慢性疼痛，病情反复发作，病人焦虑、烦躁、恐惧等负性情绪明显，应鼓励和安慰病人，争取家属支持，遵医嘱积极配合治疗。

（二）围术期护理

1．术前准备　在非手术治疗护理的基础上，协助完成实验室检查，指导病人进行呼吸功能锻炼，练习床上排便等术前准备工作。

2．术后护理

（1）生命体征监测：ASO 病人术前多有高血压、糖尿病等合并症，术后容易发生出血、感染等并发症，应观察切口、穿刺点渗血或血肿情况。严密监测血压、脉搏、呼吸及体温。

（2）体位：血管造影或介入手术后，病人平卧位，穿刺点加压包扎 24 小时，患肢制动 6～8 小时。使用闭合器的病人制动 6 小时左右，如果没有使用闭合器的病人制动时间为 24 小时左右；动脉重建术后应卧床制动 2 周。卧床期间鼓励并协助病人做跖屈背伸活动，防止深静脉血栓形成。

（3）患肢远端血流通畅情况观察：注意比较健肢和患肢的皮肤温度、色泽、感觉和脉搏强度，若出现患肢疼痛、麻木、苍白、皮温降低、动脉搏动减弱或消失，可能系血管痉挛或继发性血栓形成所致，应严密观察，及时通知医生处理。

（三）健康教育

1．去除易患因素　严格戒烟；保持低脂、低糖、低胆固醇和高维生素的饮食习惯；控制体重，治疗高血压、高脂血症、糖尿病等。

2．适度功能锻炼　鼓励有规律地进行步行锻炼，每日坚持 Buerger 运动。

3．保护患肢　切勿赤脚行走，避免外伤；鞋、袜、裤应宽松舒适。保持足部清洁。血管旁路手术后 6 个月内，应避免吻合口附近关节过屈、过伸、避免移植血管受压等，防止移植血管再闭塞或吻合口撕裂。

4．用药指导　遵医嘱使用降糖、降脂及抗凝药物的病人，应定期门诊随访，复查血糖、血脂和凝血功能。

【护理评价】

经过治疗和护理，病人是否达到：①患肢疼痛程度减轻或得到及时有效的镇痛；②皮肤无破损、无溃疡或感染发生；③病人情绪稳定，配合治疗；④并发症得到及时发现和处理。

第二节　深静脉血栓形成病人的护理

❖ 学习目标 ....

识记：
1. 能陈述深静脉血栓形成的概念、病因。
2. 能复述深静脉血栓形成的临床表现、护理措施。
理解：
1. 能解释深静脉血栓形成的发病机制。
2. 识别深静脉血栓病人常见护理诊断。
运用：
能对深静脉血栓形成病人进行评估，制订护理计划，提供健康指导。

深静脉血栓形成（deep venous thrombosis，DVT）是指血液在深静脉腔内不正常凝结，阻塞管腔，导致静脉回流障碍，并且引起静脉壁的炎性改变。全身主干静脉均可发病，以下肢静脉多见，如未及时治疗，将造成慢性深静脉功能不全，影响生活和工作，甚至致残。急性期静脉血栓脱落可发生严重并发症肺栓塞，是病人死亡的主要原因。

【病因与发病机制】

血流缓慢、血管壁损伤和血液高凝状态是造成深静脉血栓形成的三大因素。其中血流缓慢是最常见的因素。①静脉血流缓慢：急性心肌梗死、心力衰竭、脑卒中、大型手术后以及肢体固定等原因使得病人长期卧床休息而致血流缓慢。②血管壁损伤：静脉内注射强刺激性或高渗性液体导致静脉炎和静脉血栓形成。手术、外伤等因素可导致静脉壁挫伤而诱发静脉血栓形成，如骨与关节手术、腹部手术及经静脉介入诊断或治疗等。③高凝状态：如抗凝血酶Ⅲ、C 蛋白或 S 蛋白的缺乏、恶性肿瘤、弥散性血管内凝血、长期服用避孕药、过量使用止血药物等情况均可使血液处于高凝状态。深静脉血栓形成后，血栓与血管壁之间仅有轻度粘连，容易脱落成为栓子，并随血液循环进入肺动脉，造成急性肺栓塞，甚至出现猝死。

【护理评估】

（一）健康史

1. 一般情况　病人的年龄、性别、婚姻和职业。

2. 血栓形成的诱因　了解近期有无外伤、手术、妊娠、分娩、感染等病史或长期处于卧床休息状态，是否输注高渗性、强刺激性药物或止血药物。

3. 既往史　有无肿瘤或血液系统疾病；是否长期服用避孕药物。

（二）身体评估

主要表现为患肢突发性肿胀、疼痛，部分病人以肺栓塞为首发症状。

1. 下肢深静脉血栓形成　最常见。根据发病部位和病程分为 3 型：①中央型，即髂–股深静脉血栓形成。常为单侧，左侧多于右侧。主要临床特征为起病急骤，患肢明显肿胀，皮温升高，患侧髂窝、股三角区疼痛和压痛，浅静脉扩张。②周围型，包括腘静脉和小腿静脉丛血栓形成。前者的主要特征为大腿肿痛，但小腿肿胀不明显；后者的临床特点为突然出现的小腿剧痛，肿胀，有深压痛，行走时症状加重。③混合型，即全下肢深静脉血栓形成。主要表现为全下肢肿胀、疼痛、严重时可出现剧烈疼痛，患肢皮肤发亮，常有体温升高，若继续发展，肢体肿胀可使下肢动脉受压导致血供障碍，出现足背和胫后动脉搏动消失，进而小腿和足背出现水疱，皮肤温度明显降低并呈青紫色（股青肿），若不及时处理，将发生肢体坏死。股青肿是下肢静脉血栓最严重一种情况。

2．上肢深静脉血栓形成 由于锁骨下静脉穿刺及导管置入操作日益增多，上肢深静脉血栓形成病例逐渐增多。主要表现为患侧前臂和手部肿胀、疼痛，手指活动受限等。

3．上、下腔静脉血栓形成 上腔静脉血栓形成多因纵隔器官或肺部肿瘤引起。表现为上肢静脉回流障碍，面部肿胀，球结膜充血，眼睑肿胀。颈部、前胸壁、肩部浅静脉扩张等。下腔静脉血栓多系下肢深静脉血栓向上蔓延所致，表现为下肢深静脉回流障碍，躯干浅静脉扩张等。

（三）辅助检查

诊断深静脉血栓形成的主要依据是突发的下肢肿胀、疼痛，并结合病史和相应体征。辅助检查有助于确诊和了解病变范围。

1．彩色多普勒超声检查 可显示下肢静脉内有无血栓形成，血栓所在的部位。有助于区别静脉阻塞是来自静脉内的血栓形成还是静脉外的压迫所致。

2．深静脉造影 能显示下肢静脉是否存在闭塞、中断或充盈缺损，明确阻塞部位，静脉是否再通或有无侧支循环形成。静脉造影是定性及定位诊断指标。

3．放射性核素检查 注入放射性核素后48～72小时显示结果。对腓肠肌内的深静脉血栓形成的检出率高达90%，而对近端深静脉血栓诊断的特异性较差。

4．血液D-二聚体（D-dimer）浓度测定 D-二聚体是纤维蛋白复合物溶解时产生的降解产物。下肢静脉血栓形成同时纤溶系统也被激活，血液中D-二聚体浓度上升。血液D-二聚体（D-dimer）浓度测定在临床上有一定的实用价值，敏感性较高，但特异性差。

5．肺动脉CTA 有助于明确是否存在肺动脉栓塞。

【常见护理诊断/问题】

1．急性疼痛 与深静脉回流障碍所致肢体肿胀和静脉炎或手术创伤有关。

2．躯体移动障碍 与急性期需绝对卧床休息有关。

3．潜在并发症： 出血、肺栓塞。

【计划与实施】

治疗方法包括非手术治疗和手术取栓治疗两类。急性期以血栓消融为主，中晚期则以减轻下肢静脉淤血和改善生活质量为主。通过治疗与护理，病人：①自诉患肢疼痛减轻或消失；②绝对卧床期间，基本需求得到满足；③并发症能得到预防、及时发现和处理。

（一）缓解疼痛

1．观察和记录患肢情况 密切观察患肢疼痛的部位、性质、持续时间、程度。注意对比两侧肢体的皮温、皮肤颜色、末梢动脉搏动、感觉和肿胀程度的差异。每日测量患肢与健侧肢体不同平面的周径（内踝上2cm，膝关节下缘10cm，以及膝关节上缘15cm处）并记录周径差。若为双侧血栓则测量并记录双侧患肢不同平面周径情况。

2．卧床休息 抬高患肢，使患肢高于心脏平面20～30cm，以促进静脉血液回流，防止静脉淤血，并降低患肢静脉压，减轻水肿与疼痛。

3. 镇痛 疼痛剧烈或术后切口疼痛的病人，可遵医嘱给予有效的止痛措施，如口服镇痛药物、间断肌内注射哌替啶或术后应用自控镇痛泵止痛。注意观察镇痛效果，依病情调整。

（二）药物治疗

根据病人情况使用抗凝、溶栓和祛聚等药物治疗，其中使用链激酶、尿激酶等抗凝药物是深静脉血栓形成病人最基本的治疗方法。

（三）并发症的观察与护理

1. 预防出血

（1）观察出血倾向：抗凝治疗期间，每日检查凝血时间或凝血酶原时间，判断有无全身性出血倾向，观察切口渗血情况，有无皮下青紫及瘀斑发生。详细记录抗凝药物的名称、剂量、给药时间、给药途径。常用的肝素抗凝剂，静脉注射10分钟后即产生抗凝作用，但作用时间短，维持3～6小时。应维持凝血时间超过正常值（试管法，4～12分钟）约2倍为宜。

（2）处理出血并发症：若因肝素、香豆素类药物用量过多引起凝血时间延长或出血，应及时报告医生，立即停用抗凝药、遵医嘱给予拮抗剂鱼精蛋白治疗或肌内注射维生素K_1，必要时输注新鲜血。

2. 预防栓塞

（1）卧床休息：深静脉血栓形成急性期病人应绝对卧床休息10～14天，床上活动时避免动作幅度过大，禁止按摩患肢，以防血栓脱落。

（2）肺栓塞：若病人出现胸痛、呼吸困难、血压下降等异常情况，提示可能发生肺动脉栓塞，应立即报告医生，嘱病人平卧，避免深呼吸、咳嗽、剧烈翻动，给予高浓度氧气吸入，并配合抢救。

（四）健康指导

1. 戒烟 告诫病人要绝对戒烟，避免烟草中的尼古丁刺激引起血管收缩。

2. 饮食 进食低脂、含丰富纤维素的食物，以保持大便通畅，避免因排便困难引起腹内压增高，影响下肢静脉回流。

3. 适当活动 手术、分娩、长期卧床等是引发深静脉血栓形成的重要因素。因此，对长期卧床、手术后的病人和产妇，应指导和鼓励其早期活动，包括深呼吸，下肢的被动和主动活动，病情允许应尽早离床活动。加强日常锻炼，勿膝下垫硬枕压迫腘窝、过度屈髋，穿紧身衣裤等影响下肢静脉血液回流。

4. 复诊 出院后6个月以内应定期复诊。若突然出现下肢剧烈胀痛、浅静脉曲张伴有发热等情况，应警惕下肢深静脉血栓形成的可能，及时到医院就诊。

【护理评价】

经过治疗和护理，病人是否达到：①患肢胀痛程度减轻或疼痛消失；②生理需求得到满足；③并发症得到预防或及时发现和处理；④认识深静脉血栓形成的危险因素，掌握预防复发的方法。

第三节 下肢静脉曲张病人的护理

❖ 学习目标

识记：

1. 能描述下肢静脉曲张的概念、病因和身体评估内容。

2. 能陈述下肢静脉曲张的主要护理诊断。

理解：

1. 能解释 Perthes 试验、Trendelenburg 试验、Pratt 试验的临床意义。

2. 能分析总结下肢静脉曲张病人的护理措施。

运用：

能制订下肢静脉曲张的预防措施，制订康复训练计划。

下肢静脉由浅静脉、深静脉、肌间静脉和连接深－浅静脉之间的交通支静脉组成，其血液回流主要依赖于静脉瓣膜向心单向开放功能、肌关节泵的动力作用、胸腔内负压和心脏舒缩搏动等因素的共同作用。下肢静脉曲张（lower extremity varicose veins）是指下肢浅静脉因血液回流障碍而引起的以静脉扩张和迂曲为主要表现的周围血管疾病。好发于长期从事重体力劳动和久站久坐的人群。

【病因与发病机制】

先天性或后天性因素所致的静脉壁薄弱、静脉瓣膜结构缺陷是引起静脉曲张的主要原因。下肢静脉曲张分为原发性和继发性两大类，原发性又称单纯性下肢静脉曲张，临床上最多见。

1. 原发性下肢静脉曲张

（1）先天因素：静脉壁薄弱和静脉瓣膜缺陷是全身结缔组织薄弱的一种表现，与遗传因素有关。有些病人下肢静脉瓣膜稀少，有的甚至完全缺如，造成静脉血逆流。

（2）后天因素：长期站立工作、重体力劳动、妊娠、慢性咳嗽、习惯性便秘等，都可使静脉瓣膜承受过度的压力，逐渐松弛而关闭不全，血液反流，导致下肢浅静脉循环血量超负荷，静脉内压力升高，静脉扩张迂曲。

2. 继发性下肢静脉曲张 下肢深静脉的病变，使深静脉回流受阻，血液逆流入浅静脉所致，如下肢深静脉瓣膜功能不全、深静脉炎症、深静脉血栓形成后综合征等；其他原因则继发于深静脉外的病变，如盆腔内肿瘤及妊娠子宫压迫髂外静脉或先天性动静脉瘘，均可引起下肢浅静脉曲张。

【护理评估】

（一）健康史

1. 一般情况 评估病人的生活习惯、职业及工作特点，了解是否存在长时间站立、久坐或从事重体力工作等发病因素。

2. 患肢情况 是否存在长时间站立后患肢小腿沉重、酸胀、乏力和疼痛等情况；是否出现过曲张静脉破裂出血，患肢经久不愈的溃疡。

3. 既往史 是否有长期慢性咳嗽、习惯性便秘、终末期肝病或大量腹水等情况。

（二）身体状况

1. 小腿静脉曲张的部位和程度。

2. 患肢有无酸胀、沉重、乏力等感觉。

3. 局部皮肤的营养状态　患肢足靴区皮肤常有萎缩、脱屑、瘙痒、色素沉着和硬结。

4. 局部有无并发症，如血栓性浅静脉炎、湿疹和溃疡、曲张静脉破裂出血等。

5. 患肢血液循环，包括患肢远端皮肤的温度、色泽、动脉搏动、感觉有无异常。

6. 局部伤口有无渗血，有无红、肿、压痛等感染征象。

（三）辅助检查

1. **特殊检查**　为了鉴别下肢静脉曲张的性质，了解浅静脉瓣膜功能、深静脉回流和交通支静脉瓣膜功能情况，常需要做以下静脉瓣膜功能试验（图 27-3-1）。

（1）大隐静脉瓣膜功能试验（Trendelenburg 试验）：病人平卧，抬高患肢使静脉排空，在大腿根部扎止血带以阻断大隐静脉，然后病人站立，迅速松开止血带，如出现自上而下的静脉逆向充盈，提示瓣膜功能不全；如在未松开止血带前，止血带下方的静脉在 30 秒钟内已充盈，则表明交通静脉瓣膜关闭不全。

（2）深静脉通畅试验（Perthes 试验）：病人取站立位，用止血带阻断大腿浅静脉主干，嘱病人用力踢腿或做下蹲活动连续 10 余次，迫使浅静脉血液向深静脉回流，使曲张静脉排空。如曲张的静脉迅速消失或明显减轻，且无下肢坠胀感时，即表示深层静脉通畅且交通支静脉完好。如在活动后浅静脉曲张更为明显，张力增高，甚至有胀痛，则表明深静脉不畅通。

（3）交通静脉瓣膜功能试验（Pratt 试验）：病人平卧，抬高患肢，在大腿根部扎止血带，由足趾端向腘窝缠缚第一根弹力绷带，再自止血带处向下缠缚第二根弹力绷带；让病人站立，一边向下解开第一根弹力绷带，一边向下继续缠缚第二根弹力绷带，如果在两根绷带之间的间隙内出现曲张静脉，即表明该处的交通静脉瓣膜功能不全。

2. **影像学检查**　多普勒超声检查是临床常用的无创检查，有助于了解深静脉瓣膜功能状态，而下肢静脉造影是一种创伤性检查，也是目前诊断下肢静脉曲张最可靠的方法，它可以准确了解疾病性质、程度、范围和血流动力学变化情况。

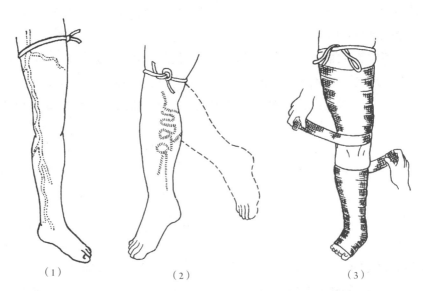

（1）　　　　　　　　（2）　　　　　　　　（3）

图 27-3-1　下肢静脉瓣膜功能试验

（1）Trendelenburg 试验；（2）Perthes 试验；（3）Pratt 试验

（四）心理－社会状况

下肢静脉曲张是否影响生活与工作；病人是否因慢性溃疡或创面经久不愈而焦虑；病人对本病防治知识的了解程度。

【常见护理诊断／问题】

1. 活动无耐力 与下肢静脉曲张致血液淤滞有关。

2. 皮肤完整性受损 与患肢皮肤营养障碍、慢性溃疡有关。

3. 知识缺乏： 缺乏疾病的预防知识。

4. 潜在并发症： 小腿慢性溃疡、出血、血栓性浅静脉炎。

【计划与实施】

治疗原则是促进静脉回流、及时处理并发症。治疗方法包括促进静脉回流的非手术治疗和手术治疗。对于病程短、症状轻的病人或有手术禁忌，深静脉功能不全以及妊娠期妇女宜采取非手术治疗。手术是治疗下肢静脉曲张的根本方法，主要目的是切除曲张静脉，防止复发。经过治疗和护理，病人达到：①活动耐力逐渐增加。②创面无继发感染，溃疡逐渐愈合。③病人能正确应用弹性绷带或穿弹力袜，掌握预防措施。④并发症被及时发现与处理。

（一）促进下肢静脉回流，改善活动能力

1. 穿弹力袜或扎弹力绷带 指导病人行走时坚持穿弹力袜或使用弹力绷带，以促进静脉回流。穿弹力袜时，应先平卧并抬高患肢，待曲张静脉的血液充分回流后再穿戴，注意弹力袜的厚薄、压力及长短应符合病人的腿部情况。弹力绷带应自下而上包扎，注意保持合适的松紧度，以不妨碍关节活动、能扪及足背动脉搏动和保持足部正常皮肤温度为宜。手术后弹力绷带一般需维持2周。

2. 保持合适的体位 维持良好的姿势，坐时双膝交叉不宜过久；避免久站久坐，适当进行运动；休息时抬高患肢，以利于静脉回流。术后24～48小时开始早期下地活动。

3. 去除腹内压升高的因素 避免长期站立，保持排便通畅，及时治疗慢性咳嗽和大量腹水，降低腹内压，有利于下肢静脉回流。

（二）预防或处理创面感染

1. 观察患肢情况 观察患肢远端皮肤的温度、颜色、是否有肿胀、渗出，局部有无感染征象。

2. 加强皮肤的护理 预防下肢创面继发感染，做好皮肤湿疹和溃疡的治疗和换药，促进创面愈合。

（三）去除曲张静脉，防止复发

手术治疗适用于深静脉畅通，无手术禁忌的病人。传统常用的手术方法是行大隐静脉或小隐静脉高位结扎并曲张静脉剥脱术。近年来，根据病人病情可以选择使用静脉旋切刨吸术，腔内激光闭合术或采用射频、电凝、静脉硬化治疗等方法。与传统手术比较具有安全、有效、微创的优势。

（四）并发症的观察与护理

1. 血栓性静脉炎 曲张静脉内血流缓慢，容易引起血栓，一旦发生后应卧床休息，抬高患肢，局部热敷，同时应用有效抗生素，严禁按摩局部。

2. 出血 大多发生于足靴区及踝部。曲张静脉在受到轻微外伤时就会破裂出血。因静脉内压力较高而出血速度快，需抬高患肢和加压包扎止血。

3. 溃疡形成 有溃疡者，保持创面清洁，加强换药，控制感染。避免皮肤损伤，皮肤出现湿疹样改变时，应积极药物治疗，尽量防止抓伤皮肤。

4. 肺栓塞 对于继发下肢深静脉血栓形成的病人，应警惕发生肺栓塞，积极采取预防措施：①非手术治疗者，从发病之日起应严格卧床2周。②严禁按摩患肢。③禁止施行对患肢有压迫的检查。

（五）健康指导

1. 避免久站久坐 平时保持良好的姿势，从事长期站立、重体力劳动职业者，休息时应抬高下肢。进行适当的体育锻炼，不用过紧的腰带、穿过紧的内裤，以促进静脉回流和侧支循环建立。

2. 坚持使用弹力袜 非手术治疗的病人应坚持长期使用弹力袜；术后病人宜继续使用1～3个月。

3. 保护患肢 活动时，尽量避免外伤引起曲张静脉破裂出血。

4. 养成良好的饮食习惯，保持大便通畅，控制体重。

【护理评价】

通过治疗与护理，病人是否达到：①下肢活动耐力逐渐增强，活动量逐渐增加；②能复述疾病的相关知识，正确使用弹性绷带或穿弹力袜；③小腿溃疡得到有效的处理并愈合；④并发症得到预防或及时发现和处理。

第四节　主动脉夹层病人的护理

❖ 学习目标

识记：

能陈述主动脉夹层的概念、分型和临床表现。

理解：

能举例说明主动脉夹层的高危人群及预防措施。

运用：

能对主动脉夹层病人进行评估并制订护理计划。

主动脉夹层（aortic dissection，AD）是指主动脉腔内的血液通过撕裂的内膜破口进入主动脉壁囊样变性的中层而形成夹层血肿，随血流压力的驱动，逐渐在主动脉壁中层内扩展，导致主动脉血管壁分层。好发于40岁以上的中老年男性病人。因起病急，病情复杂，易漏诊或误诊，死亡率高，是临床最危险的心血管疾病之一。

【病因与发病机制】

主动脉夹层是主动脉壁中膜结构异常和血流动力学异常相互作用的结果。当主动脉结构异常时，容易发生主动脉壁的撕裂，常见的易患因素包括：马方综合征、先天性心血管畸形、特发性主动脉中膜退行性变化、主动脉粥样硬化、主动脉炎性疾病等。血流动力学改变时，也容易造成动脉壁的损伤，最为常见的原因是高血压，几乎所有的主动脉夹层病人都存在高血压控制不良的现象。妊娠是另外一个重要的诱发因素。

由于各种原因导致主动脉内膜与中层之间附着力下降，在血流冲击下，内膜破裂，血液进入中层形成夹层，或由于动脉壁滋养血管破裂导致壁内血肿，逐渐向近心端和（或）远心端扩展形成主动脉夹层。

【分型】

1. Stanford 法 根据内膜撕裂部位和主动脉夹层扩展范围，可分为 2 型。

Stanford A 型：内膜撕裂口位于升主动脉、主动脉弓或近段降主动脉，可扩展累及升主动脉弓部，也可延及降主动脉甚至腹主动脉。

Stanford B 型：内膜撕裂口位于主动脉峡部，扩展仅累及降主动脉或延伸至腹主动脉，但不累及升主动脉。

2. De Bakey 法 根据病变部位和扩展范围将本病分为 3 型。

Ⅰ型：内膜破口位于升主动脉，扩展范围超越主动脉弓，直至腹主动脉，此型最为常见。

Ⅱ型：内膜破口位于升主动脉，扩展范围局限于升主动脉或主动脉弓。

Ⅲ型：内膜破口位于主动脉峡部，扩展范围累及降主动脉或（和）腹主动脉。

Daily 和 Miller 提出凡升主动脉受累者为 A 型（包括 Ⅰ 型和 Ⅱ 型），又称近端型；凡病变始于降主动脉者为 B 型（相当于 De Bakey Ⅲ 型），又称远端型。A 型约占全部病例的 2/3，B 型约占 1/3。

【护理评估】

（一）健康史

重点了解病人的生活习惯、询问有无高血压、糖尿病及其他遗传性疾病史。

（二）身体状况

1. 疼痛 为本病突出而有特征性的症状，90% 以上的病人有突发、急起、剧烈而持续且不能耐受的疼痛。疼痛与夹层累及的部位和病变程度有关，升主动脉夹层多为胸前区疼痛；胸降主动脉夹层多为肩胛区和背部疼痛；腹主动脉夹层疼痛常位于腰部。

2. 血压 多数病人常有高血压病史，但发病后血压可正常或升高，有面色苍白、大汗、皮肤湿冷、气促、脉速、脉弱或消失等表现。严重的休克仅见于夹层瘤破入胸膜腔大量内出血时。低血压多数是心脏压塞或急性重度主动脉瓣关闭不全所致。如病人的两侧肢体血压及脉搏明显不对称，常高度提示本病。

3. 夹层破裂或压迫症状 由于夹层血肿的扩展可压迫邻近组织或波及主动脉大分支，从而出现多系统受损的临床表现。

（1）心血管系统：可有主动脉瓣关闭不全、心力衰竭、心肌梗死或心脏压塞的症状和体征。

（2）神经系统：夹层压迫脑、脊髓的动脉可引起神经系统症状，出现昏迷、瘫痪等，如夹层压迫喉返神经可出现声音嘶哑。

（3）消化系统：夹层扩展到腹主动脉或肠系膜动脉时可致肠坏死，出现严重的急腹症表现。

（4）泌尿系统：夹层扩展到肾动脉可引起急性腰痛、血尿、急性肾衰竭或肾性高血压。

（5）呼吸系统：夹层破入胸、腹腔可致胸腹腔积血。破入气管、支气管或食管可导致大量咯血或呕血，发生这种情况，病人常在数分钟内死亡。

（三）辅助检查

1．**心电图**　可示左心室肥大，非特异性 ST-T 改变。病变累及冠状动脉时，可出现心肌急性缺血甚至急性心肌梗塞改变。心包积血时可出现急性心包炎的心电图改变。

2．**X 线检查**　胸部平片见上纵隔或主动脉弓影增大，主动脉外形不规则，有局部隆起。

3．**CT**　可显示病变的主动脉扩张，增强 CT 或电子束 CT 最为常用。

4．**超声心动图**　对诊断升主动脉夹层分离具有重要意义，且易识别并发症，如心包积血、主动脉瓣关闭不全和胸腔积血等。

5．**磁共振成像（MRI）**　MRI 能直接显示主动脉夹层的真假腔，清楚显示内膜撕裂的位置和剥离的内膜片或血栓。能确定夹层的范围和分型以及与主动脉分支的关系，是目前临床诊断主动脉夹层的"金标准"。

6．**数字减影血管造影（DSA）**　无创伤性 DSA 对 B 型主动脉夹层分离的诊断较准确，可发现夹层的位置及范围，有时还可见撕裂的内膜片，但对 A 型病变诊断价值较小。DSA 还能显示主动脉的血流动力学和主要分支的灌注情况，易于发现血管造影不能检测到的钙化。

7．**血和尿检查**　血和尿检查发现白细胞计数迅速增高，可出现溶血性贫血和黄疸。尿中可有红细胞，甚至肉眼血尿。

【常见护理诊断 / 问题】

1．**急性疼痛**　与动脉急性缺血、缺氧有关。

2．**潜在并发症**：血管破裂出血、栓塞。

3．**恐惧**　与剧烈疼痛，对疾病知识缺乏了解有关。

【计划与实施】

一旦怀疑存在主动脉夹层，应分秒必争地快速诊断和治疗。治疗原则是控制疼痛，降低血压和心率，对症处理保护受累的靶器官，减少并发症，降低病死率。治疗手段主要包括保守治疗、介入治疗和外科手术治疗。经过治疗和护理，病人能够：①疼痛症状缓解或消失；②血压和心率得到有效的控制，防止主动脉夹层继续撕裂和栓塞的发生；③了解疾病相关知识，紧张恐惧的情绪得到缓解或消失。

（一）疼痛护理

1．观察记录疼痛的部位、性质及程度，为明确诊断提供依据。

2．及时有效缓解疼痛，遵医嘱给予吗啡或哌替啶止痛，并注意观察药物对心率、血压的影响，有无呼吸抑制、瞳孔神志改变等药物的不良反应发生。

3．协助病人采取舒适的体位，创造安静，便于休息的病房环境，消除病人恐惧和紧张情绪。

（二）并发症的观察及护理

1．**病情观察**

（1）血压：积极控制血压是防止主动脉夹层进一步撕裂、改善预后的重要环节。发病早期血压正常或升高，由于动脉血进入夹层造成一侧血压降低或上肢血压高于下肢，形成四肢血压不对称，所以应严密监测四肢血压变化并详细记录，在测血压时应左、右、上、下肢血压同时测量，为医生提供诊断及鉴别依据。

（2）心率：将心率控制在静息时 <70 次 / 分范围。常用药物为 β 受体拮抗剂（美托洛尔）。拉贝洛尔兼有阻断 α 和 β 受体的作用，除了能降低血压外，也能较好地控制心率。

（3）动脉搏动：观察病人双侧足背、桡、股动脉搏动情况。出现任何异常情况，随时向医生报告。根据血管撕裂的程度不同、累及的部位不同，可出现不同情况的动脉搏动征。如病变累及头臂干、左颈总动脉、左锁骨下动脉可出现颈动脉、桡动脉搏动不对称、意识障碍。术后密切监测下肢足背动脉的搏动情况，观察是否有动脉血栓形成。

（4）体温监测：术后常规预防感染治疗5～7天，每天4次测量体温3天，无发热后可改为每天测量1次。如仍有发热症状，还需联合使用其他药物。

（5）休息和活动：夹层病人术前应绝对卧床休息，进食、大小便在床上进行，可在床上轻微活动，改变卧位时应由他人协助，避免剧烈翻身诱发动脉破裂或加重破口撕裂。因病人长期用药可能会出现直立性低血压，应注意观察病人的血压，有无主诉眩晕、黑蒙等症状。

2．降压治疗护理

（1）血压升高者以静脉持续输入硝普钠为主，同时配合应用β受体拮抗剂或钙离子拮抗剂，维持收缩压在100～110mmHg，保证心、脑、肾等重要脏器的正常灌注。

（2）降压药应单独输注，现用现配，小剂量开始，根据血压变化调节药物剂量，注意监测血压变化，防止血压波动过大。

（3）硝普钠连续输入72小时以上应监测血中氰化物浓度，并注意观察病人有无恶心、呕吐、头痛、精神错乱、震颤、嗜睡、昏迷等药物不良反应。

（三）心理护理

对极度紧张恐惧病人，及时采取镇痛镇静措施，向病人解释不良情绪会增加机体耗氧量，加重疾病程度，避免情绪激动。争取家属的配合支持，消除紧张、担忧等负性情绪。

（四）健康指导

1. 坚持低盐、低脂、低胆固醇饮食，多吃新鲜蔬菜水果，少食多餐，控制体重。

2. 保持大便通畅，避免用力排便；保持乐观情绪，避免情绪激动；避免剧烈运动，防止诱发或加重疾病。

3. 高血压病人应积极治疗高血压，根据医嘱合理应用降压药和控制心率，不可随意增减药物剂量，擅自停药、换药。教会病人学会自我测量血压和心率。

4. 嘱病人按时复查，若出现腰、腹部疼痛症状及时就诊。术后1～3个月复查CT。

5. 病人病后生活方式的改变需要家人的积极配合和支持，指导病人家属给病人创造一个良好的身心修养环境

【护理评价】

经过治疗和护理，病人是否达到：①疼痛减轻或消失；②并发症能得到预防、或及时发现和处理；③恐惧、担忧等不良情绪得到控制。④了解有关疾病知识，病人及其家属的保健意识和行为增强。

（牟绍玉）

◇ 思考题

1. 刘某，男性，70岁，因左下肢间歇性跛行1年，持续性疼痛1个月来院就诊。病人曾是一名井下矿工，有40余年吸烟史，10年的高

血压和糖尿病病史，检查发现左下肢苍白、发凉，胫前动脉搏动明显减弱。

（1）为明确诊断，该病人需要进行哪些辅助检查？并简要说明其临床意义。

（2）该病人采取了血管介入治疗，拟3天后出院，护士应做好哪方面的出院指导？

2. 女性，68岁，人工髋关节置换术后1周，出现右下肢明显肿胀、剧痛，活动时疼痛加重。检查发现患肢足背动脉搏动减弱，苍白，有明显压痛。术后病人一直卧床休息，护士长期使用右下肢进行静脉输液。

（1）该病人可能发生了哪种术后并发症？其主要诱因是什么？

（2）目前应采取哪些护理措施？

3. 女性，58岁，小学教师，工作30余年。近年来，行走或久站后出现小腿酸胀，沉重。检查发现：下肢浅静脉呈蚯蚓状弯曲或结节成团，小腿和内踝区域有皮疹和瘙痒感，内踝有3cm×4cm×5cm大小的慢性溃疡，且3年来一直未彻底愈合。初步诊断为下肢静脉曲张。

（1）为明确治疗方法，该病人还应做哪些检查？

（2）为预防术后复发，该病人应采取哪些预防措施？

28

第二十八章
心脏血管手术病人的护理

第二十八章
心脏血管手术病人的护理

心脏血管外科技术的发展使越来越多的心血管疾病得到有效的治疗，如心肌血运重建、瓣膜修复和置换、先天性心脏畸形的矫治、人工血管置换等。通过手术治疗可以延长病人寿命、提高生活质量、增强活动能力。心脏血管疾病病人均存在不同程度的循环功能障碍，手术创伤、麻醉和体外循环对循环系统造成的严重影响，血压或血流改变常可造成供血、供氧不足，导致严重的功能损害，因此心脏血管手术具有较大的手术风险。心脏血管手术的成功不仅取决于对手术适应证的慎重考虑和优良的手术操作，充分的术前准备、严密的术后监护和及时正确的处理是保证手术成功的关键。

第一节　心脏血管手术前病人的护理

【护理评估】

护士通过评估健康史、检查身体状况、查阅有关的辅助检查结果、评估心理社会状态等，可以全面了解病人的病理生理变化、各器官的功能状态和病人的心理活动，发现和处理手术危险因素，以保证病人能够以良好的身心状态接受手术。

（一）健康史

除评估常规健康史的内容外，根据心脏血管手术的特殊性，手术前重点评估病人需做哪些术前准备，手术的危险因素等，以便有针对性地治疗和护理。

1．**心功能状态**　评估病人心功能状态，了解病情的严重程度，有助于劳动能力的评定，治疗、护理措施的选择以及病人预后的判断。

2．**心律失常**　心脏血管疾病病人心律失常发生率较高，如心房颤动、室性期前收缩、传导阻滞等。应注意评估心律失常的诱因、类型、持续时间、治疗情况、治疗效果等。安装永久起搏器的病人应了解起搏器的类型、工作状态、电池电量等。

3．**凝血机制及抗凝药物用药史**　如长期心脏功能不全或酗酒会导致肝功能异常从而影响凝血功能，评估病人住院期间是否仍服用阿司匹林或华法林等抗凝药物，合并血液系统疾病等情况。护士收集到这些资料，有助于观察有无出血倾向。

4．**吸烟史和肺功能**　吸烟病人术后肺部并发症是非吸烟病人的4倍，术前应至少戒烟2周以上。合并慢性阻塞性肺疾病（COPD）、肺动脉高压、高龄、肥胖等病人均可能延长术后呼吸机使用时间，术前应进行肺功能检查，配合进行呼吸功能锻炼。

5．**既往史**　评估病人有无以下病史。

（1）糖尿病史：糖尿病是导致大动脉和微血管动脉硬化的主要原因，心血管外科病人中有10%～40%患有糖尿病。合并糖尿病的病人会增加术后感染的可能性。术前应以饮食和药物控制血糖稳定。

（2）高血压病史：高血压病人术中、术后易发生突发性高血压危象或危及生命的低血压。手术前应尽快调整血压，使之维持在满意水平。

（3）神经系统疾病病史：脑血管疾患和既往脑卒中病史等对于术后判断神经系统并发症有重要意义。术前可请专科会诊，明确是否会影响心血管手术。

（4）消化道出血病史：术中、术后应积极采取措施预防消化道出血，尤其是术后需要长期抗凝治疗的病人。

（5）肾脏病史：心脏血管手术中可能发生大出血，或因手术需要暂时阻断肾血流以及手术操作造成肾损伤，均可引起急性肾衰竭。因此术前检查肾脏功能十分重要。

（6）其他：药物过敏史、输血史（尤其输血反应史）、既往手术史（尤其心脏手术史）等。

（二）身体状况

1. 生命体征

（1）体温：体温升高提示有感染、炎症存在或散热不好，体温过低则提示循环功能不良或保温不够。

（2）心率和脉率：心率过快时应注意是否有发热或心力衰竭；过缓时则应注意心律失常、药物影响等；脉搏短绌时提示心房颤动，注意有无血栓栓塞并发症。

（3）呼吸：呼吸加快时应注意是否有缺氧、心力衰竭或呼吸道感染；呼吸浅慢时应注意是否有呼吸抑制或呼吸衰竭。

（4）血压：血压过高应提醒医生调整药物控制血压。血压过低应警惕心力衰竭的可能。上肢血压高于下肢血压，应注意排除主动脉弓缩窄或弓中断畸形等。双上肢血压不同，可能提示一侧锁骨下动脉狭窄，为内乳动脉搭桥手术禁忌。

2. 营养状态 根据病人的皮肤、毛发、皮下脂肪、肌肉发育等情况进行综合判断，病人术前营养状态与术后呼吸道并发症、伤口愈合不良、术后感染的发生率密切相关。

3. 体重和身高 手术前需要准确测量体重和身高，并计算出体表面积。体重应以病人空腹、卸除厚重衣物并且排尿后测定。体重和体表面积的测定不可忽视，除可评价病人的发育和营养状态外，还对体外循环灌注量以及病人的补液量和用药剂量等有重要意义。

4. 面容和表情、全身皮肤 面容和表情能反映机体各种不同状态，如病人面容晦暗、口唇微绀，两面颊呈淤血性发红，提示为"二尖瓣面容"；病理状态下所致疾病，可引起皮肤黏膜颜色的改变，如先天性心脏病，心肺功能不全的病人，易在舌、唇、面颊、肢端出现青紫色。观察病人皮肤、黏膜有无出血点。

5. 胸部 既往乳房切除手术（尤其是左侧）可能影响胸廓的血供，因此不能用内乳动脉做源血管，否则通畅性差且影响胸骨愈合。

6. 心脏血管 如主动脉瓣有反流杂音，则禁忌主动脉内球囊反搏。下肢动脉搏动细弱、下肢血压低，要考虑股动脉病变的可能。

7. 腹部 如有包块提示恶性肿瘤或腹主动脉瘤。颈静脉怒张、肝-颈回流征阳性和腹水提示右心功能不全或舒张期充盈受限。

8. 四肢 常规检查下肢静脉，因为有时可能需要计划外的冠状动脉旁路移植手术。

9. 神经系统 颈部血管杂音是颅外血管闭塞病变的重要体征，应仔细询问脑卒中和短暂性脑缺血发作的病史，并考虑行非创伤性颈部血流的扫描检查。如存在神经系统病变，应详细注明，因为这些病变在术后可能加重。

（三）辅助检查

1. 实验室检查 包括全血细胞计数、凝血功能、血清电解质水平、肝肾功能、血气、血沉、血脂、血糖、心肌酶、尿液分析、大便潜血、血型检测和交叉配血等。

2. 心电图 评价心率、心律、心电轴、心肌肥厚、传导异常及心肌梗死等。

3. 影像学检查

（1）X线胸片：后前位和侧位胸片检查是重要的术前检查，可提示心室扩张、肺水肿、主动脉位置、肺内肿物、人工假体（人工瓣膜、心脏起搏器等）以及主动脉、心肌、瓣膜钙化。二次心脏手术者，通过侧位胸片可了解心脏和主动脉与胸骨后的关系，以指导开胸手术。

（2）超声心动图：可提供心腔大小和功能、瓣膜形态和功能、心脏缺损或畸形等资料。

（3）心脏导管检查：利用导管进入心脏和大血管，确定解剖关系和心室功能，记录各心腔压力和氧饱和度。

（4）冠状动脉造影检查：有心绞痛病史或年龄大于 50 岁的病人，术前常规进行冠状动脉造影检查。

（5）CT 和磁共振：对于大血管病变、心脏肿瘤、脑部病变、肺内占位病变有诊断意义。

（四）心理－社会状况

心血管手术大多数都是在全麻、低温、体外循环下行择期心内直视手术。某些病变复杂、病情危重的病例需要分期进行手术治疗，也有一些病人需做急诊或抢救手术。上述有关心脏手术治疗的复杂性和技术难题，都会使病人和家属产生不良心理反应和焦虑，但有希望通过手术治愈疾病。针对病人的不同心态，护士应给予病人鼓励和疏导，稳定病人和家属的情绪，减轻病人的压力，使他们以良好的心态接受手术治疗。

【常见护理诊断／问题】

1．**心输出量减少**　与心脏血管疾病导致循环功能障碍有关。

2．**营养失调：低于机体需要量**　与心功能不全、消化系统淤血有关。

3．**知识缺乏**：缺乏手术前准备的内容、自身如何配合等方面的知识。

4．**焦虑**　与担心手术效果、手术并发症和预后，担心社会形象和生活方式发生改变等有关。

【计划与实施】

通过手术前准备和护理，病人能够：①心脏功能、营养状态改善；②自觉配合各项术前准备；③主诉焦虑程度减轻，以较好的身心状态接受手术。

（一）改善心脏功能

心脏血管手术应争取在心脏功能代偿期间进行。因此凡有呼吸困难、心悸、肝大、水肿、尿少等心衰症状和体征的病人，均应采取积极的治疗和护理。

1．**活动与休息**　根据病人心功能分级决定活动量，病人应卧床休息，尽量减少体力消耗，根据病情为病人提供生活照顾，以减轻心脏负荷。

2．**限制水、钠摄入**　限制含钠高的食品如腌制食品、海产品、罐头、碳酸饮料等。每日食盐摄入量少于 5g。限制饮水量，高度水肿或伴有腹水者应限制饮水量，24 小时饮水量不超过 800ml，应尽量安排在白天间歇饮水，避免大量饮水，以免增加心脏负担。待心脏功能改善、稳定后，再考虑手术治疗。

（二）改善营养状态

对于营养状况欠佳或有恶液质的病人，需加强营养，改善体质。如食欲不佳，可静脉补充白蛋白、脂肪乳、氨基酸和维生素等，以增强手术耐受能力，减少术后并发症。贫血者输血治疗时应少量多次输入，以免因循环负担过重而引起心力衰竭。发绀病人血液中红细胞增多，宜多饮水。同时应注意监测水、电解质的变化，预防低钠、低钾和血容量不足。应给予高蛋白、高维生素、易消化清淡饮食，少量多餐，避免过饱。

（三）术前指导

1．协助病人接受各项术前检查。向病人讲解各项术前检查的目的、意义，检查前后的注意事项，检查时如何配合等。

2. 为病人简单讲解手术的方法、手术过程；介绍监护室的环境及术后探视制度；告知术后留置气管插管期间不能饮水，不能说话，必要时会给一些镇静镇痛药物减轻痛苦。术后将限制液体入量，因此会有口渴的感觉但不能多喝水。

3. 功能锻炼和术后活动的指导

（1）深呼吸训练：在深而慢的吸气后缩唇呼气；手术后由于胸部伤口疼痛，病人不敢用力呼吸，使用腹式呼吸可提高呼吸效率，吸气时腹部鼓起，呼气时腹部收缩。指导病人在手术后拔除气管插管后用以上方法进行深呼吸锻炼，每小时 5～10 次。

（2）咳嗽训练：病人取坐位或半卧位，双手交叉按在胸壁切口部位，咳嗽时用手支托伤口，令病人做一个深吸气，在呼气时用力咳嗽 1～2 次。有效的咳痰可促进手术后肺扩张，预防肺不张和肺部感染。

（3）腿部运动：收缩小腿和大腿肌肉持续几秒钟后再放松，如此重复至少 10 次为一组。膝关节弯曲 90° 至足掌平踏在床面上，再将腿部伸直置于床上，至少重复 5 次为一组。肢体活动不仅可维持关节的正常活动范围，还可促进血液循环，预防关节挛缩、血栓性静脉炎和肌肉无力。

（4）练习床上翻身和起床：手术后身上有各种管道，活动受限。但是翻身可促进呼吸道分泌物引流，促进胸腔引流，促进肠蠕动及预防皮肤压疮。指导病人利用床栏翻身和坐起。

（5）教给病人气管插管期间的沟通方法，除了用点头、摇头、手势外，还可用笔谈表达其需求。

（四）术前药物使用注意事项

1. **抗生素**　手术前合并上呼吸道感染、口腔感染、尿道感染或其他感染灶的病人，或年龄 >60 岁伴咳痰、长期吸烟史的病人，术前按医嘱给予抗生素治疗。

2. **洋地黄**　手术前不需常规使用洋地黄。对心功能差，需服用洋地黄控制心力衰竭的病人，当脉搏 <60 次 / 分或节律不规则时应暂停服药并通知医生。如拟行体外循环心内直视手术，于术前 2 天停用洋地黄类药物，以避免体外循环过程中低血钾致洋地黄中毒引起严重心律失常。用药期间应注意观察病人有无洋地黄中毒表现，详见心力衰竭一章。

3. **抗凝治疗**　术前长期服用抗凝药物如阿司匹林、华法林者，应在手术前一周停用。如果必须持续抗凝者，可改用肝素或低分子肝素抗凝。

4. **降糖药**　因术前禁食，为避免低血糖，口服降糖药于术前 12 小时停用。

5. **抗高血压药**　强调长期药物治疗的重要性，可用到手术前，尤其对严重高血压病人不能轻易停药，以免引起意外。

6. **维生素 K**　如有心力衰竭、肝脏淤血、凝血功能异常或缺乏凝血因子，术前可肌内注射维生素 K，必要时输入新鲜冷冻血浆。

7. **利尿药**　遵医嘱正确使用利尿药，并注意有关不良反应的观察和预防。监测血钾及有无乏力、腹胀、肠鸣音减弱等低钾血症的表现，同时多补充含钾丰富的食物，如深色蔬菜、瓜果、红枣、豆类等，必要时补充钾盐。应用保钾利尿药需注意有无胃肠道反应、嗜睡、乏力等。

（五）心理护理

病人对心血管手术大多存在恐惧心理，考虑各种问题，如心脏手术复杂、危险性大、并发症多；是否适宜手术、能否避免手术、手术的安全性、手术效果、今后的工作和生活、家庭经济负担等。有的病人出现失眠、心律失常等症状，甚至术后出现神志异常。因此病人的心理护理是术前护理的重要一环，护士应根据每个病人的心理特点加以心理疏导。

1. 鼓励病人叙述焦虑、紧张的心理感受。

2. 促使与手术成功病人多交谈，听取他人的切身体验，以增加对手术的信心。

3. 带病人参观术后监护室，了解各种仪器、呼吸机等设备在使用时所发出的声音，以减轻其术后焦虑。

手术前其他常规准备见"围术期病人的护理"一章相关内容。

【护理评价】

通过治疗和护理，病人是否达到：①心功能能得到改善；②营养状态改善；③能自觉配合各项术前准备；④焦虑减轻，对手术治疗充满信心。

第二节　体外循环及低温技术的应用和对机体的影响

一、体外循环

体外循环（cardiopulmonary bypass，CPB）是指使用特殊装置将静脉血引出体外，进行人工气体交换、温度调节和过滤等处理，再泵入人体动脉内的一项生命支持技术。其目的是暂时取代人体的心、肺功能，维持全身重要组织器官的血液供应和气体交换。为外科医生创造了切开心脏进行直视手术的条件。见图28-2-1。

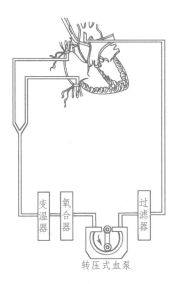

图28-2-1　心肺体外循环图解

（一）发展史

早在1812年，Le Gallois就提出人工循环的概念，预言利用某种装置代替心脏泵血功能以维持人体脏器的生理需要。其后各国科学家从基础研究到科学实践对体外循环技术进行了不懈的探索。1939年，John Gibbon用猫做体外循环试验获得成功，并于1953年首次成功为一女孩用体外循环法进行了房间隔缺损修补术。此后，体外循环技术逐渐在临床得到应用并推广开来。1957年，

Sealy 和 Brown 等将低温和体外循环二者合并应用，对体外循环的发展又迈进了一步。1958 年，我国苏鸿熙教授在国内首次成功地应用体外循环技术为一例 6 岁男孩实施了室间隔缺损修补术。从此，我国的心血管外科进入了发展阶段。

（二）体外循环装置

1. **血泵**　又称人工心脏，用于暂时代替人体心脏泵血功能的装置。目前，临床常用的血泵有滚动泵和离心泵两种。

2. **氧合器**　又称人工肺，它可使静脉血氧合成动脉血，并排出血液中的二氧化碳，以完成血液在体外的气体交换，在体外循环手术中暂时代替人体肺的功能。目前临床常用的氧合器是膜式氧合器。

3. **变温器**　将水箱内的水温调节至设定值，通过管道输入与氧合器为一体的冷热交换器，从而升高或降低氧合器内的血液温度。在变温尤其是复温过程中，变温器内水温与血温温差应小于 10℃，否则容易产生微气栓。复温时水温不能超过 42℃，以防溶血和血液蛋白变性。

4. **微栓过滤器**　一般为直径 20 ~ 40μm 微孔的高分子材料滤网装置，置于动脉端管路，滤除各种微栓子，如微气栓、血栓、脂肪栓及微小组织块等。

5. **附属装置**　包括各种连接管道、血管插管、贮血器以及监测系统等。

（1）管道：体外循环的管道应以安全、简单为原则，尽量减少接头和管道长度，这样既可以减少预充量和血液接触异物的表面积，又可以减少血液破坏，增加安全性。最基本的体外循环手术应具备以下几种：动脉灌注管、静脉引流管、泵管、排气管、给氧管、连接管等。

（2）插管：分为动脉插管和静脉插管两大类。动脉插管可经升主动脉、股动脉或腋动脉插入，常规采用升主动脉插管。静脉插管可经上、下腔静脉，右心房、右室流出道、股静脉插入，常规采用经右心耳和右心房壁分别插入上、下腔静脉。

（3）监测系统

1）压力监测系统：主要监测动脉管道内的压力变化，以及早发现问题及早处理。

2）温度监测系统：现代体外循环机均带有热敏电阻探头的远距离温度探测仪，可同时监测 4 ~ 6 个温度。主要监测动静脉血温、心肌温度等。

3）连续血氧饱和度监测：体外循环中通过监测血氧饱和度变化可及时增减氧浓度和及时增减动脉灌注流量，以满足机体的需要。

（三）体外循环实施中的问题

1. **抗凝**　当体外循环进行时，需应用肝素抗凝，使激活全血凝固时间（activated clotting time，ACT）>480 秒。因肝素的作用，血液在一段时间内不致凝固，但会引起手术中和手术后组织渗血。为拮抗肝素的作用，在体外循环结束后，用鱼精蛋白中和肝素，使凝血恢复正常。

2. **灌注血流量**　选择合适的灌注血流量可保证组织器官不会因灌注时间过长而产生缺氧或其他生理生化方面的变化。在体外循环时血液的输入和引出必须严格控制，保持平衡，否则将引起病人体内血容量过多或过少，二者都会产生严重后果。

3. **心脏停搏和心肌保护**　施行心内直视手术需使心脏停搏，使手术野清晰、便于操作。心脏停搏后由于血液供应阻断，产生复苏困难、术后左心衰竭等严重并发症，因此手术中的心肌保护非常重要。目前在阻断主动脉血流后采用心肌保护液自主动脉根部冷灌注结合血液降温，可使主动脉阻断时间达 180 分钟以上。

4. **栓塞**　栓塞是体外循环的最大威胁，往往由血块、脂肪、空气、骨碎片、钙化斑块等引起。为防止栓塞的发生，使用的各种管道器械内壁必须极度光滑，注意各项操作，对回收的心内吸引血液再回心肺机前可用微孔过滤网过滤，避免栓子进入体内。

5．血液稀释　血液稀释法在体外循环中的临床应用使术后并发症大大减少，其主要优点为：减少输血，避免或减少因输血而引起的并发症如肝炎等；在低温或深低温时由于血液黏稠度增加、血流缓慢而易产生微循环阻塞，血液稀释能降低血液稠度，使微循环改善；血液黏稠影响氧合功能，稀释后可避免这种现象；低温有时会抑制肾功能，使尿量减少，而血液稀释有利尿的作用。总之，血液稀释法使体外循环在临床应用方面大大迈进了一步。

但是在心、肾功能欠佳的病人，由于血液稀释病人术后可产生组织水肿，影响脏器功能，此时可考虑在体外循环中或停止体外循环后使用超滤器，能在短期内提高血细胞比容及血红蛋白，同时亦清除残留肝素和某些炎症介质。

（四）体外循环对机体的影响

体外循环过程是非生理性过程，在体外循环和低温的过程中，机体可释放大量炎症介质，某些炎症介质可导致器官和组织尤其是心、肺、血液系统不同程度的损害。体外循环过程中阻断、开放升主动脉，可导致心肌缺血－再灌注损伤，再加上手术本身对心脏结构和功能的改变，可使心脏术后出现不同程度的水肿，严重者可导致收缩力减低，舒张功能减退，在12～24小时达高峰，48～72小时慢慢消退。在体外循环过程中，机体由搏动性血流改变成为近乎平流，一些敏感器官会有影响，如脑、肾等器官。体外循环后的主要病理生理变化表现为：

1．血液变化　最明显为红细胞破坏、游离血红蛋白升高、溶酶激活、纤维蛋白原和血小板减少等。后者常引起凝血机制紊乱，造成术后大量渗血。

2．代谢变化　因体外循环过程中组织灌流不良、代谢产物堆积可引起代谢性酸中毒，若术中过度换气可出现呼吸性碱中毒，通气不足则出现呼吸性酸中毒。

3．电解质失衡　常见的有低钾血症，主要原因为术前长时间服用强心利尿药以及转流过程中大量稀释性利尿导致钾的排出增加。

4．肾、肺等器官功能减退　长时间的低血压、低灌注量、酸中毒和大量游离血红蛋白等都影响肾脏的排泄功能，甚至导致肾衰竭。肺脏也可因微血栓、氧自由基等毒性物质的释放以及间质水肿、出血和肺泡萎缩等导致呼吸功能不全，甚至呼吸衰竭。

二、低温简介

（一）发展史

降低体温可以使组织细胞代谢率降低，这一生理现象早在Hippocrates（古希腊名医）时代就被人们认识，并用于治疗一些疾病。1950年，Bigelow报道将犬直肠温度降至20℃时阻断血液循环15分钟，不致造成全身性生理损害。1953年，Lewis和Swan等应用体表降温至30℃时阻断循环进行房间隔缺损修补和肺动脉狭窄切开，都获得成功。从此低温开始被广泛地应用于心内直视手术。我国于1956年开始应用低温麻醉施行心内直视手术，目前在全国各地普遍应用。

（二）低温的分类

降低温度的深度与细胞代谢率的降低呈正比，因此，不同的低温深度对停止循环的安全时限也不相同，如在30℃时为8分钟，25℃时为14分钟，20℃时为21分钟，15℃时为31分钟。一般将低温分为3类，即浅低温（32～35℃以上）、中低温（26～31℃）、深低温（20～25℃以下）。低温时，全身各系统器官功能减退，耗氧量降低，对缺血缺氧的耐受性增强，有利于在阻断循环下行心脏血管手术。复温后各系统器官功能逐渐恢复正常。

（三）并发症

1. 严重心律失常 低温下心肌应激性显著增强，冷刺激和代谢率降低能改变心肌的兴奋性，降低心肌纤维颤动的阈值。当体温低于30℃时，心律失常包括心室颤动的发生率增多。低温麻醉时如能防止寒战反应和高度血管收缩，心肌供氧充足，体内酸碱平衡和钾离子浓度保持正常，对心室颤动可有预防作用。

2. 皮肤损害 温度低的皮肤受到机械性压迫容易产生损伤。

3. 胃肠道功能紊乱 低温时胃肠道血液淤滞，影响胃肠道功能，以致手术后病人食欲减退，肠蠕动减弱，肠道充气、腹胀。

4. 复温时休克 复温时皮肤和皮下血管突然受热扩张，周围血管床增加，可使有效循环血容量相对不足，回心血量减少致血压下降。这种情况尤其在手术中血容量不足未予纠正时，更易出现。手术完毕，体温已回升到30~32℃以上，则无需采用体表复温，以避免血管过分扩张，同时要及时纠正血容量不足。

第三节　心脏血管手术后病人的护理

【护理评估】

对心脏血管手术后病人的护理评估目的在于了解手术过程是否顺利，判断病人各系统器官功能是否正常，是否有发生术后并发症的危险因素，了解体外循环手术给病人造成的影响，以便找出护理诊断，解决护理问题。评估包括健康史评估、常用监测设备（图28-3-1）和监测指标、辅助检查以及心理社会评估。

（一）健康史

病人手术完毕送入监护室，护士应注意了解以下情况：

1. 一般情况 病人姓名、年龄、性别、民族、婚姻状况、文化程度、家属的联系方式等。

2. 手术中情况 术前诊断与术后诊断是否相符，手术方式，手术矫治是否满意，手术中有无意外情况（心肌缺血、心律失常等）及处理过程；手术中麻醉是否平稳，血压和呼吸有无异常波动，气管插管的型号，术中呼吸机参数的设置、麻醉中吸痰量和性质，胸膜腔和肺脏是否完整；体外循环预充情况，升主动脉阻断时间，停循环时间，体外循环机运转时间，手术过程中失血量，转中、转后尿量，转后血清钾，转后血气，鱼精蛋白中和肝素情况；心血管活性药物及输注部位，其他液体的成分和浓度等。

3. 既往史 了解病人术前心、肺功能状态，有无心律失常病史、糖尿病史、高血压病史、神经系统疾病病史、消化道出血病史、肾脏病史以及术前用药情况、药物过敏史、输血史（尤其输血反应史）、既往手术史（尤其心脏手术史）等。

（二）身体状况

心血管外科手术后病人需要根据手术的复杂程度和手术的过程，对病人的全身各器官功能状态进行全面的监护和评估，包括各种监测技术的应用、全面的身体检查和各种辅助检查等。

1. 手术后监测 心血管术后各种常用监测设备（见图28-3-1）。

（1）循环功能监测

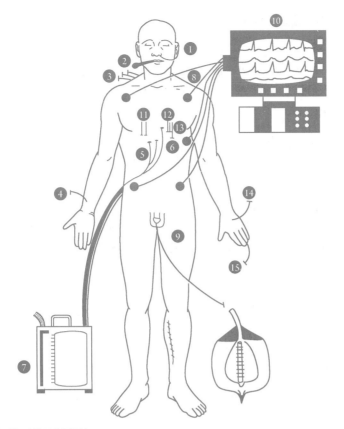

图 28-3-1　心血管术后各种常用监测设备

①鼻饲胃管；②气管插管；③中心静脉管，可以同时有多个管腔用于测定中心静脉压、肺动脉压和肺毛细血管楔压，还可作为给药和高营养途径；④桡动脉监测动脉血压通道；⑤纵隔胸管；⑥左胸腔管（CABG 手术时，因游离左内乳动脉而打开左胸腔）；⑦胸管引流瓶；⑧多导联心电图导线；⑨导尿管；⑩多功能监测仪；⑪右心房起搏电极；⑫右心室起搏电极；⑬正中切开的胸骨已用不锈钢缝线缝合，胸部正中及取大隐静脉处（图示左腿）的皮肤在术后几天内用无菌敷料包扎；⑭外周静脉内插管；⑮脉搏血氧饱和度监测导线

1）心电图：心电图的监测是心血管手术后重要监护项目之一。术后常发生不同类型的心律失常，应及时发现并准确地判断心律失常的性质，为治疗提供依据。对安装起搏器的病人应用心电图监测，可以确认是否有效起搏和起搏方式是否正确。临床常用多导联心电图监测，连接监护导联与电极片，将电极片贴于病人胸部正确位置。右上为：右锁骨中线第 1 肋间；左上为：左锁骨中线第 1 肋间；右下为：右锁骨中线剑突水平处；左下为：左锁骨中线剑突水平处；胸导：胸骨左缘第 4 肋间，避开伤口，必要时避开除颤位置。电极片应与皮肤表面接触良好。选择适当监测导联、振幅，保证监测波形清晰、无干扰，设置合理的报警界限。

2）动脉压：是评判循环功能的重要指标之一，可以反映心脏后负荷、心肌氧耗与做功。测量动脉压的方法包括无创血压间接监测和有创动脉压直接监测。前者用袖带式血压计间接测压；后者穿刺桡动脉、股动脉、足背动脉或肱动脉插管直接测压法，经皮直接穿刺动脉插管，连接压力感受器，并与监测仪连接可测量动脉收缩压、舒张压和平均压，瞬时血压的振幅高低一目了然，准确性高。

3）中心静脉压（central venous pressure，CVP）：是判断血容量、右心功能和外周血管阻力的重要指标，正常值为 5 ~ 12cmH$_2$O。<5cmH$_2$O 表示心脏充盈欠佳或血容量不足，>15 ~ 20cmH$_2$O 提示右心功能不全。CVP 测压部位有颈内静脉、锁骨下静脉和股静脉等。CVP 升高常见于右心衰竭、心房颤动、心脏压塞、缩窄性心包炎等；CVP 降低常见于失血、大剂量利尿等各种原因引起的血容量不足。需注意不要孤立地观察其变化，必须结合动脉血压、脉搏、毛细血管充盈度、尿量及临床征象进行综合分析。

4）漂浮导管监测：是利用Swan-Ganz漂浮导管经中心静脉插入心脏右心系统和肺动脉进行心脏及肺血管压力以及心排血量等参数测定的方法。

5）末梢循环的监测：皮肤与末梢循环的温度、湿度、颜色、弹性、毛细血管的充盈度等均可反映外周循环的状态。压迫指端甲床后立即放松，颜色由白转红的正常时间为2～3秒。若充盈时间延长，同时有口唇和甲床青紫，皮肤湿冷、颜色苍白、有花斑，表示周围血管收缩、微循环供血不足和血液淤滞，常见于休克和心力衰竭的病人。

（2）呼吸功能监测

1）动脉血氧饱和度监测（SpO_2）：监测SpO_2能反映动脉血的氧合状态。将经皮血氧饱和度监测仪的红外线探测传感器夹在病人指端或耳垂，可连续监测动脉血氧饱和度和脉率。该监测方法具有无创、安全、连续、反应迅速和使用方便等优点，但也有其局限性：如贫血（血红蛋白<70g/L）、皮温低、低血压（平均动脉压<50mmHg）、末梢循环差、应用血管收缩药、周围动脉搏动减弱等，其准确性受到一定影响。

2）呼吸机的各项参数：呼吸机设置参数的可调范围较大，能根据不同病人的肺功能和呼吸辅助要求，选择最适于病人的呼吸机状态。可以通过呼吸机各参数的设置和监测了解肺的情况。如通过监测气道压力可了解病人肺的顺应性，通过监测自主呼吸时的潮气量和呼吸频率可以了解病人肺的通气功能等。

（3）体温监测：体温增高使心率增快，心肌耗氧量增加和呼吸困难。因此术后应严密观察体温变化。用监护仪持续监测体温，体温应保持在37.5℃以下。体温监测常用的部位是肛门、膀胱和腋下。通过放在耳鼓室膜的温度探子也可测体温。

（4）尿量监测：严密监测每小时尿量，计算累计尿量。有助于判断肾功能和组织灌注量是否充足，也是输血补液的重要依据。临床上如发现少尿或无尿，应结合病人全身情况进行处理。

2．全面身体检查

（1）生命体征：体温、脉搏、呼吸、血压。

（2）神志：判断病人意识状态是否清醒，对刺激有无反应，肢体有无定向运动能力，对时间、空间等的认知能力等。

（3）皮肤：观察全身皮肤包括：颜色、温度、湿度、有无发绀、花斑、肿胀、破损、色素沉着、皮疹、瘢痕，观察有无压伤、烫伤、冻伤、擦伤等，观察手术切口敷料是否干燥、有无渗血渗液等。

（4）头部

1）眼：检查结膜有无充血水肿、巩膜有无黄染，瞳孔是否等大等圆、对光反射是否灵敏。

2）鼻：检查鼻腔黏膜有无充血、水肿、出血，鼻中隔有无偏曲。鼻胃管是否固定妥当。

3）口腔：检查有无义齿，牙齿有无松动，口腔黏膜有无出血、溃疡等，口腔有无异味，口唇颜色是否红润、苍白、发绀，气管插管是否固定妥当。

（5）颈部：主要检查气管是否居中，有无颈静脉怒张，颈静脉穿刺口有无渗血、红肿、分泌物，周围有无血肿或皮下气肿等。

（6）胸部：检查胸廓有无畸形，听诊时注意心率、心律、杂音和心包摩擦音以及双肺呼吸音。检查手术切口的位置、大小，观察敷料是否干燥，有无渗血渗液，切口对合是否良好，周围皮肤有无红、肿、热。检查起搏器导线的位置，是否固定妥当。检查胸腔引流管的位置，是否通畅，引流液的颜色、性质和量等。

（7）腹部：检查腹部是否平坦，是否柔软，有无压痛；腹部有无包块、肝脏是否肿大、质地是否柔软，有无触痛，有无肝颈回流征。脾脏是否肿大，质地是否柔软。肠鸣音是否正常。

（8）四肢：四肢关节活动度，有无肿胀、压痛。四肢动脉血压有无异常。手术伤口敷料是否干燥，有无红、肿、热、痛。肢体末梢皮肤的颜色、温度、湿度、弹性以及毛细血管充盈程度等。

（三）辅助检查

1. 实验室检查

（1）血气分析：通过血气检测，可快速完成血液气体和酸碱平衡分析，动态观察机体内环境变化，在围术期和危重病人处理中具有重要的临床意义。

（2）凝血功能：激活全血凝固时间（ACT）是对凝血状态和抗凝效果进行监测最常用和有效的指标之一。若 ACT 正常，胸腔引流管内仍有较多渗血时，则应寻找其他出血的原因。瓣膜置换术后病人需测量凝血酶原时间（PTT）、凝血酶原活动度（PTA）和国际比值（INR），以指导抗凝治疗。

（3）血清电解质：如钾、钠、钙、镁等与机体内环境的稳定密切相关，因此应严密监测，及时调整。

（4）全血细胞计数：可帮助评估和了解是否需要输血治疗、是否合并感染、血小板的数量等。

（5）其他：肝肾功能、血沉、血脂、血糖、心肌酶、尿液分析、大便潜血等。

2. 心电图 术后返回病室后立即行全导联心电图检查并与术前心电图对比，评价心率、心律、心电轴、心肌肥厚、传导异常等。如有冠状动脉缺血表现者，应动态 6 小时或更短时间重复心电图检查。

3. 影像学检查

（1）X 线胸片：手术后早期一般采用前后位胸片，可了解心脏大小、气管插管和其他监测导管的位置，判断有无心包积液、胸腔积液、气胸、肺水肿、肺部感染等并发症，还可观察有无胃胀气、肠胀气等。

（2）超声心动图：可提供心腔大小和功能、瓣膜形态和功能、心脏缺损或畸形矫治情况、有无心包积液、胸腔积液等资料。

（四）心理 - 社会状况

病人手术后意识恢复后，急于知道手术是否成功、效果是否满意，于是情绪急躁、焦虑不安，进而抑郁、淡漠、孤独，完全处于被动状态。护士要针对病人的社会、人际关系以及性格特征等，寻找合适的心理对策，争取病人家属和朋友的合作，并表示关心、同情，使病人树立战胜疾病的信心，积极配合治疗护理。必要时建议病人和家属接受心理医生的治疗。

【常见护理诊断 / 问题】

1. 体液不足 与术中、术后失血，利尿等有关。

2. 潜在并发症：低心排综合征、水电解质酸碱平衡紊乱、切口感染、疼痛等。

3. 气体交换障碍 与术前肺功能状态、体外循环对呼吸功能的影响、痰液黏稠、咳嗽无力等有关。

4. 体温过低 / 过高 与术后复温不足、环境温度低、机体循环灌注不良，机体炎症反应或感染有关。

5. 活动无耐力 与手术后体质虚弱、心输出量减少、切口疼痛等有关。

【计划与实施】

通过术后治疗与护理，病人能达到：①血容量充足；②不出现低心排综合征；③保持水、电解质酸碱平衡；④维持正常气体交换；⑤维持正常体温；⑥维持身体其他器官系统的功能正常；⑦手术切口无感染；⑧疼痛得到控制；⑨活动耐力逐渐增强。

（一）补足血容量

1. 评估病人发生血容量不足的危险因素

（1）胸腔引流液的观察：保持引流管通畅，注意观察引流液颜色、性质和量并记录。术后病人应半卧位，定时挤压引流管道，以免血块阻塞影响引流效果。术后早期或引流量多时，应每15～30分钟计量一次，并阶段性计算累积量。引流管如有气体逸出，需检查引流管侧孔是否脱出体外或引流管过细与皮肤切口四周密封不严。一般术后24～48小时引流液逐渐减少（<50ml/d），引流液呈淡红色或淡黄色。按医嘱拔出引流管后，注意观察病人的呼吸状态及听诊肺呼吸音。如果发现以下情况及时报告医生：胸腔积液量超过4ml/（kg·h），应尽早手术。如胸腔积液量2～4ml/（kg·h），还可严密观察2～3小时；胸腔积液量突然减少，伴中心静脉压增高、血压下降、少尿、呼吸困难，应怀疑心脏压塞，应开胸探查。

（2）尿量的观察：严密监测每小时尿量、尿色，计算累计尿量。正常尿量 >1ml/（kg·h），如尿量 <0.5ml/（kg·h）为少尿。临床上如发现少尿，无尿，应综合其他临床表现判断是否存在血容量不足，应警惕。

（3）周围循环状态的观察：肢体末梢皮肤的颜色、温度、湿度、弹性以及毛细血管充盈程度等可反映外周的循环状态。如术后早期收缩的血管床随着体温的恢复或使用硝普钠等血管扩张剂后逐渐扩张，会出现血容量相对不足。

2. 严密监测反映血容量的各项指标和临床表现，及早发现低血容量。血容量不足时，病人常出现心率增快、心律失常、动脉血压下降或不稳定、CVP 和（或）LAP 降低、尿量减少、颈静脉塌陷、皮肤湿冷、颜色发白、花斑等。

3. 根据各项监测指标和临床表现补充血容量。每小时记录液体入量，根据出入量以及各项临床指标判断血容量是否充足。如病人胸腔积液量或尿量多且出现心率增快、CVP 和 LAP 降低等临床表现，应加快输液、输血速度，甚至加压输血输液。而一般情况则不宜过快（尤其在血容量已接近平衡时），防止因循环负担过重引起急性心力衰竭。对于血压平稳、渗血不多的病人，可根据测定的血细胞比容，少量多次输血予以纠正，使血细胞比容升至 30% 为宜。

（二）预防和纠正低心排综合征

1. 评估病人发生低心排综合征（low cardiac output syndrom，LCOS）的危险因素 心脏指数（cardiac index，CI）常用来反映心排血量，正常值为 2.5～4.2L/（min·m²）。如心脏指数低于 2.5 L/（min·m²）时，病人出现周围血管收缩、组织灌注不足的临床表现时称低心排综合征。低心排综合征发生的危险因素有：

（1）心脏的前负荷过低：常见原因为血容量不足或因心脏受压影响心室的充盈引起。

（2）心脏的后负荷增高：如肺动脉高压、肺循环阻力增高、周围血管阻力增大，增加心脏后负荷。

（3）心肌收缩减弱或不协调：心肌的病变、切除、损伤以及缺血、缺氧、代谢异常等均使心肌收缩力减退，心律失常使心脏收缩不协调也会导致低心排。

2. 严密观察病人有无低心排的临床表现，如心率增快、脉压变小、血压下降（收缩压低于90mmHg），CVP 和（或）LAP 上升，桡动脉、足背动脉搏动细弱，四肢发冷、苍白或发绀，尿量显著减少等。

○ **知识拓展**　　　　　体外膜肺氧合

体外膜肺氧合（extracorporeal membrane oxygenation，ECMO），简称膜肺，是抢救垂危病人生命的新技术。ECMO 技术源于心外科的体外循环，1957 年成功用于治疗新生儿严重的呼吸衰竭。ECMO 的本质是一种改良的人工心肺机，最核心的部分是膜肺和血泵，分别起人工肺和人工心的作用。ECMO 运转时，血液从静脉引出，通过膜肺吸收氧，排出二氧化碳。经过气体交换的血，在泵的推动下可回到静脉，也可回到动脉。前者主要用于体外呼吸支持，后者因血泵可以代替心脏的泵血功能，既可用于体外呼吸支持，又可用于心脏支持。当病人的肺功能严重受损，对常规治疗无效时，ECMO 可以承担气体的交换任务，使肺处于休息状态，为病人的康复获得宝贵的时间。同样，病人的心功能严重受损时，血泵可以代替心脏泵血功能，维持血液循环。

3. 及早发现和纠正诱因，改善心脏功能

（1）密切观察，及时治疗心律失常。术后心律失常的常见原因是：血容量不足、体温高、手术创伤、伤口疼痛、缺氧、电解质紊乱、酸中毒、药物作用等。如出现心律失常首先应及时纠正诱因，分析心律失常的性质后遵医嘱给予抗心律失常药物、临时心脏起搏器或电复律术等，及时转复心律失常。

（2）补充血容量，增加心室充盈压。但应注意如血容量补充过多反而可致低心排综合征恶化。

（3）增强心肌收缩力。遵医嘱静脉泵入多巴胺、多巴酚丁胺、肾上腺素等正性肌力药物，注意药物的配制、浓度、剂量、效果和副作用等。

（4）扩张血管，降低血管阻力，减轻心脏后负荷。遵医嘱静脉泵入硝普钠、硝酸甘油等血管扩张药，根据血流动力学各参数的变化调整药物剂量，注意药物的配制、浓度、使用效果和副作用等。同时护理上应注意肢体保暖，促进外周血管扩张。

（5）其他：监测血液电解质、酸碱平衡状态，及时纠正各种代谢紊乱；保证心肌氧供/氧需平衡，维持动脉血氧分压较高水平。

（三）维持水、电解质和酸碱平衡

1. 监测血气和电解质的变化，准确记录液体出入量。

2. 补液　心血管手术后病人于拔除气管插管后 4 小时左右可饮水，观察无呛咳、呕吐，吞咽功能良好方可进食。术前心功能状态欠佳的病人，为预防肺水肿，术后应严格控制液体入量，根据尿量、出汗量和肺部情况予以增减。

3. 纠正电解质紊乱

（1）钾：心内直视手术后病人最常见低钾血症，容易诱发室性期前收缩或室性心动过速、室颤等严重心律失常，因此应及时补钾。在补钾过程中，需根据尿量和反复测定血钾结果调整用量。高浓度钾溶液（浓度超过 30‰）必须由中心静脉输入，同时应注意速率，以防引起高钾血症使心脏停搏。

（2）钠：体外循环手术后可出现钠潴留，术后 2 ~ 3 天内不需要补充钠，但如出汗、呕吐等损失较多者，应注意监测血清钠，并相应补充。

（3）钙：术中、术后大量输血的病人，可出现低钙血症，影响凝血机制和心肌收缩力，故应根据血钙监测结果给予补充。

（4）镁：术前长期应用利尿药的病人可出现低镁血症。术后适当补充镁离子可减少心律失常的发生。

4. 纠正酸碱平衡紊乱　　首先应寻找引起酸碱平衡紊乱的原因，然后针对原因进行处理。参阅"水电解质和酸碱失衡病人的护理"一章。

（四）维持气体交换

1. 呼吸机及人工气道管理

（1）病人返回 ICU 后，护士应与麻醉医生共同检查气管插管的位置是否正确，听诊肺部，判断气管插管是否在气道内。测量气管插管距门齿及鼻尖的距离，便于及时发现气管插管是否脱位。必要时摄 X 线胸片，了解气管插管在气道内的位置。妥善固定松紧要适度，如过紧可造成人为的气道梗阻，过松则起不到固定的作用，同时注意防止气管插管扭曲、打折、移位和脱出。

（2）观察呼吸机的工作情况，血气分析能更直观地反映肺的功能，根据血气结果调节呼吸机的参数设置至血气结果正常范围。

（3）严密观察病人的呼吸频率、节律、胸廓的活动度、双侧呼吸音是否对称，有无干、湿啰音等。保持呼吸道通畅，及时清除气道内分泌物。吸痰时严格执行无菌操作，观察痰液的颜色、性质和量，并记录于护理记录单上。注意口腔和鼻腔的清洁。

（4）生命体征平稳时，加强肺部体疗、翻身。

2. 脱机后呼吸道的护理

（1）当病人心肺功能稳定、无出血指征时可脱离呼吸机，用氧气面罩或鼻导管吸氧。

（2）每 2 小时行有效的肺部体疗并变换体位，以利于痰液的引流及排出。

（3）密切观察病人有无呼吸困难，如鼻翼扇动、呼吸急促、烦躁不安、末梢饱和度降低、口唇甲床发绀等缺氧现象，肺部听诊情况及血气分析结果等，综合判断有无缺氧或二氧化碳潴留，及时处理肺部并发症。

（五）维持正常体温

1. 保暖　　由于术中复温不足、环境温度较低等原因，术后早期病人返回监护室时体温低。低温可导致心律失常的发生，外周血管收缩、加重心脏负荷，病人寒战导致耗氧量增加，抑制凝血机制导致引流液多。可采取电热毯、热水袋保暖。

2. 降温　　术后 2 ~ 4 天体温会较正常高 2 ~ 3℃，是机体的正常反应，可用冰袋、酒精擦浴等物理方法降温。如体温异常增高，可能是由于感染、脱水、低心排综合征等原因，应及时报告医生采取措施。

（六）其他系统的监测和护理

1. 泌尿系统功能的监测

（1）严密监测每小时尿量并记录。如病人发生少尿或无尿，应积极寻找诱因，如血容量不足、心排量低或脱水等，如排除以上原因，应警惕急性肾衰竭的可能。

（2）观察尿色：正常尿色为淡黄色，尿少时尿色较深，利尿后可变浅。发现尿色发红或酱油色应及时报告医生。

（3）监测尿比重：尿比重正常值为 1.012～1.025。尿比重增高的原因有血容量不足，高热及呕吐等导致的尿浓缩。体外循环手术后血液稀释性利尿及大量应用利尿药的作用，使尿比重下降。如尿量少，且尿比重低于 1.010 时，应警惕急性肾衰竭。详见第四十六章急性肾衰竭病人的护理。

（4）监测血清尿素氮和肌酐浓度。

（5）留置尿管的病人应注意预防泌尿系统感染，做好会阴部常规护理。

2. 神经系统功能的观察

（1）瞳孔：护士应密切观察和记录病人双侧瞳孔的大小、是否对称，有无对光反射等，发现异常及时报告医生。

（2）神志：护士应密切观察和记录病人清醒的时间，清醒后对周围事物、人物、时间、位置的定向力和肢体活动感觉能力，是否有头痛、嗜睡、昏迷、谵妄、抽搐、肌肉张力下降、肢体活动障碍等临床表现。

（3）并发症：心脏血管手术后神经系统并发症主要为脑血管出血或栓塞，具体护理措施参阅本书相关章节。

3. 消化系统的观察和护理 体外循环术后，可能胃肠过度胀气，导致膈肌上升而影响呼吸。为了减轻胃胀气或者为了避免误吸而引起肺内感染甚至窒息，常规留置胃管。

（1）保持胃管的正常位置并定时抽吸胃液。若抽不出胃液时，应及时调整胃管的位置，检查胃管是否打折扭曲或盘在口腔内。

（2）观察并记录胃液的颜色、量，观察肠鸣音的强弱。如发现胃液为咖啡色应警惕发生术后应激性溃疡或出血，应及时报告医生，并遵医嘱给予止血药。

（3）如病情允许，一般拔除气管插管后也可拔除胃管。拔管后要清理鼻咽腔。拔除气管插管后 4 小时后评估病人，可开始进流食逐渐改为半流食或普食，鼓励摄取高热量、高蛋白、高维生素饮食。

（七）活动

促进早期活动，手术后循环稳定的病人一般 2～3 小时翻身和被动活动肢体 1 次，预防压疮和静脉栓塞。拔除气管插管的病人，术后第 1 天可根据心功能情况床上坐起，术后第 2 天可床边坐，第 3～4 天可床边活动，第 5～7 天可在病室或走廊活动。注意要遵循循序渐进的原则，以病人不感到过分疲倦为宜。

其他术后护理措施详见"围术期病人的护理"一章。

【护理评价】

经过治疗和护理病人是否达到：①生命体征平稳，维持适当的心血管系统功能及组织灌注；②维持水、电解质、酸碱平衡；③维持适当的呼吸功能；④体温恢复正常；⑤其他系统器官功能正常；⑥基本生活需要得到满足、伤口愈合良好、根据计划渐进运动等。

（邓海波）

◇ 思考题

1. 王某，男性，45 岁，农民，劳累后胸闷、心悸 3 年，加重 2 个月，曾有夜间阵发性呼吸困难、咳血性泡沫痰以及四肢关节酸痛史，双下肢无明显水肿。听诊：心尖部可闻及舒张期隆隆样杂音，肺动脉瓣区第二音增强，诊断为风湿性心脏病二尖瓣狭窄。

（1）病人手术前最主要的护理诊断／问题是什么？

（2）护士应给予病人哪些术前指导？

2. 张某，男性，28岁，体重62kg，超声心动图：室间隔缺损22mm，并膜部瘤形成。心胸比：0.61。体外循环过程中化验指标：pH 7.40，$PaCO_2$ 29mmHg，SB 20mmol/L，BE −4mmol/L，K^+ 3.2mmol/L，Na^+ 130mmol/L，血红蛋白137g/L，血细胞比容42%，余检查结果无特殊。

（1）接诊后，针对病人病情，考虑体外循环对病人造成了哪些影响？

（2）手术返回病室后，护士的处理原则是什么？

（3）病人现阶段主要的护理诊断是什么？

3. 男性，56岁，活动后胸闷、气促10年，近日出现夜间阵发性呼吸困难，诊断为风湿性心脏病，二尖瓣狭窄，于2日前在全麻低温体外循环下行二尖瓣置换术。现病人意识清，T 36℃，P 90次／分，R 22次／分，BP 120/73 mmHg，主诉刀口疼痛，不敢咳嗽。有心包及纵隔引流管，尿管，四肢末梢温暖。

（1）病人现存的主要护理诊断／问题是什么？

（2）护士应如何指导病人呼吸？

（3）应如何进行引流管护理？

第四篇
血液系统疾病病人的护理

第二十九章

概　论

学习目标

识记
1. 能复述血液的成分和功能。
2. 能说出血液病的概念及分类。
3. 能概括血液系统疾病病人护理评估的要点。
4. 能说出常用血液制品的种类、输血反应的类型及相关处理措施。
5. 能简述骨髓穿刺术的适应证与禁忌证。

理解
1. 能解释血细胞的生成过程。
2. 能比较不同血细胞的生理功能及其临床意义。

运用
能对血液系统疾病病人进行全面的护理评估。

第二十九章

概　论

29章

第一节 血液成分与功能

血液系统由造血器官和血液组成。造血器官包括骨髓、胸腺、肝、脾和淋巴结。胚胎早期，肝、脾为主要造血器官，胚胎后期至出生后，骨髓为主要造血器官。血液由血浆（plasma）及悬浮在其中的血细胞（blood cell）组成，包括红细胞、白细胞及血小板。

一、造血器官及血细胞的生成

骨髓位于骨髓腔内，是人体最主要的造血器官，约占体重的 4.5%。骨髓分为红骨髓和黄骨髓。红骨髓为造血组织，黄骨髓为脂肪组织。胎儿及婴幼儿时期，所有骨髓均为红骨髓，造血功能活跃。随着年龄的增长，除了四肢长骨的骨骺端及躯干骨，其余骨腔内的红骨髓逐渐被黄骨髓取代。黄骨髓内仅有少量的幼稚血细胞，仍保持着造血潜能，当机体需要大量血细胞时（如大出血或溶血等），黄骨髓可转变为红骨髓参与造血。

血细胞的生成是造血干细胞经增殖、分化直至成为各种成熟血细胞的过程。造血干细胞（hematopoietic stem cell，HSC）是各种血细胞和免疫细胞的起始细胞，具有不断自我更新、多向分化与增殖的能力。HSC 包括全能干细胞及由其分化的骨髓系干细胞和淋巴系干细胞。骨髓系干细胞可分化为红系、粒-单核系、巨核系、嗜酸性粒系等祖细胞。这些祖细胞进而再分别分化为形态可辨认的各种幼稚血细胞。淋巴系干细胞可分化为 T 淋巴系和 B 淋巴系祖细胞，然后形成 T 淋巴细胞和 B 淋巴细胞（造血干细胞分化及增殖见图 29-1-1）。HSC 最早起源于胚胎期第 3 周初的卵黄囊中的血岛，后经血流迁移到胚胎的肝、脾和骨髓。脐带血和胎盘血是胎儿期外周血的一部分，也含有较多的 HSC。出生后，HSC 主要存在于红骨髓，外周血中含量明显减少。HSC 的增殖和分化受造血微环境、造血细胞生长因子、白细胞介素以及神经和体液因子的调控。HSC 在具有细胞系特征性的造血生长因子的参与调控下，诱导干细胞向各系祖细胞分化。HSC 还具有很强的自我复制能力，即细胞分裂后的子代细胞仍具有 HSC 原有特征。HSC 的分化与自我复制之间保持着动态平衡，故 HSC 可终身保持恒定的数量。当某些致病因素致使 HSC 受损时，造血系统将发生严重的疾病，如再生障碍性贫血、骨髓增生异常综合征、急性非淋巴细胞白血病、阵发性睡眠性血红蛋白尿、原发性血小板增多症等。

二、血液组成及血细胞功能

血液由血细胞和血浆组成。血细胞约占血液容积的 45%，均为成形细胞，包括红细胞、白细胞和血小板。其余 55% 为血浆，是一种淡黄色的透明液体。

（一）血细胞

在正常生理情况下，血细胞有一定的形态结构，并有相对稳定的数量。

1. **红细胞**（erythrocyte，red blood cell） 直径 7~8.5μm，呈双凹圆盘状，具有较大的表面积，有利于气体交换。正常成人红细胞计数，男性为（4~5.5）×10^{12}/L，女性为（3.5~5.0）×10^{12}/L。成熟红细胞内无细胞核和细胞器，胞质内充满血红蛋白（hemoglobin，Hb）。血红蛋白是含铁的蛋白质，约占红细胞重量的 33%。正常成人血红蛋白，男性为 120~160g/L，女性为 110~150g/L。血红蛋白具有结合与输送 O_2 和 CO_2 的功能，因此红细胞能通过血红蛋白将吸入肺泡的氧运送给

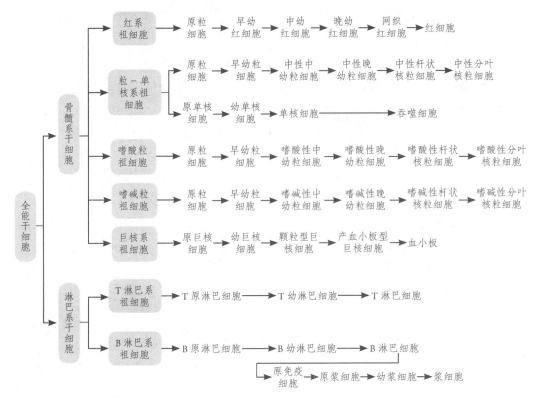

图 29-1-1 造血干细胞分化及增殖示意图

组织，而组织中新陈代谢产生的 CO_2 则可通过红细胞运送到肺部，通过肺泡与体外的 O_2 进行气体交换，将 CO_2 排出体外。

2. 白细胞（leukocyte，white blood cell）白细胞的种类多，形态和功能各异。包括中性粒细胞、嗜酸性粒细胞、嗜碱性粒细胞、单核细胞和淋巴细胞。正常成人白细胞计数为 $(4 \sim 10) \times 10^9/L$，男女无明显差异，婴幼儿稍高于成人。白细胞的数值可受各种生理因素影响，如运动、饮食及妇女月经期可略有增高。在疾病状态下，白细胞总数及各种白细胞的百分比值皆可发生改变。白细胞具有变形、趋化、游走与吞噬等生理特性，是机体防御系统的重要组成部分。当白细胞数量减少，尤其是粒细胞减少时，易诱发各种感染。

（1）中性粒细胞（neutrophilic granulocyte，neutrophil）：是白细胞中数量最多的一种，占 50% ~ 70%。中性粒细胞具有活跃的变形运动和吞噬功能，其吞噬对象以细菌为主，是机体抵御入侵细菌的第一道防线。当机体某一部位受到细菌侵犯时，中性粒细胞对细菌产物及受感染组织释放的某些化学物质具有趋化作用，能以变形运动穿出毛细血管，聚集到细菌侵犯部位，大量吞噬细菌，形成吞噬小体。吞噬小体先后与特殊颗粒及溶酶体融合，细菌即被各种水解酶、氧化酶、溶菌酶及其他具有杀菌作用的蛋白质、多肽等成分杀死并分解消化。中性粒细胞在吞噬、处理了大量细菌后，自身也常坏死，成为脓细胞。

（2）嗜酸性粒细胞（eosinophilic granulocyte，eosinophil）：占白细胞的 0.5% ~ 5%。嗜酸性粒细胞也能做变形运动，并具有趋化性。它能吞噬抗原 - 抗体复合物，释放组胺酶灭活组胺，从而减弱过敏反应。嗜酸性粒细胞还能借助抗体与某些寄生虫表面结合，释放颗粒内物质，杀灭寄生虫。故嗜酸性粒细胞具有抗过敏和抗寄生虫作用。

（3）嗜碱性粒细胞（basophilic granulocyte，basophil）：数量最少，占 0 ~ 1%。可释放肝素和组胺，肝素具有抗凝血作用，组胺参与变态反应。

（4）单核细胞（monocyte）：是白细胞中体积最大的细胞，占白细胞的 3%～8%。单核细胞具有活跃的变形运动、明显的趋化作用和一定的吞噬功能。单核细胞是巨噬细胞的前身，它在血流中停留 1～5 天后，穿出血管进入组织和体腔，分化为巨噬细胞。单核细胞和巨噬细胞都能消灭侵入机体的细菌，吞噬异物颗粒，消除体内衰老损伤的细胞，并参与免疫，是机体抵御入侵细菌的第二道防线。

（5）淋巴细胞（lymphocyte）：圆形或椭圆形，大小不等。占白细胞的 20%～40%。其中 T 淋巴细胞约占淋巴细胞的 75%，参与细胞免疫（如排斥异体移植物、抗肿瘤等），并具有调节免疫的功能。B 淋巴细胞占淋巴细胞的 10%～15%，受抗原刺激后增殖分化为浆细胞，产生抗体，参与体液免疫。

3. 血小板（platelet） 血小板是骨髓中巨核细胞胞质脱落下来的小块，无细胞核，表面有完整的细胞膜。正常值为（100～300）×10⁹/L。血小板体积甚小，直径 2～4μm，呈双凸扁盘状，当受到机械或化学刺激时，则伸出突起，呈不规则形。在血涂片中，血小板常呈多角形，聚集成群。血小板在止血和凝血过程中起重要作用。血小板的表面糖衣能吸附血浆蛋白和凝血因子Ⅲ，血小板颗粒内含有与凝血有关的物质。当血管受损害或破裂时，血小板受刺激，由静止相变为机能相，迅即发生变形，表面黏度增大，凝聚成团。同时在表面第Ⅲ因子的作用下，使血浆内的凝血酶原变为凝血酶，后者又催化纤维蛋白原变成丝状的纤维蛋白，与血细胞共同形成凝血块止血。血小板颗粒物质的释放，则进一步促进止血和凝血。血小板还有保护血管内皮、参与内皮修复、防止动脉粥样硬化的作用。

（二）血浆

血浆是血液的液体成分，其中水约占 90%，其余 10% 以血浆蛋白（包括白蛋白、球蛋白、纤维蛋白原、脂蛋白）为主，并含有电解质、酶、激素、胆固醇、维生素和各种代谢产物。血浆的主要功能是维持血容量。

第二节　血液系统疾病病人的评估

血液系统疾病指原发（如白血病）或主要累及血液和造血器官（如缺铁性贫血）的疾病，简称血液病。血液病的种类较多，包括各类红细胞疾病、白细胞疾病以及出血性疾病，其共同特点多表现为外周血中的细胞和血浆成分的病理性改变，机体免疫功能低下以及出、凝血机制的功能紊乱，还可出现骨髓、脾、淋巴结等造血器官和组织的结构与功能异常。近年来，随着基础医学研究的不断深入和发展，血液病在诊断和治疗手段上也有很大发展，如血液系统恶性肿瘤的诊断已从形态学发展到分子生物学、基因学的高水平阶段；治疗已从既往的化疗进展到诱导分化、靶基因治疗、造血干细胞移植等。在配合新技术、新疗法的实施过程中，血液病的专科护理也得到了发展。

【健康史】

（一）患病情况及治疗经过

详细询问病人主要症状出现的缓急及其特点、持续时间、有无明确的病因与诱因等。了解病人相关辅助检查及其结果，特别是血象和骨髓检查。此外，还需了解主要的治疗方法、疗效和药物的不良反应、病人对治疗的依从性、患病后病人的体重、食欲、睡眠、排便习惯等的变化及其营养支持状况等。

（二）既往史

评估病人既往病史，有助于发现血液系统疾病的病因。如消化性溃疡或痔疮引起的出血、功能性子宫出血或严重的子宫肌瘤等可能因慢性失血导致贫血。慢性萎缩性胃炎、胃体部切除术后的病人可能发生巨幼细胞贫血等。

（三）家族史及个人史

询问病人家族中有无血液病，如血友病、遗传性球形红细胞增多症等，有助于了解病人是否为遗传性血液病。询问病人居住地及从事的职业有无核放射污染，家居装修材料情况，空气质量及水源污染情况，有无特殊药物（如氯霉素、阿司匹林、保泰松等）摄入史，了解患病是否为放射性物质或化学毒物所致。询问女性病人的月经史和妊娠分娩史有助于贫血原因的诊断。

（四）饮食和生活习惯

了解病人的饮食习惯，如有无挑食、偏食或素食习惯，不良的饮食习惯是导致各类营养学贫血的主要原因之一，特别是缺铁性贫血与巨幼细胞贫血。

【身体状况】

血液系统疾病常见的症状和体征包括：

1. **贫血（anemia）** 贫血是血液病病人最常见的症状。除各类贫血疾病外，急、慢性白血病及出血性疾病伴大量出血时均可出现贫血。贫血的原因有急、慢性失血，红细胞生成减少，红细胞破坏过多或过快引起的溶血性贫血。在我国贫血的标准是，海平面地区，成年男性 Hb<120g/L，成年女性（非妊娠）Hb<110g/L，孕妇 Hb<100g/L。贫血症状的有无或轻重，取决于贫血的程度、贫血发生的速度、循环血量有无改变、病人的年龄以及心血管系统的代偿能力等。贫血发生缓慢，机体能逐渐适应，即使贫血较重，尚可维持生理功能；反之，如短期内发生贫血，即使贫血程度不重，也可出现明显症状。年老体弱或心、肺功能减弱者，症状较明显。贫血者常伴随的症状有疲乏、困倦、头晕、心悸、气急、皮肤及黏膜苍白、食欲减退、女性病人有月经失调。

2. **皮肤黏膜出血** 皮肤黏膜出血是由于机体的止血与凝血功能障碍所致，常以全身或局限性皮肤黏膜自发性或受伤后出血不止为临床特征。常见的病因及发病机制有：①毛细血管壁缺陷，如遗传性出血性毛细血管扩张症、过敏性紫癜及某些感染性疾病等；②血小板异常，如特发性血小板减少性紫癜、再生障碍性贫血、血小板无力症、原发性血小板增多症、慢性粒细胞白血病等；③凝血异常，如血友病、弥散性血管内凝血等。出血部位除皮肤、黏膜外，也可见关节腔、内脏出血，如便血、呕血、血尿、阴道出血等，严重者可发生颅内出血。评估时要特别注意出血的部位、出血量、出血是否停止以及伴随的症状。

3. **发热（fever）** 发热是血液病病人的常见症状，具有持续时间长，热型不一，一般抗生素治疗效果不理想的特点。其主要原因是由于白细胞数减少和（或）功能缺陷、免疫抑制剂的应用以及贫血或营养不良等致机体抵抗力下降，易继发各种感染，且感染不易控制。感染部位常见于呼吸道、泌尿道、口腔黏膜及肛周皮肤，并常可发生败血症。此外，肿瘤细胞所产生的内源性致热因子，如肿瘤坏死因子（TNF）、白细胞介素-1（IL-1）和白细胞介素-6（IL-6），也是导致血液病病人持续发热的原因之一。评估时要注意仔细询问和分析病人发热的缓急、程度及其热型特点，并进行系统的身体检查，以发现感染的部位。

【辅助检查】

1. **血象检查** 是临床血液病诊断和病情观察最基本的实验室检查方法，主要包括血细胞计数、血红蛋白测定、网织红细胞计数以及血涂片进行血细胞的形态学检查。外周血细胞质和量的改变常可反映骨髓造血的病理变化。

（1）红细胞计数和血红蛋白测定：主要用于评估病人有无贫血及其严重程度。贫血的诊断及严重程度的判断详见第二十章第一节贫血"概述"。

（2）白细胞计数及分类：主要用于有无感染及其原因的判断，也有助于某些血液病的诊断。白细胞计数 $>10 \times 10^9/L$ 称白细胞增多，常见于急性感染、白血病等。白细胞计数 $<4 \times 10^9/L$ 称白细胞减少，其中以中性粒细胞减少为主。当中性粒细胞绝对值 $<1.5 \times 10^9/L$ 时称粒细胞减少症，$<0.5 \times 10^9/L$ 时称粒细胞缺乏症，常见于病毒感染、再生障碍性贫血、粒细胞减少症等。正常白细胞分类中不应出现或偶尔可见少许幼稚细胞，若出现大量幼稚细胞，则应警惕白血病或类白血病，应作进一步检查以明确诊断。

（3）网织红细胞计数：正常成人的网织红细胞在外周血中占 0.5%～1.5%，绝对值为 $(77 \pm 23) \times 10^9/L$。网织红细胞增多，表示骨髓红细胞增生旺盛，可见于溶血性贫血、急性失血性贫血或贫血的有效治疗后。网织红细胞减少，表示骨髓造血功能低下，常见于再生障碍性贫血。

（4）血小板计数：是出血性疾病首选的筛查项目之一。血小板数 $<100 \times 10^9/L$ 称血小板减少，通常在 $<50 \times 10^9/L$ 时病人即有出血症状，见于再生障碍性贫血、急性白血病、特发性血小板减少性紫癜等。血小板 $>400 \times 10^9/L$ 为血小板增多，可见于骨髓增生性疾病、慢性粒细胞白血病早期等。

2．骨髓细胞学检查 主要用于了解骨髓造血细胞生成的质与量的变化，对多数血液病的诊断和鉴别诊断起决定性作用。

（1）骨髓检查：包括骨髓涂片分类（骨髓象）和骨髓活检。涂片分类反映骨髓细胞的增生程度、细胞成分、比例和形态变化。活检反映骨髓造血组织的结构、增生程度、细胞成分和形态变化。按骨髓中有核细胞数量，骨髓的增生程度分为增生极度活跃、明显活跃、活跃、减低和明显减低五个等级。骨髓中各系列细胞及其各发育阶段细胞的比例，有助于各系列细胞增生程度的判断，粒红比例为最常用的评价指标。

（2）血细胞化学染色：通过对血细胞的各种生化成分、代谢产物的测定，了解血细胞的类型，对某些血液病的诊断和疗效评价有重大意义。如过氧化物酶染色、苏丹黑 B 染色和中性粒细胞碱性磷酸酶染色，均可用于白血病与类白血病反应的鉴别诊断。其中过氧化物酶染色对粒细胞白血病与淋巴细胞白血病的鉴别诊断最有价值。铁染色则主要用于缺铁性贫血的诊断及指导铁剂治疗。

3．止血、凝血功能检查

（1）毛细血管抵抗力试验（capillary resistance test，CRT）：又称毛细血管脆性试验或束臂试验。其方法是用血压计袖带缚于上臂后充气，并使压力维持在收缩压与舒张压之间，以对毛细血管壁施加压力。持续 8 分钟后放松袖带，5 分钟后记录前臂屈侧直径为 5cm 圆周内的新出血点数目。新出血点超过 10 个为阳性，提示毛细血管脆性增加，见于血小板减少、血小板功能缺陷、遗传性毛细血管扩张症、过敏性紫癜等。

（2）出血时间（bleeding time，BT）测定：出血时间是指在一定条件下，将皮肤毛细血管刺破后血液自然流出到自然停止所需的时间。其主要受血小板的数量与功能、毛细血管通透性与脆性的影响。正常值 Duke 法测定为 1～3 分钟，BT>4 分钟为延长，见于遗传性毛细血管扩张症、血小板减少性紫癜、血小板无力症及服用阿司匹林后。

（3）凝血时间（clotting time，CT）测定：凝血时间是指静脉血离体后发生凝固所需的时间，是内源性凝血系统的筛选试验之一。正常值试管法为 4～12 分钟，CT>12 分钟为延长，见于各型血友病、抗凝药物治疗等。

为了避免治疗性损伤而引起病人出血不止，出、凝血时间是创伤性检查和治疗（如内镜检查、拔牙术、人工流产等）前的常规检查项目。

【心理 – 社会状况】

由血液和造血器官本身特点决定，血液病具有许多与其他疾病不同的特点。其表现多为全身性、临床症状与体征复杂多样、缺乏特异性，病情迁延不愈，如果是恶性疾病治疗需要高额费用且预后较差。因此，血液病病人通常存在严重的心理问题，表现为焦虑、恐惧、抑郁、预感性悲哀和绝望。这些消极的情绪不仅会加重疾病症状，也会影响治疗和护理工作。护士应高度关注病人的心理问题，通过与病人建立良好的护患关系了解病人内心感受，发现病人主要的心理问题及其原因，有针对性地进行心理护理。同时要评估病人的社会支持系统，帮助病人寻求支持。

第三节 血液系统常见诊疗技术与护理

一、骨髓穿刺术

骨髓穿刺术（bone marrow puncture）是采取骨髓液的一种常用诊疗技术，检查内容包括细胞形态学检查、寄生虫和细菌学等几方面，以协助诊断血液病、传染病和某些寄生虫病。

【适应证】

1. 血液系统疾病的诊断和鉴别诊断，如再生障碍性贫血、巨幼细胞贫血、白血病、原发性血小板减少性紫癜等。

2. 协助诊断骨髓中可出现异常细胞的疾病，如骨髓病、淋巴瘤、恶性组织细胞增多症、癌转移等。

3. 观察治疗效果。

4. 采取骨髓液作细菌培养。

5. 骨髓造血干细胞的分离、培养和骨髓移植。

【禁忌证】

1. 有出血倾向者，慎行骨髓穿刺。

2. 血友病病人禁止进行骨髓穿刺。

【操作前准备】

1. **用物准备** ①常规消毒治疗盘 1 套；②无菌骨髓穿刺包 1 个：包括骨髓穿刺针 1 枚、无菌注射器（2ml 和 20ml 各 1 副）、7 号针头 1 个、洞巾 1 条、纱布 2 块等；③其他用物：棉签、2% 利多卡因、无菌手套 2 副、载玻片及推玻片若干、培养基、酒精灯、火柴、胶布等。

2. **病人准备** 向病人解释骨髓穿刺的目的、过程以及如何配合等，取得病人的合作。

3. **辅助检查和皮试** 术前做血小板、出血时间和凝血时间检查，评估病人有无出血倾向。若用普鲁卡因局部麻醉，术前需作皮试。

【操作过程】

1. 选择穿刺部位　穿刺部位可选择髂前上棘、髂后上棘、胸骨和腰椎棘突穿刺点。

2. 常规皮肤消毒、铺巾，用2%的利多卡因溶液局麻至骨膜。

3. 穿刺方法

（1）髂前上棘穿刺：病人仰卧，穿刺点位于髂前上棘后1~2cm，该部位骨面较平，易于固定，操作方便，无危险性。术者以左手拇指和示指固定局部皮肤，右手持针垂直骨面刺入皮肤，当针尖接触骨质后则将穿刺针左右旋转，缓慢钻刺骨质，进针深度约1.5cm，当阻力感消失、穿刺针固定时，表示已进入骨髓腔。穿刺针头进入骨质后避免摆动过大，以免针头折断。穿刺成功后取出针芯，接干燥注射器，抽吸骨髓液0.2ml。抽吸液量要少，避免骨髓液稀释，影响细胞学检查的准确性。如未能抽出骨髓液，则可能是针腔被皮肤或皮下组织堵塞，此时，应重新插上针芯，稍加旋转或再进少许或退出少许，拔出针芯，如见针芯带有血迹时，再行抽吸即可取得骨髓液。如果有"干抽"现象，可多部位穿刺。

（2）髂后上棘穿刺：病人俯卧或侧卧，穿刺点位于第5腰椎水平旁开3cm处。穿刺深度为0.5~1cm。操作步骤同上。

（3）胸骨穿刺：病人仰卧，用枕头垫高上背部，术者以左手拇指和示指固定于第2~3肋间胸骨两侧，在该肋间胸骨中线处作一标记，针体与骨面约成45°缓慢进针，穿刺深度为0.8~1cm。胸骨较薄，其后方为心房和大血管，严防穿透胸骨发生意外。

（4）腰椎棘突穿刺：病人侧卧，穿刺点位于腰椎棘突突出处。穿刺步骤同髂前上棘穿刺。

4. 抽吸完毕，左手取无菌纱布置于针孔处，右手将穿刺针一起拔出，随即将纱布盖于针孔上，并按压1~2分钟，再用胶布将纱布加压固定。

5. 骨髓液取出后应立即涂片，否则会很快发生凝固，使涂片失败。将抽取的骨髓液滴于载玻片上，急速做有核细胞计数及涂片，备做形态学及细胞化学染色检查。

【操作后护理】

1. **止血**　拔针后局部加压，有出血倾向者要延长压迫时间。

2. **卧床休息**　穿刺局部会有轻微疼痛。病人可卧床休息一天，限制肢体活动。

3. **防止感染**　保持穿刺局部皮肤的清洁、干燥，若纱布被血液或汗液浸湿，要及时更换。针孔出现红、肿、热、痛时，可用2%碘酊或0.5%碘伏等涂搽局部。若伴有全身发热，则应与医生联系，根据病情适当选用抗生素。

二、输　血

输血是将全血或成分血如血浆、红细胞、白细胞或血小板等通过静脉输入体内的方法。输血是临床上一项重要的抢救和治疗措施，对改善病情、提高疗效和减少死亡有重大意义。

【常用血液制品种类及适应证】

（一）红细胞制剂

1. **浓缩红细胞**　从全血中去掉大部分（约全血的2/3）血浆后，所剩余的部分即为浓缩红细胞。适用于：①各种慢性贫血；②心、肝、肾功能不全的病人输血；③外科失血（手术前后输血）；④小儿和老年人的输血。浓缩红细胞黏稠度大，输注时需加一定的生理盐水。

2. **少白细胞的红细胞** 是指用离心或过滤法等去除70%以上白细胞的浓缩红细胞。适用于：①反复输血及屡有发热的非溶血性输血反应的病人；②早期怀疑或需要经常输血的自身免疫性溶血性贫血病人；③将来可能行骨髓移植或器官移植的病人。输注方法同浓缩红细胞。

3. **洗涤红细胞** 通过无菌操作，用生理盐水将浓缩红细胞洗涤3~5次，去除白细胞（>95%）和血浆（99.5%）。再加生理盐水配制成血细胞比容为0.7的制剂，去除的白细胞和保留的红细胞均在80%以上，成为洗涤红细胞。适应证同少白细胞的红细胞，特别适用于对血浆过敏的病人，如自身免疫性溶血性贫血、阵发性睡眠性血红蛋白尿及有心、肝、肾疾病和有输血反应的病人。

4. **冷冻红细胞** 即将纯红细胞甘油化后低温（−70~−85℃或−196℃以下）保存，使用时再行解冻，去甘油后方可使用的制剂。主要用于稀有血型和自身血的长期保存。但制备和使用的要求均较高，价格昂贵，难以广泛推广。

5. **年轻红细胞** 自20世纪80年代兴起的一种供临床输注的红细胞制剂，主要由年龄较轻的红细胞（包括网织红细胞）组成。适用于珠蛋白生成障碍性贫血及再生障碍性贫血病人。

（二）血小板制剂

血小板制剂包括浓缩血小板（用离心方法从每袋全血中分离出血小板）和单采血小板（用血细胞分离机一次从1个献血者采集的血小板）。适用于：①各种原因所致的血小板计数小于$20×10^9$/L，伴严重出血者；②血小板功能异常所致的严重出血或需要外科手术者；③大量输血所致的稀释性血小板减少，伴有严重出血者；④血小板计数小于$5×10^9$/L，用作预防性输注。

（三）血浆制剂

1. **新鲜冷冻血浆** 临床应用最多的一种血浆。在采血后6小时内分离制成，并在1~2小时内于−30℃冷冻成块，于−20~−30℃下保存，能有效地保存各种凝血因子，包括不稳定的凝血因子Ⅴ、Ⅷ。适用于：①多种凝血因子缺乏引起的出血；②需要补充血容量或血浆蛋白的病人，如严重创伤、大手术出血、血浆置换、低蛋白血症等。

2. **普通冷冻血浆** 是全血在保存期内或过期5天内经自然沉降或离心后分出的血浆，立即放入−30℃冰箱冷冻成块，即为普通冷冻血浆。冷冻状态一直持续到使用之前，有效期为5年。该制品内含有全部稳定的凝血因子，但缺乏不稳定的凝血因子Ⅴ、Ⅷ。主要用于凝血因子Ⅴ和Ⅷ以外因子缺乏症病人的治疗。

3. **冷冻干燥血浆** 新鲜冷冻血浆或普通冷冻血浆在无菌条件下，真空升华去水制成。在−10℃以下保存5~10年，适用于肝病、低血容量性休克和烧伤病人。

除以上制剂外，各类血浆制剂还有如：冷沉淀物、因子、纤维蛋白原、凝血酶原混合物等，根据病人不同情况选择使用。

（四）蛋白质制剂

1. **白蛋白** 白蛋白是从乙型肝炎疫苗全程免疫后的健康人血浆中，用低温乙醇法制备。白蛋白溶液的pH为中性，它的钠离子含量与血浆相同或略高，但钾离子含量较低，不含任何防腐剂，于2~6℃保存，有效期5年。适用于白蛋白丢失、体外循环、手术或创伤以及低血容量休克的病人。

2. **丙种球蛋白** 含IgG和少量的IgA或IgM。适用于预防水痘、破伤风、抗狂犬病、抗乙型肝炎、抗带状疱疹等感染，也可用于新生儿溶血及低丙种球蛋白血症。

【禁忌证】

对急性肺水肿、充血性心力衰竭、肺栓塞、恶性高血压、真性红细胞增多症、肾功能极度衰竭及对输血有变态反应的病人应禁忌输血。

【操作前准备】

1. **备血**　根据医嘱填写输血申请单，并抽取病人静脉血标本 2ml，将血标本和输血申请单一起送血库作血型鉴定和交叉配血试验。

2. **取血**　根据输血医嘱，护士凭提血单到血库取血，并和血库人员共同认真做好"三查八对"。三查：查血液的有效期、血液的质量以及血液的包装是否完好无损。八对：对姓名、床号、住院号、血袋（瓶）号、血型、交叉配血试验的结果、血液种类、血量。核对完毕确认无误后，护士在交叉配血试验单上签字后方可提血。取血后勿剧烈振荡，在室温下放置 15～20 分钟后再输入。

3. **签署知情同意书**　向病人解释输血的目的、过程以及如何配合等，取得病人的合作，并签署知情同意书。

【操作过程】

1. 输血前，需与另一名护士再次进行核对，确保无误并检查血液无凝块后方可输血。

2. **建立静脉通道**　按静脉输液法建立静脉通道，输血前先输入少量生理盐水，冲洗输血器管道后连接血袋进行输血。

3. **控制和调节滴速**　开始输入时速度宜慢，观察 15 分钟左右，如无不良反应后再根据病情及年龄调节滴速。

4. 输血完毕，将针头从储血袋中拔出，插入生理盐水瓶中输入生理盐水，将输血器内的血液全部输入体内再拔针，拔针后用无菌纱布按压穿刺点至无出血。

输血过程中，护士应密切观察受血者的反应，包括神志、体温、呼吸、脉搏、血压和病情变化等。若有输血反应，严重者应立即停止输血，迅速查明原因并做相应处理。

【操作后护理】

输血结束后，护士应认真检查受血者静脉穿刺部位有无血肿或渗血，并做相应处理。输完的血袋送回输血科保留 24 小时，以备病人在输血后发生输血反应时检查、分析原因。

【输血反应】

输血反应是输血或某些血液制品引起的不良反应，由于供、受者间血细胞表面同种异型抗原型别不同所致，包括溶血性和非溶血性两大类。

（一）溶血性输血反应

输血中或输血后，输入的红细胞或受血者本身的红细胞被过量破坏，即发生输血相关性溶血。输血相关性溶血分急、慢性 2 种。

1. **急性输血相关性溶血**　指在输血中或输血后数分钟至数小时内发生的溶血。常出现高热、寒战、心悸、气短、腰背痛、血红蛋白尿甚至尿闭、急性肾衰竭和 DIC 表现等，严重者可导致死亡。实验室检查提示血管内溶血。

（1）原因有：①供、受血者血型不合（ABO 血型或其亚型不合、Rh 血型不合）；②血液保存、运输或处理不当；③受血者患溶血性疾病等。

（2）防治措施：①输血前严格执行"三查八对"制度，严格遵守操作规程，是预防溶血反应的关键。②发现或怀疑溶血反应，应立即停止输血。保留静脉输液通路，严密观察病情，密切监测生命体征和尿色、尿量的变化，准确记录摄入量和排尿量，注意有无少尿或无尿，必要时留置尿管准确记录每小时尿量。③积极寻找溶血原因，如迅速核对病人及供血者血型、交叉配血试验报告单及血袋姓名等有无差错。④遵医嘱应用糖皮质激素，碱化尿液、利尿，保证血容量和水、电解质平衡，纠正低血压，防治肾衰竭和DIC，必要时行透析、血浆置换或换血疗法等。

2. 慢性输血相关性溶血 又称迟发性输血相关性溶血，常表现为输血数日后出现黄疸、网织红细胞升高等。多见于稀有血型不合、首次输血后致敏产生同种抗体、再次输该供血者红细胞后发生同种免疫性溶血。处理基本同急性输血相关性溶血。

（二）非溶血性输血反应

1. 发热反应 是最常见的输血反应，发生率40%以上。其主要表现是输血过程中发热、寒战、体温升高达38~41℃，同时伴有头痛、恶心、呕吐、皮肤潮红，轻者持续1~2小时后逐渐缓解。

（1）发热原因：①血液或血制品中有致热原。②受血者多次受血后产生同种白细胞或（和）血小板抗体。

（2）防治措施：①立即停止输血并通知医生，同时密切观察病情，监测生命体征，每15~30分钟测体温、血压1次；②注意保暖，遵医嘱应用解热镇痛药或糖皮质激素处理；③输血前滤去血液中所含致热原、白细胞及其碎片是常用的预防方法；④输血开始的15分钟输入速度应缓慢。

2. 过敏反应 输血过程中或之后，受血者出现荨麻疹、血管神经性水肿，重者为全身皮疹、喉头水肿、支气管痉挛、过敏性休克等。

（1）过敏原因：①所输血液或血制品含变应原；②受血者本身为高过敏体质或多次受血而致敏。

（2）防治措施：①轻者可减慢输血速度，遵医嘱用抗组胺药物，如苯海拉明、异丙嗪等；②反应严重者立即停止输血，皮下注射肾上腺素或同时静滴糖皮质激素；③呼吸困难者给予吸氧，发生支气管痉挛时需解痉治疗、严重喉头水肿者行气管插管或气管切开，以防窒息；④对过敏体质者，在输血前半小时口服苯海拉明或异丙嗪，可减轻或避免过敏反应。

3. 疾病传播 经输血传播的感染性疾病主要有各型病毒性肝炎、艾滋病、巨细胞病毒感染、疟疾、梅毒及污染血导致的各种病原微生物感染。该类不良反应的预防措施主要是：控制献血者资质及血液采集、贮存、运输、质检、输注等环节的无菌化。

4. 其他 一次过量输血可引起急性心功能不全、左心衰竭、肺淤血等。多次输血或红细胞，可致受血者铁负荷过量。反复异体输血，可使受血者产生同种血细胞（如血小板、白细胞等）抗体，继之发生无效输注、发热、过敏甚至溶血反应。异体输新鲜全血（富含白细胞），可发生输血相关性移植物抗宿主病。大量输入枸橼酸钠抗凝血或血浆，会螯合受血者的血浆游离钙，若不及时补钙，则可加重出血。大量输注库存血时尚可出现酸碱失衡、枸橼酸中毒、高钾血症等，需引起注意。

（刘腊梅）

◇ 思考题

女性，35岁，反复出现皮肤瘀点，并有鼻出血、月经过多，近来出现贫血、脾大。

1. 请分析该病人目前存在的主要护理问题是什么？

2. 应从哪些方面对病人进行评估？

第三十章

贫血病人的护理

第一节 概 述

贫血(anemia)是指人体外周血红细胞容量减少,低于正常范围下限,不能运输足够的氧至组织而产生的综合征。由于红细胞容量测定较为复杂,临床上常以血红蛋白浓度来代替。贫血本身并不是一种独立的疾病,几乎各系统疾病均可引起贫血,是临床上最为常见的症状之一。一般认为成年人在海平面地区的贫血标准为:男性 Hb<120g/L;女性(非妊娠)Hb<110g/L;妊娠期女性 Hb<100g/L。

【分类】

贫血有各种不同的分类方法,主要包括:

(一)按细胞学分类

可分为 3 类:①大细胞性贫血:红细胞平均体积(mean red cell volume,MCV)>100fl,红细胞平均血红蛋白浓度(mean corpuscular hemoglobin concentration,MCHC)32%~35%,常见于巨幼细胞贫血、伴网织红细胞大量增生的溶血性贫血、骨髓增生异常综合征、肝疾病。②正常细胞性贫血:MCV>80fl,MCHC 32%~35%,常见于再生障碍性贫血、纯红细胞再生障碍性贫血、溶血性贫血、骨髓病性贫血、急性失血性贫血。③小细胞低色素性贫血:MCV<80fl,MCHC<32%,常见于缺铁性贫血、铁粒幼细胞性贫血、珠蛋白生成障碍性贫血。

(二)按血红蛋白浓度分类

根据血红蛋白浓度将贫血严重程度划分为轻度(Hb 低于正常值,但高于 90g/L)、中度(Hb 60~90g/L)、重度(Hb 30~59g/L)、极重度(Hb<30g/L)。

(三)按骨髓红系增生情况分类

根据骨髓红系增生情况可分为增生不良性贫血和增生性贫血,前者见于再生障碍性贫血,后者见于除再生障碍性贫血以外的贫血。

(四)按病因与发病机制分类

1. 红细胞生成减少性贫血 红细胞的生成主要取决于造血细胞、造血调节、造血原料三大因素。三个因素的任何一种发生异常都会导致红细胞生成减少,引发贫血。

(1)造血干细胞异常所致贫血:包括再生障碍性贫血、纯红细胞再生障碍性贫血、先天性红细胞生成异常性贫血、造血系统恶性克隆性疾病。

(2)造血调节异常所致贫血:包括骨髓基质细胞受损所致贫血、淋巴细胞功能亢进所致贫血、造血调节因子水平异常所致贫血、造血细胞凋亡亢进所致贫血。

（3）造血原料不足或利用障碍所致贫血：包括由于叶酸或维生素 B_{12} 缺乏或利用障碍所致贫血（如巨幼细胞贫血）、缺铁或铁利用障碍性贫血（如缺铁性贫血）。

2. 红细胞破坏过多性贫血　即溶血性贫血。红细胞寿命为 120 天，每天有约 1/120 的红细胞被破坏，也有相等数量的红细胞生成，维持着动态平衡状态。当红细胞寿命缩短超过骨髓代偿能力时就会发生溶血性贫血。红细胞本身内在因素，如红细胞膜异常通透性增高、红细胞内酶活力异常等因素；红细胞外在因素，如化学、物理、机械、毒素、感染、免疫等因素，均可造成红细胞破坏过多，引起溶血性贫血。

3. 失血性贫血　按失血速度分为急性和慢性，按失血量分为轻、中、重度，根据失血原因分为凝血性疾病（如血友病、特发性血小板减少性紫癜等）和非凝血性疾病（如外伤、肿瘤、结核等）。

【护理评估】

（一）健康史

了解贫血对病人日常生活的影响；病人何时、何地接受过何种治疗，应用过何种药物，既往曾患过何种疾病；是否有饮食的偏好与禁忌，平时营养的摄入状况如何；病人从事何种职业；家庭成员中有无贫血病人等。

（二）身体状况

贫血的共同特征是红细胞携氧能力的降低导致组织缺氧，从而使病人出现一系列临床表现。但贫血病人是否出现症状及症状的轻重取决于贫血的严重程度、贫血发生发展的速度、个体的代偿能力及其对缺氧的耐受性（如发病年龄、有无心肺疾病等）等方面。贫血病人常有如下表现：

1. 皮肤黏膜　皮肤黏膜苍白是贫血最常见的体征，如甲床、结膜、口唇等部位。因为贫血病人体内有效血容量重新分布，为了保证重要脏器（如脑、心、肾、肝、肺等）供血而减少相对次要脏器（如皮肤、黏膜）供血。此外，单位体积血液内红细胞和血红蛋白含量减少，也导致皮肤、黏膜颜色变淡，显得苍白。此外，由于病人所处的环境、温度、情绪状态等因素都会影响到病人末梢血管的收缩与舒张状态，因此评估病人时应注意上述情况与贫血改变相鉴别。除苍白外，皮肤黏膜还会出现粗糙、缺乏光泽，甚至溃疡形成。

2. 神经系统　贫血导致脑组织缺氧，脑细胞缺氧时病人会出现头痛、眩晕、萎靡、失眠、多梦、眼花、记忆力减退、注意力不集中等症状。贫血还可引起周围神经损害、四肢远端感觉麻木和刺痛感。

3. 呼吸系统　轻度贫血时机体可以代偿，平静时病人一般没有临床症状，在活动后可引起呼吸加快、加深；重度贫血时病人在平静状态时就会出现气短、端坐呼吸、甚至呼吸困难。

4. 循环系统　活动后感觉气促、心悸是贫血病人一个突出的临床表现，在贫血严重或伴有心衰时，休息状态下就会出现上述症状。长期贫血会导致贫血性心脏病，病人出现心悸、心律失常、心功能不全，心尖区或心底部听到柔和的收缩期杂音，心电图 ST 段降低，T 波平坦或倒置。

5. 消化系统　某些消化系统疾病（如消化系统炎症、溃疡，慢性腹泻等）可引起贫血，贫血本身也可影响消化系统。贫血病人会出现消化功能减低、消化不良、腹胀、食欲下降、恶心、呕吐、大便规律及性状改变，可能与胃肠黏膜缺氧致消化液分泌减少和胃肠功能紊乱有关。

6. 泌尿系统　由于肾脏缺氧，病人会出现多尿、低比重尿、蛋白尿，严重者可出现少尿、无尿、急性肾衰竭。

7. 血液系统　外周血的改变主要表现在血细胞量、形态和生化成分上，病人会出现红细胞减少，血红蛋白、血细胞比容减低，白细胞或血小板异常。造血器官的改变主要在骨髓，出现骨髓有核细胞、粒细胞、红细胞、单核细胞等细胞系的改变。贫血还会合并肝、脾、淋巴结的肿大。

8. 内分泌系统　长期贫血会影响甲状腺、性腺、肾上腺、胰腺功能，红细胞生成素和胃肠激素的分泌也会受到影响。

9. 生殖系统　长期贫血会使睾丸缺血、细胞坏死，雄性激素减少，男性特征减弱。女性常伴有月经不调、继发闭经。

10. 免疫系统　免疫系统疾病可继发贫血，贫血本身或治疗贫血的药物也会引起免疫系统功能的改变。

（三）辅助检查

1. 血常规检查　血常规检查（血红蛋白）可以确定有无贫血，MCV、MCHC 有助于判定贫血的类型，同时能够发现是否伴有白细胞、网织红细胞、血小板计数的变化及有无幼稚细胞及其比例。

2. 骨髓检查　骨髓细胞涂片分类反映骨髓细胞的增生程度、细胞成分等，骨髓活检可以反映骨髓造血组织的结构、增生程度和形态变化等。

3. 其他检查　根据贫血的发病机制进行检查，如缺铁性贫血进行缺铁相关疾病（胃肠道慢性疾病等）的检查，巨幼细胞贫血进行血清叶酸和维生素 B_{12} 的测定及相关疾病的检查。

（四）心理－社会状况

轻度贫血病人可在门诊治疗，如病情严重时需住院治疗，此时病人都有较重的心理负担，对治疗丧失信心，悲观失望，急性发作时更会产生恐惧感。这些不健康的心理因素会影响病人的治疗效果，护士要评估病人的心理状态，了解病人的内心感受。此外，还要注重评估病人的社会、家庭支持系统，了解病人工作、家庭情况和社会地位与角色。

【常见护理诊断／问题】

1. 活动无耐力　与贫血引起全身组织缺氧有关。

2. 营养失调：低于机体需要量　与体内铁、叶酸、维生素 B_{12} 不足有关。

3. 潜在并发症：感染。

【计划与实施】

贫血的处理原则是对症治疗，祛除和纠正引起贫血的原因，或针对贫血的发生机制治疗。通过治疗和护理，病人的贫血得到纠正，能维持有效的组织供氧，缺氧状态得到改善。

1. 病情观察　详细了解病人当前的症状与体征，根据医嘱进行相关检查。有异常情况及时与医生沟通。

2. 限制活动　限制贫血病人的活动，指导病人卧床休息，减轻组织耗氧和缓解临床症状，特别注意叮嘱病人不要进行突然改变体位的活动，如蹲下后突然站起或卧床较长时间突然离床活动，这些都会引起病人不适，严重者可出现晕厥或跌倒。病人的活动量应根据贫血程度来决定，轻至中度贫血病人可适当活动，不要做剧烈活动，以平稳、缓慢、不引起病人心率增快的程度为宜。重度贫血病人需卧床休息，给予生活护理，病人离床时注意加强保护，以防止意外发生。

3. 吸氧　贫血病人可根据医嘱给予吸氧，注意观察病人缺氧缓解情况，如效果不明显，通知医生适当调整。

4. 输血、补液　遵医嘱进行输血、补液治疗。注意输注的速度不宜过快，并注意观察病人有无咳嗽、胸闷、气促、脉搏增快等表现。输血宜输入新鲜血制品，在输血过程中注意观察病人有无输血反应，如发热反应、变态反应等。

5. 饮食 病人进食高热量、高蛋白、高维生素易消化饮食，缺铁性贫血病人应增加含铁丰富的食物（如动物肝脏、蛋黄），营养性巨幼细胞贫血者应多补充绿色蔬菜和水果。

6. 预防感染 病室每天空气消毒，保持床单位的清洁与干燥，减少病人皮肤因摩擦而造成的损伤，减少感染的机会。指导病人每天用漱口水漱口，清洁口腔，用软毛刷刷牙，护士每班检查病人口腔黏膜有无溃疡、出血。指导病人保持皮肤清洁，每天清洗会阴。

7. 健康指导 护士应向病人讲明所患贫血的类型及相关的疾病知识，让病人掌握贫血的饮食治疗与药物治疗，同时病人应知道如何观察药物治疗的注意事项与副作用。告诉病人治疗需要较长的时间，要有信心，坚持治疗。指导病人要养成良好的卫生习惯，有任何不适症状应及时就诊，向医生咨询。

【护理评价】

经过治疗和护理，病人是否达到：①对治疗有信心并积极配合；②缺乏的营养物质得到补充；③血细胞上升接近正常值；④没有并发症发生；⑤疲乏感消失；⑥掌握疾病的相关知识。

第二节　缺铁性贫血病人的护理

❖ **学习目标**

识记：

1. 能准确描述缺铁性贫血的概念、临床表现。

2. 能简述铁代谢的过程。

3. 能正确说出缺铁性贫血的病因与发病机制、辅助检查及意义。

4. 能准确描述缺铁性贫血病人的饮食指导的内容。

理解：

1. 能解释缺铁性贫血病人的典型症状。

2. 能解释缺铁性贫血病人药物治疗与护理要点。

运用：

1. 能对缺铁性贫血病人进行护理评估，制订护理计划。

2. 能对缺铁性贫血病人进行饮食及药物治疗的指导。

缺铁性贫血（iron deficiency anemia，IDA）是指机体对铁的需求与供给失衡，导致体内贮存铁耗尽，从而继发红细胞内的铁缺乏，最终引起的小细胞低色素性贫血。IDA是贫血中最常见的一种类型，可发生在各年龄段，在生长发育期的儿童和育龄期妇女发病率较高。人体内铁总量在正常成年男性为50~55mg/kg，女性35~40mg/kg。铁的缺乏主要与以下因素有关：铁摄入不足（食物缺铁）、供不应求（孕妇）、吸收不良（胃肠道疾病）、转运障碍（肝病、慢性炎症、无转铁蛋白血症）、丢失过多（各种失血）及利用障碍（铁粒幼细胞贫血、铅中毒、慢性病性贫血）等。

【铁代谢】

（一）铁的分布

铁是人体不可缺少的物质，在体内广泛分布于各组织中，是血红蛋白重要的组成部分。铁在人体内分为两种状态：功能状态铁和贮存铁。功能状态铁包括血红蛋白铁（占体内铁的67%）、肌红蛋白铁（占体内铁的15%）、转铁蛋白铁（3~4mg）、乳铁蛋白、酶和辅因子结合的铁。贮存铁（男性1000mg，女性300~400mg）包括铁蛋白和含铁血黄素，贮存于单核-巨噬细胞系统中。

（二）铁的来源、吸收和运输

正常人每天从食物中摄入1~1.5mg铁即可满足身体新陈代谢所需要的铁量，维持机体内部的平衡。铁主要吸收部位在十二指肠及空肠上段，但影响铁吸收的因素较多，如胃内胃酸水平、体内铁贮存量、骨髓造血功能及某些药物（如维生素C）等均可影响铁的吸收。红细胞在生存约120天后会自然衰老而破坏，破坏后的血红素铁几乎全部被用于制造相等数量的新鲜红细胞的血红素。进入血浆中的铁（Fe^{2+}）被氧化为高铁（Fe^{3+}）后，部分与血浆中的转铁蛋白结合成为转铁蛋白复合体，并将铁运送到骨髓和其他组织中，被幼红细胞和其他需铁的组织摄取。

（三）铁的排泄

正常男性每天排铁不超过1mg，女性每天排铁1~1.5mg，主要通过肠黏膜脱落的细胞随粪便排出，少量可通过尿液与汗液排出。育龄妇女主要由于月经、妊娠、哺乳等丢失铁。

【病因与发病机制】

（一）病因

1. 机体对铁的需要量增加而摄入不足　多见于生长发育期的儿童、女性妊娠期与哺乳期。

2. 铁吸收障碍　主要见于胃大部切除术后，由于胃酸分泌较少，而食物又较快进入空肠，在铁吸收的主要部位（十二指肠）停留时间很短，因此造成铁吸收障碍。在胃肠道的某些疾病，如胃肠功能紊乱、慢性肠炎、长期腹泻、克罗恩病等均可减少铁的吸收，导致缺铁性贫血。

3. 铁丢失过多　长期慢性失铁而机体摄入并未增加，当贮存铁被耗尽，便可导致缺铁性贫血。慢性失血是成人缺铁性贫血最多见、最重要的原因。尤以消化道慢性失血（消化性溃疡、消化道肿瘤、食管静脉曲张出血、痔出血）或妇女月经过多更为多见，其他如钩虫病、服用阿司匹林后出血、反复发作的阵发性睡眠性血红蛋白尿等也可引起。

（二）发病机制

铁缺乏时机体会动用贮存铁，但当贮存铁耗尽时，体内铁的代谢便会受到影响。此外，缺铁对造血系统、组织细胞的代谢都会产生影响。

1. 缺铁对铁代谢的影响　当贮存铁不能满足机体铁的正常代谢时，体内铁的含量便会减少，包括贮存铁含量减少、血清铁和转铁蛋白饱和度减低、总铁结合力和未结合铁的转铁蛋白升高、组织内和红细胞内缺铁。

2. 缺铁对造血系统的影响　红细胞内缺铁，原卟啉不能与铁结合成血红素，血红素合成障碍，血红蛋白生成减少，红细胞胞浆减少、体积变小，形成小细胞低色素性贫血，若进行性发展严重时，粒细胞、血小板生成也会受到影响。

3. 缺铁对组织细胞代谢的影响　组织缺铁，细胞内含铁的酶和铁依赖的酶活性降低，影响病人的精神、体力、行为及免疫功能。还能引起黏膜的病变和外胚叶组织（如毛发、指/趾甲、皮肤等）的营养障碍。

【护理评估】

（一）健康史

重点了解疾病对病人饮食、睡眠、大小便等日常生活有何影响；病人接受过何种治疗，应用过何种药物，曾患过何种疾病；病人饮食的偏好与禁忌，平时营养的摄入如何；病人既往患过何种疾病，家庭成员中有无类似贫血病人等。

（二）身体状况

1. **贫血的表现**　贫血的发生较为缓慢，病人常能较好适应，早期没有症状或症状很轻，可能会出现头晕、头痛、面色苍白、乏力、易倦、心悸、活动后气短、眼花及耳鸣等。

2. **组织缺铁的表现**　儿童、青少年发育迟缓、体力下降、智商低、容易兴奋、注意力不集中、烦躁、易怒或淡漠、异食癖和吞咽困难（Plummer-Vinson 综合征）。

3. **体征**　除皮肤黏膜苍白外，病人还可出现口腔炎、舌炎、毛发干燥、指甲扁平无光泽、易碎裂，部分病人指甲呈勺状（反甲）或脾脏轻度肿大。

（三）辅助检查

1. **血象**　典型的血象表现呈小细胞低色素性贫血。外周血涂片可发现红细胞体积小、中央淡染区扩大。严重贫血者红细胞内血红蛋白呈一圈狭窄的环，可见很小的红细胞、靶形细胞、椭圆形细胞、不规则细胞。网织红细胞计数大多正常或轻度增高。白细胞和血小板计数正常或减低。

2. **骨髓象**　骨髓增生活跃或明显活跃，以红系增生为主，粒系、巨核系无明显异常。在红系中以中、晚幼红细胞为主，体积小、核染色质致密、胞浆少、边缘不整齐，即"核老浆幼"现象。骨髓涂片经亚铁氰化钾染色（普鲁士蓝染色）后，见不到深蓝色的含铁血黄素颗粒，红细胞内铁幼粒细胞减少或消失。

3. **铁代谢**　血清铁低于 8.95μmol/L。总铁结合力升高，大于 64.44μmol/L。转铁蛋白饱和度降低，小于 15%，血清可溶性转铁蛋白受体（sTfR）浓度超过 8mg/L。血清铁蛋白低于 12μg/L。

4. **红细胞内卟啉代谢**　红细胞内的游离原卟啉（FEP）增高，大于 0.9μmol/L，FEP/Hb 大于 4.5μg/g Hb。

（四）心理 - 社会状况

病人中儿童和妇女多见，病人和家属有一定的心理负担，病情严重时更会产生恐惧感。病人这些心理因素会影响其治疗的效果，因此护士要评估病人的心理状态，了解病人的内心感受。此外，还要注重评估病人的社会、家庭支持系统，了解病人工作、家庭情况和社会地位与角色。

【常见护理诊断／问题】

1. **营养失调：低于机体需要量**　与体内铁不足有关。

2. **活动无耐力**　与贫血引起全身组织缺氧有关。

3. **知识缺乏**：缺乏营养、用药相关知识。

【计划与实施】

缺铁性贫血的治疗原则是祛除原发病因，补充缺失的铁，重新维持机体铁代谢的平衡。经过治疗和护理，病人能够：①保证营养物质的摄入；②口腔黏膜完整无炎症发生；③耐受一般活动，日常生活能自理；④掌握疾病相关知识。

1. **改善缺铁状态，维持营养摄入**

（1）饮食：加强营养的摄入，纠正偏食，给予含铁丰富、易消化的食物，告知病人偏食是造成 IDA 的主要原因之一，强调均衡饮食的重要性，病人可采用少量多餐、增加食物种类、变换食物口味的方法促进饮食加强营养。谷类、乳类和茶等会抑制铁剂的吸收，而维生素 C、鱼类、肉类可加强铁剂的吸收，因此在服用铁剂的治疗过程中注意饮食的摄入。动物性食物中铁的吸收率较高，是食物中铁的主要来源，其中铁含量最高的有内脏（如肝和肾脏）、牛肉、鸡肉、海鲜（尤其是煮熟的蚌类）、蛋黄、干的青豆及豆荚、水果干、绿叶蔬菜、海带、紫菜、木耳等。富含铁质的菠菜和扁豆，由于含有植酸（小麦粉和麦麸中也有），会阻碍肠道吸收铁质，因此人体自它们吸收到的铁质相当少。富含维生素 C 的蔬菜，如番茄、花椰菜、绿花椰菜、马铃薯、包心菜，都会增加人体对铁质的吸收，可增加摄入量。对于患有口腔炎或舌炎的病人，饮食上忌食过热或过辣的刺激性食物，进食后清洁口腔或给予口腔护理。

（2）药物治疗与护理：①口服铁剂：口服制剂为首选，目前常用的有右旋糖酐铁、琥珀酸亚铁和富马酸亚铁等，每天服元素铁 150～200mg 即可。由于口服铁剂对胃肠道有一定的刺激，因此进餐时或饭后吞服可减少胃肠道反应，利于病人适应与耐受。因茶叶中含有鞣酸，与铁形成络合物，影响铁剂的吸收，而牛奶里含磷较高，也会影响铁的吸收，因此在服铁剂时禁止与茶水、牛奶同时服用。服用铁剂后可使病人粪便变成黑色，属正常反应，是由于铁与肠内硫化氢相互作用生成硫化铁所致。另外长期服用液体铁剂，可使牙齿染色，因此指导病人服药时用吸管，避免牙齿与药物接触。②注射铁剂：最常用的注射铁剂是右旋糖酐铁。首次给药需用 0.5ml 作为试验剂量，1 小时后无过敏反应可给足量治疗。用药前需计算总剂量：所需补充铁总量（mg）=[需达到的血红蛋白浓度 – 病人血红蛋白浓度（g/L）]× 体重（kg）×0.33。注射铁剂时采用深部肌内注射的方法，并经常更换注射部位，避免硬结形成。为避免药液溢出而引起皮肤染色，抽取药液后更换注射针头，并采用"Z"形注射法或留空气注射法。注射铁剂可发生局部疼痛、头痛、头晕、发热、荨麻疹、关节痛、肌肉痛、低血压等，严重者可出现变态反应，因此在用药过程中注意观察病人有否出现这些反应。注射后可给予热敷，以防止硬结形成；对于症状明显，甚至出现过敏性休克时，应及时通知医生，停止用药，同时给予抗过敏和抗休克治疗。

2．活动指导 严重贫血病人应嘱其卧床休息，避免剧烈活动，下蹲站起时动作一定要缓慢，防止出现晕厥或跌倒。由于轻微的活动可增进病人的食欲，因此指导病人适当进行活动，以不引起疲劳为宜。

3．健康指导

（1）疾病知识的指导：指导病人了解缺铁性贫血的病因、表现，认识长期贫血对自身的危害，提高病人及家属对治疗和护理的依从性，使其能积极主动地参与疾病的治疗与康复。

（2）预防指导：①饮食指导：提倡均衡饮食，荤素搭配，家庭烹饪建议用铁制器皿；②高危人群预防性补充铁：婴儿、生长发育期的青少年、妊娠与哺乳期的女性，应增加食物铁的补充，必要时可考虑预防性补充铁剂；③预防和治疗相关疾病：如消化性溃疡、痔疮出血、长期腹泻、肠道寄生虫感染等，应尽量避免或及早治疗，可预防 IDA 的发生。

（3）自我监测：应及时监测自觉症状（贫血的症状及 IDA 的特殊表现）、呼吸心率的变化、能否平卧、有无水肿及尿量变化等，如自觉异常，及时就医。

【护理评价】

经过治疗和护理，病人是否达到：①对治疗有信心并积极配合；②缺乏的营养物质得到补充；③血象接近正常标准；④没有并发症发生；⑤疲乏感消失；⑥掌握疾病的相关知识。

第三节　再生障碍性贫血病人的护理

❖ 学习目标

识记：

1. 能准确复述再生障碍性贫血的概念、病因与发病机制。
2. 能简述再生障碍性贫血病人的典型表现和辅助检查。
3. 能正确说出再生障碍性贫血的主要护理诊断。

理解：

1. 能够解释再生障碍性贫血病人药物治疗及护理要点。
2. 能解释再生障碍性贫血病人预防出血和感染措施的依据。

运用：

能运用所学知识对再生障碍性贫血病人进行全面的护理评估、制订护理计划。

再生障碍性贫血（aplastic anemia，AA），简称再障，是一种获得性骨髓造血功能衰竭症，临床主要表现为骨髓造血功能低下、全血细胞减少和贫血、出血、感染综合征。我国再障的年发病率为 0.74/10 万，欧美国家为 0.47/10 万 ~ 1.37/10 万；日本为 1.47/10 万 ~ 2.4/10 万。再障可发生于各年龄段，但老年人的发病率有增高趋势，男女发病率无明显差别。

根据病人的病情可分为重型再障（severe aplastic anemia，SAA）和非重型再障（non severe aplastic anemia，NSAA），根据病因可分为先天性（遗传性）和后天性（获得性）。

【病因与发病机制】

（一）病因

约半数以上病例无法找到明显诱因，但可能与下列因素有关。

1. 生物因素　特别是肝炎病毒、微小病毒 B_{19} 等感染。

2. 化学因素　药物如氯霉素类抗生素、磺胺类药物、抗肿瘤化疗药物、解热镇痛剂、镇静安眠药等，都与再生障碍性贫血的发生有关。

3. 物理因素　长期接触 X 射线、镭及放射性核素等。

4. 其他　少数阵发性睡眠性血红蛋白尿、系统性红斑狼疮、慢性肾衰竭等疾病可引发再障，部分病人还可能与遗传因素有关。

（二）发病机制

再生障碍性贫血的发病机制有 3 类：原发或继发性造血干细胞缺陷、造血微环境及免疫异常。

1. 造血干细胞缺陷　再生障碍性贫血病人骨髓 $CD34^+$ 细胞较正常人明显减少，减少程度与其病情相关。同种异基因骨髓移植成功后，可使再生障碍性贫血病人造血重建。

2. 造血微环境异常　骨髓微环境包括微循环和基质。骨髓的造血活动与其微环境有着密切的关系，在放射等因素的影响下使得骨髓微环境受到损害，从而影响造血干细胞的生长。再生障碍性贫血病人骨髓活检时可发现造血细胞减少、骨髓 "脂肪化"、静脉窦壁水肿、出血、毛细血管坏死等改变。

3. 免疫异常　再生障碍性贫血病人外周及骨髓淋巴细胞比例增高，T 细胞亚群失衡、T 辅助细胞、T 抑制细胞等比例增高，而其他一些细胞因子（IFN-γ、TNF、IL-2），由 T 细胞分泌的造血负调控因子明显增多，髓系细胞凋亡亢进。通过免疫抑制治疗，多数病人能有一定效果。

在以往的研究中都认为造血干细胞缺陷是再生障碍性贫血重要的发病机制，但近年来，多数学者认为免疫异常是再生障碍性贫血的主要发病机制，而造血微环境与造血干细胞量的改变是异常免疫损伤所致。

【护理评估】

（一）健康史

除一般贫血病人需要了解的内容外，还要详细询问病人有无病毒感染史（如肝炎）、使用抗生素或抗肿瘤药治疗史，是否接触苯、镭及放射性物质，既往是否有血液系统或其他系统疾病史。

（二）身体状况

1. **重型再生障碍性贫血**　起病急、进展快、病情重，临床表现主要为贫血、感染和出血三大症状。

（1）贫血：呈进行性加重，病人可有皮肤苍白、乏力、头晕、心悸和气短等症状。

（2）感染：以呼吸道感染最多见，其次有消化道、泌尿生殖道及皮肤、黏膜等。感染主要以革兰阴性杆菌、金黄色葡萄球菌和真菌为主。表现为体温高，多数在 39℃ 以上，少数病人采用各种方法均难以降低体温。

（3）出血：病人有不同程度的皮肤、黏膜及内脏出血，表现为皮肤出现出血点或大片瘀斑，鼻出血，牙龈出血、结膜出血等；内脏出血时表现为咯血、呕血、便血、血尿、阴道出血、眼底和颅内出血，此时病人病情危重，常危及生命。

2. **非重型再生障碍性贫血**　同 SAA 相比，起病缓、进展慢、病情相对较轻。临床表现也主要为贫血、出血和感染三大症状，但均较 SAA 程度轻，并呈慢性经过。症状较易控制，经输血、抗感染治疗后病人症状可缓解，但长期反复发作也可危及病人生命。

（三）辅助检查

1. **血象**　SAA 病人血象呈重度全血细胞减少：重度正细胞正色素性贫血，网织红细胞百分数多在 0.005 以下，绝对值 $<15 \times 10^9$/L。白细胞计数 $<2 \times 10^9$/L，中性粒细胞 $>0.5 \times 10^9$/L，淋巴细胞比例增高，血小板计数 $<20 \times 10^9$/L。NSAA 血象也呈全血细胞减少，但程度较 SAA 轻。

2. **骨髓象**　SAA 呈多部位骨髓增生重度减低，NSAA 呈多部位骨髓增生减低。穿刺骨髓中颗粒很少，脂肪滴增多。大多数病人多部位穿刺涂片呈现增生不良，粒系及红系细胞减少，淋巴细胞、浆细胞、组织嗜碱细胞相对增多，巨核细胞很难找到或缺如。

3. **发病机制检查**　CD4$^+$ 细胞与 CD8$^+$ 细胞比值减低，Th1 与 Th2 型细胞比值增高，CD8$^+$T 抑制细胞、CD25$^+$T 细胞和 γδTCR$^+$T 细胞比例增高，血清 IL-2、IFN-γ、INF 水平增高，骨髓细胞染色体核型正常，骨髓铁染色示贮铁增多，中性粒细胞碱性磷酸酶染色强阳性，溶血检查均为阴性。

（四）心理 - 社会状况

详见本章第一节。

【常见护理诊断 / 问题】

1. **潜在并发症**：出血、感染。

2．**体像紊乱**　与服用雄激素有关。

3．**知识缺乏**：缺乏疾病相关知识。

【计划与实施】

再障病人首先要进行支持治疗，保护病人，预防感染，防止出血，避免接触各类危险因素，根据情况输注浓缩红细胞和血小板，有出血者应用促凝药（止血药），凝血因子低时应及时纠正。有感染者可先应用广谱抗生素治疗，待细菌培养有药敏试验结果出来后再应用敏感抗生素治疗。其次，对再障病人需行针对发病机制的治疗、免疫抑制治疗和促造血治疗。

经过治疗和护理，病人能够：①掌握再障的疾病知识，说出药物治疗的作用及副作用；②自觉采取有效措施，减少或避免出血和感染的发生；③正确面对自身形象的改变，坚持服用雄激素治疗。

（一）病情观察

及时观察血象及骨髓象。注意观察病人出血倾向，皮肤、黏膜、牙龈等处有无出血点、瘀斑，同时注意观察病人有无血尿、便血以及头痛、视物模糊等颅内出血的症状。监测病人体温变化，注意有无感染发生。

（二）并发症的预防

1．**预防出血**

（1）防止皮肤黏膜出血：①指导病人活动时注意安全，避免磕碰。②保持床单位的清洁与干燥、平整无碎屑。③指导病人使用柔软的手巾、穿着柔软合体的衣物。刷牙时要用软毛牙刷，不要剔牙，必要时可给予口腔护理。便后用软手纸擦拭。④护理操作轻柔，注意保护病人，静脉穿刺或肌内注射时按压止血时间要长，止血带、血压计袖带捆扎时间要短，协助病人翻身时避免在床上托、拉、拽等粗暴动作。⑤保持病室温度与湿度，防止因空气过于干燥导致鼻黏膜干燥、出血及皮肤黏膜受损。

（2）防止消化道出血：指导病人进食较软易消化食物，避免干硬、刺激性食物，避免过热食物。

（3）防止脑出血：防止便秘、剧烈咳嗽和过度增加腹压，必要时可给予开塞露或口服缓泻剂、镇咳药。嘱病人保持情绪稳定，不要过于激动。保证充足睡眠和休息。颅内出血是病人死亡的主要原因之一，应做好抢救配合：①立即去枕平卧，头偏向一侧；②及时吸出呕吐物，保持呼吸道通畅；③吸氧；④迅速建立两条静脉通道，按医嘱快速静脉滴注或静注20%甘露醇、50%葡萄糖、呋塞米、地塞米松等药物，以降低颅内压，同时进行输血或成分输血；⑤观察并记录病人的生命体征、意识状态及瞳孔、尿量的变化，做好重病交接班。

（4）遵医嘱输注血小板。

2．**预防感染**

（1）防止皮肤黏膜感染：①保持皮肤清洁，定期沐浴、更换衣服。②保持口腔清洁，指导病人饭后用漱口水漱口，必要时可行口腔护理。③保持会阴清洁，每日用清水清洗会阴。④各项操作严格执行无菌，防止医源性感染。

（2）防止呼吸系统感染：病室每天空气消毒，定时通风换气；限制探视人数，外来人员需戴口罩。指导病人不到公共场合，有呼吸系统感染的病人需与再障病人隔离。

（3）防止消化道感染：指导病人注意饮食卫生，饭前便后需洗手，禁食生、冷及不干净的食物。

（4）粒细胞 $<0.5 \times 10^9/L$ 者，应给予保护性隔离。

（三）药物治疗与护理

1. **输血护理**　通常认为血红蛋白低于 60g/L 且病人对贫血耐受较差时，可选择输血，但应防止输血过多。输注血小板、浓缩红细胞、白细胞混悬液时按照护理常规执行，同时注意观察输血反应的发生。详见第二十九章第三节相关内容。

2. **SAA 病人应用免疫抑制剂的护理**　免疫抑制剂有抗淋巴 / 胸腺细胞球蛋白（ALG/ATG）、环孢素、麦考酚吗乙酯（MMF）等，注意观察药物的不良反应，如 ALG/ATG 可出现超敏反应、出血加重、血清病等，用药前应有应急措施，用药期间经常询问病人的反应，如有不适症状及时通知医生调整用药。

3. **NSAA 病人应用雄激素的护理**　雄激素以丙酸睾酮为代表，其他还有司坦唑醇（康力龙）、达那唑等。药物的副作用主要有男性化和肝功能损害。女性病人长期应用雄激素会出现痤疮、须毛增多、声音变粗、闭经、乳房缩小等男性化表现；肝功能损害病人会出现黄疸；此外，水钠潴留会导致病人水肿和心衰。护士应注意观察用药的不良反应，监测病人的肝功能。在病情允许的情况下告诉病人坚持治疗的重要性，停药后副作用可逐渐消失，坚定病人治疗的信心。丙酸睾酮为油剂，注射后不易吸收，可形成硬结，严重者可形成坏死，因此注射时需采用深部肌内注射法，并轮流更换注射部位，每天检查注射局部有无硬结形成，如出现可行理疗。

4. **造血细胞因子**　多作为一种辅助药物，单用无效，主要用于重型再障，可促进骨髓功能恢复。常用药物包括粒细胞集落刺激因子（rhG-CSF）、粒 - 吞噬细胞集落刺激因子（rhGM-CSF）、促红细胞生成素（EPO）和白细胞介素 -3（IL-3）。

（四）健康指导

1. **疾病知识教育**　向病人讲解疾病临床表现及用药不良反应的表现，便于病人自我监护，如有异常及时就医。

2. **生活指导**　指导病人注意个人卫生及饮食卫生，进食高蛋白、高热量、富含维生素及纤维素的食物，注意营养搭配；注意保暖，防止受凉；注意安全，防止受伤；不到公共场所；保持心情稳定；注意劳逸结合，可进行轻柔的活动，如散步、打太极拳等。

3. **心理调适**　再障病人常可出现焦虑、抑郁甚至绝望等负性情绪，会影响病人的康复或治疗效果。因此应指导病人学会自我调整，指导家属理解和支持病人。

4. **用药与随访指导**　临床常应用雄激素、免疫抑制剂等治疗本病，需向病人及家属详细介绍药物的名称、用量、用法及其不良反应，遵医嘱按时、按量、按疗程用药。同时应定期复查，以便及时了解病情变化及其疗效。

5. **预防疾病的发生或复发**　尽量避免或减少接触与再障发病相关的药物和理化物质，如氯霉素、磺胺、保泰松、阿司匹林、苯及其衍生物、农药或杀虫剂等。

【护理评价】

经过治疗与护理，病人是否达到：①活动后无心悸、气短等症状，能耐受一般活动，生活自理；②说出疾病的相关知识及药物不良反应的处理，积极配合治疗；③能正确面对自身形象的改变，坚持用药；④没有感染和出血的发生，或出现后得到及时、有效的治疗。

（闫贵明）

1. 女性，29岁，主诉近1个月疲乏无力明显，经常出现头晕现象，记忆力减退、注意力不集中，体检面色苍白。血常规示血红蛋白82g/L，诊断为缺铁性贫血。

（1）护理评估时主要评估哪些内容？

（2）该病人的主要护理问题是什么？

2. 男性，42岁，患有十二指肠溃疡7年，近期病人偶感腹痛，浑身乏力、注意力不集中，皮肤粗糙、干燥、食欲下降，到医院检查，结果显示：血常规检查：Hb 90g/L，MCV 72，MCHC 32%，血清铁6.84μmol/L。血涂片表现呈小细胞低色素性贫血。

（1）该病人现存的和潜在的护理问题有哪些？

（2）病人出院后应注意哪些问题？

3. 男性，35岁，头晕、乏力伴出血倾向半年，加重1周入院。病人半年前无诱因开始头晕、乏力，间断下肢皮肤出血点，刷牙出血，服过20多剂中药不见好转，1周来加重。病后无鼻出血和黑便，二便正常，进食好，无挑食和偏食，无酱油色尿，睡眠可，体重无变化。既往体健，无放射线和毒物接触史，无药敏史。查体：T 36℃，P 100次/分，R 20次/分，BP 120/70mmHg，贫血貌，双下肢散在出血点，余无异常。辅助检查：Hb 45g/L，RBC 1.5×10^{12}/L，网织红细胞0.1%，WBC 3.0×10^{9}/L，PLT 35×10^{9}/L，尿常规（－）。

（1）病人目前主要的护理问题有哪些？

（2）入院后如何对病人进行护理？

第三十一章
白血病病人的护理

学习目标

识记
1. 能正确复述白血病、急性白血病、慢性白血病的概念，白血病的分类。
2. 能简述白血病的病因和发病机制、临床表现、辅助检查的临床意义。
3. 能正确概括白血病的护理诊断。

理解
1. 能区别急、慢性白血病临床表现的异同点。
2. 能解释急、慢性白血病药物治疗与护理的观察要点。

运用
能为急性、慢性白血病病人进行护理评估，制订护理计划。

31章

白血病（leukemia）是一类造血干细胞的恶性克隆性疾病。因白血病细胞自我更新增强、增殖失控、分化障碍、凋亡受阻，而停滞在细胞发育的不同阶段。在骨髓和其他造血组织中，白血病细胞大量增生累积，使正常造血受抑制并浸润其他器官组织。

我国白血病发病率为3/10万～4/10万，与亚洲其他国家接近，低于欧美国家。在我国恶性肿瘤所致的死亡率中，白血病在儿童及35岁以下人群中居第1位，在男性中居第6位，在女性中居第8位。

第一节　概　述

【分类】

根据白血病细胞的成熟程度和自然病程，可分为急性和慢性两大类。急性白血病的细胞分化停滞在较早阶段，多为原始细胞及早幼细胞，病情发展迅速，自然病程仅数个月。慢性白血病的细胞分化停滞在较晚阶段、多为成熟和较成熟的细胞，病情发展慢，自然病程可为数年。

根据主要受累的细胞系列，可将急性白血病分为急性淋巴细胞白血病（acute lymphocytic leukemia，ALL）与急性髓系白血病（acute myelogenous leukemia，AML）。ALL又分为L_1、L_2、L_3三种亚型，AML分为M_0～M_7八种亚型。慢性白血病分为慢性髓系白血病（chronic myelogenous leukemia，CML）和慢性淋巴细胞白血病（chronic lymphocytic leukemia，CLL）及少见的毛细胞白血病、幼淋巴细胞白血病等。

【病因与发病机制】

白血病的病因尚不完全清楚，其中病毒可能是主要的因素，此外尚有遗传因素、放射线、化学毒物和药物等综合因素。

（一）病毒

目前认为C型RNA病毒与人类白血病发病有关。人类T淋巴细胞病毒-Ⅰ（HTLV-Ⅰ）能引起成人T细胞白血病（ATL）。EB病毒、HIV病毒也与人类淋巴细胞白血病的发生有一定关系。

（二）放射因素

放射核素有致白血病的作用，其作用与放射剂量的大小及放射部位有关。病人多为急性淋巴细胞、急性非淋巴细胞白血病或慢性粒细胞白血病。放射线可导致骨髓抑制、机体免疫力缺陷及染色体发生断裂和重组、染色体双股DNA可逆性断裂等改变。

（三）化学因素

多种化学物质或药物可诱发白血病，苯及其衍生物、氯霉素、保泰松、烷化剂、细胞毒药物均可致白血病。由于药物治疗所继发的白血病，称为治疗相关性白血病，多为急性髓细胞白血病。在出现白血病前，常有一个白血病的前期阶段，表现为全血细胞减少。

（四）遗传因素

家族性白血病约占白血病的0.7%。某些遗传性疾病有较高的白血病发病率，如唐氏综合征有21号染色体三体改变，其白血病的发病率达50/10万，较正常儿童高15～20倍。其他伴有染色体异常的先天性疾病，如Bloom综合征、Fanconi贫血等白血病的发生率均较高。单卵孪生子如果其中一人发生白血病，另一人的发病率达1/5，比双卵孪生子高12倍。

（五）其他血液病

骨髓增生异常综合征、淋巴瘤、多发性骨髓瘤等血液病最终可能发展成急性白血病。

第二节　急性白血病病人的护理

急性白血病（acute leukemia）是骨髓中异常的原始细胞及幼稚细胞（白血病细胞）大量增殖并抑制正常造血，可广泛浸润肝、脾、淋巴结等各种脏器。

【护理评估】

（一）健康史

了解病人的年龄、职业和居住环境，是否有长期接触放射性物质或化学毒物史，如 X 线、苯及其衍生物、氯乙烯等；是否用过细胞毒药物，如氯霉素、保泰松等；家族中是否有类似疾病者等。仔细询问病人就诊的原因及主要症状，主要症状的持续时间；了解病人日常休息及活动量、活动耐力及饮食和睡眠等情况。

（二）身体状况

起病急缓不一。急者可以是突然高热，也可以是严重的出血或全身衰竭。缓慢者常为面色苍白、疲乏或轻度出血，少数病人因皮肤紫癜、月经过多或拔牙后出血不止而就医。病人主要表现为贫血、出血、发热和感染，以及各器官浸润等症状和体征。

1. 发热　多数病人以发热为早期表现，可低热，亦可高热达 39～40℃以上，常伴有畏寒、出汗。虽然白血病本身可以发热，但较高的发热往往提示有继发感染。感染是急性白血病的主要死因，以口腔炎、牙龈炎、咽峡炎最为常见，也可见肺部感染、肛周感染，严重时可致菌血症或败血症。最常见的致病菌为革兰阴性菌，如肺炎克雷伯杆菌、铜绿假单胞菌、产气杆菌等，其他有金黄色葡萄球菌、大肠埃希菌、表皮葡萄球菌、粪链球菌等。疾病后期常伴有真菌感染，这与长期使用广谱抗生素、糖皮质激素、化疗药物有关。病人免疫功能缺陷也可引起病毒感染，如带状疱疹等。

2. 出血　以出血为早期表现的白血病病人约占 40%。出血可发生在全身各部位，以皮肤瘀点、瘀斑、鼻出血、牙龈出血、女性病人月经过多多见。急性早幼粒细胞白血病易并发 DIC 而出现全身广泛出血。眼底出血可致视力障碍，严重时发生颅内出血，常导致死亡。出血的主要原因为大量白血病细胞在血管内瘀滞和浸润、血小板减少、凝血异常以及感染。

3. 贫血　早期不明显，病情呈进行性发展，2/3 病人就诊时已有中至重度贫血。贫血原因与正常红细胞生成减少，以及无效性红细胞生成、溶血、出血等因素有关。

4. 白血病细胞浸润器官和组织的表现

（1）肝脾、淋巴结肿大：白血病细胞浸润多发生在肝脾，以急性淋巴细胞白血病多见，表现为轻到中度的肝脾大，表面光滑，偶伴轻度触痛。淋巴结轻到中度肿大，无压痛；纵隔淋巴结肿大常见于 T 细胞急性淋巴细胞白血病。

（2）骨骼和关节疼痛：常有胸骨下端局部压痛，提示骨髓腔内白血病细胞过度增生。可出现明显骨痛和四肢关节疼痛，尤以儿童多见。如有剧烈骨痛，则考虑骨髓坏死。

（3）皮肤及黏膜浸润：白血病细胞浸润可使牙龈增生、肿胀，皮肤出现皮肤粒细胞肉瘤、弥漫性斑丘疹、皮下结节、多形红斑、结节性红斑等，多见于急性单核细胞和急性粒细胞 – 单核细胞白血病。

（4）中枢神经系统白血病：是白血病最常见的髓外浸润部位。由于化学药物难以通过血 – 脑脊液屏障，隐藏在中枢神经系统的白血病细胞不能有效地被杀灭，因而引起中枢神经系统白血病，是白血病髓外复发的根源。中枢神经系统白血病可发生在疾病的各个时期，但多数病人的症状出现较晚，常发生在缓解期，以急性淋巴细胞白血病最常见，儿童尤甚。其主要表现为头痛、头晕，重者有呕吐、颈强直，甚至抽搐、昏迷，病人脑脊液压力增高，但不发热。

（5）其他部位：眼部常见白血病细胞浸润眼眶骨膜（称粒细胞肉瘤或绿色瘤），可引起眼球突出、复视或失明。睾丸受浸润时多表现为一侧无痛性肿大，常见于急性淋巴细胞白血病化疗缓解后的男性幼儿或青年。此外，尚可累及心、肺、胃肠等部位，但多无症状或为非特异性症状。

（三）辅助检查

1. 血象　多数病人白细胞计数增高，多在（$10 \sim 50$）$\times 10^9$/L，少数 $<5 \times 10^9$/L 或 $>100 \times 10^9$/L。分类检查可见相当数量的原始和（或）早幼细胞，一般占 $30\% \sim 90\%$，白细胞不增多型则很难找到原始细胞。病人有不同程度的正常细胞性贫血，少数病人血涂片检查红细胞大小不等，可找到幼红细胞。半数病人血小板低于 60×10^9/L，晚期血小板常极度减少。

2. 骨髓象　骨髓检查是确诊白血病及其类型的重要依据。骨髓有核细胞显著增生，多为明显活跃或极度活跃；主要为白血病性原始细胞，占非红系细胞的 30% 以上，缺少较成熟的中间阶段细胞，而残留少量的成熟细胞，形成所谓"裂孔"现象。约有 10% 急性非淋巴细胞白血病骨髓增生低下，称为低增生性急性白血病。胞质中出现红色杆状小体，称奥尔小体（Auer 小体），仅见于急性非淋巴细胞白血病。正常的幼红细胞和巨核细胞减少。

3. 细胞化学染色　常见白血病（急性淋巴细胞、急性粒细胞及急性单核细胞白血病）的原始细胞形态相似，因此用组织化学染色帮助区分。常用方法有过氧化物酶染色、苏丹黑脂质染色、中性粒细胞碱性磷酸酶染色、糖原染色等。

4. 免疫学检查　可用于急性淋巴细胞与急性非淋巴细胞白血病的区别，以及 T 细胞与 B 细胞白血病的区别。单克隆抗体还可将急性淋巴细胞白血病分为若干亚型。

5. 染色体和基因检查　某些白血病常伴有特异的染色体和基因异常改变。

6. 其他　各型白血病血液中尿酸浓度及尿液中尿酸排泄均增加，特别是在化疗期，这是由于大量细胞被破坏所致。急性单核细胞白血病血清和尿溶菌酶活性增高，而急性淋巴细胞白血病常降低。中枢神经系统白血病发生时，脑脊液压力增高，白细胞计数增多，蛋白质增多，葡萄糖定量减少，涂片可找到白血病细胞。

（四）心理 – 社会状况

白血病是造血系统恶性疾病，一旦患病，对病人及家属均是沉重的打击，加之治疗过程中种种并发症及经济负担的日趋加重，常在病人及家属引起负性情绪。评估时应注意病人对自己所患疾病了解的程度及其心理承受能力，是否产生恐惧或震惊、否认。以往的住院经验，所获得的心理支持；家庭成员及亲友对疾病的认识，对病人的态度；家庭应对能力，以及家庭经济情况，有无医疗保障等。

【常见护理诊断 / 问题】

1. 有感染的危险　与正常粒细胞减少、化疗有关。

2. 潜在并发症：出血，化疗药物的副作用。

3．**活动无耐力**　与大量、长期化疗，白血病引起代谢增高及贫血有关。

4．**预感性悲哀**　与疾病预后有关。

【计划与实施】

急性白血病的治疗需根据病人意愿和疾病特点进行选择，设计最佳、完整、系统的方案，使病情得到控制。通过治疗和护理，病人能够：①预防感染和出血，积极配合医务人员，坚持化疗；②化疗期间保证营养；③能找到不良情绪的应对方法。

（一）感染的预防和控制

要严密观察病人有无感染灶，做到早期发现，及时控制感染。

1．监测病人白细胞计数和生命体征的变化。

2．病室定时通风，保持空气新鲜，并每日用紫外线进行空气消毒，用消毒液擦拭家具及地面；用紫外线灯照射时，要注意保护眼睛。

3．限制陪住和探视人员，减少交叉感染的机会，若病人粒细胞 $<0.5 \times 10^9/L$ 时，实行保护性隔离；探视者佩戴口罩、穿上鞋套等。

4．指导病人养成良好的个人卫生习惯，经常洗澡，保持皮肤的清洁，预防皮肤感染。

5．保持口腔的清洁、舒适。因口腔是最容易感染和出血的部位，可出现口腔黏膜肿胀和溃疡。餐前餐后，睡前醒后要漱口。应用广谱抗生素或化疗药时易发生真菌感染，可用 4% 碳酸氢钠液漱口，预防口腔感染。

6．保持会阴部及肛周皮肤的清洁，每日便后清洗肛周，并用 1：5000 的高锰酸钾液坐浴，并注意保持大便通畅，以免发生肛裂或肛周感染。

7．根据室内外温度的变化调整衣着，防止受凉感冒和呼吸道感染。

8．遵医嘱应用抗生素，现用现配；严格执行无菌操作技术规程，避免医源性感染。

（二）出血的预防与护理

因血小板计数过低而出血者，输注浓缩血小板悬液是最有效的方法。外周血中血小板计数 $<50 \times 10^9/L$ 或呈进行性下降时，应提高警惕，注意观察病人有无出血倾向。

1．检查病人全身皮肤有无瘀点、瘀斑，于穿刺后针眼处按压 5 分钟以上以预防出血。保护皮肤黏膜，避免外力碰撞。

2．勿用普通牙刷刷牙或用牙签剔牙，以防牙龈出血，可用柔软棉签擦拭牙龈。勿进食粗糙食物，以免刺破口腔黏膜，宜进流质或半流质饮食。

3．保持鼻腔黏膜的清洁湿润，每日用湿棉签清洁鼻腔和复方薄荷滴鼻液，不用力擤鼻或挖鼻，防止鼻出血。

4．避免活动过度，当血小板计数 $<20 \times 10^9/L$ 时有自发性出血的可能，应绝对卧床休息，以防颅内出血。遇有病人剧烈头痛、呕吐、视物模糊等，要及时通知医生迅速给予处理。发生 DIC 者需做相应处理。

（三）贫血的观察与护理

1．注意观察病人贫血的症状、体征，口唇、甲床是否苍白；评估其活动的耐受能力。了解病人主要血化验结果，以判断病人贫血程度。

2．**成分输血**　严重时输浓缩红细胞维持 Hb>80g/L，白细胞淤滞时不宜马上输注红细胞，以免进一步增加血黏度。为防止异体免疫反应所致无效输注和发热反应，可用白细胞滤器去除成分血中的白细胞。吸氧改善组织缺氧症状。

（四）化学药物治疗与护理

急性白血病的化疗过程分为两个阶段，即诱导缓解和巩固强化治疗。

1. **诱导缓解**　是指从化疗开始到完全缓解阶段。其目的是迅速、大量地杀灭白血病细胞，恢复机体正常造血，使病人的症状和体征消失，血象和骨髓象基本恢复正常，即达到完全缓解（complete remission，CR）。所谓 CR，即临床症状和体征消失，血象和骨髓象恢复正常，无髓外白血病。目前临床多采用联合化疗，可提高疗效及延缓抗药性的发生。药物的组合应符合：作用于细胞周期不同阶段的药物；各药物间有相互协同作用，以最大限度地杀灭白血病细胞；各药物的副作用不重叠，对重要脏器损伤小。第一次缓解愈彻底，则缓解期愈长，生存期亦愈长。

成人急性淋巴细胞白血病首选 VDLP 方案，即长春新碱加柔红霉素、泼尼松和门冬酰胺酶，也可用 VLP（VP 加门冬酰胺酶）方案或 VDP（VP 加柔红霉素）方案。AML 白血病常用 DA 方案，即柔红霉素和阿糖胞苷，或使用 HOAP（三尖杉碱、长春新碱、阿糖胞苷、泼尼松）方案，近年来常使用 HA（三尖杉碱和阿糖胞苷）方案。总之，应根据病人血象、骨髓象、身体状况、年龄、对药物的反应和毒性反应，选用化疗方案和调整剂量（表 31-2-1）。

2. **巩固强化治疗**　达到完全缓解后，体内尚有残存白血病细胞，且在髓外某些部位仍可有白血病细胞浸润。缓解后巩固和强化治疗的目的是继续消灭体内残存的白血病细胞，防止复发，延长缓解期和无病存活期，争取治愈。急性淋巴细胞白血病可早期用原诱导缓解方案 2～4 疗程，也可采用其他强力化疗方案，以后每个月强化治疗一次，共计治疗 3～4 年，除巩固强化外，间

表 31-2-1　急性白血病常用诱导缓解方案

治疗方案	药物	剂量与用法	CR 率（%）
AML 诱导缓解方案			
DA	柔红霉素（DNR）	40～60mg/d，静注，第 1～3 天	50～80
	阿糖胞苷（Ara-C）	150～200mg/d，静滴，第 1～7 天	
HA	高三尖杉酯碱（HHT）	4～6mg/d，静滴，5～7 天	60～65
	阿糖胞苷（Ara-C）	150～200mg/d，静滴，第 1～7 天	
IA	去甲氧柔红霉素（IDA）	10～15mg/d，静注，第 1～3 天	
	阿糖胞苷（Ara-C）	150～200mg/d，静滴，第 1～7 天	
维 A 酸	维 A 酸（全反式）（ATRA）	25～45mg/（m²·d），口服，直至缓解	70～95
ALL 诱导缓解方案			
VP	长春新碱（VCR）	2mg/d，静注，每周第 1 天	55～88
	泼尼松（Pred）	40～60mg/d，分次口服，连用 2～3 周	
VDLP	长春新碱（VCR）	1.5mg/（m²·d），静注，第 1、8、15、22 天	80 以上
	柔红霉素（DNR）	30～40mg/（m²·d），静注，第 1～3、15～17 天	
	门冬酰胺酶（L-ASP）	5000～10 000U，静滴，第 19～28 天	
	泼尼松（Pred）	40～60mg/d，口服，第 1～28 天，15 天起减量	
VDCP	长春新碱（VCR）	1.5mg/（m²·d），静注，第 1、8、15、22 天	80 以上
	柔红霉素（DNR）	30～40mg/（m²·d），静注，第 1～3、15～17 天	
	环磷酰胺（CTX）	600mg/（m²·d），静注，第 1、15 天	
	泼尼松（Pred）	40～60mg/d，口服，第 1～28 天，15 天起减量	

歇期应维持治疗，常用巯嘌呤和甲氨蝶呤交替长期口服。

急性非淋巴细胞白血病可用原诱导缓解方案巩固4~6疗程，或用中剂量阿糖胞苷为主的强化治疗，或用与原诱导治疗方案无交叉耐药的新方案（如依托泊苷＋米托蒽醌等）。每1~2个月1次，共计1~2年，以后随访观察。老年或过度虚弱的病人对化疗的耐受性差，宜采用小剂量阿糖胞苷（或三尖杉碱）静滴治疗，直至缓解。对高白细胞白血病病情危重者，应立即用血细胞分离机清除血中过多的白细胞，然后再进行化疗。

3. 化疗期间护理 白血病化疗期间常用的化疗药物及其不良反应见表31-2-2，在病人化疗期间，需做好如下护理：

（1）遵医嘱应用化疗药物：某些化疗药对局部组织刺激性大，如柔红霉素、多柔比星、阿克拉霉素等易引起化学性静脉炎。为避免化学性静脉炎的发生，静脉注射或静脉滴注前后均要用生理盐水冲洗静脉，以减轻化疗药对局部的刺激，或为病人置入经外周置入的中心静脉导管。

（2）病人在化疗期间出现脱发时，主动向其讲明原因，并告知头发可以再生，不必为此担忧。

（3）注意观察病人用药后的反应，如长春新碱可致上睑下垂、感觉异常等神经系统损伤；泼尼松可致精神性格改变、高血压和消化性溃疡；柔红霉素可引起心律不齐等心肌损害；环磷酰胺可导致出血性膀胱炎、血尿等，嘱病人多饮水，每日饮水量在3000ml以上；甲氨蝶呤可引起口腔黏膜及消化道黏膜溃疡，嘱病人勤用亚叶酸钙（甲酰四氢叶酸钙）含漱。

表31-2-2 治疗白血病常用的化疗药物及其不良反应

药名	缩写	给药途径	主要不良反应
柔红霉素	DNR	静注	骨髓抑制、心脏损害
多柔比星	ADM	静注	骨髓抑制、心脏损害
去甲氧柔红霉素	IDA	静注	消化道反应、骨髓抑制
阿糖胞苷	Ara-C	静滴、皮下注射、鞘内注射	消化道反应、骨髓抑制、口腔溃疡
高三尖杉酯碱	HHT	静滴、肌注	骨髓抑制、心脏损害、消化道反应
米托蒽醌	NVT	静滴	骨髓抑制、消化道反应、心脏毒性
6-巯基嘌呤	6-MP	口服	骨髓抑制、消化道反应、肝损害
氟达拉滨	FLU	静滴	神经毒性、骨髓抑制、免疫抑制
羟基脲	HU	口服	消化道反应、骨髓抑制
环磷酰胺	CTX	口服、静注	骨髓抑制、消化道反应、出血性膀胱炎、脱发
苯丁酸氮芥	CLB	口服	骨髓抑制、消化道反应
阿克拉霉素	ACM	静滴	骨髓抑制、消化道反应
甲氨蝶呤	MTX	口服、静注、鞘内注射	口腔溃疡、肝损害、骨髓抑制
长春新碱	VCR	静注	末梢神经炎、便秘、脱发
门冬酰胺酶	L-ASP	静滴	肝损害、过敏反应
泼尼松	Pred	口服	类库欣综合征、高血压、糖尿病等
全反式维A酸	ATRA	口服	皮肤黏膜干燥、消化道反应、肝损害

（4）预防感染：化疗药物的作用不仅是杀伤白血病细胞，正常细胞同样要受到杀伤，因此病人在诱导缓解期间很容易发生感染，当成熟粒细胞绝对值<0.5×10^9/L时，发生感染的可能性更大，此时应行保护性隔离，若无层流室则置病人于单人病房，保证室内空气新鲜，定时空气和地

面消毒，谢绝探视以避免交叉感染。加强口腔、皮肤及肛周护理。若病人生命体征显示有感染征象，应协助医生做血液、咽部、尿液、粪便和伤口分泌物的培养。一旦有感染，遵医嘱用强有力的抗生素，常用第三代头孢类药物，如头孢哌酮（先锋必）、头孢曲松（菌必治）及头孢他啶（复达欣）等。

（5）高白细胞血症的护理：当循环血液中白细胞计数超过 $100×10^9/L$，尤其达 $200×10^9/L$ 时，可发生"白细胞淤滞症"，表现为呼吸困难、低氧血症、呼吸窘迫、反应迟钝、言语不清、颅内出血等。应嘱病人多饮水，注意观察，有异常及时报告医师并协助处理。

（6）营养支持：急性白血病系严重消耗性疾病，特别是化疗、放疗期间，故应给予高蛋白、高维生素、高热量饮食，必要时经静脉补充营养，提高对化疗的耐受性。

（五）中枢神经系统白血病的防治

由于化疗药物难以通过血－脑脊液屏障，因此隐藏在中枢神经系统内的白血病细胞常是白血病复发的根源。防治中枢神经系统白血病是治疗急性白血病中减少复发的关键，尤其是急性淋巴细胞白血病。常在缓解后鞘内注射甲氨蝶呤，每次 10mg。为减轻药物刺激引起的蛛网膜炎，可同时加用地塞米松 5～10mg，每周 2 次，共 3 周。亦可用阿糖胞苷鞘内注射，同时作头颅和脊髓放射治疗。鞘内注射化疗药时，应协助病人取屈颈抱膝侧卧位；推注药物时速度宜慢，边回抽脑脊液边推药，以减少对局部的刺激；注射完毕，嘱病人去枕平卧 4～6 小时，注意观察有无头晕、头痛、呕吐、局部渗血等。

（六）骨髓或外周血干细胞移植

目前主张除儿童急性淋巴细胞白血病外，所有年龄在 50 岁以下的急性白血病应在第一次完全缓解时进行骨髓或外周血干细胞移植。详见第三十四章造血干细胞移植病人的护理。

（七）心理护理

1. **评估病人不同时期的心理反应**　护士应了解白血病病人不同时期的心理反应。未确诊的病人主要表现为由怀疑而引起的焦虑；一旦确诊，多数病人会背上不治之症的沉重包袱，由此产生强烈的恐惧、焦虑、忧伤、悲观、失望等负性情绪，甚至企图轻生；随着治疗的进行，病人感觉好转，恐惧感逐渐消失，希望感增加，此时可较坦然地正视自己的疾病，但由于病情时好时坏，经常反复，病人情绪易激动，遇小事易发怒，常感孤独等。根据不同时期的心理反应，进行针对性的护理。

2. **帮助病人认识到不良的心理状态对身体的康复不利**　说明长期情绪低落、焦虑、抑郁等可造成内环境的失衡，并引起食欲下降、失眠、免疫功能低下，反过来加重病情，对康复极为不利。

3. **指导病人和家庭成员正确对待疾病**　护士应倾听病人诉说，采取多种形式因势利导。嘱家属亲友给予病人物质和精神的支持与鼓励，或组织病友或请一些长期生存的病人进行康复经验的交流，帮助病人克服恐惧心理。化疗导致的脱发对病人的心理影响很大，常常损伤病人的自尊和自信心。对易引起脱发的药物，化疗前对病人说明，可鼓励病人戴假发，冬季外出时可戴帽。帮助病人建立良好的生活方式，化疗间隙期坚持每天适当活动、散步、打太极拳，饮食起居规律，保证充足的休息、睡眠和营养，根据体力做些有益的事情，使病人感受到生命的价值，提高生存的信心。

（八）健康指导

1. 活动与饮食指导　缓解期应保持良好的生活方式，生活要有规律，保证充足的休息和睡眠，每天睡眠时间保证 8～10 小时。适当进行健身活动，如散步、体操、慢跑、游泳、太极拳等，以提高抗病能力，减少复发。饮食应富含营养，清淡、少刺激、辛辣的食物。

2. 预防感染和出血的指导　注意个人卫生，少去人群拥挤的地方，注意保暖，避免受凉；经常检查口腔、咽部有无感染，学会自测体温，勿用牙签剔牙、用手挖鼻孔，避免创伤等。定期门诊复查血象，发现出血、发热及骨、关节疼痛要及时去医院检查。

3. 用药指导　指导病人按医嘱用药，不要使用对骨髓造血系统有损害的药物和含苯的染发剂等。

4. 长期接触放射性核素或苯类化学物质的工作人员，必须严格遵守劳动保护制度。

【护理评价】

经过治疗和护理，病人是否达到：①能说出活动耐力下降的原因，合理安排休息和饮食，体重维持在正常范围；②能说出预防感染的重要性，积极配合治疗与护理，减少或避免感染的发生；③能采取正确、有效的预防措施，减少或避免出血；④能说出化疗可能出现的不良反应，主动配合治疗，并能积极应对；⑤能正确对待疾病，悲观情绪减轻或消除。

第三节　慢性白血病病人的护理

慢性白血病（chronic leukemia）按细胞类型分为粒细胞、淋巴细胞、单核细胞 3 型。我国以慢性髓系白血病多见，慢性淋巴细胞白血病较少见，慢性单核细胞白血病罕见。

一、慢性髓系白血病病人的护理

慢性髓系白血病（chronic myelogenous leukemia，CML）是一种发生在多能造血干细胞上的恶性骨髓增生性疾病，其临床特点为粒细胞显著增多且不成熟，脾大，病程较缓慢，大多因急变而死亡。本病在我国发病率为 0.39/10 万～0.99/10 万，各年龄组均可发病，以中年最多见。

【护理评估】

（一）健康史

重点了解病人全身症状及既往病史，其他见本章第二节。

（二）身体状况

整个病程可分为慢性期（chronic phase，CP）、加速期（accelerated phase，AP）和急变期（blastic phase or blast crisis，BP/BC）。

1. **慢性期**　起病缓慢，早期常无自觉症状，随着病情的发展，可出现乏力、低热、多汗或盗汗、体重减轻等代谢亢进的表现。脾大为最突出的体征，可达脐平面，甚至可伸入盆腔，质地坚实、平滑，无压痛。但如发生脾梗死，则压痛明显。半数病人肝脏中度肿大，浅表淋巴结多无肿大。大多数病人可有胸骨中下段压痛，为重要体征。慢性期可持续 1～4 年。当白细胞极度增高时可发生"白细胞淤滞症"，表现为呼吸窘迫、头晕、语言不清、中枢神经系统出血等。

2. **加速期和急变期**　起病后 1～4 年内，70% 慢性粒细胞白血病病人进入加速期，主要表现为原因不明的高热、虚弱、体重下降，脾迅速肿大，骨、关节痛以及逐渐出现贫血、出血。白血病细胞对原来有效的药物发生耐药。加速期从几个月到 1 ~ 2 年即进入急变期（即慢性粒细胞白血病终末期），急变期表现同急性白血病类似。多数为急粒变，20% ~ 30% 为急淋变，病人往往在数个月内死亡。

（三）辅助检查

1. 血象 白细胞计数早期即增高，常超过 $20 \times 10^9/L$。晚期增高明显，可达 $100 \times 10^9/L$ 以上。中性粒细胞显著增多，可见各阶段的粒细胞，以中性中幼、晚幼和杆状核细胞为主，原始细胞不超过 10%，嗜酸、嗜碱性粒细胞增多。晚期血小板和血红蛋白均可明显减少。

2. 骨髓象 骨髓增生明显或极度活跃。以粒细胞为主，红系细胞相对减少，粒：红比例可增至（10 ~ 50）：1。其中中性中幼、晚幼和杆状核细胞明显增多。原粒细胞 <10%。嗜酸、嗜碱性粒细胞增多。巨核细胞正常或增多，晚期减少。

3. 染色体检查 90% 以上慢性粒细胞白血病病人血细胞中出现 Ph 染色体，Ph 染色体亦可存在于粒细胞、红细胞、巨核细胞及单核细胞中。

4. 血液生化 血清及尿中尿酸浓度增高，与化疗后大量白细胞破坏有关。

（四）心理 - 社会状况

病人经历过多次住院、疾病痛苦及化疗副作用的折磨、昂贵的医疗花费等，易产生焦虑、绝望等负性情绪。注意及时了解其心理变化，随时与其沟通，及时疏导，鼓励坚持治疗，尽量减少其心理压力。

【常见护理诊断 / 问题】

1. 疼痛 与脾大、脾梗死有关。

2. 潜在并发症： 尿酸性肾病。

3. 活动无耐力 与虚弱或贫血有关。

4. 营养失调：低于机体需要量 与机体代谢亢进有关。

【计划与实施】

慢性粒细胞白血病的治疗原则是着重于慢性期的治疗，并力争分子水平的缓解和治愈，异基因造血干细胞移植是目前普遍认可的根治性标准治疗。经过治疗和护理，病人：①疼痛减轻，舒适感增加；②化疗不良反应少；③并发症能被及时发现或预防。

（一）病情监测

注意脾区有无压痛，观察有无脾栓塞或脾破裂的表现。脾栓塞或脾破裂时，病人突感脾区疼痛，发热、多汗以致休克，脾区拒按，有明显触痛，脾可进行性肿大，脾区可闻及摩擦音，甚至产生血性腹水。

（二）缓解脾胀痛

1. 置病人于安静、舒适的环境中，减少活动，尽量卧床休息，并取左侧卧位，以减轻不适感。

2. 鼓励病人少量多次进食、进水以减轻腹胀。尽量避免弯腰和碰撞腹部，以避免脾破裂。

3. 遵医嘱协助病人作脾放射治疗，以减轻脾胀痛。

4. 每天测量并记录脾的大小和质地，注意有无压痛。

5. 有疼痛时，可采用放松技术（如缓慢深呼吸）和转移注意力（如听音乐）等非药物疗法缓解，必要时用镇痛药。

6. 若脾区突发剧痛或疼痛突然加重、拒按，明显触痛，有摩擦音，出现发热、多汗甚至休克，警惕脾梗死、脾破裂的可能。

（三）化学治疗与护理

1. 常用治疗药物

（1）甲磺酸伊马替尼（格列卫）：第一代酪氨酸激酶抑制剂甲磺酸伊马替尼，能抑制 BCR-ABL 阳性细胞的增殖，是当前唯一可以使慢性粒细胞白血病达到分子效应的药物，被 2008 年版美国国家癌症综合网（NCCN）CML 治疗指南推荐作为 CML 治疗的一线药物。8 年无病生存率达 81%，总体生存率可达 85%。本药需终身服用，治疗剂量为 400mg/d。

（2）干扰素：是分子靶向药物出现之前的首选药物，缓解率约 70%，300 万～900 万 U/ 天，肌内或皮下注射，每周 3～7 次，持续数个月至 2 年不等。约 1/3 病人血细胞 Ph 染色体减少或消失。该药与小剂量 Ara-C 联合应用，可提高疗效。干扰素不良反应有发热、恶心、食欲缺乏、血小板减少及肝功能异常，应定期检查血象和肝功能。

（3）羟基脲：药效作用迅速，但持续时间短，用药后 2～3 天白细胞数下降，停药后很快回升。常用剂量为 3g/d（分 2 次口服），待白细胞减至 20×10^9/L 时剂量减半，降至 10×10^9/L 时改为 0.5～1g/d 维持治疗。用药期间经常检查血象以调整药量。

（4）白消安（马利兰）：缓解率高但副作用较大。白消安的不良反应主要是骨髓抑制、血小板或全血细胞减少及皮肤色素沉着、阳痿、停经，用药前应向病人说明，用药期间经常复查血象，不断调整剂量。

（5）小剂量阿糖胞苷：不仅可控制病情发展，而且可使 Ph 染色体阳性细胞减少或转阴。

2. 病情监测　化疗期间定期检查白细胞计数、血尿酸和尿尿酸含量以及尿沉渣检查等。记录 24 小时出入量，注意观察有无血尿或腰痛发生。

3. 供给充足的水分，鼓励病人多饮水，每日饮水量 3000ml 以上，以利于尿酸和化疗药降解产物的稀释和排泄，减少对泌尿系统的化学刺激。

（四）造血干细胞移植

异基因造血干细胞移植：是目前公认的根治 CML 的方法，应在慢性期血象和体征控制后尽早进行。见第三十四章造血干细胞移植病人的护理。

（五）慢性粒细胞白血病急变的治疗

同急性白血病的化疗方法。

（六）健康指导

本病呈慢性，经过适当药物控制可使病情好转，药物过量可引起骨髓抑制，减药或停药后又有恶化可能。故要长期治疗观察，及时调整药量，因此让病人了解药物的作用和副作用及定期门诊复查是必要的。告诉病人一旦出现出血、发热、或脾区疼痛加重时，要及时来院检查，以防急变发生。

【护理评价】

经过治疗和护理，病人是否达到：①主诉疼痛程度减轻；②未发生尿酸性肾病；③了解药物的作用和副作用；④对预后有所了解。

二、慢性淋巴细胞白血病病人的护理

慢性淋巴细胞白血病（chronic lymphocytic leukemia，CLL）是一种进展缓慢的 B 淋巴细胞增殖性肿瘤，以外周血、骨髓、脾脏和淋巴结等淋巴组织中出现大量克隆性 B 淋巴细胞为特征。这类细胞形态上类似成熟淋巴细胞，但是免疫学上不成熟、功能异常。本病是西方国家最常见的成人白血病，90% 的病人于 50 岁以上发病，男性略多于女性。我国及亚洲地区少见。

【护理评估】

（一）健康史

同急性白血病。

（二）身体状况

临床表现多样化。比慢性粒细胞白血病起病更缓慢，常因无痛性淋巴结肿大或不明原因的淋巴细胞绝对值升高而就诊。

1. 淋巴结肿大常为就诊的首发症状，以颈部、腋下、腹股沟淋巴结为主。肿大的淋巴结无压痛、较坚实、可移动。偶有纵隔淋巴结及腹膜后、肠系膜淋巴结肿大而引起相应的症状。

2. 50% ~ 70% 病人有肝、脾轻至中度肿大。

3. 早期可出现疲乏、无力，随后出现食欲减退、消瘦、低热和盗汗等，晚期易发生贫血、出血、感染，尤其是呼吸道感染，这与免疫功能减退有关。

4. 皮肤可出现结节、发红、荨麻疹、瘙痒等，带状疱疹较常见。

5. 约 10% 病人可并发自身免疫性溶血性贫血。

（三）辅助检查

1. **血象** 持续淋巴细胞增多。白细胞计数多 $>10 \times 10^9/L$，淋巴细胞占 50% 以上，晚期可达 90%，以小淋巴细胞为主。晚期血红蛋白、血小板减少，发生溶血时贫血明显加重。

2. **骨髓象** 骨髓有核细胞增生明显活跃。红系、粒系及巨核细胞均减少，淋巴细胞比例≥ 40%，以成熟淋巴细胞为主，可见幼稚淋巴细胞或不典型淋巴细胞，发生溶血时幼红细胞增多。

3. **免疫学检查** 约半数病人血清 γ- 球蛋白含量减少。淋巴细胞具有单克隆性。绝大多数病例的淋巴细胞为 B 淋巴细胞，20% 病人抗人球蛋白试验阳性，晚期 T 细胞功能障碍。

（四）心理 – 社会状况

见急性白血病一节。

【常见护理诊断 / 问题】

1. **活动无耐力** 与虚弱或贫血有关。

2. **潜在并发症**：口腔溃疡 / 口腔感染。

3. **有皮肤完整性受损的危险** 与放疗有关。

【计划与实施】

早期病人无需治疗，定期观察即可。晚期病人均需治疗。慢性淋巴细胞在缓解期，采用自体干细胞移植治疗可获得较理想的结果。其主要的死亡原因为骨髓衰竭导致的严重贫血、出血或感染。

1. 化学治疗与护理 最常用的药物是苯丁酸氮芥，剂量每日口服 6 ~ 10mg，1 ~ 2 周后减至每日 2 ~ 6mg。根据血象调整药物剂量，防止骨髓过分抑制。一般用药 2 ~ 3 周后开始显效，2 ~ 4 个月疗效明显；维持治疗 6 个月停药，复发后再用药，有效率约 50%，15% ~ 25% 病人完全缓解。必要时需加用泼尼松 10 ~ 20mg/d。其他药物如氟达拉滨、利妥昔单抗也有一定的治疗效果。

2. 放射治疗与护理　对淋巴结肿大伴有局部压迫症状者或化疗后淋巴结、脾脏缩小不佳者可采取局部放射治疗。护士要注意观察放疗部位皮肤，必要时用药外涂，以防干裂、破溃、感染。

3. 预防和控制感染，特别是上呼吸道感染。保持口腔卫生，清晨及饭后可用淡盐水漱口。反复感染者可注射丙种球蛋白；并发自身免疫性溶血性贫血或血小板减少，可用较大剂量肾上腺糖皮质激素。

4. 健康指导　告诉病人有关疾病的知识，使病人了解定期复查及服药的重要性。

【护理评价】

经过治疗和护理，病人能否达到：①合理活动与休息；②未发生口腔溃疡或感染；③放疗期间皮肤未发生破损及感染。

（闫贵明）

◇ 思考题

女性，26岁。因月经间断出血不止2个月，发热2周入院。3个月前无明显诱因出现面色苍白，渐加重，未予重视及治疗。2周前开始发热，体温39～40℃，伴寒战，在当地医院予青霉素、头孢菌素类抗感染治疗，无效。退热药应用有效，但不久体温又升至39℃以上，感全身酸痛，牙龈出血。无咳嗽及吐泻，精神及食欲可。体检：T 38.6℃，P 108次/分，R 24次/分，BP 110/64mmHg。贫血貌，巩膜无黄染，眼结膜苍白。口腔黏膜有一处溃疡，牙龈轻度肿胀，咽红；扁桃体Ⅰ度肿大。全身浅表淋巴结不肿大。心前区可闻及Ⅱ级收缩期吹风样杂音，两肺呼吸音清。腹部较膨隆，肝肋下1.0cm，质软；脾肋下14cm，质硬，神经系统未见异常。血常规：血红蛋白50g/L，红细胞1.68×10^{12}/L，血小板27×10^9/L，白细胞1.5×10^9/L，其中N 0.22，L 0.46，M 0.22，原始单核细胞＋幼稚单核细胞>0.64。尿常规：蛋白（＋～＋＋），白细胞（＋），红细胞偶见，颗粒管型少许。骨髓象：有核细胞增生活跃，粒：红比值1:1.67，粒系分叶核比例略低，余各阶段比例大致正常。红系晚幼阶段比例增高，余各阶段细胞比例大致正常。

（1）根据病人目前情况，其主要护理问题有哪些？

（2）病人入院后如何预防和控制感染？

32

第三十二章

出血性疾病病人的护理

第一节 概 述

❖ 学习目标 ····································

识记：

能复述出血性疾病的概念、分类。

理解：

1. 能解释正常止血、凝血、抗凝与纤维蛋白溶解机制。
2. 能理解血液系统疾病病人护理评估的项目及评估重点。
3. 比较血小板和血管性与凝血性出血性疾病的临床表现特点。
4. 能解释出血性疾病的辅助检查项目及其临床意义。

运用：

能运用所学知识对出血性疾病病人进行详细的护理评估、提出正确的护理诊断、制订与实施护理措施，评价护理措施实施的效果。

人体血管受到损伤时，血液可自血管外流或渗出。此时机体通过一系列生理性反应使出血停止，称为止血。止血过程有多种因素参与，并包含一系列复杂的生理、生化反应。因先天性或遗传性及获得性因素导致血管、血小板、凝血、抗凝及纤维蛋白溶解等止血机制的缺陷或异常而引起的以自发性或轻度损伤后过度出血为特征的疾病，称为出血性疾病。

【正常止血、凝血、抗凝与纤维蛋白溶解机制】

（一）止血机制

正常人体局部小血管受损后引起出血，几分钟内可自然停止的现象，称为生理性止血。生理性止血是机体重要的保护机制，其过程主要包括血管收缩、血小板黏附及血栓形成、血液凝固三个环节，其中以血小板的作用最为重要（图 32-1-1）。任何原因造成血管壁通透性增加、血小板数目减少及其功能异常和凝血功能障碍时，均可导致出血性疾病的发生。

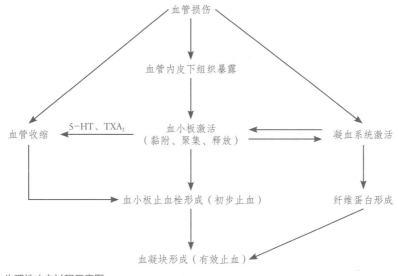

图 32-1-1　生理性止血过程示意图
5-HT：5-羟色胺；TXA_2：血栓烷 A_2

（二）凝血机制

血液凝固是各种无活性的凝血因子（酶原）被有序、逐级放大激活而生成凝血酶，最终使纤维蛋白原转变为纤维蛋白，以致血液由流动的液体转变成不能流动的凝胶状态的过程。目前已知直接参与人体凝血过程的凝血因子有 14 个，见表 32-1-1。凝血过程可分为三个阶段。

表 32-1-1　血浆凝血因子及常用名称

凝血因子（F）	常用名称	凝血因子（F）	常用名称
I	纤维蛋白原	IX	血浆凝血活酶成分（PTC）
II	凝血酶原		Christmas 因子
III	组织因子，组织凝血活酶	X	Stuart-Prower 因子
IV	钙离子	XI	血浆凝血活酶前质（PTA）
V	易变因子（前加速素）	XII	接触因子或 Hageman 因子
VII	稳定因子（前转变素）	XIII	纤维蛋白稳定因子
VIII	抗血友病球蛋白（AHG）	PK	激肽释放酶原（前激肽释放酶）
		HMWK	高分子量激肽原

1. **凝血活酶生成**　包括两条途径：①外源性凝血途径：血管损伤时，内皮细胞表达组织因子（tissue factor，TF）并释入血流。TF 与 VII（F VII）或活化的 VII（F VII a）在钙离子存在的条件下，形成 TF/F VII 或 TF/F VII a 复合物，这两种复合物均可激活 X（F X），后者的激活作用远远大于前者，并还有激活 IX（F IX）的作用。②内源性凝血途径：血管损伤时，内皮下胶原暴露，F XII 与带负电荷的胶原接触后被激活形成活化的 XII（F XII a），F XII a 激活 XI（F XI）。在钙离子参与下 F XI a 激活 F IX。活化的 F IX a、F VIII 与血小板第 3 因子（platelet factor 3，PF$_3$）及磷脂在钙离子的参与下形成复合物，激活 F X。上述两种途径激活 F X 后，凝血过程进入共同途径。在钙离子存在的条件下，F X a、F V 与磷脂形成复合物，此即凝血活酶。

2. **凝血酶生成**　血浆中无活性的凝血酶原在凝血活酶的作用下，转变为凝血酶。

3. **纤维蛋白形成**　在凝血酶作用下，纤维蛋白原裂解形成纤维蛋白单体，单体自动聚合，形成不稳定性纤维蛋白，再经 F XIII a 的作用，形成稳定性交联纤维蛋白。血液凝血过程见图 32-1-2。

现代凝血学说认为凝血过程分为两个阶段，首先是启动阶段，这是通过外源性凝血途径 TF 实现的，由此生成少量凝血酶。然后是放大阶段，即少量凝血酶发挥正反馈作用：激活血小板，磷脂酰丝氨酸由膜内移向膜外发挥磷脂作用；激活 F V、F VIII；在磷脂与凝血酶原存在条件下激活 F XI（F XI 作为 TF 途径与内在途径连接点），从而生成足量凝血酶，以完成正常的凝血过程。

（三）抗凝与纤维蛋白溶解机制

在正常情况下，循环血液中凝血系统和抗凝系统维持动态平衡，以保持血流的通畅。

1. **抗凝系统的组成及作用**

（1）抗凝血酶（antithrombin，AT）：由肝脏及血管内皮细胞生成，是人体内最重要的抗凝血物质，约占血浆生理性抗凝物质的 75%，其主要功能是灭活 F X a 和凝血酶，对其他丝氨酸蛋白酶如 F IX a、F XI a、F XII a 等也有一定的灭活作用。其抗凝作用与肝素密切相关，若缺乏肝素，AT 的直接抗凝作用慢而弱，反之可明显增强。

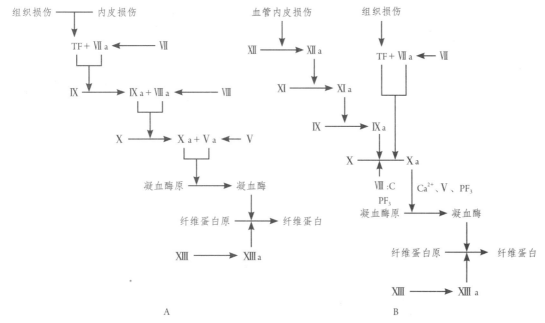

图 32-1-2　凝血反应模式图
A. 传统的瀑布式凝血反应模式图；B. 新的凝血反应模式图

（2）蛋白C系统：由蛋白C、蛋白S及凝血酶调节蛋白等组成。蛋白C、蛋白S为维生素K依赖性因子，在肝内合成。凝血酶调节蛋白是血管内皮细胞表面的凝血酶受体。当凝血酶与内皮细胞表面的凝血酶调节蛋白形成复合物后，可激活蛋白C，并在蛋白S的促进效应作用下灭活F Ⅴ a和F Ⅷ a，并抑制纤溶酶原的激活。此外，活化的蛋白C还有促进纤维蛋白溶解的作用。

（3）组织因子途径抑制物（tissue factor pathway inhibitor，TFPI）：血管内皮细胞可能是其主要生成部位，有直接抗F Ⅹ a的作用，在钙离子存在的条件下，有抗TF/F Ⅶ a复合物的作用。

（4）肝素：主要由肺或肠黏膜肥大细胞合成，抗凝作用主要表现为抗F Ⅹ a和凝血酶，并可刺激血管内皮细胞释放TFPI，使其在体内的抗凝作用更强。此外，肝素还有促进内皮细胞释放组织型纤维蛋白溶酶原激活剂（tissue-type plasminogen activator，t-PA），增强纤溶活性等作用。

2．纤维蛋白溶解系统　纤溶系统主要由纤溶酶原、t-PA、尿激酶型纤溶酶原激活剂和纤溶酶相关抑制物组成，通过内源性途径与外源性途径，纤溶酶原转化为纤溶酶，后者将纤维蛋白或纤维蛋白原分解为纤维蛋白降解产物（fibrin degradation products，FDP），即降解碎片，可被单核-巨噬细胞系统清除，即血块溶解。

【出血性疾病分类】

按病因与发病机制，可分为：

（一）血管壁异常

1．先天性或遗传性　如遗传性出血性毛细血管扩张症、家族性单纯性紫癜、先天性结缔组织病（血管及其支持组织异常）等。

2．获得性　①重症感染：如败血症。②过敏：如过敏性紫癜。③化学物质及药物：如药物性紫癜。④营养不良：如维生素C及维生素PP缺乏症。⑤代谢及内分泌障碍：如糖尿病、库欣病。⑥其他：如结缔组织病、动脉硬化、机械性紫癜、体位性紫癜等。

（二）血小板异常

1. 血小板数量异常

（1）血小板减少：①血小板生成减少：如再生障碍性贫血、白血病、放疗及化疗后的骨髓抑制等。②血小板破坏过多：如特发性血小板减少性紫癜。③血小板消耗过多：如弥散性血管内凝血。④血小板分布异常：如脾功能亢进等。

（2）血小板增多：①原发性：如原发性出血性血小板增多症。②继发性：如慢性粒细胞白血病、感染、创伤及脾切除后。

2. 血小板质量异常 ①遗传性：如血小板无力症、巨大血小板综合征、血小板颗粒性疾病。②获得性：如药物、感染、尿毒症、异常球蛋白血症等引起。获得性血小板质量异常较多见，但未引起临床上重视。

（三）凝血异常

1. 遗传性 如各型血友病、遗传性凝血酶原缺乏症、遗传性纤维蛋白原缺乏症等。

2. 获得性 如严重肝病、维生素K缺乏症、尿毒症等。

（四）抗凝及纤维蛋白溶解异常

以获得性疾病常见，如肝素使用过量；溶栓药物过量；蛇咬伤、水蛭咬伤；香豆素类药物过量；免疫相关性抗凝物增多。

（五）复合性止血机制异常

1. 遗传性 如血管性血友病。

2. 获得性 如弥散性血管内凝血。

【护理评估】

（一）健康史

重点询问出血发生的年龄、部位、出血量、持续时间，同一部位有无反复出血等，有无皮肤、黏膜出血点。紫癜提示血管、血小板异常。深部血肿、关节出血提示可能与凝血障碍有关。询问有无出血的诱因，如手术、创伤、使用药物或自发性等。有无基础疾病如肾病、消化系统疾病、免疫性疾病、糖尿病、严重感染等。家族成员有无出血病史或类似疾病，病人饮食及营养状况等。

（二）身体状况

出血性疾病由于类型不同，其出血特点有所不同，见表32-1-2。

（三）辅助检查

1. 筛选试验 ①血管异常：常用的有BT、CRT。②血小板异常：常用的有血小板计数、血块收缩试验、BT、CRT。③凝血异常：常用的有CT、活化部分凝血活酶时间（activated partial thromboplastin time，APTT）、凝血酶时间（thrombin time，TT）、凝血酶原时间（prothrombin time，PT）、凝血酶原消耗时间（prothrombincon-sumption time，PCT）。

2. 确诊试验 ①血管异常：毛细血管镜、内皮素-1等。②血小板异常：血小板黏附、聚集功能，血小板形态、平均体积，血小板第3因子有效性测定，血小板相关抗体等。③凝血异常：可做凝血活酶时间纠正试验、凝血酶原时间纠正试验，测定凝血因子的含量及活性，以检出缺乏的凝血因子。

（四）心理-社会状况

血友病、血小板减少性紫癜等由于反复发作，不能根治，病人往往会出现绝望、悲观等心理，使家庭生活受到影响。由于需输血、血小板或凝血因子等，可给病人带来较大的经济负担。

表 32-1-2　常见出血性疾病的临床表现

项目	血管性疾病	血小板疾病	凝血障碍性疾病
性别	女性多见	女性多见	男性多见
家族史	少见	罕见	多见
出生后脐带出血	罕见	罕见	常见
出血的部位	以皮肤黏膜为主，偶有内脏出血	以皮肤黏膜为主，重症常有内脏出血	以深部组织和内脏出血为主
出血的表现			
皮肤黏膜	皮肤瘀点、紫癜	牙龈出血、皮肤瘀点、紫癜，常见大片瘀斑	罕有瘀点、紫癜，可见大片瘀斑
血肿	罕见	可见	常见
关节腔出血	罕见	罕见	多见
内脏出血	偶见	常见	常见
眼底出血	罕见	常见	少见
月经过多	少见	多见	少见
手术或外伤后出血不止	少见	可见	多见
病程与预后	短暂，预后较好	迁延，预后一般	常为终身性，预后不定

如果出血导致失语、活动受限等，可造成交流困难、社交障碍等。因此，护士应经常了解病人的心理状况，了解家庭、社会支持情况，多与病人交流，解除其思想顾虑，增强战胜疾病的信心。

【常见护理诊断／问题】

1. 潜在并发症： 出血。

2. 疼痛　与出血致关节疼痛等有关。

3. 恐惧　与血小板过低或凝血因子缺乏等致随时有出血的危险有关。

【计划与实施】

治疗原则为根据不同病因进行防治，根据病情给予止血和其他治疗。经过治疗和护理，病人能够：①知道疾病的预防措施；②控制诱因，预防并发症的发生；③正确对待疾病。

（一）病因的防治及护理

出血性疾病应针对病因进行防治。向病人讲解疾病的相关知识及预防措施，使病人能主动预防出血，急性出血时能及时处理。对血管性及血小板异常的病人应避免使用扩张血管及抑制血小板聚集的药物，如阿司匹林、保泰松、双嘧达莫、吲哚美辛等。血友病病人应慎用肝素、华法林等抗凝药。遗传性出血性疾病可采用预防措施，防止外伤，尽可能避免深部肌内注射和手术等，如必须手术时，术前应作好充分准备，补充缺乏的凝血因子，术中、术后密切观察出血情况。

（二）止血的治疗及护理

1. 补充凝血因子或血小板　因凝血因子缺乏而引起的遗传性出血性疾病病人可补充相应的凝血因子，如纤维蛋白原、凝血酶原复合物、冷沉淀物、因子Ⅷ等。紧急情况下输入新鲜血浆或新鲜冷冻血浆也是一种行之有效的补充或替代疗法。此外，也可根据病情需要输注全血或血小板悬液等。

2．使用止血药物　血管异常者可用增加毛细血管致密度、改善其通透性的药物，如维生素C、卡巴克络（安络血）、曲克芦丁（芦丁）、垂体后叶素、糖皮质激素等。合成凝血相关成分所需的药物如维生素K等。抗纤溶药如氨基己酸、氨甲苯酸、氨甲环酸等。促进凝血因子释放的药物如去氨加压素（1-脱氨-8-精氨酸加压素）。局部止血药如凝血酶、巴曲酶（立止血）及吸收性明胶海绵等。

3．促进血小板生成的药物　如血小板生成素、IL-11等。

4．局部处理　包括局部加压包扎、固定、手术结扎局部血管等。如肌肉、关节腔明显出血时可用弹性绷带压迫止血，必要时进行关节固定以限制活动。

（三）其他治疗与护理

包括免疫治疗、血浆置换、脾切除、关节成形与置换术、基因治疗和中医中药等。对某些免疫因素相关的出血性疾病，如特发性血小板减少性紫癜、有高滴度抗体的重型血友病A和血友病B等，可应用抗CD20单抗体免疫治疗。先天性出血性疾病如血友病可应用基因治疗。对某些消耗性出血性疾病如弥散性血管内凝血，可考虑用肝素抗凝治疗。对重症特发性血小板减少性紫癜等，可通过血浆置换去除抗体或相关致病因素。

（四）心理护理

加强与病人及家属的沟通，及时了解他们的需求与忧虑，并能给予必要的解释与疏导。如简要解释出血的原因、如何减轻或避免加重出血、目前治疗与护理的主要措施及其配合要求等，特别要强调紧张与恐惧不利于控制病情。还可通过介绍治疗效果较好的成功例子，增强病人战胜疾病的信心，减轻恐惧感。同时，应注意为病人营造良好的住院环境，尽可能避免不良刺激的影响。当病人出血突然加重时，护士应保持镇静，迅速通知医生并配合做好各种止血、救治工作，及时清除血迹，以免造成对病人的不良刺激。

【护理评价】

经过治疗和护理病人是否达到：①无出血发生或出血停止；②主诉疼痛或不适减轻；③主动配合治疗和护理；④知道预防出血的措施。

第二节　特发性血小板减少性紫癜病人的护理

❖ **学习目标**　· ·

识记：

1. 能复述特发性血小板减少性紫癜的概念。

2. 能复述特发性血小板减少性紫癜发病的相关因素。

理解：

1. 能解释特发性血小板减少性紫癜的发病机制。

2. 能解释特发性血小板减少性紫癜临床表现，比较辅助检查结果的异同点。

运用:

能根据特发性血小板减少性紫癜病人的病情,提出正确的护理诊断,制订相应的病情监测、预防和避免加重出血、用药等护理措施,提供健康指导。

特发性血小板减少性紫癜(idiopathic thrombocytopenia purpura,ITP)是一种因血小板免疫性破坏,致外周血中血小板计数减少的出血性疾病。本病是血小板减少性紫癜中最常见的一种,成人发病率为5/10万~10/10万人口。育龄期女性发病率高于同年龄段男性,60岁以上老年人是该病的高发群体。临床以皮肤黏膜出血为主,严重者可发生内脏出血,甚至颅内出血,出血风险随年龄增长而增加。部分病人仅有血小板减少而没有出血症状。部分病人可有明显的乏力症状。

【病因与发病机制】

病因未明,发病机制如下:

(一)体液和细胞免疫介导的血小板过度破坏

将ITP病人血浆输给健康受试者,可造成后者一过性血小板减少。50%~70%的ITP病人血浆和血小板表面可检测到血小板膜糖蛋白特异性自身抗体。自身抗体致敏的血小板被单核-巨噬细胞过度破坏。另外,ITP病人的细胞毒T细胞可直接破坏血小板。

(二)体液和细胞免疫介导的巨核细胞数量和质量异常,血小板生成不足

自身抗体还可损伤巨核细胞或抑制巨核细胞释放血小板,造成ITP病人血小板生成不足;另外,CD8$^+$细胞毒T细胞可通过抑制巨核细胞凋亡,使血小板生成障碍。血小板生成不足是ITP发病的另一重要机制。阻止血小板过度破坏和促血小板生成已成为ITP现代治疗不可或缺的重要方面。

【护理评估】

(一)健康史

重点询问本次发病的主要表现,病人起病的急缓,出血的情况如出血量、部位,有无呕血、便血、血尿、咯血等表现;有无呼吸道感染史;治疗与护理经过及其疗效等。

(二)身体状况

1. 临床表现

(1)起病:成人ITP一般起病隐匿。

(2)出血倾向:多数较轻而局限,但易反复发生。可表现为皮肤、黏膜出血,如瘀点、紫癜、瘀斑及外伤后止血不止等,鼻出血、牙龈出血亦很常见。严重的内脏出血较少见,但月经过多较常见,在部分病人可为唯一的临床症状。病人病情可因感染等导致病情加重,出现广泛而严重的皮肤黏膜及内脏出血。反复发作或病程较长者可有贫血和轻度脾大。部分病人通过偶然的血常规检查发现血小板减少,无出血症状。

(3)乏力:是ITP的临床症状之一,部分病人表现得更为明显。

(4)血栓形成倾向:ITP不仅是一种出血性疾病,也是一种血栓前疾病。

2. 临床分型与分期

(1)新诊断的ITP:指确诊后3个月以内的ITP病人。

(2)持续性ITP:指确诊后3~12个月血小板持续减少的ITP病人。

（3）慢性 ITP：指血小板减少持续超过 12 个月的 ITP 病人。

（4）重症 ITP：指血小板 $<10 \times 10^9/L$，且就诊时存在需要治疗的出血症状或常规治疗中发生了新的出血症状，需要其他升高血小板药物治疗或增加现有药物治疗的药物剂量。

（5）难治性 ITP：指满足以下所有 3 个条件的病人：①脾切除后无效或者复发；②仍需要治疗以降低出血的危险；③除外了其他引起血小板减少症的原因，确诊为 ITP。

（三）辅助检查

1．血小板 血小板计数减少。血小板平均体积偏大，易见大型血小板。血小板功能多正常。

2．骨髓象 骨髓巨核细胞正常或增加。巨核细胞发育成熟障碍，表现为巨核细胞体积变小，胞质内颗粒减少，幼稚巨核细胞增加。有血小板形成的巨核细胞显著减少（<30%）。红系及粒、单核系正常。

3．其他 束臂试验阳性、出血时间延长、血块收缩不良；80% 以上的 ITP 病人血小板相关抗体和血小板相关补体增高，缓解期可降至正常。90% 以上的病人血小板生存时间明显缩短。

（四）心理－社会状况

由于皮肤黏膜出血及其他部位出血，病人往往会出现焦虑、恐惧等心理。如为慢性，病人由于担心预后等，会出现抑郁等不良情绪。同时疾病也会给家庭、工作、学习带来影响。因此，护士应与病人经常交流，了解其产生负性情绪的原因，尽可能帮助病人解决心理问题。

【常见护理诊断／问题】

1．有感染的危险 与应用糖皮质激素治疗有关。

2．恐惧 与血小板过低，随时有出血的危险有关。

3．潜在并发症：颅内出血。

【计划与实施】

本病以出血为主要表现，病程中应注意观察病人有无明显出血倾向，根据病人具体情况采取相应预防和治疗措施，如嘱咐病人注意休息，避免从事可增加病人出血危险的工作或活动，必要时选用糖皮质激素、脾切除或免疫抑制剂及对症治疗。经过治疗和护理，病人能够：①知道预防受伤和出血的方法；②生命体征平稳，出血症状消失；③正确对待疾病。

（一）出血的预防与护理

1．出血情况的监测 注意出血部位和出血量，监测血小板计数、出血时间等。严密观察病人生命体征及神志变化，若有烦躁不安、嗜睡、头痛、呕吐甚至惊厥等症状，提示颅内出血；血压突然下降提示有内脏出血的可能；关节肌肉肿痛为关节腔积液的重要指标。

2．预防或避免加重出血 避免造成身体受伤害的因素，如剪短指甲，避免抓伤皮肤；避免扑打、拳击；禁用牙签剔牙或用硬毛牙刷刷牙等；保持皮肤清洁，穿棉织宽松衣物；不要使用可能引起血小板减少或抑制其功能的药物，如阿司匹林、双嘧达莫、吲哚美辛、保泰松、右旋糖酐等；依据病情选用流质、半流质少渣饮食；保持大便通畅，便秘、剧烈咳嗽会引起颅内压增高，可导致颅内出血，要及时处理。便秘者可口服液体石蜡或用开塞露。剧烈咳嗽可用镇咳药、抗生素治疗。出血严重者应卧床休息，防止创伤。有内脏及颅内出血时按相应出血进行护理。

3．药物治疗与护理

（1）糖皮质激素：为首选药物，近期有效率约为 80%。其作用是减少自身抗体生成及减轻抗原－抗体反应；抑制单核－吞噬细胞系统对血小板的破坏；改善毛细血管通透性；刺激骨髓造血及血小板向外周血的释放等。常用泼尼松 1mg/（kg·d），分次或顿服，待血小板升至正常或接近正常后，1 个月内快速减至最小维持剂量 5 ~ 10mg/d，无效者 4 周后停药。也可使用口服大剂量地塞米松，剂量 40mg/d×4 天，无效病人可在半个月后重复一次。应用激素治疗期间注意观察药物副作用，出现异常及时与医生合作处理。

（2）免疫抑制剂：一般不作首选治疗，用于糖皮质激素及脾切除疗效不佳者，可与糖皮质激素合用以提高疗效及减少糖皮质激素的用量。常用药物有长春新碱、环磷酰胺、硫唑嘌呤，环孢素等。其中环孢素常用于难治性 ITP，使用时应注意观察药物的副作用。

（3）其他药物：达那唑为合成雄性激素，有免疫调节及抗雌激素的作用；还有氨肽素、中药等。

4. 手术治疗与护理 脾切除可减少血小板相关抗体产生及减轻血小板的破坏，实践证明，脾切除治疗的近期有效率为 70% ~ 90%，长期有效率为 40% ~ 50%，无效者对糖皮质激素的用量亦可减少。主要适应证为：糖皮质激素治疗 3 ~ 6 个月无效者；出血明显，危及生命者；泼尼松有效，但维持剂量必须大于 30mg/d 者；不宜糖皮质激素治疗者；^{51}Cr 扫描脾区放射指数增高者。禁忌证为：年龄小于 2 岁；妊娠期或因其他原因不能耐受手术者。近年以脾动脉栓塞替代脾切除亦有疗效。

5. 急症的护理 急症主要包括：①血小板 <20×10^9/L 者；②出血严重、广泛者；③疑有或已发生颅内出血者；④近期实施手术后分娩者。处理方法有：血小板输注；静脉注射丙种球蛋白；血浆置换；大剂量甲泼尼松静脉注射。

（二）感染的预防与护理

观察有无感染的表现，尤其要注意体温的变化。定期检查病人有无咽痛、咳嗽、胸痛、尿痛及肛周疼痛等。了解病人有无痰液、尿液及大便性质的改变等。定期监测病人白细胞总数及分类结果，尿常规有无异常。若以上各项提示有感染的迹象，应及时通知医生并协助进行处理。如做好各种检验标本的采集及送检工作，遵医嘱正确配制和输注抗生素等药物，并注意其疗效与不良反应的观察与护理。

（三）心理护理

护理措施见本章第一节"概述"。

（四）健康指导

1. 向病人讲解本病的相关知识，避免情绪紧张，保持积极乐观态度，配合治疗。

2. 注意休息和营养，增强机体抵抗力。血小板 <20×10^9/L 者，应严格卧床休息，避免外伤，及时应用止血药物。病人无明显出血倾向，血小板计数高于 30×10^9/L，避免从事增加病人出血危险的工作或活动。

3. 用药指导，长期服用糖皮质激素者应告知按医嘱服药，不可自行减量或突然停药，否则易出现反跳现象。服药期间注意个人卫生，预防感染，如出现发热等感染表现应及时就医，并注意观察其他不良反应。

4. 定期门诊复查血小板，出现出血征象应及时就医。

目前认为，ITP 的治疗是使病人血小板计数提高到安全水平，防止严重出血，降低病死率，而不是追求血小板计数达到正常。因此，对 ITP 病人应避免过度治疗。

【护理评价】

经过治疗和护理，病人是否达到：①无感染的发生；②无出血或出血停止；③能主动配合治疗和护理。

第三节　弥散性血管内凝血病人的护理

❖ 学习目标 ⋯⋯⋯⋯⋯⋯⋯⋯⋯⋯⋯⋯⋯⋯⋯⋯⋯⋯⋯⋯

识记：

正确陈述弥散性血管内凝血的概念、病因及临床表现。

理解：

解释弥散性血管内凝血的发病机制、辅助检查项目及其临床意义。

运用：

能运用所学知识，正确评估弥散性血管内凝血病人，制订护理计划，提供健康指导。

弥散性血管内凝血（disseminated intravascular coagulation，DIC）是由多种致病因素激活机体的凝血系统，导致机体弥散性微血栓形成、凝血因子大量消耗并继发纤溶亢进，从而引起全身性出血、微循环障碍乃至多器官功能衰竭的一种临床综合征。

【病因与发病机制】

（一）病因

1. **感染性疾病**　最多见，占 DIC 总发病数的 31%~43%。包括革兰阴性菌或阳性菌引起的感染及败血症，如脑膜炎双球菌、铜绿假单胞菌和金黄色葡萄球菌等。病毒感染，如肾综合征出血热、重症肝炎和麻疹等。立克次体感染，如斑疹伤寒、恙虫病等。其他病原体感染，如系统性真菌感染、钩端螺旋体病和脑型疟疾等。

2. **恶性肿瘤**　是诱发 DIC 的主要病因之一，占 DIC 总发病数的 24%~34%，常见的有急性早幼粒细胞白血病、淋巴瘤、前列腺癌、胰腺癌、肝癌、肾癌、脑肿瘤等。

3. **病理产科**　占 DIC 总发病数的 4%~12%，常见于羊水栓塞、胎盘早剥、感染性流产、死胎滞留、重症妊娠高血压等。

4. **手术及创伤**　占 DIC 总发病数的 1%~5%，如大面积烧伤、严重创伤、毒蛇咬伤，富含组织因子的器官手术及创伤，如脑、前列腺、胰腺、子宫及胎盘等。

5. **医源性疾病**　占 DIC 总发病数的 4%~8%，其发病率日趋增高。主要与药物、手术、放疗、化疗及不正常的医疗操作有关。

6. **其他**　包括全身各系统多种疾病，如肺源性心脏病、急性胰腺炎、异型输血、糖尿病酮症酸中毒、系统性红斑狼疮、移植物抗宿主病等。

（二）发病机制

1. **组织损伤**　感染、肿瘤溶解、严重或广泛创伤、大型手术等因素导致组织因子或组织因子类物质释放入血，激活外源性凝血系统。蛇毒等外源性物质亦可激活此途径，或直接激活 F X 及凝血酶原。

2. **血管内皮损伤**　感染、炎症及变态反应、缺氧等引起血管内皮损伤，导致 F XII 激活及组织因子的释放，启动外源或内源性凝血系统。

3. **血小板活化**　各种炎症反应、药物、缺氧等可诱发血小板聚集及释放反应，通过多种途径激活凝血。

4．纤溶系统激活　上述致病因素亦可同时通过直接或间接方式激活纤溶系统，致凝血－纤溶平衡进一步失调。

在 DIC 发生过程中，促使各种细胞中组织因子的异常表达和释放，是最重要的启动机制。凝血酶与纤溶酶的形成，是引发血管内微血栓形成、凝血因子减少及纤溶亢进等病理生理改变的关键及主要机制。

从病理生理角度来看，DIC 的发生与发展过程可分为高凝血期、消耗性低凝血期、继发性纤溶亢进期 3 个阶段。但临床上各期可能有部分交叉或重叠，特别是消耗性低凝血期与继发性纤溶亢进期，常难以截然分开。

【护理评估】

（一）健康史

询问病人既往病史，评估是否存在易诱发 DIC 的基础疾病。了解病人本次发病的主要表现，如有无出血、面色苍白、皮肤湿冷、少尿或无尿、黄疸等表现。了解病人治疗与护理经过及其疗效等。

（二）身体状况

1．出血　发生率为 84% ～ 95%，是 DIC 最常见的症状之一。特点为自发性、多发性出血，部位可遍及全身，多见于皮肤、黏膜、伤口及穿刺部位。其次为某些内脏出血，如咯血、呕血、尿血、便血、阴道出血，严重者可发生颅内出血。

2．低血压、休克或微循环障碍　发生率为 30% ～ 80%。为一过性或持续性血压下降，早期即出现肾、肺、大脑等器官功能不全，表现为肢体湿冷、少尿或无尿、呼吸困难、发绀及神志改变等。休克程度与出血量常不成比例。顽固性休克是 DIC 病情严重、预后不良的征兆。

3．栓塞　发生率为 40% ～ 70%。与弥散性微血栓的形成有关。皮肤黏膜栓塞可使浅表组织缺血、坏死及局部溃疡形成。内脏栓塞常见于肾、肺、脑等，可引起急性肾衰竭、呼吸衰竭、颅内高压等，从而出现相应的症状与体征。

4．溶血　约见于 25% 的病人。DIC 时微血管管腔变窄，当红细胞通过腔内的纤维蛋白条索时，可引起机械性损伤和破裂，产生溶血，称为微血管病性溶血。溶血一般较轻，早期不易察觉，大量溶血时可出现黄疸。

（三）辅助检查

1．消耗性凝血障碍方面的检测　指血小板及凝血因子消耗性减少的相关检查及结果。DIC 时，血小板计数减少；凝血酶原时间延长，纤维蛋白原定量减少；抗凝血酶Ⅲ含量及活性降低；凝血因子Ⅷ：C 活性降低；活化部分凝血活酶时间延长。

2．继发性纤溶亢进方面的检测　指纤溶亢进及纤维蛋白降解产物生成增多的检测。DIC 时，纤溶酶及纤溶酶原激活物的活性增高；纤维蛋白（原）的降解产物明显增多；血浆鱼精蛋白副凝试验（3P 试验）阳性；D-二聚体定量增高或定性阳性。

3．其他监测　DIC 时，周围血涂片红细胞形态常呈盔形、多角形、三角形或碎片等改变。检测组织因子活性或抗原浓度、凝血酶原调节蛋白、血浆纤溶酶激活剂抑制物的活性和组织型纤溶酶激活物的活性等有助于对 DIC 的早期诊断、病情观察及疗效判断。

（四）心理－社会状况

由于病情变化突然，病人往往会出现焦虑、恐惧等心理，护士应鼓励、安慰病人，给予心理支持，使病人主动配合治疗。同时向病人及家属讲解疾病相关知识，以争取家属的理解与支持，消除病人紧张、恐惧等负性情绪。

【常见护理诊断/问题】

1. 有出血的危险　与 DIC 导致的凝血因子被消耗、继发性纤溶亢进、肝素应用等有关。

2. 潜在并发症：休克、多发性微血管栓塞。

【计划与实施】

DIC 的病情严重，病势凶险，发展迅速，必须积极抢救，否则病情即可发展为不可逆性。原发病与 DIC 两者互为因果，治疗中必须同时兼顾。祛除诱因、治疗原发病是有效救治 DIC 的前提和基础，包括积极控制感染性疾病、病理产科及外伤处理、治疗肿瘤、防治休克、纠正电解质和酸碱平衡紊乱等。经过治疗和护理，病人能够：①知道可引起损伤的危险因素，并积极采取预防措施；②不发生休克、栓塞等并发症。

（一）出血的观察与护理

观察病人有无出血的症状，如瘀点、紫癜、血肿、黏膜出血、消化道出血、泌尿道出血等。持续多部位的出血或渗血，特别是手术伤口、穿刺点和注射部位的持续性渗血，是发生 DIC 的特征。应注意各项实验室检查指标的监测，并关注检查结果，及时报告医生。

（二）药物治疗与护理

1. 抗凝疗法　是终止 DIC 病理过程、减轻器官功能损伤、重建凝血 – 抗凝血功能平衡的重要措施。一般应在有效治疗基础疾病的前提下，与补充凝血因子的治疗同时进行。

（1）肝素的应用：是 DIC 首选的抗凝疗法。急性或暴发型 DIC 通常选用肝素钠 10 000 ~ 30 000U/d，一般为 15 000U/d 左右，静滴，每 6 小时用量不超过 4000 ~ 6000U，根据病情可连用 3 ~ 5 天。另一种剂型为低分子量肝素（如速避凝、克赛），与肝素钠相比，其抑制 F Ⅹ a 的作用较强，较少依赖 AT–Ⅲ，较少引起血小板减少及出血，且半衰期较长，生物利用度较高。常用剂量为 75U/（kg·d），1 次或分 2 次皮下注射，连续用药 3 ~ 5 天。根据病情需要，肝素用量分 4 个等级：微剂量（1250 ~ 3125U/d）、小剂量（7250 ~ 15 000U /d）、大剂量（>37 500U /d）和超剂量（>72 500U /d）；用法可为间歇静滴法、持续静滴法，紧急情况下可稀释后静注，低分子肝素多采用分次皮下注射。肝素治疗的指征包括：① DIC 早期（高凝期）；②血小板及凝血因子急剧或进行性下降，迅速出现紫癜、瘀斑及其他部位的出血；③微血管栓塞表现明显的病人（如出现器官功能衰竭）；④消耗性低凝状态但基础病变短期内不能被祛除者，在补充凝血因子的情况下使用。下列情况应慎用肝素：① DIC 后期，病人有多种凝血因子缺乏及明显纤溶亢进；②蛇毒所致 DIC；③近期有肺结核大咯血或消化性溃疡活动性大出血；④手术后或损伤创面未经良好止血者。

（2）其他抗凝药物：复方丹参注射液具有类似于抗凝血酶的活性与效应，作用安全、有效，无需严密的血液学监测，可单独或与肝素合用，常用剂量为 30 ~ 60ml，加入 5% 葡萄糖注射液 100 ~ 200ml 内静滴，每天 2 ~ 3 次，连续应用 3 ~ 5 天。抗凝血酶具有抗凝、抗炎症及促使肝素疗效发挥的多重效应，与肝素合用可减少肝素用量，增强疗效，降低肝素停药后的血栓发生率，对败血症休克引起的 DIC 效果较好，强调早期应用，常用量为每次 1500 ~ 3000U，每天 1 ~ 2 次，连续应用 3 ~ 5 天。双嘧达莫、阿司匹林、低分子右旋糖酐、噻氯匹定等药物有辅助治疗价值。

2. 补充凝血因子和血小板　适用于血小板及凝血因子明显减少，且已进行基础病变及抗凝治疗，但 DIC 仍未能有效控制的病人。对于 APTT 时间显著延长者可输新鲜全血、新鲜血浆或冷沉淀物，以补充凝血因子。对于纤维蛋白原显著降低（<1g/L）或血小板显著减少者，可分别输注纤维蛋白原浓缩剂或血小板悬液。

3．抗纤溶治疗 适用于继发性纤溶亢进为主的 DIC 晚期，一般应在已进行有效原发病治疗、抗凝治疗及补充凝血因子的基础上应用。常用药有氨基己酸、氨甲苯酸等。

4．其他 尿激酶溶栓治疗适用于 DIC 后期，脏器功能衰竭明显而经上述治疗无效者，可用糖皮质激素治疗，但不作常规应用。重组人活化蛋白 C 已成功应用于败血症等引起的 DIC 治疗，因可降低疾病相关的死亡率，值得关注。

5．护理要点 护士应熟悉 DIC 救治过程中各种常用药物的名称、给药方法、主要不良反应及其预防和处理，遵医嘱正确配制和使用有关药物，尤其是抗凝药的应用，如肝素。肝素的主要不良反应是出血。在治疗过程中，要注意观察病人的出血状况，监测各项实验室指标，如凝血时间（试管法）或凝血酶原时间或活化部分凝血酶时间。若肝素过量而致出血，可采用鱼精蛋白静注，鱼精蛋白 1mg 可中和肝素 1mg（肝素剂量 1mg=128U）。

（三）并发症的预防与护理

严密观察病情变化，及时发现休克或重要器官功能衰竭。定时监测病人的生命体征、神志和尿量变化，记录 24 小时出入量；观察皮肤的颜色与温、湿度；有无皮肤黏膜和重要器官栓塞的症状和体征，如肺栓塞表现为突然胸痛、呼吸困难、咯血；脑栓塞引起头痛、抽搐、昏迷等；肾栓塞可引起腰痛、血尿、少尿或无尿，甚至发生急性肾衰竭；胃肠黏膜出血、坏死可引起消化道出血；皮肤栓塞可出现手指、足趾、鼻、颈、耳部发绀，甚至引起皮肤干性坏死等。此外，应注意原发病的观察。

（四）健康指导

1．向病人及其家属，尤其是家属讲解本病的相关知识，告知反复进行实验室检查的重要性和必要性，特殊治疗的目的、意义及不良反应。劝导家属多关心和支持病人，以缓解病人的不良情绪，提高战胜疾病的信心，主动配合治疗。

2．指导病人保证充足的休息和睡眠；根据病人的饮食习惯，提供可口、易消化、易吸收、富含营养的食物，少量多餐；循序渐进地增加运动，促进身体康复。

【护理评价】

经过治疗和护理，病人是否达到：①无出血或出血停止；②无休克和栓塞的发生；③主动配合治疗和护理。

（刘腊梅）

◇ 思考题

1．女性,26 岁。因月经量增多 4 个月伴牙龈出血 2 周入院。查体：下肢皮肤散在出血点和瘀斑，妇科检查未见异常。实验室检查：血红蛋白 70g/L，白细胞 $4×10^9/L$，血小板 $20×10^9/L$。诊断为特发性血小板减少性紫癜。

（1）请分析该病人目前存在的主要护理问题是什么？

（2）对该病人应该如何进行护理？

2. 男性，因感冒、咽痛、皮肤出血点就诊。实验室检查：血小板 $47 \times 10^9/L$。骨髓穿刺报告：全片巨核细胞 405 个，分类 25 个。其中幼稚巨核细胞 4 个，成熟无血小板巨核细胞 23 个，血小板少见。住院期间，给予泼尼松治疗，治疗一周后查血，血小板计数已上升至 $80 \times 10^9/L$，病人情况好转可出院。根据医生要求，病人需继续服用泼尼松 3～6 个月。

（1）请分析该病人在治疗期间应给予哪些护理？

（2）出院时应怎样做好健康教育？

第三十三章
淋巴瘤病人的护理

33章

淋巴瘤（lymphoma）是起源于淋巴结和淋巴组织的恶性肿瘤。按组织病理学改变可分为霍奇金淋巴瘤（Hodgkin lymphoma，HL）和非霍奇金淋巴瘤（Non-Hodgkin lymphoma，NHL）两大类。淋巴瘤可发生在身体的任何部位，其中以淋巴结、扁桃体、脾及骨髓最易受累。根据《中国肿瘤登记年报》公布的数据，2003—2013年淋巴瘤的发病率约为5/10万。我国发病率低于欧美地区，具有男性多于女性、城市高于农村的特点。临床以无痛性进行性淋巴结肿大为首发症状。

【病因与发病机制】

目前对淋巴瘤的病因及发病机制尚不完全清楚，但病毒学说颇受重视。此外，感染、免疫因素起着重要的作用，理化及遗传因素可能也与疾病发生相关。

1. **病毒、细菌因素**　用荧光免疫法检查部分HL病人的血清，可发现高效价抗Epstein-Barr（EB）病毒抗体；淋巴结在电镜下可见EB病毒颗粒。好发于非洲儿童的Burkitt淋巴瘤组织中可分离出EB病毒，且血清中EB病毒抗体滴度明显增高。体外试验表明，EB病毒是潜在致癌病毒，可促使B淋巴细胞永生化。

人类T淋巴细胞病毒Ⅰ型（HTLV-Ⅰ）与高发于日本等地区的成人T细胞白血病/淋巴瘤密切相关，人类T淋巴细胞病毒Ⅱ型（HTLV-Ⅱ）与T细胞皮肤淋巴瘤（蕈样肉芽肿）有关。Kaposi肉瘤病毒（human herpes virus-8）被认为是原发于体腔的淋巴瘤的病因。胃黏膜相关淋巴组织淋巴瘤的发病，与幽门螺杆菌感染有密切关系。

2. **免疫因素**　艾滋病、某些自身免疫性疾病（如类风湿关节炎、系统性红斑狼疮）、长期接受免疫抑制剂治疗等，均为NHL的高危因素。

3. **理化因素**　核辐射的幸存者、接受放疗和化疗的病人、长期服用苯妥英钠等药物的病人，淋巴瘤发病危险增加。

【病理和分型】

1. **非霍奇金淋巴瘤**　病理组织学特点为：病变部位正常淋巴组织结构全部或部分破坏；呈现大量单一异型淋巴细胞，浸润破坏被膜及邻近正常组织，出现较多病理分裂象。

1982年，美国国立癌症研究所依据HE染色的形态学特征对NHL进行分类，见表33-1-1。之后，WHO结合病理组织学、免疫学表型、细胞遗传学和临床表现、病程、原发部位等提出的分类方法，使诊断和治疗可能区别对待。

表33-1-1　非霍奇金淋巴瘤的国际工作分类（国际专家组，1982）

恶性程度	病理组织学特点
低度恶性	A. 小淋巴细胞型 B. 滤泡性小裂细胞型 C. 滤泡性小裂细胞与大细胞混合型
中度恶性	D. 滤泡性大细胞型 E. 弥漫性小裂细胞型 F. 弥漫性大、小细胞混合型 G. 弥漫性大细胞型
高度恶性	H. 免疫母细胞型 I. 淋巴母细胞型（曲折核或非曲折核） J. 小无裂细胞型（Burkitt或非Burkitt淋巴瘤）
其他	毛细胞型、皮肤T细胞型、组织细胞型、髓外浆细胞瘤、不能分型

2.霍奇金淋巴瘤　病理组织学特点为：病变部位正常淋巴组织结构全部或部分破坏；在肿瘤组织中存在 R-S（Reed Stemberg）细胞。R-S 细胞来源于 B 淋巴细胞，大小不一，为双核或多核巨细胞，核仁嗜酸、大而明显，胞浆丰富。

现多采用 2001 年 WHO 淋巴造血系统肿瘤分类，分为结节性淋巴细胞为主型 HL 和经典型 HL 两大类。结节性淋巴细胞为主型占 HL 的 5%，经典型占 HL 的 95%。

【护理评估】

（一）健康史

了解病人的年龄、职业和居住环境，既往是否有病毒感染史，是否患过其他疾病，有无放射性物质的接触史及长期用药史，家族中是否有类似疾病者。询问病人日常休息及活动量、活动耐力及饮食和睡眠等情况。

（二）身体状况

无痛性进行性淋巴结肿大是淋巴瘤共同的临床表现，可发生在机体的任何部位。此外，常伴全身症状如发热、消瘦、盗汗等，最终可出现恶病质。

1.非霍奇金淋巴瘤　NHL 随年龄增长而发病率增加，除惰性淋巴瘤外，一般发展迅速。以颈部及锁骨上淋巴结肿大为首发表现者较 HL 少见，对各器官的压迫和浸润较 HL 多见，约 1/3 原发于淋巴结外器官的淋巴组织，尤以原发胃肠道淋巴瘤最常见。NHL 常以高热或各器官系统症状为主要临床表现，如胃肠道受累表现为腹痛、呕吐、腹泻等，呼吸道受累表现为胸痛、咳嗽、咯血、呼吸困难等，咽淋巴环受累表现为鼻塞、血涕、耳鸣、咽部不适等，中枢神经系统受累表现为头痛、呕吐、麻痹、意识障碍等，肾脏受累表现为肾肿大、高血压、肾功能不全等，骨骼受累表现为骨痛、活动受限或病理性骨折，骨髓受累表现为贫血、出血、甚至发展成急性淋巴细胞白血病，皮肤受累表现为斑丘疹、肿块、皮下结节、溃疡等。

NHL 易发生早期远处扩散，可以越过邻近淋巴结向远处淋巴结跳跃式转移，并且常早期发生血行播散。

2.霍奇金淋巴瘤　HL 多见于青年，90% 病人以淋巴结肿大就诊，70% 表现为颈部及锁骨上淋巴结肿大，其次为腋下淋巴结、纵隔淋巴结。肿大淋巴结可以活动，也可互相粘连融合成块，质硬无压痛。17%~20% 的病人在饮酒后 20 分钟病变局部（淋巴结）发生疼痛，称为"酒精疼痛"，是 HL 特有的表现。当病变缓解后，酒精疼痛即行消失，复发时又重现，机制目前尚不清楚。淋巴结外器官受累症状较 NHL 少见，如纵隔淋巴结肿大可致咳嗽、胸闷、上腔静脉压迫等。全身症状多见发热、盗汗、瘙痒、消瘦、带状疱疹等。

HL 通常从原发部位沿淋巴管向邻近淋巴结有规律地依次播散，晚期发生血行播散。

3.淋巴瘤分期　1971 年 Ann Arbor 会议确定，根据病变范围不同，可将淋巴瘤分为四期（表 33-1-2），对于治疗方案选择及预后判断有帮助。

以上各期又可按病人有无全身症状 [不明原因发热（>38℃）、盗汗、半年内体重下降 10% 以上] 分为 A、B 两组，A 组表示无全身症状，B 组表示有全身症状之一。

（三）辅助检查

1.病理学检查　选取较大淋巴结，行细胞病理形态学检查和组织病理学检查，是诊断淋巴瘤的基本方法。

2.免疫学表型检测　组织切片免疫组化染色方法或流式细胞术，应用单克隆抗体测定淋巴瘤细胞的免疫学表型，可用于 HL 和 NHL 的诊断。

表 33-1-2　淋巴瘤分期

分期	临床表现
Ⅰ期	病变仅限于一个淋巴结区（Ⅰ）或淋巴结以外单一器官（ⅠE）
Ⅱ期	病变累及横膈同侧 2 个或更多淋巴结区（Ⅱ），或病变局限侵犯淋巴结以外器官及横膈同侧一个以上淋巴结区（ⅡE）
Ⅲ期	横膈两侧均有淋巴结病变（Ⅲ），或伴有 1 个结外器官局限受累（ⅢE），脾累及标记为（ⅢS），两者均受累标记为（ⅢSE）
Ⅳ期	广泛侵犯淋巴结以外的部位，伴或不伴淋巴结肿大

3. **细胞遗传学检测**　NHL 是发生于单一亲本细胞的单克隆恶性增殖，瘤细胞的基因重排高度一致。因此，应用 PCR 技术检测单克隆性基因重排具有高度敏感性。

4. **血象、骨髓象**　HL 常有轻或中度贫血，骨髓中如能找到 R-S 细胞是诊断 HL 骨髓浸润的依据。NHL 早期血象多正常，伴有淋巴细胞增多。如晚期并发白血病，则呈现白血病样血象骨髓象特点。

5. **生化检查**　NHL 疾病活动期血沉加快，血清乳酸脱氢酶升高提示预后不良。

6. **胸部 X 线、腹部超声或 CT 检查**　有助于对纵隔、肺门淋巴结、腹腔内及腹膜后淋巴瘤的诊断。

（四）心理 - 社会状况

在长期的治疗过程中，病人可能出现抑郁、悲观等负性情绪，甚至放弃治疗。因此护理人员应及时发现并解决病人的心理反应，同时与家属共同努力，营造轻松的治疗环境，解除病人的紧张和不安，保持心情舒畅。

【常见护理诊断 / 问题】

1. **有皮肤完整性受损的危险**　与放疗引起局部皮肤烧伤有关。

2. **潜在并发症**：化疗药物不良反应。

3. **营养失调：低于机体需要量**　与肿瘤对机体的消耗或放、化疗有关。

4. **预感性悲哀**　与治疗效果差或淋巴瘤复发有关。

【计划与实施】

目前淋巴瘤治疗的基本策略是以化疗为主、化疗与放疗相结合的综合处理。经过治疗和护理，病人能够：①保持放疗部位皮肤完好；②放、化疗并发症能被及时发现并处理；③体重维持正常水平；④积极采取预防措施，主动接受各种治疗。

（一）放射治疗与护理

1. **非霍奇金淋巴瘤**　NHL 具有多中心发病的特点，使其扩大照射的治疗作用不如 HL。对于惰性 NHL 早期病人，多推荐区域照射，即照射受累淋巴结区及其两侧各一邻近未受累淋巴结区，存活可达 10 年。对于侵袭性 NHL，有化疗残留肿块、局部巨大肿块或中枢神经系统累及者，可行局部放疗扩大照射，作为化疗的补充。

2. **霍奇金淋巴瘤**　适用于早期病例。剂量为 20～36Gy，3～4 周为一疗程。为预防病灶转移，常采取扩大野照射技术（照射野包括病变淋巴结区及可能侵及的淋巴结区）。如病变位于横膈以上，常采用斗篷野（两侧从乳突端至锁骨上下、腋下、肺门、纵隔至横膈的淋巴结）；横膈以下病变采用倒 Y 野（从横膈下至腹主动脉旁、盆腔及腹股沟淋巴结，同时照射脾区）。全淋巴结照射则包括斗篷野和倒 Y 野。对于晚期巨大肿块或化疗后残留肿块，可加用局部放疗。

放疗期间，病人易出现疲劳、恶心、呕吐、脱发、食欲减退、皮肤受损、放射性肺炎等不良反应，应遵医嘱对症处理，上述症状在放疗停止后会逐渐恢复。注意保持放疗局部皮肤的干燥；避免热或冷的刺激；外出时避免阳光直接照射；不要用有刺激性的化学物品；擦洗放射区皮肤时动作轻柔，减少摩擦。若有烧伤，应及早涂搽烫伤油膏保护皮肤；如皮肤为干反应，表现为局部皮肤灼痛，可给予 0.2% 薄荷淀粉或氢化可的松软膏外涂；如为湿反应，表现为局部皮肤刺痒、渗液、水疱，可用 2% 甲紫、冰片蛋清、氢化可的松软膏外涂，也可用硼酸软膏外敷后加压包扎 1～2 天，渗液吸收后暴露局部；如局部皮肤有溃疡坏死，应全身抗感染治疗，局部外科清创、植皮。

（二）化学治疗与护理

1. 非霍奇金淋巴瘤　NHL 多中心发病的特点，决定了其治疗策略应以化疗为主。对于惰性 NHL 早期病人，化疗和放疗效果相近；对于晚期病人，多主张密切观察的姑息治疗原则，待病情恶化时开始化疗。化疗常采用单一药物，如苯丁酸氮芥 4～6mg/d 或环磷酰胺 100mg/d，口服，连服 2～3 周，间歇应用；亦可应用 COP（环磷酰胺、长春新碱、泼尼松）、COPP（环磷酰胺、长春新碱、丙卡巴肼、泼尼松）或 CHOP（环磷酰胺、多柔比星、长春新碱、泼尼松）联合化疗方案。但晚期病人治疗过程中常反复发作，目前尚难治愈。

对于侵袭性 NHL，标准化疗方案为 CHOP 方案，严重不良反应较少。每 2～3 周为一疗程，力争达到完全缓解，再巩固 2～3 个疗程，就可结束治疗。本方案 5 年无病生存率达到 41%～80%。R-CHOP 方案（化疗前加用利妥昔单抗），可获得更好的疗效，是弥漫大 B 细胞淋巴瘤（DLBCL）治疗的经典方案。

对于 Burkitt 淋巴瘤，应给予积极的强化联合化疗，包括大剂量环磷酰胺、甲氨蝶呤或阿糖胞苷以及联合多柔比星、长春新碱、依托泊苷及泼尼松等，并予中枢神经系统预防治疗。

对于淋巴母细胞淋巴瘤或已转化为白血病的病人，可采用治疗淋巴细胞白血病的化疗方案，如 VDLP 方案。

2. 霍奇金淋巴瘤　首选方案为 ABVD（多柔比星、博来霉素、长春碱、达卡巴嗪），缓解率和 5 年无病生存率均优于传统的 MOPP 方案（氮芥、长春新碱、丙卡巴肼、泼尼松），且对生育功能影响小，不引起继发性肿瘤。ABVD/MOPP 交替方案可提高缓解率。由于维持治疗不延长生存期，且增加化疗毒性并抑制免疫功能，故主张完全缓解后巩固 2 个疗程，即结束治疗。

常用化疗药物丙卡巴肼及博来霉素，易引起胃肠道反应、皮炎、脱发、骨髓抑制，偶有肝、肾功能损害。出现上述反应及时告知医生，遵医嘱对症处理。如向病人解释脱发、皮炎在停药后可恢复；给予胃黏膜保护剂、止吐药及保肝药物；增加液体入量，以稀释药物浓度，减轻对肾脏的损害。其他化疗药物副作用的防治及护理，可参见第三十一章第二节"急性白血病病人的护理"。

（三）生物治疗与护理

1. 单克隆抗体　NHL 大部分为 B 细胞性，多表达 CD20；HL 的淋巴细胞为主型也高密度表达 CD20。因此，均可用 CD20 单克隆抗体（利妥昔单抗）治疗。已有临床研究报告，化疗前加用利妥昔单抗，可明显提高完全缓解率和延长无病生存时间；造血干细胞移植前加用利妥昔单抗，可提高移植疗效。

2. 干扰素　有生长调节及抗增殖效应，对蕈样肉芽肿等有部分缓解作用。护理参见第三十八章第一节"肝炎病人的护理"。

3．抗幽门螺杆菌的药物　应用于胃黏膜相关淋巴样组织（胃MALT）淋巴瘤可使部分病人症状改善，淋巴瘤消失。

（四）健康指导

1．饮食指导　加强营养，忌食油腻和生冷食物。如有口腔溃疡可改用流质及清淡食物。

2．皮肤护理　注意个人卫生，皮肤瘙痒者避免用指甲抓挠，沐浴时宜用温水，避免水温过高。

3．休息与活动　保证睡眠，适当锻炼，如快走、打太极拳等。

4．用药指导　根据病情向病人解释治疗方法，详细讲解各种药物的用量、作用及不良反应，嘱病人遵医嘱用药。

【护理评价】

经过治疗和护理，病人能否达到：①合理安排休息和饮食，体重维持在正常范围；②积极配合治疗与护理，减少或避免放、化疗并发症的发生；③正确对待疾病，悲观情绪减轻或消除。

（闫贵明）

◇ **思考题**

　　男性，50岁，因"右睾丸无痛性肿大"在医院行B超示：右睾丸较左侧大。遂行右睾丸根治性切除术，术后病理示：外周T细胞性非霍奇金淋巴瘤。术后行化疗3疗程及鞘内注射3次，脑脊液常规及生化正常，脑脊液涂片未找到癌细胞。化疗过程顺利，建议在全身化疗同期予左侧睾丸放射治疗，病人因畏惧化疗及放疗的毒副反应而放弃治疗，之后亦未复查。

（1）病人化疗后可能出现何种不良反应？

（2）针对病人对放化疗毒副反应的畏惧，作为护理人员应如何应对？

（3）由于病人放弃进一步的治疗，今后可能出现何种问题？

第三十四章
造血干细胞移植病人的护理

学习目标

识记
1. 能陈述造血干细胞移植的概念、分类和适应证。
2. 能概述造血干细胞输注的护理要点。
3. 列举造血干细胞移植后常见的并发症及护理要点。

理解
1. 无菌层流洁净室的准备及其在造血干细胞移植中的作用。
2. 能解释造血干细胞移植病人预处理的概念、目的及护理要点。

运用
1. 能对造血干细胞移植病人进行全面评估，制订护理计划。
2. 运用所学知识，为造血干细胞移植后病人制订一份健康教育计划。

造血干细胞移植（hematopoietic stem cell transplantation，HSCT）是指对病人进行全身照射、化疗和免疫抑制预处理后，将正常供体或自体的造血细胞经血管输注给病人，使之重建正常的造血和免疫功能。造血细胞包括造血干细胞和祖细胞。造血干细胞具有增殖、分化为各系成熟血细胞的功能和自我更新能力，维持终身持续造血，存在于骨髓、胎肝及外周血中。

【造血干细胞移植的分类】

根据细胞来源不同可分为以下两类：同种异体造血干细胞移植和自体造血干细胞移植。同种异体造血干细胞移植，根据基因是否相同又可分为：①异基因造血干细胞移植：将其他人即同胞供者（不包括同卵孪生）和无关供者的造血干细胞移植到受者体内，使其生长繁殖。②同基因造血干细胞移植：受者与供者基因完全相同的移植。在人类，只有同卵孪生子女之间移植不存在移植物被排斥和移植物抗宿主病（graft-versus-host disease，GVHD）等免疫学问题，但此种移植不足1%。按 HSC 取自骨髓、外周血或脐带血，又分为骨髓移植、脐血移植和外周血干细胞移植。按供受者有无血缘关系而分为血缘移植和无血缘移植。按人白细胞抗原（human leukocyte antigen，HLA）配型相合的程度，分为 HLA 相合、部分相合和单倍型相合移植。

【适应证】

1. **急性白血病**　研究已证实，造血干细胞移植治疗急性白血病的疗效高于普通化疗，但其疗效受多种因素影响，主要包括：①时机选择：在完全缓解状态下或复发状态均可进行，但在复发状态下行造血干细胞移植的疗效较差，而第一次完全缓解后行移植术的疗效最佳。②疾病本身因素：急性淋巴细胞白血病移植后效果差于其他类型白血病，尤其是自体造血干细胞移植后急性淋巴细胞白血病的复发率较高。③GVHD 发生与否及严重程度：GVHD 有抗白血病作用，从而能降低复发率。但另一方面，严重的 GVHD 可导致移植相关死亡率的增加。④病人年龄及一般情况：年龄越大，主要脏器功能相应减弱，使造血干细胞移植后易出现多种并发症尤其是 GVHD，无病生存率下降。⑤预处理方案：移植过程中根据病人的病情和年龄选择不同的预处理方案，而预处理方案的差异对疗效有一定影响。

2. **慢性粒细胞白血病**　异体造血干细胞移植是唯一可治愈慢性粒细胞白血病的方法。以慢性期移植疗效最好，无病生存率可达 50%～90%。应根据病人的年龄和病情选择移植方式。

3. **恶性淋巴瘤**　对化、放疗敏感的晚期淋巴瘤和实体瘤有较好疗效。

4. **重型再生障碍性贫血**　对年龄 <50 岁的重型或极重型再障有 HLA 相合同胞者，宜首选造血干细胞移植。

5. **其他**　多发性骨髓瘤、乳腺癌、神经母细胞瘤、小细胞肺癌、骨髓增生异常综合征、严重联合免疫缺陷症、地中海贫血、急性放射病条件适宜可做。

【护理评估】

1. **健康史**　了解病人目前所患疾病及其他曾患疾病；所用的化疗方案及化疗次数，病人反应如何；曾使用过的药物，有无过敏史等。

2. **身体状况**　评估病人的生命体征和营养状况；全身皮肤黏膜有无出血、破损及感染灶等；肝、脾及淋巴结有无肿大等。

3. **辅助检查**　移植前需全面进行检查，如复查血常规、骨髓象、血型，检查乙肝病毒 5 项、丙肝病毒、梅毒、巨细胞病毒等血液系统传播疾病，检查心、肺、肝和肾功能，做咽部、体表和肛周细菌培养等。

4. 心理－社会状况 了解移植病人的心理状况，对造血干细胞移植的态度，是否有充分的思想准备接受造血干细胞移植；了解病人和家属对所患疾病的知识及造血干细胞移植的目的、方法、过程、并发症等的掌握程度；病人的经济状况和社会支持情况如何等。

【常见护理诊断/问题】

1. 知识缺乏：缺乏造血干细胞移植的程序、治疗方案、并发症及出院后的护理等相关知识。

2. 潜在并发症：出血、感染、移植物抗宿主反应。

3. 营养失调：低于机体需要量 与放、化疗的不良反应及移植物抗宿主病有关。

4. 恐惧/孤独 与出血、感染及缺乏与他人交流有关。

【计划与实施】

通过治疗与护理，病人能够：①描述造血干细胞移植的程序、可能的不良反应、感染的危险因素及预防措施；②无并发症发生或并发症被及时发现并处理；③维持躯体活动的最佳水平，营养状况良好；④移植期间情绪稳定，主动配合治疗和护理。

（一）入无菌层流洁净室前的护理

1. 供者选择

（1）自体 HSCT：供体是病人自己，应能承受大剂量放化疗，能动员采集到不被肿瘤细胞污染的足量造血干细胞。

（2）异体 HSCT：供体选择是异体 HSCT 的首要步骤，其原则是以健康供体与受者的 HLA 配型相合为前提，首选具有血缘关系的同胞或兄弟姐妹，无血缘关系的供体为候选。如有多个 HLA 相合者，宜选择年轻、男性、ABO 血型相合和巨细胞病毒阴性者。脐血移植除了配型，还应确定新生儿无遗传性疾病。

2. 供者准备 若采集骨髓血进行移植，为避免采集时的失血反应及输注他人的血液，一般在移植前 2 周对供者进行循环采集自体血，在采集骨髓血当天回输给供者。若采集外周血造血干细胞，需在采集前 3～5 天给供者注射动员剂，一般为粒细胞集落刺激因子，目的是使造血干细胞进入血液，方便采集。注射粒细胞集落刺激因子后供者的白细胞计数会升高，部分有关节酸痛的感觉或低热。但这些反应是暂时的，停药后血细胞在数天内恢复正常，不适感消失。

3. 无菌层流洁净室（laminar airflow bioclean room，LAFR）**准备** 无菌层流洁净室是通过空气净化设备保持室内无菌的病房，是造血干细胞移植成功的重要环境保障。共分为四室，1、2 室为缓冲区，3 室为千级层流洁净室，作为过渡病房，4 室为百级层流洁净室，装有高效过滤器，为病人居住。病人在移植期间，经过超大剂量放、化疗以及应用大剂量免疫剂，导致免疫功能极度低下、粒细胞极度缺乏。在这种情况下，将病人置于 LAFR，可以预防各类严重感染的发生。使用前室内一切用物及空间均需经严格的清洁、消毒、灭菌处理。并要在室内不同空间位置采样行空气细菌学监测，完全合格后方可允许病人进入。

4. 病人准备

（1）心理护理：病人接受造血干细胞移植期间要入住无菌层流洁净室，与外界隔离，而且治疗过程中会产生较严重的反应，使病人产生强烈的焦虑、孤独感。护士应给病人详细介绍无菌层流洁净室的环境、规章制度和探视方法等；讲解造血干细胞移植的相关知识和并发症的预防措施，并适时介绍以往成功的病例，从而降低或消除病人的疑虑和恐惧感，使其处于接受治疗的最佳生理、心理状态。

（2）身体准备：入室前3天，开始食用肠道不易吸收的抗生素，如小檗碱、庆大霉素等，进行肠道消毒，进无菌饮食。庆大霉素或卡那霉素眼药水滴眼、甘露醇导泻等。清除全身感染病灶，尤其注意外阴、口腔、咽喉、皮肤等处的感染灶，感染未清除前，不可以进入无菌层流室。入室前一天剪指（趾）甲、剃毛发（头发、腋毛、阴毛）后清洁全身。入洁净室当日用1：5000氯己定水药浴20分钟。药浴时着重清洗肚脐、外耳道、外阴及肛周。

（3）预处理：移植前病人须接受一个疗程根治剂量的放疗、化疗，这种治疗过程叫做预处理。其目的是清除基础疾病；杀灭受者的免疫活性细胞，使之失去排斥外来细胞的能力，从而允许供者的干细胞植入而使造血功能重建。病人在预处理过程中，接受超剂量的化疗和放疗，极易出现感染、出血以及药物产生的副作用等合并症，护理措施如下：

1）化疗药物的观察与护理：预处理方案通常采用大剂量环磷酰胺静脉滴注，其代谢产物丙烯醛刺激膀胱可引起出血性膀胱炎。因此，用药期间输液量要充足，24小时内匀速输入，一般每天4000～5000ml，保持尿量每小时250～300ml，并给予碳酸氢钠碱化尿液，以使代谢产物被稀释并迅速排出体外。

2）放疗反应的观察与护理：放疗后病人常出现恶心、呕吐、腹泻、发热、口腔黏膜炎等，应严格执行隔离制度和无菌护理措施，进行口腔和肛周护理，并遵医嘱使用止吐药物，减轻病人的胃肠道反应。

3）预防尿酸性肾病：在预处理期间，由于大量肿瘤细胞被破坏，核酸代谢亢进，嘌呤代谢产物尿酸增加，容易产生高尿酸血症，继而造成尿酸性肾病。护理人员应鼓励病人多饮水，保证足够的入量，避免尿酸性肾病的发生。

4）病情观察及护理：护士应每天评估病人的病情，监测病人的生命体征、体温及血常规的变化，密切观察尿液的颜色、性质和量，记录出入量，评估病人口腔、肛周等皮肤黏膜的变化，发现异常及时通知医生进行处理，以保证病人顺利度过预处理期。

（二）造血干细胞采集

1. 脊髓采集　在无菌条件下进行，给供者行全麻或持续硬膜外麻醉。自髂前或髂后上棘多位点穿刺抽取骨髓，采集量按病人体重，$(4～6)×10^8/kg$ 有核细胞数为一般采集的目标值。采集的骨髓用100目不锈钢网或尼龙网过滤后装入血袋。

2. 外周血造血干细胞采集　具有采集方便、安全，不需要麻醉、痛苦小，不易沾染异常细胞，造血和免疫重建恢复快等优点。外周血造血干细胞是通过血细胞分离机由静脉分多次采集而获得的，无血缘供体动员采集过程需住院7天，采集量为单个核细胞数达到 $5×10^8/kg$（受者体重）。

3. 脐血采集　脐血采集是在分娩时结扎脐带移去胎儿后娩出胎盘前，于无菌条件下直接从脐静脉采集，每份脐血量60～100ml。将抽取的骨髓液、外周造血干细胞或脐血可以置于4℃保存72小时或用液氮（−196℃）长期保存。

（三）入无菌层流洁净室后的护理

经过预处理后，病人的骨髓造血及免疫功能严重损害，极易引起危及病人生命的感染、出血等并发症。无菌层流洁净病房给造血干细胞移植病人预防和减少感染的发生率提供有效而可靠的环境条件。

1. 无菌环境的保持　①控制入室人员，医护人员入室前应淋浴，更换清洁衣服。先用肥皂洗手，清水冲净后穿无菌衣、裤，戴无菌帽子、口罩，更换拖鞋进入风淋室，经风淋3～5分钟后进入无菌层流室；②地板、墙壁、门窗、室内物品每日用清水擦拭。各室用臭氧消毒，每日3

次，每次 30 分钟；③拖鞋、痰盂、便器用后分别浸泡入含有效氯 500mg/L 消毒液中 30 分钟后方可使用；④床单、被褥、衣裤、毛巾应高压消毒，每日或隔日更换，口罩、帽子、无菌工作服用后即更换；⑤接触病人前后均应用流动水清洁洗手，护理病人根据感染的程度先轻后重，对严重感染者，必要时穿隔离衣；⑥定期对物体表面和空气进行细菌监测。

2．病人的护理 ①每日观察中心静脉导管插管处皮肤的变化并换药一次；如发现局部皮肤红肿、有脓性分泌物，伴皮温高及体温变化者，遵医嘱拔除导管，并作细菌培养；②庆大霉素或卡那霉素眼药水滴眼，每日 2 次；③口腔护理：根据口腔 pH 测定酌情选用漱口液，如制霉菌素液、5% 碳酸氢钠液、甲硝唑液、利多卡因等，可选用其中一种或两种于餐前后漱口或交替漱口；④用碘伏液便后、睡前坐浴，保持肛周及外阴部清洁，女性病人月经期间增加外阴冲洗次数；⑤病人饮食须经微波炉消毒。食可削皮的水果，食前用 0.7% 消洗灵液浸泡 30 分钟；⑥每日观察病人粪便的性状、保持排便通畅，腹泻、便秘时及时通知医生，并遵医嘱为病人服用肠道消毒药。

3．造血干细胞输注的护理

（1）骨髓血的输注：ABO 血型相合的骨髓血回输前必须倒挂 30 分钟，使其中的脂肪颗粒上浮，以避免将其输入病人体内造成脂肪栓塞。血型不相合时需要体外去除供者骨髓血中的红细胞，处理后回输，回输前仍需倒挂 30 分钟。输注骨髓血时，应同步输入适量鱼精蛋白，以中和骨髓液中的肝素。骨髓血最好在 6 小时内输完，以免时间过长干细胞损失过多。每袋骨髓血最后 10ml 应留在输液袋内弃去，输注后切勿用生理盐水冲洗输液器中的骨髓血，以防将输液壁上的脂肪颗粒冲入血管。

（2）外周血造血干细胞的输注：自体外周血造血干细胞回输时，需将深低温冻存的造血干细胞从液氮取出后，置于 37.8～41℃水浴中迅速解冻。异基因外周血造血干细胞回输为当天采集后立即回输。回输时速度尽量快，以病人不出现心慌为标准，以免在室温中放置过久，造成造血干细胞损失。自体造血干细胞因使用的保养液中含有二甲亚砜，可引起病人恶心、呕吐、暂时性高血压，个别病人出现房室传导阻滞，可采用增加输液量的方法保证尿量，同时碱化尿液以利于二甲亚砜的迅速排出。

（3）脐带血造血干细胞的输注：脐带血回输量较少，一般 100ml 左右，因此，要注意回输过程中勿出现漏液现象。输注的同时密切注意病人的心率变化，随时调整输注速度。

4．并发症的预防和护理

（1）感染：感染是最常见的并发症之一，也是移植成败的关键。移植后早期、血象恢复之前极易出现细菌感染，革兰阴性致病菌和革兰阳性致病菌均可见，感染以不明原因最常见，其次为败血症或菌血症、呼吸道感染和胃肠道感染。移植中期，病毒感染为全身并发症，常见单纯疱疹、口腔炎、巨细胞病毒性肺炎。移植后期，感染与移植物抗宿主病有关，肺炎病毒感染多见。预防措施如下：①严格执行无菌环境的清洁及消毒隔离制度；②严格落实病人的各项无菌护理措施，尤其加强易感部位的护理；③免疫球蛋白的定期输注；④严密观察生命体征及病情变化。

（2）出血：每日监测血小板计数，观察有无出血倾向，如出血点、瘀斑、口腔黏膜及牙龈有无出血，胃肠道以及颅内出血等，遵医嘱正确使用药物治疗或输注浓缩血小板。

（3）排异反应：异体骨髓细胞输注后，病人免疫系统产生排除异体细胞的反应称为排异反应。主要表现为移植后病人的血细胞逐渐上升而又降低，骨髓造血细胞由增生好转又返回移植前水平。故移植后每天或隔天需作血常规检查，观察血象的变化。通常情况下，病人第 2 周开始血象上升，第 4~6 周内血象恢复迅速，骨髓象转为正常。

（4）移植物抗宿主病：是异基因 HSCT 后最严重的并发症，由供体 T 淋巴细胞攻击受者同种异性抗原所致。临床表现有急、慢性两种。急性 GVHD 在骨髓移植后 3 个月内发生，在 1~2 周内发生的又称为超急性 GVHD，主要表现为广泛性斑丘疹、皮疹、腹泻、肝功能异常等。3 个月以后发生的称为慢性 GVHD，表现为局限性或全身性硬皮病、眼或口腔干燥、关节挛缩、吸收不良等。发生 GVHD 后死亡率较高，应密切观察及时作相应处理。为预防 GVHD 的发生，其护理要点如下。

1）用药护理：环孢素和甲氨蝶呤是预防急性 GVHD 的主要药物，要注意观察药物的不良反应，定期检查肝、肾功能。慢性 GVHD 主要采用大剂量肾上腺皮质激素和小剂量免疫抑制剂治疗，大剂量激素易诱发消化道出血及感染的发生，故应观察病人大便颜色，有无感染征象。

2）血液制品输注：需用 X 射线 10~30Gy 照射后才能输注，以免带入免疫活性细胞。

3）密切观察病情：观察全身皮肤有无斑丘疹、水疱、脱屑；每天大便次数及性状；巩膜有无黄染等，了解肝功能化验结果，若有 GVHD 可疑表现，应立即向医生报告。

（5）肝静脉闭塞病（hepatic veno-occlusive disease，HVOD）：VOD 指肝内小静脉阻塞伴小叶中心及窦状隙内皮细胞损伤，临床表现为肝大、黄疸、腹水及体重增加。一般在 1 个月内发病，发病高峰时间为移植后 2 周。因此，移植期间应每天测体重和腹围，观察病人有无腹胀、肝区疼痛等症状，并注意监测肝功能和凝血功能。

（四）健康指导

1. 指导休息与活动 保证充足的休息、睡眠，以及适宜的活动和锻炼，如散步、听音乐、太极拳等活动，每日睡眠应保证在 8 小时以上。自体移植后 3~6 个月内避免工作和上学，同种异基因移植则需要恢复更长时间。引导病人保持乐观和良好的情绪状态。

2. 饮食指导 食物要新鲜，不食用久置和隔夜食物。可摄入高蛋白、高维生素、易消化、无渣、清淡的食物，如鸡、牛、羊、猪肉等优质蛋白，可多吃水果，如苹果、梨、橙子等，但必须洗净削皮后食用。不宜摄入烤鸭、油炸以及腌制食品等。

3. 指导预防感染的措施 避免接触患病的人和家畜及其分泌物；避免在公共游泳池游泳；避免去人多拥挤的地方；注意保暖，防感冒；注意口腔和皮肤护理，勤洗澡、更衣，保持大便通畅，每次便后用 1/5000 高锰酸钾坐浴。

4. 戒烟 移植后病人肺部损伤的风险增加，因此，建议病人戒烟，同时也要避免被动吸烟。

5. 复查 告诉病人到医院复查血常规和骨髓检查的时间。若出现疲乏、皮肤黏膜出血、感染、发热、不适等症状时，应及时就医。

【护理评价】

通过治疗和护理，病人是否达到：①能够描述造血干细胞移植的程序、治疗方案、可能的不良反应、感染的危险因素及预防措施；②移植期间情绪稳定，主动配合治疗和护理；③无口腔和肛周等皮肤黏膜破损，周身皮肤黏膜完整；④未发生局部或全身感染，无其他并发症发生或能及时发现并处理；⑤能够维持躯体活动的最佳水平，营养状况良好。

（刘腊梅）

1. 男性，25 岁，恶性淋巴瘤，完善移植前各项检查及处理后，转入无菌层流室行自体造血干细胞移植。

（1）该病人何时最容易出现细菌感染？

（2）移植后第 8 天病人出现皮疹、腹痛、腹泻，转氨酶和胆红素升高，可能出现了哪种并发症？

2. 男性，35 岁，无明显诱因出现乏力、牙龈出血，骨髓穿刺检查确诊为急性早幼粒细胞白血病，经维 A 酸治疗后骨髓象达到完全缓解，并按医嘱进行化疗。病人决定采取造血干细胞移植，现采用环磷酰胺和全身照射进行预处理。

（1）该病人进行预处理的目的是什么？

（2）预处理期间如何对病人进行护理？

第五篇
消化系统疾病病人的
护理

第三十五章
概　论

<table>
<tr><td>**学习目标**</td><td>**识记**</td><td>1. 能描述消化系统的结构与功能。</td></tr>
<tr><td></td><td></td><td>2. 能说出消化系统常用诊疗技术的适应证及禁忌证。</td></tr>
<tr><td></td><td></td><td>3. 能列出消化系统常用的检查方法。</td></tr>
<tr><td></td><td></td><td>4. 能概括消化系统常用诊疗技术检查前后的护理。</td></tr>
<tr><td></td><td>**理解**</td><td>能区分消化系统不同诊疗技术的适用范围。</td></tr>
<tr><td></td><td>**运用**</td><td>能对进行消化系统诊疗的病人实施恰当的护理。</td></tr>
</table>

35章

消化系统（digestive system）的基本功能是通过摄入食物、消化食物、吸收营养素为机体提供营养，并将食物残渣形成粪便排出体外。消化系统疾病十分常见，消化道及消化腺的各个器官都可发生病变。

第一节　消化系统的结构与功能

消化系统由消化道及消化腺两部分组成。消化道是由口腔至肛门的长约 9m 的管道样器官，包括口腔、咽、食管、胃、小肠、大肠及肛门。消化腺包括口腔腺、肝、胰及消化道壁内的小消化腺（图 35-1-1）。通常以十二指肠悬韧带 (Treitz 韧带) 为界，将消化道分为上消化道和下消化道。

一、消化道

（一）口腔

口腔（oral cavity）是消化道的起始部，前部经口裂与外界相通，向后经咽峡与咽相通。口腔

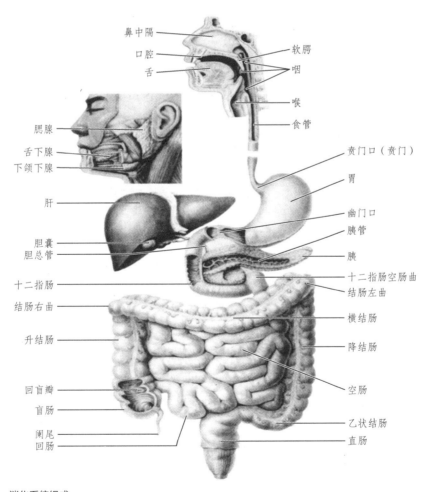

鼻中隔
口腔
舌
腮腺
舌下腺
下颌下腺
肝
胆囊
胆总管
十二指肠
结肠右曲
升结肠
回盲瓣
盲肠
阑尾
回肠

软腭
咽
喉
食管
贲门口（贲门）
胃
幽门口
胰管
胰
十二指肠空肠曲
结肠左曲
横结肠
降结肠
空肠
乙状结肠
直肠

图 35-1-1　消化系统组成

的前壁为上、下唇，两侧为颊，上壁为腭，下壁为口腔底。口腔器官包括唇、颊、腭、舌、牙、口腔腺等。口腔内的各器官共同作用使食物被咀嚼，与唾液混合后吞咽，为食物在胃肠内进一步消化创造有利条件。

（二）咽

咽（pharynx）是上宽下窄、前后略扁的漏斗状肌性管道，长约12cm。咽腔不甚规则，以软腭下缘和会厌上缘为界，可分为鼻咽、口咽和喉咽三部。咽是消化道和呼吸道的共同通道。吞咽时，食团刺激咽部感受器，反射性地引起咽部肌群的有序收缩，关闭声门并封闭咽与气管之间的通道，从而避免食物进入呼吸道。

（三）食管

成人食管（esophagus）位于脊柱前方，气管后方，为前后略扁的肌性管道，全长约25cm。上自第6颈椎下缘水平，与咽相接，下至第11胸椎体的左侧穿过膈肌的食管裂孔，与胃的贲门相接。食管有3处生理性狭窄：①食管起始处，相当于第6颈椎体下缘水平；②食管在左主支气管的后方与其交叉处，相当于第4/5胸椎体之间水平；③食管穿过膈肌食管裂孔处，相当于第10胸椎水平。3个狭窄处是食管内异物容易滞留及食管癌的好发部位。食管壁由黏膜、黏膜下层和肌层组成，没有浆膜层。食管的功能是把食物和唾液等送到胃内，食管下括约肌可阻止胃内容物逆流入食管。

（四）胃

胃（stomach）位于腹腔左上方，是消化道中最膨大的中空性囊状器官，分为贲门部、胃底、胃体及幽门部四部分。入口为贲门，与食管相接；出口为幽门，与十二指肠相接。上缘凹陷朝向右上方，为胃小弯；下缘凸而长，朝向左下方，称胃大弯。

胃壁由外向内可分为浆膜层、肌层、黏膜下层和黏膜层。胃的肌肉通过紧张性收缩、容受性舒张及蠕动完成食物在胃内的储藏、混合、搅拌形成食糜及有规律的排空。黏膜层有丰富的腺体，由主细胞、壁细胞、黏液细胞及G细胞等功能不同的细胞组成。胃腺分泌胃液，其主要成分为胃酸、胃酶、电解质、黏液和水。其中主细胞分泌胃蛋白酶，参与蛋白质的消化；壁细胞分泌盐酸和内因子；黏液细胞分泌碱性黏液，可中和胃酸，保护胃黏膜。

胃的运动以及胃液的分泌使食物暂时储存于胃内，进一步磨碎与胃液混合，成为食糜，且将食物中蛋白质初步分解；最后由胃排入十二指肠。幽门括约肌可控制胃内容排空的速度，并阻止十二指肠液反流入胃。一餐含有糖类、蛋白质和脂肪的混合型食物从胃排空需要4~6小时。

（五）小肠

正常成人小肠（small intestine）是消化道中最长的部分，成人长5~7m。上接幽门，下续盲肠，也是食物、消化、吸收的最重要的部位。包括十二指肠（duodenum）、空肠（jejunum）和回肠（ileum）。

1. **十二指肠**　介于胃与空肠之间，全长约25cm，呈"C"形弯曲包绕胰头，是小肠中长度最短、管径最大、位置最深且最固定的部分，可分为四部分：①上部又称球部，长4~5cm，表面形成球形膨大，活动度较大，是溃疡好发部位。②降部长7~8cm，与球部呈锐角下行，固定于后腹壁。其后内侧中部有十二指肠大乳头，是肝胰壶腹的开口，有时可有十二指肠小乳头，是副胰管的开口。③横部又称水平部，长约7.5cm，自降部向左走行，完全固定于腹膜后。④升部长3~5cm，为横部的延续，先向左上，然后转向前下，以锐角弯曲续于空肠，此弯曲称十二指肠空肠曲。十二指肠接受胃内食糜以及胆汁、胰液，其黏膜内腺体可分泌含有多种消化酶的碱性十二指肠液；同时它还可分泌促胃泌素、抑胃肽、胆囊收缩素、促胰液素等多种肠道激素。

2. **空肠与回肠**　起始于十二指肠空肠悬韧带，上段2/5为空肠，下段3/5为回肠，两者之间无明显界限。小肠在腹腔内活动度大，仅通过小肠系膜连于腹后壁。肠管迂回盘曲于腹腔中，前面覆盖大网膜，周围有结肠环绕。空肠位于左上腹，长约 2m，管腔较粗，管壁较厚，肠黏膜皱襞高而密集，黏膜下有散在孤立淋巴小结。回肠位于右下腹，长约 3m，肠壁较薄，黏膜皱襞低而稀疏，黏膜下有淋巴集结。小肠肠壁由外向内分为浆膜层、肌层、黏膜下层和黏膜层。黏膜可分泌含多种酶的弱碱性肠液，成人每日分泌量 1～3L，使食糜在小肠内分解并经小肠黏膜吸收。

（六）大肠

成人大肠（large intestine）全长约 1.5m，包括盲肠（caecum）、阑尾（appendix）、结肠（colon）、直肠（rectum）和肛管（anal canal）五部分。其主要功能是暂时贮存经消化吸收后剩余的食物残渣，吸收水分、维生素和无机盐，并将食物残渣以粪便的形式排出体外。

1. **盲肠**（caecum） 位于右髂窝，是大肠的起始部，其下端为盲端，上续升结肠，左侧与回肠相连接。回肠末端向盲肠的开口处环行肌增厚，并覆以黏膜，形成上下两片半月形的皱襞，称回盲瓣。

2. **阑尾** 是位于右髂窝部的蚯蚓状突起，长 5～10cm，直径 0.5～0.7cm。其根部的体表投影位于脐与右髂前上棘连线的外、中 1/3 交界点，称为麦氏点（McBurney point）。阑尾远端游离为一盲管，近端有开口与盲肠相通。阑尾系膜为两层腹膜包绕阑尾形成的一个三角形皱襞，内含血管、淋巴管和神经。阑尾动脉是一无侧支的终末动脉，血供受阻时可导致阑尾坏死。阑尾静脉汇入门静脉。阑尾神经由交感神经纤维经腹腔丛和内脏神经传入胸 10、11 脊髓节段。

阑尾的组织结构与结肠相似，阑尾黏膜上皮细胞可分泌少量黏液。黏膜和黏膜下层中含有较丰富的淋巴组织。现基本公认阑尾是一个淋巴器官，参与 B 淋巴细胞的产生和成熟。

3. **结肠** 是介于盲肠与直肠之间的一段大肠，整体呈 "M" 形框在小肠的外周，包括升结肠、横结肠、降结肠和乙状结肠。升结肠与横结肠延续段称结肠右曲（肝曲），横结肠与降结肠延续段称结肠左曲（脾曲），肝曲和脾曲是结肠相对固定的部位。横结肠和部分乙状结肠完全被腹膜覆盖，具有系膜，活动度较大。

结肠的主要功能是吸收水分，贮存和转运粪便。右侧结肠还可吸收部分电解质和葡萄糖。结肠内含有大量细菌，可利用肠内物质合成维生素 K、维生素 B 复合物、短链脂肪酸等，供体内代谢需要。

4. **直肠** 长 12～15cm，位于盆腔后部，上接乙状结肠，向下在齿状线处移行为肛管。直肠管径的粗细变化较大，上部和乙状结肠相似，下部管腔扩张称直肠壶腹，是粪便排出前暂存的部位。壶腹腔内有上、中、下三个半月形皱襞，称直肠瓣，又称 Houston 瓣。直肠有排便、吸收和分泌功能，可吸收少量的水、盐、葡萄糖和部分药物，也可分泌黏液以利排便。

5. **肛管** 是消化道的末端，长 3～4cm，上与直肠相接，下端终于肛门。肛管内面有 8～10 条纵形的黏膜皱襞，称肛柱。肛柱的下端形成相互连接的半月形黏膜皱襞，称肛瓣。肛柱下端与肛瓣相连围成的小隐窝，称肛窦。肛柱下端与肛瓣连成的锯齿状环行线，称齿状线（dentate line），是直肠与肛管的交界线。其上下的组织结构、血液供应及回流、神经支配以及淋巴引流都不同。肛门括约肌包括内括约肌和外括约肌，内括约肌属不随意肌，可辅助排便；外括约肌属随意肌，对肛门起主要的括约作用。肛管的主要功能是排泄粪便。

二、消化腺

（一）肝脏及胆道

1. **肝脏**（liver） 是人体最大的实质性脏器，也是第一大消化腺，大部分位于右上腹部的膈下和季肋深面，仅小部分超越前正中线达左季肋部。肝的上面与膈相贴，又称膈面，其前部借镰状韧带与前腹壁相连，并将肝的上面分成左、右两叶。肝的下面朝向后下方，与腹腔内脏贴邻，又称脏面，此面中部有"H"形沟。右纵沟的前半为胆囊窝，容纳胆囊，后半有腔静脉窝，通过下腔静脉。横沟称肝门，是肝固有动脉、门静脉、肝管、淋巴管和神经出入肝的部位。在腔静脉窝的上方，有肝左、中、右静脉注入下腔静脉，此处称为第二肝门。

肝脏的血液供应 25%～30% 来自肝动脉，70%～75% 来自门静脉。肝动脉供给肝所需氧量的 40%～60%。门静脉由肠系膜上静脉和脾静脉汇合而成，血液中含有从胃肠道吸收的营养物质及有害物质，可带入肝内进行物质代谢或解毒。门静脉与肝动脉的小分支进入肝脏后汇合于肝小叶的肝窦，然后流入肝小叶的中央静脉，再经肝静脉流入下腔静脉。门静脉和腔静脉系统之间存在胃底－食管下段、直肠下端－肛管、前腹壁、腹膜后四个交通支。正常情况下，这些交通支血流量很小。

肝脏具有重要和复杂的生理功能，包括：①每日分泌胆汁 600～1000ml，以帮助脂肪消化及脂溶性维生素的吸收、刺激肠道蠕动并中和胃酸；②参与糖、脂肪、蛋白质和维生素及一些激素的代谢、转化和分解；③合成纤维蛋白原、凝血酶原、凝血因子Ⅴ、Ⅶ、Ⅸ、Ⅹ等凝血物质；④通过分解、氧化、结合等方式代谢毒物，达到解毒的功能；⑤吞噬和免疫作用；⑥造血和调节血液循环。

2. 胆囊（gall bladder） 呈长梨形的囊状器官，位于肝脏面的胆囊窝内，借结缔组织与肝脏相连。胆囊分底、体、颈、管四部分。底部圆钝为盲端，向左上方延伸形成体部，体部向上弯曲变窄形成胆囊颈，胆囊颈延伸形成长 2～3cm 的胆囊管。胆囊颈起始部略膨大，称 Hartmann 袋，胆结石常滞留于此。胆囊三角（Calot triangle）是由胆囊管、肝总管和肝脏下缘构成的三角形区域，胆囊动脉、肝右动脉、副右肝管在此区穿过，是手术时易发生误伤的部位。

胆囊具有浓缩、储存并排出胆汁的功能。胆囊黏膜每天可分泌约 20ml 黏液样物质，以润滑和保护胆囊黏膜。

3. 输胆管道 肝内胆管起始于肝内毛细胆管，各级胆管最终合成左肝管和右肝管，在肝门处汇合成肝总管；肝总管与胆囊管汇合成胆总管。胆总管长 7～9cm，直径 0.6～0.8cm，可分为十二指肠上段、十二指肠后段、胰腺段和十二指肠壁内段。80%～85% 个体的胆总管下端与主胰管汇合，两者汇合处的膨大部位，称肝胰壶腹（Vater 壶腹），开口于十二指肠大乳头。在胆总管和胰管的末端及肝胰壶腹周围，均有环行平滑肌增厚，形成 Oddi 括约肌，以控制胆汁和胰液的排放。

肝细胞分泌的胆汁经左、右肝管，肝总管，胆囊管进入胆囊，浓缩 5～10 倍后储存于胆囊中。进食后，肠黏膜释放胆囊收缩素，使胆囊收缩、Oddi 括约肌舒张，胆囊内的胆汁经胆囊管、胆总管、肝胰壶腹、十二指肠大乳头排入十二指肠。

（二）胰腺

胰腺（pancreas）是人体第二大消化腺，位于胃的后方，在第 1-2 腰椎平面横位于腹后壁。正常成人胰腺长 15～20cm，分头、颈、体、尾四部分。胰头向右侧膨大，被包于十二指肠的"C"形弯曲内，胰尾向左上方抵达脾门。胰管是胰腺的输出管道，纵贯胰腺的全长。近端多与胆总管汇合成肝胰壶腹，开口于十二指肠乳头。有时胰管上方有副胰管，开口于十二指肠副乳头。

胰腺具有外分泌和内分泌功能。胰腺的外分泌结构为腺泡细胞和小的导管管壁细胞，分泌胰液，每日分泌量 750～1500ml。胰液中含多种消化酶，包括胰淀粉酶、胰脂肪酶、胰蛋白酶等，参与糖、脂肪和蛋白质的分解消化。胰腺的内分泌来源于胰岛。胰岛主要分布于胰体尾部，由多种细胞构成，可产生胰岛素、胰高血糖素等激素，调整和维持血糖的浓度。

（赵慧杰）

第二节 消化系统疾病病人的评估

【健康史】

（一）一般情况

了解病人的年龄、性别、职业与工作条件、经济情况、生活地域，是否有传染病疫区逗留史。

（二）生活方式

询问病人日常生活是否规律；生活或工作的负担及承受能力如何；有无过度紧张、焦虑等负性情绪，睡眠质量如何等；有无应激性事件的发生；有无定时排便的习惯及条件；有无烟酒嗜好等。

（三）饮食习惯

询问病人平常的饮食习惯及饮食结构，如每日的餐次及每次进餐的时间、进食食物的组成及数量、有无特殊的食物喜好或禁忌、有无食物过敏。注意了解病人的食欲及其对饮食营养的知识。

（四）患病及治疗经过

询问病人患病的起始情况、有无起因及诱因、主要的症状及其特点，以及患病的检查治疗经过及效果。

（五）既往疾病

询问病人既往是否患有消化系统疾病，是否有传染病及寄生虫病史，既往用药史，应用的药物种类、剂量、方法、持续时间、副作用等。

【身体状况】

（一）全身表现

消化系统疾病因消化吸收功能异常或代谢增高，可引起营养不良的表现，如消瘦、体重下降、皮脂厚度减少、皮肤缺乏弹性，毛发无光等。消化道急性出血、频繁呕吐或腹泻可引起低血容量性休克表现，如头晕、心悸、出冷汗、脉搏细速、血压下降等；长期慢性出血、胃酸缺乏等可引起贫血表现，如皮肤苍白、干燥、毛发干枯易脱落、指甲薄脆易裂或反甲、舌炎等。感染性疾病可引起体温升高，严重者可引起意识改变等。胆道梗阻可引起皮肤黄染、瘙痒等。肝衰竭可引起肝性脑病、意识障碍。

（二）消化系统症状

1. **腹痛（abdominal pain）** 胃肠道疾病、消化腺肿瘤及炎症、急腹症等可引起急性或慢性腹痛。要了解腹痛的部位、范围、性质、与体位的关系、与进食的关系、是否有规律、有无发热、腹泻、休克等伴随症状。

2. **食欲缺乏（anorexia）** 消化系统肿瘤、慢性胃炎、肝炎等可引起食欲缺乏。应注意评估食欲缺乏的持续时间、引起食欲缺乏的相关食物等。

3. **吞咽困难（dysphagia）** 咽、食管及食管周围疾病、神经系统疾病及纵隔肿瘤、主动脉瘤压迫食管等可引起吞咽困难。应注意评估吞咽困难的严重程度、有无营养不良等。

4. **嗳气（eructation）和反酸（acid regurgitation）** 嗳气是胃内气体自口腔溢出，提示胃内气体较多，可与精神因素、进食过快等有关，也可由于胃食管反流病、胃十二指肠或胆道疾病等引起。反酸是酸性胃内容物反流至口腔，由食管括约肌功能不全引起。应注意评估嗳气、反酸的频次、伴随的表现等。

5. **恶心（nausea）和呕吐（vomiting）**　胃肠疾病如胃炎、肠梗阻、阑尾炎，腹腔脏器疾病如肝炎、胆囊炎、胰腺炎、腹膜炎等都可引起恶心、呕吐。要了解呕吐发生的时间、与饮食的关系，呕吐物的性质、量、次数，有无腹痛、呼吸、意识改变等伴随症状。

6. **腹泻（diarrhea）**　胃肠道炎症、一些消化道传染病及不洁饮食可引起腹泻。应注意评估腹泻的次数、每次的量、粪便的性质、有无引起水电解质失衡等。

7. **呕血（heamatemesis）、黑粪（melena）、血便（bloody stools）**　上消化道小量出血可引起粪便隐血，大量出血可引起呕血或呕吐咖啡渣样物及黑粪或柏油便。下消化道出血可引起粪便呈暗红色；阿米巴痢疾、肠套叠可使粪便呈果酱色；直肠息肉、痔疮可见便上有鲜血；下段肠道溃疡、炎症、肿瘤可引起脓血便。应注意评估粪便的颜色、出血的量、程度，有无头晕、心悸、冷汗、烦躁等伴随症状，有无生命体征的改变。

8. **便秘（constipation）**　胃肠道功能减退、肠梗阻、肛管疾病等可以引起便秘。应注意评估排便次数、粪便性状、有无伴发腹痛、腹胀、腹部包块、便血、腹泻等其他表现。

9. **黄疸（jaundice）**　是一种由于血清中胆红素升高致使皮肤、黏膜和巩膜发黄的症状和体征。肝、胆疾病以及胰腺疾病引起胆道梗阻时可引起黄疸。应注意评估黄疸的严重程度，血液、尿及粪便胆红素水平，有无肝区不适、乏力、厌食、恶心、呕吐、腹泻、瘙痒、发热等伴随症状。

（三）身体评估

1. **视诊**　注意皮肤和黏膜有无黄染、出血倾向、蜘蛛痣、肝掌等肝胆疾病的表现。观察腹部的轮廓，有无膨隆或凹陷；有无胃型、肠型及蠕动波；有无腹壁静脉显露或曲张及其分布与血流方向。

2. **触诊**　评估有无腹膜刺激征（腹肌紧张、压痛、反跳痛）及其部位、程度、范围；肝脾是否肿大，其大小、硬度和表面情况；有无腹部包块，其部位、大小、质地、与周围关系等。

3. **听诊**　评估肠鸣音的次数及声调，腹部有无血管杂音、振水音。

4. **叩诊**　腹部大部分区域叩诊为鼓音。注意有无移动性浊音。

5. **直肠指诊**　检查肛门括约肌的松紧度；注意直肠壁有无触痛、波动、肿块及狭窄，若有包块应注意其部位、大小、形态、范围及与周围组织关系如何；注意有无直肠前凹饱满、触痛等；抽出指套后观察指套有无血液、脓液、黏液等。

【辅助检查】

（一）实验室检查

1. **常规检查**

（1）血常规：消化道出血者可有红细胞、血红蛋白、血细胞比容的降低，消化道及消化腺的感染可有白细胞计数增高及分类比例改变。

（2）粪常规及粪便隐血试验：肉眼观察粪便的量、性状、颜色和气味。镜下观察应注意有无寄生虫及虫卵。作隐血试验应在素食3天后留取粪便。

（3）血沉：可反映胃肠道炎症性疾病的活动性。

2. **脏器功能检查**

（1）肝功能检查：血清胆红素、血清酶学、血清总蛋白、白蛋白和球蛋白及其比值、凝血酶原时间等可用于肝胆疾病的诊断。

（2）胃液分析：可测定胃壁细胞的泌酸功能，对消化性溃疡、胃泌素瘤、胃炎有辅助检查的作用。

（3）小肠吸收功能检查：脂肪平衡试验、维生素 B_{12} 吸收试验、D- 木糖试验等可用于测定小肠吸收功能。

（4）胃肠运动功能检查：包括食管、胃、胆道、直肠等处的压力测定、食管下端和胃内 pH 测定或 24 小时持续监测、胃排空测定等。

3．腹水检查　对肝硬化、腹腔细菌性感染、腹膜结核、腹内肿瘤、腹部损伤等有鉴别意义。

4．生化检查

（1）水、电解质检查：许多消化系统疾病可引起水、电解质失衡，通过检查可了解水、电解质是否发生紊乱及紊乱的种类、程度。

（2）病毒标志物：病毒性肝炎各型病毒标志物的测定用于确定肝炎的类型。

（3）肿瘤标记物：甲胎蛋白（AFP）用于原发性肝细胞癌的诊断，癌胚抗原（CEA）等用于结肠癌和胰腺癌的诊断。

（4）淀粉酶：血清、尿液淀粉酶测定用于急性胰腺炎的诊断。

（二）内镜检查

包括食管镜、胃十二指肠镜、胆道镜、小肠镜、结肠镜和腹腔镜等。可以直接观察消化道管腔情况，检出肿瘤、溃疡、炎症和血管病变等，并取活组织进行病理学检查。腹腔镜对确定腹腔肿块的性质、腹水的病因很有帮助。

（三）影像学检查

1．X 线检查

（1）X 线平片：膈下游离气体提示腹腔内空腔脏器穿孔或腹腔有开放性损伤；腹腔内各脏器的轮廓改变提示脏器的异常；15% 胆道结石可在 X 线平片显影；多个气液平面及肠腔内胀气提示肠道梗阻。

（2）消化道造影检查：包括钡餐检查及气钡双重对比检查。上消化道检查常用 X 线钡餐检查，结肠病变除用钡餐检查外，还可行钡剂灌肠检查。气钡双重造影能够更清楚的显示较小的病变。

（3）胆道造影检查：包括口服胆囊造影、静脉胆囊造影、经皮肝穿刺胆管造影（PTC）、内镜逆行胰胆管造影（ERCP）、术中及术后胆管造影。造影检查可显示结石及其他胆囊、胆道病变。检查前应作碘过敏试验。

2．B 超检查　对于肝脏、胆囊、胰腺的病变，特别是占位性病变的诊断较有价值。

3．CT 检查　对肝、胆、胰的囊肿、脓肿、肿瘤、结石等占位性病变，对脂肪肝、肝硬化、胰腺炎等弥漫性病变，以及对消化道肿瘤分期均很有价值。

4．其他影像学检查　放射性核素检查、磁共振显像（MRI）对于消化道和消化腺疾病也有一定的诊断价值。

（四）病理学检查

病理学检查包括细胞学检查及活组织检查。细胞学检查如食管拖网检查，活组织检查可在内镜直视下采取标本或穿刺采取标本，或在手术中切除组织进行检查。病理学检查可确诊疾病并帮助确定治疗方式。

（五）细菌检查

对十二指肠引流液、腹腔穿刺液等进行细菌学检查可明确感染病因并指导治疗。

【心理-社会状况】

（一）心理状况

应了解病人的性格、精神状态、有无焦虑、抑郁、悲观等负性情绪及其程度。了解患病对病人日常生活及工作的影响。消化系统疾病可使病人产生食欲缺乏、呕吐、腹痛、腹胀等不适，易使病人产生不良情绪；若疾病反复发作，可使病人焦虑加重。病人对治疗不了解、对手术及预后的恐惧都可能加重病人的心理压力，从而影响疾病的发生发展。

（二）疾病知识水平

应了解病人及家属对疾病的病因、性质、过程、预后及防治知识的了解程度；了解他们对治疗方式、方法，用药的剂量、方法、作用、副作用，手术的准备、术后恢复及护理知识的认识等。

（三）社会支持系统

应评估病人的社会支持系统组成及他们所能够给病人提供的支持及其程度，如物质支持、信息支持、心理情感支持等。另外应评估病人出院后的继续就医条件、居住地的初级卫生保健或社区保健设施等。

（赵慧杰）

第三节　消化系统常见诊疗技术与护理

一、腹腔穿刺及腹腔灌洗

腹腔穿刺（abdominocentesis）是通过穿刺的方法获得腹腔内液体，以辅助诊断腹腔内疾病，或者通过穿刺放出部分液体进行治疗的方法。在诊断性腹腔穿刺结果阴性，且怀疑腹腔内脏器损伤时，可采用腹腔灌洗（peritoneal lavage）辅助诊断。

【适应证】

1. 辅助诊断腹腔内脏器损伤、感染、肿瘤等疾病，并确定疾病的种类、病因等。

2. 减轻腹水病人腹腔的压力，放出适量腹水，缓解胸闷、呼吸困难、腹部胀痛等压迫症状。

3. 腹腔内注入药物，达到直接治疗和提高治疗效果的作用。

【禁忌证】

1. 严重腹腔内胀气、腹内广泛粘连者。

2. 中、晚期妊娠，卵巢肿瘤。

3. 既往有腹部手术、炎症包囊虫病、动脉瘤病史者。

4. 躁动不能合作者。

5. 肝硬化腹水有肝性脑病先兆者。

【操作前准备】

1. 向病人解释操作的方法、意义、注意事项及配合方法。

2. 穿刺及灌洗用物准备　诊断性穿刺可采用 7 号针头进行穿刺，直接用无菌 20ml 或 50ml 注射器抽取腹水；大量放液时，可用针尾连接橡皮管的 8 号或 9 号针头，并准备血管钳。

3. 作好局部皮肤消毒。

4. 嘱病人排尿，以免穿刺时损伤膀胱。

5. 对于放腹水病人穿刺前测量腹围、脉搏、血压及腹部体征。

【操作过程】

1. 病人取穿刺侧卧位。

2. 在局麻下选择脐和髂前上棘连线的中、外 1/3 交界处或经脐水平线与腋前线相交处作为穿刺点（图 35-3-1），缓慢进针，穿刺腹膜后有落空感。

3. 进行抽吸，抽到液体后观察其性状，必要时作涂片或生化检查（图 35-3-2）。

4. 若诊断性穿刺若抽不到液体，可反复穿刺，或改行腹腔灌洗。

（1）经穿刺针置入细塑料管。

（2）经细塑料管向腹腔内缓慢灌入 500～1000ml 无菌生理盐水，然后借虹吸作用使腹内灌洗液流回输液瓶中。

（3）观察灌洗液，必要时行涂片、培养或生化检查。

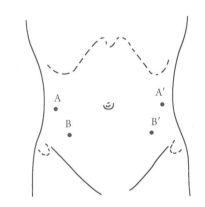

图 35-3-1　腹腔穿刺点
A. A′经脐水平线与腋前线交点；B. B′髂前上棘与脐连线中、外 1/3 交点

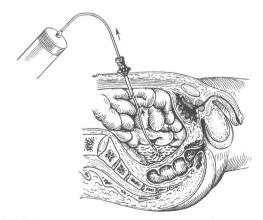

图 35-3-2　诊断性腹腔穿刺抽液方法

5. 若放腹水，则用血管钳固定针头并夹持橡皮管，将腹水引流出体外。注意放液速度不可过快，防止腹内压骤降引起血压下降甚至休克。肝硬化病人一次放腹水一般不超过 3000ml。放液后拔出穿刺针，穿刺部位以无菌纱布按压 5 ~ 10 分钟，再以胶布固定。

6. 穿刺过程中应注意观察病人有无心悸、头晕、恶心等情况，一旦发生应立即停止操作，并对症处理。

【操作后护理】

嘱病人卧床休息，注意病人的病情变化，注意穿刺点有无渗血、渗液、感染等情况。对于放腹水病人应用多头腹带束紧腹部，并测量腹围、观察腹水消长情况。

二、消化道内镜检查术

消化道内镜检查（endoscopy）包括胃镜、结肠镜、肛门镜、胆道镜及胶囊内镜等检查术。

（一）胃镜检查术

胃镜检查术（gastroscope）通过直视观察检查食管、胃及十二指肠黏膜有无炎症、溃疡、肿瘤等疾病，同时还可在直视下钳取组织行病理检查和治疗。随着内镜设备的不断改进，对病变的观察逐渐增加了色素对照、放大观察、窄带光成像及激光共聚焦内镜等，提高了早期肿瘤的检出率，见图 35-3-3。

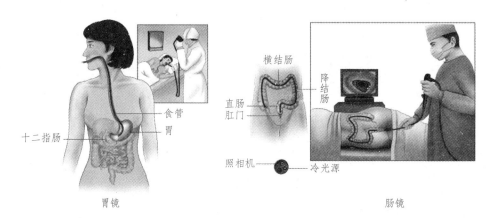

图 35-3-3　胃肠镜检查术

【适应证】

适应证比较广泛，主要用于上消化道的辅助检查及治疗，具体有：

1. 有明显消化道症状，但不明原因者。

2. 上消化道出血需查明原因者。

3. 疑有上消化道肿瘤者。

4. 需要随访观察的病变，如溃疡病、萎缩性胃炎、胃手术后等。

5. 需作内镜下治疗者，如摘取异物、急性上消化道出血的止血、食管静脉曲张的套扎术、食管狭窄的扩张等。

【禁忌证】

1. 严重心、肺疾病，如严重心律失常、心力衰竭、严重呼吸功能不全及哮喘发作等。

2. 各种原因所致休克、昏迷、癫痫发作等危重状态。

3. 急性食管、胃、十二指肠穿孔，腐蚀性食管炎的急性期。

4. 严重食管胃底静脉曲张者。

5. 严重咽喉部疾病、主动脉瘤及严重的颈胸段脊柱畸形等。

6. 神志不清、精神失常不能配合检查者。

【操作前准备】

1. 向病人仔细介绍检查的目的、方法、如何配合及可能出现的问题，使病人能主动配合检查。

2. 仔细询问病史和体格检查，以排除检查禁忌证。

3. 检查前禁食禁饮 8 小时，估计有胃排空延缓者需禁食更长时间，有幽门梗阻者需先洗胃再检查。已行胃肠道钡餐检查者，3 日内不宜作胃镜检查。

4. 指导病人取出义齿，以免操作中误吸或误咽。

5. 如病人过分紧张，可遵医嘱给予地西泮 5～10mg 肌内注射或静脉注射。

6. 为减少胃蠕动和胃液分泌，可于操作前半小时遵医嘱给予山莨菪碱 10mg 或阿托品 0.5mg 静脉注射。

7. 准备好检查仪器、消毒、麻醉用品等用物。

【操作过程】

1. 检查前 5～10 分钟用 2% 利多卡因喷雾咽部 2～3 次，或吞服 1% 丁卡因糊剂 10ml。

2. 病人取左侧卧位，头稍后仰，与肩同高，松开领口及腰带。病人口边置弯盘，嘱其咬紧牙垫，身体及头部不能摆动。

3. 配合医生将纤维内镜应用单人法或双人法从病人口腔缓缓插入。帮助病人保持头部位置不动；当胃镜插入 15cm 到达咽喉部时，嘱病人做吞咽动作。注意让唾液流入弯盘或用吸管吸出。检查过程中嘱病人深呼吸，放松全身肌肉；随时观察病人生命体征、面色等变化，出现异常情况应及时协助医生作相应处理。

4. 当胃镜进入胃腔内时，适量注气，使胃腔张开至视野清晰为止。注意寻找并观察上消化道的情况。

5. 检查后退出胃镜时尽量抽气，防止腹胀，并手持纱布将镜身外黏附的黏液、血迹擦净。

【操作后护理】

1. 术后嘱病人不要吞咽唾液，勿进食、饮水，以免因咽喉部麻醉作用未消退引起呛咳。

2. 麻醉作用消失后，可先饮少量水，如无呛咳可进饮食。当日饮食以流质、半流质为宜，行活检的病人应进食温凉的饮食。

3. 检查后少数病人出现咽痛、咽喉部异物感，一般 1～2 日症状可自行消失。嘱病人不要用力咳嗽，以免损伤咽喉部黏膜；可用温水含漱。

4. 若病人出现腹痛、腹胀，可进行按摩，促进排气。

5. 检查后数日内应密切观察病人有无消化道穿孔、出血、感染等并发症，一旦发现应及时协助医生进行对症处理。

（二）结肠镜检查

结肠镜（colonscopy）检查主要用于观察从肛门到回盲瓣的所有结直肠病变。如直结肠肿瘤、息肉、出血、溃疡性结肠炎等，并可行镜下切除息肉、钳取异物等治疗。

【适应证】

1. 原因不明的慢性腹泻、便血、下腹疼痛及大便隐血持续阳性。
2. 钡剂灌肠有可疑病变需进一步明确诊断者。
3. 结肠息肉性质待定或需作止血及结肠息肉摘除等治疗者。
4. 结肠癌术前诊断、术后随访，息肉摘除术后随访观察。
5. 药物或手术治疗后复查及随访。
6. 大肠肿瘤普查。

【禁忌证】

1. 严重心肺功能不全、休克及精神病病人。
2. 腹主动脉瘤、急性弥漫性腹膜炎、肠穿孔者。
3. 肛门、直肠严重狭窄、急性感染者。
4. 急性重度结肠炎，如重症痢疾、溃疡性结肠炎及憩室炎等。
5. 肠道准备不完全者。
6. 精神或心理原因不能合作者。
7. 月经期及妊娠妇女。

【操作前准备】

1. 向病人解释检查的目的、方法、注意事项等，取得配合。
2. 嘱病人检查前 2～3 天开始进少渣的半流质饮食，检查前 1 天进流质饮食，检查当日晨空腹或饮少量糖水。
3. 做好肠道准备。根据病人情况可采用不同准备方法。

（1）临床推荐检查前 4 小时口服复方聚乙二醇电解质散：规格 I（68.56g/袋）配制成 1L 的溶液；规格 II（137.15g/袋）配制成 2L 的溶液。成人 1 次量 2～4L，以每 1 小时约 1L 的速度口服，在排出液变为透明液体时可结束给药；总给药量不能超过 4L。同时处方中无机盐成分与服用的适量水分，保证了肠道与体液之间的水、电解质交换平衡。

（2）检查前 4 小时口服用 20% 甘露醇 500ml 和 5% 葡萄糖生理盐水 1000ml 混合液，导致渗透性腹泻。用此方法导泻需注意病人有无水电解质失衡。

4. 建立静脉通道以备抢救及术中用药。
5. 术前半小时遵医嘱给予镇静药和抗胆碱能药物，如肌内注射阿托品 1mg，和地西泮 5～10mg。有青光眼或明显前列腺肥大者忌用阿托品。
6. 检查前先行直肠指诊，了解有无肿瘤、狭窄、痔疮、肛裂等。
7. 准备好检查仪器、消毒用品等用物。

【操作过程】

1. 病人穿检查裤后取膝胸卧位或左侧卧位，腹部放松并屈膝。嘱病人尽量在检查中保持身体不要摆动。

2. 镜前端涂上润滑剂后，嘱病人张口呼吸，放松肛门括约肌。以右手示指按镜头，使镜头滑入肛门，逐渐缓慢插入肠镜。

3. 检查过程中，密切观察病人反应，如病人出现腹胀不适，可嘱其缓慢深呼吸；发现生命体征异常应随时停止插镜，同时建立静脉通路以备抢救或术中用药。

4. 根据观察的情况可摄像、取活组织行细胞学等检查。

5. 检查结束退镜时，应尽量抽气以减轻腹胀。

【操作后护理】

1. 病人检查后观察 15～30 分钟再离去。

2. 嘱病人注意卧床休息，作好肛门清洁。术后 3 天进少渣饮食。如行息肉摘除、止血治疗者，应给予抗菌治疗、半流质饮食和适当休息 3～4 天。行活检者，应口服止血药及抗生素。

3. 注意观察病人腹胀、腹痛及排便情况，必要时行粪便隐血试验。发现剧烈腹痛、腹胀、面色苍白、心率增快、血压下降、大便次数增多呈黑色，提示并发肠出血、肠穿孔，应及时报告医生，协助处理。

（三）胆道镜检查

胆道镜（choledochoscope）是检查和治疗胆道疾病的重要方法之一。包括术中、术后和经口胆道镜检查。检查中可直视胆道内部情况，了解 Oddi 括约肌功能，辅助诊断胆道疾病并进行治疗。

【适应证】

1. 辅助诊断胆道系统梗阻、狭窄、结石、肿瘤、异物等疾病。

2. 辅助诊断梗阻性黄疸、严重胰腺炎或胆石性胰腺炎。

3. 各种检查显示肝内、外胆管有异常但不能确诊者。

4. 对术中疑有胆管内结石残留、肿瘤及胆管分支开口狭窄者进行核实。

5. 利用网篮、冲洗等取出结石或进行活检。

6. 术后进行取石、冲洗、灌注药物等。

7. 进行 Oddi 括约肌成形术、安装胆道支撑架。

【禁忌证】

1. 因胆总管太细，以致镜身难以进入胆总管者。

2. 胆道镜下见解剖结构不为炎性狭窄者。

3. 十二指肠乳头腺瘤或憩室者。

4. 胆道感染或有出血倾向者。

5. 严重心功能不全者。

【操作前准备】

1. 解释检查的意义、方法及注意事项，使病人能够配合检查。

2. 根据病人情况准备胆道镜检查所需物品。

3. 若为术后胆道镜检查，应在术后 6 周，T 形管周围形成瘘道后进行。检查前应行 T 形管造影。

4. 术前 4 小时禁食，以防术中呕吐。

【操作过程】

1. 术中检查者切开胆总管，取尽结石，并用生理盐水冲洗胆道后插管。术后检查者可经 T 形管瘘道插入胆道镜。经口检查者需用纤维十二指肠镜行十二指肠乳头切开术，再把子镜从母镜器械孔穿入胆总管进行检查。

2. 沿胆总管方向置入胆道镜，逐一观察肝内胆管、肝外胆管、胆总管下端及十二指肠乳头部。

3. 若需取石或活检，可应用相应器械在直视下进行操作。

【操作后护理】

1. 维持胆道引流 1~2 天，再次胆道造影，观察有无异常。

2. 保持引流管固定、通畅，防止滑脱。

3. 观察胆汁引流情况，有无发热、腹泻、胆道出血、腹膜炎等情况。

4. 进低脂饮食，忌食油腻、油炸食品。

5. 口服利胆消炎药 3~6 个月，定期门诊随访。

（四）超声内镜（endoscopic ultrasonography，EUS）

将微型高频超声探头安置在内镜顶端或通过内镜孔道插入微型探头，在内镜下直视观察腔内病变，同时进行实时超声扫描，了解病变来自管道壁的某个层次及周围邻近脏器的情况。与体表超声相比较，它缩短了超声源与成像器官之间的距离及声路，降低了声衰减，并排除了骨骼、脂肪、含气部位的妨碍，可以获得最清晰之回声成像。在 EUS 的引导下，可对病灶穿刺活检、肿瘤介入治疗、囊肿引流及施行腹腔神经丛阻断术。术前后护理同胃肠镜检查。

（五）胶囊内镜

胶囊内镜是由智能胶囊、数据记录仪和影像工作站组成一种新的消化道检查手段。检查时，病人吞下一个含有微型照相装置的胶囊，随胃肠道蠕动，以 2 张 / 秒的速度不间断拍摄，所获取的消化道腔内图像信息被同时传给信号接收系统，然后在工作站上读片。胶囊内镜能动态、清晰地显示小肠腔内病变，突破了原有的小肠检查盲区，且具有无痛苦、安全等优点，成为疑诊小肠疾病的一线检查方法。

【适应证】

1. 其他检查提示的小肠影像学异常。

2. 原因不明的腹痛、腹泻。

3. 不明原因的消瘦、缺铁性贫血。

4. 小肠肿瘤。

5. 各种炎症性肠病、肠营养吸收不良综合征（乳糜性腹泻或炎性腹泻）等。

6. 健康体检。

【禁忌证】

1. 经检查证实（或怀疑）患有消化道畸形、胃肠道梗阻、消化道穿孔、狭窄或瘘管者。

2. 体内植入心脏起搏器或其他电子仪器者。

3. 有严重吞咽困难者。

4. 各种急性肠炎、严重的缺血性疾病及放射性结肠炎，如细菌性痢疾活动期、溃疡性结肠炎急性期，尤其是暴发者。

【操作前准备】

1. 向病人解释检查的目的、方法、注意事项等，取得配合。

2. 指导病人检查前一天保持充分的休息。

3. 嘱病人检查前 2 日勿行钡餐或钡灌肠检查，以免钡剂残留影响检查结果。检查前一天避免使用抑酸剂、H₂ 受体拮抗剂，以免影响检查效果。检查前 24 小时禁烟，以免咳嗽影响检查。

4. 检查前 1 日进无渣饮食，晚餐进流质。晚 10 点后至检查前禁食，检查当日清晨口服泻剂。

5. 局部备皮，着装宽松，以利于穿戴记录仪，并保证传感效果。

6. 胶囊内镜是一种新型检查方法，且费用昂贵。需要做好心理护理，取得病人的信任，消除病人紧张、焦虑、恐惧等不良心理，以积极配合检查。

7. 准备好物品，如电池充电、数据记录仪初始化，检查胶囊背心、胶囊内镜及电池质量等。

【操作过程】

1. 将数据记录仪背心穿戴于病人身上并连接好传感器。

2. 嘱病人吞下智能胶囊，温开水送服。

3. 平卧 10 分钟后病人可自由活动，但避免剧烈运动、屈体、弯腰及移动背心，切勿撞击背心上的数据记录仪，避免受外力的干扰。

4. 在检查过程中不能接近任何电磁波区域，不能接受其他电子仪器检查，应关闭手机等通讯设施。

5. 吞服胶囊 2 小时内禁水，4 小时内禁食。4 小时后可进少量简餐，如面包、蛋糕等，并告知病人需等检查全部结束后方可恢复正常饮食。

6. 检查期间要观察病人有无异常情况，如腹痛、恶心、呕吐或低血糖反应等。若发生应立即通知医生，及时予以处理。

7. 检查期间应每 15 分钟观察 1 次记录仪上的指示灯。如闪烁变慢或停止，则立即通知医生，并记录当时的时间。

【操作后护理】

1. 检查结束时，取下传感器和数据记录仪，下载数据至影像工作站，由医生分析图像。注意将数据记录仪和电池包分开，妥当放置。在拆除设备及运送过程中要避免撞击及强光照射。

2. 胶囊内镜在胃肠道内 8～72 小时后随粪便排出体外，密切注意胶囊是否排出，必要时进行腹部 X 线透视以观察核定。

三、X 线造影检查

（一）消化道造影

消化道造影指用硫酸钡作为造影剂，在 X 线照射下显示消化道有无病变的一种检查方法。分为普通硫酸钡造影、双重气钡造影及气钡灌肠造影 3 种。临床上把食管、胃及十二指肠造影称为上消化道钡餐，食管、胃至升结肠的钡餐造影称为全消化道钡餐。

【适应证】

1. 辅助诊断消化道溃疡、肿瘤、憩室、异物、畸形等。

2. 辅助诊断可能推移或压迫胃肠道的腹腔内或腹膜后病变。

3. 了解消化道运动情况。

【禁忌证】

1. 疑有胃肠道穿孔、肠梗阻、或2周内有消化道大量出血者。

2. 急性呼吸道感染病人，严重心、肝、肾功能不全病人。

3. 怀孕3个月以内的孕妇。

4. 急性阑尾炎、急性肠炎、结肠坏死穿孔者禁忌钡剂灌肠。

【操作前准备】

1. 检查前两天进低渣饮食，前1日晚饭后禁食。

2. 检查前1~2天停服不透X线或影响胃肠功能的药物，如碱式碳酸铋、葡萄糖酸钙。

3. 胃潴留的病人检查前1晚洗胃，清除胃内容物。

4. 行全消化道钡餐检查者，于检查日凌晨2时服硫酸钡粉剂100g，用温开水200~300ml调服。

5. 行消化道钡灌肠病人检查前一天晚上服泻药，检查当日早晨禁食并清洁灌肠。

6. 向病人解释钡剂不会被吸收，服后随大便排出体外。钡餐检查后1~3天才能完全排出，粪便可呈黄白色。

【操作过程】

1. **钡餐检查** 嘱病人口服硫酸钡糊剂（医用硫酸钡100~120g，加水200ml和阿拉伯胶适量调匀），在不同时间段先透视后进行摄片；疑有小肠病变者，应每隔30~60分钟复查一次；疑有回盲部病变，可在服钡后4~6小时复查。摄片过程中遵医嘱取不同姿势及体位。

2. **钡剂灌肠** 是将钡剂用肛管经肛门逆行注入直肠、乙状结肠、降结肠、横结肠及升结肠内，进行透视，必要时摄片检查。拔出肛管，嘱病人排出大部分钡剂后，观察肠黏膜。必要时注入适量空气，行双重对比造影检查。

【操作后护理】

1. 行钡餐检查病人后，应予口腔清洁。若病人无不适感觉，可进食。

2. 检查完后，鼓励病人多饮水，以利于钡剂的排出。

3. 检查后观察病人，特别是老年病人的排便情况。有便秘者可用缓泻剂。

（二）口服胆囊造影

口服胆囊造影（oral cholecystography，OC）是一种胆囊造影的方法。口服碘番酸经肠道吸收后进入肝脏并随胆汁排入胆囊，胆汁浓缩后在X线下显影；脂肪餐后可见胆囊收缩情况。

【适应证】

1. 辅助检查慢性胆囊炎症、结石、肿瘤、息肉等疾病。

2. 了解胆道、胆囊的结构及功能。

【禁忌证】

1. 急性胆囊炎病人。

2. 严重肝功能损害病人。

【操作前准备】

1. 给病人解释造影的目的、方法及注意事项，使病人配合。

2. 造影前 2 ~ 3 日少食产气食物。造影前 1 日午餐进高脂饮食，晚餐进无脂饮食。

3. 造影前 1 日晚 8 时起服碘番酸片 1 片（0.5g），以后每隔 5 分钟服 1 片，共 6 片。服药后禁食，可少量饮水。

4. 检查晨禁早餐，检查前排便。

【操作过程】

1. 服造影剂后 12 小时开始拍摄第 1 片，观察胆囊显影情况。

2. 服造影剂后 14 小时拍摄第 2 片，观察胆汁浓缩情况。若不显影则不进行以下检查。

3. 进食油煎鸡蛋 2 个。

4. 进餐后 30 ~ 60 分钟拍摄第 3 片，观察胆囊收缩功能。

【操作后护理】

嘱病人休息并观察病情变化。

（三）经内镜逆行胆胰管造影术

经内镜逆行胆胰管造影术（endoscopic retrograde cholangio-pancreatography，ERCP）是在十二指肠镜直视下，经十二指肠乳头向胆总管或胰管插入造影导管，逆行注入造影剂后，在 X 线下显示胆系和胰管形态的诊断方法。除诊断外，目前 ERCP 技术已更多用于治疗胆胰管疾病，包括内镜下乳头肌切开、胆总管取石、狭窄扩张、置入支架、鼻胆管引流术等，其微创、有效及可重复的优势减少了对传统外科手术的需求。

【适应证】

1. 原因不明的梗阻性黄疸，而无法行一般的胆道胆囊造影者。

2. 怀疑有胆石症而 X 线未能证实者。

3. 怀疑有肝、胆、胰系统的恶性肿瘤、囊肿者。

4. X 线或内镜检查疑有来自胃或十二指肠外部压迫者。

5. 可经内镜进行治疗的胆管及胰腺疾病。

【禁忌证】

1. 急性胰腺炎或慢性胰腺炎急性发作。

2. 严重胆道感染。

3. 碘过敏者。

4. 有心肺功能不全以及其他内镜检查禁忌证者。

【操作前准备】

1. 检查前行碘过敏试验。

2. 其他准备同纤维胃十二指肠镜检查。

【操作过程】

1. 按照胃十二指肠镜检查插入胃镜，寻找到十二指肠乳头。

2. 由活检孔道插一塑料造影管进入乳头开口部，注入造影剂，显示肝内胆管。

3. 胆管显影后，可头低足高位、俯卧位，使肝内胆管充分被造影剂灌注和显影。

4. 若导管带气囊，胆管显影后，用气囊堵住乳头，使造影剂不流入肠道，肝内胆管充分显示。

【操作后护理】

1. 造影后 2 小时方可进食。

2. 造影过程中若发现异常情况，应留观并作相应处理。

3. 造影后 1~3 小时及第 2 日检测血淀粉酶，并观察体温、白细胞计数及分类，及早发现急性胆管炎或急性胰腺炎等并发症。

4. 遵医嘱应用抗生素。

（四）经皮肝穿刺胆管造影

经皮肝穿刺胆管造影（percutaneous transhepatic cholangiography，PTC）是在 X 线透视或 B 超引导下，利用穿刺针经皮肤经肝穿刺将造影剂直接注入肝内胆管，显示整个胆道系统的方法。同时，可以行胆管胆汁引流（percutaneous transhepatic cholangiodrainage，PTCD）。

【适应证】

1. 原因不明的梗阻性黄疸而 ERCP 失败者。

2. 术后黄疸，怀疑有残余结石或胆道狭窄者。

3. B 超提示肝内胆管扩张者。

【禁忌证】

1. 出凝血时间延长、碘过敏、心功能异常者。

2. 急性胆道感染者。

3. 全身情况差，不能配合检查者。

【操作前准备】

1. 检查出凝血时间、血小板计数、凝血酶原时间。

2. 有出血倾向者遵医嘱应用维生素 K_1，待纠正后再行检查。

3. 检查前行泛影葡胺过敏试验、普鲁卡因过敏试验。

4. 检查前 1 日晚服用缓泻剂，检查晨禁食。

【操作过程】

1. 经肋间穿刺者取仰卧位，经腹膜外肝穿刺时取俯卧位。

2. 利用穿刺针经皮肤及肝脏穿刺入肝内胆管。嘱病人在穿刺过程中平稳呼吸，避免憋气或深呼吸。

3. 经穿刺针注入造影剂，摄片检查，观察有无胆道系统异常。

4. 需要置管引流者，待穿刺成功后拔出针芯，插入导丝，引导多侧孔导管插入至梗阻端或狭窄段。固定导管，引流胆汁。

【操作后护理】

1. 术后平卧 4～6 小时，检测生命体征至平稳。

2. 密切观察术后有无胆汁瘘、出血、胆道感染等并发症。

3. 有引流者注意保持引流通畅，必要时生理盐水冲洗。

4. 遵医嘱应用止血药及抗生素。

四、消化道病理学检查

（一）食管拉网细胞学检查

食管拉网检查是通过拉网器与食管摩擦，使食管壁组织及细胞脱落，进行病理学检查，以确定食管病变的方法。

【适应证】

1. 收集食管黏膜细胞，进行细胞学检查。

2. 协助确定病变的性质，部位。

【禁忌证】

1. 上消化道出血。

2. 食管静脉曲张。

3. 食管溃疡者。

【操作前准备】

1. 向病人解释检查的意义和方法，以取得病人配合。

2. 根据病情选择不同型号的拉网器，检查有无漏气。

3. 检查前 1 日晚餐后，禁食禁饮、禁吸烟，术晨空腹进行检查。

4. 拉网前，宜先行钡餐检查，隔 48 小时方可进行拉网检查。

5. 检查前排尽鼻腔分泌物及痰液，温水漱口。有义齿者取下。

【操作过程】

1. 协助病人取坐位，抬头，尽量使舌根凹下，嘱病人在检查中不出声、不说话。

2. 配合医生将气囊管插到胃内。操作中让病人吞咽，协助管道送入。

3. 取无菌注射器按气囊大小充气 20～40ml 后慢慢向上牵引。牵引过程中应注意保持气囊对食管壁的摩擦。

4. 当气囊管被牵拉到 15cm 时，须将空气抽尽，迅速取出拉网器。

5. 气囊取出后仔细检查网上有无血迹和可见碎片，送病理检查。

【操作后护理】

1. 协助病人漱口。

2. 清洗、晾干、消毒用过之网囊，并检查有无漏气、是否通畅，以备下次使用。

（二）肝穿刺活组织检查术

肝穿刺活组织检查术（liver biopsy）简称肝活检，是经穿刺采取肝组织标本进行组织学检查或制成涂片做细胞学检查的方法，以明确肝脏疾病诊断，或了解肝病演变过程、观察治疗效果以及判断预后。

【适应证】

1. 原因不明的肝大、肝功能异常者。

2. 原因不明的黄疸及门脉高压者。

3. 经过各种检查仍不能确诊，但又高度怀疑肝癌者。

4. 帮助判断肝脏疾病的疗效及预后。

【禁忌证】

1. 全身情况衰竭者。

2. 重度黄疸、肝功能严重障碍、腹水者。

3. 肝棘球蚴病、肝血管瘤、肝周化脓性感染、肝外阻塞性黄疸者。

4. 严重贫血、有出血倾向、肝性昏迷者。

【操作前准备】

1. 遵医嘱检测病人肝功能，出、凝血时间，凝血酶原时间及血小板计数。若发现异常应遵医嘱应用维生素 K_1 10mg，连用 3 天后复查，正常者方可穿刺活检。

2. 行胸部 X 线检查，观察有无肺气肿、胸膜肥厚。

3. 验血型，以备必要时输血。

4. 向病人解释穿刺的目的、意义、方法。

5. 训练病人深呼吸及屏气方法，以利于术中配合。

6. 穿刺前测量血压、脉搏。

7. 准备好穿刺用物。

【操作过程】

1. 病人取仰卧位，身体右侧靠近床沿，右手置于枕后，嘱病人保持固定的体位。

2. 确定穿刺点，一般取右侧腋中线 8～9 肋间肝实音处穿刺，如疑为肝癌、肝脓肿者，在 B 超引导下确定穿刺点。

3. 常规消毒穿刺部位皮肤，铺无菌孔巾，以 2% 利多卡因由皮肤至肝被膜进行局部麻醉。

4. 备好快速穿刺套针，根据穿刺目的不同，选择 12 或 16 号穿刺针。取一 10～20ml 注射器，吸取 3～5ml 生理盐水后与穿刺针连接。

5. 先用穿刺锥在穿刺点皮肤上刺孔，由此孔将穿刺针沿肋骨上缘与胸壁呈垂直方向刺入

0.5～1.0cm，然后将注射器内液推注 0.5～1.0ml，冲出存留在穿刺针内的组织，以免针头堵塞。

6. 将注射器抽吸成负压并保持，同时嘱病人深吸气后屏气。

7. 迅速将穿刺针刺入肝内，穿刺深度不超过 6cm，抽吸标本后，立即拔出。

8. 穿刺部位以无菌纱布按压 5～10 分钟，胶布固定，压沙袋并以多头腹带束紧。

9. 将抽吸的肝组织标本固定并送检。

【操作后护理】

1. 术后病人应卧床 24 小时，测量血压、脉搏，开始 4 小时内每 15～30 分钟测一次。

2. 注意观察有无脉搏细速、血压下降、烦躁不安、面色苍白、出冷汗等内出血征象，若出现上述表现应立即通知医生紧急处理。

3. 注意观察穿刺部位，注意有无伤口渗血、红肿、疼痛。

4. 注意观察有无气胸、胸膜休克或胆汁性腹膜炎等并发症发生，若发现应及时报告医生并协助处理。

五、胃肠减压

胃肠减压（gastrointestinal decompression）是利用负压吸引原理，通过置入胃或肠腔内的引流管，将胃肠道内容吸出，以降低胃肠道内压力的方法。

【适应证】

1. 减低胃肠胀气、梗阻、炎症病人胃肠道内的压力，解除腹胀，减轻病人痛苦。

2. 用于消化道手术病人，以减少手术中的困难，并利于胃肠道吻合口的愈合，降低消化道瘘的危险。

3. 用于急性胰腺炎、胆囊炎病人，减少胰酶分泌、胆囊收缩等。

4. 各种中毒的洗胃。

5. 抽出胃肠内容物送检以辅助诊断。

【禁忌证】

1. 严重咽喉部疾病。

2. 食管静脉曲张或溃疡。

3. 神志不清、精神失常不能配合治疗者。

【操作前准备】

1. 向病人解释操作目的和方法，以取得合作。

2. 准备好胃管、胃肠减压器及插管用物。

3. 检查胃管是否通畅，双腔管的气囊有无漏气及气囊容量多少。

4. 检查胃肠减压装置是否有效。

【操作过程】

1. 将胃管或双腔管插入胃腔或肠道。

2. 检查胃肠管是否插入胃内。

3. 如行胃肠减压，当导管吞至 75cm 时，由管内抽出少量液体，测试酸碱度。如为碱性者，表明导管已通过幽门进入肠内，此时向气囊内注入 20～30ml 空气，夹闭其外口，使导管随肠蠕动移行至预期位置。

4. 抽尽胃肠内容物，用胶布固定胃管于鼻尖部，接上胃肠减压器。

5. 每 4 小时用生理盐水冲洗胃管 1 次。

6. 注意观察抽出液的性质、颜色和量并详细记录。

【操作后护理】

1. 妥善固定，注意防止管腔堵塞或导管屈曲，保持引流通畅。

2. 应用电动胃肠减压器时，负压不要超过 6.67kPa（50mmHg）。

3. 在胃肠减压过程中，如给予口服药物，应停止吸引 1 小时。

4. 注意口腔护理，每日给予雾化吸入以减少对咽喉的刺激。

5. 注意加强营养，维持水、电解质、酸碱平衡。

（周　薇）

36

第三十六章

上消化道疾病病人的护理

第三十六章

上消化道疾病病人的护理

第一节　口腔疾病病人的护理

❖ 学习目标 ··

　　识记：

　　1. 能正确说出下列概念：龋病、牙髓炎、牙龈炎、牙周炎、根尖周炎。

　　2. 能准确说出牙痛的镇痛方法、保持口腔卫生及正确的刷牙方法。

　　3. 概述常见口腔疾病的临床表现。

　　理解：

　　1. 能阐述复发性口疮的护理方法。

　　2. 能概述龋病、牙髓病和牙周病诊疗技术的配合。

　　运用：

　　运用护理程序对口腔疾病的患者进行健康评估，对口腔疾病患者制订有效的护理计划和实施护理措施。

一、常见口腔疾病及护理

　　口腔是消化道的开端，是由牙齿、颌骨、唇、颊、腭、舌、口底和涎腺等组织器官所组成。成人常见口腔疾病包括牙体与牙髓病、牙周组织病、口腔黏膜损害、口腔颌面部感染等。

　　牙体组织疾病主要指龋病（dental caries，tooth decay）。龋病是在以细菌为主的多种因素影响下，牙体硬组织发生慢性进行性破坏的一种疾病。患龋病的牙齿称为龋齿。成人的龋齿大多进展缓慢，从仅有色泽改变的初期龋发展到形成有实质性缺损的龋洞需要 1.5～2 年时间，龋洞一旦形成，在向牙体深部发展的过程中，可引发牙髓病、根尖周炎。

　　牙髓病是指发生在牙髓组织的疾病，包括牙髓充血、牙髓炎、牙髓坏死，其中以牙髓炎最为常见。牙髓炎（pulpitis）又分为急性牙髓炎与慢性牙髓炎。根尖周病（disease of periapical tissue）是指牙齿根尖部及其周围组织，包括牙骨质、牙周膜和牙槽骨发生的病变。牙髓组织和根尖周病的病因相似，牙髓组织和根尖周组织通过根孔密切相连，牙髓组织中的病变产物、细菌及其毒素等可通过根尖孔扩散到根尖组织，引起根尖周病。

　　牙周组织病以牙龈炎和牙周炎最常见。牙龈炎（gingivitis）是指只局限于龈乳头和龈缘的炎症，严重时可累及附着龈。牙周炎（perodontitis）是由牙菌斑中的微生物所引起的牙周支持组织的慢性感染性疾病，导致牙周支持组织的炎症、牙周袋形成、进行性附着性丧失和牙槽骨吸收，最后可导致牙齿松动拔除，是我国成人丧失牙齿的首位因素。成人牙周炎约占牙周炎的 95%，患病率在 35 岁以后明显增高，严重程度随之增加。

　　口腔颌面炎症主要包括冠周炎、颌面部蜂窝织炎、颌骨骨髓炎等，而口腔黏膜病变主要见于复发性口疮（recurrent aphthous ulcer，RAU）、口腔黏膜白斑（oral leukoplakia，OLK）。

【病因与发病机制】

　　口腔疾病的原因可见于口腔卫生不良、细菌感染、外伤、维生素缺乏、内分泌紊乱、理化因素和精神因素等。此外，不同口腔疾病有时互为病因，一种口腔疾病可引起另一种口腔疾病。

（一）口腔卫生不良

口腔卫生不良是牙周组织病最常见的原因，如牙菌斑、牙垢和牙石堆积，以及食物嵌塞等局部刺激等。早期发生牙龈炎，如未能及时治疗或由于致病因素增强，导致机体抵抗力下降，则可能进一步发展为牙周炎。

（二）细菌感染

细菌感染是口腔疾病的病因之一。牙髓炎多由细菌感染引起，感染主要来自深龋，龋洞内的细菌及毒素可通过牙质小管侵入牙髓组织或经龋洞直接进入牙髓，其次是牙周组织疾病引起的逆行感染。口腔颌面部炎症多由口腔内潜在的细菌或口腔外部的细菌侵入引起，前者多为牙源性感染，后者多与腺源性感染或损伤等有关。根尖周病多由感染的牙髓通过根尖孔刺激根尖周围组织引起病变。

（三）外伤及理化因素

如温度、电流刺激可引起牙髓炎；创伤或牙髓治疗药物渗出根尖孔也能引起根尖周组织炎症。

（四）龋病四联因素

龋病的发生是由细菌、食物、宿主与牙、时间共同作用的结果，即龋病四联因素理论（图36-1-1）。

产生龋齿的主要致病菌是变形链球菌，其次是乳酸杆菌和放线菌。这些细菌均具有黏附的能力，龋病必须在牙面有牙菌斑存在时才能产生。牙菌斑是以寄居在牙面的细菌为主体的生态环境。食物中与龋病发生关系最密切的是糖类，尤以蔗糖及低分子量糖的作用最明显，其被致龋细菌分解成酸，成为致龋基质，因为牙菌斑深度缺氧，碳水化合物的代谢不完全，糖类食物被致龋细菌分解，产生乳酸、乙酸、丙酸和其他低级脂肪酸，在这些酸的作用下，牙齿硬组织发生脱钙，组织崩解而形成龋病。牙齿的窝、沟和点隙是龋病的好发部位。龈沟液中微量元素的含量与牙齿的抗酸性有关。唾液的性质、成分及量也与龋病发生有关。从菌斑形成到具有致龋力需要一定的时间，故龋病的发生和发展是一个慢性的过程（图36-1-2）。

（五）全身因素

牙周组织病可能与营养代谢障碍、内分泌紊乱、自主神经功能紊乱、神经因素等有关；维生素 B_1、维生素 B_2、维生素 B_6、叶酸摄入不足与复发性口疮有关；维生素 A 和复合维生素 B 的缺乏、内分泌紊乱、真菌感染等因素能影响上皮角化，与口腔黏膜白斑的发生有关。

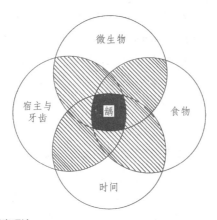

图36-1-1　龋病发生的四联因素理论

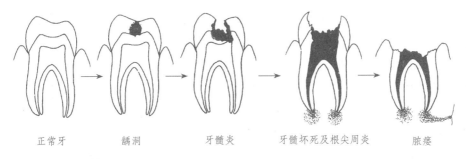

图 36-1-2　龋齿的发展过程示意图

正常牙　　　　龋洞　　　　牙髓炎　　　牙髓坏死及根尖周炎　　　脓瘘

（六）环境与遗传因素

RAU 的发病具有遗传倾向。生活工作环境、社会环境、心理环境等与 RAU 有很大关系。

【护理评估】

（一）健康史

注意询问病人有否牙痛史及牙齿对冷、热、酸、甜等刺激敏感程度；了解病人的口腔卫生习惯，如是否饭后漱口、每天刷牙次数和质量、口腔疾病的既往诊疗情况等；询问病人的饮食习惯，如蔬菜、水果、含钙食物的摄入情况；了解失眠、疲劳、精神紧张等因素以及工作压力与口腔疾病的关系。

（二）身体状况

1. **龋病**　龋病的发生发展总是自外向内进行的，最先侵蚀的部分是覆盖牙齿表面的牙釉质或牙骨质。根据病变侵蚀的深度，临床上将龋病分为浅龋、中龋和深龋（图 36-1-3）。

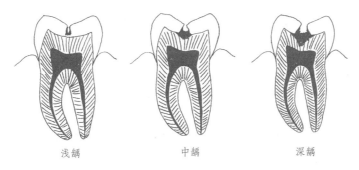

浅龋　　　　　　　中龋　　　　　　　深龋

图 36-1-3　龋病的临床类型

浅龋龋蚀只限于牙釉质或牙骨质，初期牙表面可有脱钙而失去固有色泽，呈白垩状，继之成黄褐色或黑色，探诊有粗糙感或有龋洞形成，无自觉症状。中龋龋蚀已进展到牙本质浅层，形成龋洞，龋洞内有变色软化的牙本质和食物残渣，遇冷、热、酸、甜等刺激较为敏感。深龋龋蚀已进展到牙本质深层，龋洞较深，对温度变化及化学刺激敏感，实物嵌入洞内压迫发生疼痛，但无自发痛，检查时酸痛明显。

邻面龋不易发现，可借助 X 线进行检查。用光导纤维装置进行透照检查，能直接看到龋损部位及病变深度、范围。

2. **牙髓炎**　难以忍受的疼痛是急性牙髓炎最大的特点，主要特征是自发性、阵发性剧烈疼痛，夜间及冷热刺激疼痛加重。当牙髓化脓时对热刺激极为敏感，而遇冷刺激则能缓解疼痛，疼痛不能定位，呈放射性痛，故病人不能准确指出患牙。临床检查常见患牙有深的龋洞、探痛明显。慢性牙髓炎一般有自发痛病史，长期温度刺激或食物嵌入龋洞中可产生疼痛，患牙有咬合不适，多可定位患牙。检查可见穿髓孔或牙髓息肉，有轻微叩痛。

3. 根尖周病 分为急性和慢性两种，以慢性多见，急性根尖周炎多由慢性根尖周炎急性发作所致。炎症初期，患牙有浮起感，咀嚼时疼痛，病人能指出患牙。检查时有叩痛。当形成化脓性根尖周炎时可出现根尖脓肿、骨膜下脓肿和黏膜下脓肿（图36-1-4），表现为患牙跳痛，颌下淋巴结肿大，颌面部肿胀，伴有体温升高。当脓肿达骨膜及黏膜下时，可触及波动感。脓肿破溃或切开引流后，急性炎症可缓解，转为慢性根尖周炎，此时多无明显自觉症状，常有反复肿胀疼痛史。检查时可发现患牙龋坏变色，牙髓坏死，无探痛但有轻微叩痛，根尖区牙龈可有瘘管。慢性根尖周炎X线检查显示根尖区有低密度影像。

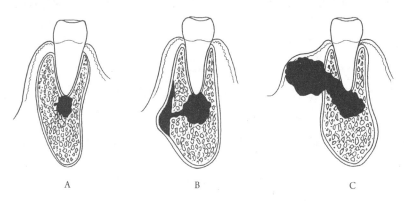

图36-1-4　急性化脓性根尖周炎的典型过程
A. 根尖周脓肿阶段；B. 骨膜下脓肿阶段；C. 黏膜下脓肿阶段

4. 牙龈炎 一般无明显症状，偶有牙龈发痒、发胀感。病人往往因机械性刺激，如刷牙、咀嚼、说话、吸吮等引起出血而就诊。检查可见口腔卫生不良，牙垢堆积，可有口臭。牙龈充血、红肿、呈暗红色，质地松软。牙垢沉积区出现溃疡糜烂面，严重者波及附着龈，肿胀局部点彩消失。龈乳头肥大，形成假性牙周袋，袋内可挤压出炎性分泌物。但牙齿无松动，牙槽骨无破坏，无真性牙周袋形成。

5. 牙周炎 有牙龈红肿、出血、口臭、牙齿松动等症状。如形成牙周脓肿，可出现全身不适，体温升高，局部淋巴结肿大等。检查可见牙面可有大量牙石，一组或数个牙齿牙龈充血、水肿，颜色变红或暗红，点彩消失，易出血。晚期牙周袋形成后，牙齿松动，不能咀嚼。牙周脓肿形成时可见近龈缘处局部呈卵圆形突起，探诊检查有深牙周袋。X线检查可显示牙周炎有牙槽骨破坏，呈水平型或垂直型吸收，牙周膜变厚。

6. 下颌第三磨牙冠周炎 多见于18～30岁，常以急性炎症形式发作。早期仅感磨牙后区不适，咀嚼、吞咽时加重。炎症加重时局部跳痛并可放射到耳颞区，炎症波及咀嚼肌则出现张口受限。炎症继续发展，全身症状渐明显，可出现发热、畏寒、头痛等症状。临床检查见多数下颌智齿萌出不全，冠周软组织红肿、糜烂、触痛。探针可探及阻生牙，并可见牙龈瓣下溢出脓性分泌物，颌下淋巴结肿大、触痛。血常规检查白细胞总数升高。慢性第三磨牙冠周炎多无明显症状，局部可有轻度压痛、不适。

7. 急性牙槽脓肿 有自发性、持续性跳动，发展为骨膜下脓肿时疼痛剧烈，形成黏膜下脓肿时，疼痛则减轻。可有牙齿松动及叩击痛。X线显示根尖周有弥漫性透影区，边缘不整齐。血常规检查白细胞总数升高。

8. 颌面部蜂窝织炎　亦称颌面部间隙感染。局部表现为红、肿、热、痛、功能障碍，重者高热、寒战。因感染部位不同，可有其他特殊表现。如咀嚼受累，可出现张口受限，进食困难。炎症侵及喉头、咽旁、口底可引起局部水肿，使咽腔缩小或压迫气管，或致舌体抬高后退，造成不同程度的呼吸和吞咽困难。腐败坏死性感染局部红、热不明显，但有广泛性水肿，全身中毒症状严重，或出现严重并发症。浅层间隙感染炎症局限时可打及波动感；深层间隙感染则局部有凹陷性水肿及压痛点。化脓性感染穿刺检查脓液呈黄或粉红色，腐败坏死性感染则脓稀薄，污黑且常有恶臭。血常规检查白细胞总数升高。

9. 复发性口疮　初起时唇、颊、舌尖、舌缘、前庭沟等处黏膜充血、水肿、有烧灼感，随即出现单个或多个粟粒大小的红点或疱疹，很快破溃成圆形或椭圆形溃疡，直径 2～4mm，中央稍凹下，表面覆以灰黄色假膜，周围红晕，有自发的烧灼感。遇刺激则疼痛加剧，影响病人说话与进食。经7～10天溃疡面假膜消失，出现新生上皮，溃疡底变平，疼痛减轻，愈合不留瘢痕。一般无明显全身症状，若溃疡数目不超过5个，称轻型口疮。若溃疡数目极多，并累积口腔各部位，称口炎型口疮。有的病人其溃疡可逐渐扩大至直径 1～2cm，并向深层发展，累及黏液腺，形成中央凹陷，边缘不规则而隆起的"弹坑状"损害，病程长，可持续数个月之久，愈合后有瘢痕，这种溃疡称腺周口疮。如复发性口疮同时或先后交替出现眼（结膜炎、虹膜睫状体炎和前房积脓等）、外生殖器（溃疡）及皮肤（结节性红斑、毛囊炎、疖肿等）的病变，则称白塞综合征。

10. 口腔黏膜白斑　白斑多见于中老年男性，40岁以上为好发年龄，且发病率随年龄增长而增加。发病部位以颊黏膜最多，舌部次之，也可发生于唇、腭、口底、牙龈等部位。损害呈乳白色斑块状，稍高于黏膜，界限清楚，不能被擦掉。初起色浅，表面光滑，后逐渐扩大、变厚、变粗糙，触之较硬，有粗涩感。斑块表面形成皱褶，称皱纸状白斑。表面出现大小不等多个乳头突起，易出现皲裂或溃疡，称疣状白斑。在发红的黏膜上出现粟粒大小、形状不规则的散在白色或乳白色颗粒，易发生糜烂或溃疡，疼痛明显，称颗粒状白斑。

（三）心理－社会状况

急性牙髓炎、急性根尖周炎、急性牙槽脓肿会出现难以忍受的疼痛，复发性口疮溃疡发作期间，进食、咀嚼时疼痛加剧，病人惧怕进食，严重影响病人的正常工作及生活，病人求治心切，要求立即为其解除疼痛；但对钻牙、拔牙、阻生牙等治疗措施普遍存在惧怕心理，且总希望一次治疗便能解决问题，缺乏治疗耐心。

颌面部蜂窝织炎所致局部及全身症状严重，或了解到口腔黏膜白斑为癌前病变时，病人感到紧张、焦虑或恐惧，表现出烦躁不安、失眠、沉默或多语，对疾病的预后十分担忧。复发性口疮因溃疡此起彼伏，新旧交替、反复发作，虽然没有明显的全身症状和体征，但病人感到十分痛苦。

坏死性牙髓炎、牙周炎可引起口臭，均可导致病人自我形象紊乱，产生自卑心理，影响病人的正常生活及社会人际交往。

【常见护理诊断／问题】

1. 疼痛　与牙髓感染或牙槽脓肿未引流通畅、颌面部炎症和脓肿、口腔黏膜病损、进食刺激等有关。

2. 口腔黏膜受损　与复发性口疮有关。

3. 有感染的危险　与口腔诊治操作消毒不当有关。

4. **营养失调: 低于机体需要量** 与牙痛、颌面部损伤、张口受限等有关。

5. **焦虑/恐惧** 与拔牙、复发性口疮病情反复发作、惧怕口腔黏膜白斑癌变等有关。

6. **社会交往障碍** 与口臭、龋坏造成牙体缺损以及颌骨骨折致咬合错乱和面部畸形等有关。

7. **知识缺乏:** 缺乏口腔卫生保健知识及口腔疾病的预防及早治疗的知识。

【计划与实施】

口腔疾病以局部治疗为主。牙体和牙髓疾病如龋齿采用充填术修复缺损,牙髓病行保牙髓治疗(如盖髓术、活髓切断术等)或保存牙体治疗(根管治疗及牙髓塑化治疗等),根尖周病进行根管治疗或牙髓塑化治疗。

牙周组织病的治疗原则是祛除局部致病因素,基本治疗手段是进行龈上洁治术和龈下刮治术,清除牙结石和菌斑,缓解牙周袋形成。必要时行龈切除术及龈翻瓣术消除牙周袋。颌面部炎症的治疗主要是保持口腔清洁,应用有效抗生素控制感染,治疗原发病灶。对于病情严重者给予全身支持疗法,维持体液平衡。

颌面部炎症的治疗原则是全身支持疗法、抗生素治疗及局部外用药物,如复发性口疮包括局部及全身治疗,如止痛、补充复合维生素 B 等,必要时使用糖皮质激素贴膜,颌周蜂窝织炎使用抗生素、局部外服消炎止痛药物等。

经过治疗和护理,病人能够:①牙痛减轻或无牙痛;②不发生交叉感染;③获得足够营养;④保持口腔卫生,去除口臭,从容参加社会活动;⑤了解口腔卫生保健知识和相关疾病的知识。

(一)疼痛管理

1. **饮食** 复发性口疮者食物宜清淡,不宜进食酸、辣等刺激食物,不可过热,以减轻对溃疡的刺激。急性牙髓炎病人嘱其勿食过冷、过热和较硬的食物,以免刺激牙髓。

2. **对症处理**

(1)急性牙髓炎疼痛:协助医生开髓减压止痛时,见脓血流出,护士抽吸温盐水协助冲洗髓腔,备丁香油或牙痛水小棉球置于龋洞内,开放引流;遵医嘱服用镇痛剂等,感染控制后及时处理病灶牙,对不能保留的患牙应及早拔除。

(2)急性根尖周炎疼痛:协助医生打开髓腔,拔除牙髓,通畅根尖孔,使根尖周炎症渗出物或脓液根管得以引流,从而缓解根尖的压力减轻疼痛。

(3)急性牙槽脓肿疼痛:若脓肿成熟,协助医生切开引流或牙周袋内引流;若脓肿未成熟,可清除大块牙石,冲洗牙周袋,牙周袋内置入消炎收敛药物,以减轻疼痛。

(4)复发性口疮疼痛:遵医嘱用 1% 丁卡因或 0.5% 达克罗宁涂在溃疡面上起到表面麻醉效果,也可用 0.5%～1% 普鲁卡因含漱,可暂时缓解疼痛。

(二)控制交叉感染

口腔疾病大部分在门诊进行诊治,专业性极强。其特点是病人多、周转快、大部分治疗均在口内进行。口腔是一个有菌环境,就诊的病人中可能有传染病或是病原携带者,如乙型病毒性肝炎感染、艾滋病感染等,在诊治时容易造成口腔器械和医护人员的双手被唾液、血液等污染,处理不当,可能造成交叉感染或医源性感染。因此,应严格执行消毒隔离制度。

1. **手清洁与消毒** 为病人治疗、护理前后均应认真用肥皂和流动清水充分洗双手,必要时应用高效消毒液浸泡消毒后再洗手。

2. **器械、物品消毒** 病人所需的器械和物品必须严格清洗和消毒,应采用一次性牙科检查器械,做到一人一副手套,真正做到器械、漱口杯一人一份,一用一消毒;机头、钻头也要采取有效的消毒措施。

3．敷料处理 污染后的敷料，应装入密封袋，集中焚烧处理。

（三）营养支持

对牙周组织病、严重的复发性口疮病人，应加强病人营养，适当补充维生素A、维生素C和复合维生素B，以利于组织的愈合。对病情严重的颌面部炎症者，应给予高营养易消化的流质饮食，张口受限者采取吸管进食。必要时给予全身支持疗法，输血输液，维持体液平衡。

（四）心理护理

为病人提供安静舒适的环境，减少不良刺激；进行开髓、拔牙等治疗前，应说明治疗的目的，稳定情绪，消除恐惧心理，以取得病人的合作。治疗中，提供非语言沟通形式进行交流，体察病人的需要。给予病人充分的同情及理解，对焦虑进行心理疏导，积极配合治疗。对有自卑心理的病人，及时给予心理支持，鼓励其进行正常的社会交往。

（五）椅旁护理

椅旁护理是指病人在牙科椅上接受医生诊治时，护士在椅旁对医生的操作配合。手术椅的高低应调至与检查者高度相适应。口腔疾病病人诊疗时的体位常采用坐式和仰卧式两种。坐式时，一般应使手术椅背靠上缘与病人的肩胛相平，头靠应支持在枕骨部位，保持头、颈、背成一直线。仰卧式时，应调节椅位使病人半卧或平卧于椅上。在诊治过程中，应根据治疗部位调整合适的椅位和灯光；准备好检查器械和治疗需要的特殊器械；自动及时配合医生操作，如调拌出质量好、数量适当的充填材料，拔阻生齿时协助劈牙或增隙敲锤，应做到力量适中、位置准确、操作娴熟；随时注意医生和病人的需要，及时给予满足和配合。

（六）口腔局部用药护理

1．含漱法 用各种漱口液如口泰、0.1%氯己定、1%～3%过氧化氢等含漱，每天两次，适用于牙周手术及其他口腔内手术或长期卧床不能处理口腔卫生者。含漱法可减少口腔的细菌数目及菌斑形成，预防伤口感染，促进愈合。

2．擦洗法 无菌换药碗盛适量无菌干棉球，用1%～3%过氧化氢液浸泡湿棉球，用无菌口镊夹取棉球，将病人口腔各部擦洗干净，再用生理盐水棉球擦洗一遍；也可只用生理盐水棉球擦洗。根据病情每日2～3次。

3．涂、喷药法 将药物直接涂布或喷洒到口腔病变处以发挥治疗作用。如复方碘液、碘甘油涂于牙周袋内。用10%硝酸银涂在初起的溃疡面上，维A酸鱼肝油糊剂涂黏膜白斑、扁平苔藓黏膜，5%氟尿嘧啶霜剂涂黏膜白斑，菠萝蛋白酶糊剂涂在口疮的溃疡面上等。

4．牙周袋和冠周炎盲袋冲洗法 用自制的钝弯针头慢慢地插入盲袋或牙周袋内（颊侧和远中盲袋内）进行冲洗，反复2～3次，冲洗后擦干局部再于盲袋内涂上碘甘油，这是一种实用有效的治疗牙周炎和冠周炎的方法。常用冲洗液有1%～3%过氧化氢、生理盐水、1∶5000呋喃西林液、1∶5000高锰酸钾液等。

（七）健康指导

口腔和牙齿的健康状况对人体健康有着至关重要的意义。一些发达国家和地区由于龋病、牙周病的防治，使不少人获得了牙龄与寿龄的大致相等。在我国，由于不少人对口腔健康的重要性认识不足，加之城乡差别，口腔专业人员缺乏，使得一些常见的口腔疾病不能得到及时的预防和诊治。因此，要进一步提高公众的口腔和牙齿健康水平，必须首先做好口腔健康指导。

1．保持口腔卫生 口腔卫生的重点是控制菌斑、消除软垢和食物残渣，增强生理刺激，使口腔和牙颌系统有一个清洁健康的环境，发挥其生理功能。主要措施有：

（1）漱口：养成饭后漱口的习惯。漱口的效果与漱口水量、含漱力量和漱口次数有关。漱口水温度要适宜，不可太冷和过热。如有口腔疾病，可选不同药物溶液漱口水漱口。

1）氟水：是一种局部用氟防龋洞方法，氟水使用方便、适合于低氟区及适氟区。每天或每周使用氟化钠溶液漱口可使患龋率降低 20% ～ 50%。

2）氯己定：又称洗必泰，主要用于含漱和冲洗，能较好地抑制龈上菌斑的形成和牙龈炎。使用 0.12% 或 0.2% 氯己定含漱液，每天 2 次，每次 10ml，每次 1 分钟，约有 30% 药物被口腔上皮吸收和牙面所吸附，而于 8 ～ 12 小时内缓慢释放。其副作用有：①使牙或修复体染成棕黄色，沉积在牙表面，可通过打磨、刷牙等方法去除；②氯己定味苦，必须在其中加入调味剂；③对口腔黏膜有轻度刺激，但用于口腔局部是安全的。

3）甲硝唑：又称灭滴灵，属抗厌氧菌感染药，对牙周病致病菌有明显的抑制和杀灭作用。它是一种有效控制菌斑的药物，当甲硝唑含漱液中口腔内浓度达 0.025mg% 时，即能抑制牙周常见厌氧菌，当达到 3.125mg% 时，放线菌也被抑制。

（2）刷牙：刷牙是保持口腔卫生的有效方法，能清除口腔内的食物残渣、部分斑菌、色渍污物、消除口臭，又能按摩牙龈，使牙周得到良好的刺激，促进血液循环。但如刷牙方法不正确，常会对牙体和牙周组织造成损伤。

刷牙方法：竖刷法是一种比较方便、合理的刷牙方法。刷牙时先将牙刷斜向牙龈，刷毛贴附在牙龈上，稍加压力，顺牙间隙刷向冠方。刷牙时间过短不足以清除牙菌斑，故刷牙时间每次以 3 分钟为宜。拉锯式的横刷法会导致牙龈萎缩及楔状缺损。使用含氟药物牙膏可提高牙齿的抗龋齿能力，牙膏不宜常用一种，应轮换使用。

刷牙的次数和时间：最好在餐后和睡前各刷牙 1 次，如做不到每餐后刷牙，至少也要早、晚各刷牙 1 次，尤其是睡前刷牙更为重要，以减少菌斑及食物残渣的滞留时间。

使用牙刷注意事项：①保持牙刷的清洁，用后彻底洗净，甩干刷毛的水分，刷头向上置漱口杯中放于干燥通风处，以免细菌滋生。②定期更换牙刷，3 个月就应更换一次，刷毛弯曲应及时更换，因卷曲的刷毛失去清洁作用，还会擦伤牙龈。③不可用沸水烫洗牙刷，以免温度过高损害牙刷。

（3）清洁牙间隙：牙间隙是藏污纳垢和牙菌斑易形成的场所，特别是牙列不齐者。目前常用牙签和牙线清洁牙间隙。

1）牙签：可用于牙龈乳头退缩或牙周治疗后牙间隙增大者。

使用方法：将牙签以 45° 进入牙间隙，牙签尖端指向殆面，侧面紧邻牙颈部，向殆方剔起，清除邻面菌斑和嵌塞的食物，并磨光牙面，然后漱口。使用时勿将牙签压入健康的牙龈乳头区，以免形成人为的牙间隙；动作要轻，避免损伤龈乳头或刺伤龈沟底，破坏上皮附着。

2）牙线：牙线可用棉、麻、丝、尼龙或涤纶制成，不宜过粗或太细，含蜡牙线一般用来去除牙间隙的食物残渣和软垢，不含蜡牙线上有细小纤维与牙面接触，有利于去除牙菌斑。可用手指持线或用持线柄固定牙线后（图 36-1-5），通过接触点，清洁邻面。刮除邻面菌斑及软垢。每一个牙面要上下剔刮 4 ～ 6 次，直至牙面清洁为止。注意勿遗漏最后一个牙的远中面，且每处理完一个区段的牙后，以清水漱口，漱去被刮下的菌斑。

（4）牙龈按摩：适当地按摩牙龈，可使上皮增厚，角化增强，促进牙龈组织的血液循环，改善营养及氧的供给，有利于组织的代谢和恢复。按摩可用手指或专门的牙间按摩器或清洁器进行。刷牙或漱口后，用拇、示指分别置于牙齿的唇（颊）、舌（腭）侧牙龈上。稍用力按摩，并徐徐由牙根方向移向牙冠，再沿牙龈水平方向前后按摩约 5 分钟。对未做牙周洁治术和牙周炎的

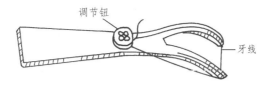

图 36-1-5　持线器

病人，暂不宜做牙龈按摩。

2. 建立良好的饮食习惯　限制蔗糖的摄入频率，尤其在临睡前禁食甜食。应多吃一些较粗糙和有一定硬度的食品，以增加口腔自洁作用和对牙龈的按摩作用，同时强化通过咀嚼所产生的生理性刺激，以增强牙周组织的抗病能力。

3. 纠正不良习惯　如长期只用一侧牙齿咀嚼食物，由于两侧的生理刺激不均衡，可造成非咀嚼组织衰退，发育不良，且缺乏自洁作用，易堆积牙石，导致牙周疾病的发生。不要用牙咬坚硬带壳的食物及开启啤酒瓶盖，防止牙损伤。

4. 定期进行口腔检查　1981 年 WHO 制定的口腔健康标准是"牙清洁、无龋洞、无疼痛感，牙龈颜色正常、无出血现象。"口腔健康应包括三方面内容，即具有良好的口腔卫生，健全的口腔功能以及没有口腔疾病。成人应每年口腔健康检查一次，以便早期发现口腔疾病，及时治疗。

【护理评价】

通过治疗和护理，病人是否达到：①疼痛缓解或消失；②口腔黏膜恢复正常；③摄入的营养能满足机体的需要量；④情绪稳定，焦虑/恐惧减轻或消除；⑤口臭消失，能正常与人交往；⑥能陈述一般的口腔卫生保健知识、相关口腔疾病的预防及早治疗的知识。

二、常用口腔诊疗技术及护理

1. 活髓切断术　适用于根尖未发育完成的年轻恒牙，无论龋源性、外伤性或机械性露髓，均可行牙髓切断术以保存活髓，直到牙根发育完成。

（1）术前备好各种无菌器械及局麻药剂、暂封剂，整个手术过程在局麻下进行。

（2）协助医生用橡皮障或棉条隔湿，备 2% 碘酊和 70% 乙醇小棉球消毒牙面及窝洞，严格无菌操作。

（3）医生用牙钻去腐，制备洞型，揭开髓室顶，用锐利挖器切除冠髓，护士协助用生理盐水冲洗髓腔，备 1% 肾上腺素棉球止血。

（4）遵医嘱调制盖髓剂（如氢氧化钙糊剂）覆盖牙髓断面，调拌用具（玻板及调拌刀）必须严格消毒，无菌操作。盖髓完成后，调制氧化锌丁香油黏固粉封窝洞。术中避免温度刺激及加压。预约病人 2～4 周复诊，无自觉症状后可永久性充填。

2. 根管治疗术　用机械和化学处理的方法，消除髓腔内，特别是根管内的感染源，经过根管制备、冲洗、消毒、充填密封根管，以去除根管内病变对根尖周组织的不良刺激，达到治疗和预防根尖周病的目的。适用于：①各型牙髓炎、根尖周炎，其牙周病损坏不超过根长 2/3 者；②各种牙髓治疗后失败者；③有系统性疾病不宜拔牙而需治疗或暂时保留患牙者。

（1）准备器械。除充填使用的器械外，另备根管扩锉针、光滑髓针、拔髓针、根管充填器、根充材料、消毒棉捻或纸捻等。

（2）对活髓牙，在局部麻醉下拔除牙髓。用生理盐水冲洗根管，消毒、吹干后进行根管充填；对感染根管，除去牙髓后用 2% 氯胺 T 钠和 3% 过氧化氢液交替冲洗，再用生理盐水冲净余液，用根管扩锉针反复扩锉管壁，冲洗拭干后，将蘸有消毒药液的棉捻置于根管内，用氧化锌丁香油糊剂暂封窝洞；根管充填需在无菌操作下进行，常用的充填材料有氧化锌丁香油糊剂、碘仿糊剂等。方法是先将根管充填材料调成糊状送入根管内，再将消毒后的牙胶尖插入根管。

（3）护士按以上各项治疗过程的操作步骤，及时、准确地为医生提供所需器械及用物，遵医嘱调剂各类充填材料。

3. 塑化治疗术　将未聚合的液态塑化液注入根管内，使其与根管内残存的牙髓组织及感染物质共同聚合，固定成为无害物质留于根管中，并严密封闭根管，使根尖周组织的慢性炎症逐渐消除，组织得以恢复。适用于：①根尖孔形成的恒后牙的各型牙髓炎、根尖周炎；②后牙于根管预备时器械折断在根管中，尚未超出根尖孔，又难以取出者。

（1）治疗前准备好所需器械（同根管治疗）及塑化剂（常用酚醛树脂液）。协助医生进行消毒、隔湿、窝洞冲洗，保持术野清晰。

（2）遵医嘱配制塑化剂。往髓腔送塑化剂时，注意防止液体外溢，以免烧伤口腔黏膜及软组织。若发现有塑化剂流失到髓腔外，应立即协助医生用干棉球擦洗或进行冲洗，并用碘甘油棉球涂敷患处。

（3）塑化上颌牙时，调整椅位使病人平卧，头部后仰，以利于塑化液进入根管，并要防止器械掉入咽喉部和药液流向咽部黏膜等事故发生。

（4）塑化上颌邻面洞时，协助医生用暂封材料在远中做好临时洞壁后再行塑化治疗。

（5）各液滴管口径大小要一致，否则导致调配比例不当，影响塑化效果。

（6）用注射器盛塑化液时，用后立即冲洗干净，以免塑化剂凝固。所用注射器使用前应干燥，以免影响塑化剂质量。

（7）塑化后，调制氧化锌丁香油黏固粉、磷酸锌黏固粉双层垫底，再用银汞合金或复合树脂作永久充填。

4. 龈上洁治术和龈下刮治术　采用专用的牙周器械或超声波洁牙机除去龈上、龈下结石，消除结石和菌斑对牙周组织的刺激。适用于：①龈上结石、龈袋和牙周袋内存在龈下结石者；②较深牙周袋或骨下袋的初步治疗；③牙龈炎、牙周炎的基础治疗。

（1）术前准备：①向病人说明手术的目的及操作方法，取得病人合作。②根据病人情况，作血常规、出凝血时间、血小板计数等检查，如有血液疾病或局部急性炎症者，应停止手术。③准备好消毒的洁治器械或超声波洁治牙机。龈上洁治器包括镰形器、锄形器。龈下刮治器包括锄形器、匙形器、锉性器。另备磨光用具，包括电机、低速手机、橡皮磨光杯、磨光粉或脱敏糊剂。④嘱病人用 0.1% 氯己定含漱 1 分钟。

（2）术中配合：①用 1% 碘酊消毒手术区。②根据洁治术的牙位及医生使用器械的习惯，摆放好所需的洁治器。③术中协助牵拉口角，吸净冲洗液，若出血较多，用 0.1% 肾上腺素棉球止血。④牙石去净后，备橡皮杯蘸磨光粉或脱敏剂打磨牙面，龈下刮治则用锉形器磨光根面。⑤用 3% 过氧化氢液及生理盐水交替冲洗，拭干手术区，用镊子夹持碘甘油置于龈沟内。全口洁治应分区进行。

5. 龈翻瓣术　在局麻下切开牙龈翻转龈瓣，彻底消除病理组织至根面光滑后再将牙龈缝合。适用于：①前牙或后牙牙周袋较深，不宜作龈切者，尤其是前牙唇侧的骨上袋；②骨下袋、复合袋；③牙周袋较深，且病变范围较大，用龈下刮治及袋内壁刮治术，不能消除牙周病损者；④需行牙周植骨或截根术者。

（1）准备器械。包括牙周探针、牙龈分离器、刮治器、弯组织剪、小骨锉、龈切刀、缝合器械、调拌用具、消毒药品、无菌包。另备牙周塞制剂及丁香油。各类器械消毒后备用。

（2）术前用0.1%氯己定漱口，70%乙醇消毒口周皮肤，铺消毒巾。

（3）术中牵拉口唇协助止血，用生理盐水冲洗创面，吸去冲洗液，保持术野清晰。

（4）医生缝合伤口时，调拌牙周塞治剂，将塞治剂形成长条状，置于创面，用棉签蘸水轻轻加压，使其覆盖整个术区，保护创面。

（5）嘱病人注意保护创口，24小时内不要漱口、刷牙，进软食。按医嘱服抗生素，防止感染。术后1周拆线，术后6周内勿探测牙周袋。

6. 充填术 牙齿硬组织是高度钙化的组织，一旦遭到破坏后无自身修复功能，要依靠人工方法进行修复。对龋齿的治疗一般采用充填术恢复缺损。适用于龋齿、锲状缺损。先用牙钻扩大开口，使龋洞充分暴露，然后去除腐质，根据需要制备洞型，再选用适当充填材料进行充填。

（1）术前准备：①器械及用物：检查盘一套、双头挖匙、黏固粉充填器、各型车针、成型片及成型片夹、银汞充填器、咬合纸、橡皮轮。②药品：25%麝香草酚酊、樟脑酚合剂、50%酚甘油、75%乙醇、丁香油。③修复、垫底材料：白合金粉及水银（汞）、复合树脂、玻璃离子黏固体。磷酸锌黏固粉、氧化锌丁香油黏固粉、氢氧化钙。

（2）术中配合：①安排病人就位，调节椅位及光源，做好病人的解释工作，消除其对钻牙的恐惧心理。②医生制备洞型时，协助牵拉口角，用吸唾器及时吸净冷却液，保持术野清晰。③隔湿、消毒：准备好棉球及窝洞消毒的小棉球，消毒药物根据龋洞状况及医嘱选用。④遵医嘱调拌垫底及充填材料。浅龋不需垫底；中龋用磷酸锌黏固粉或玻璃离子黏固体单层垫底；深龋则需用氧化锌丁香油黏固粉及磷酸锌黏固粉双层垫底，再选用永久性充填材料充填。后牙多采用银汞合金，前牙可选用复合树脂或玻璃离子黏固体。

（3）术后指导：银汞合金充填的牙齿24小时内不能咀嚼食物，以免充填物脱落。

7. 牙拔除术 在麻醉下，通过分离牙龈、挺松牙齿、安放牙钳及脱位运动等步骤将牙拔除。适用于：①牙体病：无法修复的龋齿，牙根情况不宜作覆盖义齿或桩冠者。②牙周病：三度以上松动的牙，牙周骨组织大部分已破坏，反复感染，治疗无效，严重影响咀嚼功能。③根尖病：根尖破坏严重，无法用根管治疗术或其他根尖疗法治愈的牙。④阻生牙：反复感染发作，并引起邻牙龋变。⑤外伤牙：牙根折断，或影响骨愈合的牙。⑥滞留乳牙：影响恒牙正常萌出者，若同名恒牙先天缺失，乳牙功能良好者可保留。⑦病灶牙：经常引起颌面部炎症，疑为与全身某些疾病有关的牙，如风湿病、肾炎及眼科一些疾病。⑧多生牙、错位牙：影响美观、咀嚼功能的牙；正畸需要拔除的牙，妨碍义齿修复的牙。

拔牙有禁忌证，但不是绝对的，某些禁忌拔牙的疾病，经过积极治疗，在良好保护下仍可进行拔牙手术。①血液系统疾病，如血友病、血小板减少性紫癜、再生障碍性贫血、白血病等。②心脏疾病，如有心功能代偿不全症状者。③高血压病，血压高于180/100mmHg者。④糖尿病。⑤孕妇，妊娠期3个月前、6个月后不宜拔牙。⑥颌面部急性炎症，全身情况差。⑦严重的慢性病，如肾衰竭、活动性肺结核、肝功能损害严重者。口腔恶性肿瘤灶区的牙也不宜拔除。

（1）术前准备

1）对病人做耐心解释，解除其恐惧心理，使其以最佳的心理状态配合手术。

2）做好术前检查，仔细询问病人有关疾病及药敏史，必要时作麻醉药过敏试验。避免空腹拔牙。

3）术前做好口腔卫生，漱口液漱口，麻醉注射区及手术区应用1%碘酊消毒。

4）准备和选用拔牙器械，如经消毒灭菌的牙钳、牙挺和其他辅助器械及敷料（棉签、棉球、棉卷）。

（2）术中配合

1）协助医生保持术野干净，随时传递医生要用的器械。在拔除下颌阻生牙需劈冠时，护士应一手托住病人下颌角、一手拿骨锤，看清医生凿放在准确的部位后，用手腕闪击力量争取一次将牙冠劈开。击锤时一般击两下，第一下很轻，为预备性动作，即开始的信号，第二下用力快而脆。

2）协助医生做好拔牙及拔牙后创面的处理。

（3）术后护理

1）嘱病人咬棉纱球压迫止血，30分钟后吐出。若出血较多可延长至1小时，但不能留置时间过长，以免腐臭，增加感染和出血的机会。

2）2小时后对侧可进温凉软食或流质饮食。

3）24小时内不要漱口，勿用患侧咀嚼，不要用舌舔伤口，以免造成出血。

4）术后24小时内，唾液中混有淡红色血水，术后1～2天创口有轻微疼痛均属正常。如有明显或剧烈疼痛、肿胀、发热、张口困难等应及时复诊。

5）根据病情使用消炎、止痛药，做好用药指导。

6）伤口有缝线者，嘱病人术后5～7天拆线。

（周　薇）

第二节　食管癌病人的护理

❖ **学习目标**

识记：

1. 能复述食管癌的病因、病理特点。

2. 能概述食管癌的症状、体征、手术前后护理要点。

理解：

解释常用辅助检查方法的临床意义。

运用：

能结合病例提出护理诊断、护理措施和健康指导的主要内容。

食管癌（esophageal carcinoma）是指发生于食管黏膜上皮的一类恶性肿瘤。全世界食管癌的发病率和死亡率在各国差异较大，高发地区包括亚洲、南非和东非以及法国北部。我国是世界上食管癌高发地区之一，食管癌的死亡率占消化道恶性肿瘤的第2位，仅次于胃癌；发病率以河南省为最高，此外江苏、山西、河北、福建、陕西、安徽、湖北、山东、广东等省均为高发区。食管癌发病年龄多在40岁以上，男性多于女性。

【病因】

食管癌的病因尚有待于深入研究，可能是多方面因素所致的疾病，已经提出的因素如下：①化学物质：长期进食亚硝胺含量较高的食物，亚硝胺及其前体在自然界分布很广，致癌性强。②生物因素：长期进食发霉、变质的含有真菌的食物，有些真菌自身有致癌作用，有些真菌能促使亚硝胺及其前体形成。③缺乏某些营养素：钼、铁、锌、氟、硒等微量元素在食物和饮水中含量偏低，缺乏维生素 A、B$_2$、C 及动物蛋白、水果、蔬菜摄入不足。④烟、酒、热食热饮、口腔不洁等因素：长期饮烈性酒、吸烟，食物过热、过硬、进食过快，引起炎症、创伤或口腔不洁、龋齿等可能与食管癌有关。⑤遗传易感因素：食管癌的发病常表现为家庭性聚集。⑥食管自身疾病：慢性食管炎症、食管上皮增生、食管黏膜损伤、Plummer-Vinton 综合征、食管憩室、食管溃疡、食管白斑、食管瘢痕狭窄、裂孔疝、贲门失弛缓症等均被认为是食管癌的癌前病变或癌前疾病。其中吸烟和重度饮酒已经证明是食管癌的重要原因。

【病理】

1. 根据国际抗癌联盟的食管分段标准，将食管分为颈段、胸段（胸廓入口至食管裂孔，胸上段至气管分叉平面，中下段为剩余全长的二等分）、腹段。其中胸中段食管癌较多见，其次为下段，上段较少。

2. 组织学分型　食管癌高发区鳞癌最常见，在食管癌非高发区，腺癌最常见，贲门部腺癌可向上延伸累及食管下段。

3. 大体分型　早期食管癌包括隐伏型、糜烂型、斑块型和乳头型，中晚期食管癌包括髓质型、蕈伞型、溃疡型、缩窄型（也称硬化型）和腔内型。

4. 转移途径

（1）直接扩散：癌肿先向黏膜下层扩散，继而向上、下及全层浸润，容易穿过疏松的外膜侵入邻近器官。

（2）淋巴转移：是主要途径。癌细胞首先经黏膜下淋巴管到达与肿瘤部位相应的区域淋巴结，晚期转移至锁骨上淋巴结、腹主动脉旁和腹腔丛淋巴结。

（3）血行转移：通过血液循环向远处转移，发生较晚。

【护理评估】

（一）健康史

评估病人的居住地是否为食管癌的高发地区，有无家族史。了解病人的饮食习惯，有无长期进食含有亚硝胺、真菌的食物，有无饮食过硬过热、进食过快的喜好；有无吸烟、饮酒等习惯。有无食管的癌前疾病或癌前病变等。

（二）身体状况

1. 症状　早期症状不明显，仅在吞咽粗硬食物时有不同程度不适，包括咽下食物时的哽噎感，胸骨后烧灼样、针刺样或牵拉摩擦样疼痛，食物通过缓慢，有停滞感或异物感，通过饮水后可使哽噎停滞感缓解消失。症状间歇出现，时轻时重。中晚期的典型症状表现为进行性吞咽困难（dysphagia），最先是难咽干硬食物，继而只能进半流质、流质饮食，最后水和唾液也难以下咽。病人逐渐消瘦、乏力、贫血，出现明显脱水及营养不良症状，最后出现恶病质。癌肿侵入邻近组织，可产生相应症状：侵犯喉返神经，可发生声音嘶哑；侵入气管、支气管，可形成食管-气管或支气管瘘，吞咽食物和水产生剧烈呛咳；食管-气管瘘和梗阻所致的食物反流可引起肺部感染；侵入大血管的病人有呕血；癌肿压迫颈交感神经节，则产生交感神经麻痹症（Horner 综合征）。若发生肝、脑等脏器转移，还可出现黄疸、腹水、昏迷等症状。

2. 体征　中晚期病人可有左锁骨上淋巴结肿大，肝肿块、腹水、胸腔积液等远处转移体征。

（三）辅助检查

1. 食管黏膜脱落细胞检查　我国创用的带网气囊食管细胞采集器进行食管黏膜脱落细胞检查，是一种简便易行的普查筛选诊断方法，早期病变阳性率可达 90% ~ 95%。

2. X 线　食管吞稀钡 X 线低张双重对比造影是可疑病例首选的影像学检查方法。早期食管癌可见局限性食管黏膜皱襞增粗、中断，小的充盈缺损或龛影，病变管壁僵硬、蠕动中断。中晚期有明显的不规则充盈缺损、管腔狭窄、管壁僵硬。

3. 纤维食管镜　对临床已有症状或怀疑而又未能明确诊断者，应早行纤维食管镜检查，可直视下钳取活组织作病理组织学检查，可以确诊。

4. 超声内镜　近年来采用超声内镜检查可用于判断食管癌的浸润层次、向外扩展程度以及有无纵隔、淋巴结或腹腔内脏器转移等，对评估是否可行手术有帮助。

5. CT　CT 能够观察肿瘤有无扩展与转移，用于食管癌的临床分期、明确治疗方案和治疗后随访。

（四）心理 - 社会状况

食管癌病人由于进行性加重的进食困难、强烈的食欲和日渐减轻的体重而焦虑不安、猜测病情。评估病人是否知道自己所患的疾病，有哪些不良的心理反应，如恐惧、愤怒、悲伤、焦虑等。评估病人能否配合手术治疗和护理的实施；对手术和术后康复情况是否了解；是否配合禁食和饮食护理。评估病人的经济情况、医疗费用支付情况。

【常见护理诊断 / 问题】

1. 营养失调：低于机体需要量　与食量减少或不能进食、肿瘤消耗等有关。

2. 体液不足　与水分摄入不足、吞咽困难有关。

3. 恐惧　与面对恶性肿瘤的威胁、担心手术及预后有关。

4. 潜在并发症：吻合口瘘、乳糜胸、肺部感染。

【计划与实施】

食管癌的治疗分为手术治疗、放射治疗、化学治疗和综合治疗，以采用两种以上疗法同时或先后应用的综合治疗效果较好。经过治疗和护理，病人能够：①获得足够的营养支持；②维持体液平衡；③面对疾病，积极配合治疗和护理；④并发症得到预防或及时发现和处理。

（一）手术治疗病人的护理

手术是治疗食管癌的首选方法。手术径路常用左胸切口，中段食管癌可经右胸切口，联合切口有胸腹联合切口或颈、胸、腹三切口。手术方法应根据病变部位和病人的具体情况而定，根治性切除原则上应切除食管大部分。常用的代食管器官是胃（图 36-2-1），有时用结肠或空肠（图 36-2-2）。

对晚期食管癌，不能根治或放射治疗、进食有困难者，可行姑息性减状手术，如食管腔内置管术、食管胃转流吻合术、食管结肠转流吻合术或胃造口术等，也可经内镜下姑息治疗吞咽困难，达到延长生命、改善营养的目的。

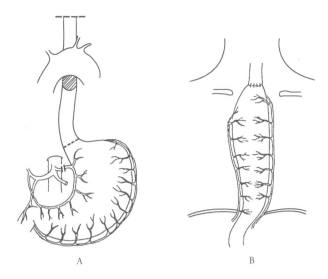

图 36-2-1　食管癌切除后胃代食管术
A. 上、中段食管癌的切除食管范围；B. 胃代食管，颈部吻合术

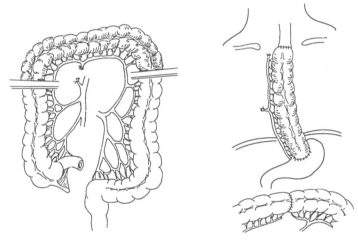

图 36-2-2　横结肠代食管术

　　目前，胸（腹）腔镜微创手术也应用到食管癌的手术治疗中，主要用于较早期的食管癌和心肺功能较差不能耐受开胸手术者。

1. 手术前病人的护理

　　（1）改善营养状况：食管癌病人病程进展缓慢，因长期不同程度的吞咽困难而出现营养不良、水电解质失衡，病人手术的耐受力下降，所以在术前应积极改善病人的营养状况，保证营养的摄入。指导病人进食高热量、高蛋白、维生素丰富的流质或半流质饮食，如鱼汤、肉汤、菜汤、米汤、牛奶、蛋花汤、鸡蛋羹等，避免刺激性饮食。注意根据病人进食的反应，适当调整饮食。对梗阻严重甚至饮水困难的病人，应禁食水，可给予静脉高营养或空肠造口补充营养。合并低蛋白血症或贫血的病人，静脉输入白蛋白制剂或输成分血。

　　（2）心理护理：食管癌病人进食困难进行性加重，迫切希望能早日手术切除病灶、恢复进食。但对手术疗效、今后的生活质量、麻醉和手术意外，术后伤口疼痛及并发症等担心恐惧，甚至失眠和食欲下降。护士应倾听病人和家属的内心感受，分析病人的心理状况、病人及家属对疾病和手术等治疗方法的认知程度。根据病人的具体情况，耐心讲解治疗方法和护理的作用、配合与注意事项等。为病人提供舒适的环境，适当应用镇静、镇痛类药物，以保证病人充分休息。

（3）手术前的特殊准备

1）保持口腔卫生：口腔内细菌可随食物或唾液进入食管，在梗阻或狭窄部位造成局部感染，影响术后吻合口的愈合。采用进食后漱口、积极治疗口腔、咽部感染性疾病等措施加强口腔护理，保持口腔清洁。

2）呼吸道准备：许多食管癌病人有吸烟史，甚至慢性支气管炎、肺气肿等肺部疾病，术后容易发生肺部感染和肺不张。对吸烟者，术前应劝其严格戒烟；指导并训练病人有效咳嗽、排痰和腹式深呼吸；必要时使用抗生素控制呼吸道感染。

3）食管准备：食管癌可导致近端食管不同程度的炎症和水肿，术前3天餐后饮温开水，以冲洗食管。对食管梗阻的病人，则术前3日每晚遵医嘱予生理盐水100ml加抗生素经鼻胃管冲洗食管及胃，注意癌肿梗阻部位滞留食物的冲洗，以减轻组织水肿，降低术后感染及吻合口瘘的发生。

4）胃肠道准备：术前3日改流质饮食，术前1日禁食。结肠代食管手术病人，术前3日进食少渣饮食，并口服抗生素，如甲硝唑、庆大霉素等，术前晚行清洁灌肠或全肠道灌洗后禁食水。手术日晨常规置胃管，注意不可强行通过梗阻部位，可置于梗阻部位上端，待手术中调整。

2. 手术后病人的护理

（1）保持呼吸道通畅：食管癌术后病人易发生呼吸困难、缺氧，并发肺不张、肺炎，甚至呼吸衰竭。术后麻醉清醒、生命体征平稳后，取半卧位。密切观察病人有无呼吸困难、缺氧征兆，注意呼吸频率和节律、双肺呼吸音。术后第1日，每1~2小时鼓励病人进行深呼吸、吹气球、吸深呼吸训练器，促使肺的膨胀。痰多、咳痰无力的病人应协助翻身叩背，定时给予雾化吸入，必要时经鼻导管深部吸痰，或行纤维支气管镜吸痰、气管切开吸痰。

（2）引流管护理

1）胸腔闭式引流管护理：保持胸腔闭式引流通畅，观察引流液量、性状并记录。术后2~3日，引流液由暗红色血性液逐渐变淡，24小时引流量<50ml时，可拔除引流管。拔管后注意是否有胸腔内积液残留，如伤口有无渗出，有无胸闷、气促等，发现异常及时报告医生。注意观察引流液是否出现下列的异常情况，应及时报告医生，协助处理：术后胸腔闭式引流量>200ml/h，连续3小时，颜色鲜红色并有较多血凝块，病人出现烦躁不安、脉搏增快、血压下降、尿少等血容量不足的表现，提示活动性出血；引流液中有食物残渣，提示食管吻合口瘘；引流液量多，由清亮渐转混浊，提示有乳糜胸。

2）胃肠减压护理：行胃代食管术后容易发生胃内积气积液，可增加吻合口张力，并在胸腔内直接压迫心脏和肺，影响呼吸和循环功能。故术后应持续胃肠减压，保持胃管通畅，妥善固定胃管，防止脱出，严密观察并记录引流液的颜色、量、性状。术后6~12小时内可从胃管内抽吸出少量血性液或咖啡色液，以后颜色将逐渐变浅，转为正常胃液。待病人肠蠕动恢复、肛门排气后，可停止减压或拔除胃管。及时发现并处理下列情况：①吻合口出血：胃管引流出大量鲜血或血性液，病人出现烦躁不安、血压下降、脉搏增快、尿量减少等，需立即通知医生并配合处理。②胃管堵塞：胃管堵塞可导致吻合口张力增加而并发吻合口瘘，可用少量生理盐水低压冲洗并及时回抽。③胃管脱出：护士应立即通知医生，严密观察病情，不应盲目重新置管，如果病情需要，可在术者的指导下重新置管，动作轻柔，避免损伤吻合口。

3）胃肠造口管护理：应妥善固定，防止造口管脱出、阻塞。造口管周围如有胃液漏出，应及时更换敷料，在瘘口周围涂氧化锌软膏或凡士林纱布保护皮肤，防止发生皮炎。

（3）饮食与营养：食管缺乏浆膜层，故吻合口愈合较慢，术后应严格禁食水3~5天，遵医嘱行静脉营养。一般在拔除胃管 24 小时后，没有吻合口瘘的症状时，方可开始进食。

1）饮食过渡：先试验饮水少量，如无不适，可进流质饮食。术后 5～6 日可给予全量清流质，如水、果汁、牛奶、菜汤等，每 2 小时进食 100ml，每日 6 次；逐渐加入半流质饮食，如蛋花汤、烂面条、米粥等；至术后 2 周改为软食，术后 3 周后病人若无特殊不适可进普食。术后饮食的供给应根据病人的具体情况，不必强求一致，饮食原则应注意少食多餐，由稀到干，细嚼慢咽，避免进食生、冷、硬的食物。

2）进食后不适的观察与护理：病人可因吻合口水肿或进食过多、过快引起进食后呕吐。护士应指导病人少量多餐、细嚼慢咽，避免进食过多过快；对于呕吐严重者应禁食，给予肠外营养，待 3～4 日水肿消退后再继续进食。病人术后 3～4 周再次出现吞咽困难，应考虑吻合口狭窄，可行食管扩张术。食管胃吻合术后病人，可能有进食后呼吸困难，应指导病人少食多餐，经 1～2 个月后，此症状多可缓解。食管癌、贲门癌切除术后的病人可有反酸、呕吐等症状，应嘱病人饭后 2 小时内勿平卧，睡眠时将枕头垫高。

（4）结肠代食管病人的护理：注意观察腹部体征，保持置于结肠袢内的减压管通畅。若从减压管内吸出大量血性液或呕吐大量咖啡样液，并伴有全身中毒症状，应考虑代食管的结肠袢坏死，应立即通知医生并配合抢救。结肠代食管的病人术后常嗅到粪便气味，需向病人解释原因，是由于结肠逆蠕动引起的，一般半年后能逐步缓解，指导病人注意口腔卫生。

（5）并发症的观察与护理

1）吻合口瘘：好发于术后 5～7 天，是食管癌手术后最严重的并发症，死亡率可高达 50%。护士应注意采取下列措施预防吻合口瘘的发生：指导病人术后禁食期间不可下咽唾液，以免感染造成食管吻合口瘘；保持胃管、结肠袢内的减压管通畅和负压引流持续有效，避免胃肠道功能恢复前脱管；胃管脱出后，不可盲目重新置管；指导病人进食后遵循饮食原则，循序渐进。

吻合口瘘的临床表现为呼吸困难、胸腔积液、全身中毒症状，包括高热、血白细胞计数升高、休克甚至脓毒血症。护士应密切观察有无上述症状，一旦出现，应立即通知医生，并配合处理。嘱病人立即禁食水，直至吻合口瘘愈合，一般需要 6 周；协助医生行胸腔闭式引流，按常规护理；鼓励病人咳嗽和深呼吸；遵医嘱及时静脉抗感染治疗及营养支持；严密观察生命体征、肺部及全身情况，若出现休克症状，应积极抗休克治疗；需再次手术者，应积极配合医生完善术前准备。

2）乳糜胸：多因术中伤及胸导管所致。乳糜胸多发生在术后 2～10 日，少数可在 2～3 周后出现。病人若未进食，乳糜液含有的脂肪很少，胸腔闭式引流可为淡血性或淡黄色液，量较多，而进食后乳糜液则为乳白色，量可达数百毫升至一两千毫升。由于乳糜液 95% 以上是水，并含有大量脂肪、蛋白质、胆固醇、酶、抗体和电解质，如果不及时治疗，短时间内可造成病人全身消耗、衰竭死亡。病人的表现主要为两大症状：一是压迫症状，乳糜液积聚在胸腔内，可压迫肺及纵隔并使之向健侧移位，病人出现胸闷、气促、心悸，甚至呼吸困难；二是消耗症状，由于乳糜液中含有大量水，还有脂肪、蛋白质、胆固醇、酶、抗体和电解质，若不及时治疗，病人可出现脱水、全身消耗、衰竭而死亡。

护士应密切观察上述症状和胸腔闭式引流的情况，一旦出现乳糜瘘应迅速处理，做好胸腔闭式引流的护理，病人禁食水，同时给予肠外营养支持治疗。若 10～14 天未愈，应协助医生做好胸导管结扎术的准备。

3）肺不张和肺部感染：由于术后胃上提至胸腔，使肺受压，同时术后疼痛限制了病人的呼吸和咳嗽等原因，容易出现肺不张、肺部感染。术前应戒烟，术后应加强呼吸道护理，指导病人有效咳嗽、咳痰、深呼吸等。

（二）放疗、化疗病人的护理

可采用术前放疗再行手术的综合治疗，以增加手术的切除率；也可对不宜手术的病人行单纯放射疗法，三维适形放疗是一种高精度的放疗照射，应用较多。采用化疗与手术治疗相结合或与放疗、中医中药相结合的综合治疗，可提高疗效，或缓解症状，以延长存活期。食管癌病人常采用综合治疗，护士应向病人解释治疗目的和不良反应。放疗、化疗的护理详见第六章"肿瘤病人的护理"。

（三）健康指导

1. 饮食指导 解释术前术后禁食的目的，取得病人的配合。手术后指导病人遵循饮食原则，逐渐恢复正常饮食，避免因饮食不当引起吻合口瘘、呕吐等情况。指导病人餐后稍事活动，促进胃肠蠕动，以免胸腔胃对心肺压迫产生胸闷、气短等，压迫症状一般需要 3 个月尚可缓解，安慰病人不必惊慌。餐后饮少量清水，冲下食管表面和吻合口部位的食物残渣。

2. 体位指导 指导病人术后取半卧位，防止进食后反流、呕吐，利于引流和肺的膨胀。

3. 活动指导 根据病人的耐受情况指导病人术后早期活动，以达到减少肺部并发症、促使肠蠕动恢复、减少下肢静脉栓塞等目的。指导病人术侧肩关节运动，预防关节强直、肌肉萎缩，麻醉清醒后即开始被动活动肩关节，术后第一日开始肩关节主动运动，如过度伸臂、内收和前屈上肢及内收肩胛骨等。

4. 定期复查，出现吞咽困难等食管狭窄的情况，应及时就诊。

5. 坚持放疗、化疗，做好放疗、化疗的自我护理。

【护理评价】

经过治疗和护理病人是否达到：①营养状况改善；②无水电解质紊乱的表现；③恐惧消失，能积极配合治疗护理；④并发症得到预防或及时发现和处理。

（尹 兵）

第三节　胃和十二指肠疾病病人的护理

❖ 学习目标

识记：

1. 能复述急性胃炎、慢性胃炎、消化性溃疡、胃癌的定义。

2. 能描述急性胃炎、慢性胃炎、消化性溃疡、胃癌的典型临床表现。

3. 能概括消化性溃疡的治疗药物及护理要点。

4. 能概述消化性溃疡、胃癌手术治疗适应证、手术方式及护理要点。

理解：

1. 能比较胃溃疡与十二指肠溃疡临床特点，说明它们之间的异同点。

2. 能概述胃炎、消化性溃疡、胃癌的发病原因、发病机制及病理特点。

3. 能解释胃部疾病相关检查的临床意义。

运用：

能对胃炎、消化性溃疡、胃癌的病人进行评估，制订护理计划、健康指导。

一、胃炎病人的护理

胃炎（gastritis）是指不同病因所致的胃黏膜炎症，常伴有上皮损伤和细胞增生，是最常见的消化道疾病之一。按临床发病的缓急及病程长短，一般分为急性胃炎和慢性胃炎两大类。另有其他特殊类型胃炎，如感染性胃炎、化学性胃炎等。

急性胃炎（acute gastritis）是由多种病因引起的急性胃黏膜炎症，表现为胃黏膜充血、水肿、出血、糜烂等一过性病变。主要包括：急性幽门螺杆菌感染引起的急性胃炎、除幽门螺杆菌之外的病原体感染及其毒素对胃黏膜损害引起的急性胃炎以及急性糜烂出血性胃炎。

慢性胃炎（chronic gastritis）是由多种原因引起的胃黏膜慢性炎症性病变。根据国际上新悉尼系统的分类方法，慢性胃炎可分为非萎缩性（以往称浅表性 non-atrophic）、萎缩性（atrophic）和特殊类型（special forms）三大类。

【病因与发病机制】

（一）幽门螺杆菌感染

幽门螺杆菌（*Helicobacter pylori*，Hp）感染可引起急性胃炎的发生。但由于急性胃炎的一过性上腹部症状多不为病人注意，若不抗菌治疗，感染可长期存在并发展成为慢性胃炎。其机制是：①幽门螺杆菌具有鞭毛，可在胃内穿过黏液层移向胃黏膜，并依靠其黏附素紧贴胃黏膜上皮细胞，直接侵袭胃黏膜；②释放尿素酶，能分解尿素产生 NH_3，中和胃酸，有利于幽门螺杆菌在胃黏膜表面定植及繁殖，同时损伤胃黏膜上皮细胞膜；③分泌空泡毒素 A，造成上皮细胞空泡变性，造成黏膜损害及炎症反应；④细胞毒素相关基因蛋白可引起强烈炎症反应；⑤菌体胞壁可作为抗原诱导免疫反应，造成免疫损伤。

（二）饮食和环境因素

乙醇具有亲酯性和溶脂性能，高浓度乙醇可直接破坏胃黏膜屏障，引起上皮细胞损害、黏膜出血和糜烂，导致急性胃炎发生。长期饮浓茶、烈酒、咖啡，食用过热、过冷、过于粗糙的食物，可反复损伤胃黏膜，引起慢性胃炎。饮食中高盐和缺乏新鲜水果蔬菜可使胃黏膜萎缩、肠化生，形成慢性胃炎。

（三）药物

常见的可引起胃黏膜炎症的药物包括非甾体类抗炎药（non-steroid anti-inflammatory drugs，NSAIDs），如阿司匹林、吲哚美辛等，以及某些抗肿瘤药物、抗生素、口服氯化钾或铁剂等。NSAIDs 可能抑制胃黏膜的前列腺素合成，削弱其对胃黏膜的保护作用。其他药物可直接损伤胃黏膜上皮层，导致急性炎症。若反复损伤胃黏膜则可导致慢性胃炎。

（四）应激

各种严重疾病，如严重创伤、大面积烧伤、大手术、颅脑病变、败血症、严重脏器病变或多脏器功能衰竭等，甚至精神心理应激都可引起急性胃黏膜糜烂、出血。一般认为应激状态下胃黏膜微循环不能正常运行而造成黏膜缺血、缺氧、黏液分泌减少、局部前列腺素合成不足，导致胃黏膜屏障损害，H^+反弥散进入黏膜，引起急性胃黏膜炎症。

（五）创伤、物理因素

放置鼻胃管、剧烈恶心或干呕、胃内异物、胃镜下各种止血技术（如激光、电凝）、息肉摘除等微创手术以及放疗等均可导致胃黏膜糜烂甚至溃疡。

（六）其他

各种原因引起的十二指肠液反流，会减弱胃黏膜的屏障功能。胃黏膜退行性变可使黏膜营养不良、分泌功能下降，从而降低胃黏膜屏障功能。此外，某些疾病如心力衰竭、肝硬化门静脉高压、尿毒症以及营养不良等也使胃黏膜易于受损，而发生胃炎。

【病理】

急性胃炎病理表现为胃黏膜充血、出血、水肿、糜烂及胃黏膜轻度坏死等病理变化。

胃黏膜上皮遭受反复损害后，黏膜发生改建，导致不可逆的固有胃腺体的萎缩、消失是慢性胃炎的主要改变。在慢性胃炎的进展中，炎症细胞（主要是浆细胞、淋巴细胞）浸润仅累及黏膜固有层的表层，胃腺体则完好无损，不伴有胃黏膜萎缩，称为慢性浅表性胃炎。若有中性粒细胞浸润，有活动性炎症时，称为慢性活动性胃炎。当病变进一步发展，累及腺体时，固有腺体萎缩、消失，胃黏膜变薄，常伴有肠化生，称为慢性萎缩性胃炎。

慢性胃炎常伴有肠上皮化生，或假性幽门腺化生和增生。增生的上皮和肠化的上皮形成不典型增生（又称为异型增生），中度以上的不典型增生被认为是胃癌的癌前病变，可能癌变。

不同类型胃炎的病理改变在胃内分布不同。幽门螺杆菌引起的胃炎，炎症弥漫性分布，以胃窦部为重；多灶萎缩性胃炎的萎缩及肠化生成多灶性分布，多起始于胃小弯侧，逐渐波及胃窦，继而累及胃体，病变逐渐融合；自身免疫性胃炎的萎缩及肠化生主要局限于胃体。

【护理评估】

（一）健康史

急性胃炎病人应注意询问病人有无服用 NSAIDs、口服氯化钾或铁剂、抗肿瘤等药物，有无各种严重疾病史，有无精神、心理急性应激事件发生，有无饮酒史。

慢性胃炎病人应注意询问病人的饮食习惯和方式，有无经常食用刺激、粗糙或过冷过热食物；询问有无服用损伤胃黏膜药物史；有无急性胃炎反复发作病史；有无口鼻、咽喉部的慢性炎症、心衰、营养不良等病史。

（二）身体状况

1. **消化道症状**　多数病人症状轻微或无症状，少数有上腹不适或隐痛、腹胀、食欲减退、早饱、嗳气、恶心、消化不良等表现。

2. **出血表现**　部分急性胃炎病人有少量、间歇性胃出血，可自行停止，也可发生大出血而致呕血和（或）黑粪。

3. **贫血表现**　急性胃炎持续少量出血和慢性自身免疫性胃炎可伴有贫血表现，如面色苍白、乏力、食欲差等。恶性贫血时还可有维生素 B_{12} 缺乏的其他临床表现。

4. **体征**　多不明显，上腹部可有不同程度的压痛。

（三）辅助检查

1. **粪便检查**　急性胃炎粪便隐血试验多呈阳性。

2. **胃镜检查**　急性出血性胃炎胃镜病人一般应在出血后 24～48 小时内进行胃镜检查。内镜下急性胃炎可见弥散分布的多发性糜烂、出血和浅表溃疡，表面附有黏液和炎性渗出物，发病后短期内消失。慢性浅表性胃炎可见红斑（点、片状或条状）、黏膜粗糙不平、出血点或斑。慢性萎缩性胃炎可见黏膜呈颗粒状、黏膜血管显露、色泽灰暗、皱襞细小。慢性胃炎可伴有糜烂、胆汁反流。

3．幽门螺杆菌测验　胃镜检查时可同时取活组织作快速尿激酶检查以确定有无幽门螺杆菌感染。另外 $^{13}C-$ 或 $^{14}C-$ 呼气试验及涂片也可帮助诊断。

4．其他检查　疑为自身免疫性胃炎者应检测壁细胞抗体和内因子抗体。血清维生素 B_{12} 浓度测定和吸收试验有助于明确有无恶性贫血。萎缩性胃炎病人胃液分析显示胃酸分泌缺乏。

（四）心理 – 社会状况

1．急性胃炎　心理应激状态可引起急性胃炎发生。由于发病较急，病人及其亲属可能对疾病缺乏了解，而引起焦虑、不安。当病人持续呕血、黑粪，且出血量较大时，可能引起病人紧张、恐惧。另外，病人的紧张、焦虑情绪还可加重病情。

2．慢性胃炎　由于病程迁延，症状反复发作，病人可有紧张、焦虑心理，有些病人担心疾病发展成为胃癌而发生恐惧、悲观心理。一些病人四处求医，服用各种药物，但不注意防治致病因素，而引起病情反复、经济负担增加，进而增加了病人及家属的精神压力。

【常见护理诊断 / 问题】

1．**舒适度减弱**　与胃黏膜炎症有关。

2．**营养失调：低于机体需要量**　与胃黏膜损伤，影响食物消化、吸收有关。

3．**知识缺乏**：缺乏有关疾病病因和预防的知识。

4．**潜在并发症**：上消化道出血、贫血。

5．**焦虑**　与消化道出血及病情反复发作有关。

【计划与实施】

急性糜烂出血性胃炎应针对原发病和病因采取预防措施。伴有消化不良症状、胃癌家族史的幽门螺杆菌引起的慢性胃炎应常规根除幽门螺杆菌。经过治疗和护理，病人能够：①自觉各种消化道症状减轻或消失；②摄入足够热量，体重维持正常范围；③掌握疾病相关知识，配合治疗护理；④并发症被及时发现并正确处理；⑤情绪稳定。

（一）休息与活动

1．休息　急性胃炎及慢性胃炎急性发作时，病人应减少活动、卧床休息，并通过转移注意力等方法来减轻不适。

2．环境　保持环境清洁，空气新鲜，温度适宜，避免环境中的不良刺激。

3．心理护理　护士应做好病人的心理护理，缓解其精神紧张，保证身、心两方面得以充分的松弛和休息。

4．活动　指导病人日常生活要有规律，注意劳逸结合，适当进行锻炼，增强机体抵抗力，注意避免过度劳累。

（二）合理饮食，维持营养摄入

1．向病人说明摄取足够营养的重要性，指导病人定时、有规律进食，不可暴饮暴食，并养成细嚼慢咽的习惯。

2．鼓励病人少量多餐，以高热量、高蛋白、高维生素、少渣、温凉、易消化的饮食为原则。避免摄入过咸、过甜、过辣的刺激性食物。禁忌饮用烈性酒。

3. 注意饮食卫生，指导病人及家属改进烹饪技巧，增加食物的色、香、味，刺激病人食欲。

4. 胃酸低者应将食物完全煮熟后食用，以利于消化吸收，并可给予刺激胃酸分泌的食物，如肉汤、鸡汤等；高胃酸者应避免进食酸性、高脂肪食物。

5. 急性炎症少量出血者可食用牛奶、米汤等以中和胃酸，有利于黏膜的修复。大出血或呕吐频繁时应禁食。

6. 鼓励病人晨起、睡前及进食前后刷牙、漱口，保持口腔内清洁舒适。

（三）药物治疗与护理

遵医嘱指导病人应用药物治疗。急性胃炎病人可用质子泵抑制剂或 H_2 受体拮抗剂及胃黏膜保护剂等。有急性应激者在积极治疗原发病的同时，可使用抑制胃酸分泌或保护胃黏膜的药物。对于幽门螺杆菌引起的慢性胃炎，可遵医嘱应用抗幽门螺杆菌三联治疗，具体内容见"消化性溃疡病人的护理"中相关内容。对于胆汁反流病人，可应用氢氧化铝凝胶吸附胆汁并使用促进胃肠蠕动药物如多潘立酮、西沙必利等。对于黏膜出血病人，可应用为黏膜保护剂如硫糖铝、胶体铋等。用药过程中指导病人注意观察药物副作用，并及时报告医护人员。

（四）健康指导

1. 向病人及家属介绍急、慢性胃炎的病因，根据病人的具体情况进行指导。

2. 指导病人注意起居及饮食要有规律，注意饮食卫生及营养。

3. 养成良好的饮食习惯，定时定量，细嚼慢咽；避免过冷、过热、辛辣等刺激性食物及浓茶、咖啡等饮料；嗜酒者应戒酒。

4. 指导病人避免使用对胃黏膜有刺激的药物，必须使用时应同时服用抑酸剂。禁用或慎用 NSAIDs 等药物。

5. 向病人及家属介绍常用的药物、用药方法、剂量、疗程、作用及副作用。若发现异常应及时门诊复查。

6. 教育病人加强体育锻炼，增强机体抵抗力。

7. 教育病人保持良好心态，保证充足的睡眠，避免过劳。

【护理评价】

经过治疗和护理，评价病人是否达到：①不适减轻；②了解疾病相关知识；③无并发症或并发症被及时发现和处理。

二、消化性溃疡病人的护理

消化性溃疡（peptic ulcer）是指在各种致病因子的作用下，黏膜发生的炎症与坏死性病变，病变深达黏膜肌层，常发生于与胃酸分泌有关的消化道黏膜，其中以胃、十二指肠为最常见，即胃溃疡（gastric ulcer，GU）和十二指肠溃疡（duodenal ulcer，DU），是极为常见的疾病，多见于男性，男女比例（2~5）:1。十二指肠溃疡与胃溃疡的比例为（3~4）:1，约 1% 胃溃疡发生癌变。十二指肠溃疡好发于青壮年，胃溃疡的发病年龄较迟，平均晚 10 年。大部分病人经内科治疗可以痊愈，但部分病人仍需手术治疗。

【病因与发病机制】

幽门螺杆菌感染、胃酸分泌过多和胃黏膜保护作用减弱等因素是引起消化性溃疡的主要因素。这些因素可以增强对胃十二指肠黏膜的损害作用并降低黏膜自身的防御修复作用，从而导致溃疡发生。胃溃疡的发生主要与黏膜的防御修复作用减弱有关，十二指肠溃疡的发生主要与侵害因素增强有关。

（一）幽门螺杆菌感染

幽门螺杆菌感染是消化性溃疡的主要病因。大量研究表明消化性溃疡病人的 Hp 检出率显著高于普通人群，且成功根除幽门螺杆菌后溃疡复发率明显下降。其致病机制尚未明确，目前认为幽门螺杆菌感染导致的消化性溃疡的可能机制包括：①可直接或间接作用于胃黏膜的 G、D 细胞及壁细胞，引起胃酸分泌增加；②十二指肠球部过度酸化引起十二指肠胃上皮化生，促进幽门螺杆菌定植；③可使碳酸氢盐分泌减少，从而削弱黏膜屏障的保护作用；④可引起黏膜上皮局部炎症反应，破坏胃黏膜屏障，导致消化性溃疡。

（二）胃酸分泌异常

消化性溃疡的形成与胃酸分泌异常关系密切。胃酸浓度过高，激活胃蛋白酶原，侵害黏膜使其产生自身消化，是胃、十二指肠溃疡的主要发病机制。十二指肠溃疡病人的基础胃酸分泌和食物刺激后的胃酸分泌均高于健康人。这主要与下列因素有关：壁细胞总数增多，壁细胞对胃泌素、组胺、迷走神经的刺激敏感性增强；胃酸分泌的正常反馈抑制机制缺陷及迷走神经张力增高。胃溃疡病人的胃酸分泌量改变不明显，溃疡的发生可能与胃排空迟缓有关。

（三）胃黏膜屏障受损

胃、十二指肠黏膜具有一系列防御和修复机制，主要包括三方面：黏液－碳酸氢盐屏障、黏膜上皮紧密连接屏障及黏膜血流屏障。另外，细胞更新、表皮生长因子及前列腺素也可以帮助抵抗胃酸、胃蛋白酶的侵蚀。一些非甾体类抗炎药物及肾上腺皮质类固醇激素、胆盐、乙醇等都造成胃黏膜屏障的破坏；胆汁反流、胃壁缺血、营养不良及进食粗糙食物等可以削弱胃黏膜的抵抗力。

（四）应激

当病人处于危重情况，如严重创伤、大面积烧伤、大手术、休克状态、严重感染、肝、肺、肾等脏器功能衰竭等情况时，也是处于应激状态下。胃是对应激反应最为敏感的器官，情绪波动可抑制胃酸的分泌和胃的蠕动。急性应激情况下，中枢神经系统可以通过 3 条通路影响胃酸分泌及胃动力：①下丘脑前部－迷走神经系统，迷走神经兴奋，导致胃酸分泌增加，同时通过调节胃泌素水平进一步增加胃酸分泌；②下丘脑后部－交感神经系统，交感神经兴奋，使得胃黏膜血流减少，引起胃黏膜缺血、低灌注，削弱胃黏膜屏障；③下丘脑后部－垂体－肾上腺系统，通过体液调节促使内脏血流减少，也可引起胃黏膜缺血改变。同时在应激状态下，特别是胃黏膜血流灌注不良和缺氧的情况下，前列腺素减少的同时，花生四烯酸、血小板激活因子等促进血管收缩及促进血小板聚集的细胞介质更进一步加重了胃黏膜的缺血损伤。另外，危重病人大多不能正常进食，胃肠活动迟滞，胃内容物滞留，容易使细菌滋生，尤其是幽门螺杆菌，均能损害胃黏膜。

（五）其他

除上述因素外，许多其他因素，如吸烟、遗传因素及十二指肠运动异常可能与消化性溃疡的发病有不同程度的关系。长期精神紧张、焦虑、过劳及情绪易波动可以使溃疡发作或加重。

【病理及病理生理】

胃溃疡多发于胃角及胃窦小弯处，十二指肠溃疡多发于球部，前壁较常见。溃疡多为单发。溃疡浅者累及黏膜肌层，深者则可贯穿肌层。应激性溃疡一般以胃底部最重，胃体部次之，然后才是胃窦部，甚至胃黏膜广泛病变，溃疡可多发，也可与糜烂掺杂并存。

溃疡向深层侵蚀可穿破浆膜层导致穿孔（perforation）。穿孔可分为急性穿孔和慢性穿透性溃疡。急性穿孔后，胃、十二指肠液及食物进入腹腔，引起化学性腹膜炎。数小时后因细菌繁殖则转变为细菌性腹膜炎，细菌毒素被吸收后，病人可在原有低血容量的基础上出现中毒性休克。慢性穿透性溃疡因邻近组织或大网膜封闭包盖，阻止了消化道内容物进入腹膜腔。

溃疡基底的血管壁被侵蚀可引起出血，多数为动脉出血。若为动脉侧壁破裂则更不易自止。大出血后血容量减少，血压降低，血流减慢，可在血管破裂处形成血凝块而暂时止血。由于胃肠蠕动及病灶与食糜接触，可引起再次出血。

十二指肠球部溃疡或幽门管溃疡反复发作形成瘢痕狭窄，合并幽门痉挛、水肿可造成幽门梗阻（pyloric obstruction）。炎症水肿和幽门痉挛引起的暂时性梗阻可随炎症的好转而缓解；瘢痕收缩引起的慢性梗阻呈持久性。梗阻初期胃蠕动增强，胃壁肥厚，胃轻度扩大；后期胃代偿功能渐弱，失去张力，高度扩张，蠕动消失。胃内容滞留胃内，刺激胃酸分泌亢进，引起胃黏膜糜烂、充血、水肿、溃疡；胃内容不能进入肠道，可引起营养不良、贫血；呕吐引起水、电解质平衡紊乱，可出现脱水及低钾低氯性碱中毒。

【护理评估】

（一）健康史

询问病人时应注意病人有无饮食不规律、暴饮暴食、喜食刺激性及粗糙食物的习惯；有无非甾体类抗炎药物及皮质类固醇类药物的使用；有无吸烟、饮酒史。询问病人的工作及生活负担情况，有无过度劳累，有无过度紧张、焦虑、抑郁等心理问题。注意家族中有无消化性溃疡病人。病情危重的病人应该注意有无应激性溃疡发生的可能。

（二）身体状况

1. 症状　消化性溃疡临床表现不一，少数病人可无症状，或以出血、穿孔等并发症为首发症状。典型的消化性溃疡表现为慢性周期性发作的上腹部节律性疼痛。

（1）腹痛：上腹部疼痛是消化性溃疡的主要症状。疼痛性质可为钝痛、灼痛、胀痛甚至剧痛，或呈饥饿样不适，一般为轻至中度持续性疼痛。疼痛部位多位于上腹中部、偏右或偏左。多数病人疼痛有典型的节律，发作-缓解周期性交替，与进食有关。十二指肠溃疡的疼痛常在餐后3~4小时，或在两餐之间开始出现，又称饥饿痛、空腹痛。疼痛持续不减至下餐进食后缓解，表现为疼痛-进餐-缓解。部分病人出现"午夜痛"。胃溃疡的疼痛多在餐后0.5~1小时出现，持续1~2小时自行消失，表现为进餐-疼痛-缓解。较少发生"午夜痛"。部分病人无典型节律，仅表现为无规律性的上腹隐痛不适。

（2）其他：可有反酸、嗳气、恶心、呕吐、腹胀、食欲减退等消化不良症状，也可有失眠、多汗、脉缓等自主神经功能失调表现。

2. 体征　溃疡活动期无并发症时可有上腹部固定而局限的压痛点，缓解期则无明显体征。

3. 特殊类型消化性溃疡的临床表现

（1）无症状性溃疡：约15%消化性溃疡病人无任何症状，尤以老年人多见。

（2）老年人消化性溃疡：临床表现多不典型，常无任何症状或症状不明显，疼痛多无规律，食欲缺乏、恶心与呕吐、消瘦、贫血等症状较突出。

（3）幽门管溃疡：上腹痛的节律不明显，呕吐较多见，对抗酸药反应差，易出现幽门梗阻、穿孔、出血等并发症。

（4）球后溃疡：指发生于十二指肠球部以下的溃疡，多位于十二指肠乳头的近端。具有十二指肠溃疡的特点，夜间痛和背部放射性疼痛更为多见，并发大量出血者亦多见。

（5）复合性溃疡：指胃与十二指肠同时存在溃疡，其临床症状并无特异性，但幽门梗阻的发生率较高。

（6）应激性溃疡：多在严重创伤或大手术后2～3天发生，病情危重的非创伤病人，如2～3天症状不改善，则随时可能发生应激性溃疡。其主要表现是病人突发呕血，量可大可小，可出现黑粪。但出血严重时，病人可出现心悸、烦躁、血压下降等低血容量性表现。

4．并发症的临床表现

（1）出血：是消化性溃疡最常见的并发症，出现柏油样便及呕血。出血不伴腹痛，呕血前多感觉心慌、恶心；便血前多突然有便意。全身表现取决于出血的速度和量。失血量在400ml时出现休克代偿期表现，如面色苍白、口渴、脉搏快、血压正常而脉压减小；失血量大于800ml时出现休克表现，如出冷汗、脉搏细速、呼吸浅快、血压下降、烦躁不安。病人腹部稍胀，上腹部可有轻压痛，肠鸣音亢进。

（2）穿孔：急性穿孔表现为突发上腹部刀割或撕裂样剧痛，消化液沿升结肠旁沟向下流动，引起右下腹痛，很快扩散至全腹，但以上腹部为重。常伴有恶心、呕吐，甚至面色苍白，四肢湿冷，发生休克。病人呈急性痛苦病容；腹式呼吸减弱；全腹明显压痛、反跳痛，以右上腹明显；腹肌紧张呈"木板样"强直；肝浊音界缩小或消失；腹膜大量渗出，可叩出移动性浊音；肠鸣音减弱或消失。慢性穿孔常表现为腹痛规律发生改变，变得顽固而持久。当穿孔邻近后壁或穿孔较小时，可仅引起局限性腹膜炎，症状较急性穿孔轻且体征较局限。

（3）幽门梗阻：见于2%～4%的病例。表现为进食后上腹饱胀不适及阵发性胃痉挛性疼痛，伴有恶心、嗳气，且有反复大量呕吐。呕吐物呈酸腐味的宿食，不含胆汁，大量呕吐后疼痛可暂缓解。严重频繁呕吐常出现失水和低氯低钾性碱中毒、消瘦及营养不良。体检可见上腹膨隆、胃型及逆向胃蠕动波。空腹时检查胃内有振水音、抽出胃液量 >200ml。

（4）癌变：少数胃溃疡可发生癌变，癌变率在1%以下；十二指肠溃疡极少癌变。对大便隐血试验持续阳性者，应警惕癌变。

（三）辅助检查

1．胃镜检查和胃黏膜活组织检查　是确诊消化性溃疡的首选方法。可直接观察溃疡部位、病变大小、性质，及出血的原因和部位，并可在直视下取活组织做病理检查和Hp检测。

2．上消化道钡餐检查　溃疡无并发症时，X线钡餐下可见在胃、十二指肠部位显示一周围光滑、整齐的龛影及钡斑；有时可见到十二指肠球部激惹或变形、胃大弯痉挛性切迹的征象。多数溃疡并发穿孔病人在X线平片下可见膈下游离气体。溃疡并发幽门梗阻病人服用水溶性造影剂后，可见胃扩大，张力减低，排空延迟。

3．幽门螺杆菌检测　Hp感染的检测方法主要包括快速尿素酶试验、组织学检查、^{13}C 或 ^{14}C 尿素呼气试验和血清学试验等。

4．胃酸测定　正常人的胃酸分泌量为2mmol/h，胃溃疡病人的胃酸分泌正常或低于正常，部分十二指肠溃疡病人分泌量为4mmol/h，但与正常人有很大重叠。溃疡病人作迷走神经切断术前后需测定胃酸，以帮助评估手术效果。

5．血常规检查　溃疡并发大出血时，红细胞、血红蛋白、血细胞比容均下降。在出血早期，由于血液浓缩，这些指标的下降不明显；若短期内反复测定可见进行性下降。溃疡穿孔，腹腔感染后可有血白细胞计数及中性粒细胞比例增高。

6．**大便隐血试验** 隐血试验阳性提示溃疡有活动，如胃溃疡病人持续阳性，应怀疑癌变的可能。

7．**腹腔穿刺** 溃疡并发穿孔病人行腹腔穿刺可抽出白色或黄色混浊液体。

（四）心理－社会状况

临床观察表明长期精神紧张、焦虑或情绪波动的人易患消化性溃疡。如不重视预防和正规治疗，病情可反复发作并产生并发症，从而影响病人的学习和工作，使病人产生焦虑急躁情绪，加重溃疡复发。急性穿孔及大出血可引起病人紧张、恐惧；幽门梗阻病人因不能进食、频繁呕吐，可引起焦虑；癌变病人对预后有很大顾虑，常有悲观情绪。应评估病人及家属对疾病的认识程度，评估病人有无焦虑或恐惧等心理，了解病人家庭经济状况和社会支持情况如何，病人所能得到的社区保健资源和服务如何。

【常见护理诊断／问题】

1．**急性疼痛** 与胃酸刺激溃疡面，引起化学性炎症反应及手术切口有关。
2．**营养失调：低于机体需要量** 与摄入量减少及消化吸收障碍有关。
3．**潜在并发症**：上消化道出血、穿孔、幽门梗阻、癌变。
4．**焦虑** 与疾病反复发作、担心手术危险及并发症发生有关。
5．**知识缺乏**：缺乏有关消化性溃疡病因、预防及手术前后配合的知识。

【计划与实施】

消化性溃疡治疗的原则是消除病因、缓解症状、愈合溃疡、防止复发和防治并发症。经过治疗和护理，病人能够：①自觉疼痛减轻；②摄入足够热量，体重维持正常范围；③并发症被及时发现并正确处理；④情绪稳定；⑤掌握疾病相关知识，配合治疗护理。

（一）疼痛护理

1．**祛除病因** 帮助病人认识病因并指导其减少或祛除诱因。对服用 NSAIDs 者应停药。避免暴饮暴食和食用刺激性食物，以免加重黏膜的损伤。对嗜烟酒者，应与病人共同制订切实可行的戒烟酒计划，并督促其执行。注意防止突然戒断烟酒，引起焦虑、烦躁，导致胃酸分泌增加。

2．**监测疼痛** 观察并记录病人腹痛的部位、性质及程度、发作的时间、频率，持续时间、与饮食的关系、伴随症状及诱发因素。注意疼痛的规律和特点。若疼痛性质突然发生改变，需警惕溃疡穿孔引起弥漫性腹膜炎等并发症。

3．**缓解疼痛**

（1）按疼痛特点指导病人缓解疼痛：如十二指肠溃疡病人表现为空腹痛或午夜痛，指导病人准备抑酸性食物（苏打饼干等）在进食后 2～4 小时进食，或服用抑酸剂以防疼痛。

（2）非药物性缓解疼痛的方法：具体方法包括指导式想象、行为疗法，如放松训练、音乐疗法、生物反馈等、分散注意力、局部热疗法等，以缓解焦虑、紧张，提高痛阈。

（3）针灸止痛：可针灸合谷、足三里达到止痛目的。

（4）休息与活动：在溃疡活动期，症状较重时，嘱病人卧床休息。情况许可的病人则应鼓励适当下床活动。注意劳逸结合，活动以不感到劳累和诱发疼痛为原则。进餐后避免剧烈活动。

（二）合理饮食

指导病人建立合理的饮食习惯和结构，以减轻溃疡症状，防止溃疡复发。

1．建立合理饮食习惯

（1）定时定量进食，避免餐间零食和睡前进食，以维持正常消化活动的节律，加速溃疡愈合。

（2）进食避免过饱，以免胃窦部过度扩张而刺激胃酸分泌。

（3）进食时注意细嚼慢咽，以增加唾液分泌，稀释、中和胃酸，提高黏膜屏障作用。

（4）维持安静、不受干扰且无压力的进餐环境，避免仓促进食。

（5）调节进餐时情绪，避免紧张、激动。

（6）急性活动期以少量多餐为宜，每日进餐 4 ~ 5 次，以保持胃内适量食物中和胃酸。一旦症状得到控制，应鼓励恢复正常的饮食规律。

2．建立合理饮食结构

（1）选择营养丰富，易消化的食物。除病人并发出血或症状较重外，一般无需规定特殊食谱。

（2）症状较重病人的主食可以面食为主，因面食较柔软、易消化，且其含碱能有效中和胃酸，不习惯面食者则以软米饭或米粥替代。

（3）适量食用牛奶及脂肪。由于蛋白质类食物具有中和胃酸作用，但牛奶中的钙质吸收反过来刺激胃酸分泌，故可在两餐之间适量摄取脱脂牛奶。脂肪到达十二指肠时虽能刺激小肠分泌抑胃泌素，抑制胃酸分泌，但同时又可引起胃排空减慢，胃窦扩张，致胃酸分泌增多，故脂肪摄取应适量。

（4）避免食用生、冷、硬、粗纤维多的蔬菜、水果及刺激性强的食物，如香料、浓茶、辣椒、生姜、生蒜、咖啡、油煎食物等，以减少机械性和化学性刺激。

（5）烹调方法宜选用蒸、煮、炖、烩等方法，食材需切细。

（三）药物治疗与护理

对无严重并发症的消化性溃疡以药物治疗为主。常用药物有：

1．抗酸药物 即碱性药物，常用氢氧化铝、氢氧化镁及其复方制剂等。应在饭后 1 小时和睡前服用。服用片剂时应嚼服，乳剂给药前应充分摇匀。抗酸药应避免与奶制品及酸性的食物、饮料同时服用。氢氧化铝凝胶可引起磷缺乏症，甚至可导致骨质疏松。长期大量服用还可引起严重便秘、代谢性碱中毒与钠潴留，甚至造成肾损害。

2．抑制胃酸分泌的药物

（1）质子泵抑制剂（PPI）：抑酸作用强，缓解疼痛症状迅速，是抑酸首选药物。常用药物有奥美拉唑、兰索拉唑和泮托拉唑。奥美拉唑可引起头晕，特别是用药初期，应嘱病人用药期间避免开车或做其他需要注意力高度集中的事。奥美拉唑可延缓地西泮及苯妥英钠的代谢及排泄，与这些药物合用时需慎重。兰索拉唑可引起荨麻疹、皮疹、瘙痒、头痛、口苦、肝功能异常等不良反应，反应较严重时应及时停药。泮托拉唑的不良反应较少，偶尔可引起头痛和腹泻。

（2）H_2 受体拮抗剂：常用药物有西咪替丁，雷尼替丁，法莫替丁，三者的 1 天药量可分 2 次在餐中或餐后即刻口服，也可把一日剂量在睡前顿服。如需同时服用抗酸药，则两药应间隔 1 小时以上服用。静脉给药时应注意控制速度，防止发生低血压和心律失常。因药物可从母乳排出，哺乳期应停止用药。长期大量服药时不能突然停药，以防反跳，故完成治疗后仍需继续服药 3 个月。西咪替丁可产生男性乳腺发育、阳痿、性功能紊乱及肾功能损害，少数病人还可出现一过性肝功能损害和粒细胞缺乏，亦可出现头痛、头晕、疲倦、腹泻及皮疹等反应。雷尼替丁的不良反应较少，静脉注射后可出现头晕、恶心等。法莫替丁偶见过敏反应。如出现上述反应及时协助医生进行处理。

3．保护胃黏膜药物 常用药物包括硫糖铝和枸橼酸铋钾。硫糖铝和枸橼酸铋钾能黏附覆盖在溃疡面上形成一层保护膜，且可促进上皮重建和增加黏液/碳酸氢盐分泌。此外，前列腺素类药物米索前列醇亦具有增加胃黏膜防卫能力的作用。硫糖铝宜在餐前1小时服用，不良反应较少，主要有便秘、口干、嗜睡等；因其含糖量较高，糖尿病病人应慎用；不能与多酶片同服。枸橼酸铋钾短期服用可出现舌、齿发黑，可用吸管直接吸入；可出现大便黑色，停药后可自行消失；连续长期用可在体内蓄积中毒，因此连续应用不宜超过8周。米索前列醇的主要不良反应是腹泻，另外可引起子宫收缩，孕妇忌服。

4. 抗幽门螺杆菌药物 对于幽门螺杆菌阳性的消化性溃疡病人，应首先给予抗幽门螺杆菌治疗。目前尚无单一用药可有效根除幽门螺杆菌，因此必须联合用药。目前常以质子泵抑制剂和胶体铋剂为基础加上克拉霉素、阿莫西林、甲硝唑三种抗菌药物中的2种，组成四联疗法（表36-3-1）。最常用的方案是质子泵抑制剂、阿莫西林、克拉霉素。根据溃疡面积及疗效决定根除幽门螺杆菌治疗结束后是否继续抗溃疡治疗。治疗过程中需要注意药物的耐受性及抗生素的副作用。在根除幽门螺杆菌治疗疗程结束后，继续给予方案中所含抗溃疡药物常规剂量完成1个疗程。结束后至少4周后应进行幽门螺杆菌复查。

表36-3-1　根除幽门螺杆菌的四联疗法方案

PPI+ 胶体铋	抗菌药物（选择两种）
PPI 常规剂量的倍量/日 （如奥美拉唑 40mg/d） 枸橼酸铋钾 480mg/d	克拉霉素 500mg/d 阿莫西林 1000mg/d 甲硝唑 800mg/d
上述剂量分两次服，疗程 10～14 天	

（四）并发症的观察和护理

1. 溃疡穿孔 对于一般情况良好，症状体征较轻的空腹小穿孔；穿孔超过24小时，腹膜炎已经局限；或穿孔已经封闭的无其他并发症的病人，可采用非手术治疗。护理中应注意：①严密观察病人生命体征、腹痛、腹膜刺激征、肠鸣音变化等；②禁食、禁饮、持续胃肠减压，减少胃肠内容物继续流入腹腔；③伴有休克者应平卧，无休克或休克改善后改半卧位，利于胃肠漏出物向下腹部及盆腔处引流，减轻腹痛和减少有毒物质的吸收；④迅速建立静脉通路，输液，维持水、电解质平衡并给予营养支持；⑤遵医嘱应用抗菌药物以控制感染。对于非手术治疗6～8小时后病情加重或急性穿孔病人，应立即行手术治疗。术前注意做好急症手术准备。

2. 大出血 对于大出血病人应该补充血容量、防止失血性休克、采取有效止血措施。护理包括：①观察并记录呕血、便血情况，定时测量脉搏、血压，观察有无口渴、肢冷、尿少等循环血量不足的表现，判断失血量。②取平卧位、给氧、镇静、暂禁食。③建立静脉通道，根据失血量补充血容量，必要时可行深静脉穿刺输液。失血量达全身总血量的20%时，应遵医嘱输注羟乙基淀粉、右旋糖酐或血浆代用品500～1000ml。出血量较大时遵医嘱输注浓缩红细胞或全血，以保持血细胞比容不低于30%。输入液体中晶体与胶体之比为3∶1。④暂禁食，出血停止后可进流食或无渣半流食。⑤留置鼻胃管，用生理盐水冲洗胃腔，清除血凝块，直至胃液变清，持续低负压吸引。可经胃管灌注冰生理盐水200ml加去甲肾上腺素8mg，每4～6小时一次。⑥做好胃镜检查的准备。急诊胃镜可明确诊断，并采用电凝、激光、注射或喷洒药物、钛夹夹闭血管等局部止血。⑦按时应用止血、抑酸药物，以治疗休克和纠正贫血。⑧若出血量大，短期发生休克，经止血、输血而出血仍在继续，或止血后又复发，60岁以上伴血管硬化，近期发生过类似大出血或合并其他并发症，以及再次出血危险大者，应做好急症手术准备。

3. 幽门梗阻 对于幽门梗阻病人应解除梗阻，使食物和胃液进入小肠。①观察病人呕吐物的量、性质、气味，准确记录出入液量，并注意监测电解质变化。②完全梗阻者手术前禁食；非完全性梗阻者可予无渣半流质、以减少胃内容物潴留。③静脉输液，每日2000～3000ml，纠正营养不良及低氯、低钾性碱中毒。④留置管径较粗的鼻胃管，术前3日每晚用300～500ml温生理盐水洗胃，至洗出液澄清，以减轻胃壁水肿和炎症，缓解梗阻症状。若上述处理后仍无缓解应做好手术准备。

4. 癌变 参见本节"胃癌病人的护理"。

（五）手术治疗病人的护理

经规范药物治疗无效的顽固性溃疡，或出现严重并发症，如并发大出血、急性穿孔、瘢痕性幽门梗阻及胃溃疡疑有癌变者，可考虑手术治疗。手术方法包括胃大部切除术和迷走神经切断术。

胃大部切除术是治疗消化性溃疡的首选手术方法。手术切除胃的远侧2/3～3/4，包括胃体的远侧部分、胃窦部、幽门和十二指肠球部的近侧。其理论基础是：①切除胃窦部，消除了由于胃泌素引起的胃酸分泌；②切除大部分胃体，减少了分泌胃酸、胃蛋白酶的腺体数量；③切除了溃疡的好发部位；④切除了溃疡本身。手术方式很多，主要包括：①毕Ⅰ式胃大部切除术，即切除远端胃大部后，将残胃与十二指肠吻合（图36-3-1）。多适用于治疗胃溃疡。②毕Ⅱ式胃大部切除术，即切除远端胃大部后，将十二指肠残端封闭，残胃与上段空肠吻合（图36-3-2）。适用于治疗各种消化性溃疡，尤其是十二指肠溃疡。

迷走神经切断术治疗溃疡的原理是：既消除了神经性胃酸分泌，又消除了迷走神经引起的胃泌素分泌，从而阻断了体液性胃酸分泌。迷走神经切断术有3种类型：迷走神经干切断术、选择性迷走神经切断术和高选择性迷走神经切断术。

对于有严重并发症的病人，若病情不允许，可先行较简单手术。对于急性穿孔时间超过8小时，腹腔内感染、水肿严重，以往无溃疡等其他并发症病史或全身情况差，不能耐受手术的病人，可行单纯穿孔修补缝合术。若病人一般情况好，以往有梗阻或出血史，穿孔在8小时以内，污染不严重，则可行彻底性溃疡切除手术。大出血，病情危急病人可行贯穿缝扎术。年龄较大、身体状况极差的瘢痕性幽门梗阻病人可行胃空肠吻合术加迷走神经切断术治疗。

1. 手术前护理 术前护理执行一般手术前护理常规，其他主要护理包括：

（1）心理护理：关心、了解病人，告知有关疾病和手术的知识及手术前后的配合。根据病人的病情给病人提供适当信息，帮助其分析手术的利弊，增强其信心，使其能够积极配合。

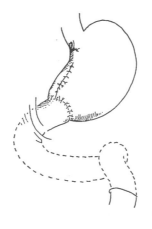

图36-3-1 毕Ⅰ式胃大部切除手术方式

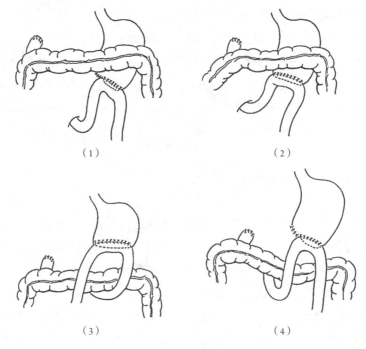

图 36-3-2　毕Ⅱ式胃大部切除手术方式

（2）饮食护理：无严重并发症的择期手术病人应少量多餐，给予高热量、高蛋白质、高维生素饮食，避免酸辣、生冷、浓茶、烟酒等刺激性食物。有并发症者需根据情况给予禁饮食。对于禁饮食病人应遵医嘱给予静脉输液，补充足够的热量，必要时输血浆或全血以改善病人营养状况。

（3）准备行迷走神经切断术病人：手术前测定病人的胃酸，包括夜间 12 小时分泌量、最大分泌量及胰岛素试验分泌量，作为选择手术方式的参考、便于手术前后对比、了解手术效果。

2．手术后护理

（1）体位：术后取平卧位，血压平稳后取低半卧位。

（2）禁食、胃肠减压：手术后肠蠕动未恢复前需要禁食、胃肠减压。除按照胃肠减压常规护理外，应注意术后 24 小时内可由胃管引流出少量血液或咖啡样液体 100～300ml。若有较多鲜血，应警惕有吻合口出血，需及时与医师联系并处理。术后 3～4 日，胃肠引流液量减少，肠蠕动恢复后即可拔除胃管。

（3）饮食管理：禁食期间静脉补充液体，必要时输血浆或全血，详细记录 24 小时出入量。肠蠕动恢复后可拔除胃管，拔胃管后当日可少量饮水或米汤约 20ml/2h；第 2 日进流质饮食 50～80ml/2h，第 3 日增加为全量流食；若进食后无腹痛、腹胀等不适；术后一周可改为半流质饮食；第 10～14 日可进软食。注意少量多餐，开始时每日 5～6 餐，以后逐渐减少进餐次数并增加每次进餐量，逐步恢复正常饮食。对于术中放置空肠营养管的病人，术后早期可经营养管实施肠内营养，改善病人的全身营养状况。饮食结构注意少食牛奶、豆类等产气食物，忌生、冷、硬和刺激性食物，饮食不可过甜过咸。

（4）活动：卧床期间每 2 小时翻身 1 次。除年老体弱或病情较重者，一般术后第 1 日可协助病人坐起，第 2 日床边活动，第 3 日可在室内活动。

（5）术后并发症的观察和护理

1）胃大部切除术后并发症护理：胃大部切除术后的早期并发症包括术后胃出血、十二指肠残端破裂、胃肠吻合口破裂或瘘、胃排空障碍及术后梗阻；其远期并发症包括倾倒综合征、碱性反流性胃炎、吻合口溃疡、营养性并发症及残胃癌等。

出血：术后 24 小时内可有少量暗红色或咖啡色液体从胃管引出，一般不超过 100～300ml，以后胃液逐渐转清。术后短期内从胃管引流出大量鲜血，甚至呕血和黑便，尤其是在 24 小时后仍继续出血者，无论血压是否下降，皆可定为术后胃出血。术后胃出血病人应严密观察、禁食、应用止血药物并输新鲜血，或用冰生理盐水洗胃。若以上方法不能达到止血效果或病人出现休克征象不能改善，应积极做好术前准备，再次行手术止血。

十二指肠残端破裂：是毕 II 式胃大部切除术后近期最严重的并发症。一般多发生在术后 3～6 天，也有早在术后 1～2 天。表现为右上腹突发剧痛、发热、腹膜刺激征及白细胞计数增加，腹腔穿刺可有胆汁样液体。一旦确诊应立即手术处理，关闭十二指肠残端并行十二指肠造口和腹腔引流。手术后护理：①持续减压引流并做好引流管护理；②应用氧化锌软膏保护伤口周围皮肤，防止消化液的侵蚀；③通过静脉补充营养或经空肠造口给予管饲饮食，以维持水、电解质的失衡、补充营养；④遵医嘱应用抗生素抗感染。

胃肠吻合口破裂或瘘：多发生在术后一周左右。吻合口破裂常引起高热、脉速、腹痛及明显的腹膜炎表现，需立即手术。若发生较晚可形成局限性脓肿或向外穿破而发生腹外瘘。护理时应注意：①禁食、胃肠减压；②充分引流；③给予肠外营养；④遵医嘱应用抗生素。一般在数周后吻合口瘘常能自行愈合。若经久不愈，则须再次手术。

胃排空障碍：是指术后拔除胃管后，病人出现上腹持续性饱胀、钝痛，并呕吐带有胃液和胆汁的食物，X 线造影可见残胃扩张、无张力，蠕动波少而弱，胃肠吻合口通过欠佳。多数病人经保守治疗可以好转。护理包括：①禁食、胃肠减压；②肠外营养支持，纠正低蛋白，维持水、电解质和酸碱平衡；③遵医嘱应用促胃动力药物。

吻合口梗阻：根据梗阻部位，术后梗阻分为吻合口梗阻、输入襻梗阻和输出襻梗阻，后两者见于毕 II 式胃大部切除术后。①吻合口梗阻主要表现为进食后上腹胀痛、呕吐，呕吐物为食物，多无胆汁。需暂时禁食、胃肠减压、静脉输液，保持水、电解质平衡和营养供给。若病人经过 2 周治疗无改善，可手术解除梗阻。②输入襻梗阻有急慢性两种类型。急性梗阻病人突然发生上腹部剧痛、频繁呕吐，多不含胆汁，呕吐后症状不缓解。上腹部有压痛，有时可扪及包块。因其易发生绞窄，应紧急手术治疗。慢性梗阻病人进食后半小时左右上腹胀痛或绞痛，并喷射状呕吐大量含胆汁液体，几乎不含食物，呕吐后症状消失。此类病人应给予禁食、胃肠减压及营养支持，若观察病情无缓解，可再次行手术治疗。③输出襻梗阻表现为上腹饱胀，呕吐含有胆汁的胃内容物。钡餐检查可明确梗阻部位。可应用上述非手术方法治疗，若不能自行缓解，应手术解除梗阻。

倾倒综合征（dumping syndrome）：为胃大部切除术后较常见的并发症，临床上根据症状发生的时间可分为早期倾倒综合征和晚期倾倒综合征，部分病人也可以同时出现。①早期倾倒综合征多发生在餐后半小时内，与餐后高渗性食物快速进入肠道引起肠道内分泌细胞大量分泌肠源性血管活性物质有关，病人可出现心悸、心动过速、出汗、无力、面色苍白等一过性血容量不足表现，并有恶心、呕吐、腹部绞痛、腹泻等消化道症状。应教育病人应用饮食调整疗法：少量多餐；避免过甜、过咸、过浓食物；餐时限制饮水，并减低渗透浓度；进食固体食物 30 分钟后饮液体；进食后立即平卧 20～30 分钟；避免过热的流质饮食。症状多于半年到 1 年内逐渐消失。②晚期倾倒综合征又称低血糖综合征（postprandial hypoglycemia）。与高渗食物迅速进入小肠，刺激胰岛素大量释放，继而发生反应性低血糖有关。表现为餐后 2～4 小时，病人出现心慌、头晕、苍白、无力、出冷汗、脉搏细弱甚至晕厥等。病人在出现症状时稍进饮食，尤其是糖类即可缓解。饮食中减少碳水化合物含量，增加蛋白质比例，添加果胶以延缓碳水化合物的吸收，少量多餐可防止其发生。

碱性反流性食管炎：多于术后数个月至数年发生。主要临床表现为上腹或胸骨后持续性烧灼痛，进食后加重、呕吐胆汁液体和体重减轻或贫血。症状轻者可遵医嘱应用胃黏膜保护剂、胃动力药及胆汁酸结合药物进行治疗，严重者需手术治疗。

残胃癌：胃十二指肠病人行胃大部切除术 5 年以上，残余胃发生的原发癌称为残胃癌。多发生于术后 20～25 年。病人有上腹不适、进食后饱胀、消瘦、贫血等症状，胃镜及活检可明确诊断，需手术治疗。

2）迷走神经切断术后并发症：包括吞咽困难、胃潴留、腹泻及胃小弯坏死穿孔。

吞咽困难：多见于迷走神经干切断术后，因食管下段运动失调或食管炎所致。常出现于术后早期开始进固体食物时，下咽时有胸骨后疼痛。X 线钡餐可见食管下段狭窄，贲门痉挛。多于术后 1～2 个月能自行缓解。

胃潴留：手术后胃失去神经支配，张力减退，蠕动消失可引起胃潴留。表现为拔除胃管后出现上腹不适、饱胀、呕吐含胆汁食物。X 线钡餐造影见胃扩张、潴留、无蠕动波。通过禁食、持续胃肠减压、用温热高渗盐水一日多次洗胃、输血、输液，症状多可好转。

腹泻：为迷走神经切断术后较常见的并发症。表现为进食后肠蠕动亢进、腹痛、腹泻，排出水样便而自行缓解。应保持水、电解质平衡，注意饮食调节，可服用助消化的药物及收敛剂，以改善症状。对于腹泻频繁者应做好肛门周围皮肤护理。

胃小弯坏死穿孔：见于高选择性迷走神经切断术后，多与手术因素及胃小弯无黏膜下血管丛有关。表现为突然发生上腹部剧烈疼痛和急性弥漫性腹膜炎症状。一旦发生，须立刻进行手术修补，应尽快做好手术前准备。

（六）健康指导

1. 指导病人保持乐观的情绪、规律的生活，避免过度紧张与劳累，注意劳逸结合。

2. 指导病人建立合理的饮食习惯和结构，戒除烟酒，饮食宜定时定量，充分咀嚼，少食腌、熏食品，避免摄入过冷、过烫、过辣等刺激性食物。胃大部切除术后病人应进食营养丰富饮食，少量多餐，逐渐过渡到正常饮食。

3. 指导病人按医嘱正确服用治疗溃疡药物，学会观察药效及不良反应，不随便停药，以减少复发。嘱病人慎用或勿用致溃疡药物，如阿司匹林、咖啡因、泼尼松等。同时指导病人用药的时间、方法及剂量、副作用等。

4. 向病人及家属讲解手术后可能的并发症表现及防治方法。

5. 嘱病人定期复诊，以促进溃疡愈合，预防并发症的发生。

【护理评价】

经过治疗和护理，评价病人是否达到：①疼痛或不适减轻；②维持水、电解质平衡及正常营养状态；③未发生并发症或并发症被及时发现和处理；④焦虑减轻；⑤了解相关知识，并有一定维持健康的能力。

三、胃癌病人的护理

胃癌（gastric carcinoma）是消化道最常见的恶性肿瘤，居全球肿瘤发病和癌症死亡率的第二位。

胃癌的发病率与死亡率男性均高于女性,男女比例约为(2~3):1。发病年龄以55~70岁多见。我国每年死亡率约为16/10万,不同地区有很大差异,西北地区发病率最高,南方地区则较低。

【病因与发病机制】

胃癌的发生是一个复杂的、多因素进行性发展的过程。其确切病因不十分明确,主要与以下因素有关。

(一)饮食与环境因素

不同国家和地区发病率的明显差异,说明本病与环境因素有关。流行病学研究结果表明,长期食用霉变食品、咸菜、烟熏和腌制以及高盐食品,可增加胃癌发生的危险性。烟熏和腌制食品中所含高浓度的硝酸盐可在胃内转化成亚硝酸盐,再与胺结合成致癌的亚硝胺。熏制食品中多含有多环芳烃化合物,可以引起胃癌发生。高盐饮食可造成胃黏膜损伤,使黏膜易感性增加。新鲜蔬菜、水果具有预防胃癌的保护性作用。

(二)幽门螺杆菌感染

幽门螺杆菌感染是引发胃癌的主要因素之一。其主要原因是幽门螺杆菌可引起胃黏膜慢性炎症,并加速黏膜细胞过度增殖、畸变;其毒性产物有促癌作用;幽门螺杆菌还是一种硝酸盐还原剂,具有催化亚硝化作用而致癌。

(三)癌前状态

胃的癌前状态指使胃癌发病危险性增高的良性胃疾病(癌前疾病)和病理改变(癌前病变)。癌前疾病包括:①慢性萎缩性胃炎;②腺瘤性胃息肉,特别是直径>2cm的广基息肉;③残胃炎,特别是行毕Ⅱ式胃切除术后者;④恶性贫血胃体黏膜有显著萎缩者;⑤少数胃溃疡。这些疾病都可能伴有不同程度的慢性炎症、肠上皮化生或不典型增生,时间长则可能转变为癌。

(四)遗传和基因改变

从胃癌发病具有家族聚集倾向和可发生于同卵同胞的现象,认为其发生与遗传密切相关。目前资料表明胃癌的发展过程涉及癌基因、抑癌基因、凋亡相关基因等的改变,且基因的改变形式多种多样。遗传因素使易感者对于致癌物质更加敏感。

【病理】

(一)大体分型

1.早期胃癌 指癌组织浸润深度仅限于黏膜或黏膜下层,且不论其有无局部淋巴结转移。根据形态类型可分为隆起型、浅表型和凹陷型三类。

2.进展期胃癌 指癌组织已浸润到黏膜下层,进入肌层或已穿过肌层达浆膜者。进展期胃癌深度超过黏膜下癌组织侵入胃壁肌层者称中期胃癌,病变达浆膜下层或浆膜层外浸润到邻近脏器或有转移者称晚期胃癌。国际上通常采用Borrmann分型法分为4型:Borrmann Ⅰ型(蕈伞型):局限性充盈缺损,直径多在3cm以上,外形不整,表面凹凸不平,基底宽,与正常胃壁境界清楚。Borrmann Ⅱ型(非浸润溃疡型):正位为外形不规则龛影,周围有比较完整的环堤,外缘竖起,与正常胃壁境界清楚,局部蠕动消失,侧位缘呈典型的半月征(meniscus sign)。Borrmann Ⅲ型(浸润溃疡型):溃疡大,外形不规则,环堤宽窄不规则,外缘呈斜坡状隆起,境界不清,邻近胃壁僵硬,部分环堤消失破坏。Borrmann Ⅳ型(弥漫浸润型):胃腔局限或全胃缩小变形,胃壁僵硬,不能扩展,病变境界不清,胃腔内不见明显隆起或凹陷,黏膜面有小溃疡,结节与黏膜皱襞平坦或增粗硬化变形。

（二）组织分型

世界卫生组织将胃癌组织学分为上皮性肿瘤和类癌。上皮性肿瘤包括腺癌（乳头状腺癌、管状腺癌、低分化腺癌、黏液腺癌、印戒细胞癌）和鳞腺癌、未分化癌等。

（三）转移与扩散

1. **直接浸润**　胃癌可由原发部位向纵深浸润发展。可直接侵犯食管、肝、大网膜、胰腺等周围邻近组织、器官。

2. **淋巴转移**　是胃癌的主要转移途径，早期胃癌亦可发生淋巴转移。胃癌的淋巴结转移通常由近及远循序逐步进行，也可发生跳跃式淋巴结转移。晚期的胃癌可经胸导管转移到左锁骨上淋巴结，或经肝圆韧带转移到脐部。

3. **血行转移**　多发生于晚期，癌细胞经门静脉或体循环转移到其他部位。最常见的是肝转移，其次是肺脏和腹膜，其他如脑、肾、骨等。

4. **腹膜种植转移**　癌组织浸润并穿透浆膜层后，癌细胞可脱落种植于腹膜、大网膜或其他脏器表面，形成转移结节。胃癌易发生卵巢转移，即 Krukenberg 瘤。癌细胞广泛播散可形成癌性腹水。

【护理评估】

（一）健康史

应注意询问病人有无特殊饮食习惯，如长期进食烟熏、腌制、烧烤、高盐食物；既往有无胃息肉、慢性萎缩性胃炎、胃溃疡等疾病史，是否感染过幽门螺杆菌，是否进行治疗及疗效如何；家族中有无其他人患有类似疾病。

（二）身体状况

1. **症状**

（1）早期胃癌：多无明显症状，少数病人可出现恶心、呕吐等消化道症状，无特异性。

（2）进展期胃癌：疼痛和体重减轻是最常见的症状。病人最早出现上腹痛，可急可缓，餐后加重。继之有隐痛不适，最后逐渐加重而不能缓解。常同时有食欲减退、体重进行性下降、乏力等症状。

（3）不同部位胃癌：胃壁受累时可有易饱感；贲门胃底癌累及食管下端时可出现胸骨后疼痛及进行性吞咽困难；幽门附近胃癌可引起幽门梗阻而出现严重恶心、呕吐；肿瘤破坏血管可出现黑粪或呕血。

（4）转移症状：胃癌转移至骨骼时，可有全身骨骼剧痛；胰腺转移则会出现持续性上腹痛并放射至背部等。

2. **体征**

（1）一般体征：早期胃癌多无明显体征，进展期主要体征为腹部肿块，多位于上腹部偏右，呈坚实可移动结节状，有压痛。

（2）转移体征：远处淋巴结转移时可在左锁骨上内侧触到质硬而固定的淋巴结，称为 Virchow 淋巴结。肝脏转移可出现肝大，并扪及坚硬结节，常伴黄疸。腹膜转移时可发生腹水，出现移动性浊音。直肠指诊时在直肠前凹可触及肿块。

（3）伴癌综合征：部分病人出现反复发作性血栓性静脉炎、黑棘皮病（皮肤皱褶处有色素沉着，尤其在两腋）和皮肌炎等，可有相应的体征，有时可在胃癌被察觉前出现。

3. **并发症**　病人可并发胃出血、贲门或幽门梗阻、胃穿孔等。

（三）辅助检查

1. **X 线钡餐检查**　此检查常采用气钡双重造影，无痛苦。早期胃癌主要表现为黏膜相异常，如局限性表浅的充盈缺损、胃小区模糊不清等。进展期胃癌与胃癌大体分型基本一致。

2. **胃镜检查**　内镜下可直接观察病变部位、性质，并可获取病变组织作病理学检查，是目前最可靠的诊断手段。

3. **血常规检查**　多数病人有缺铁性贫血。

4. **大便隐血试验**　常呈持续阳性。

5. **腹部超声检查**　可观察胃的邻近脏器有无受浸润及有无淋巴结转移的情况。

（四）心理－社会状况

确诊胃癌时，病人常表现出焦虑、恐惧甚至悲观、绝望；进行检查、治疗时，病人及家属常担心治疗的效果及预后；发生化疗所致的脱发以及疾病晚期的恶病质时，病人可发生自我形象紊乱及应对无效等问题。另外应注意评估病人及家属对疾病知识的了解程度、经济承受能力、社会支持系统等可影响病人心理反应的因素。

【常见护理诊断／问题】

1. **疼痛**　与癌细胞浸润造成组织损伤有关。

2. **营养失调：低于机体需要量**　与胃癌造成吞咽困难、消化吸收障碍及消耗增加等有关。

3. **知识缺乏**：缺乏胃癌的癌前病变防治、胃癌治疗及康复等知识。

4. **预感性悲哀**　与病人知道疾病的预后有关。

【计划与实施】

手术治疗是胃癌最主要的治疗方法，术前或术后辅以化疗和支持治疗。通过治疗和护理，病人能够：①自觉疼痛减轻；②摄入足够热量，体重维持正常范围；③掌握疾病相关知识；④情绪稳定，配合治疗。

（一）疼痛的护理

1. **观察疼痛特点**　注意评估疼痛的性质、部位，是否伴有严重的恶心和呕吐、吞咽困难、呕血及黑粪等症状。若疼痛性质发生改变，应及时协助医师进行有关检查或治疗。

2. **药物止痛**　可遵医嘱并遵循 WHO 推荐的三阶梯疗法给予相应的止痛药，可采取复合用药的方式达到镇痛效果。也可应用病人自控镇痛，根据病人需要提供准确的止痛药物，做到个体化给药。

3. **指导病人缓解疼痛**　为病人提供舒适的环境，减少不良刺激，保证病人的休息。同时教病人采用松弛方法、深呼吸及转移注意力等方法来减轻疼痛。

4. **精神支持**　及时了解并设法满足病人及其家属的需要，给予精神上的支持，以减轻焦虑和疼痛。

（二）饮食与营养

1. 给病人讲解充足的营养支持对机体恢复的重要性。

2. 鼓励能进食者进食易消化、高热量、高蛋白、高维生素饮食。提供良好的进食环境，注意食物的色、香、味，以增进病人的食欲。

3. 对贲门癌有吞咽困难及中、晚期胃癌病人应遵医嘱经静脉给予营养物质，维持机体代谢。

4. 幽门梗阻时，可行胃肠减压，同时遵医嘱静脉补充液体。

5. 定期测量体重，监测血清白蛋白和血红蛋白等营养指标。

（三）手术治疗的护理

手术治疗是首选的治疗方法。对中晚期胃癌病人可辅以化疗、放疗、免疫疗法等提高疗效。手术包括根治性手术和姑息性手术两大类。根治性手术为整块切除包括肿瘤和可能受浸润的胃壁在内的部分或全部胃，并按临床分期清除胃周围淋巴结，重建消化道。姑息性手术则包括姑息性胃切除术、胃肠吻合、空肠造口术等。

部分胃及全胃切除手术前后护理参见"消化性溃疡"部分。

（四）化学治疗及其他治疗的护理

化疗是最主要的一种辅助治疗方法，用于根治手术的术前、术中、术后，以延长生存期。常用的给药途径包括口服、静脉、腹膜腔给药、动脉插管区域灌注给药等。为提高化疗效果、减轻化疗毒副反应，常选用多种化疗药物联合用药。胃癌病人的其他治疗包括放疗、免疫治疗、热疗、中医药治疗等。具体护理措施参见第六章"肿瘤病人的护理"。

（五）健康指导

1. 教育病人及家属多食新鲜水果、蔬菜，多食肉类、鱼类、豆制品和乳制品。避免大量进食烟熏、腌制、烧烤、高盐食物。食物应科学储存，不食霉变食物。

2. 对患有胃息肉、萎缩性胃炎、胃溃疡的病人应指导其定期检查，及时治疗，防止癌变发生或作到早发现早治疗。

3. 指导病人保持乐观、情绪稳定，以积极的态度面对疾病。

4. 坚持锻炼身体，适量活动，以增强机体抵抗力。注意个人卫生，防止继发性感染。

5. 指导病人规律生活，保证充足睡眠。

6. 定期复诊，以监测病情变化、及时调整治疗方案。

【护理评价】

经过治疗和护理，评价病人是否达到：①不适减轻；②营养不良得到改善，维持水及电解质平衡；③了解有关疾病与康复的相关知识，能够具有一定自理能力；④恐惧、悲哀等不良情绪减轻；⑤未发生并发症或并发症被及时发现和处理。

（乔莉娜）

第四节　上消化道出血病人的护理

❖ 学习目标

识记：

1. 能正确说出上消化道出血的概念、典型症状、上消化道出血量程度分级。

2. 能列出上消化道出血的主要护理诊断。

3. 能说出上消化道出血量的估计及出血是否停止的判断标准。

理解：

1. 能比较不同病因引起上消化道出血的护理措施异同点，用实例说明其止血措施的不同。

2. 能解释上消化道出血相关检查的临床意义。

运用：

能够对上消化道出血的患者评估，制订护理计划。

上消化道出血（upper gastrointestinal hemorrhage）是临床常见急症，指 Treitz 韧带以上的消化道出血，主要包括食管、胃、十二指肠、胆道引起的出血，胃空肠吻合术后的空肠病变出血亦属此范围。上消化道大量出血一般指在数小时内失血量超过 1000ml 或循环血容量的 20%，主要表现为呕血（heamatemesis）和（或）黑便（melena）。

【病因】

上消化道出血的病因很多，消化性溃疡（图 36-4-1 和图 36-4-2，见文末彩图）、食管胃底静脉曲张破裂（图 36-4-3，见文末彩图）、急性糜烂出血性胃炎和胃癌是最常见的病因。

1. 胃、十二指肠溃疡 约占 50%，其中 75% 是十二指肠溃疡。

2. 门静脉高压症 食管胃底曲张静脉破裂出血多是肝硬化门静脉高压的并发症，约占 25%，上消化道大出血是最常见死因。

3. 急性糜烂出血性胃炎 又称应激性溃疡，约占 5%。病人多有酗酒，服用 NSAID（如吲哚美辛、阿司匹林等）或肾上腺糖皮质激素药物史，也可由严重感染、休克、创伤、大手术、脑血管意外或其他颅内病变等引起的应激状态所致。

4. 胃癌 占 2% ~ 4%，肿瘤表面发生糜烂或溃疡侵蚀血管而引发大出血。

5. 其他病因 ①食管疾病，如食管贲门黏膜撕裂伤（Mallory-Weiss tear）、食管癌、食管损伤（器械检查、异物或放射性损伤；强酸、强碱等化学剂所致损伤）、食管炎、食管憩室炎、主动脉瘤破入食管等；②胃十二指肠疾病，如息肉、恒径动脉破裂（Dieulafoy 病变）、胃间质瘤、门静脉高压性胃病、血管瘤、异物或放射性损伤、吻合口溃疡、十二指肠憩室、促胃液素瘤等；③胆道出血，如胆管或胆囊结石，胆道蛔虫病，胆囊或胆管癌，胆道术后损伤，肝癌、肝脓肿或肝血管瘤破入胆道；④胰腺疾病累及十二指肠，如胰腺癌或急性胰腺炎并发脓肿溃破。

【护理评估】

（一）健康史

评估病人既往是否有上述疾病史；是否有酗酒、服用非甾体类抗炎药、肾上腺糖皮质激素药物史；是否存在严重感染、休克、创伤等应激状态；是否存在出血的诱发因素，如剧烈运动，用力排便、剧烈咳嗽、提举重物等致腹压增高，进食粗糙、不洁饮食等。

评估病人是否存在鼻咽部、肺部、小肠、结直肠疾病等，以判断出血是来自鼻咽部咽下的血液、肺部的咯血，还是下消化道的出血等。评估病人是否因进食动物血液、服用铁或铋制剂等使粪便变黑。

（二）身体状况

1. 呕血和（或）黑便 是上消化道出血的特征性表现，主要取决于出血的速度和量的多少。若出血速度很快、量很大，则既有呕血，又有便血，且颜色均鲜红；如果出血速度慢、出血量小，则多出现黑便，少见呕血，且便色多为柏油样或紫黑色，呕血的颜色多为棕褐色或咖啡色。因此上消化道出血者均有黑便，但不一定有呕血。

护士可以通过评估呕血和黑便是否存在及其颜色初步判断出血的速度和量：①一般情况下，大便隐血试验阳性提示每日出血量 >5ml；②出现黑便表明出血量 >50 ml；③胃内积血量 >250ml 可引起呕血；④一次出血量在 <400ml，因轻度血容量减少可由组织液及脾脏贮血所补充，多不引起全身症状；⑤出血量 >400ml，可出现头晕、心悸、乏力等症状；⑥短时间内出血量超过 1000ml，可出现急性周围循环衰竭的表现，严重者引起失血性休克。

2. 失血性周围循环衰竭 周围循环衰竭的程度因出血量大小和失血速度快慢而异。当失血量短期内超过全身血量的 20%，通过代偿机制，有效循环血量得以维持，但病人稍活动即可出现心跳加快，血压下降的趋势。此时如果出血持续或未补充血容量，病人可出现头晕、心悸、乏力、出汗、口渴、烦躁、精神萎靡等一系列组织缺血的表现，甚至发生休克，表现为烦躁不安或神志不清、面色苍白、四肢湿冷、脉搏细速（120 次 / 分以上）、尿量减少等。

3. 发热 多数病人在大量出血后 24 小时内发热，一般不超过 38.5℃，可持续 3～5 天。护士应评估病人的体温变化，并注意评估引起发热因素，如有无并发肺部感染或其他部位感染。上消化道出血病人发热的原因有：①出血导致循环血容量减少，使周围循环衰竭，引起体温调节中枢的功能障碍；②出血也可引起出血性贫血，使体表循环不良，皮肤散热能力减少或使病人基础代谢率增高；③出血后，肠道内积血的分解产物被吸收也可引起发热；④另外出血后诱发细菌感染机会较多，如呼吸道及肠道感染。

由于上消化道出血的病因不同，临床表现也各有特点（表 36-4-1）。

表 36-4-1 不同病因的上消化道出血的比较

病因	每次出血量	呕血和黑便	休克	非手术疗效
曲张静脉出血	500～1000ml	同时存在，呕血多见	多见	有效，短期内可反复呕血
溃疡、胃癌、出血性胃炎	<500ml	可呕血或黑便为主	较少	有效，日后可再出血
肠道出血	200～300ml	便血为主	很少	有效，常周期性复发（一般 1～2 周）

（三）辅助检查

1. 实验室检查 检测血红蛋白、红细胞计数、血细胞比容、网织红细胞计数、凝血功能、大便隐血试验等，有助于估计失血量及动态观察有无活动性出血，判断治疗效果及协助病因诊断。

（1）血常规：上消化道大量出血后出现急性失血性贫血。出血早期血红蛋白浓度、红细胞计数与血细胞比容的变化可能不明显。3～4 小时后，因组织液渗入血管后使血液稀释，才出现失血性贫血的血象变化。出血 24 小时内网织红细胞即见增高，出血停止后逐渐降至正常，如出血不止则可持续升高。白细胞计数在出血后 2～5 小时升高，可达（10～20）×10^9/L，血止后 2～3 天恢复正常。肝硬化脾功能亢进者白细胞计数可不升高。

（2）氮质血症：上消化道大量出血后，肠道中血液的蛋白质消化产物被吸收，引起血中尿素氮浓度增高，称为肠性氮质血症。血尿素氮多在一次出血后数小时上升，24～48 小时达到高峰，一般不超过 14.3mmol/L（40mg/dl），3～4 天恢复正常。如病人血容量已基本补足且出血前肾功能正常，血尿素氮持续增高超过 3～4 天，则提示有上消化道继续出血或再次出血。如无活动性出血的证据，且血容量已基本补足而尿量仍少，血尿素氮不能降至正常，则应考虑是否因严重而持久的休克造成急性肾衰竭。

2. **内镜检查** 出血后早期行内镜检查是明确大多数上消化道出血的首选方法。出血后 24～48 小时内进行急诊内镜检查，能够直视出血部位，同时对出血灶进行止血治疗。

3. **影像学检查** 选择性腹腔动脉或肠系膜上动脉造影适用于内镜检查未能确诊者，对出血部位定位有重要意义，同时可经动脉导管注入血管加压素控制出血。核素检查适用于选择性腹腔动脉造影前的筛查。X 线钡餐检查适用于没有内镜检查条件、内镜检查未发现或为明确出血病变时，在出血停止 36～48 小时后进行。

（四）心理－社会状况

上消化道大出血起病急，病情凶险，病人往往产生紧张、恐惧等心理反应；慢性疾病或全身性疾病反复出血的病人，还可能出现焦虑、悲观、沮丧等反应；如果少量出血，病人有可能忽视症状，不及时治疗。护士应评估病人及家属是否接受疾病和治疗，是否对治疗失去信心，不合作；对上消化道出血的预防、治疗、康复情况的了解程度。评估家属对病人的支持照顾情况，家庭的经济情况等。

【常见护理诊断／问题】

1. **体液不足** 与上消化道大出血有关。

2. **活动无耐力** 与失血性周围循环衰竭有关。

3. **恐惧** 与担心治疗、预后有关。

4. **知识缺乏**：缺乏上消化道出血防治的知识。

5. **有受伤的危险** 与创伤、窒息、误吸等有关。

【计划与实施】

呕血和黑便视为临床急症，积极采取措施抢救，抗休克、迅速补充血容量，同时尽快明确病因，对因处理。经过治疗和护理，病人能够：①出血得到控制，血容量不足得到纠正，生命体征平稳；②活动耐力逐渐增强；③积极接受、配合治疗；④了解上消化道出血的诱发因素。

（一）非手术治疗病人的护理

由于止血方法的改进，约 80% 的上消化道出血病人可经非手术疗法止血。对各种病因引起的上消化道出血均应积极救治，迅速补充血容量。给予止血治疗，积极预防和治疗失血性休克。

1. **迅速补充血容量，纠正体液不足**

（1）建立静脉通道：上消化道大出血的病人出现低血容量休克时，应迅速建立两条静脉通道，其中一条最好为颈内静脉或锁骨下静脉等中心静脉置管，以便于测量中心静脉压。同时鉴定血型、交叉配血。

（2）纠正体液不足：可先输入平衡液或葡萄糖盐水、右旋糖酐或其他血浆代用品，若血压、脉搏仍不稳定，提示失血量大或继续出血，应同时尽早输入胶体溶液（如全血、血浆、血浆代用品等）。输液开始宜快，根据中心静脉压调整输液量和速度，避免因输液、输血过多、过快而引起急性肺水肿。肝硬化门静脉高压症病人宜输新鲜血。

2. **止血治疗及护理**

（1）消化性溃疡引起的出血：详见本章第三节"胃和十二指肠疾病病人的护理"。

（2）门静脉高压症引起的食管胃底曲张静脉破裂出血：详见第三十八章第二节"肝硬化病人的护理"。

（3）出血性胃炎引起的出血：绝大多数可经非手术治疗止血。静脉用药、口服用药同消化性溃疡出血。

（4）胆道出血：多数病人经非手术治疗有效。一般出血量不大，经抗感染和应用止血药物，出血多可自止。若上述方法不能止血，可在肝动脉造影后选择性肝动脉栓塞。

3. 预防窒息和误吸　保持病人呼吸道通畅，及时清除口鼻腔内的血液或呕吐物、痰液，必要时用负压吸引器清除气道内的分泌物、血液或呕吐物，保持呼吸道通畅，给予吸氧。嘱病人绝对卧床休息，呕吐时头偏向一侧，防止窒息或误吸。准备好急救用品、药品。

4. 观察病人有无出血和再出血的发生

（1）观察要点：大出血时严密监测病人的生命体征和神志变化。准确记录24小时出入量，对休克病人还需记录每小时尿量。观察呕吐物和粪便的性质、颜色及量。定期复查红细胞计数、血细胞比容、血红蛋白、网织红细胞计数、血尿素氮、血清电解质等的变化，以了解贫血程度、出血是否停止、有无电解质紊乱。病人的面色、皮肤改变提示微循环血液灌注情况，面色苍白、皮肤湿冷提示灌注不足，面色好转、皮肤转暖则提示血液灌注好转。

（2）继续或再出血的判断：在积极救治的基础上，出现下列情况提示有活动性出血或再次出血：①补液、输血治疗后，血压、脉搏异常且未改善，或好转后又恶化；②反复呕血，甚至呕吐物由咖啡色转为鲜红色；③黑便次数增多，且粪质稀薄，色泽转为暗红色，伴肠鸣音亢进；④红细胞计数、血细胞比容、血红蛋白值不断下降，网织红细胞计数持续升高；⑤血尿素氮持续或再次增高；⑥门静脉高压的病人原有脾大，在出血后暂时缩小，如脾未恢复肿大，提示出血未止。

5. 增强病人的活动耐力，预防受伤

（1）休息与活动：少量出血者应卧床休息，大量出血者应绝对卧床，休克病人取中凹位。避免精神紧张和剧烈的体位变动，以免加重或诱发出血。注意保暖，治疗和护理时间合理安排，提供安静舒适的环境，以保证病人充分休息和睡眠。病情稳定后，逐渐增加活动量。

（2）安全护理：注意保证病人安全，轻症病人可起身稍事活动，自行如厕。但应注意有活动性出血时，病人常因有便意而至厕所，在排便时或便后起立时晕厥。指导病人坐起、站立时动作缓慢，出现头晕、心慌、出汗时立即卧床休息并告知护士，必要时由护士陪同如厕或暂时改为在床上排泄。应多巡视重症病人，用床栏加以保护。

（3）加强生活护理：协助病人进餐、口腔清洁、皮肤清洁、排泄。呕吐、排便后及时清理，协助漱口，清洁和保护肛周皮肤。

6. 饮食护理　急性大出血伴恶心、呕吐者应禁食，给予完全胃肠外营养。出血量少无呕吐者，可进温凉、清淡流质饮食，这对消化性溃疡病人尤为重要，因进食可以中和胃酸且可减少胃的收缩性运动，促进溃疡的愈合。出血停止后改为营养丰富、易消化的半流质饮食，少量多餐，逐步过渡到正常饮食。

7. 心理护理　观察病人有无紧张、恐惧或悲观、沮丧等心理反应，特别是慢性病或全身性疾病反复出血者，有无对治疗失去信心，不合作。解释安静休息有利于止血。抢救工作有序进行，关心、安慰病人，听取并解答病人或家属的提问，经常巡视，说明各项检查、治疗护理措施的目的，使病人和家属明确有关知识及配合，以减轻病人紧张情绪，增加安全感。呕血和解黑便后及时清除血迹、污物，以减少对病人的不良刺激。

（二）手术病人的护理

对原因不明的上消化道大出血，经过积极处理后仍不能控制出血，且血压、脉率不稳定，应尽早急诊行剖腹探查。急诊手术的目标是止血，若条件允许，可对原发病进行治愈性手术。

1. 消化性溃疡引起的出血　切除出血的溃疡是最可靠的止血方法，还可根据病人的情况选择溃疡旷置手术、胃大部分切除术、出血点缝扎、迷走神经切断加幽门成形术等。

2. 门静脉高压症引起的食管、胃底曲张静脉破裂出血　对肝功能较好、没有黄疸、没有严重腹水的病人，应积极采取手术治疗，根据病情可采用分流术、断流术、贲门周围血管离断术。

3. 出血性胃炎引起的出血　对非手术治疗无效的病人可采用胃大部切除术，或加行选择性迷走神经切断术。

4. 胃癌引起的出血　根据局部情况采用根治性胃大部切除术或全胃切除术。

5. 胆道出血　可行胆道探查明确出血部位，根据具体情况采取相应式式。

一旦确定急诊手术，护士应协助医生积极进行术前准备，手术后的护理参见相关章节的内容。

（三）健康指导

1. 应指导病人和家属积极治疗原发病，针对不同病因避免出血的诱发因素。

2. 合理饮食，进营养丰富、易消化的食物，避免过饥或暴饮暴食，避免粗糙、干硬、生冷、过热、刺激性食物。

3. 生活规律，劳逸结合，避免长期精神紧张，过度劳累。戒烟、戒酒。

4. 病人及家属应学会早期识别出血的先兆及应急措施：头晕、恶心等常是呕血的先兆，腹胀、肠鸣音增强常是便血的先兆，应立即卧床休息，保持安静；呕吐时避免误吸，取侧卧位或头偏向一侧；立即就诊。

5. 指导病人遵医嘱服用治疗消化性溃疡或肝病的药物，定期复查。

【护理评价】

经过治疗和护理，病人是否达到：①血容量不足得到纠正，生命体征平稳；②活动耐力逐渐增强；③恐惧减轻；④能够叙述避免上消化出血的诱发因素。

（周　薇）

◇ **思考题**

　　1. 女性，20岁，喜甜食，经常睡前进食糖果，左下第一磨牙疼痛，进食冷、热、酸、甜食物疼痛加重，3天来诊。检查：左下第一磨牙见明显龋坏，牙冠面可见龋洞。目前给予病人龋洞修复性治疗。

　　（1）护士在接诊后，针对病人的病情应配合医生采取哪些护理措施？

　　（2）病人治疗后，应对病人进行哪些方面的健康指导？

　　2. 男性，54岁，2个月前出现进食哽噎感，在诊所以咽炎治疗未见好转。近来出现体重下降，胸骨后疼痛，喝稀饭也感吞咽困难，家人送病人入院进一步诊治。入院诊断：食管癌，拟行手术治疗。

　　（1）手术前应协助病人做好哪些术前准备？

　　（2）术后如何指导病人的饮食？

（3）手术后应如何观察病情以及时发现并发症？

3. 男性，43岁，3年来周期性发作上腹痛，疼痛多在餐后0.5～1小时出现，进食后疼痛缓解不明显。4小时前饱食后突发右上腹持续刀割样疼痛，迅速转移至右下腹和下腹部，伴有恶心、呕吐，吐后腹痛不减轻，急送急诊室。查体：T 37.7℃，P 120次/分，R 18次/分，BP 100/60mmHg。腹式呼吸消失。全腹肌紧张，压痛反跳痛明显，以上腹部为重。肝浊音界缩小，肠鸣音消失。

（1）该病人可能的医疗诊断是什么？

（2）目前应如何对该病人进行术前准备及非手术治疗？

（3）病人急诊行胃大部切除术，术后近期的并发症有哪些？

4. 男性，56岁，有肝硬化病史10余年。近日食欲明显减退，黄疸加重。今晨因剧烈咳嗽突然呕吐咖啡色液体1200ml，黑便2次，伴头晕、眼花、心悸，急诊入院。体检：神志清楚，面色苍白，BP 80/60mmHg，HR 110次/分。

（1）病人上消化道出血最可能的原因是什么？

（2）对该病人紧急处理的首要措施是什么？

（3）该病人目前主要的护理诊断/问题包括哪些？

37

第三十七章

下消化道疾病病人的护理

37章

第一节　肠梗阻病人的护理

❖ 学习目标　· ·

识记：

1. 能陈述肠梗阻的概念、分类、临床表现。

2. 能概括肠梗阻病人非手术治疗措施及护理要点。

理解：

1. 能比较几种不同类型肠梗阻的病因、临床表现。

2. 能解释肠梗阻的病理生理变化。

运用：

能对肠梗阻病人进行评估，制订护理计划和健康指导。

各种原因造成肠腔内容物不能正常运行或通过障碍的情况称为肠梗阻（intestinal obstruction）。肠梗阻是外科常见的急腹症，可造成肠管局部甚至全身性的变化，病程进展迅速，尤其是绞窄性肠梗阻，常危及病人的生命，需要紧急处理。其中以粘连性肠梗阻最为常见，占各类肠梗阻的 40% ~ 60%。

【病因与分类】

（一）按肠梗阻发生的基本原因可分为 3 类

1. 机械性肠梗阻（mechanical intestinal obstruction） 最常见。由于肠腔变窄，肠内容物通过障碍所致。

（1）肠腔受堵：如粪块、蛔虫、结石、异物等阻塞肠腔。

（2）肠管受压：如肠扭转、嵌顿疝或粘连带及肿瘤等压迫肠管。

（3）肠壁病变：如先天性肠道闭锁、狭窄、肿瘤等。

2. 动力性肠梗阻（dynamic ileus） 较少见。仅由于神经反射或毒素刺激引起肠壁肌肉功能紊乱，导致肠内容物不能正常运行，而肠壁没有器质性病变。

（1）麻痹性肠梗阻（paralytic ileus）：肠管丧失蠕动功能所致，常见于腹膜炎、腹部大手术感染等。

（2）痉挛性肠梗阻（spastic ileus）：较少见，肠壁肌肉收缩所致，见于急性肠炎、慢性铅中毒等。

3. 血供性肠梗阻 较少见。由于肠系膜血管受压、栓塞或血栓形成，使肠管血供障碍，继而出现肠麻痹，导致肠内容物通过障碍。

（二）按肠管有无血供障碍分为两类

1. 单纯性肠梗阻（simple intestinal obstruction） 肠管没有血供障碍，仅表现为肠内容物通过受阻。

2. 绞窄性肠梗阻（strangulated intestinal obstruction） 肠内容物通过障碍并伴有肠管血供障碍，常见于肠系膜血管受压、血栓形成或栓塞等。

此外，按肠梗阻发生的部位分为高位（如空肠上段）和低位（如回肠末段和结肠）肠梗阻；按肠梗阻发生的快慢分为急性和慢性肠梗阻；按肠梗阻的程度分为完全性和不完全性肠梗阻。如果一段肠袢两端完全受阻，则称为闭袢性肠梗阻，见于肠扭转、结肠肿瘤等。

以上各种情况在一定条件下可以发生转换，如单纯性肠梗阻因延误诊治可以发展成绞窄性肠梗阻。因此，早期明确诊断和有效治疗，严密观察病情变化，对肠梗阻的治愈至关重要。

【病理生理】

（一）肠管局部的病理生理变化

单纯性肠梗阻一旦发生，为了克服肠内容物通过障碍，梗阻以上部位肠管蠕动增强。随着病情进展，肠腔内积气、积液，肠管逐渐扩张。积气主要来自咽下的空气，还有血液弥散及肠道细菌分解、发酵肠内容物产生的气体；积液主要来源于胃肠道分泌液。随梗阻时间延长及加剧，梗阻近端肠腔内压力不断升高而压迫肠壁，使肠壁血供发生障碍。最初静脉血回流受阻，肠壁淤血水肿，呈暗红色。因组织缺氧，毛细血管通透性增强，肠壁可见出血点，有血性渗出液进入肠腔和腹腔。如果肠腔内压力继续增高，小动脉血流也受阻，肠管可因缺血坏死而穿孔。

（二）全身性的病理生理变化

1. 水、电解质紊乱与酸碱失衡　肠梗阻时胃肠道所分泌液体的回吸收停止，血性渗出液进入肠腔和腹腔，加上病人频繁呕吐丢失大量胃肠液、不能进食，使得体液丧失，血容量减少。体液的丢失多伴随电解质的丢失。高位肠梗阻病人因呕吐严重丢失了大量的胃酸和氯离子，可致代谢性碱中毒。低位肠梗阻病人，钠、钾离子的丢失多于氯离子，组织缺氧时酸性代谢产物增加，可引起严重的代谢性酸中毒。严重的体液丢失和酸碱平衡失调，可导致血容量不足和微循环障碍。

2. 感染和中毒　梗阻部位以上的肠腔内细菌大量繁殖并产生多种毒素；同时肠壁血供障碍，肠壁通透性增高，细菌和毒素渗透至腹腔，引起腹膜炎和中毒。

3. 呼吸和循环功能障碍　肠腔膨胀使腹压增高、膈肌升高、腹式呼吸减弱，影响气体交换；并且影响了下腔静脉血液的回流，导致呼吸、循环功能障碍。

4. 休克　严重的体液丧失、酸碱失衡、感染和中毒等，均可引起休克，最后可因急性肾功能、呼吸和循环功能衰竭导致病人死亡。

【护理评估】

（一）健康史

了解病人发病前是否存在诱发因素，如感染、过劳、饮食不当、剧烈活动、体位突然变动等。询问病人既往病史，尤其有无腹部手术、腹部外伤、疝、腹腔内感染、肠道肿瘤等病史。

（二）身体状况

1. 症状　尽管肠梗阻的原因和分类不同，但有一些共同的表现，即腹痛、呕吐、腹胀、停止排气排便。

（1）腹痛：随病情的进展，各种类型的肠梗阻可以互相转换，腹痛呈现不同的特点。单纯性机械性肠梗阻的特点是阵发性绞痛，疼痛多位于腹中部或偏于梗阻部位，病人自觉有"气块"在腹腔游走，于某一部位受阻，绞痛更加剧烈。当腹痛间歇缩短并成为剧烈的持续性腹痛时，提示绞窄性肠梗阻的可能。麻痹性肠梗阻时，为持续性胀痛。护士应注意腹痛的动态发展过程，尤其是腹痛的部位和性质。

（2）呕吐：早期呕吐呈反射性，呕吐物为食物或胃液。高位肠梗阻病人呕吐出现早、频繁，呕吐物主要为胃液、十二指肠液和胆汁；低位肠梗阻呕吐出现较晚，呕吐物常为粪样物。绞窄性肠梗阻呕吐物为血性或棕褐色液体。所以护士应注意评估呕吐出现的时间和性质，可以初步判断梗阻的部位。

（3）腹胀：出现较晚，腹胀的程度一般与梗阻部位有关。高位肠梗阻腹胀不明显；低位或麻痹性肠梗阻腹胀明显，遍及全腹；绞窄性肠梗阻腹胀不对称。护士应评估腹胀的程度和范围。

（4）停止排气排便：不完全性肠梗阻可有多次少量排气排便；完全性肠梗阻时多停止排气排

便;绞窄性肠梗阻时可排出黏液性血便。但肠梗阻早期,尤其高位肠梗阻时,残存在梗阻以下肠腔内的气体和粪便仍可排出。护士应评估排气排便的时间、量、性状,注意排气排便的停止时间。

2．体征

(1)腹部:视诊单纯性肠梗阻病人可见腹胀、肠型和异常蠕动波,麻痹性肠梗阻时全腹胀,肠扭转时腹胀不对称。触诊单纯性肠梗阻病人可有轻度压痛,绞窄性肠梗阻时可有固定压痛,腹膜刺激征明显。绞窄性肠梗阻病人腹腔出现渗液,叩诊呈移动性浊音。听诊机械性肠梗阻病人可闻及气过水声或金属音、肠鸣音亢进,麻痹性肠梗阻病人肠鸣音减弱或消失。

(2)全身情况:肠梗阻晚期或绞窄性肠梗阻病人可见口唇干燥、眼窝凹陷、皮肤弹性差、尿少等脱水体征。或面色苍白、四肢发凉、脉搏细速、血压下降等中毒及休克征象。

护士在评估时应注意各种肠梗阻的特点:①粘连性肠梗阻(图 37-1-1)是肠粘连或腹腔内粘连带所致的肠梗阻,常由于腹腔内手术、炎症、创伤、出血、异物等引起,以肠道功能紊乱、暴饮暴食、突然变动体位等为诱发因素,一般发生在小肠,结肠梗阻少见,主要是机械性肠梗阻的表现,多为单纯性和不完全性,在间歇期并没有症状,少数初次发作即为绞窄性。②肠扭转(volvulus)常发生于小肠和乙状结肠,是一段肠袢沿其系膜长轴旋转形成的,肠袢两端完全阻塞,属于闭袢性肠梗阻(图 37-1-2,图 37-1-3),肠系膜血管同时受压,短期内可发生肠绞窄、肠坏死;肠内容物骤增、肠管动力异常以及突然改变体位等因素易诱发扭转;肠扭转好发部位为小肠和乙状结肠,临床表现各异(表 37-1-1)。③肠蛔虫堵塞是由于蛔虫结聚成团并引起局部肠管痉挛而致,属单纯性机械性肠梗阻(图 37-1-4),驱虫不当是常见的诱因,多见于儿童,农村发病率较高;堵塞部位常见于回肠,梗阻多为不完全性;特点为阵发性脐周腹痛,腹部常可扪及变形、变位的条索状团块;少数病人可并发肠扭转、肠壁坏死穿孔、腹膜炎。

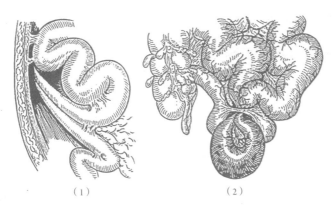

(1) (2)

图 37-1-1 粘连性肠梗阻
(1)粘连牵扯肠管成角;(2)粘连带压迫肠管

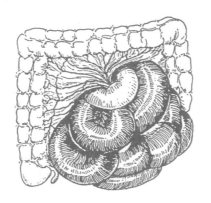

图 37-1-2 全小肠扭转(已坏死)

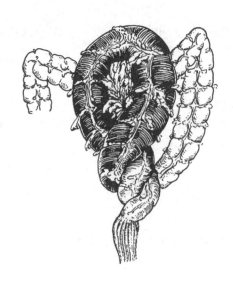

图 37-1-3　乙状结肠扭转

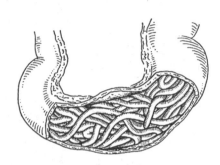

图 37-1-4　蛔虫团性肠梗阻

表 37-1-1　小肠扭转和乙状结肠扭转的对比

部位	好发年龄	诱因	腹痛	呕吐	腹胀	肠袢 X 线
小肠扭转	青壮年	饱食后立即剧烈活动	绞痛	频繁	不明显	孤立突出胀大
乙状结肠扭转	老年男性	便秘	绞痛	不明显	明显	马蹄形双腔充气

（三）辅助检查

1．实验室检查　肠梗阻后期，因脱水而出现血红蛋白值及血细胞比容升高，尿比重增高。电解质紊乱、酸碱失衡时可有血清 Na^+、K^+、Cl^-、肌酐、尿素氮及血气分析的变化。绞窄性肠梗阻可见白细胞计数及中性粒细胞比例升高，呕吐物、粪便检查见红细胞或隐血试验阳性。

2．X 线检查　梗阻发生 4～6 小时后，立位或侧卧位 X 线平片可见多个胀气肠袢及阶梯状气液平面。绞窄性肠梗阻可见孤立、突出、胀大的肠袢，不受体位及时间影响。肠蛔虫堵塞时，腹部 X 线平片有时可见肠腔内成团的蛔虫成虫体阴影。肠套叠病人 X 线空气或钡剂灌肠检查可见空气或钡剂在结肠受阻呈"杯口"状。

3．其他　怀疑肠套叠、结肠肿瘤、乙状结肠扭转时，可行 CT 或钡剂灌肠。

（四）心理－社会状况

肠梗阻的急性发病影响了病人和家属的正常生活秩序，呕吐频繁、腹痛和腹胀剧烈、不能进食等常使病人感到焦虑和恐惧。护士应鼓励病人说出自己的情绪和身体的不适，评估病人对病情发展、治疗护理方法等的了解程度和心理承受能力。

【常见护理诊断／问题】

1. **急性疼痛** 与肠内容物通过障碍、肠管痉挛有关。

2. **体液不足** 与呕吐、肠腔积液、禁食有关。

3. **焦虑** 与急性发病、身体疲倦、不了解治疗护理有关。

4. **潜在并发症**：肠坏死、腹腔感染、肠瘘。

【计划与实施】

肠梗阻的处理原则是纠正梗阻引起的全身性生理紊乱和解除梗阻，包括基础治疗、非手术或手术方法解除梗阻。基础治疗包括：胃肠减压，纠正水、电解质紊乱和酸碱失衡，防止感染和中毒。经过治疗和护理，病人能够：①主诉疼痛减轻或缓解；②生命体征平稳，无脱水征象；③以最佳的身心状态接受治疗；④并发症得到预防或及时发现和处理。

（一）非手术治疗病人的护理

非手术治疗适用于麻痹性或痉挛性肠梗阻、单纯性粘连性肠梗阻、蛔虫或粪块阻塞引起的肠梗阻。护士在非手术治疗期间应严密观察病情，原有症状、体征不见好转或加重时，应立即通知医生，协助医生做好术前准备。

1. **缓解腹痛和腹胀**

（1）饮食：入院后病人应禁食，待病情好转、梗阻解除（病人排气、排便），12小时可进少量流质饮食，忌食产生胀气的甜食和牛奶等。

（2）胃肠减压：作用在于减轻腹胀，同时改善肠壁血供，减少肠腔内的细菌和毒素吸收。保持胃管通畅，保持胃肠减压持续有效，出现堵塞可以挤压胃管或用生理盐水冲洗；胃管妥善固定，避免扭曲、受压、打折而影响减压效果；胃肠减压期间做好口腔护理；观察和记录引流液的颜色、性状和量。若发现有血性液，应考虑有绞窄性肠梗阻的可能，及时通知医生处理。

（3）体位：协助病人采用半卧位，双膝屈曲。半卧位可使膈肌下降，减轻腹胀对呼吸、循环系统的影响；双膝屈曲可使腹壁放松。

（4）解除梗阻：如无绞窄性肠梗阻，也可从胃管注入液体石蜡或中药，每次100ml左右，注药后夹管1～2小时，注药后注意观察病人的反应，如果出现腹胀、恶心、呕吐等不适，应随时开放胃管。还可采用针刺疗法、腹部按摩、低压空气或钡灌肠等。对单纯性蛔虫堵塞可口服生植物油，也可口服枸橼酸哌嗪等驱虫，或胃管注入氧气驱虫。

（5）解痉、镇痛：排除肠绞窄或肠麻痹后，可应用抗胆碱药物（如阿托品）解除胃肠道平滑肌痉挛，缓解腹痛。但不可随意应用吗啡等止痛剂，以免掩盖病情。用药后注意观察药物的疗效和副作用。

（6）病情观察：注意观察腹痛和腹胀的情况，注意程度有无加重、范围有无扩散，及时发现病情变化。

2. **纠正体液不足**

（1）合理补液：迅速建立静脉通道，及时补充水分和电解质，纠正酸碱紊乱，必要时在中心静脉压监测下应用升压药物，结合血清电解质和血气分析结果决定静脉补液的量和种类，合理安排输液顺序和调节输液速度，必要时输全血或血浆。补液期间记录液体出入量，观察和记录呕吐量、胃肠减压量和尿量等。

（2）呕吐的护理

1）定时监测生命体征：病人因大量频繁呕吐，导致血容量不足，可出现脉搏加快、血压下降、呼吸急促等表现；当呼吸浅慢时，提示大量酸性胃液丢失导致代谢性碱中毒。要密切观察脉搏、血压、呼吸等的变化，注意直立性低血压。

2）观察有无脱水的表现：根据脱水程度不同，病人可有乏力、口渴、皮肤黏膜干燥，尿量减少、尿比重增高，甚至神志不清、昏迷等表现。

3）观察呕吐的先兆：病人呕吐前可有恶心、呼吸紧迫、心跳加快等先兆。可以鼓励病人采用深呼吸（用鼻吸气，张口慢慢呼气）、转移注意力等放松技术，减少呕吐的发生。准备好清洁的容器，放在病人易于取用的地方。

4）体位：呕吐时协助病人采取坐位；若病情不允许，可以侧卧位或仰卧头侧位，避免呕吐物呛入呼吸道而发生窒息或吸入性肺炎，同时两膝弯曲放松腹肌。

5）呕吐后的处理：及时清除口腔内呕吐物，给予漱口或口腔护理，保持口腔清洁；及时更换污染的被服，开窗通风驱除异味；观察记录呕吐物的气味、颜色、性状和量，呕吐的次数。

6）加强生活护理：呕吐和禁食使病人活动耐力下降，协助病人进行日常生活护理，指导病人坐起和站立时动作减缓，防止出现头晕、心悸等直立性低血压的表现。

3. 心理护理　以和蔼的态度和病人交流，针对不同原因采取有效的护理措施，如向病人解释有关治疗护理的知识和配合、提供生活照顾、帮助病人协调工作和家庭的安排等，减轻病人的不良心理反应。

4. 防治感染和中毒　应用抗肠道细菌包括抗厌氧菌的抗生素防治感染和中毒。注意观察用药效果和副作用。

5. 病情观察　定时测量记录生命体征，严密观察腹痛、腹胀、呕吐及腹部体征等情况。出现下列情况可考虑有绞窄性肠梗阻的可能：腹痛持续、加剧，疼痛间歇缩短，持续性疼痛；有明显腹膜刺激征，白细胞计数和中性粒细胞比例升高；腹胀不对称，局部隆起或触及有压痛性肿块；出现血性的呕吐物、胃肠减压抽出液、肛门排出物；经积极非手术治疗后症状体征无明显改善。对此类病人应严密观察病情变化，积极做好术前准备。

（二）手术治疗病人的护理

手术治疗适用于绞窄性肠梗阻、先天性肠道畸形、肿瘤引起的肠梗阻，以及经非手术治疗无效的肠梗阻病人。手术方法包括粘连松解术、肠切开取除异物、肠扭转或肠套叠复位术、肠切除吻合术、短路手术和肠造口或肠外置术等。

1. 病情观察　观察病人腹痛、腹胀的变化，观察生命体征、呕吐及肛门排气、排便情况等。

2. 体位与活动　术后血压平稳可给予半卧位，若病情允许，应早期下床活动，促进肠蠕动恢复，防止肠粘连。

3. 饮食　禁食期间给予静脉补液。待肛门排气后，可由少量流质开始逐步过渡至半流质饮食。

4. 胃肠减压和腹腔引流管的护理　妥善固定引流管，保持引流持续有效，避免受压、扭曲，保持通畅。观察和记录引流液的颜色、性状及量。

5. 并发症的观察和护理

（1）腹腔内感染：病人出现持续发热、腹胀、腹痛，白细胞计数增高。注意保持腹腔引流通畅，严格无菌更换引流袋，避免逆行感染发生。

（2）肠瘘：可见腹腔引流管引流出粪样液体，也可见腹腔引流管周围流出粪臭味的液体。应及时报告医师，并协助处理。

（三）健康指导

1. 向病人讲解胃肠减压、禁食是重要的治疗和护理措施，取得病人的理解和配合。

2. 使病人认识到及时、正确治疗腹腔炎症和术后早期活动对预防粘连性肠梗阻的发生有重要意义。

3. 指导病人消除肠梗阻的诱发因素　如注意饮食卫生，避免暴饮暴食，避免突然改变体位，避免腹部受凉和饭后剧烈活动，保持大便通畅等。

4. 出院后有腹痛、腹胀、停止排气排便等及时就诊。

【护理评价】

经过治疗和护理，病人是否达到：①主诉疼痛减轻或缓解；②生命体征平稳，无脱水征象；③以最佳的身心状态接受治疗或手术；④未发生并发症或并发症得到预防或及时发现和处理。

第二节　炎性肠病病人的护理

❖ 学习目标

识记：

1. 能概述炎性肠病的概念、病因、病理。

2. 能概括炎性肠病的症状、体征、辅助检查。

理解：

能比较两种常见类型的炎性肠病治疗与护理要点的异同点。

运用：

能根据炎性肠病病例提出护理诊断、护理措施和健康指导的主要内容。

炎性肠病（inflammatory bowel disease，IBD）专指原因未明的炎性肠病，包括克罗恩病（Crohn's disease）和溃疡性结肠炎（ulcerative colitis）。

克罗恩病又称肉芽肿性肠炎、节段性肠炎或局限性肠炎，是病因未明的胃肠道慢性炎性肉芽肿性疾病。病变多见于末段回肠和邻近结肠，但从口腔至肛门均可受累，呈节段性或跳跃式分布。临床上以腹痛、腹泻、腹块、瘘管形成和肠梗阻为特点，可伴有肠外损害。发病年龄多在15～30岁，首次发病可出现在任何年龄组，无性别差异。本病在欧美多见，且有增多趋势，国内以往少见，但近年也有增多趋势。本病有终身复发倾向，重症病人迁延不愈，预后不良。

溃疡性结肠炎又称非特异性溃疡性结肠炎，是一种病因不明的直肠和结肠慢性炎性疾病。病变主要局限于大肠黏膜与黏膜下层。临床上以腹泻、黏液脓血便、腹痛为特点。本病可发生在任何年龄，多见于20～40岁，发病率无明显性别差别，多反复发作，病情轻重不等。本病在我国比欧美少见，且病情一般较轻，近年患病率有增加。

【病因】

（一）克罗恩病

病因尚未完全明确，可能与下列因素有关：

1. 感染因素 一般认为病原微生物、食物及其他抗原均可成为克罗恩病的促发因素，而其中病原微生物最为重要，有研究人员在病变组织中分离出副结核分枝杆菌、麻疹病毒，但研究结果很不一致，故是否存在特异性病原微生物及其作用如何，尚有待于进一步研究。

2. 遗传因素 大量研究资料表明本病符合多基因病的遗传规律，是由许多对等位基因共同作用的结果，在一定环境因素作用下由于遗传易感性而发病。

3. 免疫因素 认为克罗恩病与免疫反应异常有关，目前已知参与本病免疫炎症反应的主要细胞因子有 IL-1、IL-2、IL-8、TNF 等。研究表明免疫下调机制异常可能在发病中起重要作用。

总的来说，克罗恩病的发病机制假设为环境因素，特别是感染因素，作用于遗传易感者，促发免疫反应亢进。

（二）溃疡性结肠炎

病因尚未完全明确，目前认为其发病与下列因素有关：

1. 感染因素 迄今未检出某一特异病原微生物与本病有特定关系，故认为病原微生物乃至食物抗原可能是本病的非特异性促发因素。

2. 遗传因素 本病发病率在种族之间有明显差别；欧美文献统计病人直系亲属中有 10%～20% 患有本病，提示本病有一定的遗传性。近年对 HLA-DR$_2$、HLA-B$_{27}$ 的研究为此提供了新的证据。

3. 免疫因素 一般认为本病为促发因素作用于易感者，激发肠黏膜免疫反应亢进。但对免疫炎症反应的促发和持续的原因，尚不明确。

4. 精神因素 精神因素在本病发病中的作用尚有争议，一般认为精神因素可以是本病的诱因，也可以是病情反复的继发表现。临床可见在经历生活中的应激事件和遭受重大精神创伤后而诱发本病的病人，患病后病人常有精神抑郁和焦虑表现。

【病理】

（一）克罗恩病

病变呈节段性分布，和正常肠壁的分界清楚。病变同时累及回肠末段与邻近右半结肠的病人 >1/2；其次为病变只涉及小肠，主要在回肠，少数见于空肠；局限在结肠者约占 10%，又称为肉芽肿性结肠炎，以右半结肠为多见，但可涉及阑尾、直肠、肛门；病变在口腔、食管、胃、十二指肠者少见。

可有淋巴管闭塞、淋巴液外漏、黏膜下水肿、肠壁肉芽肿性炎症等病理特征。在病变早期，受累肠段有黏膜充血、水肿，浆膜有纤维素性渗出物，相应的肠系膜充血、水肿，肠系膜淋巴结肿大。组织学表现呈全壁性炎症。随着病变的发展，肠黏膜表面形成溃疡，有时可见散在的炎性息肉，肠黏膜呈铺路卵石状隆起。受累肠段常和邻近肠段、其他器官或腹壁粘连。肠壁增厚、肠腔狭窄，其近端肠腔明显扩张。肠系膜也增厚，淋巴结肿大变硬，腹膜粘连并形成不规则肿块。溃疡可穿孔引起局部脓肿，或穿透至其他肠段、器官、腹壁而形成内瘘或外瘘。组织学改变为肠壁各层细胞浸润，并可见有诊断意义的非干酪性肉芽肿。

（二）溃疡性结肠炎

病变呈连续性非节段分布，主要位于直肠和乙状结肠，可扩展至降结肠、横结肠，少数可累及全结肠。偶见涉及回肠末段，称为"倒灌性回肠炎"。

病变一般仅局限于黏膜和黏膜下层，少数重症者可累及肌层。病变早期有黏膜弥漫性炎症改变，组织变脆，触之易出血。肠腺隐窝形成小的隐窝脓肿，当隐窝脓肿融合、溃破，黏膜随即出现广泛的浅小不规则溃疡，逐渐融合成不规则的大片溃疡。少数病人的病变累及全结肠，可发生中毒性结肠扩张，肠腔膨大，肠壁变薄。溃疡累及肌层甚至浆膜层，常并发急性穿孔。结肠炎症反复发作，常出现炎性息肉。黏膜失去正常结构，腺体出现变形、排列紊乱、数目减少等萎缩性改变。溃疡愈合形成瘢痕，结肠变形缩短、结肠袋消失，甚至肠腔变窄。少数病例可有结肠癌变，以恶性程度高的未分化型为多见。

【护理评估】

（一）健康史

评估病人的家族史、饮食情况、排泄情况，有无精神刺激、劳累、饮食失调、感染等诱发因素。评估病人本病的既往史：克罗恩病起病隐匿、缓慢，往往发病后数个月或数年才得以确诊，病程较长，长短不等的活动期与缓解期交替，终身有复发倾向，少数呈急性起病；溃疡性结肠炎起病多数缓慢，少数可急性起病，偶见急性暴发起病。病程迁延数年至十余年，发作期与缓解期交替，或持续性逐渐加重。

（二）身体状况

1. 克罗恩病　不同病人的症状、体征、病情轻重、病程发展差别较大，多和病变部位、病期及有无并发症有关。

（1）腹痛：为最常见症状，常于进餐后加重，排便或肛门排气后缓解。腹痛常位于右下腹或脐周，为痉挛性阵痛，伴有肠鸣音增加。出现持续性腹痛和明显压痛，提示炎症波及腹膜或有腹腔内脓肿形成。有时全腹剧痛，伴有腹肌紧张，系病变肠段急性穿孔所致。腹痛也常由部分或完全性肠梗阻引起。护士应评估腹痛的部位、性质、发作时间、加重和缓解因素，有无伴随压痛、反跳痛等腹膜刺激征。

（2）腹泻：为本病常见症状。腹泻先是间歇性发作，病程后期转为持续性。粪便呈糊状，多无脓血或黏液；当病变累及结肠下段或肛门直肠时，则出现黏液血便及里急后重。护士应评估排便的次数、性状、量。

（3）瘘管形成：是本病区别于溃疡性结肠炎的特征表现。溃疡穿孔至肠外组织或器官，形成瘘管。内瘘可通向其他肠管、肠系膜、腹膜后、膀胱、输尿管、阴道等处，外瘘则通向腹壁或肛周皮肤。肠管间瘘形成可导致腹泻加重，营养不良及全身情况恶化。瘘管形成后可引起继发性感染。外瘘或通向膀胱、阴道的瘘均可见粪便与气体排出。护士应评估有无腹膜炎表现，尿道、阴道等部位有无粪便、气体排出，评估瘘管的位置、瘘出物的量和性状。

（4）腹部肿块：多位于右下腹与脐周，边界不清，质地中等硬度，有压痛。固定的腹部肿块提示有粘连，多已有内瘘形成。护士应评估肿块的部位、质地、边界、有无压痛。

（5）肛门直肠周围病变：这些病变有时可为本病的首发或突出的临床表现，包括肛门直肠周围瘘管、脓肿形成及肛裂等病变。

（6）全身性表现

1）发热：为常见的全身表现之一，以间歇性低热或中度热常见，少数为弛张热，伴毒血症。少数病人以发热为首发症状，之后才出现消化道症状。护士应评估体温变化。

2）营养障碍：严重病人可出现消瘦、贫血、低蛋白血症和维生素缺乏、骨质疏松等，青春期前病人常有生长发育迟滞。护士应评估病人的营养状态。

（7）肠外表现：包括杵状指、关节炎、结节性红斑、坏疽性脓皮病、口腔黏膜溃疡、虹膜睫状体炎、葡萄膜炎、小胆管周围炎、硬化性胆管炎、血管炎、慢性肝炎或脾大等。偶有淀粉样变性或血栓栓塞性疾病。

（8）并发症：肠梗阻最常见，其次是腹腔内脓肿，可出现吸收不良综合征，偶可并发急性肠穿孔或大量便血，中毒性结肠扩张罕见，直肠或结肠受累者有时可发生癌变。肠外并发症有尿路结石、胆石症，脂肪肝颇常见。护士应注意评估有无并发症的相应表现。

2. 溃疡性结肠炎　多数病人起病缓慢，病程长，可迁延数年，常有发作期和缓解期的交替，感染、精神刺激、劳累、饮食失调多为本病的发作诱因。根据病程经过可分为初发型、慢性复发型、慢性持续型、急性暴发型；根据腹泻、排便、全身表现和实验室检查等病情情况，分为轻型、中型、重型；根据病变范围分为直肠炎、直肠乙状结肠炎、左半结肠炎、广泛性或全结肠炎、区域性结肠炎；根据病期分为活动期、缓解期。

（1）消化系统表现

1）腹泻：为最主要症状，活动期病人有黏液血便。排便次数和便血程度、粪质改变反映病情严重程度，轻者每日排便 2～4 次，粪便糊状，没有或少量便血；重者排便可达每日 10 次以上，呈稀水样，大量黏液、脓血。病变局限在直肠和乙状结肠的病人，偶有腹泻与便秘交替的现象。护士应评估病人的排便情况。

2）腹痛：位于左下腹或下腹，亦可累及全腹，呈阵发性，有疼痛－便意－排便后缓解的规律。轻者或缓解期病人多无腹痛或仅有腹部不适，活动期有轻度或中度腹痛，若并发中毒性结肠扩张或腹膜炎，则为持续性剧烈腹痛。护士应评估腹痛的部位、性质、发作时间、加重和缓解因素等。

3）其他症状：常有腹胀，严重病例可有食欲缺乏、恶心、呕吐。

4）体征：轻、中型病人仅左下腹有轻度压痛，重症和暴发型病人可有明显的腹胀、压痛。若出现腹肌紧张、反跳痛、肠鸣音减弱，提示并发肠穿孔、中毒性结肠扩张等。有些病人可触及乙状结肠或降结肠。

（2）全身表现：中、重型病人活动期有低热或中等度发热，高热多提示有并发症或见于急性暴发型。重症或活动期病人出现衰弱、消瘦、贫血、水与电解质平衡紊乱、低白蛋白血症等营养障碍表现。

（3）肠外表现：同克罗恩病的肠外表现，但在本病的发生率较低。

（4）并发症：中毒性结肠扩张少见，国内报道约占 2.5%，多发生在暴发型或重型病人；结肠病变广泛，以横结肠最严重；常因低钾、钡灌肠、使用抗胆碱能药物或鸦片酊而诱发；可见病人病情急剧恶化，毒血症明显，有脱水和电解质紊乱、肠管扩张、腹部压痛，肠鸣音消失；血常规白细胞计数显著升高；腹部 X 线平片可见结肠扩张，结肠袋形消失。预后很差，易引起急性肠穿孔。其他并发症包括直肠结肠癌变、直肠结肠大出血、急性肠穿孔、肠梗阻、肛门直肠周围脓肿等。

（三）辅助检查

1. 克罗恩病

（1）实验室检查：贫血常见；活动期周围白细胞增多、血沉加速；严重者血清白蛋白、钾、钠、钙等均降低；粪便隐血试验常呈阳性；吸收不良综合征者的粪便脂肪含量增加。

（2）X 线检查：可行胃肠钡餐或钡灌肠检查小肠或结肠的病变。主要 X 线表现是肠道炎性病变，呈节段性分布。病变的肠段激惹或痉挛使钡剂很快通过而不停留该处呈"跳跃征"；若遗留一细条状影呈"线样征"，也可能因肠腔狭窄所致。病变肠壁和肠系膜水肿增多，可见肠袢分离。

（3）结肠镜检查：病变节段性分布，可见纵行或匐行溃疡，周围黏膜正常或鹅卵石样改变，肠腔狭窄，炎性息肉，病变肠段间黏膜正常。结肠镜可检查全结肠及回肠末端，遇肠粘连或肠腔狭窄时可有一定困难。通过直视病变，可对克罗恩病早期识别、判断病变特征、估计病变范围及严重程度，并作组织活检。可与 X 线检查结合互补。

2．溃疡性结肠炎

（1）血液检查：可有不同程度的贫血。血沉和 C 反应蛋白增高是活动期的标志，白细胞计数也可增高。严重和病程持续的病人可有血清白蛋白下降、电解质紊乱、凝血酶原时间延长。

（2）粪便检查：常有黏液脓血便，显微镜检有红、白细胞与巨噬细胞。需反复多次进行粪便病原学检查，排除特异病原体，如痢疾杆菌、沙门菌、阿米巴滋养体及包裹、血吸虫等。

（3）结肠镜检查：可以直视肠黏膜变化，取活组织检查，明确病变范围，是最有价值的诊断方法。特征性病变有：黏膜表面多发性浅溃疡，弥漫性充血、水肿；黏膜粗糙呈细颗粒状，血管脆性增加，轻触易出血；可见炎性息肉形成，结肠袋变钝或消失。一般经结肠镜作全直肠结肠检查，必要时需检查回肠末段。

（4）X 线钡剂灌肠检查：应用气钡双重对比造影，有利于观察黏膜形态。X 线征主要有：多发性浅溃疡表现，也可见炎症息肉表现；黏膜粗乱或细颗粒改变；结肠袋消失，肠壁变硬，肠管变短、变细，成铅管状。重型或暴发型病人慎行钡剂灌肠检查，以免加重病情或诱发中毒性结肠扩张。

（四）心理－社会状况

炎性肠病呈慢性过程，病情反复，预后不良，这些都对病人造成巨大的心理压力，也给家庭带来不幸。发病时多次、频繁的腹泻，严重影响病人的生活，甚至家属；尤其是便血，常使病人更加恐惧，对治疗失去信心，非常担心预后。护士要鼓励病人表达自己的情绪、想法，评估病人对疾病的认识，评估疾病对病人及家庭生活的影响、家庭对病人的支持情况，还要注意评估情绪因素对疾病的影响。

【常见护理诊断／问题】

1．**腹泻**　与肠黏膜的炎症有关。

2．**慢性疼痛**　与肠黏膜的炎症、溃疡有关。

3．**营养失调：低于机体需要量**　与腹泻和吸收不良有关。

4．**知识缺乏**：缺乏疾病的预防与治疗方面的知识。

【计划与实施】

炎性肠病的治疗目的是控制病情活动、维持缓解、减少复发、防治并发症。经过治疗和护理，病人能够：①腹泻、腹痛等症状减轻或消失；②摄入充足的营养，营养状态得以改善；③进行良好的自我护理，预防疾病复发。

（一）非手术病人的护理

1．腹泻的护理

（1）观察排便情况：观察排便的次数、量、气味，有无里急后重，观察粪便中有无血液、黏液、脓液等。

（2）观察体液平衡状态：急性严重的腹泻使水分和电解质大量丢失，可引起脱水和电解质紊乱，甚至休克。观察病人的生命体征、神志、尿量等变化，注意有无脱水、休克的表现；有无腹胀、肌肉无力、肠鸣音减弱等低钾表现。

（3）稳定情绪：精神紧张可以使肠蠕动增加，可以通过安慰、解释病情等稳定病人的情绪。同时提供整洁舒适的环境，使病人心情舒畅，安静休息。及时给予便器，减轻病人的顾虑。排泄物和污染的衣物等及时更换，避免对病人的不良刺激。

（4）休息与活动：急性腹泻和有全身症状者应卧床休息，注意腹部保暖；轻症或腹泻缓解期病人可适当活动。

（5）饮食疗法：给予营养丰富的低渣饮食，避免生冷、多纤维、不易消化的、高脂肪、刺激性、易产气的食物。病情严重者应禁食。

（6）保护肛门周围的皮肤：频繁的排便可以使肛门周围的皮肤受刺激，出现糜烂、感染，引起瘙痒、疼痛。指导病人排便后用柔软的布清洗肛门，保持干燥，必要时涂抹凡士林油或抗生素软膏。

（7）对腹泻对症治疗：使用止泻药应慎重，尤其对重症溃疡性结肠炎的病人，容易诱发中毒性结肠扩张。

（8）正确留取粪便标本：粪便标本应新鲜，不可混入尿液，选择带脓血或黏液部分，多点留取；检查阿米巴原虫时应加温便器，立即送检；培养标本注意无菌留取；便潜血试验前三天避免服用铁剂、肉类、肝脏类、血类、大量绿叶蔬菜等。

2．缓解腹痛

（1）观察腹痛的性质、部位、范围等的变化，一旦发生腹痛性质的改变，应警惕是否发生肠梗阻、肠穿孔、中毒性结肠扩张、大出血等并发症。

（2）给予解痉药物后注意观察疗效和副作用，注意溃疡性结肠炎的病人有无诱发中毒性结肠扩张的发生。

3．改善营养状况　急性发作期和有活动性病变者宜卧床休息，减少消耗。能进食者给予高营养的低渣流质或半流质饮食或软食，禁食生冷食物及纤维素含量多的水果蔬菜，禁食牛奶和乳制品。病情严重者禁食期间给予胃肠外营养治疗，逐步过渡到口服要素饮食。贫血病人宜补充维生素、输血，低白蛋白血症者可输白蛋白制剂或血浆。

4．药物治疗与护理

（1）氨基水杨酸制剂：具有抗炎作用，如柳氮磺吡啶（简称SPSP，首选）、5-氨基水杨酸（简称5-ASA）、美沙拉嗪等。注意观察药物的副作用，如恶心、呕吐或过敏反应（如皮疹、粒细胞减少、再生障碍性贫血等）。可以饭后服用，定时监测血象。病变局限于直肠者可睡前保留灌肠，5-ASA灌肠液应现用现配。

（2）肾上腺皮质激素：适用于克罗恩病的活动期；适用于溃疡性结肠炎的急性发病期，尤其是重型活动期及暴发型病人。可以口服或静脉给药。用药期间注意观察激素的副作用，指导病人不可随意停药、突然减量。病变以左半结肠为主的克罗恩病或局限于直肠、乙状结肠的溃疡性结肠炎病人可用激素保留灌肠。

（3）免疫抑制剂：硫唑嘌呤或巯嘌呤适用于糖皮质激素疗效不佳或对糖皮质激素依赖的慢性活动性病人。甲氨蝶呤用于上述两药无效的病例。应注意药物不良反应，包括胃肠道反应、白细胞减少等骨髓抑制表现。

（4）抗生素：为控制肠道继发感染，应遵医嘱及时使用广谱抗生素，对肠道厌氧菌感染可加用甲硝唑治疗。

5．瘘管的护理　克罗恩病常有瘘管形成，给病人带来感染、皮肤营养不良、水电解质平衡失调等问题。护士要认真评估瘘管的部位、记录流出物的量和性状，有无脱水、低钾、发热等表现。做好外瘘口周围皮肤的保护，协助医生进行瘘口的冲洗。

（二）手术病人的护理

克罗恩病手术后复发率高，故手术的适应证主要限于并发症，包括完全性肠梗阻、瘘管与脓肿形成、急性穿孔或不能控制的大量出血、经内科治疗无效的顽固病例。手术方式一般采用病变肠段与相应肠系膜、淋巴结病灶的切除。

溃疡性结肠炎病人并发大出血、肠穿孔、内科治疗无效的中毒性结肠扩张等可急诊手术。择期手术适用于并发结肠癌变、内科治疗无效的慢性活动性病人。一般采用全结肠切除术加回肠造口术，近年采用的回肠肛门小袋吻合术可以避免回肠造口，大大提高了病人的生活质量。

手术前应配合医生积极做好术前准备，尽量将病人的营养和心理调整维持到最佳状态。手术治疗病人的护理参见相关疾病的手术护理。

（三）健康指导

1. 指导病人及家属保持积极稳定的情绪，勇于面对和战胜疾病。

2. 强调良好的自我护理是防止复发的关键，指导病人控制诱发因素、识别复发表现。

3. 指导病人合理饮食　进食营养丰富、易消化的食物，注意饮食卫生，避免生冷硬、刺激性、产气食物。

4. 指导病人合理休息与活动　在急性发作期或病情严重时均应卧床休息，缓解期适当休息，劳逸结合，避免劳累。

5. 指导病人坚持治疗，定期复诊，不可随意更换或者停药，并注意识别药物的不良反应，以便及时就诊。

【护理评价】

经过治疗和护理，病人是否达到：①腹泻减轻或消失；②腹痛减轻或消失；③营养状态改善；④能够进行良好的自我护理，预防疾病复发。

第三节　阑尾炎病人的护理

❖ 学习目标 ···

识记：

1. 能概述阑尾炎的病因、病理。

2. 能概括阑尾炎的症状、体征、辅助检查的意义。

理解：

比较不同类型急性阑尾炎的病理和腹痛特点。

运用：

能根据阑尾炎病例提出护理诊断、护理措施和健康指导的主要内容。

一、急性阑尾炎病人的护理

急性阑尾炎（acute appendicitis）是最常见的急腹症，好发于青年男性，大多数病人能够早期就医、早期诊断、早期手术，治疗效果良好。

【病因】

1. 阑尾管腔阻塞　是急性阑尾炎最常见的病因，原因包括：淋巴滤泡明显增生，最常见，约占 60%，年轻人多见；粪石，约占 35%；异物、炎性狭窄、食物残渣、蛔虫、肿瘤等则较少；阑尾管腔细、开口狭小，而且系膜短使之呈卷曲状，这是阑尾自身的解剖因素。阑尾黏膜在阑尾管腔发生阻塞后仍然继续分泌黏液，管腔内压力上升导致血供障碍，使得阑尾炎症加剧。

2. 细菌入侵　致病菌多为肠道内的各种革兰阴性杆菌和厌氧菌。阑尾管腔阻塞后细菌大量繁殖，分泌的内毒素和外毒素使黏膜上皮损伤并形成溃疡面，细菌由此进入阑尾肌层，进而导致阑尾间质内压力升高，动脉血流受阻，阑尾梗死和坏疽。此外，还可因肠道其他部位炎性疾病蔓延至阑尾。

【病理】

根据急性阑尾炎的临床过程和病理解剖学变化，可分为 4 种病理类型。

1. 急性单纯性阑尾炎　为早期病变，此时临床症状和体征均较轻。病变局限在黏膜和黏膜下层。阑尾外观轻度肿胀，浆膜充血并失去光泽，表面有少量纤维性渗出物。镜下各层均有充血、水肿、中性粒细胞浸润，黏膜表面有小溃疡和出血点。

2. 急性化脓性阑尾炎　由急性单纯性阑尾炎发展而来，临床症状和体征加重。又称急性蜂窝织炎性阑尾炎。阑尾高度肿胀，浆膜高度充血，表面有脓性渗出物。镜下管壁各层均有小脓肿，腔内也有积脓。

3. 坏疽性及穿孔性阑尾炎　若病变继续进展，阑尾管壁坏死或部分坏死，呈暗紫色或黑色。阑尾根部和尖端好发穿孔，感染扩散则可引起急性弥漫性腹膜炎。

4. 阑尾周围脓肿　阑尾发生坏疽或穿孔后，如果病程进展较慢，大网膜可移至右下腹将阑尾包裹并形成粘连，出现炎性肿块或阑尾周围脓肿。

急性阑尾炎的转归可有以下几种：①炎症消退：急性单纯性阑尾炎经积极药物治疗后炎症消退，但大部分会转变为慢性阑尾炎，易复发。②炎症局限：急性化脓性、坏疽性及穿孔性阑尾炎若被大网膜包裹可形成阑尾周围脓肿，炎症局限化。③炎症扩散：阑尾炎症重，进展快，未予及时手术切除，未被大网膜包裹，可使炎症扩散，进展为弥漫性腹膜炎、化脓性门静脉炎、感染性休克等。

【护理评估】

（一）健康史

了解病人发病前是否有诱因，如饱食后剧烈活动、不洁饮食等。注意有无肠道其他炎性疾病直接蔓延至阑尾，如急性肠炎、炎性肠病、血吸虫病等，有无胃十二指肠溃疡穿孔、右侧输尿管结石、右侧宫外孕破裂、右侧卵巢滤泡或黄体破裂、胆道系统感染性疾病等需与阑尾炎鉴别的疾病。

（二）身体状况

1. 症状

（1）腹痛：70%～80% 病人呈现典型的转移性右下腹痛，即发作开始于上腹，逐渐移向脐部，6～8 小时后转移并固定于右下腹。这是由于炎症侵及浆膜，壁腹膜受到刺激而引起的体神经定位性疼痛。部分病人发病开始即出现右下腹痛。不同类型阑尾炎的腹痛特点有所差别，如单纯性阑尾炎腹痛轻微，隐痛；化脓性阑尾炎腹痛剧烈，阵发性胀痛；坏疽性阑尾炎腹痛持续且剧烈；阑尾炎穿孔后腹痛可暂时减轻，主要由于穿孔后阑尾管腔压力骤减，但随着腹膜炎的出现，腹痛会波及中下腹或全腹。护士应注意病人腹痛发生的时间、性质、程度、部位等，尤其注意穿孔后腹痛的变化情况。

（2）胃肠道症状：早期可有轻微的厌食、恶心、呕吐，弥漫性腹膜炎可致麻痹性肠梗阻，出现腹胀和呕吐等。盆腔位阑尾炎可刺激直肠和膀胱，引起便次增多、里急后重、尿痛等症状。护士应评估病人的饮食情况、呕吐物的量及性状等，有无排尿、排便改变。

（3）全身症状：早期可有乏力。病情发展，可出现脉速、发热达38℃左右；阑尾穿孔时有寒战，体温可明显升高；出现轻微黄疸提示发生门静脉炎。护士应评估病人的精神状态、生命体征等改变，注意病人有无乏力、脉速、寒战、高热、黄疸以及感染性休克等表现。

2．体征

（1）右下腹固定压痛：是急性阑尾炎的重要体征，压痛点位于麦氏点（McBurney point），即脐与右髂前上棘连线中外 1/3 交界处，可因阑尾位置的变异而异，但始终固定在阑尾所在的位置上（图 37-3-1）。炎症加重压痛的程度加重，范围也随之扩大。护士应注意评估压痛的程度、范围的变化。

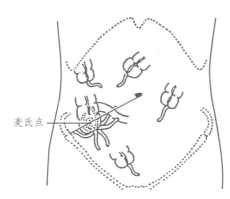

图 37-3-1　阑尾炎压痛点及阑尾位置变异

（2）腹膜刺激征：反跳痛、肌紧张、肠鸣音减弱或消失，提示阑尾出现化脓、穿孔或坏疽等改变。护士应注意腹部体征的变化情况。

（3）右下腹包块：阑尾周围脓肿时可在右下腹扪及压痛性包块，固定，边界不清。

（4）其他体征：有助于明确位于盲肠后或盆腔阑尾的位置。

1）结肠充气试验：病人仰卧位，检查者先用一手压降结肠，再以另一手压近侧结肠，逐步向近侧结肠移动，将结肠内气体赶向盲肠和阑尾，引起右下腹痛为阳性。

2）腰大肌试验：病人左侧卧位，右下肢向后过伸，引起右下腹痛为阳性。表明病人阑尾位置深在盲肠后近腰大肌前方、盲肠后位或腹膜后位。

3）闭孔内肌试验：病人仰卧位，将右髋和右膝均屈曲 90° 并向内旋转，引起右下腹痛者为阳性。提示阑尾靠近闭孔内肌。

4）直肠指诊：可引起炎症阑尾所在位置压痛，一般在直肠后前方。阑尾穿孔时直肠前壁广泛压痛，当形成阑尾周围脓肿时则可触及痛性肿块。

（三）辅助检查

急性阑尾炎病人大多数出现血白细胞计数和中性类细胞比例升高。阑尾穿孔时腹部 X 线平片可见液气平面，B 超和 CT 扫描可发现阑尾肿大和阑尾周围脓肿。护士应了解血常规、腹部 X 线等与手术耐受性有关的辅助检查结果。

（四）心理－社会状况

急性阑尾炎发病急，需行急诊手术治疗，对家庭、工作或学习情况毫无安排可使病人感到焦虑。护士应帮助病人解除后顾之忧，尽快适应角色；术前应了解病人的心理状态，对疾病、麻醉及手术方式的认知程度和心理承受能力；对配合术前准备、进行术后康复的了解程度。

【常见护理诊断／问题】

1. **急性疼痛**　与炎症刺激、腹胀、手术创伤有关。
2. **营养失调：低于机体需要量**　与恶心、呕吐、禁食、手术有关。
3. **焦虑**　与急性起病，缺乏术前准备和术后康复等知识有关。
4. **潜在并发症：**出血、切口感染、粘连性肠梗阻、阑尾残株炎、粪瘘等。

【计划与实施】

急性阑尾炎的治疗有非手术治疗和手术治疗。病人的总体治疗和护理目标是病人能够：①主诉疼痛减轻或缓解；②以最佳的身心状态接受手术；③并发症得到预防或及时发现和处理。

（一）非手术治疗病人的护理

非手术治疗适用于单纯性阑尾炎和急性阑尾炎的早期阶段。主要措施是选用有效抗生素和补液治疗。非手术治疗病人的护理同手术前病人的护理。

（二）手术治疗病人的护理

手术治疗可根据急性阑尾炎的临床类型，选择不同的手术方法。急性单纯性阑尾炎，行阑尾切除术（appendectomy），也可采用经腹腔镜阑尾切除术。急性化脓性、坏疽性、穿孔性阑尾炎，行阑尾切除术，清除腹腔脓液，置管引流，也可采用经腹腔镜阑尾切除术。阑尾周围脓肿，尚未破溃穿孔时应按急性化脓性阑尾炎处理；如阑尾穿孔已被包裹，病情较稳定，宜非手术治疗；如脓肿扩大，无局限趋势，宜切开引流为主，术后加强支持治疗，合理使用抗生素。

1. **手术前病人的护理**

（1）缓解疼痛：病人取半卧位，下肢屈曲使腹肌松弛，可减轻疼痛。疾病观察期间，病人禁食水，必要时给予胃肠减压。按医嘱及时使用抗生素控制炎症，注意观察药物的副作用和疗效。在诊断明确之前禁止使用吗啡、哌替啶等镇痛药物，以免掩盖病情。

（2）增加手术耐受性：禁食期间，按医嘱静脉补液，维持水、电解质平衡。提供安静、舒适的环境促进病人休息。

（3）心理护理：了解病人及其家属的心理反应和突然发病对工作、生活等的影响，争取病人信任，做好解释安慰工作，使病人尽快适应角色转换。根据病情，向病人和家属介绍有关疾病的治疗知识和手术的有关事项，如术前准备的配合、麻醉方式、手术大致经过、术后康复情况等，使之积极主动配合治疗和护理。同时护士积极、紧张的工作和对病人和蔼、关心的态度是对病人及家属巨大的心理安慰。

（4）观察病情变化

1）生命体征：定时测量生命体征；病人体温升高常提示炎症较重。

2）腹部症状和体征：加强巡视，观察病人腹痛和腹膜刺激征的变化；若病人腹痛加剧，范围扩大，压痛、反跳痛等腹膜刺激征更明显，应及时通知医师。观察期间禁用镇静止痛剂，以免掩盖病情。

3）预防阑尾穿孔：禁服泻药和灌肠，以免促进肠蠕动，导致阑尾穿孔。

4）阑尾周围脓肿：如出现右下腹肿块逐渐增大，压痛范围有所扩大，体温持续升高，应警惕是否存在脓肿穿破的可能。

5）化脓性门静脉炎（pylephlebitis）：系阑尾静脉内的菌栓沿肠系膜上静脉进入门静脉所致。病人表现为寒战、高热、肝大、剑突下压痛、轻度黄疸等。严重者可导致感染性休克、脓毒症，引起细菌性肝脓肿。

2．手术后病人的护理

（1）体位与活动：病人全麻术后清醒或硬膜外麻醉后血压、脉搏平稳者改为半卧位，以利于引流。如无禁忌，可以协助病人尽早下床活动，以促进肠蠕动恢复；对病情较重的病人，可延缓下床活动，可以在床上翻身、活动肢体。活动中注意保护病人，避免意外。活动量应根据病人的耐受情况逐渐增加。

（2）监测生命体征：定时测量生命体征，直至平稳。对于术前已有发热的病人应注意体温的变化。

（3）饮食：病人术后禁食、胃肠减压，静脉补液。待肠蠕动恢复，肛门排气后，由流质饮食开始逐步恢复经口饮食。

（4）引流管的护理：妥善固定引流管，防止打折、受压，保持通畅；经常挤压引流管，防止血块或脓液堵管；观察并记录引流液的颜色、性状及量。当引流液量逐渐减少、颜色逐渐变淡至浆液性，做好拔管准备。

（5）药物治疗与护理：术后继续应用有效抗生素，控制感染，防止并发症。切口疼痛可适当给予止痛剂，用药后注意观察镇痛效果和药物的副作用，如抑制肠蠕动和发生尿潴留。使用止痛剂后应注意鼓励、协助病人活动，促进肠蠕动的恢复；对尿潴留的病人可采用诱导排尿的方法，必要时可留置导尿。

（6）并发症的观察与护理

1）出血：阑尾系膜结扎线松脱可引起系膜血管出血，表现为腹痛、腹胀和失血性休克等。护士应注意观察有无腹部隆起，血压进行性下降，脉快，面色苍白，引流管引出血性液等。一旦发生出血，应立即建立静脉通路，按医嘱输血、补液，积极术前准备。

2）切口感染：是阑尾切除术后最常见的并发症，多见于化脓性或穿孔性阑尾炎。表现为术后2～3日体温升高，切口局部胀痛或跳痛、红肿、压痛等。通过排出脓液，放置引流，定期换药，一般于短期内可愈合。术后应注意切口的情况，倾听病人有无切口疼痛的主诉，观察切口敷料有无血性或脓性渗出，及时通知医生查找原因。

3）粘连性肠梗阻：与局部炎性渗出、手术损伤和术后长期卧床等因素有关。鼓励病人术后早期活动，促进肠蠕动恢复，预防肠粘连的发生。完全性肠梗阻者应积极配合医生做好手术治疗的准备。

4）阑尾残株炎：阑尾切除时若残端保留过长超过1cm，术后残株易炎症复发，仍为阑尾炎的表现。症状较重应再次手术切除阑尾残株。

5）粪瘘：原因多见于残端结扎线脱落、盲肠原有结核或癌肿、手术时盲肠组织水肿易损伤。可有类似阑尾周围脓肿的表现。经非手术治疗多可自行闭合，少数需手术治疗。如果引流管或切口流出粪便样物，应及时通知医生。

（三）健康指导

1．对非手术治疗的病人，应向其解释禁食的目的，教会病人观察腹部症状和体征的变化，如果出现腹痛加重等情况，应及时通知医护人员。

2. 指导病人术后饮食　鼓励病人摄入蛋白质、纤维素丰富的食物，以利于切口的愈合并促进肠蠕动恢复。恢复饮食时应循序渐进，由流质饮食开始逐渐向普食过渡；避免暴饮暴食；注意饮食卫生，避免进食不洁、变质的食品。

3. 向病人介绍术后早期离床活动的意义，协助病人尽早下床活动。

4. 病人出院后，若出现腹痛、腹胀等不适，应及时就诊。

【护理评价】

经过治疗和护理，病人是否达到：①主诉疼痛或不适减轻；②能够耐受手术；③主动配合治疗和护理；④未发生并发症或并发症被及时发现和处理。

二、慢性阑尾炎病人的护理

慢性阑尾炎（chronic appendicitis）具有以下特点：①大多数病人由急性阑尾炎转变而来，少数开始即呈慢性过程，主要病变为阑尾壁不同程度的纤维化和慢性炎症细胞浸润；②病人既往常有急性阑尾炎发作史，症状可能不重或不典型；③经常有右下腹局限性压痛，位置较固定，部分病人左侧卧位时可触及条索状阑尾；④X线钡剂灌肠透视检查可见阑尾不显影或排空延迟，72小时透视复查见阑尾腔内有钡剂残留。

诊断明确后可手术切除阑尾，并行病理检查证实诊断。慢性阑尾炎的手术前后护理同急性阑尾炎，应根据其特点制订相关的护理措施。

第四节　结直肠癌病人的护理

❖ **学习目标** ···

　　识记：

　　1. 能概述结直肠癌的病因、病理特点。

　　2. 能概括结直肠癌的症状、体征、辅助检查的临床意义。

　　理解：

　　能够比较左、右半结肠癌临床表现的异同点。

　　运用：

　　能根据结直肠癌病例提出护理诊断、护理措施和健康指导的主要内容。

结肠癌（colon cancer）和直肠癌（carcinoma of rectum）统称为大肠癌，是胃肠道常见的恶性肿瘤，发病率仅次于肺癌、胃癌、肝癌，位于恶性肿瘤发病率的第4位。结肠癌好发于乙状结肠，癌肿多为单个。41～65岁发病率最高，我国近20年来的发病率明显上升，且有多于直肠癌的趋势。直肠癌发生在乙状结肠直肠交界处至齿状线之间。在我国直肠癌发病年龄中位数在45岁左右，青年人

（<30 岁）发病率有增高趋势，低位直肠癌占直肠癌的 65%～75%。近年来随着消化道吻合器的应用，许多直肠癌病人免去了人工肛门（artificial anus）的苦恼，极大地提高了病人的生活质量。

【病因】

大肠癌的确切病因尚未明确，目前主要认为是环境和遗传因素综合作用的结果。许多高危因素已经被逐渐认识：①缺乏新鲜蔬菜及纤维素食品，使肠蠕动减慢，增加了粪便和肠黏膜的接触时间。②过多的动物脂肪及动物蛋白摄入，在肠道产生致癌物质。③缺少适度的体力活动，肠道蠕动减少，菌群改变，胆酸和胆盐含量增加，导致肠黏膜损害。④遗传易感性，如遗传性非息肉性结肠癌家族成员是结肠癌的高危人群。⑤癌前期疾病，如家族性肠息肉病、结肠腺瘤、溃疡性结肠炎、结肠血吸虫病肉芽肿、克罗恩病等。

在结肠癌中，有半数以上来自腺瘤癌变，随着生物技术的发展，已经明确细胞向癌的演变经历 10～15 年，有多个基因参与遗传突变。

【病理】

（一）大体分型

大肠癌分早期大肠癌和进展期大肠癌。进展期大肠癌大体可分为：①隆起型（图 37-4-1）：肿瘤向肠腔内生长，恶性程度较低，结肠癌中好发于右侧结肠，尤其是盲肠；②浸润型（图 37-4-2）：肿瘤沿肠壁浸润，易致肠腔狭窄和肠梗阻，结肠癌中好发于左侧结肠；③溃疡型（图 37-4-3）：肿瘤向肠壁深层生长，并向周围浸润，早期易出血，转移较早，恶性程度高，是大肠癌最常见的类型。

（二）组织学分型

结肠癌按组织学分型较常见的有：①腺癌：占结肠癌的大多数；②黏液癌：预后较腺癌差；③未分化癌：易侵入小血管和淋巴管，预后最差。

直肠癌组织学分型有：①腺癌：可进一步分类，其中管状腺癌和乳头状腺癌占 75%～85%，黏液腺癌占 10%～20%，印戒细胞癌、未分化癌较少且预后差；②腺鳞癌：也称腺棘细胞癌，中度及低度分化，主要见于直肠下段和肛管，较少见。

（三）转移途径

1. 淋巴转移　是大肠癌主要的转移途径。

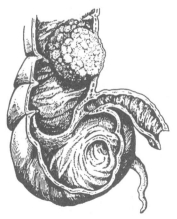
图 37-4-1　隆起型结肠癌

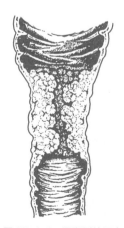
图 37-4-2　浸润型结肠癌

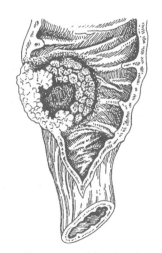
图 37-4-3　溃疡型结肠癌

2. 血行转移 多见于肝脏，其次是肺、骨等；肿瘤导致肠梗阻和手术时挤压，易造成血行转移。

3. 直接浸润 癌肿可直接浸润邻近器官。乙状结肠癌常侵犯膀胱、子宫、输尿管。横结肠癌可侵犯胃壁，甚至形成内瘘。直肠癌可侵入子宫、膀胱等。

4. 种植转移 癌细胞脱落，可在腹膜种植转移。直肠癌种植转移较少见，仅偶见于上段直肠癌。

【护理评估】

（一）健康史

评估病人的饮食、活动等生活习惯，既往有无癌前期疾病，是否有结直肠癌的家族史。

（二）身体状况

1. 结肠癌

（1）症状：在结肠癌早期，病人多无特殊症状，随着病程的发展产生下列症状。

1）排便习惯、粪便性状改变：常为最早出现的症状，可表现为排便次数增多、腹泻、便秘、便中带血、脓或黏液。

2）腹痛：出现较早，呈持续性隐痛，定位不确切，发生肠梗阻时腹痛加剧或为阵发性绞痛。

3）肠梗阻症状：一般属结肠癌的晚期症状，主要表现为腹胀和便秘，完全性梗阻时，症状加剧。

4）全身症状：出现贫血、消瘦、乏力、低热等，晚期可出现肝大、黄疸、腹水、水肿、锁骨上淋巴结肿大及恶病质等。

（2）体征：腹部可触及肿块，大多坚硬，呈结节状，多为癌肿本身，有时为肠梗阻近侧肠腔内的积粪。右、左半结肠癌因癌肿病理类型和部位不同，临床表现也有区别（表37-4-1）。

表37-4-1　左、右半结肠癌临床表现比较

	右半结肠癌	左半结肠癌
生长方式	突出于肠腔，呈菜花状	浸润生长，引起环状狭窄
血便	血与粪便混合	粪便表面染有鲜血
肠梗阻	较少见	多见
主要表现	消瘦、贫血、腹部包块	便秘、腹泻、便血

2. 直肠癌 早期多无明显症状，癌肿破溃形成溃疡或感染时才出现症状。

（1）癌肿破溃感染症状：大便表面带血及黏液，甚至脓血便。80%～90%的直肠癌病人会出现便血。

（2）直肠刺激症状：便意频繁，排便习惯改变，排便前肛门下坠感、里急后重、排便不尽感，晚期有下腹疼痛。便频发生率为60%～70%。

（3）肠腔狭窄症状：随着癌肿的生长肠腔狭窄，大便变细、变形。当癌肿造成肠管部分梗阻后则有腹痛、腹胀、排便困难等不完全肠梗阻的表现。

（4）晚期症状：癌肿侵犯邻近器官产生相应症状，侵犯膀胱可有尿频、尿痛、血尿，侵犯骶前神经可有骶尾部剧烈疼痛。肝转移时出现恶病质表现。

（三）辅助检查

1．**便常规**　注意有无红细胞、脓细胞。

2．**大便潜血试验**　可用于大规模普查或高危人群的初筛，阳性者可进一步检查。发病早期即可能有少量出血，潜血试验阳性有助于早期诊断。试验前3天禁食大量绿色蔬菜、肉类、肝脏、血类食品、含铁药物，第4天起连续留取大便标本3天，每次从大便的不同部位留取，做2次试验，共6次潜血检查，持续阳性者恶性肿瘤可能性大。

3．**直肠指诊和直肠镜检查**　低位直肠癌在我国占65%～75%，能在直肠指诊时触及，可以明确癌肿距肛缘距离，癌肿大小、范围、固定程度、与周围脏器的关系等。直肠镜检查是明确直肠癌最有效、可靠的方法，同时可取活组织进行病理检查。

4．**纤维结肠镜、X线钡剂灌肠或气钡双重对比造影检查**　可显示结肠癌癌肿的部位和形态。纤维结肠镜尚可取活组织进行病理检查明确诊断。

5．**B型超声和CT扫描**　有助于了解有无肝内转移，肿大淋巴结和腹部肿块的情况，盆腔内扩散情况，以及有无侵犯胃、膀胱、子宫、输尿管等邻近脏器。

6．**血清癌胚抗原**（carcino-embryonic antigen，CEA）　特异性不高，但有助于判断结直肠癌预后和复发。CA19-9也是对直肠癌诊断和术后监测有意义的肿瘤标记物。

（四）心理-社会状况

结直肠癌的症状涉及排泄等个人隐私，病人往往羞于启齿，加之检查时的尴尬和不适，常使病人逃避就诊而失去早期发现、早期诊断的机会。延误诊治会极大降低生存率，造成病人和家庭的遗憾和极大的痛苦。

病人得知病情后，会感到难以承受和孤立无助，诊疗费用又比较昂贵，易使病人产生严重的焦虑和烦恼。若病情需要做结肠造口（colostomy）时，病人将备受打击，感到失去自尊，影响自我形象，严重者失去生活的信心。

因此，护士应鼓励病人表达自己的想法，注意病人的切身感受和疾病对病人、家庭的影响，评估病人和家属对疾病的认识，对手术的接受程度，对手术前配合知识的了解程度，对结肠造口的心理承受能力，家庭对病人诊疗经费的经济承受能力。

【常见护理诊断／问题】

1．**焦虑**　与惧怕癌症、手术及顾虑人工肛门的影响有关。

2．**知识缺乏**：缺乏有关肠道准备及人工肛门的护理知识。

3．**体像紊乱**　与腹部建立结肠造口、排便方式改变有关。

4．**潜在并发症**：出血、感染、吻合口瘘。

【计划与实施】

结肠癌采用以手术切除为主，辅以化学药物治疗。结肠癌根治性手术可根据癌肿不同位置决定切除范围，包括癌肿所在的肠袢及其系膜和区域淋巴结。右半结肠切除术（图37-4-4）适用于盲肠、升结肠、结肠肝曲的癌肿，横结肠切除术（图37-4-5）适用于横结肠癌，左半结肠切除术（图37-4-6）适用于结肠脾曲和降结肠癌，乙状结肠癌的根治切除术（图37-4-7）要根据乙状结肠的长短和癌肿的部位决定切除范围。结肠癌并发急性肠梗阻，应在胃肠减压、纠正水和电解质紊乱、酸碱失衡等准备后及早手术。根据癌肿的部位和病人的情况采用一期肠吻合，或结肠造口，二期手术根治性切除；对肿瘤不能切除者，则行姑息性结肠造口。

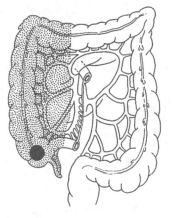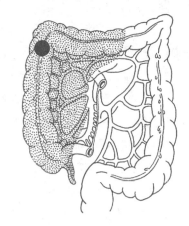

图 37-4-4　右半结肠切除范围

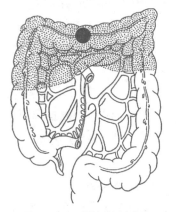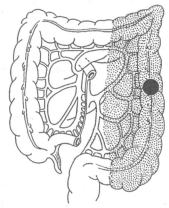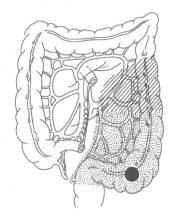

图 37-4-5　横结肠切除范围　　　　图 37-4-6　左半结肠切除范围　　　　图 37-4-7　乙状结肠切除范围

　　直肠癌以手术切除为主，术前、术后辅以放疗和（或）化疗。其他治疗有基因治疗、导向治疗、免疫治疗等，但尚处于探索阶段。低位直肠癌形成肠腔狭窄且不能手术者，可采用电灼、液氮冷冻和激光凝固、烧灼等局部治疗或放置金属支架改善症状。根据癌肿在直肠的位置不同，常用的术式有：①局部切除术：适用于瘤体小、局限于黏膜或黏膜下层、高分化的直肠癌；②腹会阴联合直肠癌根治术（Miles 手术）（图 37-4-8）：适用于腹膜返折以下的直肠癌，在左下腹做乙状结肠永久性单腔造口；③经腹直肠癌切除术（直肠低位前切除术，Dixon 手术）（图 37-4-9）：适用于距齿状线 5cm 以上的直肠癌，保留正常肛门；④经腹直肠癌切除、近端造口、远端封闭手术（Hartmann 手术）（图 37-4-10）：适用于一般情况差，不能耐受 Miles 术或急性肠梗阻不宜行 Dixon 术的病人。直肠癌根治术有多种手术方式，腹腔镜下施行 Miles 手术和 Dixon 手术具有创伤小，恢复快的优点。晚期，直肠癌侵犯子宫时行后盆腔脏器清扫，一并切除子宫；侵犯膀胱时，行全盆腔清扫，一并切除膀胱（男性）或子宫、膀胱。

　　直肠癌根治术有多种手术方式，以 Miles 术和 Dixon 术为经典，目前可以采用腹腔镜下施行手术，具有创伤小、恢复快的优点，但对需行盆腔淋巴结清扫、周围侵犯脏器处理时有困难。

　　经过治疗和护理，病人能够：①正视疾病和手术，积极配合术前准备；②恢复一定的排便方式，学会人工肛门的自我护理；③并发症得到预防或及时发现和处理。

（一）术前护理

　　1. **心理护理**　检查和术前准备时注意保护病人的隐私。对需做结肠造口的病人，说明手术

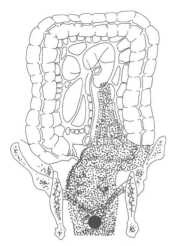

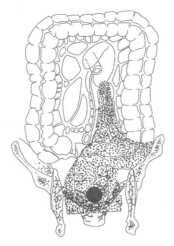

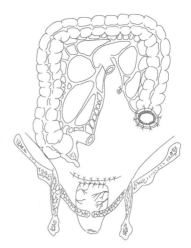

图 37-4-8 Miles 手术   图 37-4-9 Dixon 手术   图 37-4-10 Hartmann 手术

的必要性，可以结合图片、实物等向病人介绍结肠造口的部位、功能等，说明如果学会正确的处理方法，仍能正常生活、工作。也可通过成功的病例帮助病人增强治疗的信心，同时取得家属的支持与配合。帮助病人寻找社会支持资源，如造口联谊会，帮助病人适应今后的生活和尽快康复。

2. 加强营养 给予高蛋白、高热量、高维生素、易于消化的少渣饮食。肠道准备时可给予静脉输液补充营养。对出现肠梗阻的病人应及时纠正体液失衡，补充适量的水和电解质，提高手术的耐受性。

3. 肠道准备 结直肠癌手术的术前准备十分重要，通过肠道准备使结肠排空，无胀气，尽量减少肠道内的细菌数量，起到减少术中污染，防止术后腹胀、切口感染，利于吻合口愈合的目的。

（1）传统的肠道准备法：①术前 3 天进少渣半流质饮食，术前 2 天起进流质饮食；②术前 3 天，番泻叶 6g 代茶饮或术前 2 天口服泻剂硫酸镁 15～20g 或蓖麻油 10～30ml，每日上午 1 次。手术前 2 天晚用 0.1%～0.2% 肥皂水灌肠 1 次，手术前 1 天晚清洁灌肠；③口服肠道抗生素，减少肠道内细菌，如卡那霉素或甲硝唑。

（2）全肠道灌洗法：术前 12～14 小时起口服 37℃ 左右的等渗平衡电解质液（氯化钠、碳酸氢钠、氯化钾配制而成），产生容量性腹泻，灌洗液不少于 6000ml，需要 3～4 小时。年老、体弱、心肾等脏器功能不全和肠梗阻者不宜使用。

（3）口服甘露醇法：术前 1 日午餐后 0.5～2 小时内口服 5%～10% 甘露醇 1500ml 左右，引起高渗性腹泻。但甘露醇在肠道内可以被细菌酵解，产生因术中使用电刀而易爆炸的气体，应予注意。对年老、体弱、心肾功能不全者禁用。

进行肠道准备时应注意：①评价肠道准备的效果，根据病人的排便情况调节灌肠次数或服用泻药的种类和量；②保证病人安全，避免因虚脱而跌倒等意外；③有肠道梗阻症状者，肠道准备时间需延长；④直肠癌肠腔有狭窄时，应选择粗细合适的肛管，动作轻柔；⑤禁用高压灌肠，以防癌细胞扩散。

4. 造口定位 造口位置对病人术后康复非常重要，术前由医师、造口治疗师、家属和病人共同选择造口位置，乙状结肠造口在左下腹，最好位于腹直肌上。要求：病人能够看到、方便自己护理造口，有足够的粘贴面积，位置隐蔽，不影响衣着、腰带等。应在病人平卧、坐位、站位、下蹲等体位时确定造口位置，并试戴造口袋。

5．其他准备 手术日晨放置胃管和留置导尿管。有肠梗阻症状的病人应及早放置胃管，减轻腹胀。留置导尿管主要是排空膀胱，预防手术时损伤，另外因手术直肠切除使膀胱后倾或骶神经损伤，可引起尿潴留。女病人若肿瘤已侵犯阴道后壁，术前3日每晚需阴道冲洗。

（二）术后护理

1．一般护理 密切观察生命体征，术后应每半小时测量一次，4～6次以后改为每小时一次，病情平稳后延长间隔时间。病情平稳者，可改半卧位。

2．饮食 术后禁食，静脉输液补充营养。术后2～3日肠蠕动恢复或结肠造口开放后可拔除胃肠减压，由流质饮食开始逐渐过渡，术后一周可进少渣饮食，术后2周可进普食，以高热量、高蛋白、高维生素、低渣的饮食为宜。

3．引流管的护理

（1）腹腔、骶前引流管：保持通畅，防止渗血、渗液残留，妥善固定引流管，观察并记录引流液的颜色、性状、量。

（2）留置导尿管：每日两次尿道口常规护理，约放置2周。拔管前先试行夹管，当病人有尿意时或每4～6小时开放一次，训练膀胱舒缩功能，防止排尿功能障碍。

4．结肠造口护理

（1）保护腹壁切口：术后第1天开放造口，开放后取侧卧位，避免粪便污染腹部切口。

（2）保护造口及周围皮肤：注意观察造口肠黏膜的血运情况，有无血运障碍、出血、坏死等，注意有无造口肠段回缩。每次更换造口袋时用棉球、湿纸巾和温水清洁造口和周围皮肤，也可以使用专业造口清洁液，干燥后涂造口护肤粉、皮肤保护膜，防止皮炎和糜烂。长期服用抗生素、免疫抑制剂和激素的病人，尤其注意有无肠造口部位真菌感染。

（3）正确使用造口袋：根据结肠造口情况选择合适的造口袋，以轻便、透明、防臭、防漏和保护周围皮肤的性能为主要标准，常用的造口袋有一件式、两件式，闭口袋、开口袋；术后早期建议使用底盘柔软的透明开口袋，康复期可以选用两件式造口袋，方便清洁和护理。使用过的造口袋可用中性洗涤剂和清水洗净，或用1∶1000氯己定（洗必泰）溶液浸泡30分钟晾干后备用。造口袋内充满1/3排泄物时，应及时更换。

（4）心理护理：护士应帮助病人正确认识并参与造口的自我护理，使病人认识到经过一段时间的实践，可逐渐适应并掌握造口的排便习惯，以后逐渐恢复日常生活，参加适量的运动和社交。

5．并发症的观察和处理

（1）切口感染及裂开：观察体温变化及局部切口有无红、肿、热、痛，术后遵医嘱应用抗生素。Miles术后病人，下肢避免外展，以免引起会阴部伤口裂开。对会阴部切口，可于术后4～7天开始用1∶5000高锰酸钾温水坐浴，每日2次。

（2）出血：观察血压、脉搏的变化，腹部、会阴部切口敷料有无渗血，以及腹部、骶尾部引流情况，及时发现出血。

（3）吻合口瘘：观察腹腔引流和腹部的情况，术后7～10天不可灌肠。若发生瘘，应禁食水，静脉补充营养，保持引流通畅，盆腔持续滴注、吸引。必要时可行横结肠造口转流粪便。

◎ **学科前沿**   结直肠手术应用加速康复外科中国专家共识（2015版）

在临床上，加速康复外科在结直肠手术中的应用最为成功。主要包括：不提倡对拟行结直肠手术的病人常规肠道准备，适用于需要术中结肠镜检查或有严重便秘的病人；目前尚无证据支持有关结直肠术前过长时间的禁食可避免反流误吸的观点；除特殊病人，不推荐常规术前麻醉用药（镇静及抗胆碱药）；直肠手术鼓励应用微创技术，结肠开放手术应用 ERAS 取得的效果也很好；术后不应常规使用鼻胃管减压；避免术中低温；减少术中及术后液体及钠盐的输入量；结肠切除术不推荐常规放置腹腔引流管；推荐在胸段硬膜外止痛时，使用导尿管 24 小时后就应考虑拔除，行经腹低位直肠前切除术时，应放置导尿管 2 天左右；应重视预防及治疗术后肠麻痹；术后镇痛提倡多模式镇痛方案，口服营养在手术前以及术后 4 小时就开始。

（三）健康指导

1. 保持心情舒畅，劳逸结合，尽快恢复以往的生活和社交。

2. 积极预防和治疗与结直肠癌相关的疾病，定期检查，防止癌变。

3. 指导结肠造口病人合理安排饮食，注意饮食卫生，避免易引起腹泻、便秘、易产气、或有刺激性气味的食物。忌食生冷、辛辣食物，避免腹泻；避免进食产气或有刺激性气味的食物，如洋葱、萝卜、豆类、空心菜、啤酒等；避免食用引起便秘的食物，如瘦牛肉、油炸花生、柿子等。注意进食后排便的时间，逐渐养成定时排便的习惯。

4. 指导病人出院后扩张造口，戴手套后将手指蘸取润滑剂伸入造口内，每 1～2 周一次，每次 20 分钟，持续 2～3 个月。若发现造口狭窄、排便困难应及时就诊。指导病人采用一件式或两件式造口袋自然排便，或定时造口灌洗（38～41℃温水 500～1000ml），以减少自然排便的次数，训练有规则的肠道蠕动，逐渐建立近似正常人的排便行为。

5. 术后 3 个月内避免重体力劳动，以免腹压增加导致肠管脱出。

6. 结直肠癌病人出院后一般 3～6 个月复查一次，共 2 年，然后每 6 个月 1 次，总共 5 年，5 年后每年 1 次。化疗的病人，要定期检查血常规，注意白细胞和血小板计数。

【护理评价】

经过治疗和护理，病人是否达到：①焦虑减轻；②掌握与疾病有关的治疗护理配合方面的知识；③正视并参与结肠造口的护理；④术后并发症得到预防或及时发现和处理。

第五节　肛管疾病病人的护理

❖ 学习目标

识记：

1. 能描述下列概念：肛裂、肛瘘、痔。

2. 能概述肛管疾病的病因、病理特点。

3. 能概括肛管疾病的症状、体征、辅助检查。

理解：

比较几种常见肛管疾病的临床表现特点。

运用：

能根据肛管疾病病例提出护理诊断、护理措施和健康指导的主要内容。

肛管疾病发病率较高，常见的有肛裂、肛瘘和痔。肛裂（anal fissure）是齿状线下肛管皮肤层裂伤形成的溃疡。多见于青中年人，大多数肛裂位于肛管的后正中线，其次为前正中线，侧方较少见。肛瘘（anal fistula）是肛门周围的肉芽肿性管道，由内口、瘘管、外口三部分组成。任何年龄均可发病，多见于青壮年男性。痔（hemorrhoid）是直肠下段黏膜和肛管的静脉丛淤血、扩张和屈曲所形成的静脉团。痔是最常见的肛肠疾病，也是成人常见病，发病率随年龄增长而增高。

【病因与病理】

（一）肛裂

肛裂形成可能与多种因素有关，长期便秘、粪便干结引起排便时的机械性创伤是多数肛裂形成的直接原因。

肛裂为纵向、椭圆形或梭形溃疡或感染的裂口，急性和慢性肛裂的裂口外观不同（表37-5-1）。裂口上端的肛门瓣和肛乳头水肿，形成肥大乳头；下端皮肤形成突出于肛门外的袋状反垂，称"前哨痔"（图37-5-1）。肛裂、乳头肥大和"前哨痔"常同时存在，称为肛裂"三联征"。

表37-5-1 急性肛裂和慢性肛裂的裂口情况对比

病程	边缘	底部	颜色	瘢痕
急性肛裂	整齐	浅而有弹性	鲜红	无
慢性肛裂	不整齐	深而质硬	灰白	纤维化增厚

（二）肛瘘

大部分肛瘘由直肠肛管周围脓肿引起，炎性肠病、恶性肿瘤、肛管外伤感染也可引起肛瘘，但较少见。肛瘘的内口多在齿状线上肛窦处，多为一个；外口在肛周皮肤上，可为一个或多个，因生长较快脓肿常假性愈合；瘘管由纤维组织和肉芽组织增生形成。

按瘘口和瘘管的数量可分为：①单纯性肛瘘，只有一个瘘管；②复杂性肛瘘，有多个瘘口和瘘管。按瘘管位置高低分为：①低位肛瘘，瘘管位于外括约肌深部以下；②高位肛瘘，瘘管位于外括约肌深部以上。按瘘管与括约肌的关系可分为肛管括约肌间型、经肛管括约肌型、肛管括约肌上型、肛管括约肌外型（图37-5-2）。

（三）痔

痔的病因尚未完全明确，目前有以下学说。

1. 肛垫下移学说　肛垫是位于直肠末端的组织垫，排便时被推向下，排便后依靠自身收缩回到肛管内，反复便秘、腹压增高等因素使肛垫的回缩作用减弱，出现充血、下移而形成痔。

2. 静脉曲张学说　认为痔的形成主要因静脉扩张淤血形成。直肠静脉自身的解剖因素是出现血液淤积和静脉扩张的基础；长期坐立、便秘、妊娠、腹水、排尿困难、长期咳嗽及盆腔巨大

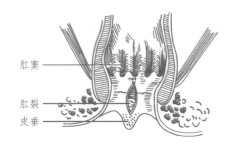

肛窦

肛裂

皮垂

图 37-5-1 肛裂

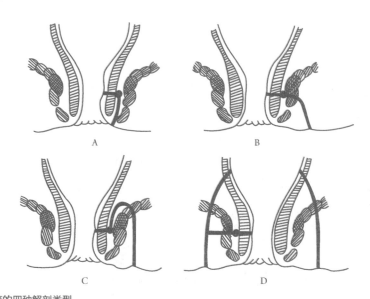

图 37-5-2 肛瘘的四种解剖类型
A.肛管括约肌间型；B.经肛管括约肌型；C.肛管括约肌上型；D.肛管括约肌外型

肿瘤等许多腹内压增高因素可致直肠静脉扩张淤血而形成痔。

此外，肛周感染、长期饮酒、刺激性食物、营养不良等可诱发痔的发生。痔所在的部位不同，可分为内痔、外痔和混合痔3种（图37-5-3）。内痔由直肠上静脉丛形成，位于齿状线以上。内痔分为4度。Ⅰ度：便时出血，痔不脱出肛门；Ⅱ度：常便血，便时痔脱出肛门，便后自行回纳；Ⅲ度：偶便血，痔在腹内压增加时脱出肛门，需用手回纳；Ⅳ度：偶便血，痔长期脱出肛门，不能回纳或回纳后又脱出。外痔由直肠下静脉丛形成，位于齿状线下方。表现为肛管皮肤下有一个至数个椭圆形突出。血栓性外痔最常见，结缔组织外痔（皮垂）及炎性外痔较常见。混合痔因直肠上下静脉丛互相吻合，齿状线上、下静脉丛同时曲张形成。可由Ⅲ度以上的内痔发展而来。

【护理评估】

（一）健康史

1．**肛裂**　了解病人的饮食习惯、排便习惯，是否经过治疗，有无其他伴随疾病，如心血管疾病、糖尿病等。

2．**肛瘘**　询问病人有无直肠肛管周围脓肿、结核、溃疡性结肠炎、克罗恩病、恶性肿瘤、肛管外伤感染等疾病史。

3．**痔**　了解病人有无长期坐立、便秘、妊娠、排尿困难、长期咳嗽等腹内压增高因素，有无盆腔巨大肿瘤、腹水、前列腺肥大等疾病史。是否存在肛周感染、长期饮酒、进食大量刺激性

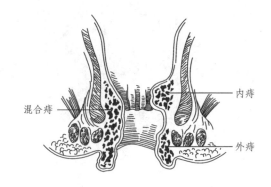

图 37-5-3　痔的分类

食物、营养不良等可诱发因素。

（二）身体状况

1. 肛裂　病人常有便秘史，典型表现为疼痛、便秘和出血。

（1）疼痛：排便时干硬的粪便直接刺激裂口产生排便时疼痛，持续数分钟；排便后肛门括约肌较长时间的反射性痉挛产生排便后疼痛，持续半小时到数小时。

（2）便秘：形成肛裂后病人因疼痛惧怕排便，久之形成便秘，便秘又加重肛裂，形成恶性循环。

（3）出血：鲜血见于粪便表面、便纸上或便时滴出。

2. 肛瘘

（1）症状：肛瘘外口流出少量脓性、血性或黏液性分泌物为主要症状。分泌物刺激肛门周围皮肤引起瘙痒，有时形成湿疹。当瘘管形成脓肿时，可出现明显的疼痛，并伴有发热、寒战、乏力等全身感染症状；随着脓肿的破溃症状得到缓解。反复形成脓肿是肛瘘的特点。

（2）体征：检查时可见肛周皮肤上单个或多个外口，为红色乳头状突起，压之可见分泌物流出。直肠指检时内口处有轻压痛，有时可扪及硬结样内口及条索样瘘管。

3. 痔

（1）症状：便血在内痔和混合痔最常见，其特点是间歇无痛性便后出血，表现为便时带血、滴血或喷射状出血，可自行停止，长期便血可导致贫血。当内痔或混合痔合并血栓形成、嵌顿、感染时可出现激烈疼痛。脱出的痔块常有黏液分泌物，可刺激肛门周围皮肤引起瘙痒或湿疹。

（2）体征：外痔在肛门表面可见，为红色或暗红色硬结，大小不一。Ⅱ度以上的内痔或混合痔可脱出肛门，较大的痔块若被嵌顿，可致水肿、淤血甚至坏死，成为嵌顿性痔或绞窄性痔。

（三）辅助检查

肛门镜检查：有时可发现肛瘘的内口，由外口注入亚甲蓝溶液可判断内口位置。碘油瘘管造影检查可明确瘘管走向。可通过肛门镜检查了解内痔痔块情况。

（四）心理－社会状况

由于病变部位隐私，病人常常不愿意及时就诊；剧烈的疼痛常常严重影响病人的生活质量，可以导致病人焦虑、不能专心工作和学习等。护士应了解病人的心理感受和疾病对生活、工作等的影响程度；对疾病预防、治疗效果、术后康复的了解程度；对手术治疗、护理配合的认知程度和接受程度。

【常见护理诊断／问题】

1. 急性疼痛　与肛管疾病或手术切口有关。

2．**便秘**　与肛周疼痛惧怕排便有关。

3．**知识缺乏**：缺乏有关疾病治疗的知识及预防康复知识。

4．**潜在并发症**：切口感染、出血、尿潴留、肛门失禁、肛门狭窄。

【计划与实施】

急性或初次发作的肛裂可用坐浴、软化大便的方法治疗；慢性肛裂还要加以扩肛的方法。手术治疗适用于上述方法无效、反复发作、且症状较重者；术式包括肛裂切除术、肛管内括约肌切断术。

肛瘘不能自愈，必须手术治疗。治疗原则是：切开瘘管形成敞开的创面，促进愈合。术式根据内口位置、瘘管与括约肌的关系来选择，可采用瘘管切开术、挂线疗法、肛瘘切除术。手术关键在于避免损伤肛门括约肌，防止肛门失禁。

痔的治疗应遵循下列原则：①保守治疗为主；②无症状的痔不必治疗；③有症状的痔以减轻、消除症状为主，并非根治。保守疗法可通过改善饮食结构、坐浴、局部用药等方法对症治疗，注射疗法和胶圈套扎疗法成为痔的主要治疗方法。手术疗法主要适用于病程迁延、出血重、痔核脱出、混合痔及血栓性外痔等非手术治疗无效者；术式有痔单纯切除术、痔上黏膜环切术、血栓外痔剥离术。

经过治疗和护理，病人能够：①疼痛减轻或缓解；②以最佳的身心状态接受手术；③并发症得到预防或及时发现和处理。

（一）手术前病人的护理

1．**排便的护理**

（1）保持大便通畅：多吃新鲜蔬菜、水果及多饮水，避免饮酒和刺激性食物。便秘者，可服用缓泻剂，如蓖麻油、液体石蜡等。

（2）活动：适当增加运动量，促进肠蠕动，避免长期保持一种姿势，如久站、久坐、久蹲。

（3）避免跌倒：因便秘使病人长时间下蹲以及痔反复便血导致的贫血，病人容易头晕而跌倒受伤，排便时可采用坐便或有人陪伴。

2．**坐浴**　每天用1∶5000高锰酸钾溶液3000ml坐浴2～3次，包括便后坐浴，每次20～30分钟，温度为43～46℃。注意使用消毒的盆具，避免烫伤。

3．**术前准备**

（1）肠道准备：术前3日进少渣饮食，并口服缓泻剂和肠道杀菌剂，术前1日全流质饮食，术前晚或术日晨清洁灌肠。

（2）皮肤准备：做好肛周术野皮肤准备，保持肛门皮肤干净，女性已婚病人术前冲洗阴道。

（二）手术后病人的护理

1．**疼痛的护理**　手术后肛门疼痛，可适当应用镇痛剂，必要时放松填塞物。仰卧位时，臀部垫气圈，防止伤口受压。

2．**饮食**　术后2～3日内进流质饮食，以后改为无渣或少渣饮食。

3．**排便护理**　术后48小时内服用阿片酊控制排便，尽量避免术后3天内解大便，利于切口愈合。排便时防止用力，避免崩裂伤口。若有便秘，可口服缓泻剂，禁忌灌肠。

4．**温水坐浴**　术后每次排便后或更换敷料前用坐浴，方法同术前。

5．**预防并发症**

（1）切口感染：注意观察切口敷料有无脓性分泌物，监测病人体温变化，遵医嘱及时给予抗生素预防感染。

（2）切口出血：门诊病人应做好观察，住院病人注意严密观察血压、脉搏、呼吸及伤口渗血情况。如果病人有面色苍白、头晕、心慌、脉速等内出血表现，或有急迫便意和肛门坠胀感，排便出现大量鲜血和血块等情况应及时通知医生，立即建立静脉通路快速输液。

（3）尿潴留处理：手术、麻醉、疼痛和肛管内填塞敷料等原因可造成尿潴留。术后 24 小时内，可每 4 ~ 6 小时嘱病人排尿一次。一旦发生尿潴留，可通过诱导、针刺或导尿等方法处理。

（4）肛门狭窄、肛门失禁：注意病人有无大便变细或大便失禁等现象。术后 5 ~ 10 日内可用示指扩肛，每日 1 次，防止肛门狭窄；并指导病人有便意时即应排便。肛门括约肌松弛者术后 3 日可作肛门收缩舒张运动。

（三）健康指导

1. 养成良好的排便习惯　养成每日定时排便的习惯。避免排便时阅读，以免延长蹲坐时间，引起肛管持续下坠、加剧局部静脉扩张淤血。粪便干结时及时采取措施，避免便秘。

2. 注意饮食调节，多吃蔬菜、水果，多饮水，避免辛辣等刺激性食物和大量饮酒。

3. 长期坐站位工作的人，提倡做保健操。

4. 若创面未完全愈合，出院后坚持便后坐浴。

5. 出现大便变细或失禁时，指导病人进行肛门扩张或肛门舒缩练习。

6. 出现排便困难等及时就诊。

【护理评价】

经过治疗和护理，病人是否达到：①疼痛减轻；②排便正常；③掌握有关疾病知识；④并发症得到预防，或被及时发现和处理。

（尹　兵）

◇ 思考题

1. 男性，32 岁，以"突发性腹痛 3 小时"急诊入院。病人 3 小时前突然出现腹痛，呈阵发性，绞痛，伴呕吐，急诊收入病房，给予禁食，胃肠减压。4 小时后病人腹痛加剧，呈持续性，胃肠减压引出血性液体。查体：T 37.6℃，P 94 次 / 分，R 20 次 / 分，BP 90/55mmHg，右下腹包块，边界不清，压痛，反跳痛，白细胞升高。既往史：3 年前因急性坏疽性阑尾炎行阑尾切除术。诊断：急性肠梗阻。

（1）护士在病情观察时应注意哪些问题？

（2）提出病人 2 个主要的护理诊断及相应的护理措施。

2. 男性，32 岁，以"腹痛、黏液脓血便反复发作 6 年，复发 2 天"为主诉入院。病人 6 年前开始无明显诱因出现下腹痛，腹泻，为黏液脓血便，伴里急后重，每日 6 ~ 7 次，经治疗后好转，此后，上述表现反复发作，并多次入院治疗。2 天前，因进食冷饮后出现腹痛，呈阵发性，腹泻，为黏液脓血便，每日 7 ~ 8 次，便后疼痛缓解，并伴有发热，今为系统诊治入院。查体：T 38℃、P 84 次 / 分、R 18 次 / 分、

BP 120/70mmHg，神清、精神尚可，腹平软，左侧腹部压痛，尤以左下腹部明显，无反跳痛及肌紧张，肠鸣音6次/分。辅助检查：便常规检查外观呈黏液状样，潜血阳性，结肠镜检查为溃疡性结肠炎。

（1）入院后病情观察的要点是什么？

（2）指导病人如何服药？

3. 女性，29岁，因转移性右下腹痛22小时来诊。查体：体温38.8℃；右下腹有固定压痛，肌紧张和反跳痛明显。血常规：白细胞14.5×10^9/L，中性粒细胞90%。诊断：急性阑尾炎。

（1）此时病人最主要的护理诊断是什么？应采取哪些护理措施？

（2）若急诊手术治疗，应做好哪些术前准备？

4. 女性，25岁，因大便次数增多，黏液血便10个月就诊，查体：T 37.2℃，BP 110/70mmHg，消瘦，面色苍白，直肠指诊：距肛缘4～5cm触及质硬肿物，活动度差，指套染血。诊断：直肠癌，入院拟行手术治疗。

（1）病人术前准备的重点是什么？

（2）分析病人目前存在哪些护理问题？

（3）术后应如何指导病人进行排便的自我护理？

5. 男性，64岁，大便后常滴鲜血，用力提重物后有软块从肛门露出，近几日便血减少，便后有肿物脱出，不能自行回缩，有疼痛。查体：肛门外见一暗红色肿物，1.5cm×2.0cm，触疼。既往便秘4年。入院后准备行手术治疗。

（1）病人手术前应做好哪些准备？

（2）术后如何对病人进行健康指导？

38

第三十八章
肝脏疾病病人的护理

38章

第一节　肝炎病人的护理

❖ 学习目标

识记：

1. 能复述病毒性肝炎的概念、流行病学特点。

2. 能概述急性肝炎、慢性肝炎、重型肝炎、淤胆型肝炎的临床表现与治疗护理要点。

3. 能简述病毒性肝炎肝功能检查的内容、乙型肝炎病毒标志物检测的内容和临床意义。

4. 能说出病毒性肝炎的主要护理诊断。

理解：

能够比较急性肝炎、慢性肝炎、重型肝炎、淤胆型肝炎、肝炎肝硬化的临床表现及治疗护理之间的异同点。

运用：

能运用护理程序对各型肝炎病人进行评估、制订护理计划、提供健康指导。

肝炎的原因很多，其中最常见的是病毒性肝炎（viral hepatitis），本节主要介绍病毒性肝炎病人的护理。

病毒性肝炎是由多种肝炎病毒引起，以肝脏损害为主的一组全身性传染病。目前按病原学明确分类的有甲型、乙型、丙型、丁型及戊型五型肝炎病毒。各型病毒性肝炎临床表现相似，以疲乏、食欲减退、厌油腻、肝大、肝功能异常为主要表现，部分病例可出现黄疸，无症状感染常见。甲型及戊型肝炎主要表现为急性感染，经粪－口途径传播；乙型、丙型及丁型肝炎主要表现为慢性感染并可发展为肝硬化或肝细胞癌，主要经血液、体液等胃肠外途径传播，重型肝炎病死率高。

【病原学】

目前已证实，导致病毒性肝炎的肝炎病毒有甲、乙、丙、丁、戊五型。除乙型肝炎病毒属DNA病毒外，其余均属RNA病毒。

（一）甲型肝炎病毒

甲型肝炎病毒（hepatitis A virus，HAV）属于嗜肝RNA病毒属。HAV直径为27~32nm，无包膜。在电镜下可见实心和空心两种球形颗粒，实心颗粒为完整的HAV，有传染性；空心颗粒为未成熟的不含RNA的颗粒，具有抗原性，但无传染性。HAV对外界抵抗力较强，耐酸碱，室温下可生存1周，干粪中25℃能存活30天，在贝壳类动物、污水、海水、泥土中可存活数个月。能耐受60℃ 30分钟，80℃ 5分钟或100℃ 1分钟、紫外线（1.1W，0.9cm）照射1小时、1mg/L的有效氯30分钟、1∶4000甲醛溶液25℃才能使之完全灭活。感染后HAV主要在肝细胞内复制，通过胆汁从粪便中排出。

（二）乙型肝炎病毒

乙型肝炎病毒（hepatitis B virus，HBV）属于DNA病毒。在电镜下可见3种病毒颗粒：①Dane

颗粒，是完整的 HBV 颗粒，直径为 42nm，分为包膜和核心两部分，包膜内含乙型肝炎表面抗原（HBsAg）、糖蛋白与细胞脂质。核心部分含有环状双股 DNA、DNA 聚合酶（DNAP）和核心抗原（HBcAg），是病毒复制的主体。②小球形颗粒。③丝状或核状颗粒。后两种不是完整的病毒颗粒，是 HBV 的一个部分，仅含包膜蛋白。HBV 抵抗力很强，对热、低温、干燥、紫外线及一般浓度的消毒剂均能耐受。在 37℃可存活 7 天，在血清中 30～32℃可保存 6 个月。用 0.1% 高锰酸钾 2～5 分钟、250mg/L 的有效氯 5 分钟、1∶4000 甲醛溶液 37℃ 72 小时、2% 戊二醛 10 分钟、15% 苯酚 15 分钟，加温 100℃ 10 分钟、65℃ 10 小时或高压蒸汽消毒可使之灭活。

（三）丙型肝炎病毒

丙型肝炎病毒（hepatitis C virus，HCV）为黄病毒科丙型肝炎病毒属。HCV 呈球形病毒颗粒，直径为 30～60nm，外有脂质的外壳、囊膜和棘突结构，内由核心蛋白、核酸组成核衣壳。HCV 基因组为线状单股正链 RNA。HCV 对有机溶剂敏感，10% 三氯甲烷可杀灭 HCV。煮沸、紫外线等亦可使 HCV 灭活。血清经 60℃ 10 小时或 1∶1000 甲醛溶液 37℃ 6 小时可使 HCV 传染性丧失。血制品中的 HCV 可用干热 80℃ 72 小时或加变性剂使之灭活。

（四）丁型肝炎病毒

丁型肝炎病毒（hepatitis D virus，HDV）是一种缺陷 RNA 病毒，在血液中必须与 HBV 或其他嗜肝 DNA 病毒共生才能复制、表达抗原及引起肝损害。HDV 呈球形，直径为 35～37nm。

（五）戊型肝炎病毒

戊型肝炎病毒（hepatitis E virus，HEV）为无包膜球形颗粒，直径为 27～34nm，是单股正链 RNA 病毒。HEV 主要在肝细胞内复制，通过胆道排出。HEV 在碱性环境下较稳定，对高热、三氯甲烷、氯化铯敏感。

【流行病学】

我国是病毒性肝炎的高发区。全世界 HBeAg 携带者约 3.5 亿，其中我国约 1.2 亿。全球 HCV 感染者约 1.7 亿，我国约 3000 万。

（一）传染源

甲型、戊型肝炎传染源为急性期病人和隐性感染者，后者数量较前者为多。甲型肝炎病人在发病前 2 周至起病后 1 周从粪便排出的 HAV 数量最多，当血清抗 HAV 出现时，粪便排毒基本停止。乙型、丙型、丁型肝炎的传染源主要是急、慢性病人和无症状病毒携带者，其中慢性病人和无症状携带者作为传染源的意义最大。乙型肝炎的传染性与体液中 HBV DNA 含量呈正比关系。

（二）传播途径

1. 甲型肝炎　主要经粪－口途径传播。粪便污染饮用水源、食物、蔬菜、玩具等可引起流行。水源或食物污染可致暴发流行。日常生活密切接触多为散发性发病，极少见输血传播。

2. 乙型肝炎　①血液、体液传播：血液中 HBV 含量很高，微量的污染血进入人体即可造成感染，如输血及血制品、注射、手术、针刺、共用剃须刀和牙刷、血液透析、器官移植等均可传播。②母婴传播：主要经胎盘、产道分娩、哺乳和喂养等方式传播。③生活密切接触传播：是次要的传播方式，主要与接触各种体液和分泌物有关，唾液、精液和阴道分泌物中均可存在 HBV。④其他传播途径：虽然经破损的消化道、呼吸道黏膜或昆虫叮咬，在理论上有可能，但实际意义未必重要。

3. 丙型肝炎　与乙型肝炎相似。①血液传播：是 HCV 感染的主要方式，包括：输血和血制品、骨髓移植、血液透析、静脉注射毒品、使用未经严格消毒的医疗器械、共用剃刀、牙刷、皮肤划痕、针灸、文身等易经破损的皮肤黏膜传播 HCV。②性传播。③生活密切接触、母婴途径均可传播 HCV。但不如乙型肝炎多见。

4. **丁型肝炎**　与乙型肝炎相似。与 HBV 以重叠感染或同时感染形式存在，以前者为主。

5. **戊型肝炎**　与甲型肝炎相似。

（三）易感人群

1. **甲型肝炎**　抗 HAV 阴性者。感染后可产生持久免疫。以学龄前儿童发病率最高，其次为青壮年。

2. **乙型肝炎**　抗 HBs 阴性者。新生儿普遍易感，婴幼儿是获得 HBV 感染的最危险时期。高危人群包括 HBsAg 阳性母亲的新生儿、HBsAg 阳性者的家属、反复输血及血制品者、血液透析病人、多个性伴侣者、静脉药瘾者、接触血液的医务工作者等。感染后或疫苗接种后出现抗 HBs 者有免疫力。发病以婴幼儿及青少年多见，男性多于女性，有家族聚集现象。

3. **丙型肝炎**　各个年龄组人群普遍易感，受血者、静脉药瘾者、血液透析病人和接触血液的医务工作者是高危人群，多见于成年人。

4. **丁型肝炎**　人类对 HDV 普遍易感，目前仍未发现对 HDV 的保护性抗体。

5. **戊型肝炎**　普遍易感，感染后免疫力不持久。发病以青壮年多见，男性多于女性，孕妇发病率高，病死率高。

（四）流行特征

1. **散发性发病**　乙型、丙型、丁型肝炎以散发性发病为主。

2. **流行暴发**　常见于甲型和戊型肝炎。

3. **季节分布**　我国甲型肝炎以秋冬季为发病高峰，戊型肝炎多发生于雨季或洪水后。乙、丙、丁型肝炎主要为慢性经过，无明显季节性。

4. **地区性差异**　我国属于乙型肝炎的高流行区，发病率乡村高于城市，南方高于北方。丁型肝炎以南美洲、中东等为高发区，我国以西南地区感染率高。戊型肝炎主要流行于亚洲和非洲等发展中国家。

【发病机制】

各型病毒性肝炎的发病机制目前尚未明了。

1. **甲型肝炎**　HAV 经口进入体内后，由肠道进入血流，引起短暂的病毒血症，约 1 周后进入肝细胞内复制，2 周后通过胆汁排出体外。HAV 引起肝细胞损伤的可能机制为：感染早期，HAV 在肝内大量增殖，使肝细胞轻微破坏；随后，细胞免疫起作用，由于 HAV 抗原性较强，激活特异性 T 淋巴细胞，通过直接作用和分泌细胞因子使肝细胞变性、坏死；感染后期，体液免疫亦参与其中，抗 HAV 产生后可能通过免疫复合物机制使肝细胞破坏。

2. **乙型肝炎**　HBV 进入机体后，未被单核 - 吞噬细胞系统清除的病毒迅速通过血流到达肝脏或肝外组织，如胰腺、胆管、脾、肾、淋巴结、骨髓等。病毒包膜与肝细胞膜融合，导致病毒进入肝细胞内开始其复制过程，HBV 的复制启动和激发了机体的免疫反应。肝细胞病变主要取决于机体的免疫应答，尤其是细胞免疫应答。机体免疫反应不同，导致临床表现各异。当机体处于免疫耐受状态，不发生免疫应答，多成为无症状携带者；当机体免疫功能正常时，多表现为急性肝炎；当机体免疫功能低下、不完全免疫耐受、自身免疫反应产生等情况下，可导致慢性肝炎；当机体处于超敏反应，可导致大片肝细胞坏死，发生重型肝炎。乙型肝炎的肝外损伤主要由免疫复合物引起。乙型肝炎慢性化可能与免疫耐受有关系。

3.丙型肝炎 HCV进入机体后,首先引起病毒血症,病毒血症间断地出现于整个病程。目前认为HCV对肝细胞有直接杀伤作用,同时可能有宿主免疫、自身免疫、细胞凋亡等因素参与,导致了HCV对肝细胞的损伤。HCV感染后,由于HCV的高度变异性、对肝外细胞的泛嗜性以及机体对HCV的免疫应答水平低等因素,易致HCV感染慢性化。

4.丁型肝炎 目前认为HDV本身及其表达产物对肝细胞有直接损伤作用。

5.戊型肝炎 细胞免疫是引起肝细胞损伤的主要原因,同时病毒进入血液也可导致病毒血症。

【病理生理】

1.黄疸 以肝细胞性黄疸为主,其原因有:肝细胞坏死,小胆管破裂导致胆汁反流流入血窦;小胆管受压导致胆汁淤积;肝细胞膜的通透性增加;肝细胞对胆红素的摄取、结合、排泄等功能障碍。

2.肝性脑病 在重型肝炎和肝硬化时可致肝性脑病(hepatic encephalopathy),可能与血氨及其他毒性物质蓄积、氨基酸比例失调(芳香族氨基酸增加、支链氨基酸正常或轻度减少)、某些胺类物质(如羟苯乙醇胺)不能被清除等有关。

3.出血 肝功能严重受损时,可以引起出血,主要原因:肝脏合成凝血因子减少;肝衰竭导致应激性溃疡;肝硬化伴脾功能亢进导致血小板减少;DIC导致凝血因子减少和血小板消耗。

4.急性肾功能不全 又称肝肾综合征(hepatorenal syndrome)或功能性肾衰竭。重型肝炎或肝硬化时,由于内毒素血症、肾血管收缩、肾血流减少、有效循环血量下降等因素,导致肾小球滤过率下降,引起急性肾功能不全,其损害是功能性的,但亦可发展为急性肾小管坏死。

5.肝肺综合征 重型肝炎和肝硬化时,由于肺内毛细血管扩张,出现动-静脉分流,严重影响气体交换功能,导致出现肺水肿、间质性肺炎、盘状肺不张、胸腔积液和低氧血症等改变,统称为肝肺综合征。

6.腹水 重型肝炎和肝硬化时,由于醛固酮分泌过多和利钠激素的减少导致钠潴留,是早期腹水产生的主要原因。门脉高压、低蛋白血症和肝淋巴液生成增多是后期腹水的主要原因。

【护理评估】

(一)健康史

询问病人起病前是否进食未煮熟的海产品如毛蚶、蛤蜊等,或饮用受污染的水和食用其他不洁食物史。是否与乙型肝炎病人或HBsAg携带者密切接触史,是否有多个家庭成员发病史,有无输血或输血制品史。询问起病急缓,有无畏寒、发热、食欲缺乏、恶心、呕吐、皮肤黄疸等症状,过去有无肝炎病史,是否接受治疗,效果如何。

(二)身体状况

不同类型病毒引起的肝炎潜伏期不同,甲型肝炎2~6周,平均4周;乙型肝炎1~6个月,平均3个月;丙型肝炎2周~6个月,平均40天;丁型肝炎4~20周;戊型肝炎2~9周,平均6周。根据其临床表现可分为急性肝炎、慢性肝炎、重型肝炎、淤胆型肝炎和肝炎肝硬化。

1.急性肝炎 包括急性黄疸型肝炎和急性无黄疸型肝炎。各型病毒均可引起。

(1)急性黄疸型肝炎:临床经过的阶段性较为明显,可分为3期,病程1~4个月。

1)黄疸前期:表现为:①病毒血症:发热、畏寒、全身乏力等。甲型及戊型肝炎起病急,发热多在38℃以上。乙型、丙型、丁型肝炎起病较慢,常无发热或发热不明显。②消化系统症状：食欲缺乏、厌油腻、恶心、呕吐、腹痛、肝区痛、腹泻等症状。③其他症状：部分乙型肝炎病例可出现荨麻疹、斑丘疹、血管神经性水肿和关节疼痛，尿色逐渐加深，呈浓茶状。肝功能改变主要为丙氨酸氨基转移酶（alanine aminotransferase，ALT）升高。本期持续 5～7 天。

2）黄疸期：发热减退，但尿色继续加深，巩膜、皮肤出现黄疸，约 2 周达高峰，部分病人可有一过性大便颜色变浅、皮肤瘙痒、心动过缓等梗阻性黄疸表现。肝大至肋下 1～3cm，质软、有充实感，有压痛及叩击痛。部分病例有轻度脾大。肝功能改变主要为血清 ALT 和胆红素升高，尿胆红素阳性。本期持续 2～6 周。

3）恢复期：黄疸逐渐消退，症状减轻以至消失，肝脾回缩，肝功能逐渐恢复至正常。本期持续 1～2 个月。

（2）急性无黄疸型肝炎：较急性黄疸型肝炎常见，通常起病较缓慢，症状较轻，表现为乏力、食欲减退、恶心、肝区疼痛、肝大、有轻压痛及叩痛等。肝功能呈轻、中度异常。病程多在 3 个月内。有些病例无明显症状，易被忽视。

2. 慢性肝炎 见于乙型、丙型、丁型肝炎。急性肝炎病程超过半年，或原有乙型、丙型、丁型肝炎或有 HBsAg 携带史因同一病原再次出现肝炎临床表现及肝功能异常者，即为慢性肝炎。根据病情轻重可分为轻、中、重三度。

（1）轻度：病情较轻微，病人反复出现疲乏、头晕、食欲减退、肝区不适、肝稍大有轻压痛，可有轻度脾大。部分病例症状、体征缺如。肝功能指标仅 1 或 2 项轻度异常。

（2）中度：症状、体征、实验室检查介于轻度与重度之间。

（3）重度：有明显或持续的肝炎症状，如乏力、食欲缺乏、腹胀、尿黄、便溏等，伴有肝病面容、肝掌、蜘蛛痣、脾大等表现。ALT 和（或）天冬氨酸氨基转移酶（asparate aminotransferase，AST）反复或持续升高，白蛋白降低、丙种球蛋白明显升高。凡白蛋白（A）≤ 32g/L，总胆红素（TBil）>5 倍正常值上限，凝血酶原活动度（PTA）40%～60%，胆碱酯酶（ChE）<2500U/L，四项中有一项者，即为重度慢性肝炎。

3. 重型肝炎 又称肝衰竭，是病毒性肝炎中最严重的一种类型，各型肝炎病毒均可引起，病死率高。病因及诱因复杂，包括重叠感染、机体免疫状况、妊娠、过度劳累、精神刺激、嗜酒、服用损害肝脏的药物、合并细菌感染、伴有甲状腺功能亢进等其他疾病。可有一系列临床表现：极度乏力，严重消化道症状，嗜睡、性格改变、烦躁不安、昏迷等神经、精神症状，有明显出血现象，凝血酶原时间（PT）显著延长及凝血酶原活动度（PTA）<40%。黄疸进行性加深，血总胆红素（TBil）每天上升 ≥ 17.1μmol/L 或大于正常值 10 倍。可出现中毒性鼓肠，肝臭，肝肾综合征等。可见扑翼样震颤及病理性反射，肝浊音界进行性缩小。胆酶分离，血氨升高等。根据病理组织学特征和病情发展速度，可分为 4 类。

（1）急性肝衰竭（acute liver failure，ALF）：亦称暴发型肝炎（fulminant hepatitis）。特征是起病急，发病 2 周内出现 II 度以上肝性脑病为特征的肝衰竭症状。发病多有诱因。本型病死率高，病程不超过 3 周。

（2）亚急性肝衰竭（subacute liver failure，SALF）：又称亚急性肝坏死。起病较急，发病 15 天～26 周内出现肝衰竭症状。首先出现 II 度以上肝性脑病者，称为脑病型；首先出现腹水及其相关症候者，称为腹水型。晚期可有难治性并发症，如脑水肿，消化道大出血，严重感染，电解质紊乱及酸碱平衡失调。白细胞计数升高，血红蛋白下降，低血糖，低胆固醇，低胆碱酯酶。一旦出现肝肾综合征，预后极差。本型病程较长，常超过 3 周至数个月，容易转为慢性肝炎或肝硬化。

（3）慢加急性肝衰竭（acute-on-chronic liver failure，ACLF）：是在慢性肝病基础上出现的急性肝功能失代偿。

（4）慢性肝衰竭（chronic liver failure，CLF）：是在慢性肝炎或肝炎后肝硬化基础上，肝功能进行性减退导致的以腹水或门脉高压、凝血功能障碍和肝性脑病等为主要表现的慢性肝功能失代偿。

4. 淤胆型肝炎（cholestatic viral hepatitis） 是以肝内淤胆为主要表现的一种特殊临床类型，亦称毛细胆管炎型肝炎。其病程较长，可达 2～4 个月或更长时间。主要表现类似急性黄疸型肝炎，但自觉症状较轻，黄疸较深且具有以下特点：①"三分离"特征：黄疸深、但消化道症状轻，ALT升高不明显，PTA下降不明显；②"梗阻型特征"在黄疸加深的同时，出现全身皮肤瘙痒、大便颜色变浅或灰白；③血清碱性磷酸酶（ALP）、谷胺酰转肽酶（γ-GT）和胆固醇显著升高，尿胆红素增加，尿胆原明显较少或消失。

5. 肝炎肝硬化 根据肝脏炎症状况分为活动性与静止性两型；根据肝组织病理及临床表现分为代偿性肝硬化和失代偿性肝硬化。

（1）活动性肝硬化：有慢性肝炎活动的表现，乏力及消化道症状明显，ALT升高，黄疸，白蛋白下降。伴有腹壁、食管静脉曲张，腹水，肝缩小质地变硬，脾进行性增大，门静脉、脾静脉增宽等门脉高压症表现。

（2）静止性肝硬化：无肝脏炎症活动的表现，症状轻或无特异性，可有上述体征。

（三）辅助检查

1. 血常规 急性肝炎初期白细胞总数正常或略高，黄疸期白细胞总数正常或稍低。重型肝炎时白细胞可升高，红细胞及血红蛋白可下降。肝炎肝硬化伴脾功能亢进者可有血小板、红细胞、白细胞减少的"三少"现象。

2. 尿常规 尿胆红素和尿胆原的检测是早期发现肝炎的简易有效方法。黄疸型肝炎尿胆原和尿胆红素明显增加，淤胆型肝炎时尿胆红素增加，尿胆原减少或阴性。

3. 肝功能检查

（1）血清酶测定：ALT在肝细胞损伤时释放入血，是目前反映肝功能的最常用指标。AST意义与ALT相同，但特异性较ALT低。急性肝炎时，ALT常明显升高；慢性肝炎和肝硬化时ALT轻度或中度升高或反复异常。重型肝炎病人如黄疸迅速加深而ALT反而下降，则表明肝细胞大量坏死，称"胆酶分离"现象。急性肝炎时AST/ALT常小于1，慢性肝炎和肝硬化时AST/ALT常大于1；二者比值越高，预后愈差，病程中AST/ALT比值降低，预后较佳。在其他血清酶中，血清碱性磷酸酶（ALP或AKP）和谷氨酸转肽酶（γ-GT）的显著升高，提示胆汁淤积性黄疸。血清ChE活性明显降低提示肝损害严重。

（2）血清白蛋白：血清白蛋白由肝脏合成，球蛋白主要由浆细胞和单核－吞噬细胞系统合成。在急性肝炎时，血清白蛋白可在正常范围内。慢性肝炎中度以上、肝硬化、重型肝炎时出现白蛋白下降，血清球蛋白浓度上升，从而导致白/球（A/G）比值下降甚至倒置。

（3）血清胆红素：血清胆红素检查包括总胆红素、直接胆红素和间接胆红素。黄疸型肝炎时，直接和间接胆红素均升高。淤胆型肝炎以直接胆红素升高为主。

（4）凝血酶原活动度（PTA）：PTA高低与肝脏损伤程度呈反比。PTA愈低，预后愈差，PTA<40%是诊断重型肝炎的重要依据，亦是判断重型肝炎预后的最敏感实验室指标。

（5）血氨：肝衰竭时清除氨的能力减弱或丧失，导致血氨升高，常见于重型肝炎、肝性脑病病人。

4. 病原学检查

（1）甲型肝炎：①血清抗HAV IgM是HAV近期感染的指标，是确诊甲型肝炎最主要的标志物。在发病后数天即可呈阳性，3～6个月转阴。②血清抗HAV IgG在急性期后期及恢复期出现，

2~3个月达到高峰，持续多年或终身，为保护性抗体。③HAV RNA：RT-PCR检测血或粪中HAV RNA阳性率低，临床少用。

（2）乙型肝炎

1）表面抗原（HBsAg）与表面抗体（抗HBs）：HBsAg在感染HBV 2周后即可呈阳性，HBsAg阳性表明存在HBV感染，阴性不能排除HBV感染。抗HBs为保护性抗体，阳性表示对HBV有免疫力，见于乙型肝炎恢复期、过去感染及乙肝疫苗接种后。

2）e抗原（HBeAg）与e抗体（抗HBe）：急性HBV感染时HBeAg的出现时间略晚于HBsAg。HBeAg与HBV DNA有良好的相关性。HBeAg阳性，提示HBV复制活跃且有较强传染性。HBeAg消失而抗HBe产生称为血清转换（seroconversion）。抗HBe阳转后，病毒复制多处于静止状态，传染性降低。长期抗HBe阳性并不代表病毒复制停止或无传染性，研究显示20%~50%仍可检测到HBV DNA，部分可能由于HBV前C区基因变异，导致不能形成HBeAg。

3）核心抗原（HBcAg）与核心抗体（抗HBc）：血清中HBcAg存在于HBV完整颗粒（Dane颗粒）的核心，游离的HBcAg在血清中含量极少，常规方法不能检出。HBcAg与HBV DNA呈正相关，HBcAg阳性提示HBV处于复制状态，有传染性。抗HBc IgM是HBV感染后较早出现的抗体，高滴度的HBc IgM对诊断急性乙型肝炎或慢性乙型肝炎急性发作有意义；低滴度的抗HBc IgM应注意假阳性。抗HBc IgG在血清中可长期存在，高滴度的抗HBc IgG表示现症感染HBV，常与HBsAg并存；低滴度的抗HBc IgG是过去感染HBV的指标，常与抗HBs并存。单一抗HBc IgG阳性提示过去感染或是低水平感染。

4）HBV DNA和HBV DNAP：是病毒复制和传染性的直接标志。HBV DNA定量对于判断病毒复制程度、传染性、抗病毒药物疗效等有着重要意义。

（3）丙型肝炎：HCV在血液中含量很少，HCV RNA阳性是病毒感染和复制的直接标志。抗HCV IgM和抗HCV IgG，不是保护性抗体，是HCV感染的标志。抗HCV IgM阳性提示现症HCV感染；低滴度抗HCV IgG提示病毒处于静止状态，高滴度抗HCV IgG提示病毒复制活跃。抗HCV阴转不能作为判断抗病毒疗效的指标。

（4）丁型肝炎：血清或肝组织中HDV RNA阳性是判断HDV感染最直接的依据。丁型肝炎抗原（HDAg）是HDV颗粒的内部成分，阳性是诊断急性HDV感染的直接证据。HDAg在病程早期出现，随着抗HDAg的产生，HDAg多以免疫复合物的形式存在，此时检测HDAg为阴性。抗HD IgM是现症感染HDV的标志；抗HD IgG不是保护性抗体，高滴度提示HDV感染的持续存在，低滴度表示感染静止或终止。

（5）戊型肝炎：在粪便和血液标本中检测到HEV RNA，是判断HEV感染最直接的依据。抗HEV IgM阳性是近期HEV感染的标志；抗HEV IgG在急性期滴度较高，恢复期则明显下降。

5. 影像学检查　B型超声对肝硬化有较高的诊断价值，在重型肝炎中可动态观察肝脏大小变化，彩色超声尚可观察到血流变化。MRI、CT的应用价值基本同B超，但若使用增强剂，可加重肝损害。

6. 肝组织病理检查　对于明确诊断、衡量炎症活动度及评估疗效有重要价值，还可在肝组织中原位检测病毒抗原或核酸，以协助判断病毒复制状态。

（四）心理-社会状况

评估病人对肝炎知识的了解，对预后的认识，出现症状后的各种心理反应及表现，了解病人住院隔离治疗后的心理，是否有被人歧视、嫌弃、孤独感；患病后对工作、学习、家庭的影响，家庭经济情况、社会支持情况，病人的应对能力等。由于病毒性肝炎是一种传染性疾病，病人往往受到他人、社会的歧视而影响工作、学习，因此护士在护理工作中，除了进行对肝炎知识的健康教育外，还应积极向家属、社会宣传，给予病人更多的支持与帮助。

【常见护理诊断／问题】

1. **活动无耐力**　与肝功能受损，能量代谢障碍有关。

2. **营养失调：低于机体需要量**　与肝功能受损致食欲下降、呕吐、消化和吸收功能障碍有关。

3. **体温过高**　与肝炎病毒感染有关。

4. **潜在并发症**：肝性脑病、出血、继发感染、肝肾综合征。

5. **有皮肤完整性受损的危险**　与胆盐沉积刺激皮肤神经末梢引起瘙痒有关。

6. **知识缺乏**：缺乏肝炎的相关知识。

【计划与实施】

病毒性肝炎目前仍无特效治疗方法。各型肝炎的治疗原则均以充足的休息，营养为主，辅以适当药物，避免饮酒、过度劳累和使用损害肝脏药物。经过治疗和护理，病人能够：①注意休息，适当活动；②合理饮食，保证机体的营养需要；③控制诱因，无并发症发生或并发症被及时发现和处理；④正确进行皮肤自我护理；⑤配合治疗与护理；⑥知晓本病的预防措施。

（一）急性肝炎护理

急性肝炎一般为自限性疾病，若能在早期得到及时休息、合理营养、一般对症支持治疗，多数病例 3～6 个月临床治愈。

1. **休息和活动**　休息是治疗急性肝炎的主要措施。急性肝炎早期、症状明显且有黄疸者应强调卧床休息，停止体力及脑力劳动。卧床可增加肝脏血流量，降低机体代谢率，利于肝细胞的恢复。当症状好转，黄疸减轻、肝功能改善后，可每日轻微活动 1～2 小时，以不感到疲劳为度，以后可根据病情逐渐增加活动量，至肝功能正常 1～3 个月后可恢复日常活动及工作，但仍应避免过度劳累及重体力劳动。

2. **适当营养**　在急性肝炎早期饮食应清淡易消化、适合病人口味，热量足够，进食少者予静脉补充葡萄糖，蛋白质 1～1.5g/（kg·d），碳水化合物 250～400g/d，多吃水果、蔬菜等含维生素较丰富的食物，禁饮酒。随着病情好转，食欲增加，为防止诱发脂肪肝及糖尿病等，食物的热量和碳水化合物不宜过高，维持体重在病前水平或略有增加。

3. **皮肤护理**　由于胆盐沉积刺激皮肤神经末梢引起皮肤瘙痒，指导病人进行皮肤自我护理，如穿棉质、柔软、宽松的内衣裤，经常换洗，保持床单元清洁、干燥，使皮肤有舒适感；每日用温水清洗、擦拭全身皮肤一次，不用有刺激性的肥皂与化妆品；严重瘙痒者可局部涂止痒剂，或口服抗组胺药；及时修剪指甲，避免搔抓，以防止皮肤受损，如已有皮肤破损应注意保持局部清洁、干燥，可涂甲紫，防止感染；可采用转移病人注意力的方法减轻皮肤瘙痒。

4. **心理护理**　急性肝炎病人如过分忧郁、焦虑、情绪波动，会造成中枢神经系统功能紊乱，免疫功能减退，不利于肝脏功能恢复。指导病人正确对待疾病，保持稳定、乐观情绪。

5. **药物治疗与护理**　根据医嘱给予对症及恢复肝功能药物，避免应用损害肝脏药物，且药量不宜太多，以免加重肝脏负担。一般不采用抗病毒治疗。急性丙型肝炎应早期应用干扰素，其近期疗效可达 70%，疗程 3～6 个月。

（二）慢性肝炎护理

采用综合性治疗护理，包括指导病人适当休息和合理饮食，给予心理辅导，改善和恢复肝功能，调节机体免疫，抗病毒、抗纤维化治疗。

1．休息和活动 症状明显或病情较重者需严格卧床休息，病情轻者以活动后不感到疲乏为度。

2．合理饮食 适当的高蛋白、高热量、高维生素易消化的饮食，有利于肝细胞修复，但应避免高营养，以防发生脂肪肝，避免饮酒。蛋白质应以优质蛋白为主，如牛奶、鸡蛋、鱼、瘦肉等，以 1.5～2.5g/（kg·d）为宜。

3．心理护理 帮助病人树立正确的疾病观，使其对肝炎的治疗有耐心和信心，切勿乱投医，以免延误治疗。

4．药物治疗与护理

（1）改善和恢复肝功能药物：①非特异性护肝药：维生素类，葡醛内酯（肝泰乐），还原型谷胱甘肽，肌苷，ATP，辅酶 A 等。②降酶药：五味子类（联苯双酯等），山豆根类（苦参碱等），甘草提取物（甘草酸、甘草皂苷等）。部分病人应用降酶药停药后有 ALT 反跳现象，故显效后逐渐减量至停药为宜。③退黄药物：丹参、门冬氨酸钾镁、低分子右旋糖酐、皮质激素等。应用皮质激素需慎重，症状较轻，肝内淤胆严重，其他退黄药物无效，无禁忌证时可选用。

（2）免疫调节药物：可选用胸腺肽或胸腺素、转移因子、猪苓多糖、特异性免疫核糖核酸等。胸腺肽每日 100～160mg，静脉滴注，3 个月为 1 个疗程。

（3）抗肝纤维化药物：主要可选择丹参、冬虫夏草、γ- 干扰素等。丹参能够提高肝胶原酶活性，抗纤维化作用较明确。

（4）抗病毒治疗：抗病毒治疗的目的是抑制病毒复制，减少传染性；改善肝功能；减轻肝组织病变；提高生活质量；减少或延缓肝硬化、肝衰竭、肝癌的发生。符合适应证者应尽可能进行抗病毒治疗。

1）干扰素 α（IFN-α）：主要通过诱导宿主细胞产生细胞因子，在多个环节抑制病毒复制，可用于慢性乙型肝炎和丙型肝炎抗病毒治疗。干扰素疗效与病例选择有明显关系，下列因素有利于干扰素疗效：肝炎处于活动期、ALT 升高；病程短；女性；HBV DNA 滴度低；HCV 非 1b 基因型；组织病理有活动性炎症存在等。

IFN-α 治疗慢性乙型肝炎的治疗方案：普通 IFN-α 每次 5MU，皮下或肌内注射，每周 3 次，疗程 4～6 个月，根据病情可延长至 1 年。聚乙二醇化干扰素（pegylated interferons，PEG IFN）每周 1 次，疗程 1 年。用药期间应注意观察干扰素的不良反应并给予相应护理：①类流感综合征，多在注射后 2～4 小时出现，体温随着剂量增大而增高，反应随治疗次数增加逐渐减轻。嘱病人多饮水，卧床休息，必要时给予解热镇痛药等对症处理，不必停药。②骨髓抑制，表现为粒细胞及血小板计数减少，遵医嘱监测血常规，如有异常，可根据医嘱调整使用干扰素治疗剂量。③神经精神症状，如焦虑、抑郁、兴奋、易怒、精神病。出现抑郁及精神症状应停药并密切监护。④出现失眠、恶心、呕吐、食欲减退、ALT 增高、黄疸、脱发等，大多不需停药，待治疗终止后，肝功能恢复，可逐渐好转；出现癫痫、肾病综合征和心律失常等少见不良反应时，应遵医嘱停药。⑤大剂量干扰素皮下注射时，部分病人可出现局部触痛性红斑，一般 2～3 天后可消失，用药时可增加溶媒的量，缓慢推注，可减轻或避免上述反应发生。⑥诱发自身免疫性疾病，如甲状腺炎、血小板减少性紫癜、溶血性贫血、风湿性关节炎、糖尿病等应停药。

IFN-α 治疗慢性丙型肝炎的治疗方案：只要血清 HCV DNA 阳性伴 ALT 升高者均应给予 IFN-α 治疗，联合利巴韦林可提高疗效。普通 IFN-α 每次 3M～5MU，皮下或肌内注射，每周 3 次；或每次 PEG IFN-α-2a 135～180μg 或 PEG IFN-α-2b 1.0～1.5μg/kg，皮下或肌内注射，每周 1 次。疗程 4～6 个月，无效者停药；有效者继续治疗至 1 年。应同时服用利巴韦林 800～1000mg/d。用药期间少数病例可发生溶血性贫血。孕妇禁用，用药期间及治疗结束后至少应避孕 6 个月。

应用 IFN-α 治疗前、治疗期间以及治疗结束后，都应遵医嘱定期监测生化学指标、病毒学标志等，随访中如有病情变化，应随时就诊。

2）核苷类似物：目前该类药物仅用于乙型肝炎的抗病毒治疗，已在临床应用的有拉米夫定、阿德福韦酯、恩替卡韦等。疗程依据病人的情况而定，对 HBeAg 阳性慢性乙型肝炎病人 HBeAg 血清转阴后继续用药 1 年以上；HBeAg 阴性慢性乙型肝炎病人至少用药 2 年以上；肝硬化病人需长期应用。核苷类抗病毒治疗无论在治疗中还是治疗结束时都不宜减量给药，不宜轻易停药。在治疗前、治疗期间以及治疗结束后，都应坚持定期监测生化学指标、病毒学标志等。

（三）重型肝炎护理

治疗原则是以支持和对症疗法为主的综合性治疗，促进肝细胞再生，预防和治疗各种并发症。有条件时可采用人工肝支持系统，争取行肝移植。

1. 病情观察 应密切观察病人的生命体征；神志状态；黄疸是否进行性加重；有无鼻出血、牙龈出血、注射部位出血、消化道出血等出血表现；肝浊音界变化，是否有肝浊音界进行性缩小；消化道症状有无变化；准确记录 24 小时液体出入量；测量腹围。

2. 休息 病人应绝对卧床休息，减少探视，防止医院感染。

3. 合理饮食和营养支持 给予低盐、低脂、高维生素、清淡易消化饮食，避免油腻。尽可能减少饮食中蛋白质的摄入量，蛋白质摄入小于 0.5g/（kg·d），控制肠内氨的来源。热量摄入不足，应给予以碳水化合物为主的营养支持治疗，减少脂肪和蛋白质的分解，并输注新鲜血浆、白蛋白或免疫球蛋白以加强支持治疗。可静滴 10%～25% 葡萄糖溶液，补充维生素 B、维生素 C、维生素 K，总液体量 1500～2000ml/d，不宜过多，注意维持水、电解质平衡。禁用对肝脏和肾脏有损害的药物。

4. 促进肝细胞再生药物的使用

（1）胰高血糖素 - 胰岛素（G-I）疗法：胰高血糖素 1mg 和胰岛素 10U 加入 10% 葡萄糖注射液 500ml，缓慢静脉滴注，每日 1 次，疗程 14 天。滴注期间应注意观察有无呕吐、心悸、低血糖等不良反应。G-I 疗法的疗效尚有争议。

（2）肝细胞生长因子（HGF）：静脉滴注 120～200mg/d，疗程 1 个月或更长，可能有一定疗效。注意过敏体质者慎用。

5. 并发症的观察与护理

（1）肝性脑病：①氨中毒的防治：低蛋白饮食；口服乳果糖 30～60ml/d，以酸化肠道和保持大便通畅；口服新霉素、甲硝唑以抑制肠道细菌；及时应用微生态制剂，以调节肠道微环境，改善肠道菌群失调，减轻内毒素血症；采用乳果糖或弱酸溶液保留灌肠，及时清除肠道内含氨物质，使肠道保持偏酸环境，减少氨的形成和吸收；静脉滴注乙酰谷氨酰胺、谷氨酸钠、精氨酸、门冬氨酸钾镁、L- 鸟氨酸 -L- 门冬氨酸有一定的降低血氨作用。②纠正假性神经递质：左旋多巴 0.2～0.6g/d 静脉滴注。③维持支链 / 芳香氨基酸平衡：可用氨基酸制剂，促进支链氨基酸通过血脑屏障，减少芳香族氨基酸进入大脑。④防治脑水肿：出现脑水肿表现时，应及早使用脱水剂如 20% 甘露醇和呋塞米快速滴注，并注意水电解质平衡。⑤治疗肝性脑病的同时，应积极消除其诱因。

（2）出血：①预防出血。可用雷尼替丁等组胺 H_2 受体拮抗剂来预防上消化道出血；有消化道溃疡者可用奥美拉唑；补充维生素 K、维生素 C；输注凝血酶原复合物、新鲜血液或血浆、浓缩血小板、纤维蛋白原等；降低门静脉压力，口服普萘洛尔等。②密切观察有无出血。观察生命体征变化，监测凝血酶原时间、血小板计数、血红蛋白等指标，观察局部穿刺后是否出血难止，有无皮肤瘀点、瘀斑、牙龈出血、鼻出血、呕血、便血等。③避免诱发出血。嘱病人避免碰撞损伤，不用手挖鼻、用牙签剔牙、用硬毛牙刷刷牙等。④出血时采取相应止血措施。如刷牙后出血者，可改用水漱口或棉棒擦洗口腔；鼻出血者用 0.1% 肾上腺素棉球压迫止血或用吸收性明胶海绵填塞鼻道止血；局部穿刺、注射后压迫止血 10～15 分钟；上消化道出血的护理见本篇相关章节。

（3）继发感染：①及时发现感染：重症肝炎极易合并感染，感染多发生于口腔、胆道、腹腔、呼吸道、泌尿道、皮肤等处。注意观察体温、血象及相应的症状体征的变化。②严格消毒隔离：加强病房环境消毒，每日常规进行地面、家具、空气消毒，保持空气流通，减少探视，避免交叉感染；加强饮食卫生及餐具的清洁消毒，防止肠道感染；作好口腔护理，定时翻身，及时清除呼吸道分泌物，防止口腔与肺部感染；衣服、床单位保持清洁整齐，防止皮肤感染；加强无菌操作，防止医源性感染。③一旦出现感染，应尽早根据医嘱使用抗菌药物，根据细菌培养结果及临床经验选择抗生素。

（4）肝肾综合征：①预防肝肾综合征的发生。避免引起血容量降低的各种因素，避免使用损伤肾脏的药物。②密切观察病情变化。严格记录 24 小时液体出入量，监测尿常规、尿比重以及血尿素氮、肌酐、电解质的变化，发现异常及时通知医生。对于上消化道出血、大量利尿、大量或多次放腹水、严重感染等病人更应严密观察，因上述因素极易诱发功能性肾衰竭。③目前肝肾综合征尚无有效治疗方法，可应用多巴胺静脉滴注并配合使用利尿药，使 24 小时尿量不低于 1000ml，大多不适宜透析治疗，可尽早争取肝脏移植。

6. 重型肝炎的抗病毒治疗 重型肝炎病人 HBV 复制活跃时，应尽早采用抗病毒治疗；药物选择以核苷类药物为主，一般不主张使用干扰素；抗病毒治疗对病人近期病情改善不明显，但对治疗及预后有重要意义。

7. 人工肝支持系统 非生物型人工肝支持系统已应用于临床，主要作用是清除病人血液中的毒性物质并补充生物活性物质，治疗后可使血清 TBil 明显下降，PTA 升高，但部分病例治疗后数日即回复到原水平。非生物型人工肝支持系统对早期重型肝炎有较好疗效，对于晚期重型肝炎亦有助于争取时间让肝细胞再生或为肝移植做准备。

8. 肝移植 目前该技术基本成熟，是晚期丙型肝炎病人的主要治疗手段。

（四）淤胆型肝炎护理

早期治疗与护理同急性黄疸型肝炎，黄疸持续不退时可加用泼尼松 40～60g/d 口服或静脉滴注 10～20mg/d，2 周后如血清胆红素显著下降，则遵医嘱逐步减量。

（五）肝炎肝硬化病人的护理

参照慢性肝炎和重型肝炎的治疗与护理，脾功能亢进或门脉高压症状明显时可选用手术或介入治疗。

（六）健康指导

1. 向病人讲解病毒性肝炎的病因及疾病传播知识，宣传各型病毒性肝炎的预防方法。

（1）控制传染源：肝炎病人和病毒携带者是本病的传染源。①隔离和消毒：急性甲型肝炎隔离期自发病日起 3 周。乙型肝炎可不定隔离期，如需住院治疗，也不宜以 HBsAg 阴转或肝功能完全恢复正常为出院标准，只要病情稳定，可以出院。对恢复期 HBsAg 携带者应定期随访。对丙型和丁型肝炎的处理同乙型肝炎。戊型肝炎隔离期暂同甲型肝炎。各型病毒性肝炎可住院或留家隔离治疗。病人隔离后，对其居住和活动场所应尽早进行终末消毒。病人的食具、用具和洗漱用品应专用，定时消毒，病人的排泄物、分泌物可用 3% 漂白粉消毒后弃去。对 HBsAg、HBeAg、HBV DNA、抗 HCV 和 HCV RNA 阳性者应禁止献血和从事托幼、餐饮业工作。②乙型肝炎表面抗原

（HBsAg）携带者的管理：HBsAg 携带者是指 HBsAg 阳性，但无肝炎症状和体征，各项肝功能检查正常，经半年观察无变化者。对该类病人不应按现症肝炎病人处理，可照常工作和学习，但要加强随访。

（2）切断传播途径：对于甲型和戊型肝炎要搞好卫生，加强粪便管理，保护水源，严格饮用水消毒，加强食品卫生和食具消毒。对于乙、丙、丁型肝炎病人，重点在于防止通过血液、体液传播。推广一次性注射用具，重复使用的医疗器械要严格消毒灭菌。接触病人后用肥皂和流动水洗手。

（3）保护易感人群：①甲型肝炎疫苗：用于幼儿、学龄前儿童及其他高危人群。②人血丙种免疫球蛋白：主要用于接触甲型肝炎病人的易感儿童。注射时间越早越好，不宜迟于接触后 14 天。③乙型肝炎疫苗：可对学龄前和学龄儿童进行接种。④乙型肝炎免疫球蛋白：主要用于母婴传播的阻断，可与乙型肝炎疫苗联合作用。此外，还可用于意外事故的被动免疫。

2. 向病人及家属宣传病毒性肝炎的家庭护理和自我保健知识　对于慢性病人和无症状携带者应注意：①正确对待疾病，保持乐观情绪，避免焦虑、愤怒等不良情绪；②生活规律，劳逸结合，戒烟酒；③合理营养，适当增加蛋白质摄入，注意避免长期高热量、高脂肪饮食；④避免滥用药物，如吗啡、苯巴比妥类、磺胺、氯丙嗪等药物，以免加重肝损害；⑤做好家庭隔离，家中密切接触者应预防接种；⑥定期复查，病人出院后第 1 个月，每半月复查 1 次，以后每 1～2 个月复查 1 次，半年后每 3 个月复查 1 次，定期复查 1～2 年。

3. 指导接受输血、大手术应用血制品的病人，定期检测肝功能及肝炎病毒标记物。

【护理评价】

经过治疗和护理，病人是否达到：①能根据病情进行合理的休息与活动；②能根据病情合理饮食，保证足够的营养；③无并发症的发生或并发症能被及时发现并处理；④体温正常；⑤主动配合治疗和护理；⑥无继发感染的发生。

第二节　肝硬化病人的护理

❖ 学习目标

识记：

1. 能复述肝硬化的概念。

2. 能概述肝硬化的临床表现及治疗、护理措施。

3. 能简述肝硬化的健康教育要点。

理解：

1. 能理解肝硬化的病因及治疗原则。

2. 能阐述门脉高压症和腹水的发生机制。

运用：

能运用护理程序对肝硬化病人进行评估、制订护理计划、进行健康指导。

肝硬化（cirrhosis of liver）是一种或多种原因引起的、以肝组织弥漫性纤维化、假小叶和再生结节为组织学特征的进行性慢性肝病。临床上，起病隐匿，病程发展缓慢，晚期的主要临床表现为肝功能减退和门静脉高压（portal hypertension），常出现多种并发症。肝硬化是常见疾病，世界范围内的年发病率约为100（25～400）/10万，我国年发病率为17/10万，发病高峰年龄在35～50岁，男性多见，出现并发症时死亡率较高。

【病因】

引起肝硬化的原因很多，我国最常见病因为病毒性肝炎，欧美国家酒精性肝硬化占50%～90%。

1. **病毒性肝炎**　乙型肝炎病毒感染为最常见病因，其次为丙型肝炎病毒感染。通常经过慢性肝炎阶段发展为肝硬化，或是急性、亚急性肝炎有大量肝细胞坏死和肝纤维化时直接演变为肝硬化，乙型和丙型或丁型肝炎病毒的重叠感染可加速病情进展；甲型和戊型病毒性肝炎一般不发展为肝硬化。

2. **慢性酒精中毒**　长期大量饮酒导致肝细胞损害、脂肪沉积及肝脏纤维化，逐渐发展为肝硬化。

3. **胆汁淤积**　任何原因引起肝内、外胆道梗阻，持续胆汁淤积时，高浓度胆酸和胆红素的毒性作用可损伤肝细胞，导致胆汁性肝硬化。

4. **药物或化学毒物**　长期服用甲基多巴、双醋酚汀、异烟肼等药物或长期反复接触四氯化碳、磷、砷等化学毒物，可引起药物性或中毒性肝炎，最终发展为肝硬化。

5. **循环障碍**　肝静脉和（或）下腔静脉阻塞、慢性充血性心力衰竭、缩窄性心包炎可致肝脏长期淤血、肝细胞变性及纤维化，最终发展为淤血性肝硬化。

6. **血吸虫病**　反复或长期感染血吸虫病者，虫卵沉积于汇管区，引起纤维组织增生，导致窦前性门静脉高压。多见于我国长江流域血吸虫病流行区。

7. **其他**　非酒精性脂肪性肝炎、遗传代谢性疾病、自身免疫性肝炎等可演变为肝硬化。部分病例无明确病因，称隐源性肝硬化。

【病理生理】

肝功能减退和门静脉高压是肝硬化发展的两大后果，临床上表现为由此而引起的多系统、多器官受累所产生的症状和体征，进一步发展可产生一系列并发症。在此重点讨论门静脉和腹水发生的病理生理基础。

各种病因引起的肝硬化，其病理生理变化和发展过程基本一致。主要特征为广泛肝细胞变性坏死，结节性再生，且有结缔组织弥漫性增生及假小叶形成，导致肝内血管扭曲、受压甚至闭塞，血管床缩小，血液循环障碍。严重的肝内循环障碍一方面可加重肝细胞营养障碍，促使肝硬化病变进一步加重；另一方面也形成了门静脉高压的病理基础。

（一）门静脉高压

门静脉压力正常值为13～24cmH$_2$O，平均为18cmH$_2$O。在门静脉高压症时，门静脉压力可达30～50cmH$_2$O，压力超过25cmH$_2$O时，有可能导致食管胃底静脉曲张破裂出血。

门静脉压力随门静脉血流量和门静脉阻力增加而升高。肝炎性肝硬化时，肝小叶内纤维组织增生形成的纤维素和肝细胞再生形成的肝细胞结节挤压肝窦，使窦状隙狭窄或闭塞，门静脉血流受阻于肝窦或窦后，门静脉压力随之增高；由于肝窦受压和受阻，门静脉和肝动脉小分支间交通支大量开放，致使压力较高的肝动脉血流直接反注入压力较低的门静脉小分支内，门静脉压力更加增高。门静脉高压造成的后果包括：

1. 门 – 体侧支循环开放　门静脉系统与腔静脉之间存在许多交通支，门静脉高压时门静脉回流受阻导致这些交通支开放。主要侧支循环有：①食管和胃底静脉曲张，为门静脉系的胃左、胃短静脉与腔静脉系的奇静脉之间胃底和食管黏膜下静脉开放，最具临床意义。门静脉高压导致食管胃底静脉曲张和（或）门脉高压性胃病，是肝硬化合并上消化道出血的重要原因。②腹壁静脉曲张，门静脉高压时脐静脉重新开放，通过腹壁静脉进入腔静脉，而形成腹壁静脉曲张。③痔静脉扩张，为门静脉系的直肠上静脉与下腔静脉系的直肠中、下静脉交通支开放，可扩张形成痔核。侧支循环开放不仅可引起消化道出血，而且可因大量门静脉血流不经肝脏而直接流入体循环，而致肠内吸收的有毒物质不经肝脏解毒进入体循环，是参与肝性脑病发病的重要因素。

2. 脾大（splenomegaly）、脾功能亢进（hypersplenism）　门静脉血流受阻时，引起脾脏充血、肿大，脾窦长期充血使脾内纤维组织增生，脾髓细胞再生，脾脏破坏血细胞功能增强而致脾功能亢进，表现为外周血白细胞、红细胞和血小板减少。

3. 腹水形成（见下文）。

（二）腹水

肝硬化腹水形成是门静脉高压和肝功能减退共同作用的结果，为肝硬化肝功能失代偿期最突出的临床表现，涉及多种因素，主要有：

1. **门静脉压力升高**　门静脉高压时肝窦压升高，大量液体进入 Disse 间隙，造成肝脏淋巴液生成增加，当超过胸导管引流能力时，淋巴液从肝包膜直接漏入腹腔而形成腹水。门静脉压增高时内脏血管床静水压增高，促使液体进入组织间隙，也是腹水成因之一。

2. **血浆胶体渗透压下降**　肝硬化后肝功能减退，肝脏合成白蛋白能力下降而发生低蛋白血症，血浆胶体渗透压降低，致使血管内液体进入组织间隙，在腹腔可形成腹水。

3. **有效循环血容量不足**　肝硬化时机体呈高心输出量、低外周阻力的高动力循环状态，此时内脏动脉扩张，大量血液滞留于扩张的血管内，导致有效循环血容量下降（腹水形成后进一步加重），从而激活交感神经系统、肾素 – 血管紧张素 – 醛固酮系统等，导致肾小球滤过率下降及水、钠重吸收增加，而发生水、钠潴留。

4. **其他因素**　心房钠尿肽（atrial natriuretic peptide，ANP）相对不足及机体对其敏感性下降、抗利尿素分泌增加等可能与水、钠潴留有关。

【护理评估】

（一）健康史

1. **询问与发病原因有关的信息**　包括有无慢性肝炎、输血、心力衰竭及胆道疾病史。是否在血吸虫流行区域生活，有无长期应用损肝药物或接触化学毒物史。有无长期大量饮酒史、酒量及饮酒时间。有无长期慢性肠道感染、消化不良、消瘦等情况。

2. **询问既往史及发病情况**　有无呕血、黑便史，具体出血时间、次数、量及治疗情况。有无脾区疼痛、发热、腹水、黄疸、肝性脑病史。饮食及消化情况，如食欲、进食量及食物种类、饮食习惯及嗜好、有无恶心、呕吐、腹胀，粪便颜色及量。日常休息及活动量、活动的耐力。既往检查、治疗及用药情况。

（二）身体状况

肝硬化临床分为肝功能代偿期和肝功能失代偿期。

1. **代偿期肝硬化**　症状轻且无特异性，主要表现乏力和食欲缺乏，可伴恶心、厌油腻、腹胀、上腹不适及腹泻等。病人营养状况一般，肝脏轻度肿大，质地偏硬，可有轻度压痛，脾脏轻到中度肿大。肝功能检查正常或仅有轻度酶学异常。常在体检或手术中被偶然发现。

2. 失代偿期肝硬化 临床表现明显，主要为肝功能减退和门静脉高压所致的症状和体征，可发生多种并发症。

（1）肝功能减退临床表现

1）全身症状和体征：病人一般情况及营养状况均较差，有乏力、消瘦、不规则低热、面灰暗黝黑、皮肤干枯粗糙、水肿、口角炎及舌炎等。肝细胞有进行性或广泛性坏死时可出现黄疸。

2）消化道症状：食欲减退甚至厌食、上腹饱胀不适、恶心、呕吐，稍进食油腻肉食即会发生腹泻等。

3）出血倾向和贫血：由于肝脏合成凝血因子减少、脾功能亢进及毛细血管通透性增加，病人常出现鼻出血、牙龈出血、皮肤紫癜、胃肠道出血及贫血等。

4）内分泌失调：男性病人常表现为性欲减退、睾丸萎缩、毛发脱落及乳房发育。女性病人可有月经失调、闭经、不孕等，部分病人出现肝掌、蜘蛛痣和暴露部位皮肤色素沉着，是由于肝脏对雌激素、醛固酮和抗利尿激素的灭活功能减退，使体内雌激素、醛固酮和抗利尿激素水平增高；同时增高的雌激素反馈性抑制雄激素和肾上腺糖皮质激素分泌，并造成雌激素和雄激素比例失调所致。

（2）门静脉高压临床表现：门静脉高压症是由于门静脉血流受阻，血液淤滞而致门静脉压力增高的一组综合征，其临床表现可因病因不同而有所差异，主要表现为脾大、脾功能亢进，食管胃底静脉曲张，呕血、黑便和腹水等。

1）脾大、脾功能亢进：脾大后可在左肋下扪到，巨脾下缘可达脐下，内侧可超过腹中线。早期肿大脾脏质软、活动，晚期因纤维组织增生、与周围粘连而质地变硬，活动受限。病人伴不同程度脾功能亢进，表现全血细胞减少，出现贫血和出血倾向。

2）呕血和黑便：为门静脉高压症最凶险的并发症。食管下段胃底曲张静脉一旦破裂，立刻发生急性大出血，呕血量大，血色鲜红，常伴黑便或柏油样便。由于肝功能损害致凝血功能障碍，脾功能亢进使血小板减少，加之曲张静脉压力高，故出血不易自止。大出血一方面可加重肝细胞缺血缺氧，另一方面因肠道积血、产氨增加，极易诱发肝性脑病。

3）腹水：腹水是肝功能严重损害的表现。大量腹水时腹部膨隆，腹壁绷紧发亮，可发生脐疝、膈肌抬高、呼吸困难、心悸，部分病人可伴有肝性胸腔积液，以右侧多见。严重腹水者常伴低蛋白血症，出现双下肢水肿、腹胀、食欲减退等。

4）其他：早期肝脏增大，表面尚光滑，质地中等硬。晚期肝脏缩小，表面呈结节状，质地硬。肝功能严重受损的晚期病人可出现黄疸、肝掌、蜘蛛痣、腹壁静脉曲张等体征。

（3）并发症

1）食管胃底静脉曲张出血：为肝硬化最常见的并发症，由食管下段或胃底静脉曲张破裂引起突然、大量的呕血和黑便，常引起失血性休克或诱发肝性脑病，死亡率高。

2）感染：门腔静脉侧支循环开放，加之病人抵抗力下降，增加了细菌繁殖机会，易并发肺炎、胆道感染、大肠埃希菌败血症及原发性腹膜炎等感染性疾病。

3）肝性脑病（hepatic encephalopathy）：为晚期肝硬化最严重的并发症，亦为最常见的死亡原因。是一种由严重肝病引起的、以代谢紊乱为基础的中枢神经系统功能失调的综合征。其主要临床表现是意识障碍、行为异常或昏迷，故又称肝性昏迷。

大部分肝性脑病由各型肝硬化引起，其中以肝炎后肝硬化最多见。此外还可见于门体分流手术、原发性肝癌、妊娠期急性脂肪肝及严重胆道感染等。其发生常有明显诱因，常见的有上消化道出血、摄入过多蛋白质饮食、大量排钾利尿和放腹水、感染、镇静剂或麻醉剂等药物应用、便秘及低血糖等。

肝性脑病发病机制尚未明确，一般认为其病理生理基础是肝细胞功能衰竭和门腔静脉自然形成或手术造成的侧支分流，导致机体血氨水平升高，大脑承受较大氨负荷而发生氨对中枢神经系统的毒性作用，干扰脑的能量代谢，引起使大脑细胞能量供应不足，不能持续正常功能。

肝性脑病的临床表现按照意识障碍程度、神经系统表现及脑电图改变分为 4 期。

一期：又称前驱期。表现为轻度性格改变和行为异常，如焦虑、欣快激动、淡漠、睡眠倒错、健忘等，可有扑翼样震颤。脑电图多无异常。有时症状不明显，易被忽视。此期一般历时数日至数周。

二期：又称昏迷前期。嗜睡、行为异常（衣冠不整或随地解便）、言语不清、书写障碍及定向力障碍。有腱反射亢进、肌张力增强、踝阵挛、Babinski 征阳性等神经体征。扑翼样震颤存在。脑电图异常。可出现不随意运动及运动失调。

三期：又称昏睡期。以昏睡和精神错乱为主，大部分时间呈昏睡状态，可以唤醒，醒来尚可应答，但常有神志不清和幻觉。扑翼样震颤仍可引出，肌张力增加。神经系统体征持续或加重，常有锥体束征阳性。脑电图异常。

四期：又称昏迷期。意识完全丧失，不能唤醒。浅昏迷时，对疼痛等刺激尚有反应，腱反射和肌张力亢进，由于病人不能合作，所以扑翼样震颤不能引出。深昏迷时，各种腱反射消失、肌张力降低，瞳孔散大，可出现阵发性惊厥、踝痉挛和换气过度。脑电图明显异常。

4）原发性肝癌：表现为短期内肝脏迅速增大、持续性肝区疼痛、腹水量增多且为血性、伴不明原因的发热等，经治疗病情不见好转反而恶化。

5）肝肾综合征：表现为少尿或无尿、氮质血症、稀释性低钠血症和低尿钠。病人肾脏无器质性损害，主要由于有效循环血量的减少、肾血管收缩和肾内血液重新分布，导致肾皮质缺血和肾小球滤过率下降，故又称功能性肾衰竭。

6）电解质及酸碱平衡紊乱：常见的有低钠血症、低钾低氯血症及代谢性碱中毒。低钠血症因长期低钠饮食、长期利尿及大量抽腹水而致，抗利尿激素增多使水潴留大于钠潴留也可致稀释性低钠血症。低钾低氯血症及代谢性碱中毒多因摄入少、呕吐、腹泻、长期利尿药或高渗葡萄糖液应用、继发性醛固酮增多等引起。

（三）辅助检查

1. 实验室检查 ①血常规：代偿期多为正常，失代偿期常有不同程度贫血。脾功能亢进时表现全血细胞计数减少，尤以白细胞和血小板减少为甚。②肝功能：肝功能损害时表现为白蛋白降低、球蛋白增高、白蛋白 / 球蛋白比例降低或倒置，严重者可出现血清转氨酶和胆红素增高，凝血酶原时间延长。③其他：腹水检查可帮助诊断是否并发自发性腹膜炎及原发性肝癌。血清 IgG 显著增高，提示病毒性肝炎。

2. 影像学检查 ①X 线检查：食管静脉曲张时行食管吞钡 X 线检查，显示虫蚀样或蚯蚓状充盈缺损，纵行黏膜皱襞增宽；胃底静脉曲张时胃肠钡餐可见菊花样充盈缺损。②腹部超声检查：超声显像可显示肝脾大小、门静脉高压、腹水。早期肝增大，晚期肝萎缩，肝实质回声增强、不规则、反射不均。门脉高压症时可见脾大、门静脉直径增宽、侧支血管存在，有腹水时可见液性暗区。③CT 和 MRI：可显示肝、脾、肝内门静脉、肝静脉、侧支血管形态改变、腹水。④血管造影检查：腹腔动脉造影的静脉相或直接肝静脉造影，可使门静脉系统和肝静脉显影，以确定静脉受阻部位及侧支回流情况，可为手术方式选择提供参考。

3．内镜检查　①上消化道内镜检查：可观察食管、胃底静脉有无曲张及曲张的程度和范围。在并发上消化道出血时，急诊内镜检查可判断出血部位和病因，并进行止血治疗。②腹腔镜检查：可直接观察肝、脾情况。

（四）心理 - 社会状况

肝硬化为一种慢性疾病，随着病情逐渐发展，病情加重，劳动力逐渐减弱甚至丧失；长期治疗给家庭和单位带来较大的经济负担；加之出现面容灰暗黝黑、水肿、腹水等，对病人容貌也会产生影响，病人可出现不同程度的情绪变化。护士应注意了解病人：①突然、大量出血者是否感到紧张、恐惧；②长期生病、反复住院，有无经济上和家庭劳力上的困难和顾虑；劳动力减弱或丧失、容貌改变是否使其悲观、失望；③病情重、身体虚弱，治疗费用较高，家庭或单位能否提供足够的生理、心理和经济支持；④病人及家属对门静脉高压疾病、治疗、再出血预防等方面知识的了解程度。

【常见护理诊断／问题】

1．体液不足　与曲张静脉破裂大量出血、术后出血有关。

2．营养失调：低于机体需要量　与肝功能损害引起低蛋白血症、食欲减退致摄入减少、脾功能亢进引起贫血有关。

3．体液过多　与肝功能损害、门静脉高压有关。

4．有皮肤完整性受损的危险　与营养不良、水肿、皮肤干燥、瘙痒、长期卧床有关。

5．潜在并发症：上消化道出血、术后出血、肝性脑病、静脉血栓形成、食管胃底黏膜及鼻黏膜损害等。

6．恐惧　与突然大量出血、担心预后、惧怕死亡、担忧体力下降影响工作和生活、容貌改变及需长期照顾有关。

7．知识缺乏：缺乏上消化道出血预防、饮食要求、出院后自我保健的知识。

【计划与实施】

肝硬化病人治疗原则是早期诊断，加强病因治疗，对于代偿期的病人，以延缓肝功能失代偿、预防肝细胞癌为目标；对于失代偿期的病人，则以改善肝功能、治疗并发症、延缓或减少肝移植需求为目标。经过治疗与护理，病人能够：①维持生命体征稳定，尿量正常；②肝功能和营养状况改善；③腹水减少；④减少或不发生并发症或并发症被及时发现和处理；⑤恐惧感解除或减轻；⑥掌握出血的预防、饮食要求及出院后自我保健相关知识。

（一）食管胃底曲张静脉破裂出血的防治

鉴于门静脉高压 90% 以上由肝硬化所致，而手术对肝硬化并无直接疗效，甚至因手术加重病人负担而引起肝衰竭，故对有食管胃底静脉曲张但无出血的病人，应根据病人的具体情况，采取药物、内镜、介入放射和外科手术的综合性治疗措施。近年来倾向于对上消化道出血不作预防性手术治疗，重点应是内科的保肝治疗。

1．非手术治疗与护理　对有黄疸、大量腹水、肝功能严重损害并发上消化道大出血的病人，原则上尽量以非手术疗法为主，重点是：

（1）补充血容量：迅速建立静脉输液通道，按医嘱及时输血、输液，补充血容量。应注意避免因输液过快、过多而引起肺水肿，原有心脏病或老年病人必要时可根据中心静脉压调节输液量。输血量以使血红蛋白达到70g/L左右为宜。

（2）药物止血：尽早给予血管活性药物如生长抑素、奥曲肽、特利加压素及垂体加压素，减少门静脉血流量，降低门静脉压，从而止血。

（3）三腔二囊管压迫止血：在药物治疗无效的大出血时暂时使用，通过充气的气囊分别压迫食管和胃底下段曲张静脉，达到止血目的（图38-2-1）。

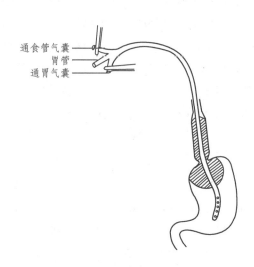

通食管气囊
胃管
通胃气囊

图38-2-1　三腔二囊管

该管有三腔，其中两腔分别与压迫食管的椭圆形气囊和压迫胃底的圆形气囊相通；一腔与胃腔相通，经此腔可行吸引、冲洗和注入止血药物。

三腔二囊管引流的护理措施有：

1）置管前护理：检查三腔管是否老化、有无漏气，分别做好标记，以防意外放出胃囊气体；解释插管目的，说明配合方法，争取病人的主动配合。

2）置管中护理：充分润滑三腔管，轻柔插入50～60cm，以抽出胃液及血液为准；先向胃囊注气150～200ml（囊内压50～70mmHg），钳夹并稍向外拉，然后自管端以0.5kg重量通过滑车装置作牵拉，利用反牵引力压迫胃底部曲张静脉；如单用胃囊压迫已止血，则食管囊不必充气。如未能止血，再向食管囊注气100ml（囊内压40mmHg）钳夹；胃管接胃肠减压，观察止血效果，也可自此注入止血药物或进行冲洗。若胃内无新鲜血吸出，且血压、脉搏渐趋稳定，说明出血已基本控制。

3）置管后护理：①头偏向一侧，及时抽吸口腔、鼻咽腔分泌物，防止呕吐物及分泌物误吸致坠积性肺炎；②润滑鼻腔，调整牵引绳方向，防止鼻及口唇黏膜长期、过度受压，造成糜烂、坏死；③定时测量气囊内压，以防压力不足而不能止血，或压力过高而引起组织坏死。气囊充气加压12～24小时应放松牵引，放气15～30分钟，防止黏膜长期压迫发生糜烂、坏死；④当胃囊充气不足或破裂时，食管囊和胃囊可向上移动，阻塞于喉部而引起窒息，一旦发生应立即抽出囊内气体，拔出管道；⑤密切观察引流物性状，注意出血进展情况；⑥出血停止后，放松牵引，放出囊内气体，保留管道继续观察24小时，未再出血可考虑拔管，口服20～30ml液体石蜡充分润滑三腔管，然后缓慢、轻柔地拔出引流管。气囊压迫一般3～4天为限，继续出血者可适当延长时间。

（4）内镜治疗：内镜直视下注射硬化剂或组织黏合剂至曲张的静脉（前者用于食管曲张静

脉、后者用于胃底曲张静脉），或用皮圈套扎曲张静脉，不仅能达到止血目的，而且可有效防止早期再出血，是目前治疗食管胃底静脉曲张破裂出血的重要手段。一般经药物治疗（必要时加气囊压迫）大出血基本控制，病人基本情况稳定，在进行急诊内镜检查同时进行治疗。并发症主要有局部溃疡、出血、穿孔、瘢痕狭窄、术后感染等，注意操作及术后处理可使这些并发症大为减少。

1）硬化剂注射疗法：常用于三腔管压迫止血无效的情况下，经内镜将硬化剂直接注射到曲张静脉内，使曲张静脉闭塞，其黏膜下组织硬化以治疗食管静脉曲张破裂出血和预防再出血，硬化剂可选用无水乙醇、鱼肝油酸钠、乙氧硬化醇等。近期疗效虽较好，但再出血率较高（达 45%）。

2）食管曲张静脉套扎术：是一种较硬化剂注射疗法更简单而安全的治疗手段，方法是经内镜将要结扎的曲张静脉吸入结扎器内，用橡胶圈套扎在曲张静脉基底部。该疗法是目前公认的控制急性出血的首选方法，成功率可达 80% ~ 100%。

以上两种方法对胃底曲张静脉破裂出血无效，且常需多次进行。

3）组织黏合剂止血治疗：对胃底曲张静脉出血的最好止血方法为内镜下注射组织黏合剂 Histoacryl 或 Burcrylate，这是一种快速固化的水样物质，与血液接触后几乎即刻产生聚合和硬化，能有效地闭塞血管和控制曲张静脉出血。

（5）经颈静脉肝内门体分流术（transjugular intrahepatic portosystemic stent-shunt，TIPS）：是在肝内门静脉属支与肝静脉间置入特殊覆膜的金属支架，建立肝内门 - 体分流，以降低门静脉压力，主要用于药物和内镜治疗无效、肝功能差的曲张静脉破裂出血病人和等待肝移植的病人。

（6）预防出血：①预防首次出血：对中至重度静脉曲张伴有红色征的病人，需采取措施预防首次出血。普萘洛尔是目前最佳选择之一，普萘洛尔治疗的目的是降低肝静脉压力梯度至 <12mmHg。如果普萘洛尔无效、不能耐受或有禁忌证者，可以慎重考虑采取内镜下食管曲张静脉套扎术或硬化剂注射治疗。②预防再次出血：在第一次出血后，70% 的病人会再出血且死亡率高，因此在急性出血控制后，应采取措施预防再出血。在控制活动性曲张静脉出血后，可以在内镜下对曲张静脉进行套扎。如果无条件行套扎术，可以使用硬化剂注射。对胃底静脉曲张宜采用组织胶注射治疗。也可根据设备条件和医师经验，联合使用上述内镜治疗方法。没有条件的地方可采用药物预防再出血。首选药物为 β 受体拮抗剂普萘洛尔，该药通过收缩内脏血管，降低门静脉血流而降低门静脉压力。

（二）手术治疗与护理

门静脉高压症手术治疗的主要目的是紧急制止食管胃底曲张静脉破裂引起的上消化道出血，矫正脾功能亢进。食管下段胃底曲张静脉一旦破裂出血，常反复出血，且每次出血都会加重肝损害。故对于无黄疸及明显腹水的大出血病人，应积极争取手术，以防再出血和并发肝性脑病。手术治疗分两类。

1. 门体分流术（portosystemic shunts） 将门静脉和腔静脉连通，使压力较高的门静脉血流直接分流到压力较低的腔静脉内，从而降低门静脉压力，达到止血目的。其可分为非选择性分流、选择性分流两大类。

非选择性分流常用的手术方式有 4 种：①脾肾静脉分流术：脾切除后，行脾静脉与左肾静脉端侧吻合；②门腔静脉分流术：将门静脉与下腔静脉直接行侧侧或端侧吻合；③脾腔静脉分流术：脾切除后，将脾静脉与下腔静脉作端侧吻合；④肠系膜上、下腔静脉分流术：将下腔静脉与肠系膜上静脉作侧侧或端侧吻合，也可将自体静脉（右侧颈内静脉一段）移植，吻合于肠系膜上静脉和下腔静脉间，即桥式（H 型）吻合（图 38-2-2）。

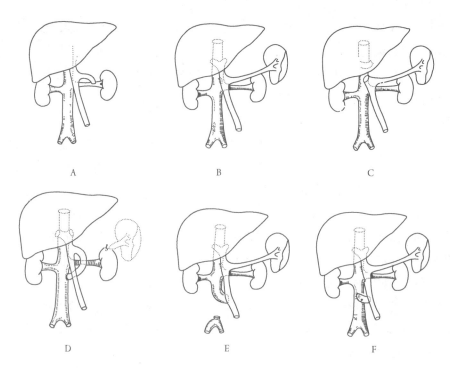

图 38-2-2　分流手术示意图

选择性门体分流术的代表术式是远端脾－肾静脉分流术，即将脾静脉远端与左肾静脉进行端侧吻合，并离断门－奇静脉侧支，包括胃冠状静脉和胃网膜静脉。它的目的是保存门静脉的入肝血流，同时降低食管胃底曲张静脉的压力。该术式的优点是肝性脑病发生率低，但有大量腹水及脾静脉口径较小的病人，一般不选择这一术式。

虽然分流术降低门静脉作用较大，但由于未切除脾脏，故不能消除脾功能亢进。此外，经肠道吸收的部分或全部氨直接进入血液循环而未经肝脏转为尿素解毒，将影响大脑能量代谢，易致肝性脑病，甚至昏迷，故死亡率较高。

2．**断流术**　即脾切除，同时阻断门奇静脉间反常血流达到止血目的。断流手术方式很多，但常用且最为有效的方式是脾切除加贲门周围血管离断术，在脾切除的同时，彻底结扎、切断贲门周围血管（图 38-2-3）。

该术式不仅能离断食管胃底的静脉侧支，还可保存门静脉入肝血流，故肝性脑病发生率较低。可用于门静脉系统中无可供与体静脉吻合的通畅静脉、肝功能差、既往做过分流手术和其他手术疗法失败而不适合行分流手术的病人。

3．**脾切除术**（splenectomy）　适用于严重脾大合并明显脾功能亢进者，尤其是晚期血吸虫性肝硬化，因其肝功能较好，单纯脾切除疗效较好。

（三）营养支持及保肝治疗

1．**营养支持**　①肝功能损害较轻者，进食高蛋白、高热能、高维生素、低脂饮食，维持每日摄入 2～3kcal 热能；肝功能严重受损及分流术后病人，限制蛋白质及含氨食物的摄入；腹水病人限制水和钠的摄入。②养成规律进食的习惯，少量多餐，食物以糖类为主。③家属按饮食要求为病人准备喜好、可口的食物，鼓励进食，增加摄入。④进无渣饮食，避免进食粗糙、干硬、带骨渣或鱼刺、过烫、油炸及辛辣食品，防止食管黏膜损伤，诱发大出血。必要时予以全胃肠外营养支持疗法。严重贫血或凝血机制障碍者可输注新鲜全血和注射维生素 K；低蛋白血症者，可静脉补充人体白蛋白。

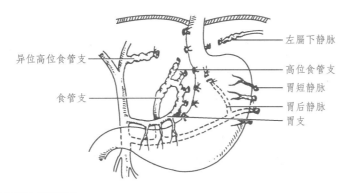

图 38-2-3　贲门周围血管离断术

2．**保护肝脏**　遵医嘱予以肌酐、乙酰辅酶 A、维生素 C 等保肝药物，避免使用红霉素、巴比妥类、盐酸氯丙嗪等损害肝脏的药物。肝功能严重受损者，补充支链氨基酸，限制芳香族氨基酸的摄入。

3．**经常评估病人饮食和营养状况**　包括每日进食量、体重和实验室检查有关指标的变化。

（四）腹水的治疗及护理

1．**限制水、钠的摄入**　钠摄入量限制在 60～90mmol/d（相当于食盐 1.5～2g/d）。限钠饮食和卧床休息是腹水的基础治疗。有稀释性低钠血症（<125mmol/L）者，应同时限制水摄入，摄入水量在 500～1000ml/d。

2．**增加水、钠的排出**

（1）利尿药：对上述治疗无效或腹水较大量者应使用利尿药。临床常用的利尿药为螺内酯和呋塞米。

（2）导泻：口服甘露醇，通过肠道排出水分。

（3）腹腔穿刺放液：大量腹水引起高度腹胀并影响心肺功能时，可行腹穿放液，以减轻症状。

3．**提高血浆胶体渗透压**　定期输注新鲜全血、血浆、白蛋白等，可促进腹水消退。

4．**自身腹水浓缩回输**　将抽出的腹水经浓缩处理（超滤或透析）后再经静脉回输，起到清除腹水，保留蛋白，增加有效血容量的作用，对难治性腹水有一定疗效。

5．**经颈静脉肝内门腔分流术**　是在肝内门静脉属支与肝静脉间置入特殊覆膜的金属支架，建立肝内门－体分流，降低门静脉压力，减少或消除由于门静脉高压所致的腹水和食管胃底静脉曲张出血。

6．**腹水病人的护理**

（1）每天 1 次测腹围，每周 1 次测体重。腹围测定部位作标记，注意每次在同一时间、采取同一体位、在相同部位测量。

（2）当因腹水、疼痛等致呼吸困难或不能平卧时，应协助采取半卧位，以利于呼吸。

（五）并发症的观察与处理

1．**肝性脑病**

（1）避免诱因：如上消化道出血、高蛋白饮食、感染、便秘、应用麻醉剂、镇静催眠药及手术等。

（2）减少肠内氮源性毒物的生成与吸收：①灌肠或导泻：生理盐水或弱酸性溶液灌肠使肠道 pH 保持为酸性，禁用肥皂水灌肠；②抑制肠道细菌生长：口服肠道抗生素，如新霉素或卡那霉素，以抑制肠道细菌繁殖，减少氨的产生；③口服乳果糖：促使肠道内氨的排出，限制蛋白质摄入，以减少血氨的来源。

（3）促进体内氨的代谢：谷氨酸钾或谷氨酸钠等静脉滴注。

（4）密切观察病人意识及行为改变，发现嗜睡、精神欣快、行为反常及血氨增高等异常征象及时报告医生处理。

2．原发性肝癌 其观察、治疗和护理参见本章第三节。

3．肝肾综合征 密切观察病人尿量变化、定期检测血钠，发现异常应及时报告医生处理。

4．电解质及酸碱失衡 动态监测血电解质及血气分析，发现异常应及时报告，并按医嘱补充电解质溶液等。

（六）心理护理

详细解释疾病有关知识、各种检查、治疗及手术目的、程序、效果、常见不适等，使病人有充分的思想准备，提高其心理安全感，缓解其焦虑和恐惧感，争取积极配合治疗和护理，促进康复。

（七）肝移植

肝移植（liver transplantation）已经成为外科治疗终末期肝病的有效方法，其存活率已达到70%以上。肝移植是治疗终末期肝病并发门静脉高压食管胃底曲张静脉出血病人的理想方法，既可替换病肝，又能使门静脉系统血流动力学恢复正常。

（八）健康指导

1．疾病知识指导 肝硬化为慢性过程，向病人及家属讲解疾病的相关知识和自我护理的方法。

2．休息与活动指导 肝硬化代偿期病人无明显精神、体力减退，可参加轻体力工作，避免过度疲劳；失代偿期病人以卧床休息为主，活动量以不加重疲劳感为度。保持充足睡眠，生活起居有规律。保持乐观、稳定的心理状态，避免精神紧张、抑郁等不良情绪。

3．皮肤护理指导 病人因皮肤干燥、水肿、黄疸时会出现皮肤瘙痒，长期卧床等因素易发生皮肤破损和继发感染。沐浴时应注意水温不宜过高，勿使用刺激性皂类和沐浴液，使用柔和的护肤品；皮肤瘙痒时可给予止痒处理，勿用手抓搔，以免皮肤破损。注意自身防护，用软毛牙刷刷牙，避免牙龈出血，告知病人出血先兆及出血后的基本处理方法。

4．用药指导 按医生处方用药，以免服药不当加重肝脏负担和肝功能损害。病人应了解所服药物的名称、剂量、服药时间和方法，观察药物的疗效和不良反应。

5．定时复诊 详细告知病人定时复诊的时间及重要性、大出血时紧急就诊的途径及方法。

【护理评价】

经过治疗和护理后，病人是否达到：①生命体征稳定，尿量正常；②肝功能和营养状况得到改善；③腹水减少、腹围缩小；④不发生上消化道出血、术后出血、肝性脑病、静脉血栓形成及窒息等并发症，或发生的并发症被及时发现和处理；⑤焦虑或恐惧感解除或减轻；⑥能正确说出预防出血、饮食要求及出院后自我保健相关知识。

第三节　肝癌病人的护理

❖ 学习目标 ···

识记：

1. 能复述原发性肝癌的概念。

2. 能概述原发性肝癌的病因及临床表现。

3. 能简述原发性肝癌的常用治疗与护理措施。

4. 能简述原发性肝癌健康教育的主要内容。

理解：

1. 能理解原发性肝癌的转移途径、主要护理诊断及并发症的预防和处理原则。

2. 能解释原发性肝癌的病理特点、辅助检查的临床意义。

运用：

能运用护理程序对原发性肝癌病人实施护理。

　　肝癌分为原发性肝癌（primary cancer of liver）和继发性肝癌（secondary cancer of liver）两种。原发性肝癌简称肝癌，是指由肝细胞或肝内胆管上皮细胞发生的恶性肿瘤，是我国常见的恶性肿瘤之一，其死亡率在恶性肿瘤中居第二位。继发性肝癌，又称转移性肝癌，常由身体其他脏器癌肿转移到肝，尤其是腹部内脏癌肿，如结肠癌、直肠癌、胃癌、胆囊癌、胰腺癌、子宫癌和卵巢癌等较多见，其临床表现常以肝外原发性癌肿所引起的临床症状为主，预后不佳。本节重点介绍原发性肝癌。

【病因】

　　原发性肝癌的病因和发病机制尚不明确。目前认为原发性肝癌的发生并非单一因素造成，而是许多因素共同发生作用造成的结果，可能与下列因素有关。

（一）病毒性肝炎

　　在我国，慢性病毒性肝炎是原发性肝癌诸多致病因素中最主要的病因。原发性肝癌病人中约1/3 有慢性肝炎史。流行病学调查发现肝癌病人 HBsAg 阳性率可达 90%，提示乙型肝炎病毒与肝癌高发有关。

（二）肝硬化

　　流行病学调查显示，原发性肝癌合并肝硬化的发生率高达 50% ~ 90%。在我国，原发性肝癌主要在病毒性肝炎后肝硬化的基础上发生；而在欧美国家，肝癌常在酒精性肝硬化的基础上发生。

（三）黄曲霉素

　　流行病学调查发现粮食受到黄曲霉素污染严重的地区，人群肝癌发病率高。黄曲霉素的代谢产物黄曲霉毒素 B_1 有强烈的致癌作用，它可能通过影响某些基因的表达而引起肝癌的发生。

（四）遗传因素

　　不同种族人群肝癌发病率不同。在同一种族中，肝癌的发病率也存在着很大差异，常有家族聚集现象，但是否与遗传有关，尚待进一步研究。

（五）其他因素

　　饮池塘水的居民肝癌发病率高，可能是饮用水被池塘中生长的蓝绿藻产生的藻类毒素污染所致。一些化学物质如亚硝胺类、偶氮芥类、有机氯农药、酒精等均是可疑的致肝癌物质。此外，寄生虫感染、营养等因素也可能与肝癌的发病有一定关系。

【病理】

（一）病理类型

1. **大体病理类型**　按大体病理形态可分为3类：块状型、结节型和弥漫型。其中以块状型最多见，且常出现肝破裂、腹腔内出血等并发症。按肿瘤大小可分为四类：微小肝癌（直径≤2cm），小肝癌（>2cm、≤5cm），大肝癌（>5cm、≤10cm）和巨大肝癌（>10cm）。

2. **组织病理类型**　可分为3类：肝细胞肝癌、胆管细胞癌和混合型肝癌。我国以肝细胞肝癌为主，约占原发性肝癌的90%。

（二）转移途径

1. **肝内转移**　易侵犯门静脉及分支并形成癌栓，脱落后在肝内引起多发性转移灶。

2. **肝外转移**　①血行转移：最常见转移部位为肺，亦可引起胸、肾上腺、肾、骨及脑等部位的转移；②淋巴转移：肝门淋巴结最为常见，其次为胰周、脾、腹膜后、主动脉旁淋巴结，晚期可至锁骨上淋巴结；③种植转移：少见，从肝表面脱落的癌细胞可种植在腹膜、横膈、盆腔等处，引起血性腹水、胸腔积液。女性可有卵巢转移。

【护理评估】

（一）健康史

护士应收集病人的一般资料，包括性别、年龄、婚姻、职业、居住史、饮食和生活习惯、是否进食含黄曲真菌的食品、有无亚硝胺类致癌物的接触史等；近期是否有乏力、食欲减退；有无用药史、过敏史；询问病人家族中有无患肝癌或其他肿瘤病人；询问既往患病史，有无肝炎、肝硬化、其他部位肿瘤病史或手术治疗史等。

（二）身体状况

原发性肝癌起病隐匿，早期缺乏特异性表现，多数病人在普查或体检时被发现，中、晚期临床症状明显。常见临床表现为：

1. **肝区疼痛**　是肝癌最常见的症状，半数以上病人有肝区疼痛，多为持续性钝痛、刺痛或胀痛，主要由于肿瘤生长迅速使肝包膜张力增加所致。疼痛部位与癌肿部位密切相关，如病变侵犯膈，疼痛可牵涉右肩或右背部。若肝癌结节坏死、破裂引起腹腔内出血时，则表现为突发性右上腹剧痛，并产生腹膜刺激征等急腹症表现，出血量大时，则可引起晕厥和休克。

2. **全身和消化道症状**　早期常不被注意，主要表现为乏力、食欲减退、体重减轻、腹胀等，部分病人可伴有恶心、呕吐、发热、腹泻等症状。晚期则体重呈进行性下降，并出现贫血、黄疸、腹水、下肢水肿、皮下出血、营养不良及恶病质等表现。

3. **肝大**　为中、晚期肝癌最常见的主要体征。肝脏呈进行性增大、质地坚硬，表面凹凸不平，常有大小不等的结节或巨块、边缘钝而不规则，时有病人自己偶然扪及而成为肝癌的首发症状。癌肿位于肝右叶顶部者，可使膈肌抬高，肝浊音界上升；肝大显著者可充满整个右上腹或上腹，右季肋部可呈现局部明显隆起或饱满。

4. **其他**　表现在肝硬化失代偿期基础上发病者有肝硬化失代偿期的临床表现。当发生肺、骨、脑等肝外转移时，可出现相应的临床症状和体征。部分病人由于癌肿本身代谢异常或癌组织对机体产生影响而引起内分泌或代谢异常，而出现自发性低血糖症、红细胞增多症、高钙血症、高脂血症等伴癌综合征。

5. 并发症 主要并发症有肝性脑病、上消化道出血、癌肿破裂出血及继发性感染。肝性脑病常是原发性肝癌终末期的最严重并发症。因长期消耗或化疗、放射治疗等，病人抵抗力减弱，容易并发肺炎、败血症、肠道感染、压疮等。

（三）辅助检查

肝癌的辅助检查包括肝癌血清标志物检测（定性检查）和影像学检查（定位检查）两种。甲胎蛋白（AFP）检测和现代影像学检查等多项技术的综合应用，有助于早期发现，甚至可检出无症状或体征的极早期小肝癌病人。

1. 肝癌血清标志物检测

（1）血清甲胎蛋白（AFP）测定：是诊断肝细胞癌特异性的标记物，阳性率约为70%。已广泛用于原发性肝癌的普查、诊断、判断治疗效果及预测复发。

（2）血清酶学及其他肿瘤标记物检查：肝癌病人血清中血清碱性磷酸酶、γ- 谷氨酰转肽酶及其同工酶、异常凝血酶原、乳酸脱氢酶同工酶、5'- 核苷酸磷酸二酯酶同工酶 V、α_1- 抗胰蛋白酶、酸性同工铁蛋白等可高于正常。但因其对原发性肝癌的诊断缺乏特异性，多用于与 AFP、AFP 异质体等联合检测，作为诊断肝癌的辅助指标，以提高原发性肝癌的确诊率。

2. 影像学检查

（1）超声检查：B 型超声显像是一种有较好诊断价值的非侵入性检查手段，是目前筛查肝癌的首选检查方法。该检查能确定肝内有无占位性病变，显示肿瘤的部位、大小、形态及肝静脉或门静脉有无栓塞等，分辨率高的仪器可发现直径 1cm 左右的癌灶，可以提示病变的可能性质，确诊率可达 90% 左右。

（2）电子计算机 X 线体层显像（CT）：CT 分辨率高，对肝癌的诊断符合率可达 90% 以上，是诊断肝癌的重要手段，兼具定位与定性的诊断价值，能显示病变范围、数目、大小及其与邻近器官和重要血管的关系等，临床上多作为疑诊肝癌者和确诊为肝癌拟行手术治疗者的常规检查。近年来，螺旋 CT 增强扫描和各种 CT 动态扫描技术进一步提高了 CT 检查对肝癌的分辨率和定位的精确性。

（3）磁共振成像（MRI）检查：诊断价值与 CT 相仿，能获得横断面、冠状面和矢状面 3 种图像，对良、恶性肝内占位病变，尤其是与肝血管瘤的鉴别优于 CT，且可进行肝静脉、门静脉、下腔静脉和胆道重建成像，可显示这些管腔内有无癌栓。

（4）选择性腹腔动脉或肝动脉造影检查：选择性肝动脉造影可显示癌肿的部位、大小、数目和范围，是肝癌诊断的重要补充手段。对血管丰富的癌肿，其分辨率低限约为直径 1cm；对直径 <2.0cm 的小肝癌诊断正确率可达 90%。该项检查为有创性，故仅在非侵入检查未能确定肝内占位性病变性质者或疑为肝癌而非侵入检查未能明确定位者或拟行肝动脉栓塞治疗者时方考虑选用。

（5）放射性核素肝扫描：应用 [198]金、[99]锝、[131]碘玫瑰红、[113]铟等同位素进行肝扫描，有助于诊断大肝癌，其诊断符合率为 85% ~ 90%，但不易发现直径 <3cm 的癌肿。近年来采用放射性核素发射计算机体层扫描（ECT）可提高分辨率和诊断符合率。

3. 肝组织切片检查

（1）肝穿刺活体组织检查：超声或 CT 引导下细针穿刺针吸细胞行组织学检查是确诊肝癌的最可靠方法，癌细胞阳性者即可确诊。因属侵入性检查，偶有引起出血、肿瘤破裂和肿瘤沿针道转移的风险，故仅在各种非侵入性检查不能确诊者视情况考虑应用。

（2）腹腔镜检查或剖腹探查：经各种检查不能确诊而临床又高度怀疑肝癌者，视病人情况，可选择腹腔镜检查或剖腹探查，以明确诊断。

（四）心理-社会状况

护士应评估病人对疾病的认知程度，如拟采取的治疗方式、疾病预后及康复知识的了解和掌握程度；了解病人的心理状态，观察和分析病人对治疗过程、可能导致的并发症及疾病预后所产生的恐惧、焦虑情绪反应和心理承受能力；同时还应了解病人家属对疾病的认知和心理承受能力，家庭和社会可能对病人提供的生理和心理支持程度，家庭对病人医疗费用的经济承受能力等。

【常见护理诊断/问题】

1. **急性疼痛** 与肿瘤生长迅速，肝包膜被牵拉或肝动脉栓塞术后产生栓塞后综合征有关。

2. **恐惧** 与得知癌症诊断、担心手术效果和疾病预后，害怕死亡有关。

3. **营养失调：低于机体需要量** 与食欲减退、出血、发热及肿瘤高代谢状态有关。

4. **潜在并发症**：肝性脑病、肝癌破裂出血、上消化道出血、感染、伤口内出血、胆瘘、膈下脓肿等。

【计划与实施】

肝癌病人的治疗原则是早期诊断、早期治疗，视病情不同采取以手术治疗为主的综合治疗模式，早期肝癌实施手术切除是目前首选且最有效的治疗方法。经过治疗和护理，病人的疼痛减轻；悲伤情绪减轻或恢复正常；维持营养均衡，体重恢复正常或无减轻；未出现肝性脑病、肝癌破裂出血、上消化道出血、感染、伤口内出血及胆瘘、膈下脓肿等并发症，或并发症被及时发现和处理。

（一）手术护理

手术治疗是目前治疗肝癌的最佳方法。总体上，肝癌切除术后5年生存率为30%～40%，小肝癌切除术后5年生存率约为75%，微小肝癌则可达90%左右。

对于一般情况较好，无明显心、肺、肾等重要脏器器质性病变，肝功能正常或仅有轻度损害，肝外无广泛转移性肿瘤的病人，可积极考虑行肝切除手术。手术方式视病人全身情况、肝硬化程度、肿瘤大小、部位以及肝脏代偿功能而定。主要术式有根治性肝切除术、姑息性肝切除术。对肝癌合并近期癌栓者，可切除肿瘤同时取出癌栓，伴有脾功能亢进和食管静脉曲张者，切除肿瘤同时切除脾，并行断流术。对肝癌破裂出血的病人或不能切除的肝癌，可根据具体情况，术中采用肝动脉结扎、肝动脉化疗栓塞等治疗。由于手术切除仍有很高的复发率，故肝癌病人治疗后应坚持随诊，加强综合治疗。

1. **术前护理**

（1）减轻病人的不良情绪：得知确诊肝癌后，病人及其家属都会在情感上遭受重大的打击，产生焦虑、恐惧、悲伤等一系列不良情绪反应。护士应通过与病人的日常沟通和交流，了解其情绪的变化，鼓励其诉说自己的想法和担忧，并介绍一些能缓解焦虑、恐惧情绪的方法。做好各项检查和治疗目的、方法、常见并发症和配合方法等介绍，消除或减轻其心理上的不安全感。要尊重病人的感受并表达同情和理解，树立其战胜疾病的信心，并积极参与和配合治疗。

（2）协助做好病人身体的全面术前检查：包括肝功能和凝血功能等。

（3）改善病人的营养状况：遵医嘱给予全身支持和保肝治疗，补液、输血、补充蛋白、新鲜血浆、血小板、并给予维生素 K 和保肝药物等。鼓励家属按照病人的饮食习惯，提供富含蛋白质、热量、维生素和纤维素的饮食，创造舒适的就餐环境。

（4）肠道准备：术前 3 天遵医嘱口服肠道抗生素，术前 1 天予以弱酸性溶液保留灌肠，减少术后血氨来源。

2．术后护理

（1）卧位与休息：肝癌手术创面大，为防止手术后肝断面出血，一般不鼓励病人早期离床活动。应嘱病人术后 24 小时内卧床休息，避免剧烈咳嗽。术后第二日，若生命体征稳定，病情允许，可取半卧位。

（2）病情观察：术后 48 小时内应有专人护理，密切观察病人生命体征、意识、尿量等变化，警惕腹腔内出血和肝性脑病等异常征象。注意有无发热、腹痛、呃逆等膈下脓肿征象发生。发现异常应及时报告医生处理，必要时做好术前准备。

（3）保护肝脏功能：常规持续低流量吸氧 24～48 小时，半肝以上切除者，应间歇给氧 3～4 天，预防肝细胞缺氧引起肝脏功能损害。

（4）营养支持：应根据病情提供肠外和肠内营养支持，或补充氨基酸和白蛋白等，以促进伤口愈合和身体康复。肛门排气、停止胃肠减压后方开始进流质饮食，逐渐过渡到正常饮食。

（5）伤口及引流管护理：观察伤口渗出物和引流情况，注意有无活动性出血及胆瘘征象。若血性引流液呈持续性增加，应警惕腹腔内活动性出血；若伤口敷料被胆汁样液体浸湿，或引流管引出胆汁样液体，应警惕胆瘘。出现以上异常征象应及时通知医生处理，必要时及时做好术前准备。

（6）疼痛护理：肝叶和肝脏局部切除术后疼痛剧烈者，应按医嘱予以镇痛剂止痛。术后 48 小时，若病情允许，可取半卧位，以降低切口张力，减轻伤口疼痛。

（7）维持体液平衡：准确记录 24 小时出入水量。对肝功能不良伴腹水者，严格控制水和钠盐的摄入量，每天观察、记录体重及腹围变化。

（二）化疗护理

因自静脉途径给药行全身化疗的疗效不显著，且全身不良反应较明显，目前原则上已不作全身化疗。经剖腹探查发现癌肿不能切除、或作为肿瘤姑息切除的后续治疗方法，可经肝动脉或门静脉插管或置泵（一种皮下埋藏式灌注装置）作区域性化疗或化疗栓塞，也可作肝动脉结扎以提高疗效。对估计不能切除而未经手术治疗者，可行肝动脉化疗栓塞治疗（transcatheter arterial chemoembolization，TACE），为原发性肝癌非手术治疗的首选方案，可控制肿瘤的生长，缓解病人的症状，提高病人的生存率。TACE 的主要步骤是经皮穿刺股动脉，在 X 线透视下选择性将导管插至肝固有动脉或其分支，注射抗肿瘤药和（或）栓塞剂（如碘化油和明胶海绵碎片），进行化疗栓塞，发挥持久的抗肿瘤作用。常用药物有氟尿嘧啶、丝裂霉素、顺铂、卡铂、表柔比星和多柔比星等。TACE 应反复多次治疗，一般每 4～6 周重复 1 次，经 2～5 次治疗，许多肝癌明显缩小，可获得进行手术切除的机会。

1．TACE 术前护理

（1）向病人及家属解释局部化疗的目的、方法、治疗的重要性及注意事项，帮助病人消除紧张、恐惧心理，争取其主动配合治疗和护理。

（2）帮助病人完善术前检查，注意出凝血时间、血常规、肝肾功能、心电图等检查结果，判断有无手术禁忌证。

（3）指导病人术前 4 小时禁食，做好穿刺处皮肤准备，备好所需物品和药品，尤其要检查导管质量，防止术中出现断裂、脱落或漏液等。

2．TACE 术后护理

（1）预防出血：术后嘱病人平卧，穿刺处加压包扎 1 小时，穿刺侧肢体制动 6 小时，密切观察穿刺侧肢体皮肤的颜色、温度及足背动脉搏动，注意穿刺点有无出血。拔除肝动脉导管后，应予以压迫穿刺点局部 15 分钟，并嘱卧床休息 24 小时，防止局部血肿形成。

（2）导管护理：①妥善固定导管，告知在翻身或活动过程中避免将插管拉出或造成滑脱，以免影响继续治疗。②严格遵守无菌操作原则。每次注药前、后均消毒导管接头或微泵表面皮肤，注射后用无菌纱布包扎，防止沿导管发生逆行性感染。③保持导管通畅，防止凝血块堵塞导管，每次注药后或发现管道内有较多回血时，均应用肝素稀释液 2 ~ 3ml（25U/ml）冲洗导管。

（3）栓塞后综合征的观察与护理：TACE 后多数病人可出现发热、肝区疼痛、恶心、呕吐、心悸、白细胞计数下降等，称为栓塞后综合征。应注意观察病人的不良反应，并及时做好相应处理：①由于被栓塞的肿瘤细胞坏死吸收可引起病人低热，若体温高于 38.5℃，可遵医嘱给予药物和物理降温；②肝区疼痛可适当给予止痛剂；③恶心、呕吐为化疗药的不良反应，可遵医嘱给予药物止吐和心理疏导，若症状严重，应建议医生减少药物使用量；④白细胞计数下降，可应用升白细胞药物治疗，当白细胞计数 $<4 \times 10^9$ 时应暂停化疗；⑤TACE 术后，嘱病人大量饮水，减轻化疗药物的肾毒性，观察排尿情况。

（4）并发症的防治：密切观察生命体征和腹部体征变化，若发现有上消化道出血及胆囊坏死等胃、胆、胰、脾动脉栓塞并发症时，须及时通知医生并协助进行处理。

（三）放射治疗护理

由于放射源、设备的进步和定位方法的改进，使放射治疗在肝癌治疗中地位有所提高。对一般情况较好、病灶较为局限、肝功能较好、不伴肝硬化、黄疸、腹水及脾功能亢进和食管静脉曲张、肿瘤较小且局限、尚无远处转移但又不适于手术切除，或手术切除后肿瘤复发者，可采用放射为主的综合治疗。治疗过程中应注意观察病人对放疗的不良反应，并采取相应措施预防和处理。详见第六章"肿瘤病人的护理"。

（四）综合治疗护理

综合治疗目前已成为中晚期肝癌主要的治疗方法。

1．生物和免疫治疗近年来在肝癌的生物学特性和免疫治疗方面研究有所进展，为肝癌的治疗提供了新的前景。常用的制剂有免疫核糖核酸、干扰素、白细胞介素 −2、胸腺肽等，可与化疗药物等联合应用，但其疗效尚待确定。

2．B 超引导下经皮穿刺肿瘤行射频消融、微波凝固或注射无水乙醇及体外高能超声聚焦疗法等，适用于瘤体较小而不能或不宜手术切除治疗者，尤其是肝癌切除术后早期复发者。其具有简便、安全、损伤小的特点，部分病人可获得较好的疗效。

3．中医中药治疗　根据病情，多采用辨证施治、攻补兼治的方法。常与其他疗法配合使用，以改善全身状况、提高机体抗病能力，减轻放、化疗引起的不良反应。

4．基因治疗　近年来，国内已有采用基因转染的瘤苗治疗原发性肝癌的报道，其临床试验已获成功并显示出较好的应用前景。

（五）并发症的预防和处理

1．癌肿破裂出血　为原发性肝癌常见的并发症，常因癌肿长大致肝包膜张力过高、腹内压增高或癌肿受压等引起，少数病人出血可自止，多数病人需手术止血。对不能手术的晚期病人，可采用补液、输血、应用止血剂、全身支持治疗等综合性方法处理，但预后较差。应叮嘱病人尽量避免致肿瘤破裂的诱因，如剧烈咳嗽、用力排便等，并注意避免受外力冲击或压迫的因素。一旦发现突然的腹部剧痛且伴腹膜刺激征，应高度怀疑癌肿破裂，并立即通知医生，积极配合抢救，同时积极做好急诊手术的准备。

2．上消化道出血　是晚期肝癌伴肝硬化病人常见的并发症。一旦发生上消化道出血，应按肝硬化门脉高压上消化道出血相应的治疗和护理措施进行处理（见本章第二节）。

3．肝性脑病　常发生于肝功能失代偿或濒临失代偿的原发性肝癌者。应按肝性脑病的预防和处理措施进行护理（见本章第二节）。

（六）健康指导

1．疾病指导　注意防治肝炎，不进食霉变食物。有肝炎、肝硬化病史和肝癌高发区人群应定期做 AFP 检测或 B 超检查，以早期发现。

2．休息与活动指导　注意休息，避免劳累，在病情和体力允许的情况下可适量活动，但切忌过量、过度运动。

3．饮食指导　多进食高糖、高能量、高维生素、适量蛋白、低脂肪的食物；以清淡、易消化为宜。伴有腹水、水肿者，应严格控制水和食盐的摄入量。

4．用药指导　注意保肝，避免使用损害肝脏功能的药物。肝功能失代偿者，可适量应用缓泻剂保持大便通畅，以免肠腔内氨吸收过多导致肝性脑病。

5．定期复诊　遵医嘱定期复查发现异常，及时就诊。

6．放疗或化疗相关知识指导　介绍放疗和化疗治疗及护理相关知识，指导病人及家属学会管理肝动脉插管或微泵的观察和自我护理方法，鼓励坚持并配合综合治疗。

【护理评价】

经过医疗护理干预后，病人是否达到：①恐惧、忧伤情绪减轻或情绪恢复正常；②不适感减轻或无不适感；③体重恢复正常或无体重减轻；④未出现并发症，或发生的并发症被及时发现和处理。

（周艳丽）

◇ 思考题

1．王先生，23 岁，工人。出现畏寒、发热、咽痛、全身乏力、恶心、厌油腻、食欲减退、右上腹隐痛 6 天，食量较病前减少一半，近 3 天来发现尿如浓茶色。今日入院后查体：T 38.5℃，BP 110/70mmHg，一般状态好，皮肤、巩膜轻度黄染，心肺未见异常。肝肋下 1.0cm，有轻压痛，脾侧位肋下可扪及。辅助检查，血清总胆红素 124.8μmol/L，ALT280U/L，抗 HAV IgM（＋），初步诊断：甲型病毒性肝炎。

（1）病人入院后，护士应采取哪些护理措施？

（2）出院前，应如何向病人及家属宣教病毒性肝炎的家庭护理和自我保健知识？

2．张先生，54 岁，因意识不清 1 天入院。3 天前因上呼吸道感染后出现躁动不安，淡漠少语，经当地诊所处理后症状无缓解且加重，具体用药不详。既往慢性乙肝病史 20 年。入院查体：T 37.8℃，P 110/min，BP 100/60mmHg。一般状态差，意识不清，大部分时间处于昏睡状态，巩膜无黄染。瞳孔对光反射迟钝，面色晦暗，颈部可见蜘蛛痣 4 个。颈软，无颈静脉怒张，双肺未闻及啰音，心律齐，未闻及杂音，腹部膨隆，移动性浊音阳性。辅助检查示血氨 200μg/L。初步诊断：肝硬化。

（1）针对病人的意识状态，护士应采取哪些护理措施？

（2）如何对该病人实施饮食护理？

39

第三十九章
胆道疾病病人的护理

学习目标

识记
1. 能概述胆石症及胆道感染的病因和分类。
2. 能复述胆石症与胆道肿瘤的症状与体征。
3. 能简述 T 形管引流的护理措施。

理解
能解释胆石症与胆道肿瘤常用辅助检查的临床意义。

运用
能运用护理程序对胆石症与胆道肿瘤的患者进行护理、健康指导。

第一节　胆石症与胆道感染病人的护理

胆石症（cholelithiasis）是指发生在胆囊和胆管的结石，是常见病和多发病。我国胆囊结石患病率高于胆管结石。胆道感染是指胆囊壁和（或）胆管壁受到细菌的侵袭而发生炎症反应，胆汁中有细菌生长。胆道感染与胆石症常互为因果关系，胆石症可引起胆道梗阻、胆汁淤滞；胆道反复感染可促进胆结石形成，加重胆道梗阻。

【病因与分类】

1. **胆囊结石**（cholecystolithiasis）**与急性胆囊炎**（acute cholecystitis）　胆囊结石常与急性胆囊炎并存，主要与脂类代谢异常、胆囊管梗阻、致病菌入侵致胆道感染、创伤、化学性刺激等有关。

2. **慢性胆囊炎**　胆囊受炎症和结石的反复刺激，胆囊壁炎症细胞浸润和纤维组织增生，胆囊壁增厚，失去收缩和浓缩胆汁的功能甚至与周围组织粘连，出现胆囊萎缩。

3. **胆管结石**(choledocholithiasis)**与胆管炎**（cholangitis）　主要与胆汁淤滞、胆管梗阻、肝内感染等有关。肝外胆管结石的形成除上述原因外，胆道内异物，如虫卵和蛔虫的尸体亦可成为结石的核心；胆管炎常与胆管结石相关联，系细菌入侵胆管，为胆管的感染性病变。

4. **急性梗阻性化脓性胆管炎**（acute obstructive suppurative cholangitis，AOSC）　是在胆道梗阻基础上并发的胆道系统的急性化脓性细菌感染，亦称急性重症胆管炎（acute cholangitis of severe type，ACST）。急性胆管炎（acute cholangitis）和 AOSC 是同一疾病发展的不同阶段。

【病理生理】

胆石的形成可能与过量胆盐丢失、胆汁内胆固醇过饱和状态、胆囊排空速度减慢以及胆汁淤滞等有关。

（一）胆石的种类

胆石按所在部位及组成成分不同，有不同的分类方法（图 39-1-1）。

1. **按结石的部位**　可分为胆囊结石、肝内胆管结石和肝外胆管结石 3 类。

2. **按结石的组成成分**

（1）胆固醇结石：主要成分为胆固醇。由胆固醇和胆盐代谢失调引起，X 线下不显影，是我国人群中常见的一类胆结石。

（2）胆色素结石：主要由胆红素构成。因非结合胆红素代谢失调，常为多发性结石，X 线下不能显影。

（3）混合性结石：主要由胆红素、胆固醇和胆盐构成。因其含钙盐较多，X 线下可显影。

（二）胆囊结石与胆囊炎

胆囊结石可以在胆囊内静止不动或转移到胆管其他部位，当胆囊不能排除胆汁时，结石引起的局部刺激和胆汁淤滞会引起胆囊炎。若胆囊结石长期嵌顿或阻塞胆囊管而未合并感染时，胆汁中的胆色素被胆囊黏膜吸收，并分泌黏性物质形成胆囊积液，积液呈透明无色，称为白色胆汁。

胆囊炎常由引起水肿和炎症的胆囊管或胆总管梗阻所致。急性胆囊炎系潴留的胆汁被再吸收并作为有毒性作用的化学刺激物作用于胆囊壁，胆汁潴留、胆囊肿大及循环障碍可以导致胆囊壁

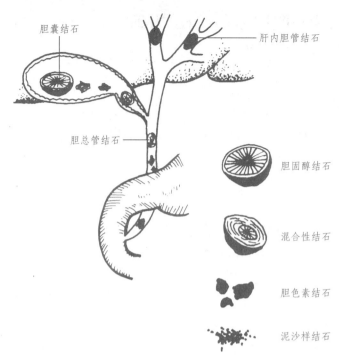

胆囊结石

肝内胆管结石

胆总管结石

胆固醇结石

混合性结石

胆色素结石

泥沙样结石

图 39-1-1　胆结石种类

缺血，引起组织坏死，甚至胆囊穿孔。慢性胆囊炎大多继发于急性胆囊炎，胆囊壁有炎症细胞浸润和纤维组织增生，胆囊壁增厚，甚至发生胆囊萎缩。

（三）胆管结石与胆管炎

胆管结石所致的病理生理改变与结石的部位、大小及病史的长短有关。胆管结石可引起胆道不同程度的梗阻，梗阻可使近端胆管呈现不同程度扩张、管壁增厚、胆汁滞留在胆管内；胆管壁的充血、水肿进一步加重梗阻，使之从不完全性梗阻变为完全性梗阻而出现梗阻性黄疸。

胆管炎常与胆管结石相关联，胆石症引起的梗阻可造成胆汁淤滞、细菌繁殖而致胆道感染；胆道反复感染又是胆石形成的致病因素和促发因素。

AOSC 的基本病理改变是肝实质及胆道系统胆汁淤滞和化脓性感染。大量细菌和毒素可经肝静脉进入体循环，引起全身化脓性感染和多器官功能损害，甚至引起全身脓毒血症或感染性休克，严重者可导致多器官功能障碍综合征（multiple organ dysfunction syndrome，MODS）。

【护理评估】

（一）健康史

了解病人年龄、性别、饮食习惯、营养状况、工作环境等。详细询问病人发病时间、主要症状及其特点、有无进食油腻食物等诱发因素等。如有无胆囊结石反复发作史；有无胆道感染史；有无肝内、外胆管结石或胆管炎反复发作史；有无胆道手术史等。了解病人患病后的检查和治疗经过等。

（二）身体状况

胆石症与胆道感染的临床表现取决于胆结石的部位，以及是否造成胆道梗阻和感染等因素。约 30% 的胆囊结石病人可终身无临床症状，在体检、手术或尸解时被偶然发现，称为静止性胆囊结石。病人是否出现临床症状与结石的大小、部位，是否合并感染、梗阻及胆囊的功能有关。

1．症状

（1）胆囊结石与胆囊炎

1）消化道症状：多数胆囊结石病人仅在饱餐或进食油腻食物后出现上腹部或右上腹部隐痛、饱胀不适、嗳气、呃逆等非特异性消化道症状；急性胆囊炎病人常伴恶心、呕吐。

2）腹痛：胆囊结石引起的上腹部疼痛又称"胆绞痛"，表现为持续上腹部疼痛并放射至右肩胛部或右肩部。变换体位时，结石堵塞于胆囊管导致胆管暂时梗阻而发生右上腹疼痛，因此，部分胆囊结石病人常有夜间痛。胆囊炎以右上腹绞痛放射至右肩胛部为特征。

3）Mirizzi 综合征：是特殊类型的胆囊结石。胆囊管与肝总管平行时，胆囊内较大结石持续嵌顿和压迫胆囊壶腹部或颈部，可引起肝总管狭窄或胆囊胆管瘘，表现为反复发作的胆囊炎、胆管炎及梗阻性黄疸，称 Mirizzi 综合征。

4）其他：进入胆总管的结石通过 Oddi 括约肌可造成损伤或嵌顿于壶腹部引起胰腺炎，称为胆源性胰腺炎；因结石压迫引起胆囊炎症慢性穿孔，可致胆囊十二指肠瘘。

（2）胆管结石与胆管炎：典型的急性胆管炎症状包括腹痛、寒战高热和黄疸，称为"Charcot 三联征"。

1）腹痛：发生在剑突下或右上腹部，呈阵发性绞痛，或持续性疼痛阵发性加剧，并向右肩胛下及腰背部放射，多系结石嵌顿于胆总管下端或壶腹部，刺激胆管平滑肌，引起 Oddi 括约肌痉挛收缩所致。腹痛程度可因梗阻部位的不同而有差异，肝外梗阻者症状明显，肝内梗阻者疼痛较轻。

2）寒战、高热：胆管梗阻继发感染后，细菌及毒素经毛细胆管进入肝窦至肝静脉，再进入体循环引起全身性中毒症状。AOSC 病人寒战、高热多发生于剧烈腹痛后，体温可达 39～40℃，呈弛张热型。

3）黄疸：系胆管梗阻后胆红素逆流入血所致。黄疸的程度和持续时间取决于胆管梗阻的程度、部位和是否继发感染有关。若梗阻不完全或结石有松动，则黄疸程度轻，且呈波动性；若为完全性梗阻，则黄疸呈进行性加深，病人可有尿色变深、粪色变浅和皮肤瘙痒等症状。

4）消化道症状：病人腹痛发作时常伴有腹胀、恶心、呕吐、厌食等消化道症状。

AOSC 发病急骤，病情进展快，除具有 Charcot 三联征外，还出现休克、中枢神经系统受抑制的表现，即 Reynolds 五联征。

2．体征

（1）胆囊结石与胆囊炎

1）胆绞痛或 Murphy 征阳性：胆囊结石时病人表现为胆绞痛；急性胆囊炎时病人可出现 Murphy 征阳性，表现为当检查者将左手平放于病人右肋部，拇指置于右腹直肌外缘与肋弓交界处，嘱病人缓慢深吸气，使肝脏下移，病人因拇指触及肿大的胆囊引起疼痛而突然屏气。

2）黄疸：多数病人可不出现黄疸，若胆囊结石引起胆总管梗阻可致黄疸。

（2）胆管结石与胆管炎

1）腹部压痛或腹膜刺激征：剑突下或右上腹部可有不同程度的压痛或腹膜刺激征，部分病人可有肝大，肝区压痛、叩痛。

2）黄疸：多数病人可出现不同程度的黄疸，若为一侧胆管梗阻，可不出现黄疸。

3）休克表现：病人神志淡漠、烦躁、嗜睡甚至昏迷，出冷汗，脉搏细速，可达 120 次/分以上，血压短时间内迅速下降，可出现全身发绀或皮下瘀斑。

（三）辅助检查

1．实验室检查

（1）血清学检查：白细胞计数及中性粒细胞比例明显升高，可有血清胆红素升高，血清转氨酶和（或）碱性磷酸酶升高。

（2）尿常规：尿中胆红素升高，尿胆原降低或消失。

2．影像学检查

（1）B超：为首选方法。急性胆囊炎B超检查可显示胆囊增大，胆囊壁增厚，大部分病人可见胆囊内有结石影像。慢性胆囊炎B超检查显示胆囊壁增厚，胆囊腔缩小或萎缩，常伴胆囊结石。B超检查亦可显示胆道梗阻的部位和病变性质，以及肝内外胆管扩张等情况。

（2）腹部X线：X线平片上多数结石不显影或显影过于模糊，不能用于明确诊断。

（3）CT、MRI或磁共振胰胆管造影（magnetic resonance cholangiopancreatography，MRCP）：能清晰显示肝内外胆管扩张的范围和程度、结石分布、肿瘤部位、胆管梗阻情况以及胆囊病变等。主要用于B超诊断不清，怀疑有肿瘤的病人。

（4）经皮肝穿刺胆管造影（percutaneous transhepatic cholangiography，PTC）：在X线透视或B超引导下，利用特制穿刺针经皮肤经肝穿刺胆管，成功后将造影剂直接注入肝内胆管，使整个胆道系统显影，了解胆道梗阻情况及病变部位，必要时可行胆管引流。

（5）内镜逆行胰胆管造影（endoscopic retrograde cholangiopancreatography，ERCP）：能较准确地显示结石的部位、数量、大小以及胆管梗阻的部位和程度。但它是有创性检查，可引起急性胆管炎和胰腺炎等并发症，应密切观察，ERCP也可用于胆道疾病的治疗。如胆道感染时行鼻胆管引流，十二指肠乳头狭窄可行Oddi括约肌切开或成形术，胆总管取石或取蛔虫等。

（6）术中及术后胆管造影：胆道手术时，可经胆囊管插管至胆总管做胆道造影。术后拔除T形管前，应常规行T形管造影，检查胆道有无残余结石、狭窄，了解胆总管下端或胆肠吻合口通畅情况。

（7）核素扫描检查：适用于肝内胆管结石、胆道畸形、胆道术后观察及黄疸的鉴别诊断。

（8）纤维胆道镜检查：用于协助诊断和治疗胆道结石，了解胆道有无狭窄、畸形、肿瘤、蛔虫等。术中胆道镜（intraoperative choledochoscopy，IOC）：术中经胆总管切口直接置入胆道镜进行检查和治疗。术后胆道镜（postoperative choledochoscopy，POC）：术后单纯胆道镜检查应于术后4周，胆道镜取石术（choledochoscopy）：术后6周方可进行。

（四）心理-社会状况

评估病人及家属对即将面临的手术、诊断性检查、严重病情等的心理承受能力及病人的情绪反应，了解病人的家庭经济状况及对病人的支持程度等。

【常见护理诊断/问题】

1．**疼痛**　与胆道痉挛、手术创伤、胆道梗阻和感染致腹膜刺激征等有关。

2．**体温过高**　与胆道感染和炎症反应有关。

3．**营养失调：低于机体需要量**　与胆道疾病致长时间发热、恶心、呕吐、食欲缺乏、感染、肝功能损害及手术创伤等有关。。

4．**体液不足**　与禁食、胃肠减压、T形管引流和感染性休克等有关。

5．**有皮肤完整性受损的危险**　与胆道梗阻、胆盐沉积引起皮肤瘙痒及引流液刺激等有关。

6．**焦虑/恐惧**　与胆道疾病反复发作，担心预后等有关。

7．**潜在并发症**：胆道出血、胆瘘、黄疸、胆囊穿孔。

【计划与实施】

胆石症的治疗原则为取出结石，解除梗阻或狭窄，去除感染灶；胆道感染治疗原则是手术解除胆道梗阻并充分引流，及早而有效地降低胆管内压力，挽救病人生命。通过治疗和护理，病人能达到：①疼痛缓解；②体温正常；③营养平衡；④体液充足；⑤皮肤完整；⑥以最佳的身心状态接受手术和度过围术期；⑦无胆道出血、胆瘘、黄疸、胆囊穿孔等并发症或发生后得到及时处理。

（一）非手术治疗

胆结石直径较小或病情严重、手术风险性较高以及胆固醇结石的病人，可应用鹅去氧胆酸或熊去氧胆酸等药物排石治疗。

在手术解除梗阻、去除病灶及通畅引流的基础上，亦可配合针灸及服用消炎利胆中药，对控制炎症、排出结石有一定的作用。

（二）手术治疗

胆石症病人的手术治疗方式取决于结石的部位及并发症的严重程度。若结石局限于胆囊内，则施行单纯胆囊切除术，即开腹胆囊切除术或腹腔镜胆囊切除术。胆囊造口术（cholecystotomy）的目的是减压和引流胆汁，主要适用于病情危重不能耐受长时间手术的病人，或局部炎症水肿、粘连严重者。

胆道术后常放置 T 形引流管，单纯胆管结石，胆管上、下端通畅，无狭窄或其他病变者，可行胆总管切开取石术。

胆总管扩张直径大于 2cm，胆总管远端有炎性狭窄等梗阻性病变且难以用手术方法解除或胆胰汇合部异常，胰液直接流入胆管者，可行胆管空肠 Roux-en-Y 吻合术（图 39-1-2）。

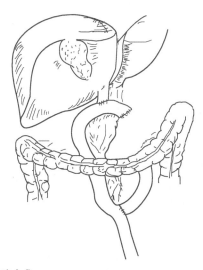

图 39-1-2 胆管空肠 Roux-en-Y 吻合术

（三）术前护理

1. **病情观察** 密切观察病人全身情况，若出现寒战、高热、腹痛加重、黄疸加深、腹膜炎体征、血压下降及意识障碍等异常征象，护士应及时报告医师，并配合抢救和治疗。

2. **疼痛的护理**

（1）加强观察：观察疼痛的部位、程度、性质、发作时间、诱因及缓解和加重的因素；与饮食、体位、睡眠的关系；有无腹膜刺激征及 Murphy 征是否阳性等，为进一步治疗和护理提供依据。

（2）休息：协助病人采取舒适体位，指导其有节律地深呼吸，达到放松和减轻疼痛的效果。

（3）合理饮食：根据病情指导病人进清淡饮食，忌油腻食物；病情严重者予禁食、胃肠减压，以减轻腹胀和腹痛。

（4）药物止痛：对诊断明确的剧烈疼痛者，可遵医嘱通过口服、注射等方式给予消炎利胆、解痉或止痛药，以缓解疼痛。

（5）控制感染：使用抗生素预防和控制感染，减轻胆囊肿胀和胆囊压力，以减轻疼痛。

3．体温过高的护理

（1）物理降温：根据病人体温升高的程度，采用温水擦浴等物理方法，防止体温继续升高。

（2）药物降温：在物理降温的基础上，可根据病情遵医嘱给予药物降温。

（3）控制感染：遵医嘱应用抗生素以控制感染，使体温恢复正常。

4．维持营养状态

（1）对梗阻未解除的禁食病人，可通过胃肠外途径补充足够的热量、氨基酸、维生素、水、电解质等，以维持病人良好的营养状态。

（2）对梗阻已解除、进食量不足者，指导和鼓励病人进食高蛋白、高碳水化合物、高维生素和低脂饮食。

5．维持体液平衡

（1）加强观察：严密监护病人的生命体征和循环状况，如脉搏、血压、每小时尿量等，准确记录24小时出入量，为静脉补液提供依据。

（2）补液：对于休克病人应迅速建立静脉通路，尽快恢复血容量；必要时应用血管活性药物，以改善和保证组织器官的血液灌注。

（3）纠正水电解质及酸碱平衡紊乱：根据病人的病情、中心静脉压及每小时尿量等情况，确定补液的种类和补液量，合理安排输液的顺序和速度，维持水电解质及酸碱平衡。

6．心理护理

（1）鼓励并指导病人保持乐观的情绪体验。

（2）告知病人正确对待疾病与预后，给予心理上的关注与开导，生活上给予关心与照顾。

（3）耐心倾听病人及家属的诉说，满足病人基本层次的需要。

（四）术后护理

1．病情观察　监测生命体征，观察腹部体征及症状，观察伤口情况，及时发现病人有无出血或胆汁渗漏等并发症。观察黄疸程度及消退情况，记录大便颜色，了解胆汁是否流入十二指肠，若黄疸加重，可能有胆汁引流不畅的情况，应及时报告医生处理。

2．饮食　术后禁食，待病人肛门排气、无腹痛及腹胀等不适，生命体征平稳，可由流质饮食逐步过渡到正常饮食，食物应清淡易消化、低脂，忌油腻食物及饱餐。

3．T形管引流的护理　T形管引流的目的：①引流胆汁和减压：防止胆总管切开后，因胆道水肿、胆汁排出受阻、胆总管内压力增高、胆汁外漏而引起胆汁性腹膜炎等并发症。②引流残余结石：将胆囊管及胆囊内残余结石，尤其是泥沙样结石排出体外。③支撑胆道：避免术后胆总管切口瘢痕狭窄、管腔变小、粘连狭窄等。④经T形管溶石或造影等。

（1）妥善固定：用缝线或胶布将其妥善固定于腹壁皮肤，以防病人在翻身或活动时被牵拉而脱出。对躁动及不合作的病人，应专人守护或适当约束，防止管道脱出。

（2）维持有效引流：避免T形管扭曲、折叠及受压，定期从引流管的近端向远端挤捏，以保持引流通畅。平卧位时引流管的远端不可高于腋中线，坐位、站立或行走时不可高于腹部手术切口，以防止胆汁逆流引起感染。

（3）观察引流情况：观察并记录引流出的胆汁的量、颜色及性状。正常成人每日分泌胆汁的量为800～1200ml，呈黄绿色、清亮、无沉渣。术后24小时内引流量为300～500ml，恢复进食后，每日可有600～700ml，以后逐渐减少至每日约200ml。术后1～2日胆汁的颜色可呈淡黄色混浊状，以后颜色逐渐加深、清亮。若胆汁突然减少甚至无胆汁引出，提示引流管阻塞、受压、扭曲、折叠或脱出；若引流胆汁量过多，常提示胆管下端梗阻，应及时查找原因，通知医师处理。

（4）预防感染：每日清洁、消毒腹壁引流管口周围皮肤，管周包裹无菌纱布，防止胆汁浸润皮肤引起发炎、红肿。严格执行无菌技术，每周更换引流袋。

（5）拔管：T形管引流出的胆汁颜色正常，且引流量逐渐减少，术后7～10天，根据病人的情况，如无腹痛、发热，黄疸消退，血象、血清黄疸指数正常，可于进食前后试行夹管1～2小时。夹管期间注意观察病情，病人若无发热、腹痛、黄疸等症状，经T形管作胆道造影，提示胆管通畅，无狭窄及异物等，一般可于术后2周左右拔管。若胆道造影发现有结石残留，则需保留T形管6周以上，再作取石或其他处理。

4．维持皮肤完整性

（1）提供相关知识指导：胆道结石病人常因胆道梗阻致胆汁淤滞、胆盐沉积而引起皮肤瘙痒等。应告知病人相关知识，剪短指甲，防止抓破皮肤。

（2）保持皮肤清洁：可用温水擦洗以减轻瘙痒。

（3）瘙痒剧烈者，可遵医嘱应用药物如盐酸苯海拉明等进行治疗，必要时可以请皮肤科相关医师协助处理。

5．并发症的预防和护理

（1）胆道出血的预防和护理：术后早期出血的原因多由于术中止血不彻底或结扎血管线脱落所致，应加强预防和观察。

1）卧床休息：嘱病人充分休息，以利于病情恢复。

2）遵医嘱预防性使用止血药物，如酚磺乙胺、氨甲苯酸、维生素 K_1 等。

3）病情观察：严密监测病人生命体征，若病人出现腹胀、腹围增大，伴面色苍白、脉搏细速、血压下降等休克征象时，提示病人可能有腹腔内出血，应立即报告医师，并配合医师进行相应的急救和护理。

（2）胆瘘的预防和护理：胆管损伤、胆总管下端梗阻、T形管引流不畅、T形管脱出等均可引起胆瘘。

1）病情观察：观察病人有无发热、腹胀和腹痛等腹膜炎表现，记录腹腔引流液情况，若腹腔引流液呈黄绿色胆汁样，应疑有胆瘘，立即与医师联系并协助处理。

2）保持引流通畅：避免腹腔引流管或T形管扭曲、折叠及受压，定期从引流管的近端向远端挤捏，以保持引流通畅。

3）营养支持：长期大量胆瘘者，遵医嘱及时补充水和电解质，以维持平衡。长时间胆汁丢失将影响脂肪消化和吸收，可引起营养障碍和脂溶性维生素缺乏，应补充热量和维生素。能进食者鼓励进低脂、高蛋白、高维生素饮食，少量多餐。

（3）黄疸：术前伴有慢性肝炎或肝功能损害者，术后可出现黄疸。一般于术后3～5日消退。护理时应注意：密切观察皮肤黄染的程度及血清胆红素浓度，发现异常及时报告医师，剪短病人指甲，防止因胆盐沉积致皮肤瘙痒时抓破皮肤。

（4）胆囊穿孔：穿孔部位以胆囊底部常见，颈部次之。3%～10%的急性胆囊炎可发生胆囊穿孔，多发生在伴有胆囊结石嵌顿者。胆囊急性穿孔需紧急手术治疗，并尽可能一期切除胆囊。

1）病情观察：严密监测病人生命体征及腹痛的程度、性质和腹部体征的变化。若病人腹痛进行性加重，出现腹部压痛、反跳痛、腹肌紧张等，应立即报告医师，并配合医师进行相应的急救和护理。

2）减轻胆囊内压力：遵医嘱应用抗生素，控制感染，减轻炎性渗出。

（五）健康指导

1．饮食指导　指导病人养成良好的饮食习惯，选择低脂、高蛋白、高维生素易消化的饮食，忌油腻食物。

2．定期复查　非手术治疗的病人，应遵医嘱坚持治疗，按时服药，避免劳累及精神高度紧张，定期复查。若出现腹痛、黄疸、发热、厌油等症状，应立即到医院就医。

3．指导T形管引流自我护理　向带T形管出院的病人解释T形管的重要性，告知出院后的注意事项：①尽量穿宽松柔软的衣服，以防止引流管受压。②洗澡时采用淋浴，用塑料薄膜覆盖引流管处，以防增加感染的机会。③日常生活中避免提取重物或过度活动，以免牵拉T形管而至其脱出。④在T形管上标明记号，以便观察其是否脱出。⑤若敷料渗湿，应立即更换，引流管口周围皮肤涂氧化锌软膏加以保护。⑥每日记录引流液的颜色、量和性状。若发现引流液异常或身体不适等，应及时就诊。

【护理评价】

通过治疗和护理，病人是否达到：①疼痛缓解或消除；②体温恢复正常；③营养状况得到改善；④维持体液平衡，生命体征平稳；⑤皮肤完好，无破损和感染；⑥焦虑或恐惧等负性情绪得到消除；⑦未发生并发症或发生后得到及时处理。

第二节　胆道肿瘤病人的护理

胆道肿瘤分为胆囊肿瘤和肝外胆道肿瘤两种。良性肿瘤多为腺瘤，较少见；恶性肿瘤主要是腺癌，临床上常见的有胆囊癌和胆管癌。近年来，城市中胆管癌和胆囊癌的发病率呈现上升趋势。

【分类】

1．胆囊息肉样病变（polypoid lesions of gallbladder）　胆囊壁向胆囊腔内突出或隆起的局限性息肉样病变的总称，形状多样，多为良性。

2．胆囊癌（carcinoma of gallbladder）　指发生在胆囊的癌性病变，约占肝外胆管癌的25%。发病年龄多集中在大于50岁的老年人，女性发病率为男性的3～4倍。胆囊癌多发生在胆囊体和底部，癌细胞浸润可使胆囊壁呈弥漫性增厚，乳头状癌突出于囊腔内可阻塞胆囊颈和胆囊管而引起胆囊积液。胆囊癌以腺癌多见，其次是未分化癌、鳞状上皮细胞癌和混合性癌。

3．胆管癌（carcinoma of bile duct）　指原发于左、右肝管至胆总管下端的肝外胆管癌。以50～70岁的男性多见。根据肿瘤生长的部位，胆管癌分为上段、中段、下段胆管癌，上段胆管癌又称肝门部胆管癌，位于左、右肝管至胆囊管开口以上部位，占 50% ~ 75%；中段胆管癌位于胆囊管开口至十二指肠上缘，占 10% ~ 25%；下段胆管癌位于十二指肠上缘至十二指肠乳头，占 10% ~ 20%。

【病因】

约 85% 的胆囊癌病人合并有胆囊结石，可能与胆囊黏膜受结石长期物理性刺激、慢性炎症及细菌代谢产物中的致癌物质等因素的作用而导致细胞异常增生有关。胆囊空肠吻合术后、完全钙化的"瓷化"胆囊、胆胰管结合部异常和溃疡性结肠炎等亦可能成为致癌因素。

胆管癌与胆管结石、原发性硬化性胆管炎、先天性胆管扩张症、慢性炎性肠病、胆管空肠吻合术后及肝吸虫病等有关。近年的研究发现，胆管癌的发生还与乙型肝炎病毒、丙型肝炎病毒感染有关。

【病理】

1. 胆囊癌的病理分期 临床常用的分期方法有 Nevin 分期和 UICC 分期，前者常作为临床选择治疗方法的参考，后者有助于判断预后。

（1）Nevin 分期：1976 年 Nevin 将胆囊癌分为 5 期。Ⅰ期：黏膜内原位癌；Ⅱ期：侵犯黏膜和肌层；Ⅲ期：侵犯胆囊壁全层；Ⅳ期：侵犯胆囊壁全层和周围淋巴结转移；Ⅴ期：侵犯或转移至肝和其他内脏器官。

（2）UICC 分期：1987 年，国际抗癌联盟（UICC）按照 TNM 分期将胆囊癌分为 4 期：Ⅰ期：侵犯黏膜和肌层（$T_1N_0M_0$）；Ⅱ期：侵犯胆囊壁全层（$T_2N_1M_0$）；Ⅲ期：侵犯肝 <2cm，区域淋巴结转移（$T_3N_0M_0$）；ⅣA 期：侵犯肝 >2cm（$T_4N_0M_0$，$T_xN_1M_0$）；ⅣB 期：远处淋巴或内脏器官转移（$T_xN_2M_0$，$T_xN_0M_1$）。

2. 胆管癌的病理分期 根据 Bimuth-Corlett 分型，上段胆管癌分为四型，其中第Ⅲ型又分为 a、b 亚型。Ⅰ型，肿瘤位于肝总管，未侵犯左、右肝管汇合部；Ⅱ型，肿瘤侵犯汇合部，未侵犯左或右肝管；Ⅲa 型，已侵犯右肝管；Ⅲb 型，已侵犯左肝管；Ⅳ型，同时侵犯左、右肝管。

3. 转移方式

（1）胆囊癌：胆囊癌可直接侵犯周围组织，亦可通过淋巴、血液循环、种植等途径转移，其中以淋巴转移为多见。

（2）胆管癌：胆管癌癌肿生长缓慢，主要沿胆管壁向上、下浸润。淋巴转移为主要的转移方式，血行转移较少见。

【护理评估】

（一）健康史

了解病人年龄、性别、饮食习惯、营养状况、手术史等。询问病人发病时间、主要症状及其特点。如有无肝内、外胆管结石史或胆管炎反复发作史等。了解患病后的检查和治疗经过等。

（二）临床表现

1. 症状

（1）胆囊息肉样病变：常无特殊临床表现。部分病人有右上腹部疼痛或不适，偶有恶心呕吐、食欲减退、消化不良等症状。

（2）胆囊癌：早期无典型和特异性的症状，不同的病变部位及病程可有不同的临床表现。合并结石或慢性胆囊炎者，早期多表现为类似胆囊炎或胆石症的症状，如上腹部持续性隐痛、食欲减退、恶心、呕吐等。当肿瘤侵犯到浆膜层或胆囊床时，可有类似急性胆囊炎和胆囊结石的症状，如右上腹痛、发热、黄疸等。晚期胆囊癌病人可出现腹胀、腹痛、黄疸、贫血或恶病质等表现。

（3）胆管癌

1）黄疸：大部分病人表现为进行性加重的梗阻性黄疸，常伴有全身皮肤瘙痒，尿色深黄；大便颜色灰白或呈白陶土色。

2）腹痛：表现为上腹部隐痛、胀痛或绞痛，可向腰背部放射，常伴恶心、厌食、消瘦、乏力等症状。

3）胆道感染：出现典型的胆管炎表现，即右上腹疼痛、寒战高热、黄疸，甚至出现休克。

2. 体征

（1）胆囊息肉样病变：右上腹部深部压痛。若胆囊管梗阻，可扪及肿大的胆囊。

（2）胆囊癌：胆囊管梗阻时可触及肿大的胆囊。晚期胆囊癌病人，可能在右上腹触及肿块。若肿瘤穿透浆膜，导致胆囊急性穿孔而引起急性腹膜炎。

（3）胆管癌

1）黄疸：皮肤、巩膜黄染。

2）肝大：部分病人可出现肝大，肋缘下可触及肝脏，质硬，有触痛或叩痛；晚期病人可在上腹部触及肿块，可伴有腹水和下肢水肿。

3）胆囊改变：肿瘤发生在胆囊中、下段胆管时，常触及肿大的胆囊，Murphy 征可能呈阴性；当肿瘤发生在胆囊以上胆管和肝门部胆管时，胆囊常缩小而不能触及。

（三）辅助检查

1. 实验室检查

（1）血生化检查：血清总胆红素、直接胆红素、AKP 和转氨酶升高。

（2）肿瘤标记物：癌胚抗原（CEA）、CA19-9、CA125 可呈阳性表现。

2. 影像学检查

（1）B 超检查：首选方法。胆囊癌可见回声不均匀、不伴声影；胆管癌可见肝内、外胆管扩张及肿瘤的位置、大小。

（2）CT、MRI 检查：显示胆道梗阻的部位及肿瘤大小等，磁共振胰胆管造影（MRCP）在显示胆管扩张方面优于 CT。

（3）经内镜逆行胰胆管造影：可协助诊断下段胆管癌。

（4）核素扫描显影和血管造影：有助于了解癌肿与血管的关系。

（四）心理 – 社会状况

1. 心理状况　病人的精神状态以及疾病对病人日常生活、工作的影响。有无焦虑、抑郁、悲观等负性情绪及其影响程度。

2. 社会支持系统　病人的家庭经济状况、教育背景；家属对病人所患疾病的认识、对病人的关怀和支持程度等。

【常见护理诊断 / 问题】

1. **疼痛**　与肿瘤浸润、局部压迫及手术创伤有关。

2. **营养失调：低于机体需要量**　与肿瘤所致的高代谢状态、摄入减少及吸收障碍有关。

3. **焦虑 / 恐惧**　与担心肿瘤预后及患病后家庭、社会地位改变有关。

【计划与实施】

胆道肿瘤病人的主要治疗方法是手术治疗，可根据病情和病理分期采取不同的手术方式。通过治疗和护理，病人能够：①自觉疼痛减轻或缓解；②营养平衡，体重维持正常；③以最佳的身心状态接受手术和渡过围术期。

（一）非手术治疗

良性病变者，可定期随访观察，视病情发展选择相应的治疗方法。

（二）手术治疗

1. **单纯胆囊切除术**　适用于胆囊息肉样病变、Nevin I 期及 UICCI 期病变。

2. **胆囊癌根治性切除术**　适用于 Nevin II、III、IV 期的胆囊癌。

3. **胆囊癌扩大根治术**　可用于 Nevin III、IV 期和 UICC III、IVA 期的病人。

4. **胆管癌切除手术**　中、上段胆管癌在切除肿瘤后行胆管空肠吻合术；下段胆管癌多需行胰十二指肠切除术。如幽门上、下组淋巴结无转移，可行保留幽门的胰十二指肠切除，以便保留胃的贮存和消化功能。

5. **姑息性手术**　解除胆道梗阻，达到缓解黄疸、瘙痒等症状的目的，用于癌肿晚期不能手术切除者。术式包括肝总管空肠吻合术，经内镜逆行性胰胆管造影术（ERCP）及在 ERCP 的基础上行经内镜 Oddi 括约肌切开（EST），鼻胆管引流（ENBD），胆汁内引流术（ERBD），经皮肝穿刺胆道引流术（PTCD），经皮肝胆道镜（PTCS），胆总管、肝总管内支架置入术等。

（三）术前护理

详见本章第一节"胆石症与胆道感染病人的护理"中的术前护理。

（四）术后护理

1. 详见本章第一节"胆石症与胆道感染病人的护理"中的术后护理。

2. ERCP 术后护理

（1）引流管护理：鼻胆管不仅能直接引出感染的胆汁，消除胆胰反流，而且便于胆道冲洗和术后胆道造影。应妥善固定，防止意外脱出。在鼻胆管出鼻腔处做一标记，以便及时发现有无脱出，如有怀疑，不应强行回送，应妥善固定，观察胆汁引流情况，并报告医生处理。

（2）胆汁观察：保持充分引流，每日观察并记录引流液的量、色、性状。一般每日引流量在 200～800ml，如引流量减少或无胆汁引出，应疑为导管堵塞或脱出，经 X 线透视证实，予冲洗通畅或重新置管。冲洗时应严格无菌操作，控制冲洗的速度及压力。置管期间注意维持水、电解质和酸碱平衡。引流数日后，临床症状改善，各项指标恢复正常后可拔除鼻胆管。

（3）饮食护理：术后病人卧床休息，禁食 24 小时，术后 2 小时及次日晨分别查血、尿淀粉酶。若淀粉酶正常，无腹痛、腹胀、发热等情况，方可进食。由清流质过渡到低脂流质饮食，再到低脂半流质饮食，避免粗纤维食物摄入，防止对术后十二指肠的摩擦而导致渗血。

（4）并发症及预防：ERCP 术后常见的并发症有急性胰腺炎、急性胆管炎、出血、穿孔、低血糖等，护理同相应的护理常规。

（五）健康指导

1. 对于非手术治疗的病人应告知定期随访观察，视病情发展选择相应的治疗方法。

2. 做胆道引流并带 T 形管出院的病人应告知其自我护理的方法，鼓励主动配合治疗，提高病人生活质量。

【护理评价】

经过治疗和护理，病人是否达到：①疼痛减轻；②营养状况得到改善；③情绪稳定，主动配合治疗和护理。

（乔莉娜）

◇ 思考题

1. 女性，45岁。于3小时前进食油腻食物后，突发右上腹剧烈疼痛，呈阵发性，疼痛可放射到右肩背部。伴恶心，呕吐。查体：T 36.3℃，P 110次/分，BP 80/45mmHg。急性痛苦面容，神志清，巩膜无黄染。腹平坦，右上腹有深压痛，可触及胆囊，心肺未见异常。实验室检查：白细胞计数及中性粒细胞比例增高。

（1）针对病人目前状况，应首选什么检查方法？

（2）该病人最紧急的护理问题是什么？

（3）病人同意手术后，护士应给予哪些术前护理措施？

2. 男性，52岁，右上腹痛已半年，近半个月出现黄疸，体重下降，食欲减退。既往患胆囊结石5年。检查：巩膜及全身皮肤黄染，右上腹扪及6cm×6cm大小肿块，固定，B超显示胆囊部位有一实质性占位病变，并可见强光团及声影。

（1）病人目前的护理问题有哪些？

（2）如果该病人拟手术，应配合医生采取哪些围术期护理措施？

40

第四十章
胰腺疾病病人的护理

学习目标

识记

1. 能正确说出下列概念：急性胰腺炎、慢性胰腺炎、Grey-Turner 征、Cullen 征、胰腺癌。
2. 能正确概述急性胰腺炎的主要病因、临床特点、血淀粉酶改变及护理要点。
3. 能正确概括胰腺癌病人术后并发症的观察要点和护理措施。

理解

能比较急性胰腺炎和慢性胰腺炎病因、临床表现的异同点。

运用

能运用护理程序对胰腺炎病人及胰腺癌病人评估、制订护理计划，并进行健康指导。

第一节 胰腺炎病人的护理

一、急性胰腺炎病人的护理

急性胰腺炎（acute pancreatitis，AP）是多种病因引起的胰酶激活，继以胰腺局部炎症反应为主要特征，伴或不伴有其他器官功能改变的疾病。临床以急性上腹痛及血淀粉酶或脂肪酶升高为特点。临床上，大多数病人的病程呈自限性，20%～30%的病人临床经过凶险。

【病因】

（一）胆道疾病

我国50%以上的急性胰腺炎为胆道疾病所致，西方胆道疾病占40%。约85%的人胰管和胆总管汇合成共同通道开口于十二指肠壶腹部（图40-1-1）。发生梗阻时，胆汁逆流进入胰管，激活胰酶，导致胰腺组织受损。常见的有胆石症、胆道蛔虫、炎症或手术引起十二指肠乳头水肿或狭窄及Oddi括约肌痉挛等。由胆道疾病引起的急性胰腺炎称为胆源性胰腺炎。

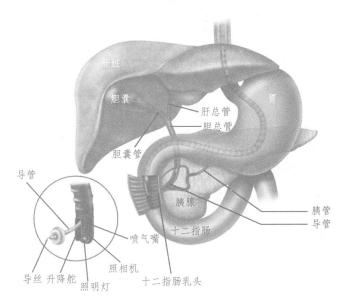

图40-1-1 胰管、胆总管共同开口于十二指肠壶腹部

（二）酒精

酒精可促进胰液分泌，当胰管流出道不能充分引流大量胰液时，胰管内压升高，引发腺泡细胞损伤。此外，酒精在胰腺内氧化代谢时产生大量活性氧，也有助于激活炎症反应。引发急性胰腺炎的酒精量存在较大的个体差异。此外，应注意酒精常与胆道疾病共同导致急性胰腺炎。

（三）胰管阻塞

胰管结石、蛔虫、狭窄、肿瘤（壶腹周围癌、胰腺癌）可引起胰管阻塞和胰管内压升高。胰腺分裂是一种胰腺导管的先天发育异常，即主、副胰管在发育过程中未能融合，大部分胰液经狭小的副乳头引流，容易发生引流不畅，导致胰管内高压。

（四）代谢障碍

高甘油三酯血症（>11.3mmol/L）与急性胰腺炎有病因学关联，可能与脂球微栓影响微循环及胰酶分解甘油三酯致毒性脂肪酸损伤细胞有关。甲状旁腺肿瘤、维生素 D 过多等所致的高钙血症可致胰管钙化、促进胰酶提前活化而促发本病。

（五）其他

各种原因引起的十二指肠内压力增高，反流的十二指肠液激活胰酶，可导致急性胰腺炎。球后穿透溃疡、邻近十二指肠乳头的憩室炎等可直接波及胰腺。胰腺外伤、胰腺附近手术损伤或内镜逆行胰胆管造影术等可并发急性胰腺炎。其他致病危险因素还包括感染及全身炎症反应时，作为受损的靶器官之一，胰腺也可有急性炎性损伤。某些药物（如雌激素、糖皮质激素、噻嗪类利尿药）和毒性物质、特异性感染、胰腺血液循环障碍等。

【病理生理】

虽然急性胰腺炎可由多种原因引起，但其病理生理变化相同，各种致病因素导致胰管内高压，腺泡细胞内 Ca^{2+} 水平显著上升，溶酶体在腺泡细胞内提前激活酶原，大量活化的胰酶消化胰腺自身：①损伤腺泡细胞，激活炎症反应的枢纽分子 NF-κB，它的下游系列炎症介质如肿瘤坏死因子 α、白介素 -1、花生四烯酸代谢产物（前列腺素、血小板活化因子）、活性氧等均可增加血管通透性，导致大量炎性渗出。②胰腺微循环障碍使胰腺出血、坏死。炎症过程中参与的众多因素可以正反馈方式相互作用，使炎症逐级放大，当超过机体的抗炎能力时，炎症向全身扩展，出现多器官炎性损伤及功能障碍。

【护理评估】

（一）健康史

评估病人的饮食习惯，发病前有无嗜油腻饮食和酗酒，既往有无胆道疾病史，高脂血症，近期有无腹部手术、外伤、感染及用药等诱发因素等。

（二）身体状况

1. **腹痛** 是急性胰腺炎的主要表现和首发症状。疼痛位于上腹部，常向背部放射，多为急性发作，疼痛剧烈，呈持续性、阵发性加重。

2. **恶心、呕吐、腹胀** 急性胰腺炎发病初期即有频繁、剧烈的恶心、呕吐，呕吐物为胃内容物、胆汁或咖啡样液体，吐后腹痛多无缓解。常伴有腹胀，甚至出现麻痹性肠梗阻，是病情恶化的征兆。

3. **发热** 轻症急性胰腺炎可不发热或轻度发热，一般持续 3～5 天。急性重症胰腺炎可有持续性高热，常超过 39℃，提示继发感染。

4. **腹膜刺激征** 轻症时，仅中上腹部轻压痛，多无明显的肌紧张。重症者，腹部压痛明显，并伴有肌紧张、反跳痛，范围较广或延及全腹，出现重度休克时体征反而不明显。

5. **低血压与休克** 是重症急性胰腺炎早期主要死亡原因之一。病人早期即出现血压下降、脉搏细速、呼吸加快、神志淡漠等休克表现。有的病人则以突发性休克为主要临床表现。

6. **多器官功能衰竭** 为重症急性胰腺炎主要死因之一。最常见的是肺功能衰竭，其次是肾衰竭、肝衰竭、心力衰竭、消化道出血，DIC、脑损害较少见。

7. **其他** 呕吐频繁者可伴有代谢性碱中毒。合并胆道系统疾病以及胰头水肿压迫胆总管均可引起黄疸。尚可出现血糖升高。少数急性重症胰腺炎病人皮肤出现出血、斑点，由激活的胰酶使毛细血管破裂出血引起。在腰部、季肋部、腹部呈现大片青紫色瘀斑，称 Grey-Turner 征（图 40-1-2，见文末彩图），在脐周围称 Cullen 征（图 40-1-3，见文末彩图）。低血钙时出现手足抽搐，提示预后不良。

（三）辅助检查

1. 实验室检查

（1）血清酶学检查：血清淀粉酶起病 2～12 小时开始升高，24 小时达高峰，持续 3～5 天；血清脂肪酶于起病后 24～72 小时升高，持续 7～10 天。两种胰酶超过正常值 3 倍时才可诊断急性胰腺炎。此外，血清淀粉酶、脂肪酶升高程度和病情程度无确切关联，部分病人上述两种酶可不升高。

（2）血清标志物：发病 72 小时后，CRP>150mg/L 提示胰腺组织坏死；动态测定血清 IL-6 水平增高提示预后不良。

2. 影像学检查 腹部 B 超可发现胰腺肿大和胰周渗液，同时检查有无胆道病变。增强 CT 和 MRI 检查有助于判断急性胰腺炎的程度和胰周侵及的范围。推荐 CT 扫描作为诊断急性胰腺炎的标准影像学方法。

（四）心理－社会状况

由于本病发病急，急性期需严格禁食禁水，导致病人紧张不安。尤其重症胰腺炎病人病情凶险、预后差，较长时间在重症监护病房治疗，花费大，常会产生恐惧、悲观、孤独等消极情绪。评估病人对疾病、治疗、护理的配合知识，尤其是对长期饮食控制的理解与配合，对防止胰腺炎复发和有关疾病康复知识的掌握情况；评估家属的配合情况，病人的社会支持情况以及家庭经济条件能否承担治疗费用等。

【常见护理诊断/问题】

1. 急性疼痛 与胰腺及周围组织炎症、水肿或出血坏死有关。

2. 营养失调：低于机体需要量 与呕吐、禁食、应激性消耗有关。

3. 有体液不足的危险 与腹腔渗液、出血、呕吐、禁食有关。

4. 知识缺乏：缺乏疾病预防和康复方面的知识。

5. 潜在并发症：休克、感染、多器官功能衰竭、出血、胰瘘、肠瘘、胆瘘。

【计划与实施】

根据急性胰腺炎的分型和病因等选择治疗方法，主要有非手术治疗和手术治疗。经过治疗和护理，病人能够：①疼痛减轻或消失；②维持营养状态；③维持体液平衡；④说出有关的疾病预防和康复知识，配合治疗和护理；⑤并发症得到预防或及时发现和处理。

（一）非手术病人的护理

非手术治疗适用于轻症急性胰腺炎、无感染的重症急性胰腺炎。

1. 疼痛管理

（1）严格禁食水、胃肠减压：多数病人需禁食水 1～3 天，严重腹胀或麻痹性肠梗阻者行胃肠减压，通过持续胃肠减压减少胰酶和胰液的分泌，同时减轻腹胀。向病人解释禁食的重要性，使病人能够主动配合治疗和护理，病人口渴时可含漱或湿润口唇，并做好口腔护理。胃肠减压按照常规进行护理。

（2）休息与体位：病人应绝对卧床休息，以降低机体代谢率，增加脏器血流，促进组织修复和体力恢复。协助病人取舒适的体位，弯腰、屈膝侧卧可以缓解腹疼。还可指导和协助病人按摩背部，增加舒适感。

（3）药物止痛：天然生长抑素由胃肠黏膜 D 细胞合成，它可抑制胰泌素和缩胆囊素刺激的胰液基础分泌。急性胰腺炎时，循环中生长抑素水平显著降低，可予外源性补充生长抑素或生长抑素类似物奥曲肽。多数病人在静脉滴注生长抑素或奥曲肽后，腹痛可得到明显缓解。对严重腹痛者，可肌内注射哌替啶止痛，每次 50～100mg。由于吗啡可增加 Oddi 括约肌压力，胆碱能受体拮抗剂如阿托品可诱发或加重肠麻痹，故均不宜使用。

（4）抑制胃酸：胃液也可促进胰液分泌，适当抑制胃酸可减少胰液量，缓解胰管内高压，减轻腹痛。首选质子泵抑制剂，如奥美拉唑，也可选择 H_2 受体拮抗剂，如法莫替丁等。

2．预防和抗感染 急性胰腺炎本是化学性炎症，但在病程中极易感染，使病情向重症发展、甚至死亡。感染源多来自肠道，预防胰腺感染可采取：①导泻清洁肠道，可减少肠腔内细菌过度生长，促进肠蠕动，有助于维护肠黏膜屏障。可给予 33% 硫酸镁每次 30～50ml。在此基础上，口服抗生素可进一步清除肠腔内及已进入门静脉系统的致病菌。②尽早肠内营养，有助于受损的肠黏膜修复，减少细菌移位。

胰腺感染后，应选择针对革兰阴性菌和厌氧菌的、能透过血胰屏障的抗生素，如喹诺酮类或头孢类联合抗厌氧菌的甲硝唑。严重败血症或上述抗生素无效时应使用亚胺培南等。此外，如疑有真菌感染，可经验性应用抗真菌药。

3．营养支持 在短期禁食期间通过静脉补液提供能量即可。重度急性胰腺炎病人在肠蠕动尚未恢复前，应先予肠外营养。根据血电解质水平补充钾、钠、氯、钙、镁、磷等，注意补充水溶性和脂溶性维生素，采用全营养混合液方式输入。当病情缓解时，应尽早过渡到肠内营养。恢复饮食应从少量、无脂、低蛋白饮食开始，逐渐增加食量和蛋白质，直至恢复正常饮食。

4．预防和纠正体液不足

（1）病情观察：观察呕吐物和胃肠减压引流液的量、性质，注意有无胃肠道出血。观察病人血压、脉搏、尿量、神志的变化，皮肤黏膜弹性、色泽，判断有无脱水、低血容量性休克的表现。准确记录 24 小时出入量。遵医嘱及时正确留取标本，监测血细胞比容、尿比重、血清电解质等的变化。

（2）补充液体：禁食水期间病人的每日补液量达 3000ml 以上，因此应迅速建立有效的静脉通路补充液体和电解质，根据病人年龄和病情调节输液速度，及时补充所丢失的液体和电解质，纠正酸碱平衡失调。

（3）防治休克：详见"休克病人的护理"一章。

5．腹腔灌洗引流的护理 在腹腔和盆腔分别置进水管和出水管，使用腹腔灌洗液将含有大量胰酶和有害物质的腹腔渗液引流至体外，适用于重症胰腺炎病情不稳定者或手术后治疗。

（1）持续腹腔灌洗：冲洗液速度一般以每分钟 20～30 滴为宜，现用现配，根据引流液的性质调节滴速，维持管道通畅，注意无菌操作。

（2）观察记录引流液：观察引流液的颜色、性质、量，灌洗引流 2～3 天后，引流液逐渐由暗红色混浊液体变清淡。注意记录冲洗量和引流量，维持冲洗和引流量的平衡。

（3）遵医嘱留取引流液，监测引流液的淀粉酶值。

（4）保护局部皮肤：及时更换浸湿的敷料，必要时涂抹氧化锌软膏、用凡士林油纱布或水胶体敷料等保护引流管周围皮肤，避免腹腔渗液外溢腐蚀皮肤。

6．并发症的观察

（1）呼吸衰竭：观察病人呼吸次数，有无呼吸困难、发绀等，监测血气分析。病人出现严重的呼吸困难和缺氧症状时，应准备气管插管或气管切开，应用呼吸机辅助呼吸。

（2）肾衰竭：记录每小时尿量、尿比重及24小时出入量。出现肾衰竭按照常规进行护理。

（3）感染：早期应用对革兰阴性菌和厌氧菌敏感的抗生素，预防和控制感染。观察病人体温变化，监测血常规白细胞计数和分类变化。保持空气新鲜，每日通风2次，15～30分钟/次。更换引流管时注意无菌操作。大剂量抗生素的应用容易并发真菌感染，注意加强口腔护理。对高热病人按常规进行护理。

（4）消化道出血：观察病人的排泄物、呕吐物、胃肠减压引流液的色泽，定时监测血压、脉搏。出现胃肠道糜烂、穿孔、出血，应立即作好急诊手术止血的准备。

（二）手术病人的护理

手术治疗适用于：①急性腹膜炎不能排除其他急腹症时；②胰腺和胰周坏死组织继发感染；③伴胆总管下端梗阻或胆道感染者；④合并肠穿孔、大出血或胰腺假性囊肿。手术治疗原则是清除胰腺及其周围的坏死组织、渗出液，处理胆道梗阻性病变，去除原发病灶。最常用的术式是坏死组织清除加引流术，同时进行胃造口、空肠造口、胆道引流，术后可经腹腔双套管灌洗和引流。若继发肠瘘，可将瘘口外置或行近端肠管造口术。形成假性囊肿者，可酌情行内、外引流术。处理胆源性胰腺炎，手术目的是取出胆管结石，解除梗阻，畅通引流，依据是否有胆囊结石及胆管结石处理方法不同（内容详见第三十九章第一节胆石症与胆道感染病人的护理）。

1．一般护理　术后生命体征平稳后给予半卧位，肠蠕动恢复前严格禁食水、胃肠减压。禁食期间营养支持同非手术病人的护理。

2．引流管的护理　重症胰腺炎病人术后留置多根引流管，包括胃管、腹腔双套管、T形管、胃造口式空肠造口管、胰引流管、导尿管等。

（1）维持有效引流：分别标记每根导管的名称，明确导管放置的部位及作用。防止各导管扭曲、堵塞和受压，妥善固定，尤其病人更换体位时，避免引流管脱出。定时更换引流袋，严格执行无菌操作，观察记录各引流液的颜色、性质、量。

（2）腹腔双套管：术后接负压吸引，若有管腔堵塞，可用20ml生理盐水缓慢冲洗导管。若引流液持续呈血性液，应立即通知医生，考虑是否有继发性出血发生；若引流液含有胆汁、胰液或肠液，应考虑胆瘘、胰瘘或肠瘘。其余同非手术病人腹腔灌洗引流的护理。

（3）T形管：按照常规进行护理，具体内容参见第三十九章"胆道疾病病人的护理"。

（4）胃造口、空肠造口管：保持造口管通畅，如有堵塞，可用生理盐水冲洗；保持瘘口周围的皮肤干燥清洁，可用凡士林纱布保护。经胃式空肠造口管，进行要素饮食时，按照常规护理，具体内容参见第三章第三节"肠外营养支持病人的护理"。

3．并发症的观察和护理

（1）肠瘘：术后注意观察腹部症状，保持胃肠减压持续有效，待肠蠕动恢复后尚可拔除。如术后1周左右病人出现腹胀、发热及腹膜炎症状，腹壁切口或腹腔引流管流出较多带有粪臭味的液体，应警惕肠瘘的发生，及时通知医生。对发生肠瘘者，应禁食、行胃肠减压，腹壁切口内或腹腔引流管负压吸引，及时清除溢出的肠液，保持通畅，避免脱落。禁食期间遵医嘱给予静脉输液，维持营养及水、电解质及酸碱平衡。

（2）胰瘘：术后注意观察腹部症状，如出现腹痛、腹胀、发热症状，引流液淀粉酶明显增高，应警惕胰瘘的发生，及时通知医生。长期大量胰瘘常伴有不同程度的营养障碍及水、电解质失衡，遵医嘱静脉补充营养、水和电解质。同时给予抑制胰腺分泌的药物，以减少胰腺的分泌和降低胰酶的活性。

（3）胆瘘：可见胆汁自腹腔引流管内或腹壁切口流出，而T形管引流突然减少，病人出现发热、腹痛、胆汁性腹膜炎症状，瘘口周围皮肤出现疼痛、糜烂。术后应保持T形管引流通畅，观察腹壁切口、腹腔引流管是否有胆汁样液。如已发生胆瘘，局部涂复方氧化锌油膏保护瘘口周围皮肤。采用轻度持续负压吸引，维持引流通畅，一般可自愈；长期大量胆瘘者，应禁食，行胃肠减压，给予完全胃肠外营养，并结合空肠内营养。必要时可考虑行手术治疗。

（三）健康指导

1. 生活指导　指导病人及家属掌握饮食卫生知识，养成规律进食习惯，避免暴饮暴食，腹痛缓解后，应从少量低糖饮食开始逐渐过渡到低脂饮食，直至恢复正常饮食。避免高脂肪、高蛋白、刺激性、产气多的饮食。

2. 疾病知识指导　教育病人积极治疗胆道疾病，注意防治胆道蛔虫。出院后4~6周，避免过度疲劳和提举重物。保持良好的精神状态，注意劳逸结合。告知病人出现突发左上腹剧烈疼痛、腹胀、恶心、呕吐等，应及时就诊。

3. 预防复发　帮助病人认识胰腺炎有复发的特性。告知病人注意避免诱发急性胰腺炎的因素，如胆道疾病、大量饮酒、暴饮暴食、高脂血症、某些药物等。

【护理评价】

经过治疗和护理，病人是否达到：①疼痛减轻或消失；②营养状态改善；③体液维持平衡；④掌握有关的疾病预防和康复知识；⑤并发症得到预防或及时发现和处理。

二、慢性胰腺炎病人的护理

慢性胰腺炎（chronic pancreatitis）为胰腺炎症性疾病，以胰腺实质发生慢性持续性炎性损害、纤维化及可能导致的胰管扩张、胰管结石或钙化等不可逆性的形态改变为其特征，可引起顽固性疼痛和永久性内、外分泌功能丢失。

【病因】

主要病因是长期酗酒，我国胆石性疾病占了相当比例。所有自身免疫病的病理机制均可成为自身免疫性胰腺炎的病因，如干燥综合征、硬化性胆管炎等自身免疫性疾病合并胰腺炎。慢性胰腺炎可由急性胰腺炎迁延所致。此外，高脂血症、遗传因素、营养不良、高钙血症、血管因素等也可导致慢性胰腺炎。

【护理评估】

（一）健康史

评估病人的营养和饮食情况，是否酗酒、高脂肪饮食，评估病人既往有无急性胰腺炎、胆道疾病、高钙血症等。

（二）身体状况

通常将腹痛、体重下降、糖尿病和脂肪泻称为慢性胰腺炎的"四联征"。

1. 腹痛　常呈反复发作的上腹痛，初为间歇性，以后可转为持续性上腹痛，平卧位时加重，前倾坐位、弯腰、侧卧蜷曲时疼痛可减轻。有时腹痛部位不固定，累及全腹，亦可放射至背部或前胸。腹痛程度轻重不一，严重者需用麻醉剂才能缓解疼痛。腹痛常因饮酒、饱食或高脂食物诱发，急性发作时常伴有血淀粉酶及脂肪酶升高。腹痛的发病机制可能主要与胰管梗阻与狭窄等原因所致的胰管高压有关，其次是胰管本身的炎症、胰腺缺血、假性囊肿以及合并的神经炎等。

2. 吸收不良综合征 病人由于胰腺外分泌功能不全，对脂肪、蛋白、碳水化合物吸收障碍，其中以脂肪吸收不良最早出现。轻者仅有餐后上腹部饱胀、嗳气、不耐受油腻食物等症状，胰脂肪酶分泌量下降至正常的10%以下，发生脂肪泻，排便不成形，并可见油滴悬浮。严重者出现消瘦和营养不良。

3. 糖尿病表现 胰腺内分泌功能不全首先表现为糖耐量异常，后期有明显糖尿病表现，病人可出现多饮、多尿、消瘦等。长期饮酒导致的慢性胰腺炎更易并发糖尿病。

4. 其他 腹部压痛与腹痛不相称，多数病人仅有腹部轻压痛。当并发胰腺假性囊肿时，腹部可扪及表面光滑的包块。当胰头肿大、胰管结石及胰腺囊肿压迫胆总管时，可出现黄疸。慢性胰腺炎急性发作时，临床表现与急性胰腺炎相似。

（三）辅助检查

1. 实验室检查 血、尿淀粉酶在慢性胰腺炎急性发作时可显著增高。粪便在显微镜下有脂肪滴和未消化的肌纤维等。部分病人尿糖和糖耐量试验阳性。

2. 影像学检查 是慢性胰腺炎诊断的主要依据。B超、CT可显示胰腺体积、胰石、胰腺囊肿等。X线腹部平片可显示胰腺的钙化或胰石。ERCP可见胰管和胆总管的改变。

（四）心理-社会状况

由于病情反复，病人常有消极、焦虑等表现。评估病人对疾病治疗的信心，是否了解发病原因和治疗方法，是否能够改变不良的饮食习惯等。评估家属对病人的支持情况和家庭经济条件。

【常见护理诊断/问题】

1. 疼痛：腹痛 与胰腺炎症刺激和胰管内压力增高有关。

2. 知识缺乏 缺乏疾病预防与治疗方面的知识。

3. 潜在并发症 糖尿病。

【计划与实施】

慢性胰腺炎的治疗主要是非手术对症治疗。包括戒酒，镇痛，补充胰酶，控制糖尿病和营养支持。手术治疗难以改善胰腺功能和缓解胰腺病变的进程。可以手术解除胆道疾病的病因，对疾病本身可采用胰管引流术、胰腺切除术，顽固性疼痛可行内脏神经切除术、内脏神经节封闭等。经过治疗和护理，病人能够：①疼痛减轻或得到控制；②掌握疾病预防和治疗的有关知识，生活质量提高；③并发症得到及时发现和处理。

（一）非手术病人的护理

1. 疼痛护理 同急性胰腺炎病人疼痛管理。

2. 饮食护理 指导病人饮食清淡，可进食适量、易吸收的脂肪，如植物油；严格戒酒，限制刺激性食物，避免暴饮暴食。进食蛋白质和碳水化合物丰富的饮食，保证足够热量。对伴糖尿病病人，应按糖尿病饮食进餐。消化不良者，给予胰酶制剂。脂肪泻者补充脂溶性维生素。

（二）手术病人的护理

详见本章"急性胰腺炎病人手术的护理"。

（三）健康指导

1. 指导病人祛除胰腺炎的病因和学会控制方法，防止急性发作。

2. 向病人讲解饮食控制的重要性，指导病人改变不良的饮食习惯。

【护理评价】

经过治疗和护理，病人是否达到：①疼痛减轻或得到控制；②掌握疾病预防和治疗的有关知识；③并发症得到及时发现和处理。

第二节　胰腺癌病人的护理

胰腺癌（cancer of the pancreas）指胰外分泌腺的恶性肿瘤，是较常见的消化系统恶性肿瘤，近年来其发病率有明显增高趋势，多好发于 40 岁以上的男性。由于该病早期诊断困难，恶性度高、发展快，预后较差。目前胰腺癌居常见癌症死因的第 4 位，居消化道癌症死因的第 2 位，仅次于大肠癌，5 年生存率为 1%～3%。

【病因与病理】

胰腺癌的病因和发病机制不明，流行病学调查显示，在胰腺癌致癌因素中，吸烟是唯一公认的危险因素，但是，吸烟增加胰腺癌发病危险性的机制尚不完全清楚，可能与烟草特异性 N- 亚硝酸盐对器官的特异作用，或是 N- 亚硝酸盐分泌到胆管，随后反流到胰管有关。近年发现胰腺癌病人存在染色体异常。其他危险因素有长期大量饮酒、高脂肪和高蛋白饮食、遗传、糖尿病、慢性胰腺炎、胆石症、某些化学致癌物、内分泌改变等。90% 的胰腺癌为导管细胞腺癌，少见黏液性囊腺癌和腺泡细胞癌。

胰腺癌包括胰头癌、胰体尾部癌，但胰头最多见，占 60%～70%，胰体占 5%～10%，胰尾占10%～15%，弥漫性病变约占 10%。组织学分型中导管细胞腺癌占 90%，黏液性囊腺癌和腺泡细胞癌较少见。常见淋巴结转移和直接浸润邻近脏器，部分经血行转移至肝、肺、骨、脑等部位，还可发生腹腔种植。

【护理评估】

（一）健康史

评估病人有无不良嗜好，如吸烟（时间和数量）、饮酒；病人的饮食习惯，是否长期高蛋白、高脂肪饮食；是否长期接触污染环境和有毒物质；有无其他疾病，如糖尿病、慢性胰腺炎；家族中有无胰腺肿瘤或其他肿瘤的病人。

（二）身体状况

1. 腹痛　约 60% 的病人以腹痛为首发症状，病程中约 90% 的病人出现腹痛且上腹压痛明显。早期腹痛常位于中上腹，其次为右侧季肋部。胰头癌常向右腰背部放射，胰体尾癌则多向左侧腰背部放射。仰卧与脊柱伸展时加重，弯腰前倾或屈膝卧位时可稍缓解。病程中晚期腹痛逐渐加重，夜间严重，病人常呈蜷曲坐位，后期常伴有腰背部放射性疼痛，不易被一般止痛药物控制。

2. 黄疸　黄疸进行性加重，常因胆汁淤积而有肝大，其质硬、表面光滑。可扪及囊状、无压痛、表面光滑并可推移的肿大胆囊，称 Courvoisier 征，是诊断胰头癌的重要体征。黄疸出现的早晚和肿瘤的位置密切相关，癌肿距胆总管越近，黄疸出现越早。胆道梗阻越完全，黄疸越深。多数病人出现黄疸时已属中晚期。伴皮肤瘙痒，久之可有出血倾向。小便深黄，大便陶土色。

3．消化道症状 由于胰液和胆汁排出受阻，病人常有食欲缺乏、腹胀、恶心、呕吐、腹泻或便秘等。晚期因癌肿侵及十二指肠，可出现上消化道梗阻或消化道出血。

4．其他 病人在短期内就可以出现消瘦和乏力，后期消瘦更加明显。病人还可有发热、上腹部肿块、腹水、血糖增高等表现。

（三）辅助检查

1．实验室检查 可有血、尿淀粉酶和空腹血糖升高。胆道梗阻时，血清总胆红素和结合胆红素升高，碱性磷酸酶、转氨酶也可升高。血清癌胚抗原（carcinoembryonic antigen，CEA）、胰胚抗原（pancreas oncofetal antigen，POA）及糖类抗原 19-9（carbohydrate antigen 19-9，CA19-9）等胰腺癌血清学标记物可升高，其中 CA19-9 是最常用的辅助诊断和随访项目。

2．影像学检查 B 超可发现 2cm 以上的胰腺肿块，胆囊增大，胆管扩张，可观察有无肝脏和腹腔淋巴结肿大。CT 能清楚显示肿瘤部位与之毗邻器官的关系。PTC 可显示胆道的变化，造影后可置管引流胆汁，减轻黄疸。ERCP 可显示胰管和胆管，同时在胆管内置入内支撑管术前引流胆汁。

（四）心理 - 社会状况

由于病人的表现缺乏特异性，不易引起病人和医生的重视，是胰腺癌延误诊治的重要原因。大多数病人是 40 岁左右的中年人，家庭负担较重，当确诊时往往已非早期，病人很难接受诊断，常出现否认、悲哀、畏惧等情绪，家属亦可出现懊悔、急躁等不良情绪反应。由于病人手术机会小，预后差，往往缺乏治疗信心。

【常见护理诊断 / 问题】

1．**急性疼痛** 与癌肿压迫或侵犯腹膜后神经丛、手术创伤有关。
2．**营养失调：低于机体需要量** 与食欲下降、呕吐及肿瘤消耗有关。
3．**潜在并发症**：出血、感染、胰瘘、胆瘘、糖尿病。

【计划与实施】

手术切除是治疗胰头癌的有效方法，对不能切除者应行姑息性短路手术，辅以放疗或化疗。常用手术方式有：胰头十二指肠切除术（Whipple 手术，见图 40-2-1）；保留幽门的胰头十二指肠切除术（pylorus-preserving pancreatoduodenectomy，PPPD）；姑息性手术可以采用胆肠吻合术、空肠吻合术，术中可在内脏神经节周围注射无水乙醇或行腹腔神经节切除术，以减轻疼痛。经过治疗和护理，病人能够：①疼痛减轻或得到控制；②维持适当的营养状况；③并发症得到预防或及时发现和处理。

晚期病人或手术前后可进行化疗、放疗和各种对症支持治疗。胰腺癌对化疗药物不敏感，单药治疗有：吉西他滨、氟尿嘧啶、丝裂霉素、表柔比星、链佐星、紫杉醇、多西他赛及希罗达等。吉西他滨为转移的胰腺癌病人一线治疗药物，联合化疗优于单药化疗。靶向药物治疗，如贝伐单抗、西妥昔单抗和厄罗替尼可与化疗药物合并使用或单用。胰腺癌经动脉局部灌注化疗优于全身静脉化疗，而且能减少化疗药物的毒副作用。

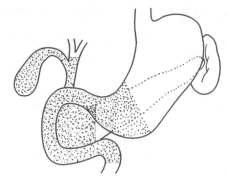

图 40-2-1　胰头十二指肠切除范围

（一）疼痛管理

按肿瘤病人进行管理，详见第六章"肿瘤病人的护理"。

（二）改善营养

给予高蛋白、高糖、低脂、丰富维生素的饮食，必要时胃肠外营养改善营养状态。有黄疸者，胆汁淤积影响肝脏功能，易出血，补充维生素 K 改善凝血功能。

（三）常见并发症的护理

1．**出血**　多见于术后 1～2 天内和术后 1～2 周。表现为呕血、便血、腹痛，可给予止血药、输血等治疗。出血量大时可有出汗、脉速、血压下降等休克表现，应手术探查止血。

2．**防治感染**　术前 3 天口服抗生素以抑制肠道细菌，预防术后感染。术后合理使用抗生素控制感染。及时更换伤口敷料，注意无菌操作。若术后放置引流管，除妥善固定、保持引流通畅外，应注意观察引流液的性质和量，如出现混浊或脓性液体，可能出现吻合口感染，要及时通知医生并协助处理。

3．**胰瘘、胆瘘**　参见本章第一节"胰腺炎病人的护理"。

4．**控制血糖**　监测血糖变化。对合并高血糖者按医嘱给予胰岛素，控制血糖在 8.4～11.2mmol/L。发生低血糖时应立即进甜食或静脉补充葡萄糖。

（四）健康指导

1．对 40 岁以上男性，出现持续性上腹部不适、疼痛、食欲减退、消瘦等表现，应引起重视，注意对胰腺作进一步检查。

2．指导病人饮食，宜少量多餐，以均衡为主。定期监测血糖，手术后每 3～6 个月进行复查一次。

3．指导病人放、化疗的护理。放化疗期间定期复查血常规，一旦血白细胞计数小于 4×10^9/L，应暂停放、化疗。

【护理评价】

经过治疗和护理，病人是否达到：①疼痛减轻或得到控制；②营养状况得到适当维持；③并发症得到预防或及时发现和处理。

（周　薇）

　　男性，43岁，3年来周期性发作上腹痛，疼痛多在餐后0.5～1小时出现，进食后疼痛缓解不明显。4小时前饱食后突发右上腹持续刀割样疼痛，迅速转移至右下腹和下腹部，伴有恶心、呕吐，吐后腹痛不减轻，急送急诊室。查体：T 37.7℃，P 120次/分，R 18次/分，BP 100/60mmHg。腹式呼吸消失。全腹肌紧张，压痛反跳痛明显，以上腹部为重。肝浊音界缩小，肠鸣音消失。

　　（1）该病人可能的医疗诊断是什么？

　　（2）目前应如何对该病人进行术前准备及非手术治疗？其中最重要的是什么？

　　（3）若病人急诊行胃大部切除术，术后近期的并发症有哪些？

第四十一章
腹外疝病人的护理

学习目标

识记
1. 能说出腹外疝的概念、分类。
2. 能描述腹外疝的临床表现。

理解
1. 能解释腹外疝的病因和发病机制。
2. 能比较腹股沟斜疝和直疝的临床特点。

运用
能运用护理程序对腹外疝患者进行护理，提供健康指导。

腹外疝（abdominal external hernia）是指腹腔内任何脏器或组织离开其正常解剖位置，连同腹膜壁层通过先天或者后天形成的腹壁薄弱点、缺损或孔隙，向体表突出所形成的包块。

【病因】

腹壁强度降低和腹内压力增高是腹外疝发病的两个主要原因。

（一）腹壁强度降低

属于解剖结构原因，是疝发生的基础。分为先天性和后天性两种。

1. 先天性原因

（1）某些组织穿过腹壁的部位：如精索或子宫圆韧带穿过腹股沟管，股动静脉穿过股管区、脐血管穿过脐环等造成的该处腹壁强度减弱。

（2）异常解剖现象：如腹膜鞘状突未闭，腹内斜肌下缘高位，宽大的腹股沟三角，脐环闭锁不全，腹白线发育不全等。

2. 后天性原因 包括手术切口愈合不良、腹壁神经损伤、外伤、炎症、感染等因素，肥胖者过多的脂肪浸润，老年人肌肉退化萎缩以及胶原代谢异常，均可使腹壁强度降低。

（二）腹内压力增高

腹内压力增高既可引起腹壁解剖结构的病理性变化，又可推动和促使腹腔内脏器经腹壁薄弱区域或缺损处向体表突出，形成腹外疝。慢性咳嗽、长期便秘、排尿困难（如前列腺增生症、膀胱结石）、腹水、晚期妊娠、搬运重物等是引起腹内压力增高的常见原因。若腹壁强度降低，又出现腹内压增高的情况，则有可能发生疝。

【病理解剖】

典型的腹外疝由疝环、疝囊、疝内容物和疝外被盖四部分组成。腹外疝的结构见图41-1-1。疝环又称疝门，是疝突向体表的门户，亦是腹壁薄弱区或缺损所在。疝囊是壁腹膜经疝环向外突出的囊袋，是疝内容物的包裹，由疝囊颈和疝囊体组成，疝囊颈是指疝囊与腹腔相连接的狭窄部，位置相当于疝门。囊体是疝囊的膨大部分。疝内容物是进入疝囊的腹内脏器或组织，以小肠最为多见，大网膜次之。其他如盲肠、阑尾、乙状结肠、横结肠、膀胱、卵巢、输卵管等均可进入疝囊，但较少见。疝外被盖是指疝囊以外的各层组织，包括筋膜、肌肉、皮下组织和皮肤。腹外疝的命名常以腹壁薄弱或缺损处即疝环所在的部位命名，如腹股沟疝、股疝、脐疝等。

【分类】

（一）根据疝内容物还纳的难易程度和血液供应情况分类

1. 易复性疝（reducible hernia） 凡腹外疝在病人站立、行走、咳嗽等致腹内压增高时突出，平卧、休息或用手向腹腔推送时疝内容物很容易回纳入腹腔的，称为易复性疝。

2. 难复性疝（irreducible hernia） 疝内容物不能或不能完全回纳入腹腔内但并不引起严重症状者，称难复性疝。主要因疝内容物反复突出，致疝囊颈受摩擦损伤，与疝囊壁产生粘连所致，此类疝的内容物多数为大网膜。有些病程长、腹壁缺损大的巨大疝，因内容物较多，腹壁已完全丧失抵挡内容物突出的作用，也常难以回纳。此外，腹腔后位的脏器，如右侧的盲肠，左侧的乙状结肠与降结肠，前位的膀胱等，可因内容物进入疝囊时产生的下坠力量，将囊颈上方的腹膜壁层逐渐推向疝囊，滑经疝门，构成疝囊的一部分，称为滑动性疝。滑动性疝在滑动过程容易发生粘连，也属难复性疝。

3.嵌顿性疝（incarcerated hernia） 疝环较小而腹内压骤增时，疝内容物可强行扩张囊颈而进入疝囊，随后因囊颈的弹性回缩将内容物卡住，使其不能回纳，称为嵌顿性疝。疝发生嵌顿后，若其内容物为肠管，肠壁及其系膜可在疝环处受压，先是静脉回流受阻，导致肠壁淤血和水肿，肠壁颜色由正常的淡红逐渐转为暗红，囊内可有淡黄色渗液积聚，加重了肠管受压，使其更难以回纳。此时肠系膜动脉的搏动尚能扪到，若能及时解除嵌顿，病变肠管可恢复正常。发生于儿童的嵌顿疝，因其疝环组织柔软，在嵌顿后很少发生绞窄。

4.绞窄性疝（strangulated hernia） 嵌顿若不及时解除，肠管及其系膜受压程度不断加重，可使动脉血流减少，最后导致完全阻断，即为绞窄性疝。此时肠系膜动脉搏动消失，肠壁逐渐失去原有的光泽、弹性和蠕动能力，最终变黑坏死，疝囊内渗液变为淡红色或暗红色血水，若继发感染，疝囊内的渗液则为脓性。嵌顿性疝和绞窄性疝实际是一个病理过程的两个阶段，两者的区别在于疝内容物有无坏死，但在手术证实之前很难截然区分。

（二）按疝环所在部位分类

1.腹股沟疝（inguinal hernia） 凡发生在腹股沟区的腹外疝统称为腹股沟疝，是最常见的腹外疝。男性多见，右侧较左侧常见。腹股沟疝分为腹股沟斜疝和腹股沟直疝两种。

（1）腹股沟斜疝（indirect inguinal hernia）：腹股沟斜疝系疝囊经过腹壁下动脉外侧的腹股沟管内环（深环）突出，向内、向下、向前斜行经过腹股沟管，再穿出腹股沟管外环（皮下环），并可进入阴囊（图41-1-1）。斜疝是最多见的腹外疝，发病率占全部腹外疝的75%~90%，占腹股沟疝的85%~95%。多见于小儿和青壮年男性病人。

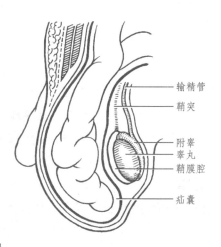

图41-1-1 后天性腹股沟斜疝结构

（2）腹股沟直疝（direct inguinal hernia）：腹股沟直疝系指腹内脏器经直疝三角突出而形成的疝，常见于年老体弱者，因疝囊颈宽大，平卧后肿块多能自行回纳腹腔而消失，故极少发生嵌顿。腹股沟斜疝与腹股沟直疝的区别见表41-1-1。

2.股疝（femoral hernia） 腹腔内脏器或组织通过股环，经股管向卵圆窝突出者称为股疝。股管是一个狭长的漏斗形间隙，上口为股环，下口为卵圆窝，前缘为腹股沟韧带，后缘为耻骨梳韧带，内缘为腔隙韧带，外缘为股静脉。股疝发病率占腹外疝的3%~5%，40岁以上的经产妇多见。原因是女性骨盆宽大，联合肌腱和腔隙韧带较薄弱，股管上口大而松弛，腹内压增高（如妊娠）时容易引起腹腔或盆腔内组织突向体表。该疝容易嵌顿，是腹外疝中嵌顿最多者，高达60%；一旦嵌顿，可迅速发展为绞窄性疝。

表 41-1-1　腹股沟斜疝与腹股沟直疝的比较

	腹股沟斜疝	腹股沟直疝
发病年龄	多见于儿童及青壮年	多见于老年人
突出途径	经腹股沟管突出，可进入阴囊	由直疝三角突出，不进入阴囊
疝块外形	椭圆或梨形，上部呈蒂柄状	半球形，基底较宽
回纳疝块后压住内环	疝块不再突出	疝块仍可突出
精索与疝囊关系	精索在疝囊后方	精索在疝囊前外方
疝囊颈与腹壁下动脉关系	疝囊颈在腹壁下动脉外侧	疝囊颈在腹壁下动脉内侧
嵌顿机会	较多	极少

3．切口疝（incisional hernia）　是发生于腹壁手术切口处的疝，指腹腔器官或组织自腹壁手术切口突出形成的疝。最常见的腹壁切口疝是经腹直肌切口疝，其次为正中切口和旁正中切口疝。多见于腹部纵向切口者，纵向切口切断除腹直肌外的腹壁各层肌肉及筋膜、鞘膜等组织的纤维；缝合时，缝线易在纤维间滑脱；已缝合的组织因常受到肌肉的横向牵引力而易发生切口裂开。另外切口留置引流物过久、切口过长以及切断肋间神经过多、腹壁切口缝合不严密、缝合时强行拉拢创缘而致组织撕裂、腹内压升高、切口感染、肥胖、老龄、营养不良等，均是切口疝的易发因素。

4．脐疝（umbilical hernia）　腹腔内的器官或组织通过脐环突向体表者称为脐疝。成人脐疝多发生于肥胖的中年经产妇，因疝环狭小，容易发生嵌顿和绞窄，故应采取手术治疗。

【护理评估】

（一）健康史

了解病人的一般情况，有无慢性咳嗽、长期便秘、排尿困难、大量腹水、多次妊娠、从事重体力劳动、婴儿经常啼哭等引起腹内压增高的情况；有无腹部手术、外伤、切口感染、年老体弱和过度肥胖等引起腹壁强度受损的因素。

（二）身体状况

1．症状

（1）突出体表的疝块：了解发病时疝块的大小、质地、有无压痛、能否回纳、有无肠梗阻或肠绞窄征象。

1）腹股沟疝：腹股沟斜疝病人腹内压增高时可见腹股沟区呈带蒂柄的梨形肿块。腹股沟直疝病人站立时可在腹股沟内侧端、耻骨结节外上方出现一半球形肿块，平卧时肿块多能回纳而消失。

2）股疝：腹股沟韧带下方卵圆窝处半球形的疝块，容易嵌顿和绞窄。

3）切口疝：腹壁切口处有肿块出现。肿块通常在站立位或用力时更为明显，平卧休息时则缩小或消失。

4）脐疝：站立、咳嗽和用力时脐部有圆形疝块突出，平卧时消失。

（2）疼痛：易复性斜疝除腹股沟区偶有胀痛外，并无其他症状；嵌顿性疝多发生于强体力劳动或用力排便等腹内压骤增时，伴有明显疼痛；股疝若发生嵌顿则引起局部明显疼痛；绞窄性疝临床症状多较严重，但在肠袢坏死穿孔时，疼痛可因疝内压力骤降而暂时有所缓解。因此，疼痛减轻而肿块仍存在者，不可轻易认为是病情好转。

（3）消化道症状：滑动性斜疝除了疝块不能完全回纳外，还有消化不良和便秘等症状；嵌顿内容物若为肠袢，可伴有腹部绞痛、恶心、呕吐、便秘、腹胀等机械性肠梗阻的临床表现；股疝若发生嵌顿，常伴有较明显的急性机械性肠梗阻症状，严重者甚至可以掩盖股疝的局部症状而导致股疝漏诊；较大的切口疝有腹部牵拉感，伴食欲减退、恶心、便秘、腹部隐痛等表现。

2. 体征　检查时，以手指通过表面皮肤伸入浅环，可感浅环扩大、腹壁软弱；此时嘱病人咳嗽，指尖有冲击感。用手指紧压腹股沟管深环，让病人起立并咳嗽，疝块并不出现；一旦移去手指，则可见疝块由外上向内下鼓出。疝内容物若为肠袢，肿块柔软、光滑、叩之呈鼓音，并常在肠袢回入腹腔时发出咕噜声；若为大网膜，则肿块坚韧，叩诊呈浊音，回纳缓慢。

（三）辅助检查

腹外疝的诊断通常不需要特殊检查。当发生疝嵌顿或绞窄导致肠梗阻时，腹部平片可见孤立胀大的肠袢或阶梯样液平。如继发感染，血常规检查提示白细胞增多。

（四）心理－社会状况

评估病人的心理情况，有无接受手术治疗的心理准备；有无过度焦虑或恐惧；是否了解围术期的相关知识。了解病人的家庭、社会支持情况，包括家属对腹外疝相关知识的掌握程度，对病人经济和心理的支持情况等。

【常见护理诊断／问题】

1. **急性疼痛**　与疝内容物嵌顿、肠蠕动受限或肠壁缺血有关。
2. **活动受限**　与疼痛、疝块脱出等有关。
3. **知识缺乏**：缺乏预防腹内压增高及促进术后康复的有关知识。
4. **潜在并发症**：切口出血、腹腔感染、阴囊水肿。

【计划与实施】

腹外疝的治疗原则是避免腹内压增高、及早手术还纳疝块、预防复发。具体治疗方法要根据腹外疝的病因、部位以及全身情况和病情严重程度而定。通过治疗和护理，病人能达到：①疼痛得到缓解或消除；②活动自如；③获得腹外疝相关健康知识；④未发生并发症或发生后得到及时处理。

（一）非手术治疗

1. 适应证　年老体弱或伴有严重疾病如心肌梗死、肝衰竭、肾衰竭等不能耐受手术者。

2. 方法　年老体弱或伴有严重疾病者可在回纳疝块后，将医用疝带的软压垫顶住疝环，阻止疝块突出。嵌顿时间在 3～4 小时内，局部压痛不明显，也无腹部压痛或腹肌紧张等腹膜刺激征的腹外疝可采用手法复位。具体做法是让病人取头低足高卧位，注射吗啡或哌替啶以止痛和镇静并松弛腹肌，用手持续缓慢地将疝块推向腹腔。手法复位后 24 小时内，必须严密观察腹部体征。一旦出现腹膜炎或肠梗阻的表现，应尽早手术探查。原则上应紧急手术治疗，解除肠梗阻，以防疝内容物坏死。

（二）手术治疗

大多数腹外疝需要手术治疗，手术的目的是修补腹壁薄弱点、孔隙，手术方法包括：

1. 疝囊高位结扎术　为单纯疝囊颈高位结扎，并切去疝囊。仅适用于绞窄性斜疝因肠坏死而局部有严重感染、暂不宜行疝修补术者。

2. **传统疝修补术** 加强或修补腹股沟管管壁，是最常用的治疗方法。成年腹股沟疝病人都存在程度不同的腹股沟管前壁或后壁的薄弱或缺损，单纯疝囊高位结扎不足以预防腹股沟疝的复发，只有在薄弱或缺损处得到加强或修补之后，才有可能得到彻底的治疗。

3. **无张力疝修补术** 该方法利用人工高分子修补材料填补到腹壁缺损区，不打扰腹股沟区的正常解剖层次，强调在无张力的情况下进行疝的缝合修补。具有局部张力低、无牵扯感、创伤小、疼痛轻、复发率低等优点。

4. **经腹腔镜疝修补术** 基本原理是从腹腔内部用合成纤维网片加强腹壁缺损处或用钉（缝线）使内环缩小。

（三）术前护理

1. **休息与活动** 疝块较大者应减少活动，多卧床休息；离床活动时使用疝带压住疝环口，避免腹腔内容物脱出而造成嵌顿疝。

2. **消除致腹内压升高的因素** 有慢性咳嗽、便秘、排尿困难等腹内压升高因素者，应积极治疗原发病，控制症状。术前两周戒烟；注意保暖，预防受凉感冒；多饮水、多吃蔬菜等粗纤维食物，以保持大便通畅。

3. **心理护理** 向病人讲解腹外疝的预防和治疗方法及手术治疗的必要性，以减轻病人对手术的恐惧心理，使之积极配合治疗和护理。

4. **术前训练** 年老、腹壁肌薄弱者或切口疝、复发疝的病人，术前应加强腹壁肌锻炼，练习卧床排便、使用便器等。

5. **皮肤准备** 手术切口距会阴部较近，容易污染。手术当天为病人清洁手术区域皮肤的毛发和污垢，特别注意彻底清洁老年病人脐孔内的污物，避免手术后切口感染。

6. **嵌顿性及绞窄性疝的术前护理**

（1）观察病人的生命体征、疼痛部位、性质及伴随症状。

（2）禁食，并胃肠减压。

（3）静脉输液，纠正水、电解质及酸碱平衡失调。

（4）遵医嘱使用抗感染药物。

（5）做好急诊手术的各项准备工作，如备皮、配血、抗生素皮试等。

（四）术后护理

1. **病情观察** 观察病人生命体征的变化；观察伤口敷料外观是否干燥，有无渗血，保持会阴部清洁干燥，如伤口有渗血，需及时更换浸湿的敷料，防止伤口感染。

2. **体位** 生命体征平稳后取低半卧位，膝下垫软枕，使髋关节和膝关节微屈，以减轻伤口张力，缓解疼痛，利于切口愈合。

3. **活动** 术后活动时间因人而异，一般为5~6天，采用无张力疝修补术的病人可以早期离床活动。年老体弱、复发性疝、绞窄性疝、巨大疝病人可适当延迟下床活动时间。

4. **饮食护理** 一般病人于术后6~12小时若无恶心、呕吐可进流质，次日可进软食或普食；术中发现肠管充血、肿胀明显或已行肠切除、肠吻合术的病人术后应禁食，待肠道功能恢复后，方可进流质饮食，再逐渐过渡为半流质饮食。

5. **排尿护理** 病人术后因麻醉或手术刺激引起尿潴留时，可给予提供隐蔽环境、听流水声诱导排尿，或口服药物或者肌内注射醋甲胆碱或针灸，以促进膀胱平滑肌的收缩促进排尿，必要时导尿。

6. 术后并发症的预防和护理

（1）切口出血：术后切口一般不需加沙袋压迫，有切口血肿时可适当加压，并给予止血药物。

（2）切口感染：绞窄性疝行肠切除、肠吻合术后，易发生切口感染，术后须应用抗生素；保持敷料清洁、干燥，避免大小便污染；若发现敷料污染或脱落，应及时更换。注意观察体温和脉搏的变化及切口有无红、肿、疼痛，一旦发现切口感染，应尽早处理。

（3）阴囊水肿：因阴囊比较松弛、位置较低，渗血、渗液易积聚于阴囊。为避免阴囊内积血、积液和促进淋巴回流，术后可用丁字带将阴囊托起，并密切观察阴囊肿胀情况。

7. 防止腹内压升高

术后剧烈咳嗽和用力大小便等均可引起腹内压升高，不利于愈合。因此术后需注意保暖，防止受凉而引起感冒；指导病人在咳嗽时用手掌按压、保护切口，以免缝线撕脱造成切口裂开。保持排便通畅，便秘者给予通便药物，嘱病人避免用力排便。

（五）健康指导

1. 避免腹内压增高的因素，如慢性咳嗽、排尿困难（如前列腺增生症、膀胱结石）、腹水、妊娠等。术后注意休息，逐渐增加活动量，术后2周可从事一般活动，但3个月内都应避免重体力劳动或提举重物。

2. 少食辛辣刺激性食物，宜食营养丰富、高维生素、富含粗纤维素的食物；养成良好的排便习惯，避免便秘。便秘者应注意通过调整饮食、腹部按摩等方法保持大便通畅，无效者可适当予以口服缓泻剂，避免用力排便。

【护理评价】

经过治疗和护理，病人是否达到：①疼痛得到缓解或消除；②活动自如；③掌握了腹外疝相关健康知识；④并发症未发生或发生后得到及时处理。

（赵慧杰）

◇ 思考题

男性，63岁。右腹股沟区可复性包块4年余，逐渐增大，并坠入阴囊，还纳时有肠鸣音。近3个月还纳困难，行走时坠胀感伴疼痛。体检：右腹股沟区和阴囊可见18cm×12cm椭圆形肿块，柔软不能还纳。被诊断为腹股沟斜疝。

（1）若该病人将行无张力疝修补术，术前应作哪些准备？

（2）术后如何对病人进行护理？

（3）如何对该病人进行健康指导？

第四十二章
腹部损伤病人的护理

学习目标	**识记**	1. 能复述腹部损伤的概念。
		2. 能简述腹部损伤的分类和临床表现、治疗和护理要点。
	理解	1. 能比较腹部空腔脏器和实质性脏器损伤临床表现的异同。
		2. 能说明常用辅助检查的临床意义。
	运用	能运用护理程序对腹部损伤病人进行护理。

42章

腹部损伤（abdominal injury）是指由各种原因所致的腹壁和（或）腹腔内器官的损伤。腹部损伤是临床常见的急症，其发病率占平时各种损伤的 0.4% ～ 1.8%，战时可高达 50%。腹部损伤常伴有内脏损伤，腹腔实质性脏器或大血管损伤时，可因大出血导致死亡；空腔脏器受损破裂时，常因并发严重的腹腔感染而威胁生命。

【分类与病因】

（一）根据腹部有无伤口分类

1. 开放性损伤 腹部开放性损伤根据腹膜是否破损，又分为穿透伤和非穿透。有腹膜破损者称为穿透伤，常合并内脏损伤，多由利器或火器所致，如刀刺、枪弹等。只有腹壁伤口而无腹膜破损者称为非穿透伤，偶有内脏损伤，多由间接致伤力所致，如坠落、碰撞、冲击、挤压等钝性暴力所致。开放性损伤中，致伤物有入口和出口者为贯通伤，有入口无出口者为非贯通伤。腹部开放性损伤因有伤口和出血，可根据伤口部位、伤口渗出物的性质（血液、胆汁、胃肠内容物、粪便）和腹腔脱出组织等而被早期发现和处理。

2. 闭合性损伤 闭合性损伤可仅限于腹壁，也可同时合并内脏损伤。腹部闭合性损伤因体表无伤口，要确定是否合并内脏损伤困难，容易漏诊而贻误手术时机。

（二）根据损伤的腹内脏器性质分类

1. 实质性脏器损伤 常见受损的脏器依次是脾、肾、肝、胰，这些脏器位置比较固定，组织结构脆弱，血供丰富，受到暴力打击后，比其他内脏器官更容易破裂。

2. 空腔脏器损伤 常见受损的脏器依次是小肠、胃、结肠、膀胱等，十二指肠和直肠因位置较深，因而损伤的发生率较低。

腹部损伤的严重程度、是否涉及内脏、涉及什么内脏等主要取决于暴力的强度、速度、着力部位和作用方向，同时还受内脏解剖特点、原有病理情况和功能状态等内在因素的影响。如：肝和脾结构脆弱、血供丰富、位置较固定，受暴力打击易破裂；胃窦、十二指肠和胰腺在上腹受挤压时，可被压在脊柱上而断裂；肠道的固定部分比活动部分更易受损；充盈的空腔脏器比排空者更易破裂。

【护理评估】

（一）健康史

详细了解受伤的原因、时间、地点、部位、姿势，作用于腹部暴力的性质、强度、速度、着力部位和作用方向，病人的受伤类型、程度、是否多处内脏损伤、是否合并腹部以外损伤（如颅脑损伤、胸部损伤等）、受伤至就诊之间的伤情变化、就诊前的急救处理等。若病人已意识障碍或不能回答问话，可询问现场目击者或护送人员以作判断。

（二）身体状况

腹部损伤因致伤原因、损伤的部位及程度、腹内脏器的损伤情况，有无腹部以外的组织器官损伤等情况的不同，临床表现差异很大。单纯腹壁伤可无明显的症状和体征；内脏挫伤多表现为腹痛，有轻微或不明显体征；但严重腹腔脏器损伤者则主要表现为腹腔内出血和（或）弥漫性腹膜炎，出现休克甚至处于濒死状态。

1. 单纯腹壁损伤 症状和体征较轻，仅表现为受伤部位疼痛，局限性腹壁肿痛和压痛，有时可见皮下瘀斑，其程度和范围通常逐渐缓解和缩小。若为开放性损伤则腹壁有伤口和出血。

2. 实质性脏器或大血管损伤

（1）出血或失血性休克：肝、脾、胰、肾等腹腔内实质性脏器因组织脆弱，血供丰富，位置比较固定，当腹部受到暴力打击后容易发生破裂出血，尤其在原来已有病理性改变（门静脉高压致肝脾大）的基础上更容易受损破裂。其临床表现为腹腔内（或腹膜后）出血，病人面色苍白、心率增快，严重者脉搏微弱、血压不稳，甚至出现失血性休克。移动性浊音是内出血的有力证据，但早期不明显。

（2）腹痛：多呈持续性，一般不剧烈。肩部放射痛提示肝或脾损伤；肝、脾包膜下破裂或肠系膜、网膜内出血可表现为腹部包块；肾损伤时可有血尿。一般来说大量出血者腹膜刺激征并不明显，但肝破裂（liver rupture）伴有较大的肝内胆管断裂或胰腺损伤（pancreatic injury）伴有胰管断裂时，因胆汁或胰液流入腹腔，可伴有剧烈腹痛和腹胀、腹部压痛、肌紧张等腹膜刺激征的表现。

3. 空腔脏器损伤 胃、肠、胆囊及膀胱等空腔脏器损伤时，临床表现以急性弥漫性腹膜炎为主，有典型的腹膜刺激征。胃液、肠液、胆汁、尿液、粪便等流入腹腔，其腹膜刺激程度因空腔脏器内容物不同而异，通常胃液、胆汁、胰液刺激性最强，肠液次之，血液最轻。病人出现恶心、呕吐，持续性剧烈腹痛，肠鸣音减弱或消失，腹部压痛、反跳痛和肌紧张明显，严重时表现为板状腹。全身中毒症状明显，甚至发生感染性休克。空腔脏器破裂的出血量一般不大，除非邻近大血管有合并伤。

4. 腹膜后血肿 外伤性腹膜后血肿（retroperitoneal hematoma）多因高处坠落、挤压或车祸等导致腹膜后血管或脏器（胰、肾、十二指肠）损伤、骨盆骨折而引起，出血淤积在腹膜后间隙并广泛蔓延形成巨大血肿，并可渗入肠系膜间，出血量可多达 2000~4000ml。因原发损伤器官不同、损伤的严重程度不同，其临床表现缺乏固定的典型症状：少量出血形成较小的血肿常无明显症状和体征而自行吸收；较大血肿可有血肿压迫症状，腹痛和肠麻痹，腰肋部瘀斑（Grey-Turner 征），直肠刺激征等。如果血肿渗入盆腔刺激直肠，可有里急后重感，直肠指检可触及直肠后方膨起的囊性肿物。

（三）辅助检查

1. 实验室检查

（1）血常规：腹腔内实质性脏器破裂时，血常规提示红细胞计数、血红蛋白含量、血细胞比容均进行性下降，白细胞计数略有升高；空腔脏器损伤时则白细胞计数和中性粒细胞比例明显增高。

（2）淀粉酶：当胰腺、胃或十二指肠受损时，血、尿或腹腔穿刺液的淀粉酶指标均升高。

（3）尿常规：血尿提示泌尿系统损伤。

2. 影像学检查

（1）X 线检查：可明确有无气胸、肋骨骨折、骨盆骨折等，骨折时可能有邻近脏器损伤；膈下有游离气体，提示胃肠道损伤；腹膜后积气提示腹膜后十二指肠或结、直肠穿孔；腰大肌影消失提示腹膜后血肿，X 线检查判断对其具有较好的临床价值；胃右移、横结肠下移、胃大弯有锯齿形压迹是脾破裂的征象；右膈升高，肝正常外形消失及右下胸肋骨骨折，提示肝破裂可能。

（2）B 超：能较好地显示损伤脏器部位，腹腔积血、积液的量，对肝、脾、胰、肾等实质性脏器破裂的确诊率高达 90%，对腹腔积液诊断敏感。若发现腹腔大量积气，常提示空腔脏器破裂或穿孔。

（3）CT：能清楚显示腹腔脏器的形态、有无脏器损伤、损伤的部位、出血量等。对实质性脏器损伤及其范围程度有重要的诊断价值，较 B 超更精确，但对空腔脏器损伤检查意义不大。

（4）其他：MRI 检查对血管损伤和特殊部位的血肿，如十二指肠肠壁间血肿具有较高诊断价值。

3．诊断性腹腔穿刺和腹腔灌洗术　腹腔穿刺术阳性率可达90%以上，对判断腹腔内有无脏器损伤和是哪一类脏器损伤有很大帮助。当腹腔穿刺抽出不凝固的血液，提示实质性脏器或大血管损伤，因为腹膜的去纤维蛋白作用会使得腹腔内的血液不凝固。若抽得血液迅速凝固，多为误入血管或血肿所致。若抽出物为消化液、含食物、胆汁、粪便、尿液或为混浊液体，则提示有相应的空腔脏器破裂。对腹腔内出血较少，诊断性腹腔穿刺没有液体抽出而又怀疑腹腔内损伤时，不排除内脏器官损伤可能，仍应继续严密观察，必要时可重复穿刺或改行腹腔灌洗术。

腹腔灌洗术较诊断性腹腔穿刺更可靠，有助于早期诊断并提高确诊率。腹腔灌洗出现：肉眼可见血液、胆汁、胃肠内容物或证明是尿液；显微镜下红细胞计数超过$100×10^9$/L或白细胞计数超过$0.5×10^9$/L；淀粉酶超过100 Somogyi单位；灌洗液中发现有细菌。只要符合以上任何一项即为阳性。

4．腹腔镜检查　经上述检查仍不能确诊者，条件具备时可行腹腔镜检查，它能直接观察损伤脏器的部位、性质及程度，判断出血来源，阳性率达90%以上。

（四）心理－社会状况

病人和家属由于遭受意外损伤，表现为烦躁不安、过度紧张、恐惧、睡眠质量下降。医疗过程中，病人和家属由于恐慌、焦虑容易失去理智，难以与医护人员交流配合，产生强烈的负性心理反应。应了解病人及家属对腹部损伤的认知程度、心理承受能力及家庭经济状况等。

【常见护理诊断/问题】

1．体液不足　与损伤所致的腹腔内出血、严重腹膜炎症、腹腔内大量渗液、呕吐和禁食有关。

2．急性疼痛　与腹腔内器官破裂及消化液刺激腹膜有关。

3．焦虑　与剧烈疼痛、出血、腹腔内组织脱出、手术和担心预后等有关。

4．潜在并发症：损伤器官再出血、腹腔内感染或腹腔脓肿等。

【计划与实施】

腹部损伤的治疗原则根据损伤的性质、部位及程度而决定。单纯的腹壁损伤者，按软组织损伤治疗原则处理；腹部损伤合并腹内脏器或腹以外的其他器官损伤而危及生命的情况者应立即抢救，首先保存生命；对暂时不明确有无内脏损伤或明确有内脏损伤但较轻，生命体征平稳者应采用非手术治疗；凡开放性损伤、有明确内脏破裂的闭合性损伤或非手术治疗期间病情加重者均应急诊手术治疗。

通过治疗和护理，病人能够：①维持体液平衡，生命体征平稳；②疼痛得到缓解或消除；③焦虑或恐惧等负性情绪消除；④并发症未发生或发生后得到及时处理。

（一）急救护理

1．抢救生命　腹部损伤常合并多发性损伤，在急救时应分清轻重缓急。首先处理可危及生命的心脏骤停、窒息、开放性或张力性气胸、严重的骨折及大出血者，迅速进行心肺复苏，协助建立人工气道，安置胸腔闭式引流，保持呼吸道通畅；快速建立静脉通道，输液输血，纠正休克；严重骨折大出血时应立即包扎固定。

2．处置开放性腹部损伤　若发生开放性损伤，应及时止血并用干净的纱布、毛巾、被单等包扎腹部伤口并固定。如部分肠管脱出，可用消毒或清洁的敷料、碗、盆等器皿或用温开水浸湿的干净纱布覆盖保护，以免更多的肠管脱出后因受压而缺血坏死，切忌现场还纳入腹腔，以免加重腹腔污染。如大量肠管脱出，则应先将其回纳后暂行包扎，避免腹部伤口收缩导致肠管受压缺血或因肠系膜过度牵拉而加重休克。

（二）非手术治疗／术前护理

非手术治疗适用于：①暂时不能确定有无腹腔内器官损伤者；②无腹膜炎体征者；③未发现其他内脏器官合并伤者；④已证实为轻度实质性脏器损伤，生命体征稳定者。

1. 休息与体位 病人绝对卧床休息10～14天，禁止随意搬动病人或让其下床大小便，以免加重病情。协助病人采取舒适体位，腹部剧痛、面色苍白、出冷汗、恶心呕吐者，应让其平卧屈膝，以放松腹部肌肉减轻疼痛。休克病人可采用头抬高20°～30°，下肢抬高15°～20°的休克体位，以增加回心血量和改善脑血流量。

2. 病情观察 监测脉搏、呼吸、血压；每30分钟检查一次腹部体征，尤其注意腹膜刺激征的范围和程度、移动性浊音、肠鸣音等的变化；每30～60分钟复查1次血常规，判断腹腔内有无活动性出血；准确记录24小时的尿量、输液量、呕吐量及胃肠减压量等；必要时协助进行B超、诊断性腹腔穿刺和腹腔灌洗等检查。

3. "四禁"措施 "四禁"指腹部损伤者在未明确诊断前禁饮、禁食、禁灌肠和禁止痛。因腹部损伤可能存在胃肠破裂或肠麻痹，进饮、进食可能造成肠内容物漏出，污染腹腔并加重腹痛，病情恶化。全身损伤情况不明时，禁用镇痛药，因为盲目应用止痛药可能掩盖病情，贻误治疗。如诊断明确，病情稳定，对疼痛剧烈者可给予：①非药物止痛：嘱病人做深呼吸、听音乐等以分散注意力，或采用暗示疗法和安慰剂疗法等。②药物止痛：对疼痛剧烈者，遵医嘱使用镇痛剂或病人自控镇痛（patient controlled analgesia，PCA）泵，以减轻损伤所致的不良刺激并防止发生神经源性休克。

4. 胃肠减压 对疑有空腔脏器损伤者，应遵医嘱尽早安置胃肠减压，以减少胃肠内容物外漏，缓解腹痛腹胀。

5. 维持体液平衡和预防感染 禁食期间遵医嘱经静脉途径补充足量的水、电解质和能量物质，以纠正水、电解质和酸碱平衡失调。对有休克早期症状或休克者，快速建立2～3条有效的静脉输液通路。遵医嘱合理使用抗生素。

6. 心理护理 因腹部损伤多在意外情况下突然发生，出现出血、肠管脱出和剧烈疼痛，病人易出现紧张、焦虑和恐惧，慌乱不知所措，担心病情和预后。鼓励病人说出自身感受，耐心倾听，给予鼓励和同情，并及时给予帮助。主动与病人和家属沟通交流，及时解释各项检查目的、配合要点，腹部损伤可能出现的病情变化、腹部症状和体征、注意事项等，以免病人和家属在疾病发展过程中出现不良情绪。

7. 做好急症手术准备 一旦决定手术，应立即进行皮肤准备，交叉配血，留置胃管、尿管，药物过敏试验等术前准备。对已出现休克的病人，做好必要的术前准备的同时应快速输液、输血，补充血容量，避免因反复检查或进行一些不必要的准备而延误手术时机。

（三）术后护理

手术治疗适用于：①已确诊为腹腔内空腔脏器破裂；②非手术治疗期间病情加重者；③有明显腹膜刺激征表现或腹膜刺激征进行性加重和范围扩大；④出现烦躁、脉率增快、血压不稳定或休克表现者；⑤膈下有游离气体或腹腔穿刺抽出不凝固血液、胆汁或胃肠内容物。手术方法主要为剖腹探查术，待明确损伤部位或器官后再做针对性处理。剖腹探查手术包括探查、止血、修补、切除、清除腹腔内残留液和引流。

1. 体位与活动 全麻未清醒者采取平卧位，头偏向一侧。全麻清醒或硬膜外麻醉平卧6小时后，改为半卧位，有利于腹腔引流、减轻腹痛，改善呼吸循环功能。术后病人多翻身，尽早下床活动，促进肠蠕动恢复，预防肠粘连。

2．病情观察　密切监测病人的意识状态和生命体征变化。

3．禁食、胃肠减压　做好胃肠减压的护理。肠蠕动恢复、肛门排气后停止胃肠减压，无腹胀不适者可拔除胃管。饮食从流质饮食、半流质饮食，逐步过渡到普食。

4．并发症的观察与护理

（1）再出血：①多取平卧位，禁止随意搬动病人或让病人下床活动，以免因剧烈的体位变动使肝包膜或脾包膜下积血突然破裂而大出血。②密切监测和观察病人的生命体征和腹部情况。③协助医生进行血常规、腹部B超、腹腔穿刺或腹腔灌洗术等动态检查。④活动性出血的观察：病人全身情况恶化，出现口渴、烦躁、呼吸及脉搏增快、血压不稳或下降、面色苍白等失血性休克的表现；腹腔引流管间断或持续引流出大量鲜红血液；腹腔穿刺抽得不凝固血液；腹部叩诊有移动性浊音，出现便血、呕血或血尿；红细胞计数进行性下降，血压由稳定转为不稳定或下降。以上症状有一项出现常提示病人有活动性出血，需立即报告医生并协助处理。

（2）腹腔内感染或脓肿：①术后麻醉清醒，血压平稳后取半坐卧位，使腹腔的渗血渗液引流到盆腔，防止形成膈下脓肿。若膈下脓肿已形成但较小时，病人取半卧位。②密切观察体温、脉搏和腹膜刺激征、肠蠕动、腹胀等腹部体征。术后数日若病人体温持续不退或下降后又升高，辅助检查显示白细胞计数和中性粒细胞比例明显升高，同时有压痛、反跳痛和肌紧张等腹膜刺激征表现或加重，出现腹胀、呃逆、直肠或膀胱刺激症状时，多提示腹腔脓肿形成。③检查胃肠减压和腹腔引流管道是否通畅并妥善固定，观察记录引流液的量、颜色和性质，定时挤压引流管并及时更换引流袋。若发现腹腔引流管引流出较多混浊液体或有异味，提示发生腹腔感染，需及时报告医生并协助处理。④遵医嘱使用抗生素防治腹腔感染；脓肿穿刺抽脓或切开引流，较大脓肿时多采用经皮穿刺置管引流或手术切开引流；盆腔脓肿较小或未形成时，可用40～43℃水温保留灌肠或物理透热等疗法。

（四）健康指导

1．社区宣传　腹部损伤常发生于交通事故或建筑工地，因此，应加强劳动保护、宣传安全生产、遵守交通规则，减少意外损伤的发生。

2．普及急救知识　普及各种急救知识，发生意外时能正确进行简单急救或自救。

3．及时就诊　一旦发生腹部损伤应立即到医院救治，不能因为腹部无伤口、无出血而忽略，耽误治疗。

4．出院指导　术后病人应加强营养，出院后适当休息和体育锻炼可促进康复。因腹部手术后可能发生肠粘连，如出现腹痛、腹胀、肛门停止排气排便等症状，应及时返院就诊。

【护理评价】

经过治疗和护理，病人是否达到：①体液平衡恢复正常，生命体征稳定；②疼痛减轻，舒适度增加；③情绪稳定，主动配合治疗和护理；④出血、感染等并发症未发生或发生后及时得到发现和处理。

（赵慧杰）

....

1. 男性，34岁，因"从2楼阳台跌下3小时，全腹疼痛"急诊入院。查体：T 36.8℃，P 119次／分，R 21次／分，BP 100/70mmHg，痛苦貌，神志清楚，精神状态较差，全腹压痛、反跳痛，伴轻度肌紧张，移动性浊音（－），肠鸣音减弱。辅助检查：血红蛋白100g/L，WBC $10.5×10^9$/L。X线检查示左侧第9、10肋骨骨折，左膈肌升高，心肺未见明显异常。

（1）该病人最紧急的护理问题是什么？

（2）针对病人目前状况，应首选什么检查方法？

（3）应给予什么护理措施？

2. 男性，24岁，3天前被车撞左下胸，无开放性损伤，卧床休息2天，今日背重物时突然昏倒2小时，送入医院。查体：神清，面色苍白，P 130次／分，BP 80/50mmHg，R 28次／分，腹胀，无明显压痛及反跳痛，移动性浊音（＋），肠鸣音存在，左下胸有皮肤瘀斑痕迹。

（1）为进一步明确诊断，应首选什么检查方法？

（2）病人目前的护理问题有哪些？

（3）针对护理问题，应采取什么措施？

第四十三章
急性腹膜炎病人的护理

学习目标

识记
1. 能描述急性腹膜炎分类及临床表现。
2. 能概括急性腹膜炎病人的处理原则和护理要点。

理解
能举例说明继发性腹膜炎的常见病因及病理生理变化。

运用
1. 能识别急性腹膜炎病人的病情变化。
2. 能运用护理程序对急性腹膜炎病人实施护理，提供健康指导。

43章

腹膜分为相互连续的壁腹膜和脏腹膜两部分，两者之间的潜在间隙，构成人体最大的体腔——腹膜腔，男性是封闭的，女性的腹膜腔经输卵管、子宫、阴道与体外相通（图43-1-1）。壁腹膜贴附于腹壁、横膈脏面和盆壁的内面，主要受体神经的支配，对各种刺激敏感，痛觉定位准确，因此，腹前壁腹膜受炎症刺激后，可引起局部疼痛、压痛及反射性腹肌紧张，是诊断腹膜炎的主要临床依据。脏腹膜覆盖于内脏表面，成为其浆膜层，受自主神经支配，对牵拉、胃肠腔内压力增高及炎症、压迫等刺激较为敏感，表现为钝痛，定位性较差，感觉多局限于脐周腹中部。腹膜具有润滑、吸收、渗出、防御和修复等功能。腹膜有很强的吸收能力，在严重腹膜炎时，可吸收大量毒性物质而引起感染性休克。

腹膜炎（peritonitis）是指由于细菌感染、腹膜损伤或化学刺激（如胃液、胆汁、血液）等因素引起的腹腔壁腹膜和脏腹膜的炎症。腹膜炎按病因可分为细菌性和非细菌性两类；按临床经过可分为急性、亚急性和慢性三类；按累及范围可分为局限性和弥漫性两类；按发病机制可分为原发性和继发性两类。临床所称的急性腹膜炎（acute peritonitis）多指继发性化脓性腹膜炎，是一种常见的外科急腹症。

【病因】

（一）原发性腹膜炎（primary peritonitis）

原发性腹膜炎又称自发性腹膜炎，腹腔内无原发病灶，多因机体其他部位细菌经血液循环、泌尿道或生殖道等途径播散至腹膜腔所致，临床较少见。常见的致病菌多为溶血性链球菌、肺炎双球菌或大肠埃希菌等。肝硬化腹水、肾病或营养不良等机体抵抗力低下时，细菌可经肠壁渗透至腹膜腔，引起腹膜炎。

（二）继发性腹膜炎（secondary peritonitis）

是指在腹内脏器疾病、损伤或腹腔手术污染及腹膜后、前腹壁感染的基础上而发生的腹膜炎，约占腹膜炎的98%。致病菌多为胃肠道内的常驻菌群，其中以大肠埃希菌最常见，其次为厌氧拟杆菌、链球菌、变形杆菌等，大多为混合感染，故毒性较强。继发性腹膜炎的常见病因有（图43-1-2）：

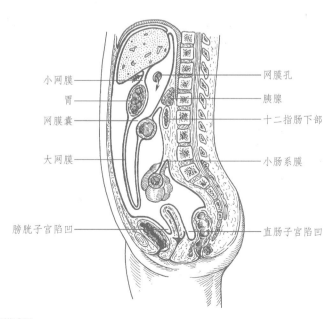

图43-1-1　腹膜解剖模式图

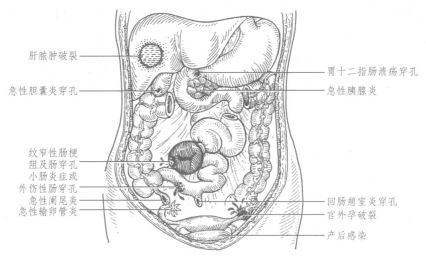

图 43-1-2 继发性腹膜炎的常见病因

1. 腹内脏器穿孔或破裂 是急性继发性腹膜炎最常见的原因。如胃、十二指肠溃疡急性穿孔，胃肠内容物流入腹腔，先引起化学性刺激，产生化学性腹膜炎，继发感染后导致化脓性腹膜炎；急性坏疽性胆囊炎发生胆囊穿孔后常引起严重的胆汁性腹膜炎；腹部损伤引起的内脏破裂，其腔道内容物及血液流入腹腔也会很快形成急性腹膜炎。

2. 腹内脏器缺血及炎症扩散 常见于绞窄性肠梗阻、绞窄性疝、急性胰腺炎、急性阑尾炎、输卵管炎等。

3. 其他病因 如腹部手术中污染腹腔，细菌经腹壁伤口进入腹膜腔，腹前、后壁严重感染也可引起腹膜炎。

【病理生理】

急性腹膜炎的病理变化及转归取决于病人全身和腹膜局部的防御能力，污染病菌的性质、数量及感染时间，及治疗和护理措施的及时性和有效性等多方面因素。

当损伤因素或细菌波及腹膜时，腹膜出现炎症反应，充血、水肿、渗出，失去原有光泽，继而产生大量浆液性渗出液，以稀释腹腔内的毒素。其中大量的巨噬细胞、中性粒细胞，以及坏死组织、细菌及凝固的纤维蛋白使渗出液变混浊而成为脓液。感染扩散时，脓液波及的范围扩大，则引起急性弥漫性腹膜炎；控制有效时，渗出液逐步被吸收，炎症消散，修复痊愈；炎症局限于腹腔的某一部位时，则形成局限性腹膜炎，如为化脓性感染，则可形成局限性腹腔脓肿，如膈下、肠袢间或盆腔脓肿等。

腹膜炎可引起大量渗液、呕吐、麻痹性肠梗阻等，导致水、电解质及酸碱平衡失调，有效血容量锐减，细菌或其毒素入血可导致感染性休克或败血症，严重者可导致死亡。腹膜炎治愈后，腹腔内多有不同程度的纤维性粘连，大多数粘连无不良后果，若肠管粘连成角可引起粘连性肠梗阻。

【护理评估】

（一）健康史

询问病人有无胃十二指肠溃疡、阑尾炎、胆囊炎、胰腺炎等病史及其他腹部脏器疾病和手术史，了解有无近期腹部外伤史等。对于女性病人，还应了解有无生殖器官化脓性炎症史，及是否怀孕方面的资料，以排除宫外孕破裂。

（二）身体状况

急性腹膜炎发病早期主要表现为腹部症状和体征，后期出现全身中毒症状。

1. **症状**　取决于病因的不同，由空腔脏器破裂或穿孔引起者，发病较突然。由阑尾炎、胆囊炎等引起者，多先有原发病症状，以后逐渐出现腹膜炎表现。

（1）腹痛：是腹膜炎最主要的症状。呈持续性剧痛，常难以忍受。在变换体位或腹压增加时加剧，屈曲位减轻。腹痛范围多起始于原发病变部位，随炎症扩散波及全腹，但仍以原发病灶处最显著。

（2）恶心、呕吐：早期主要因腹膜受刺激引起反射性恶心、呕吐，呕吐物多为胃内容物。麻痹性肠梗阻时，呕吐呈持续性，呕吐物含黄绿色胆汁，甚至为棕褐色粪样物。

（3）全身中毒症状：随病情发展，可出现寒战、高热、脉速、呼吸浅快、血压下降、乏力、意识障碍等感染中毒症状，还可出现少尿、脱水征及休克表现。多数病人的脉搏会随体温升高而加快，但如果脉搏快时体温反而下降，是病情恶化的征象之一。

2. **体征**

（1）一般表现：病人呈急性病容，面部表情痛苦，常静卧不动，多采取能缓解腹壁张力的体位，如膝关节屈曲位，且不愿变换体位，腹部拒按。体征随腹膜炎的程度、病情变化及原发病因的不同而不同。

（2）腹部体征：①视诊：腹胀，腹式呼吸减弱或消失。腹胀加重是病情恶化的重要标志。②触诊：腹部压痛（tenderness）、反跳痛（rebound tenderness）和肌紧张（muscle tone），是急性腹膜炎的标志性体征，称为腹膜刺激征（peritoneal irritation sign），以原发病灶处最明显。腹肌紧张程度根据病因和病人全身状况不同而有差异，胃肠、胆囊穿孔或急性出血坏死性胰腺炎时，可呈"木板样"强直；极度衰弱的病人腹肌紧张不明显，易被忽视。③叩诊：胃肠胀气时呈鼓音；胃肠穿孔时胃肠内气体聚集于膈下，使肝浊音界缩小或消失；腹腔内积液较多时，移动性浊音呈阳性。④听诊：肠麻痹导致肠鸣音明显减弱或消失。

（三）辅助检查

1. **实验室检查**　白细胞计数及中性粒细胞比例增高，病情险恶或机体反应能力低下的病人，白细胞计数可不增高，仅中性粒细胞比例增高，甚至可出现中毒颗粒。

2. **影像学检查**　腹部 X 线检查可见小肠普遍胀气并有多个小液平面的肠麻痹征象；膈下游离气体提示胃肠道穿孔。B 超检查可显示腹腔内不等量积液或积脓。CT 检查对腹腔内实质性脏器病变（如急性胰腺炎）的诊断帮助较大。可帮助评估腹腔内渗液量，提供腹部 X 线检查无法提供的定位及病理信息。

3. **诊断性腹腔穿刺抽液或腹腔灌洗**　根据抽出液的性状、气味、混浊度帮助判断病因。抽出液需要进行穿刺液常规及生化化验，并及时做涂片镜检、革兰染色检查及细菌培养、药敏试验。

（四）心理 - 社会状况

急性腹膜炎常发病突然，腹痛剧烈，且感染中毒症状较重，病人及家属常有对疾病和治疗的恐惧及担心。护士应评估其情绪反应及对疾病的认知程度和心理承受能力。

【常见护理诊断／问题】

1. **急性疼痛**　与手术创伤、引流管牵拉等有关。

2．**体液不足** 与高热、呕吐、大量腹腔渗出液、引流液丢失过多有关。

3．**体温过高** 与毒素吸收有关。

4．**焦虑** 与突然发病、病情严重、担心预后等有关。

5．**潜在并发症**：腹腔脓肿、粘连性肠梗阻等。

【计划与实施】

急性腹膜炎的处理原则是积极处理原发病灶，消除病因，控制炎症，清理或引流腹腔渗液，脓肿形成时作脓腔引流，可采取非手术和手术两种治疗方法。经过治疗和护理，病人能够：①疼痛减轻、舒适度增加；②维持体液平衡；③体温维持正常，生命体征稳定；④并发症得到预防或及时处理；⑤情绪稳定。

（一）减轻疼痛，增进舒适

1．**体位** 一般取半卧位，有利于腹腔炎性渗液流向盆腔，减少毒素吸收和减轻中毒症状，有利于脓液的局限和引流；还可促使腹内脏器下移，降低腹壁张力，减轻腹痛，增进舒适。休克病人取平卧位或中凹位。

2．**禁食、胃肠减压** 病人必须禁食并行胃肠减压，以吸出胃肠道内容物和气体，减轻腹胀和腹痛，有利于炎症的局限和吸收。胃肠减压应维持到肠蠕动恢复、肛门排气为止，病人在拔除胃管后方可开始进食。

3．**疼痛护理** 评估病人腹痛的程度、部位及性质，在未明确诊断之前应禁用镇痛剂，以免掩盖症状和体征，延误诊断。一旦确诊，可遵医嘱使用镇痛剂以缓解疼痛、增进舒适和休息。

（二）维持体液平衡，加强支持治疗与护理

1．**密切观察病情变化** 严密监测病人意识、生命体征、尿量，记录24小时出入液量，观察黏膜及皮肤弹性、色泽和温度等，判断是否发生脱水或体液不足。

2．**遵医嘱补液** 补充液体及电解质，必要时输血或血浆。根据临床表现、出入液量和检查结果等及时调整输液的成分和速度。

3．**支持疗法** 根据病人的呼吸状况，可给予氧气吸入，以促进细胞代谢和身体康复。高热病人予以降温。长期不能进食的病人应尽早给予胃肠外营养支持，直至病人恢复进食。

（三）药物治疗与护理

在确定致病菌前，使用有效对抗腹膜炎常见致病菌的广谱抗菌药治疗。一旦获得细菌培养及药物敏感试验结果，应调整为致病菌敏感的抗菌药。第三代头孢菌素可用于大肠埃希菌感染而不产生耐药。护士应观察抗菌药的疗效，如体温等全身中毒症状、腹部症状及体征的改善等，还要注意观察用药的不良反应。

（四）手术病人的护理

腹部手术是确定和祛除腹膜炎致病因素的最佳治疗方法，多数继发性腹膜炎病人需手术治疗。手术治疗以抢救生命为目的，包括腹腔探查、处理原发病灶、彻底清洁腹腔、充分引流等。其适应证包括：①经非手术治疗6～8小时后，症状不缓解或反而加重者；②由腹内空腔脏器破裂或穿孔所致的严重腹膜炎者；③腹腔炎症较重，出现严重肠麻痹或中毒症状，或有休克表现者；④病因不明，且无局限趋势者。

1．**手术目的** ①消除原发病灶：由脏器穿孔、破裂等引起的腹膜炎，应采取剖腹探查术（exploratory laparotomy），消除引起腹膜炎的病因；②彻底清洁腹腔：吸尽脓液，清除异物，用甲硝唑和大量温生理盐水冲洗腹腔至清洁；③充分引流：引流残留液和继续产生的渗液，促进炎症控制，防止形成腹腔脓肿。

2. 术前护理 遵医嘱行禁食、胃肠减压、补液、应用抗菌药和对症处理。观察病人病情变化和心理情绪反应，把握手术时机。

3. 术后护理 护士应了解手术的麻醉方式、类型，重点了解腹腔引流管放置的部位、切口的位置等。

（1）体位与活动：全麻清醒或硬膜外麻醉病人平卧6小时，生命体征平稳后改为半卧位，以促进腹腔内容物引流，增进舒适、利于呼吸。卧床期间指导病人深呼吸和有效咳嗽，鼓励其勤翻身和活动肢体，病情允许时尽早下床活动，以促进肠功能恢复、预防肠粘连。

（2）观察病情变化：密切监测生命体征变化，对于危重病人，尤其应注意循环、呼吸、肾功能的监护。观察腹部症状、体征和全身症状的变化，判断有无膈下、盆腔脓肿的发生。

（3）继续抗感染和支持治疗：遵医嘱应用有效抗菌药；继续禁食、胃肠减压，待肠蠕动恢复后，拔除胃管，逐步恢复经口进食；合理补充水、电解质，维持体液平衡；继续做好肠内、外营养支持的护理，提供足够的能量和蛋白质，以保证切口顺利愈合，预防术后并发症。

（4）切口护理：保持切口敷料干燥，渗血、渗液较多时及时更换敷料；观察切口愈合情况，及早发现切口感染征象。

（5）引流管护理：正确连接各引流装置，引流管应贴上标签，注明各管位置；妥善固定引流管，防止脱出、滑入或受压；经常挤捏引流管以防止血块或脓痂堵塞，保持引流通畅，对负压引流者，调整适宜压力以维持有效引流；记录引流液的量、性质和颜色；当引流液量少、色清，病人体温及白细胞计数恢复正常时，可考虑拔管。

（五）心理护理

做好病人及家属的解释和安慰工作，鼓励其表达内心感受和担忧，指导并协助其采取松弛技巧。稳定病人情绪，减轻焦虑和恐惧程度，使其能以积极、平静的心态配合治疗和护理。

（六）健康指导

1. 疾病知识指导 提供疾病护理和治疗知识，告知腹部异常症状和体征，指导其及时报告发热、腹痛等异常征象。解释禁食、胃肠减压及半卧位的重要性，指导其观察引流物异常情况。

2. 饮食指导 讲解术后饮食要求，告知病人少量多餐、循序渐进、进食清淡易消化、富含营养的食物。

3. 活动指导 解释术后早期活动的重要性，鼓励病人尽早床上和下床活动，促进肠功能恢复，防止肠粘连，促进术后康复。

4. 随访指导 告知出院后允许的活动范围，强调3个月内避免提举重物，鼓励进行可耐受的活动并适当休息；告知带引流管出院的病人注意观察引流液的量、颜色和性质，防止脱管或受压，定期复诊。

【护理评价】

经过治疗和护理，病人是否达到：①疼痛或不适缓解；②体液维持平衡；③体温维持正常，无局部和全身感染征象；④无休克、腹腔脓肿和粘连性肠梗阻等并发症发生，或得到及时处理；⑤情绪稳定。

（赵慧杰）

· ·

1. 男性，32岁，既往有胃病史，近一周来常感上腹部不适，4小时前突发上腹部剧烈疼痛，伴有恶心、呕吐，查体：腹部压痛、肌紧张，肝浊音界缩小，X线检查可见膈下游离气体。诊断为"胃穿孔伴腹膜炎"。

（1）对该病人，护士观察病情的内容有哪些？

（2）经查体发现，病人腹部压痛范围在逐渐扩大，无局限趋势，此时，护士应如何应对？

2. 女性，18岁，腹部被牛角顶伤4小时，腹剧痛。查体：一般情况尚好，P 104次／分，血压正常，腹脐右下创口长5cm，洞穿形，见大网膜和小肠部分脱出，粉红色液体渗出，全腹压痛，肌紧张，反跳痛明显。医生诊断为"肠穿孔伴弥漫性腹膜炎"。

（1）目前护士应为病人采取何种体位？为什么？

（2）行剖腹探查术后，护理措施有哪些？

第四十四章

经消化道传播疾病病人的护理

44章

第一节 伤寒病人的护理

❖ 学习目标

识记：

1. 能描述伤寒、玫瑰疹的概念和主要临床特点。

2. 能简述伤寒的流行病学特点、治疗和预防措施。

理解：

能解释伤寒的发病机制。

运用：

能运用护理评估技巧评估伤寒病人，提出主要护理诊断，制订护理计划。

伤寒（typhoid fever）是由伤寒杆菌引起的经消化道传播的急性传染病。临床上以持续发热、相对缓脉、神经系统与消化系统中毒症状、玫瑰疹、肝脾大与白细胞减少等为主要特征，严重者可并发肠出血、肠穿孔。主要病理改变是全身单核-吞噬细胞系统的增生性反应，以回肠下段淋巴组织病变最为显著。

【病原学】

伤寒杆菌属肠道杆菌沙门菌属 D 族，亦称伤寒沙门菌。革兰染色阴性，呈短杆状，有鞭毛，能运动，不产生芽胞，无荚膜。在普通培养基上能生长，在含有胆汁的培养基中生长更佳。伤寒杆菌主要有菌体（O）抗原、鞭毛（H）抗原和表面（Vi）抗原，人体感染后能诱发产生相应抗体，但均为非保护性抗体。本菌不产生外毒素，但菌体裂解时产生的内毒素在发病过程中具有重要作用。

伤寒杆菌在自然环境中生命力较强，在水中可存活 2~3 周，在粪便中可存活 1~2 个月。本菌耐低温，在冷冻环境中能维持数个月，但对光、热、干燥及消毒剂敏感。加热 60℃ 15 分钟可杀死，煮沸后即可杀灭，消毒饮用水含氯达 0.2~0.4mg/L 可迅速杀灭本菌。

【流行病学】

1. **传染源** 为病人与带菌者。潜伏期末即可从粪便排菌，全病程均有传染性，以病程第 2~4 周排菌量最多，传染性最强。极少数病人持续排菌可达 3 个月以上，成为慢性带菌者，是引起伤寒不断传播或流行的主要传染源，有重要的流行病学意义。

2. **传播途径** 通过消化道传播。伤寒杆菌通过污染水或食物、日常生活接触、苍蝇与蟑螂等机械携带而传播。其中食物被污染是主要的传播途径。水源和食物污染可引起暴发流行。

3. **人群易感性** 对伤寒普遍易感，可产生持久免疫力，再次患病者极少。

4. **流行特征** 本病常年发病，但多在夏秋季节流行，散发为主，一般以儿童及青壮年居多，无明显性别差异。散发多由于与轻型病人或慢性带菌者经常接触而引起。流行多见于水源或食物源性污染。本病没有地区差异，但居住拥挤、供水及卫生条件较差地区发病率较高。

【发病机制】

伤寒杆菌进入人体后是否发病取决于细菌数量、致病性和人体抵抗力。当进入人体的病菌数量多或胃肠道防御机制异常时，如胃酸分泌减少、胃动力异常、肠道菌群失调等，伤寒杆菌可进入小肠并侵入肠黏膜。在肠黏膜内，部分病菌被巨噬细胞吞噬并在其胞质内繁殖，部分经淋巴管进入回肠的集合淋巴结、孤立淋巴滤泡及肠系膜淋巴结中繁殖，再经胸导管进入血流引起第一次菌血症，此阶段相当于临床上的潜伏期。血液中的伤寒杆菌随血流进入全身脏器，在肝、脾、胆囊、骨髓等组织器官内继续大量繁殖，并再次进入血流，引起第二次菌血症，同时释放强烈内毒素，并产生临床症状，此期相当于初期。在病程第 2～3 周，伤寒杆菌随感染的胆汁经胆管排入肠道，部分再度侵入肠壁淋巴组织，使原已致敏的肠壁淋巴组织产生严重的炎症反应，出现肿胀、坏死、溃疡，若病变波及血管则可引起出血，若溃疡深达浆膜层则易致肠穿孔。至病程第 4～5 周，人体免疫力逐渐增强，血液和脏器中的伤寒杆菌逐渐被消灭和清除，组织得以修复而痊愈。但约 3% 可成为慢性带菌者，少数病人由于免疫功能不足等原因而引起复发。

全身单核－巨噬细胞增生是伤寒的主要病理变化，以回肠下段的集合淋巴结与孤立淋巴滤泡的病变最显著。病程第 1 周，病变处淋巴组织表现为增生肿胀，第 2 周淋巴组织出现坏死，第 3 周坏死淋巴组织脱落形成溃疡，第 4 周后溃疡逐渐愈合。

【护理评估】

（一）健康史

评估病人个人卫生及生活环境，发病前是否进食不洁食物或不洁井水、河水，有无接触过伤寒病人或到过伤寒流行区；评估本次发病情况及经过，如发病时间、主要症状，病情进展情况，是否有发热，描述热程和热型、皮疹部位、形态、范围等，是否伴有全身不适、食欲缺乏、四肢酸痛，有无腹胀、腹痛及其部位、性质、程度，有无便秘或腹泻。患病后经过何种处理、服药情况及其效果如何。

（二）身体评估

潜伏期长短与伤寒杆菌的感染量以及机体的免疫状态有关，范围为 3～60 天，一般为 10～14 天，典型伤寒的自然病程为 4～5 周，临床经过可分为 4 期。

1．初期（病程第 1 周）　起病大多缓慢，最早出现发热。随病情进展，体温逐渐升高，呈阶梯状上升特点，于 5～7 天达 39.5℃或以上，同时伴有全身不适、头痛乏力、食欲缺乏、四肢酸痛等。

2．极期（病程第 2～3 周）　常出现伤寒特征性表现，肠出血、肠穿孔等并发症亦多在本期内出现。

（1）发热：呈持续高热，以稽留热型为主，一般持续 10～14 天，但免疫低下者可长达 1～2 个月。少数呈弛张热及不规则热型。

（2）消化系统症状：食欲缺乏、腹胀、腹部不适、右下腹压痛、便秘或腹泻等。

（3）神经系统症状：出现神经系统中毒症状，表现为精神恍惚、表情淡漠、反应迟钝、耳鸣、听力减退。重者可有谵妄、昏迷或出现脑膜刺激征。

（4）皮疹：部分病人在病程第 1 周末于前胸、腹部、上臂伸面出现淡红色小斑丘疹，直径达 2～4mm，压之褪色，散在分布，量少，一般在 10 个以内，多在 2～4 天内消退，称为玫瑰疹。

（5）循环系统症状：常有相对缓脉，即体温升高所致的脉搏加快与发热程度不成比例，出现脉率相对缓慢现象。若并发中毒性心肌炎还可出现重脉。

（6）肝脾大：半数以上病人于起病 1 周前后出现脾大，质软有压痛。部分病人肝脏亦肿大，且可伴 ALT 升高、黄疸，提示并发中毒性肝炎。

3．**缓解期（病程第 3～4 周）** 体温逐渐下降，各种症状逐渐减轻，肿大的肝脾开始回缩。但本期内仍有发生肠出血、肠穿孔的危险。

4．**恢复期（病程第 5 周）** 体温恢复正常，临床症状消失，约 1 个月完全康复。

5．**复发和再燃** 少数病人热退后 1～3 周，临床症状再现，血培养再度阳性，称为复发。而部分伤寒病人进入缓解期，体温下降，但尚未降至正常时，热度又再次升高，持续 5～7 天后退热，常无固定症状，称为再燃。

6．**并发症**

（1）肠出血：是伤寒较常见的并发症，多见于病程第 2～3 周，常见诱因为饮食不当、腹泻等，可有粪便隐血至大量便血，大量出血的发生率为 2%～8%。大量出血时，体温骤降后很快回升，脉搏增快，伴头晕、面色苍白、烦躁、出冷汗、血压下降等休克表现。

（2）肠穿孔：为最严重的并发症。多见于病程第 2～3 周，发生率 3%～4%。好发于回肠末段。穿孔前常有腹胀、腹泻、肠出血等征兆，穿孔时表现为突然右下腹剧痛，伴恶心、呕吐，出冷汗，脉搏细数，体温下降，经 1～2 小时后体温又迅速回升，并出现腹膜炎征象。X 线检查膈下有游离气体。

（3）其他：可并发中毒性心肌炎、中毒性肝炎、肺部感染、胆囊炎，血栓性静脉炎等。

7．**其他临床类型** 除上述典型表现外，伤寒可有轻型、暴发型、迁延型、逍遥型、顿挫型及小儿和老年型等多种临床类型。

（三）辅助检查

1．**血常规检查** 白细胞计数减少，一般在（3～5）×10⁹/L，中性粒细胞减少，嗜酸性粒细胞减少或消失，可随病情好转后逐渐恢复正常。

1．**血常规检查** 白细胞计数减少，一般在（3～5）$\times 10^9$/L，中性粒细胞减少，嗜酸性粒细胞减少或消失，可随病情好转后逐渐恢复正常。

2．**细菌培养** ①血培养：发病第 1 周采血阳性率可达 80%～90% 以上，随后阳性率逐渐下降，是本病最常用的确诊方法。②骨髓培养：全病程均可获得较高的阳性率，第 1 周可高达 90%，且较少受抗菌药物的影响。③尿培养：病程 3～4 周时尿培养阳性率约为 25%，阳性者为一过性菌尿症。④粪培养：在第 3～5 周时阳性率较高，阳性者要排除病人是否为带菌者。亦可做十二指肠胆汁引流液和玫瑰疹刮取液培养，但不作为常规检查。

3．**肥达反应（Widal test）** 又称伤寒血清凝集反应试验。伤寒抗体常在病后 1 周左右出现，第 3～4 周阳性率最高，并可持续数个月。"O"抗体凝集效价在 1∶80 及"H"抗体在 1∶160 以上，可确诊为阳性。5～7 天后复查，效价上升 4 倍以上有诊断价值。Vi 抗体的检测主要用于检测慢性带菌者，效价在 1∶32 以上有诊断意义。

（四）心理－社会状况

病人住院后由于担心疾病预后，会有焦虑、孤独等心理反应，所以应评估病人是否存在抑郁、悲观、孤独、焦虑、恐惧等心理反应，对住院隔离治疗的认识及适应情况。患病后对家庭、生活、工作、经济等状况的影响。评估其社会支持系统的作用，如家属对伤寒知识的了解程度、对病人的心理支持、家庭经济状况等。

【常见护理诊断及／问题】

1．**体温过高** 与伤寒杆菌感染致大量内源性致热原释放入血有关。

2．**营养失调：低于机体需要量** 与高热、腹胀、便秘有关。

3．**腹泻／便秘** 与内毒素释放致肠道功能紊乱、中毒性肠麻痹、低钾及长期卧床有关。

4. 潜在并发症： 肠出血、肠穿孔、中毒性心肌炎。

【计划与实施】

伤寒的治疗原则为对症处理和病原学治疗，积极防治并发症。经过治疗和护理，病人能够：①知晓本病发生、发展过程，并主动配合降温，体温恢复至正常范围；②了解饮食管理对本病的重要性，并自觉执行各项饮食措施，营养状况得到逐步改善，能满足机体需要；③并发症得到预防或及时发现和处理。

（一）发热的护理

1. 病情观察 注意观察生命体征的变化，重点监测体温、脉搏、热型、腹部情况及大便性状，注意体温升降特点，判断热型，为诊断提供依据，并及时识别复发和再燃导致的体温再次上升。

2. 降温措施 可用冰敷、酒精擦浴等物理降温方法，不宜用大量退热药，以防体温骤降而出现虚脱。擦浴时禁止在腹部加压用力，以免诱发肠出血或穿孔。

3. 卧床休息 高热病人应绝对卧床休息至退热后 1 周，以减少热量和营养物质的消耗，同时减少肠蠕动，避免肠道并发症的发生。恢复期无并发症者可逐渐增加活动。

4. 保证液体入量 鼓励病人少量、多次饮水，增加排尿，以促进伤寒杆菌内毒素的排出，从而减轻毒血症状。鼓励成人每天摄入液体 2000～3000ml，儿童 60～80ml/（kg·d），口服不足可静脉补充。

5. 做好病人皮肤及口腔护理。

6. 隔离和消毒 严格执行接触隔离措施，排泄物应彻底消毒。

（二）饮食护理

1. 饮食原则 极期病人应给予营养丰富、清淡的流质饮食，少量多餐，避免过饱等易诱发肠道并发症的因素。缓解期，可给予易消化的高热量、高蛋白、高维生素、少渣或无渣的流质或半流质饮食，避免刺激性和产气的食物，并观察进食后胃肠道反应。恢复期，病人食欲好转，可逐渐恢复至正常饮食，但此时仍可能发生肠道并发症，应节制饮食，密切观察病人进食后反应。

2. 饮食注意事项 向病人及家属说明饮食控制的重要性，切忌饮食过多和摄入粗纤维食物，以免诱发肠出血、肠穿孔。

（三）并发症的观察与护理

1. 避免诱因 常见诱发肠出血和肠穿孔的因素有：病程中过早下床活动或随意起床、排便时过度用力、过早或过量饮食、饮食中含辛辣刺激或纤维较多、腹胀、腹泻、治疗性灌肠或用药不当等。

2. 观察并发症的征象 密切观察生命体征，及时识别肠道并发症的征象，如血压下降、脉搏增快、出冷汗、便血提示肠出血征兆。腹部压痛或突发剧痛、肌紧张等提示有肠穿孔的可能。发现异常应及时通知医生并配合处理。

3. 便秘、腹泻和腹胀的护理 便秘病人排便时应避免用力，必要时使用开塞露或生理盐水低压灌肠，忌用泻药。腹泻病人注意评估腹泻的次数、粪便的颜色、性状和量，有无便血等。腹胀病人可调节饮食，给予肛管排气、腹部热敷、生理盐水低压灌肠，但禁用新斯的明，因新斯的明可引起剧烈的肠蠕动，有诱发肠出血和肠穿孔的危险。

4. 肠出血的护理 绝对卧床休息，保持安静。出血时禁食，遵医嘱静脉补液，给予止血药物，应严禁灌肠治疗。并严密观察血压、脉搏、神志变化及便血情况。

5. **肠穿孔的护理** 禁食，胃肠减压，并积极准备手术治疗。

（四）药物治疗与护理

1. **氟喹诺酮类药物** 是目前治疗伤寒的首选药物。具有杀菌作用强，抗菌谱广；细菌对其产生突变耐药的发生率低；体内分布广，组织液中药物浓度高，可达到有效抑菌或杀菌水平；口服制剂使用方便等优点。常用药物有诺氟沙星、氧氟沙星、环丙沙星等，其中最常应用诺氟沙星。一般用药 3～5 天退热，疗程 2～3 周。副作用有胃肠道反应，皮疹。少数可引起肝、肾损害，因影响骨骼发育，故孕妇及哺乳期妇女禁用，儿童慎用。

2. **头孢菌素** 第三代头孢菌素在体外对伤寒杆菌有强大抗菌活性，毒副反应低，尤其适用于孕妇、儿童、哺乳期妇女，以及氯霉素耐药菌所致伤寒。可选用头孢噻肟、头孢曲松、头孢他啶等，静脉滴注，10～14 天一个疗程。

3. **氯霉素** 对非多重耐药伤寒杆菌所致的伤寒散发病例有效。由于氯霉素对骨髓的毒性作用及耐药菌的出现，现已不作为首选用药。应用氯霉素时要严密监测血象变化，尤其是粒细胞的降低，预防再生障碍性贫血的发生。

4. **复方磺胺甲噁唑（SMZ TMP）** 疗效同氯霉素。退热后继续用药 7～10 天。

5. **慢性带菌者治疗** 目前临床实践表明联合用药效果较好，如氨苄西林与丙磺舒联合治疗 4～6 周，利福平联合复方磺胺甲噁唑。

（五）健康指导

1. **疾病预防指导**

（1）控制传染源：及时发现，及早实施消化道接触隔离。隔离期限：发病之日至临床症状完全消失后 2 周，或临床症状消失，停药 1 周后，间隔 5 天做粪便培养，连续 2 次阴性为止。病人的排泄物及用具应严格消毒，对密切接触者，医学观察 3 周。饮食行业人员应定期检查，带菌者应调离饮食服务行业工作，慢性带菌者要进行治疗、监督、管理。

（2）切断传播途径：是预防本病的关键性措施。应做好卫生宣教，加强对饮水、食物和粪便的管理，消灭苍蝇、蟑螂，养成良好的个人卫生和饮食卫生习惯，饭前、便后要洗手，不吃不洁食物，不饮用生水、生奶等。对高危人群应定期普查、普治。

（3）提高人群免疫力：对易感人群进行预防接种，如口服灭毒菌苗 Ty21a 株的疫苗，保护效果可达 50%～96%，不良反应也较低。

2. **疾病知识和自我护理方法指导** 培养良好的个人卫生习惯，病人出院后，应休息 1～2 周，逐渐增加活动量和工作量。恢复期避免粗纤维、多渣饮食。定期复查，如出现发热等不适，及时随诊。如粪便或尿液培养呈阳性持续 1 年或 1 年以上者，仍需用抗生素治疗。

【护理评价】

经过治疗和护理，病人是否达到：①体温恢复正常；②能根据病情遵守进食原则；③未发生并发症或发生并发症后及时有效处理。

第二节 细菌性痢疾病人的护理

❖ 学习目标

识记：

能简述细菌性痢疾的病原学特点、流行病学特点和预防措施。

理解：

能阐述细菌性痢疾的临床主要特点。

运用：

能运用护理程序评估细菌性痢疾病人，制订护理计划。

细菌性痢疾（bacillary dysentery）简称菌痢，是由志贺菌（痢疾杆菌）引起的肠道传染病，以发热、腹痛、腹泻、里急后重和黏液脓血便等为临床主要表现，严重者可出现感染性休克和（或）中毒性脑病。

【病原学】

病原体为志贺菌属，又称痢疾杆菌，属肠杆菌科志贺菌属，为革兰染色阴性的短小杆菌，有菌毛，无鞭毛、荚膜和芽胞。目前根据 O 抗原和生化反应不同，将志贺菌分为 4 群及 47 个血清型（包括亚型和变种）：A 群（痢疾志贺菌）、B 群（福氏志贺菌）、C 群（鲍氏志贺菌）、D 群（宋内志贺菌）。世界各地流行菌群不断变迁，欧美国家以 D 群为主，而我国则以 B 群为主，近年 D 群有不断上升趋势。本菌各型均可产生强烈的内毒素，是致病的重要因素之一，可引起腹泻和一系列毒血症状。A 群还可产生外毒素（志贺毒素），具有神经毒、细胞毒和肠毒素作用，引起临床更为严重的症状。

痢疾杆菌在外界环境中有较强的生存能力，温度越低存活时间越长，如在阴暗处一般能存活 11 天，在潮湿的土壤中生存 34 天，在瓜果、蔬菜及污染物上可存活 1～2 周。但对理化因素的抵抗力较弱，日光直射 30 分钟、加热 56℃ 10 分钟、煮沸 2 分钟可将细菌杀死。对各种化学消毒剂均敏感。

【流行病学】

1. **传染源**　主要是病人和带菌者，非典型病人、慢性病人及带菌者因其临床特点，容易导致漏诊或误诊而成为重要传染源，在流行病学中具有重要意义。

2. **传播途径**　经消化道传播。痢疾杆菌通过直接或间接方式（苍蝇、蟑螂）污染食物、水、生活用品，经口感染。健康人的手接触痢疾杆菌，亦可导致经口感染，此种以污染手为媒介的传播是散发病例的主要传播途径。食物和水源被污染可以引起食物型暴发流行或水型暴发流行。

3. **人群易感性**　人群普遍易感，病后可获得一定免疫力，短暂而不稳定。不同菌群和血清型之间无交叉保护性免疫，故易重复感染，也易致病情迁延不愈呈慢性。

4. **流行特征**　菌痢常年散发，但好发于夏秋季节，以 7～9 月为高峰，与夏季苍蝇活动增多、细菌易于繁殖、夏季饮食习惯及机体抵抗力等因素有关。

【发病机制】

痢疾杆菌进入人体是否致病取决于细菌数量、致病力及人体抵抗力。机体抵抗力正常时，具有侵袭力的痢疾杆菌经口进入消化道后,大部分在胃内被胃酸杀死,而少部分进入肠道的细菌又可因正常菌群的拮抗作用而不能致病,同时肠黏膜的分泌型 IgA 亦可阻断其对肠道黏膜的吸附使其不能致病。当机体抵抗力降低时,痢疾杆菌可侵入结肠黏膜上皮细胞和固有层内繁殖,并释放毒素,引起肠黏膜炎症反应和固有层小血管循环障碍,致肠黏膜出现炎症、坏死及溃疡,出现腹痛、腹泻及脓血便。因病菌可被吞噬细胞吞噬消灭,很少侵入黏膜下层,亦不侵入血流,因此极少发生菌血症或败血症。

各种志贺菌均可释放内毒素,是致病的重要因素。内毒素作用于肠壁,致肠壁通透性增加,可促进内毒素的吸收,引起发热等全身毒血症状,严重者还可引起感染性休克、神志障碍、中毒性脑病等症状。内毒素本身可破坏肠黏膜引起肠黏膜炎症、溃疡,导致黏液脓血便。内毒素作用于肠壁自主神经系统,引起肠功能紊乱,表现为腹痛及里急后重。

【病理】

肠道的病理改变主要在结肠,以乙状结肠和直肠最常见,重者可波及整个结肠和回肠下段。急性期基本病变是肠黏膜弥漫性纤维蛋白渗出性炎症,表现为肠黏膜充血、水肿、浅表性溃疡,病变一般限于固有层,很少出现肠穿孔。慢性菌痢表现为肠黏膜水肿,肠壁增厚,可形成息肉。少数病人可致肠腔狭窄。

【护理评估】

(一)健康史

重点评估发病和治疗经过,如病人起病经过,发病前有无暴饮暴食、进食生冷食物、过度紧张、劳累、受凉等诱因,是否接触过同类病人,当地有无菌痢流行等。评估发病的急缓,发病后腹泻次数,是否伴发热、里急后重、腹痛,大便颜色、量、性状等。询问病人发病后的治疗情况、用药效果等。

(二)身体状况

本病潜伏期 1～3 天。不同菌群和菌型其机体反应性各不相同,因而临床表现轻重不一,A 群感染最重,D 群感染最轻,B 群介于二者之间,但易转为慢性。根据病情轻重、病程长短和临床表现,可将菌痢分为以下临床类型。

1. 急性菌痢

(1)普通型(典型):起病急,毒血症状重,出现畏寒、发热,体温可达 39℃左右,伴头痛、乏力、食欲缺乏等。肠道表现通常明显,出现腹痛、腹泻、里急后重,肠鸣音亢进,左下腹压痛。腹痛位于脐周或左下腹,多呈阵发性,便前加重,便后缓解。腹泻初为稀便或水样便,继之转为黏液脓血便,每日 10 余次至数十次,每次量少,出现水、电解质紊乱及酸中毒者少见。急性菌痢自然病程 1～2 周,多数病人自然缓解或恢复,少数病情迁延转为慢性。

(2)轻型(非典型):全身毒血症状轻,可无发热或呈低热。肠道症状亦轻,急性腹泻次数每日 3～5 次,大便有黏液,但无脓血,有轻微腹痛及左下腹压痛,一般无里急后重。3～7 天可痊愈,也可转为慢性。

(3)中毒型:好发于 2～7 岁儿童,起病急骤,病情凶险。全身中毒症状重,突起寒战高热,体温高达 40℃以上,伴有精神萎靡、面色青灰、四肢厥冷、嗜睡、昏迷、反复惊厥,迅速出现休克、呼吸衰竭,而消化道症状多轻微或缺如。根据临床表现可分为三型:①休克型(周围循环衰竭型):以感染性休克为主要表现,出现面色苍白、四肢湿冷、皮肤花斑、脉细速、血压下降、皮肤发绀，亦可出现心、肾功能不全及意识障碍等症状。②脑型（呼吸衰竭型）：最为严重。因脑血管痉挛引起脑组织缺血、水肿、脑疝，病人出现烦躁不安、嗜睡、反复惊厥、昏迷、瞳孔大小不等、对光反射迟钝或消失、呼吸异常等，常因呼吸衰竭而死亡。③混合型：最为凶险，病死率很高（90%以上）。兼有以上两型表现，病人先出现高热、惊厥，如未及时抢救，可迅速发展为呼吸衰竭或循环衰竭。

2. 慢性菌痢 病程反复发作或迁延不愈超过2个月以上者称为慢性菌痢，可分为三型。

（1）慢性迁延型：最为常见。急性菌痢发作后迁延不愈，腹痛、腹泻长期反复出现，大便常有黏液，偶带脓血，腹泻与便秘可交替出现。乙状结肠增粗，左下腹触及索状物，并有压痛。长期腹泻可导致贫血、营养不良及乏力等。

（2）急性发作型：慢性菌痢病人，因进食生冷食物、受凉、劳累等引起急性发作，出现腹痛、腹泻及脓血便，但发热等毒血症状少见。

（3）慢性隐匿型：一年内有急性菌痢史，近期（2个月以上）无明显腹痛、腹泻等临床症状，但乙状结肠镜检查有肠黏膜炎症或溃疡等病变，或大便培养有痢疾杆菌。

（三）辅助检查

1. 血常规检查 急性期白细胞总数多在（10～20）×10⁹/L，中性粒细胞数增高，慢性期病人可有贫血。

2. 粪便检查 典型菌痢粪便为黏液脓血便，每次量少，可无粪质，无腥臭味。镜检有大量脓细胞或白细胞及红细胞。

3. 病原学检查 确诊依赖于粪便培养出痢疾杆菌，注意应在使用抗菌药物前取新鲜粪便的黏液脓血部分及时送检，并应作菌群鉴定和药敏试验，为流行病学调查及治疗提供参考依据。

4. 其他 血清学检查有助于早期诊断，但由于粪便中抗原成分复杂，易出现假阳性反应，故临床上尚未广泛应用。核酸检测是采用基因探针或PCR法直接检测出粪便中的痢疾杆菌核酸，本方法能缩短检测时间，且适用于已经应用抗生素的病人。

（四）心理－社会状况

细菌性痢疾是一种常见病、多发病，与饮食习惯和卫生条件密切相关，因此要注意评估病人及家庭的生活状况、习惯与卫生条件。急性菌痢经治疗1周左右可痊愈。中毒性菌痢往往在起病48小时内病情迅速恶化，预后差，病死率高，因此会给病人及家属造成恐惧感。慢性病人因病情迁延不愈，影响学习和工作，病人常常会产生焦虑、抑郁等心理。

【常见护理诊断／问题】

1. **腹泻** 与痢疾杆菌感染致肠道炎症、广泛性溃疡、肠蠕动增加有关。
2. **体温过高** 与痢疾杆菌释放内毒素致毒血症有关。
3. **急性疼痛** 与痢疾杆菌内毒素作用于肠壁自主神经，引起肠壁痉挛有关。
4. **组织灌注量无效** 与内毒素致微循环障碍有关。
5. **潜在并发症**：呼吸衰竭、休克。

【计划与实施】

急性菌痢的治疗包括一般治疗、对症治疗及病原治疗，慢性菌痢采用综合治疗措施；中毒型菌痢来势凶猛，应早期诊断，及时针对病情采取急救措施。

经过治疗及护理，病人能够：①腹泻停止，恢复正常排便；②生命体征平稳；③腹痛消失；

④并发症征兆被识别并处理或不发生并发症。

（一）腹泻的护理

1. 休息　急性期卧床休息，频繁腹泻伴发热、疲乏无力、严重脱水者应协助床边排便，以减少体力消耗，病情好转后逐渐增加活动。慢性病人应生活规律、适当锻炼、避免过度疲劳和紧张。

2. 隔离措施　根据标准预防原则严格执行接触隔离和预防措施，注意粪便、便器和尿布的消毒处理。解除隔离要求：粪检阴性，粪便培养连续2次阴性。

3. 腹泻的观察　严密观察排便次数、性质、量及伴随症状，用药前采集含有脓血、黏液部分的新鲜粪便及时送检，以提高阳性率。腹部可用热水袋热敷保暖，以减少肠蠕动，减轻腹泻与腹痛。随时观察治疗效果。

4. 饮食护理　严重腹泻呕吐者可暂禁食，静脉补充所需营养，使肠道得到充分休息。能进食者给予高热量、高蛋白、高维生素、少渣、少纤维素、易消化的流质或半流质饮食为原则，如米汤、藕粉、脱脂奶等，少量多餐，病情好转后给予半流质饮食如米粥、面条等易消化清淡饮食，辅以少渣菜，避免生冷、多渣、油腻或刺激性食物。病情好转后逐渐恢复正常饮食。慢性病人应观察营养状况的改善情况。

5. 皮肤护理　每次便后清洗肛周，并涂以润滑剂，减少刺激，避免肛周皮肤损伤。每日用温水或1∶5000高锰酸钾溶液坐浴，以防感染。伴里急后重病人，嘱排便时不要过度用力，以免发生脱肛，如发生脱肛可戴手套协助病人将其回纳。

6. 药物治疗与护理　应以选择敏感抗菌药物、肠道易吸收的口服药物、保证足够疗程为治疗原则。常用抗菌药物有喹诺酮类、复方磺胺甲噁唑、氨基糖苷类抗生素等。喹诺酮类对志贺菌有较强杀菌作用，口服可完全吸收，效果好，是目前治疗菌痢较理想的药物，常用药物有诺氟沙星、环丙沙星、氧氟沙星等。用药注意事项参见伤寒病人的护理。复方磺胺甲噁唑（复方新诺明）目前对本药的耐药菌株虽有所增加，但对多数病人仍有较好疗效，注意孕妇、肝肾功能不全者慎用，对磺胺过敏或白细胞明显减少者禁用，疗程5～7天。

（二）发热的护理

高热时以物理降温为主，如温水浴、酒精擦浴、冷盐水灌肠等，必要时适当使用退热药（休克者禁用）。伴躁动不安和反复惊厥者可用亚冬眠疗法，根据医嘱给予氯丙嗪、异丙嗪各1～2mg/kg，肌内注射，尽快使体温保持在37℃左右。反复惊厥者给予地西泮、苯巴比妥肌内注射或水合氯醛灌肠，防止加重脑缺氧、脑水肿。其他具体措施详见第四章第二节"感染性疾病病人的护理"。

（三）疼痛的护理

评估腹痛的部位、程度、性质及伴随症状，提供减轻疼痛的有效方法。遵医嘱应用镇痛药物，严重腹痛者可肌内注射维生素K_3 10g或阿托品0.5mg，一般腹痛者给予颠茄片8mg，每日3次，或山莨菪碱10mg，每日3次。

（四）中毒型菌痢的护理

1. 中毒型菌痢防治原则　及时诊断、早期治疗、对症治疗，采取综合急救措施。抗菌药物常用第三代头孢菌素，如头孢哌酮、头孢他啶等，静脉给药。

2. 感染性休克的护理　具体措施详见第五章"休克病人的护理"。

（五）呼吸衰竭的防治与护理

中毒型脑型菌痢病情凶险，需密切观察病情变化。出现脑水肿者应根据医嘱给予20%甘露醇快速静注，减轻脑水肿；给予血管活性药物改善脑部微循环，还可应用肾上腺糖皮质激素降低周围循环阻力，减轻中毒症状，加强心肌收缩力，减轻脑水肿。出现呼吸节律异常者，应保持呼吸道通畅，给予吸氧，如出现呼吸衰竭可用呼吸兴奋剂，必要时气管插管，应用呼吸机。惊厥病人应注意安全，防止跌伤。危重病人需专人监护，如昏迷，按昏迷病人护理。

（六）健康指导

1. 疾病预防指导

（1）管理传染源：早期发现病人和带菌者，及时采取隔离消毒措施并彻底治疗，是管理传染源的重要措施。对接触者医学观察1周，而病人一般隔离治疗至症状消失后1周或粪便培养连续2次阴性。对餐饮、供水、保育等服务行业人员定期作粪便培养，发现带菌者应积极治疗并暂时调离工作岗位。

（2）切断传播途径：是预防本病的主要措施。具体措施详见本章第一节"伤寒病人的护理"。

（3）保护易感人群：口服含福氏和宋内志贺菌"依链"株的FS双价活疫苗，可刺激肠黏膜产生特异性分泌型抗体IgA，免疫力可维持6～12个月。流行季节服用大蒜、黄连、金银花等煎剂也有一定预防作用。

2. 疾病知识指导　向急性菌痢病人讲解本病传播、治疗、护理、预防等疾病知识，使病人自觉配合治疗，避免转为慢性迁延发作。讲解本病预防知识，主动采取有效措施切断传播途径，避免造成广泛传播。慢性菌痢病人应避免进食生冷食物、暴饮暴食、过度紧张和劳累、受凉、情绪波动等，以免引起急性发作。保持生活规律，加强体育锻炼，复发时及时治疗。

【护理评价】

经过治疗和护理，病人是否达到：①腹泻减轻；②体温恢复正常；③无腹痛或腹痛减轻；④未发生并发症或发生并发症后得到及时有效处理。

第三节　霍乱病人的护理

❖ **学习目标**

识记：

1. 能简述霍乱的概念。

2. 能简述霍乱的流行病学特点和预防措施。

理解：

能阐述霍乱的临床主要特点。

运用：

能对霍乱患者进行评估、制订护理计划并实施护理。

霍乱（cholera）是由霍乱弧菌引起的烈性肠道传染病，临床上以急骤起病、剧烈腹泻、呕吐、排泄大量米泔水样肠内容物、脱水、肌肉痉挛和循环衰竭为特征，严重者可因休克、尿毒症、酸中毒导致死亡。霍乱因传染性强、传播快、流行广、危害甚烈，而被列为国际检疫传染病，在《中华人民共和国传染病防治法》中被列为甲类传染病。

【病原学】

霍乱弧菌属弧菌科弧菌属，革兰染色阴性。菌体短小，呈弧形或逗点状，菌体末端有一根极端鞭毛，长度可达菌体 4~5 倍，运动极为活泼，在暗视野悬滴镜检时呈穿梭状运动，粪便直接涂片染色弧菌呈"鱼群状"排列。霍乱弧菌具有耐热的菌体（O）抗原和不耐热的鞭毛（H）抗原。

WHO 腹泻控制中心将霍乱弧菌分为 O_1 群霍乱弧菌、不典型 O_1 群霍乱弧菌和非 O_1 群霍乱弧菌，O_1 群霍乱弧菌又包括古典生物型和埃尔托生物型，而 O_{139} 血清型霍乱弧菌属于新型非 O_1 群霍乱弧菌，可引起流行性腹泻。

霍乱弧菌属兼性厌氧菌，耐碱不耐酸，在 37℃、pH 8.4~8.6 的碱性蛋白胨水或碱性琼脂平板中可以快速增菌，并抑制其他细菌生长。霍乱弧菌在正常胃酸中能存活 4 分钟，在江河中能存活 1~3 周，在鱼虾或贝壳生物中生存 1~2 周，在砧板和抹布上可存活很长时间，在冰箱的食物当中亦能存活相当长时间，而在氯化钠浓度 >4% 或蔗糖 >5% 的食物、醋、酒、香料中不易生存。

霍乱弧菌对热、干燥、酸和一般消毒剂均敏感。干燥 2 小时或加热 55℃ 10 分钟、煮沸 1~2 分钟可杀死细菌；1% 漂白粉、0.2%~0.5% 的过氧乙酸溶液可将其立即杀灭。

【流行病学】

1. **传染源**　主要是病人和带菌者。中、重型病人吐泻物带菌较多，极易污染环境，传染性强，成为重要传染源。轻型病人、无症状感染者、潜伏期病人、恢复期病人、健康带菌者由于不易被发现，作为传染源的意义更大。

2. **传播途径**　为标准预防下的接触传播。主要通过水、食物、生活密切接触和苍蝇媒介而传播，其中经水传播最为重要，可引起暴发流行。

3. **人群易感性**　人群普遍易感。因只产生抗菌抗体，而不产生抗肠毒素抗体，维持时间短暂，病后只可获得一定的免疫力，有再次感染的可能。

4. **流行特征**　霍乱在热带地区全年发病，在我国以夏秋季多见，霍乱分布的地理特点以沿江、沿海为主。霍乱已造成 7 次世界性大流行，主要是古典型和埃尔托型霍乱弧菌所致，目前 O_{139} 血清群霍乱弧菌所致霍乱已波及亚、美、欧三大洲。

【发病机制与病理】

霍乱弧菌进入人体后是否发病，取决于入侵细菌数量、人体抵抗力和胃酸分泌程度。

霍乱弧菌经口进入胃内后，一般被胃酸杀死，但当入侵细菌数量很多、或胃酸分泌减少、胃液稀释时，可引起发病，进入人体未被胃酸杀灭的霍乱弧菌进入小肠，通过鞭毛活动、黏蛋白溶解酶、黏附素等作用，黏附于小肠上段黏膜上皮细胞表面，并大量繁殖产生霍乱肠毒素（CT）。霍乱肠毒素由 A 和 B 两个亚单位组成，肠毒素借助于 B 亚单位与肠黏膜上皮细胞膜表面受体 - 神经节苷脂结合，使具有毒素活性的 A 亚单位脱离整个毒素，移行进入细胞内侧，其中的 A_1 部分可激活腺苷酸环化酶活性，促使细胞内三磷酸腺苷（ATP）转变为环磷酸腺苷（cAMP）。cAMP 浓度的急剧升高，抑制肠黏膜细胞对氯和钠的正常吸收，并刺激隐窝细胞分泌氯化物、水及碳酸氢盐，导致水分与电解质大量聚积肠腔，当超出肠道正常吸收能力时，即形成本病特征性的剧烈水样腹泻和呕吐。

大量泻吐导致水和电解质严重丢失是本病的主要病理生理改变。重症病人由于重度脱水、低血容量致周围循环衰竭、低钠、低钾、低钙血症和代谢性酸中毒，并进而造成急性肾衰竭。本病主要的病理特征是组织器官严重脱水。心、肝、脾等脏器多见缩小，肠腔内充满米泔水样液体，胆囊充满黏稠胆汁。肾小球及肾间质毛细血管扩张，肾小管细胞肿胀、变性及坏死。

【护理评估】

（一）健康史

评估病人发病情况，如起病是否急缓，有无发热，腹泻、呕吐的次数、性质、特点、程度；呕吐物和排泄物是否呈剧烈的"米泔水"样；有无脱水的表现。询问发病前1周内是否曾在疫区活动，并与霍乱病人及其排泄污染物接触。评估治疗经过，如用药情况及效果等。

（二）身体状况

潜伏期一般为1～3天，短者3～6小时，最长7天。少数病人发病前1～2天有前驱症状，如头晕、倦怠、腹胀及轻度腹泻等。典型病人多急骤起病，病情轻重不一，通常将临床经过分为3期。

1. **泻吐期** 多数病人突发起病，首先出现剧烈腹泻，继之呕吐，少数病人先吐后泻。腹泻多不伴随腹痛，亦无里急后重。腹泻每日十余次至数十次，甚至不可计数。大便初为黄色稀便，后变为"米泔水"样，有肠道出血者有洗肉水样便。少数有轻度腹痛，呈阵发性腹部绞痛，与低钠导致肌肉痉挛有关。呕吐一般为喷射性、连续性，呕吐物初为胃内食物残渣，继之呈"米泔水"样或清水样。本期一般无发热或低热，共持续数小时或1～2天进入脱水期。

2. **脱水虚脱期** 由于持续剧烈泻吐，病人迅速出现脱水和周围循环衰竭。轻度脱水表现为皮肤和口舌干燥，眼窝稍陷，神志无改变。重度脱水则出现皮肤干皱、眼眶下陷、两颊深凹、口唇干燥、腹呈舟状、神志淡漠甚至不清。严重脱水者有效循环血量不足，出现低血容量性休克，脉搏细速或不能触及，血压下降，心音低弱，呼吸浅促，尿量减少或无尿，意识障碍。当大量钠盐丢失，可引起肌肉痛性痉挛和强直状态，最常见于腓肠肌和腹直肌，我国民间称为"绞肠痧"。钾盐大量丧失时出现肌张力减低、腱反射消失、腹胀、鼓肠、心动过速、心律不齐等低钾综合征。因碳酸氢盐大量丢失至乳酸大量堆积、急性肾衰竭时酸性产物不能排出等可导致代谢性酸中毒，表现为呼吸增快、严重者呈现Kussmaul呼吸，伴有意识障碍，甚至昏迷。本期长短取决于治疗是否及时，若抢救不及时，数小时内病人可因周围循环衰竭和急性肾衰竭迅速死亡；若抢救及时，可在数小时内迅速好转。此期病程一般可持续数小时至2～3天。

3. **恢复期（反应期）** 随着脱水纠正后，病人大多数症状逐渐消失，生命体征恢复正常。少数病人因肠腔毒素继续被吸收，可有反应性低热，整个病程平均3～7天，也有长达10余天者。

根据病情可分为轻、中、重三型。极少数病人尚未出现吐泻症状即发生循环衰竭而死亡，称为"暴发型"或"干性霍乱"。

（三）辅助检查

1. **血液检查** 由于脱水致血液浓缩，可见血浆比重和血细胞比容升高，白细胞数可达（25～60）×10⁹/L以上，中性粒细胞和大单核细胞增多。失水期血清钠、钾、氯化物降低，碳酸氢钠降低 <15mmol/L，血尿素氮升高。

2. **细菌学检查** 粪便直接涂片染色，可见呈鱼群状排列的革兰阴性稍弯曲弧菌。采集病人新鲜粪便或呕吐物做暗视野悬滴镜检，可见运动活泼呈穿梭状的弧菌。粪便做增菌培养和分离培养，可为明确诊断提供依据。

3. **血清学检查** 感染霍乱后可产生抗菌抗体和抗毒抗体。抗菌抗体一般病后5天即可出现，2周达高峰，故病后2周血清抗体滴度1：100以上或双份血清抗体效价增长4倍以上有诊断意义。

血清学检查主要用于流行病学追溯和粪便培养阴性的疑诊病人。

（四）心理－社会状况

霍乱为烈性传染病，曾引起世界性大流行，传播快，在流行期间轻型病人和带菌者较多，由于忽视其传染性，导致疾病的传播，在一些医疗条件较差和治疗措施不力的情况下，霍乱可导致病人死亡。因此，霍乱病人及接触者会出现恐慌、紧张的情绪，病人因被严密隔离，与家人分开，导致出现孤独、抑郁等不良情绪及不安全感。

【常见护理诊断／问题】

1. **体液不足**　与腹泻、呕吐导致水、电解质大量丢失有关。
2. **腹泻**　与霍乱肠毒素作用于肠道有关。
3. **潜在并发症**：急性肾衰竭、休克。
4. **恐惧**　与突然起病、病情发展迅速，严重脱水，实施严密隔离等有关。

【计划与实施】

本病的处理原则是严格隔离，及时补液纠正脱水和电解质紊乱，纠正酸中毒，辅以抗菌治疗及对症处理。

通过治疗和护理，病人能够：①脱水得到纠正，生命体征恢复正常；②腹泻停止，大便正常；③并发症征兆被识别并处理或不发生并发症；④情绪稳定，积极配合治疗与护理。

（一）液体治疗的护理

及时足量的补液是治疗本病的关键，应以早期、快速、足量为原则，纠正失水、酸中毒和电解质紊乱，改善心肾功能。

1. **密切监测病情**　入院24小时内，有条件者做心电监护，随时监测生命体征变化，根据血压、脉搏等变化调整输液量和速度。监测水、电解质变化，发现异常及时报告医师处理。

2. **遵医嘱静脉补液**

（1）补液方法：适用于重度脱水而不能口服补液者。补液原则为：先盐后糖，先快后慢，纠酸补钙，见尿补钾。可早期快速补充含碱和钾的电解质溶液，如静脉输入541液，即每升541液中含氯化钠5g，碳酸氢钠4g和氯化钾1g，另加50%葡萄糖20ml，或按0.9%氯化钠550ml，1.4%碳酸氢钠300ml，10%氯化钾10ml，10%葡萄糖140ml进行配制。输液量与速度应根据病人失水程度、血压、脉搏、尿量等决定，①轻度失水：以口服补液为主，呕吐严重不能口服者需静脉补液，每天3000～4000ml，开始速度宜快，最初1～2小时内以5～10ml/min速度输入。②中度失水：输液量在每天4000～8000ml，开始1～2小时内快速输入2000～3000ml，当血压、脉搏恢复正常后，速度减为5～10ml/min，在入院8～12小时内补充入院前累积损失量与入院后继续损失量和每天生理需要量，以后以排出多少补充多少为原则。③重度失水：每天输液量8000～12000ml，建立两条静脉通路，最初以40～80ml/min速度输入，半小时后以20～30ml/min输入，当休克纠正后，可减慢输液速度。在脱水纠正后及时补充氯化钾，纠正酸中毒。

（2）液体治疗的护理要点：①静脉通道选择：大量补液时应选择较粗血管，重度脱水病人需建立至少2条静脉通道，有条件的医院可做中心静脉穿刺。②输液速度：根据病情轻重、脱水程度确定输液计划，一般先快后慢，密切观察输液效果，及时调整输液量和速度。③大量或快速输入溶液时，液体应加温至37～38℃，以免快速大量输入液体导致出现寒战等不良反应。④可以应用加压输液装置，以保证及时、准确地输入液体。⑤观察补液效果及不良反应：输液过程中应密切观察血压、脉搏、尿量、脱水征等有无改善等，病人出现血压升高、心率减慢、皮肤由苍白转为红润、尿量增多，提示补液有效；若病人出现烦躁、胸闷、咳嗽、心悸等征兆，肺部可闻及干湿性啰音，则提示发生肺水肿，应及时抢救。

3. 口服补液 因霍乱肠毒素不抑制葡萄糖和钠离子的配对吸收，且葡萄糖的吸收能促进水和钠的吸收，因此 WHO 推荐在发展中国家应用口服补液盐治疗霍乱病人，主要针对轻至中度脱水病人及纠正低血容量性休克、情况改善的重度脱水病人。世界卫生组织推荐的口服补液盐液（ORS）配方为 1L 饮用水加入葡萄糖 20g（可用蔗糖 40g 或米粉 40～60g 代替）、氯化钠 2.5g、碳酸氢钠 2.5g（可用枸橼酸钠 2.9g 代替）、氯化钾 1.5g。成人轻至中度脱水在最初 4～6 小时口服 750ml/h，以后的用量约为腹泻量的 1.5 倍。

（二）腹泻的护理

霍乱病人依据标准预防原则，按甲类传染病实施严密接触隔离，及时上报疫情。解除隔离标准：症状消失后 6 天，隔日粪便培养 1 次，连续 3 次培养阴性者。对接触者隔离 5 天，同时进行医学观察与 3 次粪检。对病人排泄物及食具等均须彻底消毒。其他护理详见本章第二节"细菌性痢疾病人的护理"。

（三）并发症的观察与预防

1. 识别并发症征兆 病人在剧烈吐泻过程中出现神志淡漠、脉搏细速、血压下降、四肢厥冷等表现时提示合并周围循环衰竭；若在剧烈泻吐后出现少尿、氮质血症，提示合并了急性肾衰竭；病人在补液过程中若出现烦躁、胸闷、咳嗽、心悸、颈静脉充盈、肺部出现湿性啰音等，提示合并了急性肺水肿。

2. 预防并发症的发生 根据医嘱及时足量地补充液体。根据输液计划合理输入液体，避免过快造成肺水肿的发生。及时纠正因脱水导致的周围循环衰竭，以避免急性肾衰竭的发生。

（四）心理护理

1. 评估恐惧的原因 由于本病常突然起病，发展迅速，剧烈吐泻导致病人严重脱水和极度不适，机体状况迅速恶化，同时病人必须实行严密接触隔离，因此病人会出现焦虑、紧张、极度恐惧等不良情绪，使病情加重。

2. 知识教育 向病人及家属解释本病发生、发展、预后等过程，说明治疗与护理的主要措施，使病人积极主动配合，增强战胜疾病的信心。说明严密隔离的重要性和隔离期限，帮助病人适应隔离环境，缓解紧张、恐惧、抵触等情绪。

3. 精神支持 护士应主动、热情地关心病人，加强与病人沟通，做好生活护理，为病人创建清洁、舒适的环境，缓解病人恐惧的情绪。

（五）健康指导

1. 疾病预防指导 本病在我国为甲类传染病，必须加强和健全各级防疫组织，建立群众性报告网。加强饮水和粪便卫生管理，早期发现病人及隐性感染者，及时处理。

（1）控制传染源：建立肠道门诊，对腹泻病人进行登记和采便培养是发现霍乱病人的重要方法。发现病人应立即隔离治疗，直至症状消失后 6 天，并隔日粪便培养 1 次，连续 3 次阴性。对疑似病人行隔离检疫，接触者应检疫 5 天，留粪培养并给予预防性服药。

（2）切断传播途径：是预防本病的主要措施。具体措施详见本章第一节"伤寒病人的护理"。

（3）提高人群免疫力：全菌灭活菌苗，由于其保护率低、保护时间短、不能防止隐性感染和带菌者，目前已不提倡应用。国外应用基因工程技术制成多种菌苗，处于试用阶段。

2. 疾病知识指导 介绍霍乱的早期症状，以早期发现、早期隔离和治疗。合理饮食，根据医嘱用药。对被污染的衣物用具等消毒处理，并做好随时消毒与终末消毒。

【护理评价】

经过治疗和护理，病人是否达到：①血压正常，无脱水表现；②呕吐和排便次数减少，腹泻情况好转；③无并发症发生或并发症被及时发现和处理；④配合严密隔离，恐惧感减轻。

（陈运香）

◇ 思考题 ......

1. 男性，20 岁，持续高热和腹泻 8 天，大便每天 5～6 次，偶尔有黏液，腹胀、右下腹隐痛，伴食欲差、恶心、呕吐。体检：肝脏右肋下 2cm，脾脏左肋下 1cm，躯干背侧隐约可见 3 颗米粒大小、压之褪色的淡红色皮疹。血液检查：白细胞未见升高，中性粒细胞占 0.70，淋巴细胞占 0.30，肥达反应 1:160。大便检查：隐血试验阳性，见少许白细胞及脓细胞，血培养出伤寒杆菌。确诊为：伤寒。

（1）请判断该病人处于伤寒的哪一期？

（2）护士应如何观察该病并发症发生的征象？

（3）该病人可能存在哪种并发症？如何预防病情恶化？

（4）目前病人最主要的护理诊断/问题是什么？如何护理？

2. 男性，25 岁，销售员，昨天下午曾在小店进餐，以凉菜为主。6 小时后突发高热、腹痛、腹泻、恶心、呕吐、食欲减退、疲乏 2 天，发病后共排便 15 次，开始为稀便，后为黏液脓血样便。入院身体评估：体温 39.9℃，脉搏 96 次/分，血压 115/75mmHg。无皮疹，肝脾肋下未及，肠鸣音亢进。血常规：白细胞 12.9×10⁹/L，红细胞 4.2×10⁹/L，中性粒细胞 80%，淋巴细胞 17%。发病以来精神差，体重下降 3.5kg。既往体健，否认传染病史。入院后确诊为：细菌性痢疾。

（1）该病人目前的主要护理诊断/问题是什么？

（2）该病人首要的治疗措施是什么？

（3）给该病人采集粪便标本时应注意什么？

（4）病人入院当天晚上排便次数增加，为黏液脓血便，腹痛，精神萎靡，面色苍白，体温 38.4℃，脉搏 120 次/分，血压 90/50mmHg。依据病人目前情况，给予相应的护理。

（5）如何给该病人进行疾病预防的指导？

上册中英文名词对照索引

C

G

H

J

K

N

难复性疝	irreducible hernia	783
内镜检查	endoscopy	630
内镜逆行胰胆管造影	endoscopic retrograde cholangiopancreatography, ERCP	758
凝血时间	clotting time, CT	551
脓毒症	sepsis	074
脓性指头炎	felon	065
脓肿	abscess	065
暖休克	warm shock	080

O

呕吐	vomiting	626
呕血	heamatemesis	626, 681

P

脾大	splenomegaly	736
脾功能亢进	hypersplenism	736
脾切除术	splenectomy	742
贫血	anemia	550, 559
平衡麻醉	balanced anesthesia	118
破伤风	tetanus	068
剖腹探查术	exploratory laparotomy	802
普通感冒	common cold	256

R

S

T

Y

上册参考文献

1 ⋯⋯ 崔翰博，张东钰，苏伟.桥本甲状腺炎的研究进展.医学综述，2014，20（6）：1074-1076.

2 ⋯⋯ 陈灏珠，林果为，王吉耀.实用内科学.北京：人民卫生出版社，2013.

3 ⋯⋯ 陈孝平，汪建平.外科学.北京：人民卫生出版社，2013.

4 ⋯⋯ 陈忠华，袁劲.脑死亡临床判断指南.武汉：湖北科学技术出版社，2007.

5 ⋯⋯ 第四军医大学第一附属医院，第三军医大学第一附属医院，昆明医学院第二附属医院.糖尿病治疗
药物的合理使用.北京：人民卫生出版社，2011：34-43.

6 ⋯⋯ 丁翠敏，金普乐.肺癌现代非手术治疗.北京：科学技术文献出版社，2008.

7 ⋯⋯ 葛坚.眼科学.北京：人民卫生出版社，2011.

8 ⋯⋯ 葛均波，徐永健.内科学.北京：人民卫生出版社，2013.

9 ⋯⋯ 郭爱敏，张波.成人护理学.北京：人民卫生出版社，2005.

10 ⋯⋯ 郭爱敏，周兰姝.成人护理学.北京：人民卫生出版社，2012.

11 ⋯⋯ 归纯漪，薛一帆，葛向煜，等.利用最佳证据规范全喉切除术后患者出院照护计划.护士进修杂志，
2015，30（11）：1038-1041.

12 ⋯⋯ 韩德民.2011耳鼻咽喉头颈外科学新进展.北京：人民卫生出版社，2011.

13 ⋯⋯ 郝素芳，浦介麟.2015年ESC室性心律失常治疗和心原性猝死预防指南解读.中国循环杂志，2015，
30（Z2）：37-47.

14 ⋯⋯ 胡有谷.腰椎间盘突出症.第4版.北京：人民卫生出版社，2011.

15 ⋯⋯ 黄洁夫.中国器官捐献的发展历程与展望.武汉大学学报（医学版），2016，37（4）：517-522.

16 ⋯⋯ 韩东一，翟所强，韩维举.临床听力学.第2版.北京：中国协和医科大学出版社，2008.

17 ⋯⋯ 黄人健，李秀华.外科护理学.北京：人民军医出版社，2013.

18 ⋯⋯ 江志伟，黎介寿.我国加速康复外科的研究现状.中华胃肠外科杂志，2016，19（3）：246-249.

19 ⋯⋯ 孔维佳.耳鼻咽喉头颈外科学.第2版.北京：人民卫生出版社，2011.

20 ⋯⋯ 李凤鸣，谢立信主编.中华眼科学.第3版.北京：人民卫生出版社，2014.

21······• 李乐之，路潜.外科护理学.第5版.北京：人民卫生出版社，2012.

22······• 龙村，侯晓彤，赵举.ECMO——体外膜肺氧合.北京：人民卫生出版社，2016.

23······• 陆再英，钟南山.成人内科学.北京：人民卫生出版社，2008.

24······• 马玙，朱莉贞，潘毓萱.结核病.北京：人民卫生出版社，2006.

25······• 那彦群，叶章群，孙颖浩，等.2014版中国泌尿外科疾病诊断治疗指南.北京：人民卫生出版社，
2014.

26······• 綦迎成，孟桂云.结核病感染控制与护理.北京：人民军医出版社，2012.

27······• 唐神结，李亮，高文，许绍发.中国结核病年检（2015）.人民卫生出版社，2016.

28······• 田勇泉.耳鼻咽喉头颈外科学.第8版.北京：人民卫生出版社，2013.

29······• 王海燕.KDIGO肾小球肾炎临床实践指南.北京：人民卫生出版社，2013.

30······• 汪虹，江潮，邵迎新.桥本甲状腺炎诊断及治疗研究进展.黑龙江医学，2015，39（3）：230-232.

31······• 中华医学会皮肤性病分会银屑病学组.中国银屑病治疗指南.2013.

32······• 王秋菊.新生儿聋病基因筛查——悄然的革命.听力学及言语疾病杂志，2008，16：83.

33······• 王增武，董颖.2015年《AHA心肺复苏及心血管急救指南》解读.中国循环杂志，2015，30：8-22.

34······• 王巧兮，吴向东，韩艺东，等.如何安全有效栓塞支气管动脉控制大咯血.中国介入影像与治疗学，
2006，3：108-111.

35······• 王宇，姜洪池.外科学.北京：北京大学医学出版社，2009.

36······• 吴蓓雯.肿瘤专科护理.北京：人民卫生出版社，2012.

37······• 席淑新.眼耳鼻喉口腔科护理学.第3版.北京：人民卫生出版社，2012.

38······• 谢惠安，阳国太，林善梓，等.现代结核病学.北京：人民卫生出版社，2002.

39······• 熊云新，叶国英.外科护理学.北京：人民卫生出版社，2014.

40······• 席淑新.眼耳鼻喉口腔科护理学.第3版.北京：人民卫生出版社，2012.

41······• 谢幸，苟文丽.妇产科学.第8版.北京：人民卫生出版社，2014.

42······• 杨绍基，任红.传染病学.第8版.北京：人民卫生出版社，2013.

43······• 杨勇，李虹.泌尿外科学.第2版.北京：人民卫生出版社，2015.

44······• 严碧涯，端木宏谨.结核病学.北京：北京出版社，2003.

45······• 尤黎明，吴瑛.内科护理学.北京：人民卫生出版社，2012.

46······• 赵堪兴.眼科学.第8版.北京：人民卫生出版社，2013.

47······• 赵玉沛，陈孝平.外科学（供8年制及7年制临床医学用）.第3版.北京：人民卫生出版社，2015.

48······• 张静平，王宏运.内科护理学.第2版.北京：人民卫生出版社，2014.

49······• 张亚卓.内镜神经外科学.北京：人民卫生出版社，2012.

50······• 支修益，石远凯.中国原发性肺癌诊疗规范（2015版）.中华肿瘤杂志，2015，37（1）：67-78.

51 ········• 中华人民共和国国家卫生和计划生育委员会.成人糖尿病患者膳食指导.北京：中国标准出版社，2013：1-9.

52 ········• 中华医学会糖尿病学分会.中国 2 型糖尿病防治指南（2013 年版）.中华内分泌代谢杂，2014，30（10）：893-942.

53 ········• 中华医学会糖尿病学分会.中国血糖监测临床应用指南（2015 年版）.中华糖尿病杂志，2015，7（10）：603-613.

54 ········• 巾华医学会糖尿病学分会，中国医师协会营养医师专业委员会.中国糖尿病医学营养治疗指南（2013）.中华糖尿病杂志，2015，7（2）：73-88.

55 ········• 中华医学会糖尿病学分会.中国糖尿病运动治疗指南.北京：中华医学电子音像出版社，2013：32-88.

56 ········• 中华医学会糖尿病学分会.中国 1 型糖尿病诊治指南：胰岛素治疗、医学营养治疗、运动治疗、其他治疗方法.中国医学前沿杂志（电子版），2013，5（11）：48-56.

57 ········• 中华医学会肠内肠外营养学分会，加速康复外科协作组.结直肠手术应用加速康复外科中国专家共识（2015 版）.中国实用外科杂志，2015，35（8）：841-843.

58 ········• 中华医学会.维生素矿物质补充剂在防治年龄相关性白内障中的临床应用.中华临床营养杂志，2013，21（3）：191-194.

59 ········• 中华医学会呼吸病学分会.中国成人社区获得性肺炎诊断和治疗指南（2016 年版）.中华结核和呼吸杂志，2016，39（4）：1-27.

60 ········• 中华医学会呼吸病学分会.雾化治疗专家共识（草案）.中华结核和呼吸杂志，2014，37（11）：805-808.

61 ········• 中华医学会皮肤性病分会银屑病学组.中国银屑病治疗专家共识（2014 版）.中华皮肤科杂志，2014，47（3）：213-215.

62 ········• 中华医学会心血管病学分会肺血管病学组.急性肺栓塞诊断与治疗中国专家共识.中华心血管病杂志，2015，44（3）：197-211.

63 ········• 中华医学会神经病学分会，中华医学会神经病学分会脑血管病学组.中国重症脑血管病管理共识 2015.中华神经科杂志，2016，49（3）：192-202.

64 ········• 中国加速外科康复专家组.中国加速康复外科围手术期管理专家共识.中华外科杂志，2016，54（6）：413-418.

65 ········• 中国脑梗死急性期康复专家共识组.中国脑梗死急性期康复专家共识.中华物理医学与康复杂志，2016，38（1）：1-6.

66 ········• 中国高血压基层管理指南修订委员会.中国高血压基层管理指南（2014 年修订版）.中华健康管理学杂志，2015，9（1）：10-30.

67 ········• 阻塞性睡眠呼吸暂停低通气综合征诊治指南（2011 年修订版）. 中华医学会呼吸病学分会睡眠呼吸
障碍学组 . 中华结核和呼吸杂志，2012，35（1）：9-12.

68 ········• Camm A J, Kirchhof P, Lip G Y, etc. European Heart Rhythm Association; European Association for Cardio-Thoracic Surgery,
Guidelines 2010 for the management of Atrial Fibrillation; the Task Force for the Management of Atrial Fibrillation of the
European Society of Cardiology (ESC). Eur Heart J, 2010, 31(19): 2369-2429.

69 ········• Green, M. Introduction: Infections in Solid Organ Transplantation. American Journal of Transplantation, 2013, 13(s4): 3-8.

70 ········• Herdman T & Kamitsuru. Nursing Diagnoses: Defination and Classification 2015-2017. Wiley Blackwell, 2014.

71 ········• Nazzareno Galie , Marc Humbert, Jean-Luc Vachieryc, et al. 2015 ESC /ERS Guidelines for the diagnosis and treatment of
pulmonary hypertension. European Heart Journal, 2016, 37: 67-119.

72 ········• Robert W. Johnson, Andrew S.C. Rice. Postherpetic Neuralgia. N Engl J Med, 2014, 371: 1526-1533.

73 ········• Sandy M, Rohan G, Anne W, et al. Triage, treatment, and transfer evidence-based clinical practice recommendations and
models of nursing care for the first 72 hours of admission to hospital for acute stroke. Stroke, 2015: e18-e25.

74 ········• Would Health Organization. Global Tuberculosis Report 2015. Geneva: World Health Organization, 2015.

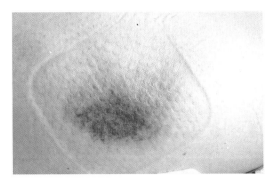

图 9-4-1 1 期压力性损伤

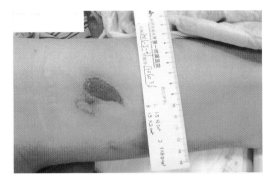

图 9-4-2 2 期压力性损伤

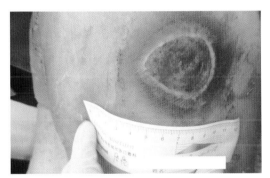

图 9-4-3 3 期压力性损伤

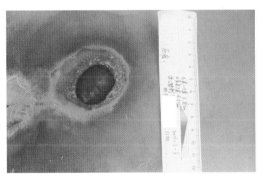

图 9-4-4 4 期压力性损伤

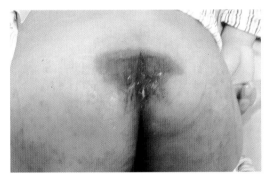

图 9-4-5 深部组织损伤

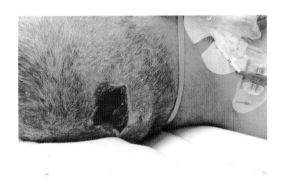

图 9-4-6 不可分期

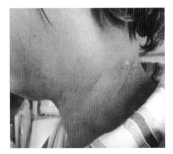
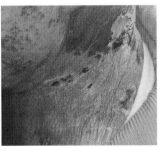

图 13-2-2 放疗前后照射野皮肤对比

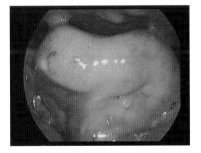

图 13-3-1 急性会厌炎会厌高度水肿喉镜表现

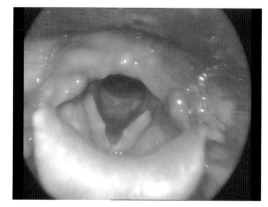

图 13-3-3　声带小结喉镜表现

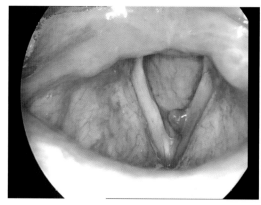

图 13-3-4　声带息肉喉镜表现

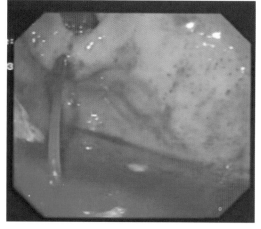

图 36-4-1　胃溃疡侵及肌层小动脉导致出血

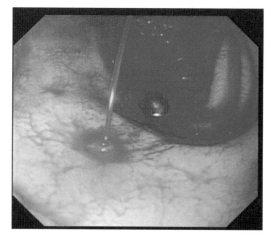

图 36-4-2　十二指肠溃疡并发出血

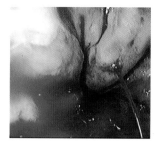

图 36-4-3　肝硬化食道下段曲
　　　　　张破裂出血

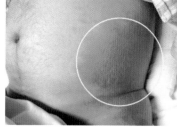

图 40-1-2　Grey Tuner 征

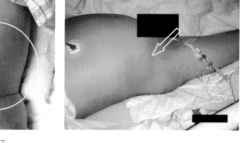

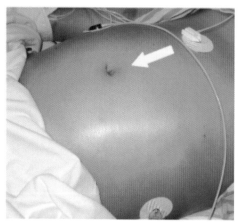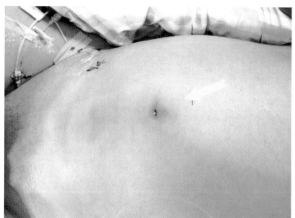

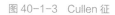

图 40-1-3　Cullen 征